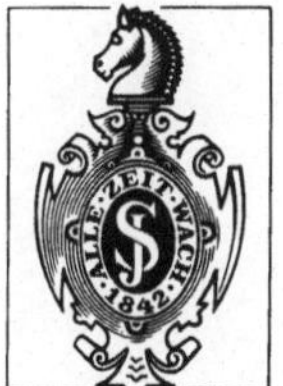
ALLE · ZEIT · WACH
1842

K.-J. Paquet K. Dieckhöfer (Hrsg.)

Allgemeine physikalische und klinische Untersuchungen

Mit Beiträgen von
D. Berdel G. Bodem T. Brecht H. Denck
S. Dieberg K. Dieckhöfer H. Fichsel L. Geisler
J. Gerloff H. T. Gorgulla R. Gugler W. Heider
N. Lang H. J. Marsteller E. Ogris C. Ohrloff
K.-J. Paquet H. E. Renschler R. Rödel W. Rüther
W. Ruppert A. Schlegl H.-J. Schulze E. K. Walther

Zweite, überarbeitete und ergänzte Auflage
mit 236 Abbildungen und 53 Tabellen

Springer-Verlag
Berlin Heidelberg New York
London Paris Tokyo
Hong Kong Barcelona
Budapest

Prof. Dr. med. K.-J. Paquet
Department für Chirurgie-Gefäßchirurgie,
Heinz-Kalk-Krankenhaus GmbH & Co.,
Am Gradierbau, W-8730 Bad Kissingen, Bundesrepublik Deutschland

Prof. Dr. med. K. Dieckhöfer
Medizinische Fakultät
der Rheinischen Friedrich-Wilhelms-Universität Bonn,
Poppelsdorfer Allee 84, W-5300 Bonn 1, Bundesrepublik Deutschland

Die 1. Auflage erschien unter dem Titel:
Allgemeine klinische Untersuchungen. Herausgegeben von. B. Savić.

ISBN-13:978-3-642-77399-0 e-ISBN-13:978-3-642-77398-3
DOI: 10.1007/978-3-642-77398-3

Die Deutsche Bibliothek – CIP-Einheitaufnahme
Allgemeine physikalische und klinische Untersuchungen: mit 51 Tabellen /
K.-J. Paquet; K. Dieckhöfer (Hrsg.). Unter Mitarb. von D. Berdel ... – 2., überarb. und erg. Aufl. –
Berlin; Heidelberg; New York; London; Paris; Tokyo; Hong Kong; Barcelona; Budapest: Springer, 1993
1. Aufl. u.d.T.: Allgemeine klinische Untersuchungen
ISBN-13:978-3-642-77399-0
NE: Paquet, Karl-Josef (Hrsg.); Berdel, Dietrich

Softcover reprint of the hardcover 2nd edition 1993

Satzherstellung: Storch GmbH, W-8714 Wiesentheid
24/3130 - 5 4 3 2 1 0 – Gedruckt auf säurefreiem Papier

Vorwort zur zweiten Auflage

Nach dem plötzlichen und tragischen Tod von Borislav Savić (geboren 1935 in Sarajevo, gestorben 1981 in Novi-Sad) haben wir gerne der Bitte des Verlags entsprochen, die Herausgabe der zweiten Auflage der von Savić begründeten *Allgemeinen klinischen Untersuchungen* zu übernehmen. Diese Neuauflage erforderte die vollständige Überarbeitung des gesamten Textes und die Aufnahme zusätzlicher Kapitel. Zudem mußten neue Autoren gewonnen werden, denen wir für ihre Bereitschaft zur Mitarbeit ganz besonders danken möchten. Zahlreiche Anregungen konnten daher dankbar aufgenommen und berücksichtigt werden; sie führten zu thematischen Erweiterungen. Schließlich wurde auch der Titel des Bandes ergänzt.
Der Untersuchungskurs wird an den meisten deutschen Universitäten unverändert in integrierter Form abgehalten. Daher ist ein Buch notwendig, in dem die Untersuchungstechniken aller Fächer zusammengefaßt dargestellt sind. Inhaltlich orientieren sich die Einzelkapitel am Gegenstandskatalog, gehen teilweise jedoch erheblich darüber hinaus. Gerade im Zeitalter der hochentwickelten Medizintechnologie, insbesondere der bildgebenden Verfahren, erscheint es uns von grundlegender Bedeutung, den angehenden Mediziner zunächst in das ärztliche Gespräch und in die klinische und physikalische Untersuchung des Patienten einzuführen. Er sollte in der Lage sein, die Vorgeschichte einer Krankheit umfassend zu erfragen, klinisch-pathologische Untersuchungsbefunde zu erheben sowie Differentialdiagnosen und schließlich mögliche Behandlungsmethoden zu erarbeiten. Das *Gespräch mit dem Patienten* vor und während der Untersuchung kann nicht hoch genug eingeschätzt werden – auch und gerade in einer Zeit, in der „klassische" Methoden der ärztlichen Untersuchung immer stärker durch apparative Techniken der Diagnostik ergänzt werden. Darüber hinaus ist es nur zu oft schwierig, die Ergebnisse aller Untersuchungen richtig zu interpretieren und zu einem Gesamtbild zusammenzufügen. Bei allen diesen Schritten soll das vorliegende Buch eine Hilfe sein.
Alle Verfasser haben sich aufrichtig und intensiv um die zweite Auflage dieses Buches bemüht. Ob sie gelungen ist, muß der kritische Student bzw. der junge Arzt selbst beurteilen. Verfasser und Herausgeber sind für jegliche Kritik offen und dankbar.
Besonderer Dank gilt den alten und neuen Verfassern, dem Springer-Verlag sowie unseren Sekretärinnen, insbesondere Frau Ingrid Schmidt und Frau Patricia Wirtz für ihre kompetente und engagierte Hilfe.

Bad Kissingen/Bonn, im Januar 1993 — Die Herausgeber

Vorwort zur ersten Auflage

Das Beherrschen der Untersuchungstechnik und des diagnostischen Vorgehens ist noch immer ein Grundpfeiler der Medizin, trotz erheblicher Bereicherung der modernen Klinik durch hochentwickelte technische Mittel. Das Erlernen der korrekten körperlichen Untersuchung ist für den Studenten umso mehr von Bedeutung, als er durch die Untersuchungskurse zum ersten Mal in Kontakt mit Patienten und mit der klinischen Medizin kommt und das Maß, in dem die diagnostischen Grundprinzipien in dieser Ausbildungsphase erlernt worden sind, bleibende Spuren in seiner späteren ärztlichen Tätigkeit hinterläßt.
Bisher wurden für jede klinische Disziplin spezielle Lehrbücher, die sich mit dieser Materie beschäftigen, verfaßt. Dadurch entstanden unvermeidliche Wiederholungen, ja kontroverse Darstellungen, besonders in Grenzfragen, was für den Lernenden Zeitverlust und sogar allzu leicht Verwirrung mit sich brachte. Darum und weil der durch die neue Approbationsordnung eingeführte Untersuchungskurs an den meisten deutschen Universitäten integriert abgehalten wird, erschien uns der Bedarf nach einem solchen Buch, in dem die Untersuchungstechniken der verschiedenen Fächer zusammengefaßt sind, beträchtlich. Um Überschneidungen in den Grenzgebieten zu vermeiden, sind hier daher einige Kapitel von mehreren Autoren aus verschiedenen medizinischen Disziplinen gemeinsam verfaßt worden.
Wegweiser dieses Buches war der Gegenstandskatalog; uns erschienen jedoch die Forderungen des Gegenstandskataloges zu eng gefaßt, so daß wir den Lehrstoff wesentlich erweitert haben. Außerdem sind vollständigkeitshalber die Kapitel „Gynäkologie" und „Untersuchung des Notfalles" eingefügt worden. Alle Fragen des Kataloges sind beantwortet, wenn auch aus didaktischen und technischen Gründen nicht in derselben Reihenfolge, wie sie im Katalog aufgeführt sind.
Das Buch ist keine Krankheitslehre, sondern erläutert lediglich die Untersuchungstechniken und das diagnostische Vorgehen. Auf die Krankheitslehre ist nur insoweit eingegangen worden, als es zum Verständnis der diagnostischen Maßnahmen notwendig war. Somit beabsichtigt dieses Buch nicht, die herkömmlichen Lehrbücher zu ersetzen, es wird im Gegenteil sehr oft auf die entsprechenden Standardwerke hingewiesen.
Das vorliegende Buch ist das Ergebnis ehrlicher Anstrengung der Verfasser, die vorgenommene Aufgabe zu bewältigen. Inwieweit uns das gelungen ist, bleibt dem Leser zu beurteilen. Wir werden unsererseits jede Kritik dankbar entgegennehmen.
Mir bleibt noch an dieser Stelle allen, die an der Entstehung dieses Buches mitgewirkt haben, zu danken: den Autoren, Herrn und Frau Gay für ihre künstlerischen Beiträge und dem Springer-Verlag, insbesondere Frau Kalow. Mein ganz herzlicher und aufrichtiger Dank gilt unserer Bibliothekarin, Frau Lony Hillenbrand, und meiner Sekretärin, Frau Anita Gröll, für ihre unermüdliche und wertvolle Hilfe.

Bonn am Rhein, im Herbst 1977 Der Herausgeber

Inhaltsverzeichnis

6 Thorax

7 Herzerkrankungen

8 Blutdruckmessung

9 Blut- und Lymphgefäße

10 Abdomen

11 Gynäkologie

12 Urologie

13 Orthopädie

14 Neurologie

15 Psychiatrie

16 Radiologische Verfahren und andere wichtige Untersuchungsmethoden in Neurologie und Psychiatrie

17 Das Kind

18 Der Notfallpatient

Autorenverzeichnis

Prof. Dr. med. D. Berdel
Abteilung für Kinderheilkunde,
Marien-Hospital, Pastor-Janßen-Straße 8–38,
W-4230 Wesel, Bundesrepublik Deutschland

Prof. Dr. med. G. Bodem
Chefarzt der Medizinischen Klinik I,
Kliniken des Hochtaunuskreises,
W-6380 Bad Homburg,
Bundesrepublik Deutschland

Prof. Dr. med. T. Brecht
Medizinische Universitätsklinik,
Sigmund-Freud-Straße 25,
W-5300 Bonn 1, Bundesrepublik
Deutschland

Prof. Dr. med. H. Denck
Hietzinger Hauptstraße 34B,
A-1130 Wien, Österreich

Frau Dr. med. S. Dieberg
Kösener Straße 8, 1000 Berlin 33,
Bundesrepublik Deutschland

Prof. Dr. med. K. Dieckhöfer
Medizinische Fakultät der Rheinischen
Friedrich-Wilhelms-Universität Bonn,
Poppelsdorfer Allee 84, W-5300 Bonn 1,
Bundesrepublik Deutschland

Prof. Dr. med. H. Fichsel
Universitäts-Kinderklinik und Poliklinik,
Adenauer-Allee 119, W-5300 Bonn 1,
Bundesrepublik Deutschland

Prof. Dr. med. L. Geisler
St. Barbara Hospital, Barbarastraße 1,
W-4390 Gladbeck, Bundesrepublik
Deutschland

Dr. med. J. Gerloff
Abteilung Humanpharmakologie,
Grünenthal GmbH, Zieglerstraße 6,
W-5100 Aachen, Bundesrepublik
Deutschland

Dr. med. H.T. Gorgulla
HNO-Abteilung, Krankenhaus Marienhof,
Rudolf-Virchow-Straße 7, W-5400 Koblenz,
Bundesrepublik Deutschland

Prof. Dr. med. R. Gugler
I. Medizinische Klinik des Klinikums
der Stadt Karlsruhe, Moltkestraße 15,
W-7500 Karlsruhe 1, Bundesrepublik
Deutschland

PD Dr. med. W. Heider
Zentrum der Augenheilkunde, Klinikum der
Johann Wolfgang Goethe-Universität,
Theodor-Stern-Kai 7, W-6000 Frankfurt/
Main 70, Bundesrepublik Deutschland

Prof. Dr. med. N. Lang
Universitäts-Frauenklinik,
Universitätsstraße 21, W-8520 Erlangen,
Bundesrepublik Deutschland

Dr. med. H. J. Marsteller
Hauptstraße 75, W-5340 Bad Honnef 1,
Bundesrepublik Deutschland

Prof. Dr. med. E. Ogris
Nuklearmedizinisches Institut, Krankenhaus
der Stadt Wien-Lainz, Wolkersbergenstraße 1,
A-1130 Wien, Österreich

Prof. Dr. med. C. Ohrloff
Zentrum der Augenheilkunde, Klinikum der
Johann Wolfgang Goethe-Universität,
Theodor-Stern-Kai 7, W-6000 Frankfurt/
Main 70, Bundesrepublik Deutschland

Prof. Dr. med. K.-J. Paquet
Department für Chirurgie-Gefäßchirurgie,
Heinz-Kalk-Krankenhaus GmbH & Co.,
Am Gradierbau, W-8730 Bad Kissingen,
Bundesrepublik Deutschland

Prof. Dr. med. H. E. Renschler
Institut für Didaktik der Medizin der Rheinischen Friedrich-Wilhelms-Universität Bonn, Schaaffhausenstraße 9, W-5300 Bonn 1, Bundesrepublik Deutschland

Dr. med. Dr. rer. nat. R. Rödel
Klinik und Poliklinik für Hals-, Nasen- und Ohrenkranke der Rheinischen Friedrich-Wilhelms-Universität Bonn, Sigmund-Freud-Straße 25, W-5300 Bonn 1, Bundesrepublik Deutschland

Prof. Dr. med. W. Rüther
Orthopädische Klinik, Heinrich-Heine-Universität Düsseldorf, Moorenstraße 5, W-4000 Düsseldorf 1, Bundesrepublik Deutschland

Dr. med. W. Ruppert
Martin-Luther-Straße 7, W-8730 Bad Kissingen, Bundesrepublik Deutschland

Prof. Dr. med. A. Schlegl
I. Chirurgische Abteilung, Krankenhaus der Stadt Wien-Lainz, Wolkersbergenstraße 1, A-1130 Wien, Österreich

PD Dr. med. H.-J. Schulze
Klinik und Poliklinik für Dermatologie und Venerologie der Universität zu Köln, Joseph-Stelzmann-Straße 9, W-5000 Köln 41, Bundesrepublik Deutschland

Dr. med. E. K. Walther
Klinik und Poliklinik für Hals-, Nasen- und Ohrenkranke der Rheinischen Friedrich-Wilhelms-Universität Bonn, Sigmund-Freud-Straße 25, W-5300 Bonn 1, Bundesrepublik Deutschland

1 Erhebung der Anamnese

H. E. Renschler

Die Erhebung der Anamnese bildet den ersten Teil der klinischen Untersuchung. Dabei gewinnt der Arzt die für sein Handeln erforderlichen Informationen unmittelbar vom Patienten. Diese Informationen beziehen sich nicht nur auf den Krankheitsprozeß, sondern auch auf die Persönlichkeit des betroffenen Menschen und auf dessen Umwelt. Die dabei gewonnenen Daten sind wichtige Grundlagen medizinischer Entscheidungen über das weitere Vorgehen.

Jede rational begründete Entscheidung beruht auf der bewußten Auswertung und Bewertung von Informationen. Die ärztlichen Entscheidungen betreffen:

- das Einholen weiterer Informationen durch Fortsetzung der Anamneseerhebung und durch Untersuchungen,
- u.U. die sofortige Einleitung einer Behandlung auf der Grundlage der Diagnose, etwa bei einem Notfall. Dafür muß aus der Kenntnis des Zustandes des Patienten, des üblichen Verlaufs der Erkrankung und der Behandlungsmöglichkeiten zunächst ein konkretes Behandlungsziel bestimmt werden,
- die Überweisung des Patienten an einen Arzt, der für die anstehende Aufgabe eine größere Kompetenz besitzt.

Für den Anfänger ist es wichtig, das Beherrschen der vollen Systematik der Anamneseerhebung zu erlernen. Mit zunehmender Erfahrung tritt an die Stelle einer umfangreichen Sammlung von Beschwerden, Befunden und Laborergebnissen als Grundlage der ärztlichen Entscheidungen eine sorgfältige Auswahl der für ein gezieltes Vorgehen erforderlichen Informationen. Dies setzt nicht nur das Beherrschen der Technik der Gesprächsführung durch den Arzt voraus, sondern gleichzeitig auch ein detailliertes und auf persönlicher Erfahrung begründetes Wissen der möglichen Manifestationen verschiedener Krankheiten und deren Äußerung durch den Patienten.

Die Anamnese leistet einen großen Beitrag zur Diagnosestellung. Untersuchungen ergaben, daß in der Allgemeinmedizin 64–71% der Diagnosen allein aus den anamnestischen Angaben gestellt wurden, in der Inneren Medizin lagen die Prozentsätze je nach dem Teilgebiet zwischen 12% in der Onkologie, 49% auf Allgemeinstationen und 91% auf der Intensivstation.

Die in einem Gespräch ablaufenden Interaktionen erfolgen nicht nur rational, sondern beziehen die ganze dem Menschen verfügbare Skala intuitiver und unbewußter Reaktionen mit ein. Ihre Verfügbarkeit macht den „guten Arzt" aus, der aber ohne eine geistige Schulung nicht die ihm mögliche Vollkommenheit erreichen kann. Da es sich um Verhaltensweisen handelt, die fest in der komplexen Struktur der Persönlichkeit verankert sind und deren Entwicklung in die früheste Kindheit zurückreicht, ist eine Änderung nur durch eine besondere, aktive Schulung über längere Zeit zu erreichen. Der Erwerb von Wissen, wie er aus einem Buch erreicht und in einer schriftlichen Prüfung gemessen werden kann, reicht zur Ausbildung allein nicht aus. Ein Teil der hier beschriebenen Verfahren, wie das Führen eines „problemorientierten Krankenblattes" oder die Vorstellung eines verantwortlich betreuten Patienten unter Berücksichtigung der neuesten wissenschaftlichen Literatur wird für die Allgemeinheit der deutschen Medizinstudenten wahrscheinlich erst in Jahrzehnten zur Pflicht werden. Die Beschreibung dieser Methoden soll jedoch besonders Studenten, die einen Studienaufenthalt im Ausland anstreben, zu einem über den Gegenstandskatalog hinausgehenden Eigenstudium anregen.

Das Beherrschen der Kommunikationstechnik wirkt sich bei mündlichen Prüfungen positiv aus, wie eine sorgfältig geplante, durchgeführte und ausgewertete Studie gezeigt hat. Bei Anwendung einer guten Gesprächstechnik war das Ergebnis bei inhaltlich identischen Antworten um fast eine Note besser, als bei schlechter Technik. Bei der Bewertung von 255 aufgezeichneten, von Schauspielern nachgestellten Einzelprüfungen durch 78 Prüfer in 46 chirurgischen Abteilungen in den USA und Kanada war der Mittelwert der Gesamtnote bei einer von 1 bis 5 reichenden Skala bei guter Technik um 0,88 Noten besser als bei schlechter.

Das Verständnis des hier abstrakt dargestellten Wissens wird erleichtert, wenn sehr frühzeitig, sogar vor Beginn des eingehenden Studiums des Textes, mit der selbständigen Befragung von Patienten begonnen wird. Zu Anfang kann dies bei leicht zu übersehenden Situationen geschehen, etwa bei der pflegerischen Betreuung leichtverletzter Unfallopfer.

Entwicklung und Einsatz technischer Hilfen zur Informationsgewinnung, etwa in der Form von Fragebögen und von Computerprogrammen, erweitern die Arbeitsmöglichkeiten des Arztes. Um diese Möglichkeiten voll nutzen zu können, sind die Beherrschung besonderer Kenntnisse und Fertigkeiten sowie Erfahrungen nötig. Außerdem muß der Arzt in der Lage sein, diese technischen Hilfen in geeigneter Weise in sein persönliches Handeln einzubeziehen. Es ist angebracht, nach mitgebrachten Unterlagen von früheren Erkrankungen oder Vorsorgeuntersuchungen zu fragen, die schon bald auf Datenträgern verfügbar sein werden.

Schließlich ist zu beachten, daß zu einer erfolgreichen Anamneseerhebung die Herstellung eines tragbaren Vertrauensverhältnisses zwischen allen daran beteiligten Personen erforderlich ist. Außerdem kann das ärztliche Gespräch schon den ersten Teil einer Behandlung darstellen. Diese Wirkung entsteht durch die Zuwendung des Arztes und durch Gewinnung von Einsicht durch den Patienten. Durch den Einsatz wirkungsvoller Fertigkeiten im zwischenmenschlichen Umgang muß der Arzt dem Vertrauensverlust, der durch die im allgemeinen nicht berechtigte Kritik an der „Apparatemedizin“ eingetreten ist, entgegenwirken. Er muß Vertrauen in die Vorteile einer richtig ausgeführten, wissenschaftlich begründeten „Schulmedizin“ schaffen.

Ein erfahrener Arzt ist infolge der Strukturierung der Informationen über den Patienten und die Krankheitserscheinungen in der Lage, eine große Menge von Daten dauerhaft zu speichern und für einen sofortigen Zugriff verfügbar zu halten. Diese Daten sind aber der subjektiven Beeinflussung im Gedächtnis unterworfen und reichen als alleinige Dokumentation nicht aus. Da außerdem die im Gedächtnis gespeicherte Information keiner anderen Person zugänglich ist, wird eine Arbeitsteilung durch lesbare und zweckmäßig organisierte Aufzeichnungen erleichtert. Der Anfänger ist besonders auf die Anfertigung von Aufzeichnungen angewiesen, da sie nicht nur als Informationsquelle, sondern auch zur Strukturierung der Daten, zur Kontrolle auf Richtigkeit und Vollständigkeit und zur besseren Verfügbarkeit für die Entscheidungsprozesse dienen.

Anstelle der übergeordneten und allgemein gefaßten Aufgabe, „dem Patienten zum Gesundwerden zu verhelfen“, müssen so viele Teilaufgaben definiert werden, wie unabhängig voneinander vorkommende Störungen des normalen Zustandes erkennbar sind. Zu jeder Teilaufgabe, für die sich im englischen Sprachgebrauch der Ausdruck „Problem“ eingebürgert hat, müssen so viele Daten gesammelt werden, daß daraus Entscheidungen abgeleitet werden können. Es empfiehlt sich, diese Teilaufgaben und die zu ihrer Lösung vorgesehenen weiteren Maßnahmen explizit als „Problemliste“ zusammenzustellen.

Die Anamneseerhebung und das Gespräch mit dem Patienten sind keinesfalls mit dem ersten Gespräch abgeschlossen, sie setzen sich vielmehr durch alle weiteren Tätigkeiten des Arztes bis hin zum Schlußgespräch fort.

1.1 Ziele und Bedingungen

Jede zielgerichtete Handlung setzt eine genaue Kenntnis der damit verfolgten Ziele voraus, die daher für die Anamneseerhebung zusammengefaßt werden sollen.

Ziele der Anamneseerhebung sind:

- Einholen, Bewerten und Dokumentieren der *Informationen* über
  1. den Patienten und seine Umwelt. Dazu gehören: Angaben zur Person, biographische Daten, äußere Einflüsse auf den Gesundheitszustand, Grund der Inanspruchnahme des Arztes und das Verständnis des Patienten von seiner Gesundheitsstörung und seine Erklärung dafür, aber auch die Einstellungen sowohl des Patienten als auch der mit ihm in Verbindung stehenden

Menschen zur aktuellen Situation, zur Krankheit und zum Arzt. Bei deutschen Patienten liegt fast immer eine volle Versicherung für die entstehenden Kosten vor. In anderen Fällen muß die Kostendeckung klargestellt werden. Außerdem muß sich der Arzt über die weiteren Möglichkeiten der Sozialhilfe und präventiver Maßnahmen informieren. Das individuelle Gesundheitsrisiko aus Anlagen, Umwelteinflüssen und Gewohnheiten des Patienten ist für jeden Patienten zu ermitteln und in den Untersuchungsplan sowie in die Abschlußbesprechung einzubringen;
2. die Gesundheitsstörung. Die Angaben lassen sich gliedern in: Jetzige Beschwerden, systematische Erfassung von Organfunktionen und Gewohnheiten, eigene Vorgeschichte und Familienvorgeschichte. Der Bewertung der Information dient eine Gewichtung der Angaben des Patienten durch Einbeziehung nichtverbaler Äußerungen, durch logisches Überprüfen und Abschätzen der Wahrscheinlichkeit der Aussagen sowie durch Objektivierung durch Fremdangaben.

- Integration der Informationen und Auswertung mit *Hypothesenbildung,* die unmittelbar zur Steuerung der weiteren Informationsgewinnung sowohl im Gespräch als auch in den folgenden Untersuchungen eingesetzt wird.
- Herstellung eines *Vertrauensverhältnisses* zwischen Patient und Arzt (Interaktionsfunktion).
- *Therapeutische Wirkung* des Gespräches.

Voraussetzung von seiten des Arztes zum Erreichen dieser Ziele sind:

- Beherrschung der allgemeinen *Technik der Gesprächsführung.* Außer den für jede Informationsgewinnung verwertbaren Fertigkeiten sind spezielle ärztliche Haltung und Einstellung sowie die Gestaltung des äußeren Rahmens für das Gespräch und die Beherrschung des Einsatzes technischer Mittel bei der Befragung wichtig.
- Besitz von *Wissen* über die bei bestimmten Krankheiten auftretenden Manifestationen und deren Beschreibung durch den Patienten. Dieses Wissen muß kurzfristig, d.h. im Gespräch verfügbar sein.
- Fähigkeit zur *Strukturierung* der in eine Anamnese eingehenden Informationen. Dazu ist außer dem internalisierten Besitz eines Körperschemas das Wissen der medizinischen Zusammenhänge und die Möglichkeit der Verknüpfung biographischer Daten erforderlich. Je größer das durch Erfahrung bei der Betreuung früherer Patienten strukturierte Wissen ist, um so mehr Daten können zu Oberbegriffen zusammengefaßt werden. Sie sind in ihrer Gesamtheit damit leichter zu speichern und wieder abzurufen. Mit diesen Schemata können Lücken in den anamnestischen Angaben geschlossen werden.

1.2 Allgemeine Technik der Gesprächsführung

Zur allgemeinen Technik der Gesprächsführung gehört der bewußte und gezielte Einsatz von Fragen und nichtverbalen Kommunikationsmitteln, wie Schweigen, Ausdruck und Gebärden. Wichtig ist, bei Beginn des Gespräches die Situation offen zu lassen und nicht zu früh durch gezielte Fragen des Arztes einzuengen. Umgekehrt soll sich der Arzt nicht verleiten lassen, durch vordergründige Äußerungen des Patienten vorzeitig Hypothesen zu bilden und an diesen festzuhalten, auch wenn sie bereits widerlegt sind. Es erscheint als Sicherung gegen eine möglicherweise einseitige Festlegung der Datensammlung sinnvoll, die Anamneseerhebung mit einer Reihe systematischer Fragen abzuschließen.
Zur Einleitung der Anamneseerhebung dienen ermunternde, offene Fragen in freundlicher Atmosphäre. Durch die spezifische Wirkung weiterer Fragentypen soll die freie Aussage des Patienten gefördert werden. Dies wird durch die Gewährung von Beistand, Beruhigung und Empathie erreicht. Durch ständige positive Rückmeldungen an den Patienten über den Wert seines Beitrages gelingt es, seinen freien Gedankenfluß anhaltend anzuregen und in die für die Aufklärung der vermuteten Gesundheitsstörung erforderliche Richtung zu lenken. Durch spontane Äußerungen kann der Patient so unerwartete Informationen liefern, nach denen der Arzt möglicherweise nicht gefragt hätte.
Zur Gewichtung der Aussagen können eingesetzt werden: Interpretation, Reflexion, Konfrontation, aber auch plötzliches Schweigen, Gegensuggestion oder Widerspruch. Diesem Zweck dienen auch indirekte Fragen. Dabei weicht die offenbare Bedeutung der Frage

vom wirklichen Zweck ab. Mit verdeckten Fragen wird versucht, Informationen zu erhalten, über die der Patient verfügt, die er aber bewußt oder unbewußt verschweigt. Durch Fragen mit abgestufter Wertskala kann eine Aussage relativiert werden. So kann etwa bei Herzrasen gefragt werden, ob die Dauer Sekunden, Minuten oder Stunden beträgt oder ob es über Tage anhält. Die mit den Fragen vorgegebenen Grenzen der Skalen müssen außerhalb des Erwartungswertes und der Wirklichkeit liegen. Die Vorwegnahme einer vom Patienten angenommenen Erwartung des Arztes kann durch Listenfragen (Katalogfragen) mit gegensätzlichem Inhalt verhindert werden. Zur Gewinnung besonderer Informationen zur Erklärung von Einzelhypothesen dienen direkte, gezielte Fragen, Ja-nein-Fragen (dichotomische Fragen) oder Sondierungsfragen.

Dem Ziel der freien Äußerung des Patienten widersprechen Fragen, die seinen Empfindungen zuwiderlaufen, in ihm Widerstand oder Schuldgefühle hervorrufen. Dies geschieht leicht bei der Verwendung von „Warum"-Fragen. Das Erheben der Anamnese bedeutet: viel zuhören, wenig reden!

Besonderheiten des ärztlichen Gesprächs. Die Grundlage des ärztlichen Handelns ist das Vertrauen des Patienten in den Arzt, von dem er Hilfe erwartet. Bei der Bewertung der Angaben des Patienten kann daher eine bewußte Täuschung aus Gewinnsucht zunächst außer acht gelassen werden. Damit ist jedoch zu rechnen, wenn sich aus der Handlung des Arztes ein materieller Gewinn des Patienten – meist aus einem bestehenden Versicherungsverhältnis – ergibt, oder wenn der Patient sich selbst oder den Arzt über die Natur des Leidens oder die Entstehung täuschen will. Hier spielen die Moralvorstellungen des Patienten oder die vom Patienten beim Arzt vermuteten Wertvorstellungen oft eine wesentliche Rolle.

Die besondere Situation des Gesprächs mit dem Arzt setzt voraus, daß die überwiegende Anzahl der Wertvorstellungen ausgeschaltet ist. Dies muß der Arzt dem Patienten notfalls explizit zu erkennen geben. Der Arzt kann aber auch eindeutig (bürgerliche) Normen vertreten. Damit wird allerdings sein Tätigkeitsbereich wesentlich eingeschränkt, z.B. als Betriebsarzt, Gerichtsarzt oder als Arzt im Dienst einer Versicherung. Die Strenge der ärztlichen Schweigepflicht sichert auf alle Fälle die Vertraulichkeit des ärztlichen Gesprächs.

Die medizinischen Bedingungen der Anamneseerhebung ergeben sich aus den bereits beschriebenen wertneutralen und hilfsbereiten Einstellungen des Arztes, deren Vorhandensein dem Patienten wiederholt deutlich gemacht werden muß, sowie aus Inhalt und Strukturierung des Gesprächs.

Bei der Anamneseerhebung kann nicht immer streng chronologisch oder logisch vorgegangen werden. Der Arzt wird vielmehr dem Bedürfnis des Patienten nach der Schilderung seiner vordringlichen Beschwerden mit einem möglichst „natürlichen" Gesprächsfluß entgegenkommen. Der Patient wird meist mit der Schilderung der jetzigen Beschwerden beginnen. Wer die Systematik der Anamneseerhebung beherrscht – und sei es nur in der Anordnung der Aufzeichnungen –, wird mit nur geringem Eingriff in den Gesprächsfluß die relevanten Daten erfassen. Wichtig für den Arzt sind die Anpassung an Wissen, Sprachverständnis, Denkfähigkeit, Auffassungsgabe, Bildungsgrad und Kontaktfähigkeit des Patienten sowie die Berücksichtigung der Bedeutung der angeschnittenen Themen für den Patienten, seiner emotionalen Reaktionen und der Rücksichten gesellschaftlicher Art. Dem dienen auch die Reihenfolge der Fragen sowie die einfache, eindeutige, neutrale und konkrete Formulierung der Fragen und der Aussagen sowie das Vermeiden negativ beladener Aussagen und ungewollter Suggestionen, die dem Sinn der erwarteten Aussagen entgegengesetzt sind.

Die Besprechung gesundheitlicher Themen betrifft den Gesprächspartner des Arztes unmittelbar. Dieser wird daher in viel stärkerem Maße als bei anderen Besprechungen emotional reagieren. Die Erscheinungsformen dieser Reaktionen muß der Student und Arzt erlernen und auf ihr Auftreten besonders achten. Dazu gehören Änderungen von Gesichtsausdruck, Haltung, Herzaktion, sowie Durchblutung und Schweißbildung der Haut, außerdem unwillkürliche Bewegungen, wie Kopfwendung nach rechts oder links, Abwenden des Blickes, Verkrampfen der Hände und Bewegungsmonotonien. Ihr Auftreten weist oft auf die Bedeutung des Gesprächsinhalts hin.

Andererseits kann sich der Arzt der Wirkung dieser Gefühlsäußerungen auf ihn selbst nicht entziehen. Er muß diese bei sich selbst registrieren und kann sie zur Beurteilung der Aus-

sagen, besonders aber auch der Gesamtpersönlichkeit des Patienten, verwenden. Verstimmungen oder auch erotische Ausstrahlungen in beiden Richtungen müssen rasch erkannt und neutralisiert werden. Außer der intuitiven Erfassung dieser Erscheinungen muß der Arzt gedankliche Kategorien und verbale Ausdrücke für die Beschreibung und Charakterisierung des emotionalen Verhaltens erwerben.
Wichtig ist die Frage nach den von jedem Patienten über seine Erkrankung eingeholten Informationen. Diese können aus Volksmedizin, Laienpresse, Gesundheitslexika, speziellen Informationsdiensten für bestimmte Erkrankungen oder der wissenschaftlichen Literatur stammen. Das daraus vom Patienten abgeleitete Verständnis seiner Erkrankung und ihrer Bedingungen ist zu erfragen und evtl. zu berichtigen. In den letzten Jahren ist es in das Bewußtsein der Medizin getreten, daß der Patient an den Entscheidungen des Arztes mitbeteiligt ist. Dies wird jetzt, auch im Zeichen des Verbraucherschutzes, systematisch in die Praxis eingebracht. Aufgabe des Arztes ist es, Einstellung und Verhalten des Patienten in die für seine Gesundung beste Richtung zu lenken.

1.3 Medizinische Grundlagen

Die zu bestimmten Krankheiten gehörenden Erscheinungen werden in den seltensten Fällen vom Patienten erschöpfend geschildert. Eine gezielte Befragung durch den Arzt setzt daher die Kenntnis der bei jeder Krankheit vorkommenden Manifestation (Beschwerden und Befunde) voraus. Außerdem sind die Häufigkeit des Vorkommens und die Wahrscheinlichkeit der sich daraus ergebenden Diagnosen von Bedeutung. Sie müssen dem Arzt für die häufigsten und wichtigsten Krankheiten geläufig sein. Im Gegensatz zur wissenschaftlichen Arbeit, die möglichst alles erforschen möchte, genügt in der Praxis die Erfassung so vieler Manifestationen, wie für die Diagnosestellung erforderlich sind. Umgekehrt muß dem Arzt die Bedeutung der Manifestationen bekannt sein, die Ausdruck schwerwiegender Krankheiten sein können und die unbedingt einer Abklärung durch weitere Maßnahmen bedürfen. Eine Darstellung dieser Einzelheiten überschreitet den Rahmen dieses Buches. Teilweise wird bei den in den nächsten Kapiteln dargestellten Organuntersuchungen darauf einzugehen sein.
Bei den Beschwerden sind für jedes Problem getrennt zu berücksichtigen: Charakteristik, Beginn, Dauer, Verlauf, Wiederholung. Was hat der Patient dagegen unternommen, und wie war der Erfolg? Welche Auswirkungen hatte die Gesundheitsstörung auf berufliche Tätigkeit, Freizeit und soziale Beziehungen? Was ist dem Patienten davon wichtig? Wie ist er mit den Schwierigkeiten fertig geworden? Wen hat er von seinen Beschwerden und Befürchtungen in Kenntnis gesetzt?
Bei früheren Krankheiten und der allgemeinen eigenen Vorgeschichte sind getrennt aufzuführen: Impfungen, Unfälle, Operationen, schwere oder wiederkehrende Infektionen sowie Geschlechtskrankheiten, Allergien, Exposition gegen Schadstoffe in Beruf oder Freizeit, Berufskrankheiten, Reisen ins Ausland, insbesondere in tropische Länder, die betriebene Prophylaxe, Genußmittel, Krankenhausaufenthalt, berufliche Tätigkeit, Eß- und Trinkgewohnheiten und Medikamente. Dabei ist zu berücksichtigen, daß die Einnahme zahlreicher Medikamente oft gewohnheitsgemäß erfolgt und nicht mehr gesondert registriert wird. Dazu gehören Abführmittel, Ovulationshemmer, Schmerzmittel und Schlafmittel. Da diese besonders bei chronischer Einnahme zu Gesundheitsschäden führen können, ist gesondert danach zu fragen. Verheimlichter Alkoholismus ist fast immer schwer aufzudecken.
Wichtig ist außerdem, wie und in welchem Umfang die verordneten Arzneimittel tatsächlich angewandt wurden. Um dies zu erfassen, muß die entsprechende Frage ohne Suggestion und wertneutral formuliert werden. Aus der Fragestellung muß zu erkennen sein, daß auch Fehlverhalten akzeptiert und nicht bestraft wird.
Zu den Standardfragen gehören solche nach bestimmten Organfunktionen wie Körpergewicht, Appetit, Atmung in Ruhe und Belastung, Stuhlgang, Miktion, Inkontinenz, Schlaf, Stimmung und Stimmungsschwankungen, Schweißbildung, Hautausschlag, Erkältungen, Sexualfunktion, Menstruation und Schwangerschaft. In jedem Fall müssen auch bei einem gut definierten und anscheinend begrenzten Problem, etwa einem Kontaktekzem oder einem Schenkelhalsbruch durch offensichtlichen Sturz von einer Leiter, allgemeine Erkrankungen erfaßt oder ausgeschlossen

werden. Dazu reichen einfache Fragen, wie: „Fehlt Ihnen sonst etwas?“„Nehmen Sie Medikamente ein?“, „Sind Sie bei einem Arzt in Behandlung?“, und schließlich: „Bei welchem Arzt oder in welchem Krankenhaus waren Sie zuletzt?“. Weist das Ekzem Zeichen einer Infektion auf, muß, besonders bei älteren oder übergewichtigen Patienten, auch bei negativen Antworten, ein Dermatologe eine Blutzuckerbestimmung zum Ausschluß eines bisher nicht bekannten Diabetes anordnen. Auch der Unfallchirurg muß bei der Schenkelhalsfraktur eine Rhythmusstörung ausschließen.

Bei der Beschreibung von Schmerzen sind zu berücksichtigen: Lokalisation, Ausstrahlung, Verlagerung, Auslösung, zeitliches Auftreten, Häufigkeit und periodische Schwankungen, Dauer, Charakter, Schweregrad, Beeinflussung, versuchte und erfolgreiche Abhilfen oder Medikamente, Begleiterscheinungen.

Wichtig ist das Erlernen der Ausdrücke, mit denen der Patient Krankheitserscheinungen beschreibt oder auch umschreibt. Außerdem muß bekannt sein, wie der Patient einen medizinischen Sachverhalt aus eigener Erfahrung oder nach ärztlicher Information wiedergibt. Systematische Untersuchungen über die Variationsbreite der Vorstellungen über anatomische Verhältnisse oder über die Normalbreite der Körperfunktionen (Trinkmenge, Urinvolumen, Schlafdauer, sexuelle Aktivitäten) liegen nur in geringem Umfang vor. Es ist daher notwendig, wertbezogene Angaben zu quantifizieren. Um den Patienten besser verstehen zu können, sind Kenntnisse des jeweiligen Berufsjargons von Vorteil. Bei Randgruppen, wie Homosexuellen oder Drogenabhängigen, erleichtert die Benutzung der „Fachsprache“ den Zugang zum Patienten. Für Gespräche mit Patienten ohne ausreichende Deutschkenntnisse gibt es Tabellen mit Übersetzungen der wichtigsten Aussagen und Fragen. Mit guten Dolmetschern läßt sich die gesamte Breite der Methoden der Gesprächsführung einsetzen. Es ist – besonders beim Einüben des so vermittelten Dialogs – darauf zu achten, daß die Fragen an den Patienten übermittelt und von ihm verstanden und selbst beantwortet werden. Geübte Dolmetscher können dazu neigen, anstelle des Patienten selbst zu antworten, etwa wenn nach demselben Sachverhalt in anderer Weise gefragt wird.

Ein besonderes Vorgehen ist, wie bei vielen anderen hier nicht eigens behandelten Sonderfällen, wie unheilbaren oder sterbenden Kranken, Patienten mit Depression oder Selbstmordabsicht und beim Vorliegen einer *Trauerreaktion* notwendig. Diese tritt nach dem Verlust eines nahestehenden Menschen im folgenden Halbjahr auf. Aber auch der Verlust von Organen (Mamma) oder persönlichen Werten, z.B. Rangstellung, Selbstwert, Ehre, können eine solche Reaktion auslösen. Besonders betroffen sind Frauen mit prä- oder perinatalem Kindsverlust, der über Jahre nachwirken und zu funktionellen Beschwerden führen kann, deren Natur häufig unentdeckt bleibt. Wenn die Trauerreaktion noch nicht abgeschlossen ist, zeigen die Patienten emotionale Reaktionen, wenn im Gespräch eine Verbindung mit dem Trauerereignis hergestellt wird. Die – falsche – intuitive Reaktion, gerade auch von Ärzten, besteht in einem Abbruch des Gesprächs. Die Weiterverfolgung mit Unterstützung der Trauerarbeit ist aufwendig und erfordert intensive Zuwendung sowie besondere Schulung und eigene Erfahrung.

1.4 Vorbereitung und Durchführung

Ein ärztliches Gespräch beginnt im allgemeinen nicht zufällig, ihm geht eine innerliche und äußerliche Vorbereitung unterschiedlicher Dauer und Intensität durch den Patienten voraus. Der Arzt oder Student muß dies berücksichtigen und durch entsprechende eigene Maßnamen erwidern, die nicht nur die Herstellung des Kontaktes und die Gewinnung von Informationen erleichtern, sondern auch das Rollenverhalten der Beteiligten festlegen. Dazu zählen außer dem Patienten dessen Angehörige und Begleitpersonen sowie auf der Seite des Arztes dessen Helfer.

Die Einstellung, die der Patient schon vor der ersten persönlichen Begegnung mit dem Arzt einnimmt, wird bestimmt durch seine Persönlichkeit, seine früheren Erfahrungen in zwischenmenschlichen Beziehungen, besonders mit Ärzten, seine Erwartungen sowie durch das Bild, das er sich von dem Arzt gemacht hat. Hier besteht ein Unterschied zwischen dem frei gewählten Arzt und der „Zuteilung“ zu einem Arzt oder Studenten, etwa in einem Krankenhaus. In einem solchen Fall wird u.U. zuerst der Widerstand des Patienten zu überwinden sein. Das Bestehen eines Vertrauensverhältnisses, auf das sich der frei gewählte

Arzt verlassen kann, muß in den anderen Fällen erst geschaffen werden.
Wesentliche Faktoren sind außerdem der unterschiedliche gesellschaftliche Stand, der oft zwischen Patient und Arzt besteht, sowie der Unterschied im Verständnis und in der Auffassung des medizinischen Sachverhaltes. Hier steht der Patient möglicherweise dem Hilfspersonal des Arztes freier gegenüber, das daher für den Arzt eine wichtige Informationsquelle darstellt. Andererseits kann der Patient einen solchen Kontakt zu einer Meinungsbildung über die bevorstehende Begegnung benutzen. Es sind besondere Anstrengungen des Arztes bzw. des Studenten erforderlich, um sich einen Zugang zu diesen Informationsquellen zu verschaffen.
Zur Vorbereitung des Arztes auf die Anamneseerhebung gehören die Beschaffung und Verarbeitung aller verfügbaren Informationen über den Patienten sowie die Beseitigung aller Hindernisse, die das Herstellen einer Verbindung zwischen Arzt und Patient erschweren könnten. In vielen Fällen geht heute das Ausfüllen eines Fragebogens zur Vorgeschichte durch den Patienten, evtl. mit Hilfe der Mitarbeiter des Arztes, dem Gespräch voraus. Hat der Patient sich dieser Mühe unterzogen, muß dies vom Arzt anerkannt und das Ergebnis in das Gespräch einbezogen werden.
Bei Beginn des Kontaktes muß der Arzt sich dem Patienten voll zuwenden und seine Bereitschaft zu erkennen geben, jedem Wunsch des Patienten zunächst entgegenzukommen.
Die Formalitäten des zwischenmenschlichen Umganges wie Begrüßung, Nennung des Namens und Erklärung der Situation erleichtern das Herstellen eines Kontaktes und müssen beachtet werden, um die Würde des Patienten zu wahren.
Die Herstellung eines Vertrauensverhältnisses erfordert absolute Vertraulichkeit und Ausschluß jeglicher dritter Personen, aber auch Sicherung vor zufälligen Störungen. Die Gestaltung des äußeren Rahmens, in dem das Gespräch stattfinden soll, erfordert eine Berücksichtigung der Bedürfnisse des Patienten, z.B. einer bequemen Haltung. Um nicht „von oben herab" auf den Patienten einzureden, sollte der Arzt sich auf Blickhöhe des Patienten befinden. Er sollte sich nicht auf das Krankenbett, sondern auf einen daneben gestellten Stuhl, bei der Untersuchung auf einen Rollhocker setzen. Wichtig ist auch die Beleuchtung, die Arzt und Patient „ins richtige Licht setzen", ohne zu blenden. Belastung durch zu langes Fragen sollte vermieden werden, ebenso das Eindringen in die Privatsphäre des Patienten, die eindeutig nicht mit dem anstehenden medizinischen Problem verbunden ist. Dies gilt etwa für die Frage nach der Höhe des Einkommens bei Personen mit gesicherter Position. Dieselbe Frage kann aber bei Patienten der untersten Einkommensstufe Ursachen von Beschwerden aufdecken.
Durch die Berücksichtigung dieser Belange des Patienten wird die Herstellung eines Vertrauensverhältnisses eingeleitet und ein Arbeitsbündnis zwischen Patient und Arzt hergestellt, mit dem das gemeinsame Ziel, die Befriedigung der Wünsche des Patienten in bezug auf seine subjektive und objektive Gesundheit, verfolgt werden kann. Dies ist eine Voraussetzung für das Freisetzen der Informationen durch den Patienten. Um den Erwartungen des Patienten an den Arzt zu entsprechen, wird dieser außerdem seine fachliche Kompetenz demonstrieren. Dies kann er bei der Anamneseerhebung durch zutreffende Fragen nach Einzelheiten erreichen, deren medizinische Relevanz dem Patienten z.B. nicht bewußt war. Der Arzt darf sich jedoch nicht verleiten lassen, den Patienten dadurch in der freien Schilderung seiner Beschwerden und seines Zustandes zu hindern oder ihm die erwarteten Antworten durch die Art der Fragen zu suggerieren.
Der Arzt muß sich über die Auswirkungen seiner Aussagen, seines Urteils und seiner Prognose, aber auch seiner nichtverbalen Kommunikation auf den Patienten, auch bei der einzuhaltenden Offenheit und Ehrlichkeit, stets bewußt sein und sie sorgfältig kontrollieren. Nicht nur fatale Diagnosen, wie Krebs, Herzinfarkt und Lungenembolie, können den Patienten in einen tiefen Abgrund stürzen, sondern auch andere, weniger belastende Krankheiten. Immer müssen die individuelle Bedeutung für den betroffenen Patienten und seine Umgebung sowie Bezüge zu seinem Glauben ermittelt und berücksichtigt werden. Durch eine entsprechende Beratung und Hilfe kann der Arzt hier segensreich wirken.
Das *Vorgehen bei der Erhebung der Anamnese* erfolgt inhaltlich nach den aus den Angaben resultierenden medizinischen Problemstellungen. Die erste Frage gilt dem Grund des Arztbesuches und der ihm zugrundeliegenden Beschwerden. Oft hat der Patient heute den Wunsch nach bestimmten, auf Früherken-

nung ausgerichteten Untersuchungen. Er kann auch auf Anraten von Angehörigen zum Ausschluß einer von ihm selbst nicht bemerkten Gesundheitsstörung kommen. Dabei werden die beschriebenen Methoden sowohl zur Gewinnung von Informationen als auch zur Herstellung des Vertrauensverhältnisses eingesetzt. Bei der Möglichkeit mehrfacher Gesundheitsstörungen, die besonders bei älteren Patienten üblich sind, müssen diese getrennt als jeweils eigenes Problem definiert werden und auch getrennt bearbeitet und dokumentiert werden.

Diese Forderungen gelten modifiziert auch für die Anamneseerhebung durch *Studenten*. Es empfiehlt sich eine Einführung durch eine Person, die der Patient kennt (Stationsarzt, Stationsschwester) und eine Erklärung der Aufgaben durch den ausführenden Studenten. Wichtig sind Begrüßung, Vorstellung und Verwendung des Namens des Patienten. Falls das Gespräch nicht im Rahmen der ärztlichen Betreuung durchgeführt wird, sollte der Student um Verständnis und Mitarbeit bitten. Das Mithören des Gespräches durch andere Patienten oder Studenten muß verhindert werden. Der Patient erwartet eine Erklärung der wirklichen Situation, soweit dies erforderlich ist und dem Patienten verständlich gemacht werden kann. Um sich auf den bei der Berufstätigkeit herrschenden Zeitmangel vorzubereiten, sollte der Student lernen, die Erhebung der Anamnese nach 15 min zum Abschluß zu bringen.

1.5 Abschluß

Obwohl ein großer Teil ärztlicher Handlungen sich auf begrenzte Störungen der Gesundheit bezieht, müssen stets der gesamte Organismus und die persönlichen Bedingungen der Erkrankung berücksichtigt werden. Daher sollten auch bei Organerkrankungen Fragen nach der allgemeinen Gesundheit gestellt werden. Bei einer Allgemeinbehandlung wird die Liste der abschließenden Fragen umfangreicher werden. Sie beziehen sich auf Gewohnheiten, äußere Einflüsse und Funktionsstörungen von Organen. Um damit Informationen in einem möglichst weiten Rahmen zu erhalten, werden zuerst Störungen mit multifaktoriellen Ursachen, wie Gewichtsänderungen, Atemnot, körperliche und psychische Belastbarkeit, Erholungsfähigkeit, Fieber, Appetit und Durst, erfragt. Auch die Fragen nach der Ausscheidung von Urin und Stuhl, Auswurf und Ausfluß dienen diesem Zweck. Um einer einseitigen Einengung der Aussagen des Patienten durch die Fragen des Arztes vorzubeugen, wird der Arzt seine letzten abschließenden Fragen wieder offen formulieren und nach der Vollständigkeit der Aussprache und der vorgebrachten Beschwerden fragen. Er muß allerdings aus Gründen der „Rationalisierung" seiner eigenen Arbeit in der Lage sein, einer endlosen Ausuferung der Klagen durch gezielte Steuerung des weiteren Vorgehens zu begegnen.

Der Abschluß des Gesprächs erfordert besondere Sorgfalt, um zu vermeiden, daß der Patient unbefriedigt daraus hervorgeht. In seinem Schlußwort sollte der Arzt einen kurzen Überblick über seine Auffassung der Situation geben und das weitere Vorgehen auf der Grundlage der medizinisch begründeten Entscheidungen anordnen. Es kann notwendig sein, dem Patienten dazu verständliche Erklärungen zu geben. Wichtig ist es zu überprüfen, ob der Patient die erwartete Information erhalten und verstanden hat.

1.6 Strukturierung der Information

Dem Anfänger fällt es schwer, die bei der Anamneseerhebung anfallenden Informationen als Voraussetzung von Auswertung und Integration zu ordnen und im Gedächtnis zu behalten. Die Übertragung der bei der Erhebung der Anamnese frei aufgezeichneten Daten in ein gegliedertes Krankenblatt erleichtert den Erwerb einer internen Struktur der Krankheitserscheinungen. Diesem Zweck dient auch das im Verlaufe der klinischen Tätigkeit erworbene fachspezifische Wissen, das durch Anwendung und Berufserfahrung vertieft und verfestigt werden muß. In Zukunft wird es standardisierte Krankenblätter besonders bei der für die Qualitätssicherung erforderlichen Computerisierung geben. Aufgrund der Freizügigkeit in der Europäischen Gemeinschaft kann ein für Europa einheitliches Krankenblatt erforderlich werden. Für die Qualitätskontrolle in Praxis und Krankenhaus ist das Krankenblatt die wichtigste Informationsquelle. Auf seine Gestaltung ist äußerste Sorgfalt zu verwenden!

1.7 Formale Gliederung

Die bisherigen Ausführungen bezogen sich auf den allgemeinen sowie auf den spezifischen ärztlichen Prozeß der Anamneseerhebung. Inhalt und formale Gliederung der Anamnese sind überwiegend medizinisch bedingt. Als Produkt ist die Anamnese sowohl begrifflich als auch in der Reihenfolge der Erstellung vom Prozeß der Anamneseerhebung abzutrennen.

Die Gliederung der Anamnese kann in einfachster Form chronologisch erfolgen. Dann ist zu unterscheiden zwischen Familienanamnese (Eltern, Vorfahren und deren sowie die eigenen Geschwister) und Eigenanamnese. Dabei kann die vorgeburtliche Geschichte eine Mittelstellung zwischen beiden einnehmen. Dann folgen die Kinder- und die späteren Krankheiten des Patienten sowie die berufliche und soziale Anamnese. Zuletzt werden die Angaben über Gewohnheiten und zum Zeitpunkt der Befragung verordneten und die tatsächlich eingenommenen Medikamente sowie die mit den Standardfragen erfaßten Organfunktionen erfaßt.

Es hat sich bewährt, Allergien, im besonderen gegen Arzneimittel, gesondert und hervorgehoben zu verzeichnen.

1.8 Ausbildung in Gesprächsführung

Die Erhebung der Anamnese ist Teil der umfassenden Fertigkeiten im zwischenmenschlichen Umgang („interpersonal skills"). Diese werden neben Wissen, Können und Einstellungen als getrennte Kategorie für die Bewertung der klinischen Kompetenz erfaßt. Der Erfolg der ärztlichen Tätigkeit, gemessen am Grad der Ausführung ärztlicher Anordnungen, an der freien Mitarbeit der Patienten zum Erhalten oder Wiederherstellen der Gesundheit, an der Zufriedenheit der Patienten und an der Anzahl von Schadensersatzklagen, ist von der Fähigkeit zum zwischenmenschlichen Umgang abhängig. Diese Methoden sind nicht als „kalt" eingesetzte Techniken zu verstehen, sondern müssen Empathie und emotionales Reagieren einschließen. Der gesamte Prozeß ärztlichen Handelns ist im Rahmen der Sicherung der Qualität ärztlicher Leistungserbringung nach dem Gesundheitsreformgesetz in der kassenärztlichen Versorgung einer Qualitätsprüfung im Einzelfall (§ 136) unterworfen. In der stationären Versorgung sind die Krankenhäuser zur Qualitätskontrolle verpflichtet (§ 137).

In den meisten Studienplänen der deutschen medizinischen Fakultäten sind keine besonderen Lehrveranstaltungen zum Erlernen der Gesprächsführung, die mindestens eine Semesterwochenstunde in Kleingruppenarbeit umfassen sollten, enthalten. Daher bleibt vieles der Eigeninitiative der Studenten überlassen, was an den meisten Fakultäten zur Einrichtung studentischer Arbeitsgruppen geführt hat. Auch das umfangreichste Lehrbuch kann den Anforderungen an eine qualifizierte und umfassende Ausbildung nicht gerecht werden. Daher sollen zur Einsicht in die erforderlichen Lernmethoden und zur Steuerung des eigenen Lernens, aber auch zur Anregung politischer Aktivitäten, die allein eine Verbesserung der Ausbildungsbedingungen bringen können, einige Hinweise zur Methodik der Ausbildung in den Fertigkeiten im zwischenmenschlichen Umgang gegeben werden.

Die hier im Umfang eines Kapitels vorgelegte Einführung können Sie zu Ihrem eigenen Lernen verwenden. Die zu lernenden Inhalte und die zur Gesprächsführung zu benutzenden Methoden sind im Text abstrakt ohne Beispiele angegeben. Sie können selbst, am besten mit Partnern, für alle hier und in den speziellen Kapiteln angegebenen Begriffe Fragenbeispiele formulieren. Diese sollten klar und einfach sein und können von Ihren Partnern auf das vom Patienten zu erwartende Verständnis überprüft werden. Sollte der Patient nicht verstehen, was Sie wissen wollen, können Sie ihm durch eine Listenfrage Beispiele vorlegen, aus denen er ersieht, was Sie wollen und aus denen er die bei ihm zutreffende Antwort auswählt. Diese Fragenkataloge werden Sie während Ihres gesamten Berufslebens ergänzen, fangen Sie schon jetzt mit dem Anlegen an.

Zur Frage nach dem *Schmerzcharakter* können Sie zunächst offen fragen: „Wie empfinden Sie die Schmerzen?", und dann: „Sind die Schmerzen stechend, brennend, vernichtend, bohrend usw.?" Bei einer Klage über beengende Brustschmerzen können Sie negativ suggerierend reagieren: „Wenn man dann aus einem engen Raum an die frische Luft tritt, ist das eine Erleichterung!" Patienten mit einer durch Kälte ausgelösten Angina pectoris werden Ihrer Aussage strikt widersprechen. Üben Sie sich auch im Formulieren von Beispielen für die angeführten Fragetypen, wie offene Fragen, direkte Fragen, Sondierungsfragen. Vermeiden Sie „Warum"-Fragen! Üben Sie sich auch in der *Steuerung des Gespräches* durch Ermunterung, Beistand, Empathie, Zusicherung, Konfrontation, Reflexion, Interpretation, Strukturierung, Zusammenfassung, Schweigen. Ihre Partner können dabei Vorgaben machen wie: „Wissen Sie, bei meiner Frau wurde vor zwei Wochen Brustkrebs festgestellt." Üben Sie sich bei dem zuletzt angeführten Beispiel im Schweigen. Der Patient will Ihnen noch mehr sagen. Er wird wahrscheinlich spontan fortfahren, um direkt oder auf Umwegen auf den Kern seincs Anliegens, etwa zu einem Zusammenhang mit der Verschlimmerung seiner Beschwerden, zu kommen. Oder er will von Ihnen als Arzt seines Vertrauens Informationen über die Sicherheit der Diagnose und der Therapie wissen, und wie er sich seiner Frau gegenüber verhalten soll, da er vielleicht annimmt, daß seine Frau die Diagnose kennt. Immer ist wichtig: *Viel zuhören, wenig reden!*

Ende der 70er Jahre wurden an fast allen nordamerikanischen Medizinschulen Kurse zur Anamneseerhebung und zum Erwerb von „interpersonal skills", meist im vorklinischen Studienabschnitt, eingeführt. Zumindest ein amerikanisches Lehrbuch liegt seit 1973 in deutscher Übersetzung vor. Auch in Deutschland erschienen zu dieser Zeit mehrere umfangreiche Arbeiten zur Methodik der Lehre und Ausbildung in der Erhebung der Anamnese. Die bis 1979 vorliegenden Ergebnisse der wissenschaftlichen Begleituntersuchungen erlaubten eine Bewertung der eingesetzten Methoden.

Für jede einzelne Methode konnte eine – allerdings meist begrenzte – Verbesserung des Lernerfolges nachgewiesen werden. Eine Kombination aller Methoden bringt den größten Lernerfolg. Insgesamt haben sich die damals entwickelten Methoden im Einsatz bewährt.

Wichtig ist, daß die Ausbildung bei verantwortlicher Patientenbetreuung erfolgt. Praktische Erfahrung und theoretische bzw. didaktische Unterweisung sollten innerhalb von 6 Wochen erfolgen. Die Entwicklung von Schemata, die allein die Übertragung der Erfahrung vom Einzelfall auf neue Situationen ermöglichen, setzt die Lösung von mehreren Problemen gleicher Art und eine Reflexion der Erfahrung voraus. Ohne eigene Aktivität, allein durch Zuschauen, werden keine in der Praxis anwendbaren Schemata erworben.

Zur Ausbildung werden sinnvollerweise außer dem Lehrbuchtext, der Lernziele, Kriterienlisten und Fallbeispiele enthalten soll, gut geplante Demonstrationen und Lehrfilme eingesetzt. Lehrfilme sind der Demonstration von spontanen Arzt-Patient-Gesprächen mit zufälligem Inhalt und Verlauf wegen der Standardisierung und der besseren, auf Lernwirksamkeit ausgerichteten Struktur überlegen.

Die erfolgreichste Methode ist die Kleingruppenarbeit (4 Studenten und 1 Lehrer), in der die Videoaufzeichnungen der Übungsgespräche unter Leitung der speziell dafür ausgebildeten Lehrkräfte analysiert werden. Studentische Selbstlerngruppen erbrachten im Vergleich dazu einen geringeren Erfolg. Beide Verfahren sind wirkungsvoller und haben eine größere Validität für die Methode der Gesprächsführung als die für die Ausbildung unverzichtbare schriftliche Ausarbeitung des Ergebnisses der Anamneseerhebung. Die mündlich vorgetragene Krankengeschichte bildet den Kern jeder ärztlichen Gruppenarbeit und muß dementsprechend schon im Studium eingeübt werden. Außer den Patientendaten muß dabei die relevante Literatur zitiert werden.

Das beliebte Hospitieren in der Sprechstunde eignet sich weniger zur Ausbildung, da die Anwesenheit einer dritten Person störend wirkt, außerdem hat die ältere Generation der Ärzte meist keine formale Ausbildung in Gesprächsführung und kann darin erhebliche Schwächen aufweisen. Untersuchungen der Arzt-Patient-Gespräche in 3 Allgemeinpraxen ergaben noch im Jahre 1976, daß bei Erstkontakten die Patienten im Mittel 51s Zeit hatten, ihre Beschwerden vorzutragen. 2min und 21s waren bei einer Gesamtdauer von 5min 46s arztdominiert. 78% der Langzeitpatienten machten keine Angaben über ihre Beschwerden, der Rest hatte dazu im Mittel 27s Zeit. Die Überprüfung der Informationsqualität bei 360 versorgungsärztlichen Arbeitsunfähigkeitsbegutachtungen war 1990 nur bei 45% der Patienten gut, bei 17% war keine Information verfügbar.

Ohne formale Ausbildung kann sich die Fertigkeit des zwischenmenschlichen Umgangs im Lauf des Studiums verringern. Fachspezifisch erworbene Fertigkeiten sind als eine bleibende Verbesserung auch in anderen Fächern, wenn auch eingeschränkt, nachzuweisen. Für die Erfolgsmessung der Ausbildung in Gesprächsführung und der Fertigkeit im zwischenmenschlichen Umgang müssen spezifische, reliable und valide Meßinstrumente eingesetzt werden. Da es keine allgemeingültigen Lernziele gibt, muß das Instrument zur Evaluierung an den jeweiligen Lehrplan angepaßt werden. Lernen soll vom Lerner bewußt erlebt werden: Nur so ist eigene rationale Steuerung möglich. Zahlreiche Selbstbeobachtungen des Lernens haben Eingang in die wissenschaftliche Literatur gefunden. Das Lernmaterial für Kurse in Gesprächsführung soll daher die wichtigsten und neuesten Publikationen mit empirischen Untersuchungen einschließen. In Bibliographien (MEDLINE, BRS-Colleague) lassen sich 1990 zum Thema Methodik der Erhebung der Anamnese („medical history taking") 89 Publikationen auffinden.

Das wichtigste und erfolgreichste Instrument zum Lernen und Prüfen sind „standardisierte Patienten", früher auch Simulationspatienten genannt, die 1989 an 67% der nordamerikanischen Medizinschulen, in Deutschland aber nur an einer Fakultät (Münster) eingesetzt werden. Durch ihre besondere Schulung sind diese auch als Laien besser als alle anderen Methoden in der Lage, das Verhalten der Lerner in dem durch die Vorgabe des Inhaltes begrenzten Umfang zu steuern, zu erfassen und zu bewerten. Da bei dem Patientengespräch keine andere Person anwesend sein soll – die Einbeziehung der Angehörigen muß getrennt erfolgen –, stellt die persönliche Anwesenheit eines Prüfers bei der Erhebung der Anamnese eines echten Patienten eine Störung dar. Außerdem wird gefordert, daß zur Evaluierung des Prüfers ein weiterer Prüfer bei der Prüfung anwesend ist, wie dies bei Facharztprüfungen, etwa in Allgemeinmedizin in England und in Geburtshilfe und Frauenheilkunde in den USA, der Fall ist. Videoaufnahmen sind eine gute Hilfe, da sie von Patienten kaum wahrgenommen werden.

Literatur

Ahrens S (1976) Die Bedeutung des ärztlichen Gesprächs für die Diagnostik in der Allgemeinmedizin. MMW 118: 1311–1314

Ahrens S (1976) Erste Ergebnisse einer Untersuchung über die Arzt-Patient-Interaktion in der Allgemeinpraxis (I). Prakt Arzt 3:403

Anschütz F (1980) Die Bedeutung der Anamnese für den klinischen Entscheidungsprozeß. Diagnostik 13:1–3

Bennet A (1976) Communication between doctors and patients. Oxford University Press, London

Billings JA, Stoeckle JD (1989) The clinical encounter. A guide to the medical interview and casepresentation. Year Book, Chicago, London, Boca Raton

Browne K, Freeling P (1976) The doctor-patient relationship. Churchill-Livingstone, Edinburgh, London, New York

Erbslöh E (1972) Interview. Teubner, Stuttgart

Froehlich RE, Bishop FM (1973) Die Gesprächsführung des Arztes. Springer, Berlin, Heidelberg, New York

Froehlich RE, Bishop FM (1977) Clinical interviewing Skills. A programmed manual for data gathering, evaluation, and patient management. Mosby, Saint Louis

Gregory CJ, Monroe J (1980) Teaching clinical interviewing in the health professions. A review of empirical research. Evaluation Health Professions 3:21–45

Maguire P (1984) Interviewing skills. Med Teacher 6:128–133

Piechowiak H, Schreiber MA (1990) Sozialmedizinische Analyse – Informationsqualität und Entscheidungen bei 360 vertrauensärztlichen Arbeitsunfähigkeits-Begutachtungen. Öff Gesundheitswes 52:30–35

Rowland-Morin PA, Burchard KW, Garb JL, Coe NPW (1991) Influence of effective communication by surgery students on their oral examinations scores. Acad Med 66:169–171

Schmidt IR, Kessler BH (1976) Anamnese. Beltz, Weinheim

Small IF (1970) Introduction to the clinical history. Flushing, New York

2 Dermatovenerologie

H.-J. Schulze

2.1 Allgemeine Grundsätze

Durch sorgfältige Anamnese und Befunderhebung können nahezu alle Hautkrankheiten diagnostiziert werden. Dies erfordert Geduld und Zeit, schafft aber eine wesentliche Grundlage für das vor allem bei der Behandlung chronischer Hautkrankheiten so wichtige Vertrauensverhältnis zwischen Arzt und Patient. Allgemeine Lebensumstände (Fragen zu Eigen- und Familienanamnese, Beruf, Hobby, Urlaub, Kontakt mit Tieren, innerlich wirkenden Agenzien, jahreszeitlicher Abhängigkeit, Zusammenhang mit Menstruation, Gravidität oder inneren Erkrankungen), die oft auf den ersten Blick keinen Zusammenhang mit der Hauterkrankung erkennen lassen, können für die Aufdeckung kausaler Zusammenhänge entscheidend sein. Die Erfahrung zeigt, daß gerade bei ekzematösen oder exanthematischen Krankheitsbildern eine engagierte, auch wiederholte Anamneseerhebung hilfreich ist, um die in Frage kommenden Noxen aufzuspüren und damit auch zur Rezidivprophylaxe beizutragen. Erst wenn dem Hautpatienten das Interesse des Arztes an der Aufdeckung kausaler Zusammenhänge vermittelt wird, ist damit zu rechnen, daß er das in diesem Kapitel näher ausgeführte, meist nichtinvasive, aber z.T. recht umfangreiche Untersuchungsprogramm bis zur Diagnosesicherung akzeptiert.

2.2 Epiphänomenologie

Spezielle Anamnese. Die Untersuchung eines Hautkranken beginnt mit der Erhebung der Anamnese. Man fragt nach Beginn und Verlauf der Hauterscheinungen (wo, seit wann, plötzlich, schleichend, einmalig, dauernd, intermittierend?), möglichen auslösenden Faktoren, nach früheren Hauterkrankungen, nach Symptomen wie Juckreiz, Brennen, Ausfluß, Schweißsekretion, Haarverlust. Die Familienanamnese ist wichtig bei vererbten Dermatosen (z.B. Epidermolyse, Ichthyose, palmoplantare Keratosen), zur Erfassung des Erbgangs (Stammbaum), bei vererbbarer Disposition zu bestimmten Erkrankungen (z.B. Psoriasis, Atopie) und bei Infektionskrankheiten. Die Berufs- und Freizeitanamnese interessiert bei Hautveränderungen, die primär am Ort der Einwirkung von Berufsnoxen, Detergenzien, Kälte und Sonnenlicht sowie bei Hobbytätigkeit entstehen. Die Frage nach (Haus-)Tieren wird vor allem bei umschriebenen Infektionskrankheiten (Impetigo, Mykose, Erysipeloid, atypische Mykobakteriose) oder bei Atopieleiden gestellt. Zu den atopierelevanten Kontakt- und Inhalationsallergenen zählen neben Hausstaub(-milbe) und Pollen auch Tierhaare (Kleidung aus Angora- oder Schafswolle, Kamelhaardecke, Berberteppich, Roßhaarmatratze, Bettfedern). Die Medikamentenanamnese ist besonders wichtig, da eine Vorbehandlung das klinische Bild verfälscht (z. B. Kortikosteroide), die Labordiagnostik verhindern (z.B. Antibiotika, Antimykotika) oder selbst die Ursache einer Dermatose sein kann. Abhängig von der Jahreszeit treten manche Dermatosen gehäuft auf (z.B. im Frühjahr polymorphe Lichtdermatose, Atopie; im Sommer Porphyria cutanea tarda, Miliaria rubra, Lupus vulgaris, dyshidrotisches Ekzem; im Herbst atopisches Ekzem, Pityriasis rosea, Strophulus; im Winter Psoriasis vulgaris, Akrozyanose, Pernionen). In der Gravidität treten selten spezifische Dermatosen auf, die Autoimmunprogesterondermatitis schon in den ersten beiden Wochen der Schwangerschaft, die papulöse Dermatitis ab dem 1. Trimenon, Herpes gestationis ab dem 2. Trimenon, Pruritus gravidarum, pruritische urtikarielle Papeln und Plaques (PUPP) ab dem 3. Trimenon.

Erhebung des Hautbefundes. Bei der Erstvorstellung ist – trotz mancher Vorurteile – die gesamte Haut des völlig entkleideten Patienten zu inspizieren. Für diese gewissenhafte Untersuchung ist Tageslicht zu fordern. Haare, Nägel und angrenzende Schleimhäute werden immer mituntersucht, hautnahe Lymphknoten und periphere Gefäßpulse palpiert. Häufige Ursachen für Fehldiagnosen sind folgende:

- der vorgezeigte Hautbezirk ist arm an diagnostisch relevanten Primäreffloreszenzen (Prädilektionsstellen aufsuchen!);
- schnell schwindende Effloreszenzen, insbesondere Blasen (nach polyzyklischen Residuen suchen!);
- konfluierende Effloreszenzen (Randbezirke beachten!);
- sekundär veränderte Effloreszenzen (Lichenifikation durch Kratzen, Ekzematisierung durch Lokaltherapeutika, Impetiginisierung durch Infektion);
- wichtiger Befund unabhängig vom ursprünglichen Grund des Arztbesuchs (z.B. Melanom am Rücken bei Handekzem).

Die folgenden, einfachen Hilfsmittel ergänzen die Befunderhebung:

- Holzspatel zum Entfernen von Schuppen und Krusten und zur Prüfung des Dermographismus und des Rachenreflexes;
- Glasspatel zur Diaskopie;
- Lupe (4fache Vergrößerung), besser Dermatoskop (Lupe mit batteriebetriebenem, seitlichen Lichteinfall);
- Wood-Licht zum Nachweis verschiedener Dermatosen infolge ihrer Eigenfluoreszenz;
- Zentimetermaß und Kamera mit Blitzlicht zur Befunddokumentation.

Allgemeinbeschaffenheit der Haut. Bei Hellhäutigen erscheint die normale Haut rosig, wobei die Farbe von der Blutfülle des unterliegenden Gewebes bestimmt wird. Anämisierung z.B. durch Druck auf die Haut mittels Glasspatel (Diaskopie) läßt die Haut weiß erscheinen. Bei Dunkelhäutigen ist die Haut infolge gesteigerter Pigmentproduktion der Melanozyten melaninreicher (Ausnahme: Palmae, Plantae, Übergangshaut an Lippen und Anogenitalregion). Individuell verschieden kann die normale Haut in den einzelnen Regionen trocken oder fettig sein. Zur Abschätzung der UV-Empfindlichkeit werden mittels Lichtanamnese 6 Hauttypen unterschieden (Typ I verbrennt immer, bräunt nie; Typ VI verbrennt nie, stark pigmentiert bis schwarz).

Beschreibung des Effloreszenztyps. Man unterscheidet zwischen Primär- und Sekundäreffloreszenzen. Letztere entstehen durch Umwandlung oder Rückbildung aus der Primäreffloreszenz oder durch äußere Einflüsse (Traumen, Noxen). Daher beginnt die dermatologische Klassifikation mit der Suche nach einer für die Diagnose besonders hilfreichen frischen (Primär-)Effloreszenz. Nach ihrer morphologischen Beschreibung werden Lokalisation (Prädilektionsstelle?), Anordnung, Ausdehnung und Abgrenzung zur gesunden Haut dokumentiert.

2.2.1 *Primäreffloreszenzen*

Makel (Fleck). Umschriebene Farbänderung ohne Konsistenz- und Niveauänderung der Haut.
Pathogenese: Einlagerung körpereigener Pigmente (Melanin, Hämosiderin, Lipide, Gallenfarbstoffe), körperfremde Pigmente (Karotin, Schwermetalle, Medikamente, Tätowierung), Gefäßveränderungen (Hyperämie, Spasmus), Blutveränderungen (Anämie, Zyanose).

Urtika (Quaddel). Flüchtige, über das Hautniveau erhabene Effloreszenz.
Pathogenese: Ödem in der oberen Kutis, hervorgerufen durch biogene Amine oder Histaminliberatoren. *Ausnahme:* Angioödem als Extremvariante der Quaddel durch Plasmaaustritt in der Subkutis (Quincke-Ödem), gelegentlich hereditär bei mangelnder Aktivität des C1-Esteraseinhibitors.
Beachte: Arthropodenbiß- oder -stichreaktionen (z.B. durch Insekten, Wanzen, Läuse, Flöhe) sind von Urticae abzugrenzen!

Papel (Nodulus, Knötchen). Umschriebene, meist über das Hautniveau erhabene, bis zu 0,5 cm große, derbe Effloreszenz.
Pathogenese: Umschriebene Gewebe- oder Zellvermehrung mit Verbreiterung der Epidermis (epidermale Papel), der Kutis (kutane Papel) oder beider Kompartimente oder umschriebene Einlagerung von Substanzen (metabolisch bedingte Einlagerung von Lipiden, Muzin, Kalksalzen, Uraten, Amyloid, Fremdkörpern).
Beachte: Bei flächenhaften Beeten werden papulöse Einzeleffloreszenzen leicht verkannt (Randbereich mitbeurteilen!).

Nodus (Tuber, Knoten). Gut von der Umgebung abgrenzbare, meist über das Hautniveau erhabene, über 0,5 cm große Konsistenzzunahme.
Pathogenese: Wie bei Papeln, entweder epidermal, kutan oder subkutan gelegen.
Beachte: „Tumor" wird häufig synonym für Knoten verwendet und kennzeichnet nicht zwangsläufig eine Neoplasie. Knotenbildende Dermatosen ulzerieren im Gegensatz zu Papeln häufiger; deshalb bei Ulzeration vor „Wundbehandlung" Ätiologie klären (bei histologischer Untersuchung Gewebeentnahme möglichst aus Randbezirk, nicht aus ulzeriertem Areal)!

Vesikel (Bläschen). Mit Flüssigkeit gefüllter, bis zu 0,5 cm großer, im Hautniveau liegender oder erhabener Hohlraum.
Pathogenese: Umschriebene Ansammlung seröser oder hämorrhagischer Flüssigkeit, intra- oder subkorneal, intra- oder subepidermal gelegen. Bei intraepidermaler Lage wird histologisch zwischen Spongiose durch interzelluläres Ödem (Ekzemtyp) und ballonierender Degeneration durch intrazelluläres Ödem und Zelluntergang des Epithels (z.B. Virusbläschen) unterschieden.
Beachte. Bei impetiginierten oder lichenifizierten Hautveränderungen an vesikulöse Primäreffloreszenz denken! Der Begriff Seropapel kennzeichnet ein sekundär im Zentrum einer kleinen Urtika entstandenes Bläschen (z.B. Insektenstich, Strophulus infantum).

Bulla (Blase). Über 0,5 cm großer, mit Flüssigkeit gefüllter Hohlraum.
Pathogenese. Wie bei Vesikel. Entsprechend ihrer Lage zur Epidermis werden feingeweblich folgende Blasentypen unterschieden:
- subkorneal durch Akantholyse (z.B. staphylogenes Lyell-Syndrom, aber auch bei anderen bakteriellen Infektionen der Haut und Sonderformen des Pemphigus) oder durch retikuläre Degeneration des Stratum granulosum (z.B. bullöse ichthyosiforme Erythrodermie);
- intraepidermal durch Spongiosa (z.B. Kontaktekzem, Incontinentia pigmenti);
- suprabasal durch Akantholyse (z.B. Pemphigus vulgaris, Dyskeratosis follicularis Darier, transitorische akantholytische Dermatose);
- subepidermal infolge Nekrose aller Epidermisschichten (z.B. medikamentöses Lyell-Syndrom, Synonym toxische epidermale Nekrolyse) oder durch Basalzelldegeneration (z.B. verschiedene bullöse Arzneireaktionen, bullöser Lupus erythematodes, Lichen ruber pemphigoides);
- subepidermal junktiolytisch durch Trennung im Bereich der dermoepidermalen Grenzschicht (z.B. Epidermolysis bullosa simplex, Verbrennung, Erfrierung oder Verätzung 2. Grades, bullöses Pemphigoid, Herpes gestationis);
- subepidermal dermatolytisch durch Spaltbildung unterhalb der Junktionszone im Bereich der Verankerungsfibrillen (z.B. Epidermolysis bullosa dystrophica, Porphyria cutanea tarda, Pemphigus syphiliticus, Dermatitis herpetiformis Duhring, IgA-lineare Dermatose, bullöser Lichen sclerosus et atrophicus, bullöse Urticaria pigmentosa).

Bei dem Versuch einer klinischen Einordnung vor allem histologischer Ergebnisse werden folgende Kriterien geprüft:
- schlaffe, leicht aufplatzende Blase (meist intraepidermal) oder prall elastische, widerstandsfähige Blase (meist subepidermal)?
- positives Nikolski-Phänomen (s.S. 18)?
- positiver Tzanck-Test (s.S. 23)?
- Blasen auf unveränderter Haut (z.B. Pemphigus vulgaris), mit erythematösem Hof oder prämonitorischem Erythem (z.B. Dermatitis herpetiformis Duhring, bullöses Pemphigoid, Herpes gestationis), auf lichtexponierter Haut (z.B. Dermatitis solaris, Porphyria cutanea tarda) oder mit Schleimhautbeteiligung (z.B. Pemphigus vulgaris, Erythema multiforme)?
- Blasen mit narbiger Abheilung (z.B. zikatrisierendes Pemphigoid)?
- Blasen bei Kleinkindern (z.B. Epidermolysis bullosa, Erythrodermia ichthyosiformis congenita bullosa, Incontinentia pigmenti, Impetigo bullosa, Acrodermatitis enteropathica)?
- Blasen nach physikalischer oder chemischer Hautschädigung (Anamnese)?

Beachte: An das Vorliegen einer bullösen Dermatose trotz fehlender Blase ist bei kreisförmigen oder polyzyklischen Erosionen mit randständiger Schuppenkrause (Collerette) zu denken! Zur histologischen Untersuchung wird die Biopsie bei Teilexzision grundsätzlich aus dem Rand einer Blase unter Miterfassung klinisch gesunder Umgebungshaut entnommen. Bei perakuter, klinisch unklarer intra- oder subepidermaler Blasenbildung kann die Schnellschnittdiagnostik an unfixiertem tiefgefrorenem Material für die weitere Therapie (Antibiotikum oder hochdosierte Kortisongabe) lebensrettend sein; dazu wird die Biopsie nach telefonischer Voranmeldung beim Pathologen per Boten in Versandröhrchen mit 0,9%-NaCl-Lösung zur sofortigen Untersuchung gesandt.

Pustel (Eiterbläschen). Mit Leukozyten gefüllter, meist über das Hautniveau erhabener Hohlraum.
Pathogenese: Pusteln, klinisch follikulär oder nicht follikulär gebunden, können entweder steril (z.B. Psoriasis pustulosa, subkorneale Pustulose) oder bakteriell, mykotisch oder viral bedingt auftreten (z.B. Impetigo, gramnegative Follikulitis, Satellitenpustel bei Candida, pustulöse Eintrübung eines Herpesbläschens). Ebenso ist die Entstehung der Pusteln aus Bläschen durch sekundäre Leukozyteneinwanderung bei bakterieller Superinfektion möglich (Impetiginisation).
Beachte: Bei klinisch unklarer pustulöser Dermatose bakterielle und mykologische Abstrichuntersuchung veranlassen, ggf. mit Resistogramm.

2.2.2 Sekundäreffloreszenzen

Squama (Schuppe). Abschilfernde oder leicht von der Haut ablösbare Hornlamelle.
Pathogenese: Entstehung bei vermehrter Zellproliferation, meist mit unvollständiger oder pathologischer Verhornung der Epidermis oder durch fehlerhafte Ablösung der Hornzellen.
Beachte: Makroskopisch werden verschiedene Formen der Schuppung unterschieden:
- pityriasiform (feine, mehl- oder kleieförmige, trockene Schuppung ohne Erythem der Haut);
- psoriasiform (dicke, wachsartig in mehreren Lagen abschilfernde, silbrig glänzende Schuppen);
- feinlamellös (kleine, fest zusammenhaftende Hornlamellen);
- colleretteartig (Schuppenkrause bei abheilender Vesikel oder Pustel);
- ichthyosiform (pflastersteinartige Abstoßung der Schuppen ohne Erythem).

Krusta (Kruste). Auflagerung von eingetrockneten Substanzen.
Pathogenese: Durch Auflagerung und Eintrocknung von körpereigenen Sekreten (Serum, Blut, Eiter) oder körperfremden Stoffen (Salbenreste, Medikamente, Verbandsstoff, Schmutz) auf der Haut oder auf Hauteffloreszenzen.

Rhagade (Einriß). Spaltförmiger, alle Schichten der Epidermis durchtrennender, bis in das Korium reichender Gewebedefekt.
Pathogenese: Durch Zerrung oder Dehnung der Haut, am häufigsten bei verbreiterter Epidermis (z.B. chronisches Ekzem) und an physiologisch stark belasteten Körperstellen. Die Abheilung kann narbig erfolgen.
Beachte: Die Analfissur reicht im Gegensatz zur Rhagade tiefer, nämlich bis zur Muskulatur.

Erosion (oberflächlicher Hautdefekt). Innerhalb der Epidermis liegender Gewebedefekt.
Pathogenese: Verlust der Blasendecke einer Primäreffloreszenz, mechanisch oder toxisch bedingte Ablösung oder Nekrose oberflächlicher Epidermisabschnitte, Abheilung jedoch narbenlos.

Exkoriation (Schrunde). Bis in den Papillarkörper reichender Gewebedefekt mit punktförmigen Blutaustritten.
Pathogenese: Durch flächenhafte Abschürfung, bei juckenden Dermatosen durch Kratzen bedingte Ablösung der Epidermis mit Eröffnung der papillären Kapillaren; bei Abheilung Narbenbildung möglich.

Ulkus (Geschwür). Bis in die Kutis oder tiefer reichender Gewebedefekt.
Pathogenese: Durch Trauma, Entzündung, Neoplasie oder mangelhafte Durchblutung bedingte, tiefgreifende Hautnekrose mit narbiger Abheilung.
Beachte: Im Unterschied zum Krankheitsverlauf des Lupus vulgaris entwickeln sich tertiärluische Syphilide viel rascher, zerstören auch Knorpel und Knochen, rezidivieren jedoch nie in abgeheilten Narben.

Zikatrix (Narbe). Bindegewebiger Ersatz eines Hautdefekts, oft mit Ausbildung einer atrophischen Epidermis.
Pathogenese: Defektheilung durch zellarmes, sehr festes Bindegewebe. Morphologisch un-

terscheidet man zwischen atrophischer Narbe (unvollständige Defektauffüllung durch ungenügende Bindegewebeneubildung), hypertropher Narbe (vorübergehend überschießende Bindegewebebildung) und Keloid (bleibender Bindegewebeüberschuß).
Beachte: In der Regel kann man von einer Narbe nicht auf die Ätiologie der zugrundeliegenden Hauterkrankung schließen.

Atrophie (Gewebeschwund). Regressive Veränderung mit Verdünnung der Hautschichten und Verlust der Adnexe.
Pathogenese: Durch Stoffwechselstörung bedingte funktionelle Anpassung des Gewebes mit Abbau der Zellsubstanz und Abnahme der Zellzahl. Im Unterschied zur Narbe bleibt die Hautfelderung erhalten. Morphologisch unterscheidet man zwischen schlaffer und straffer Atrophie.
Beachte: Pseudoatrophie ist eine vorübergehende, klinisch vorgetäuschte Atrophie, die jedoch histologisch nicht nachweisbar ist (z.B. bei Parapsoriasis en plaques). Anetodermie ist eine makuläre Atrophie der Kutis, Aplasie ist eine Anlagedefizienz von einzelnen oder allen Hautkompartimenten.

Pachydermie. Verdickung und Verhärtung der Haut.
Pathogenese: Bindegewebehypertrophie (z.B. bei Sklerodermie).

Lichenifikation. Vergröberung der Hautfelderung.
Pathogenese: Durch plattenartige Konfluenz von Papeln zu sog. Plaques, meist als Folge eines chronischen Ekzems (z.B. atopisches Ekzem) oder bei Lichen ruber planus.

2.2.3 Zusatzangaben zur weiteren Differenzierung der Effloreszenztypen

Die *Größe* wird in Zentimetern ausgemessen, bei chronischen Hautveränderungen besser durch Aufmalen auf eine durchsichtige Folie objektiviert.
Der *Umriß* kann folgendermaßen beschrieben werden: elliptisch (meist im Hautspaltlinienverlauf), rund, polygonal (vieleckig), anulär (ringförmig), gyriert (bogig), serpiginös (wellig), striär (strichförmig), kokardenförmig (mehrere, konzentrisch um eine Zentraleffloreszenz angeordnete Erythemringe).
Die *Abgrenzung* zur gesunden Haut kann scharf [z.B. (photo-)toxisches Kontaktekzem], unscharf [z.B. (photo-)allergisches Kontaktekzem], regelmäßig (z.B. nummuläres Ekzem) oder unregelmäßig (z.B. allergisches Ekzem) verlaufen. Die Umgebung liefert wichtige Zusatzinformationen (z.B. prämonitorisches Erythem bestimmter bullöser Dermatosen, chronischer Lichtschaden der Haut, Lichenifikation).
Die *Konsistenz* der Effloreszenz wird mit Daumen und Zeigefinger palpiert und mit der Umgebungshaut verglichen. Typisch sind die harte Konsistenz des Primäraffekts der Syphilis (Ulcus durum) und die brettharte Konsistenz von Plattenepithelkarzinom, Keratoakanthom und Aktinomykose. Besonders weiche Konsistenz haben fibroepitheliale Polypen der Haut (Fibroma molle) und kutane Neurofibrome.
Die *Oberfläche* einer Effloreszenz kann, unabhängig von Sekundärphänomenen, wie Schuppen, Krusten und Hautdefekten, glatt oder verrukös (warzenartig rauh) sein. Eine scheinbar glatte Oberfläche kann man auch bei papillomatösen Tumoren finden; die nähere Untersuchung mit dem Holzspatel zeigt, daß diese Effloreszenz aus zahlreichen, eng zusammengefaßten, filiformen Einzeltumoren besteht (z.B. seborrhoische Keratose, Basalzellpapillom). Bei Veränderungen, die über das Hautniveau erhaben sind, ist zu unterscheiden zwischen planen, kegelförmigen und zentral gedellten Erscheinungsformen.
Bei der Angabe der *Anzahl* der Effloreszenzen, ihrer *Lokalisation* und der Art und Weise ihrer *Verteilung und Ausdehnung* an der Körperoberfläche werden folgende Begriffe verwendet: solitär/multipel, zirkumskript (umschrieben)/disseminiert (z.B. streuendes, allergisch bedingtes Kontaktekzem, Virusexanthem), regional (auf ein Gebiet beschränkt, z.B. Erythema pudoris)/generalisiert (die ganze Haut bedeckend, z.B. Erythrodermie, d.h. Rötung von Kopf bis Fuß), gruppiert (dicht beieinanderstehend)/konfluierend (ineinander übergehend). Die gruppierte Anordnung bezeichnet man als herpetiform (z.B. Herpes simplex, Dermatitis herpetiformis Duhring). Darüber hinaus ist zu unterscheiden zwischen den Begriffen unilateral (an einer Körperhälfte, z.B. Klippel-Trénaunay-Syndrom), linear (streifig, z.B. entzündlicher linearer verruköser epidermaler Nävus), segmental (einem Nervengebiet zugeordnet, z.B.

Herpes zoster, Sturge-Weber-Syndrom) und systematisiert (nur scheinbar einem Gefäß-Nerven-Gebiet oder den Blaschko-Linien folgend, z.B. zirkumskripte Sklerodermie, nävoide Hautanomalien).
Manche Effloreszenzen lassen ein an anatomische Verhältnisse gebundenes *Verteilungsmuster* erkennen: Vorkommen in lichtexponierter Haut (retroaurikuläre Region, Oberlider und submentales Dreieck am Hals meist ausgespart, z.B. Photodermatose), in Regionen mit Vorherrschen der Talgdrüsen (Gesicht, vordere und hintere Schweißrinne, z.B. Akne, Rosazea), der apokrinen Schweißdrüsen (Achsel, Anogenitalregion, z.B. Syringome, Hidradenitis suppurativa, extramammärer Morbus Paget), der ekkrinen Schweißdrüsen (Handteller, Fußsohlen, z.B. dyshidrotisches Ekzem). Bevorzugter Befall der Streckseiten (z.B. Psoriasis vulgaris, Prurigo nodularis, Dermatitis herpetiformis Duhring, Arzneiexanthem), der Beugeseiten (z.B. atopisches Ekzem, Lichen planus), des Stamms (z.B. Pityriasis rosea, Pityriasis versicolor), der Intertrigines (axillär, submammär, umbilikal, inguinal, perianal, interdigital, z.B. bakterielle, mykotische Infektion, allergisches, toxisches Kontaktekzem), der Mamillen (z.B. Morbus Paget, Skabies, atopisches Ekzem). Mitbeteiligung der Nägel (z.B. Psoriasis, Lichen ruber, Alopecia areata, Mykose), der Haare (z.B. vernarbende oder nicht vernarbende Alopezie, Follikulitis, follikuläre Keratosen, Abbrechen der Haare), der Lippen (z.B. aktinische Cheilitis, Lichen ruber), der Schleimhaut (z.B. Pemphigus vulgaris, Morbus Behçet, Virusexanthem, Urtikaria, Syphilis, Acrodermatitis enteropathica, Soor, Lichen ruber, Dyskeratosis follicularis Darier, progressive Sklerodermie). Aussparung des Gesichts (z.B. Pityriasis rosea, Lichen planus), im Verlauf eines peripheren Nerven (z.B. Lepra), der sensiblen Innervation eines Dermatoms (z.B. Herpes simplex, zoster), einer autonomen Innervation (z.B. Hyperhidrose) oder eines bestimmten Gefäßgebiets (z.B. Ulcus cruris varicosum), bei peripherer Zirkulationsstörung (z.B. Akrozyanose, Livedo reticularis, Pernio, Verruca vulgaris, Mykose). Asymmetrische Lokalisation als Hinweis auf exogene Ursache (z.B. lokaler Infekt, Mykose, physikalische, chemische Kontaktnoxe), symmetrische Lokalisation bei endogener Genese (z.B. die sog. 6 Infektionskrankheiten Masern, Röteln, Scharlach, Rubeola scarlatinosa, Ringelröteln, Exanthema subitum, aber auch Psoriasis, Lichen ruber, Arzneiexanthem). Die *Bestandsdauer* einiger Effloreszenzen ist nur flüchtig, vor allem die von Erythemen als erstem Stadium verschiedener Hautkrankheiten (z.B. Kontaktekzem, Erfrierung), bei denen eine Weiterentwicklung zu Urtika, Papel, Bläschen oder Blase möglich ist. Ebenso sind vasomotorisch oder hormonell verursachte Erytheme und Quaddeln flüchtig (z.B. Erythema pudoris, Flush bei Karzinoidsyndrom, cholinergische Urtikaria). Bei Exanthemen findet eine meist plötzliche, symmetrische Aussaat monomorpher Effloreszenzen über den ganzen Körper statt (gelegentlich auch polymorph, z.B. Windpokken); auf gleichzeitige Mitbeteiligung der Mundschleimhaut (Enanthem), Fieber und Polyadenitis ist zu achten (Arzneiexantheme meist ohne Enanthem, Fieber und Polyadenitis!). Auch Urticae sind flüchtig, die Einzeleffloreszenz ist spätestens nach 24h wieder verschwunden; bei längerem Bestand ist an eine Urtikariavaskulitis zu denken.
Die zusätzliche Angabe von *Pruritus* kann auf ein allergisches Geschehen, eine Epizoonose, einen Lichen ruber hinweisen oder eine interne Erkrankung signalisieren (z.B. endokrine oder metabolische Störung, renale oder hepatische Erkrankung, lymphoproliferative Erkrankung oder Malignom, tropische oder intestinale Parasiten, Autoimmunerkrankung, neurologische oder psychoneurotische Erkrankung).

2.3 Allgemeine Untersuchungsverfahren der Haut

Prüfung des Dermographismus. Die Normalhaut wird unter Druckanwendung mit einem Holzspatel strichförmig gereizt. In der Regel entsteht nach 15–20s ein leistenförmiges Erythem im Verlauf der Hautbelastung (roter Dermographismus durch Vasodilatation). Manchmal wird um den geröteten Hautstrich ein Reflexerythem ausgelöst (reflektorische Vasodilatation durch Axonreflex sensibler Nerven). Selten entwickeln sich nach etwa 1–5min Quaddeln im Bereich der Hautbelastung, die bis zu 1h persistieren können (Urticaria factitia durch mechanisch bedingte Ausschüttungen von Histamin). Sehr selten wird ein urtikarieller Spätdermographismus beobachtet, der sich erst 3–6h nach Hautbelastung entwickelt und erst nach 24 h abklingt. Ein heller, anämischer Streifen mit gerötetem Randsaum im Bereich der Hautbelastung (weißer Dermograhpismus durch Vasokonstriktion oder Ödem) wird gehäuft bei Patienten mit atopischer Diathese oder unspezifisch in entzündlichen Hautveränderungen unterschiedlicher Genese gesehen.

Diaskopie. Die Anämisierung durch Druck mit einem Glasspatel läßt die Haut weiß erscheinen. Hyperämiebedingte Erytheme infolge entzündlicher Veränderungen oder Zyanosen blassen in der Diaskopie ebenfalls ab, während bei vaskulitischen Prozessen die Petechien ihren roten Farbton beibehalten. Ein Naevus anaemicus verschwindet infolge der Kompression von Kapillaren in der Umgebung, nicht jedoch ein Naevus depigmentosus. Das Zentralgefäß eines Naevus araneus kann in der Diaskopie besser lokalisisert werden, z.B. vor Kauterisation mit Diathermienadel oder Laser. Granulomatöse Infiltrate werden besser sichtbar gemacht und scheinen bei Lupus vulgaris gelblich-braun, bei anderen Granulomen der Haut eher gräulich-braun.

Phänomen des letzten Häutchens. Bei Psoriasisherden bleibt bei Abkratzen der Schuppen die Schuppung trocken *(Kerzenphänomen);* erst nach Entfernung des Schuppenmaterials läßt sich ein feucht wirkendes, hauchdünnes Häutchen von dem Herd abkratzen, das den untersten Epidermisschichten entspricht. Wird die Schuppung bzw. Hautoberfläche bereits vor Entfernen des letzten Häutchens feucht, liegt keine Psoriasis vor. Mit Ablösen des letzten Häutchens arrodieren die Kapillaren im Papillarkörper (Phänomen der punktförmigen Blutung, des blutigen Taus, sog. *Auspitz-Phänomen*). Im Gegensatz zum Phänomen des letzten Häutchens ist das Auspitz-Phänomen nicht psoriasistypisch und tritt nach Kratzen auch bei anderen schuppenden Dermatosen, z.B. psoriasiformen Ekzemen, Parapsoriasis oder psoriasiformen Syphiliden, auf.

Tapeziernagelphänomen. Festhaftende follikuläre Keratosen in den Herden bei diskoidem Lupus erythematodes, die bei Herauslösen mit der Pinzette wie Tapeziernägel aussehen, sind spitzkegelig (rauhe Oberfläche der Effloreszenz) und reichen mit einem längeren Hornfortsatz in das Infundibulum.

Klingelknopfphänomen. Neurofibrome bei Morbus Recklinghausen lassen sich mit dem Finger hernienartig in die Subkutis zurückschieben.

Keining-Zeichen. Schmerzen bei Zurückschieben des hyperkeratotischen Nagelfalzes bei Dermatomyositis.

Hobelspanphänomen. Die kleieförmige Schuppung bei Pityriasis versicolor tritt besonders deutlich hervor, wenn man mit einem Holzspatel über einen Herd streicht. Dieses Zeichen fehlt bei Erythrasma oder Vitiligo.

Urtikarielle Aufschwellung. Nur die Urticaria pigmentosa reagiert mit einer „erektilen" Effloreszenz nach Reiben (z.B. mit Holzspatel) der meist plan im Hautniveau gelegenen, bräunlichen Hautveränderungen.

Sondenphänomen. In papulösen Syphiliden gelingt die Schmerzprovokation schon bei leichter Druckausübung mit einer Knopfsonde auf die Effloreszenz (Sondenphänomen positiv). Die Prüfung wird bei geschlossenen Augen des Patienten vergleichend an normaler und befallener Haut durchgeführt.

Sondenversuch. Bei chronisch entzündlichen Dermatosen mit Zerstörung des Bindegewebes bricht eine dicke Knopfsonde bereits unter mäßigem Druck in die Dermis ein; bei Herausziehen der Sonde folgt ein Blutstropfen. Häufig wird dieses Zeichen als Hinweis auf das Vorliegen eines Lupusknötchens bei Tuberculosis cutis luposa gewertet. Allerdings ist der Sondenversuch auch bei anderen, die Kutis zerstörenden Entzündungen positiv (z.B. tuberkuloide Rosazea, tuberkuloide Lepra, Basaliom, Mycosis fungoides).

Nikolski-Phänomen. Bei akut aufgetretener Blasenbildung prüft man an klinisch unbefallener Haut, z.B. in Blasennähe, ob sich durch leichten seitlichen Druck die Epidermis von der Unterlage abschieben läßt. Im positiven Fall (Nikolski-Phänomen I) muß die schnelle histologische Untersuchung (z.B. am Kryostatschnitt) klären, ob die Blasendecke aus einer ingesamt nekrotischen Epidermis besteht (medikamentöses Lyell-Syndrom) oder eine intraepidermale Akantholyse (subkorneal bei staphylogenem Lyell-Syndrom, suprabasal bei Pemphigus vulgaris) ohne Zellnekrosen in den übrigen Epidermisabschnitten vorliegt.

Pseudo-Nikolski-Phänomen. Die Beobachtung, daß sich sichtbare Blasen durch Fingerdruck leicht in die Umgebung wegdrücken lassen, ohne zu platzen (Nikolski-Phänomen II positiv), ist unspezifisch, da sie sowohl für subepidermale als auch intraepidermale Spaltbildungen zutreffend sein kann.

Rumpel-Leede-Test. Sind Thrombopenie und Thrombopathie ausgeschlossen, spricht ein pathologischer Rumpel-Leede-Test für das Vorliegen einer Angiopathie (bei Plasmadefekt nie Purpura!). Dem Patienten wird eine Blutdruckmanschette am Oberarm angelegt und ein Druck aufrechterhalten, der 10mmHg über dem diastolischen Blutdruck liegt. Treten Petechien im Bereich der Stauung auf, so ist der Test pathologisch.

Dermatogramm. Zur Darstellung des Papillarreliefs an der Fingerbeere läßt man einen Abdruck vom Stempelkissen auf weißes Papier durchführen. Unterbrochene Papillarleisten sind typisch für Dyskeratosis follicularis Darier und selbst bei Abortivformen nachweisbar.

Aufsichtmikroskopie. Durch einfache Umrüstung eines normalen Auflichtmikroskops kann man bei seitlicher Anstrahlung mit einer Kaltlichtquelle die Oberfläche der Haut, ihre Pigmentierung, die Morphologie der Kapillaren und die oberflächliche Mikrozirkulation auf nichttraumatische Weise am Patienten untersuchen und photographisch dokumentieren. Das Auftragen von Immersionsöl hebt störende Lichtreflexe auf und läßt die Hornschicht transparent erscheinen. Praktischer im Umgang ist ein ***Dermatoskop,*** das in jede Kitteltasche paßt. Diese Hilfsmittel können wichtige Hinweise auf Gefäß- und Bindegewebserkrankungen (z.B. Klassifizierung der vaskulären Akrosyndrome, Mikrovaskulitis der Haut, Frühdiagnose der Sklerodermie) und die Dignität von Pigmentanomalien (z.B. malignes Melanom versus Nävuszellnävus, pigmentiertes Basaliom, seborrhoische Keratose, Angiokeratom) geben.

Densitometrie. Zur Objektivierung des Hydratationszustandes der Haut werden Hautfaltendicke und Kompressionsgeschwindigkeit mit einem mechanischen Meßgerät geprüft, das die Haut zwischen zwei parallelen Markierungslinien in einer Falte aufwirft und diejenigen Durchmesser mißt, die diese Hautfalte zu bestimmten Zeitpunkten des Meßvorgangs hat. Interessante Aspekte eröffnen sich auf dem Gebiet der Arzneimittelwirkung (z.B. frühzeitige Erfassung der atrophogenen Wirkung von Glukokortikoiden) und Therapiekontrolle (z.B. bei entzündlichen Hautinfiltraten, Ödemen, Einlagerungsdermatosen, Sklerodermie).

Minorschwitzversuch. Mit diesem Test läßt sich eine gestörte (z.B. bei peripherer Nervenläsion) oder gesteigerte Schweißsekretion (z.B. bei Granulosis rubra nasi, Hyperhidrosis axillaris) nachweisen und exakt lokalisieren. Das zu untersuchende Hautareal wird mit einer Jodlösung (Jod 1,5, Rizinusöl 10,0 in Alcoholus absolutis ad 100,0) bestrichen und mit Stärkepuder bestreut. Bei spontaner Schweißsekretion oder nach Anregen durch körperliche Belastung oder Pilocarpin (12mg oral) werden die schwitzenden Areale durch das Auftreten violetter Farbpunkte sichtbar.

Kälteversuch. Das Raynaud-Syndrom mit in der Regel symmetrischen, schmerzhaften, durch Kälte ausgelösten peripheren Gefäßspasmen läßt sich durch Eintauchen der Hände und Unterarme in kaltes Wasser provozieren. In der Dreiphasenreaktion, die meist schon 10–15s nach Kältereiz beginnt, sind die betroffenen Finger zunächst weiß und steif (arterieller Gefäßspasmus), dann violett (venöse Hyperämie), schließlich hellrot verfärbt (arterielle Hyperämie).

Wood-Licht-Untersuchung. Mit einer Quarzlampe mit Spezialblaufilter (Nickeloxid), die nur langwellige UVA-Strahlen (Maximum 356nm) und violettes Licht emittiert, läßt sich im abgedunkelten Raum die Eigenfluoreszenz verschiedener Substanzen darstellen. Damit ist das Wood-Licht vor allem zur frühzeitigen Erkennung bestimmter Dermatosen, zur gezielten Kontrolle ihrer Behandlung und zur epidemiologischen Untersuchung geeignet. Eine Grünfluoreszenz sieht man bei Mikrosporie und Pseudomonas, eine teils grüne, teils grauweiße Fluoreszenz bei Favus durch Trichophyton schoenleinii; Talg und salizylsäurehaltige Externa fluoreszieren blaugrün. Eine unterschiedlich intensive Rotfluoreszenz findet man bei porphyrinproduzierenden Propionibakterien (z.B. Pityriasis versicolor, Erythrasma, Acne vulgaris), eine Rotfluoreszenz der Erythrozyten im ungefärbten Blutausstrich bei erythropoetischer Protoporphyrie und kongenitaler Erythroporphyrie, nur bei letztgenannter Porphyrie auch eine Rotfluoreszenz der Zähne. Die Ausdehnung depigmentierter Areale bei Vitiligo gelingt im Wood-Licht ebenso sicher wie die besonders zur Frühdiagnose im Kindesalter wichtige Darstellung des Leukoderms bei tuberöser Sklerose. Ferner dient Wood-Licht zum Nachweis von Medikamenten (z.B. Tetrazyklinablagerung in Zähnen, in der Haut), von Kontaktallergenen (z.B. halogenierte Salizylanilide, Furocumarine auf der Haut, in Kosmetika, auf Gegenständen), Mineralöl (in Haarfollikeln bei Ölakne) und Nissen bei Kopfläusen.

Lichttestung. Zur allgemeinen Prüfung der Lichtempfindlichkeit der Haut werden 5 je 3 × 3 cm große Testareale an lichtgeschützter Haut (meist gluteal) mit ultraviolettem Licht unterschiedlicher Wellenlänge (UVB, UVA, Gesamtspektrum), Intensität und Bestrahlungszeit bzw. Dosis bestrahlt (Lichttreppe). In der Regel wählt man für das mittlere Testfeld die für die UV-Quelle vom Hersteller angegebene allgemeine minimale Erythemdosis und erhöht bzw. erniedrigt sie in den Feldern zu beiden Seiten um jeweils 30%. Die UV-Dosis, die nach 20 min (im UVA-Bereich) oder nach 24 h (im UVB-Bereich) ein gerade sichtbares Erythem verursacht hat, wird als *minimale Erythemdosis* (MED) bezeichnet. Unter Berücksichtigung des Hauttyps ist die MED bei einer Reihe von Photodermatosen gegenüber der Norm erniedrigt. Darüber hinaus ist die Bestimmung der MED vor einer geplanten UVB-Strahlentherapie sinnvoll. In modifizierter Form wird die *minimale Phototoxizitätsdosis* (MPD) bestimmt. Dazu werden 2 h nach gewichtsentsprechender peroraler Einnahme von Psoralen, einem Lichtsensibilisator, oder 1 h nach topischem Auftragen einer 0,15%igen Psoralenlösung auf die Haut verschiedene Hautareale mit unterschiedlichen UVA-Dosen bestrahlt. Patienten mit Hauttyp I oder II erhalten in den Testfeldern jeweils 0,5, 1, 2, 3, 4 und 5 Joule UVA/cm^2, diejenigen mit Hauttyp III oder IV je 1,5, 3, 4,5, 6, 7,5 und 9 J/cm^2. Die UVA-Dosis, die 72 h nach Psoraleneinnahme zur Auslösung eines gerade noch erkennbaren Erythems mit scharfen Rändern ausreichend ist, wird als MPD bezeichnet. Sie dient zur Ermittlung der individuellen Lichtempfindlichkeit vor einer geplanten systemischen oder lokalen PUVA-Therapie (*P*soralen plus *UVA*). Als Nebenwirkung kann es nach Tagen bis Wochen im Bestrahlungsfeld zu einer Pigmentierung kommen. Bei Lichturtikaria können verschiedene UV-Spektren und sichtbares Licht, die einzeln zu testen sind, sofort eine Quaddel auslösen. Bei polymorpher Lichtdermatose führen hohe Dosen von UVA (>50 J/cm^2) bei Testung auf lichtexponierter Haut in nicht zu kleiner Fläche (5 × 10 cm) innerhalb von 24 h zu einer Ekzemreaktion; fehlt diese, kann der Test bis zu 2mal wiederholt werden. Bei persistierender Lichtreaktion (aktinisches Retikuloid) entsteht nach niedrigen Dosen von UVA oder UVB (<1 MED) ein juckender Ekzemherd. Bei erythropoetischer Protoporphyrie führt UVA-Licht in Minuten bis Stunden zu Erythem und Quaddeln. Patienten mit Hydroa vacciniformia reagieren auf UVA-Dosen >30 J/cm^2 mit hämorrhagischen Blasen.

Katzenellenbogentest. Injiziert man Patienten mit Morbus Behçet an der Unterarmbeugeseite 0,1 ml einer 0,9%-NaCl-Lösung intrakutan, bildet sich innerhalb von 24 h an der Injektionsstelle eine Papel oder Pustel. Histologisch sieht man eine leukozytoklastische Vaskulitis. Bei voll ausgeprägtem Krankheitsbild genügt schon die Punktion der Haut mit einer Tuberkulinnadel, um nach 24 h eine sichtbare Pustel zu induzieren (Pathergiephänomen positiv).

Jodempfindlichkeitstest. Der Epikutantest mit Jodkalisalbe (20% Kalium jodatum in Eucerinum cum aqua) kann in 80% der Fälle von Dermatitis herpetiformis Duhring zu einer lokalen Provokation des Krankheitsbildes führen, ist also kein sicherer diagnostischer Test. Seine Beweiskraft wird auch angezweifelt, weil die Blasenbildung durch Halogene anscheinend kein allergischer, sondern ein rein chemisch-physikalischer Vorgang ist, der der Flockungskraft der Salze entsprechend den Hofmeister-Reihen folgt.

Jodkaliprobe. Charakteristisch für tertiärluische Hautveränderungen (kutane tuberoserpiginöse Syphilide, subkutane Gummen) ist die rasche Rückbildung unter einer 5tägigen peroralen Behandlung mit Jodkalium (Kalium jodatum 10,0 in Aqua destillata ad 150,0; 3× täglich 1 Teelöffel). Klinisch ähnlichen Dermatosen fehlt dieses prompte Ansprechen. Allerdings müssen vor dem diagnostischen Test unbedingt eine Lungentuberkulose (Gefahr der Exazerbation) und ein syphilitisches Aortenaneurysma (Gefahr der Ruptur) ausgeschlossen werden! Die Gabe von Jodkalium (1 Teelöffel genügt) kann auch eine Dermatitis herpetiformis Duhring auslösen; dies wurde früher als diagnostischer Test eingesetzt, ist heute jedoch obsolet.

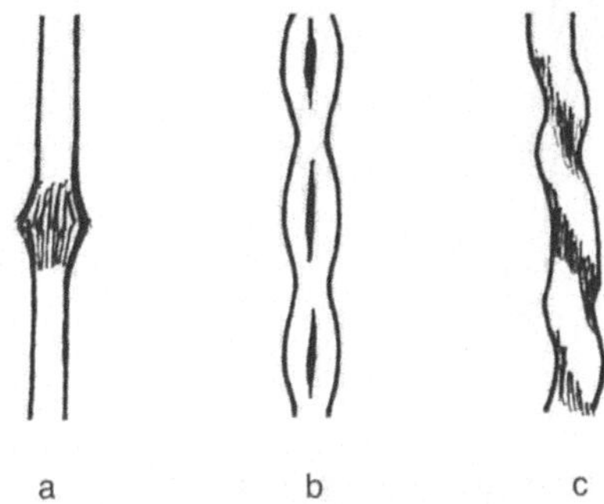

Abb. 2.1a–c. Haarschaftanomalien. **a** Trichorrhexis nodosa. **b** Monilethrix. **c** Pili torti

2.4 Allgemeine Untersuchungsverfahren an Mundschleimhaut, Lippen und Zunge

Zur Untersuchung der Schleimhäute dienen Holzspatel und eine Lichtquelle. Bläschen sind oft nur mit einem vergrößernden Zahnarztspiegel erkennbar. Leukoplakien sind nicht abwischbare Weißfärbungen infolge ungewöhnlicher Verhornung des Schleimhautepithels, deren Ursache sorgfältig geklärt werden muß. Typisch ist ihre Hypästhesie, die der Patient bei Berührung mit einem durch Gummihandschuh geschützten Finger beschreibt. Im Unterschied zur Leukoplakie ist Soor, die Candidabesiedlung der Mundschleimhaut, mit dem Holzspatel abstreifbar; allerdings kann auch Soor eine Leukoplakie provozieren. Palpatorisch lassen sich Erkrankungen an Wangenschleimhaut und Lippe gut zwischen Zeigefinger auf der Oralseite und opponierendem Daumen untersuchen. Bei akuter Urtikaria mit Schleimhautödem im Bereich der oberen Atemwege erkennt man einen zähflüssigen, glasigen Speichelfilm an Rachenhinterwand und Uvula.

Prüfung des Rachenreflexes. Bei Berührung von Zungenwurzel oder Uvula mit dem Holzspatel ist der Rachenreflex bei Patienten mit atopischer Diathese häufig abgeschwächt oder nicht auslösbar.

2.5 Untersuchung der Haare

Ein ausführlicher Haarstatus wird meist bei erworbenem Haarverlust erhoben; angeborener Haarmangel, Hypertrichose oder Hirsutismus kommen nur relativ selten vor. Man beginnt mit der makroskopischen Bestimmung des Verteilungsmusters der Haarwachstumsstörung. Um den aktuellen Haarverlust quantitativ zu schätzen, läßt man den Patienten an 5 aufeinanderfolgenden Tagen sämtliche ausgefallenen Haare sammeln und zählen (normal bis zu 100 Kopfhaare täglich). Die Beurteilung von Haarqualität und -dichte wird durch eine Lupe erleichtert. Im Mikroskop lassen sich Haarschaftanomalien (am besten im polarisierten Licht) (Abb. 2.1a–c), Pigmentverschiebungen im Haarmark (bei Längseinbettung) und Veränderungen der Haarwurzeln (bei Quereinbettung) beurteilen.

Trichogramm (Haarwurzelstatus) (Abb. 2.2a–g). Das normale Wachstum der Haare verläuft zyklisch und läßt sich anhand des mikroskopischen Bildes epilierter Haarwurzeln in 3 Phasen einteilen, nämlich in Wachstums-(Anagen-)Phase (mehr als 80% aller Haarwurzeln), Übergangs-(Katagen-)Phase (bis zu 5%) und Ruhe-(Telogen-)Phase (weniger als 20%). Da ausgefallene Haare in der Regel bereits im Telogenstadium sind, müssen zur Erstellung eines Trichogramms die Haare epiliert werden. Der Patient darf die Haare zuvor 5 Tage lang nicht gewaschen haben. Zur Epilation faßt man mit einer Arterienklemme, deren Backen mit einem Gummischlauch überzogen sind, 1 cm über der Kopfhaut einen Büschel von mindestens 60 Haaren jeweils frontoparietal und parietooccipital und reißt diesen durch senkrechten Zug und mit einem Ruck aus. Die Haare werden dann quer auf einen Objektträger gelegt, mit Harz unter einem Deckglas eingedeckt und im Mikroskop ausgewertet. Ermittelt wird das prozentuale Verhältnis der Haarwurzeltypen zueinander.

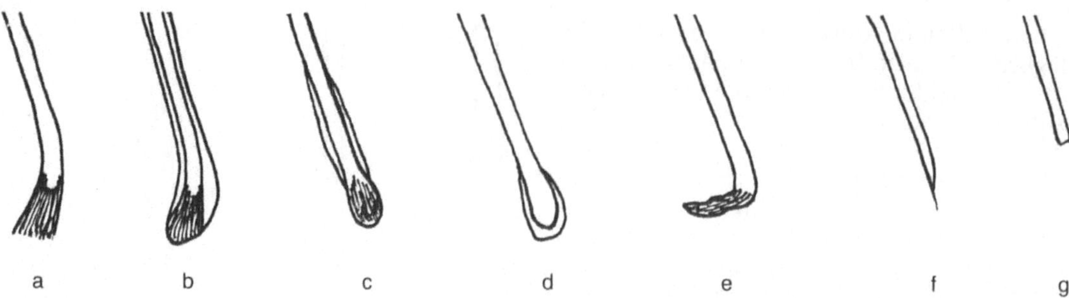

Abb. 2.2 a–g. Haarwurzelformen im Trichogramm. **a** Anagen mit dunkler keratogener Zone des abgerissenen Haarendes ohne Wurzelscheide. **b** Mit äußerer Wurzelscheide. **c** Katagen mit Umbauveränderungen in keratogener Zone und aufsteigender Wurzelscheide. **d** Telogen mit hellem verhornten Kolben, ohne Wurzelscheide. **e** Sogenannte dysplastische Wurzel mit schmaler keratogener Zone. **f** Dystrophe Wurzel mit Verjüngung des Haarschaftes ohne Kolben, Matrix oder Wurzelscheide. **g** Abgebrochenes Haar ohne Wurzel

Insbesondere bei diffusen Alopezien können im Trichogramm verschiedene Formen des Haarausfalls unterschieden werden. Eine chronische Matrixschädigung führt zur Verkürzung der Anagenphase; entsprechend nimmt der Anteil der Telogenhaare zu (telogenes Effluvium bei Alopezie vom Spättyp, z.B. nach schwerer Allgemeinerkrankung oder nach Medikamenten). Bei mehr als 2% dystrophischen Haarwurzeln liegt eine akute Matrixschädigung infolge toxischer Einflüsse auf die Keratinsynthese vor (Alopezie vom Frühtyp, z.B. durch Zytostatika, Röntgenstrahlen, Schwermetallvergiftung). Sehr selten findet man ein anagenes Effluvium oder, bei Produktion funktionell minderwertigen Keratins, mehr als 30% dysplastische Haarwurzeln (z.B. bei Thalliumvergiftung, Alopecia syphilitica, Alopecia areata maligna). Bei beginnendem androgenetischen Haarausfall ist entsprechend des klinischen Verteilungsmusters vor allem im frontoparietalen Trichogramm ein telogenes Effluvium nachweisbar. Eine prospektive Aussage über die Haarwachstumskapazität ist jedoch nicht möglich.

2.6 Untersuchung der Nägel

Am besten untersucht man den Nagel mit einer Lupe. Nach Auftropfen von Immersionsöl werden die Lichtreflexe aufgehoben, und die Nagelplatte erscheint transparent. Farbänderungen des Nagels treten besonders deutlich hervor, wenn man die Fingerbeere auf eine Lichtquelle legt. Wegen des relativ langsamen Wachstums des Nagels zeigen Nagelveränderungen Störungen an, die längere Zeit zurückliegen. Farb- und Strukturveränderungen können Folge einer äußeren Schädigung, von Durchblutungsstörungen, Dermatosen im Bereich von Nagelmatrix oder -falz, bakteriellen oder mykotischen Infektionen oder innerer Erkrankungen sein. Bei der manchmal schwierigen Unterscheidung, ob eine Nagelveränderung ungual oder subungual liegt, markiert man ihre Lage mit einer Kerbe quer zur Wachstumsrichtung der Nagelplatte und prüft nach 1 Woche, ob sich die Markierung im Verhältnis zur Nagelveränderung verschoben hat. Bei Braun- oder Schwarzfärbung des Nagels ist die klinische Unterscheidung eines subungualen Hämatoms von einem malignen Melanom oft unsicher. Statt den Nagel zu ziehen, kann man relativ einfach und ohne Lokalanästhesie mit einem Rundmesser (ggf. nach Handbad zur Einweichung des Nagels) oder mit einem über dem Bunsenbrenner erhitzten Skalpell einen Span aus der Nagelplatte vorsichtig ausstechen, in dem histologisch nach Melaninablagerungen gesucht wird. Dieses Verfahren ist schmerzlos, und der restliche Nagel kann normal weiterwachsen. Der Nachweis einer subungualen Blutkruste schließt einen zugrundeliegenden blutenden Pigmentzelltumor nicht aus. Deshalb muß auch das freigelegte Nagelbett genau inspiziert werden. Stellt sich hier eine verdächtige Neubildung dar, ist ihre Exzision in toto angezeigt.

2.7 Histologische Untersuchungsverfahren

Gewebeentnahme. Die Lokalanästhesie erfolgt durch Umspritzung, niemals Unterspritzung. Grundsätzlich werden alle exzidierten Hauttumoren histologisch untersucht. Zur Diagnostik entzündlicher Krankheitsbilder wird eine klinisch typische (Primär-)Effloreszenz – möglichst unter Mitnahme von Fettgewebe – entnommen. Folgende Methoden der Gewebeentnahme stehen zur Verfügung:

- vollständige Entfernung mit dem Skalpell (Exzisionsbiopsie);
- Teilexzision mit dem Skalpell aus dem Randbereich, möglichst unter Miterfassung gesunder Umgebungshaut (Inzisionsbiopsie);
- Entnahme mit einem speziell angefertigten Rundmesser, dessen Durchmesser in der Regel zwischen 3 und 6mm liegt (Stanzbiopsie nach Kromayer);
- flache Abtragung oberflächlicher Hautschichten mit einer Rasierklinge („shave biopsy") oder Kürette.

Sofort nach der Entnahme wird das Gewebe in einem beschrifteten Gefäß mit 4% Formaldehyd in phosphatgepufferter Salzlösung fixiert und dem Pathologen lichtgeschützt unter genauer Angabe der klinischen Daten zugesandt. Bei speziellen Fragestellungen wird jedoch unfixiertes tiefgefrorenes Hautgewebe benötigt. Dazu wird das frisch entnommene Exzidat in ein Versandröhrchen mit 0,9%-NaCl-Lösung gegeben, in flüssigem Stickstoff schockgefroren und in einem Styroporbehälter mit Trockeneis versandt. Auf diese Weise können direkte Immunfluoreszenz-, immunhistologische und enzymzytochemische Techniken eingesetzt werden zum Nachweis von:

- extrazellulär abgelagerten Immunglobulinen und Komplement (z.B. Lupus erythematodes, Pemphigus, Pemphigoid, Vaskulitis);
- Membranantigenen (z.B. zur Lymphomdiagnostik und Tumordifferenzierung);
- Enzymaktivitäten.

Mit zunehmender Weiterentwicklung der immunhistochemischen und enzymzytologischen Nachweisverfahren ist es heute möglich, einen Großteil dieser Untersuchungen auch an fixiertem Gewebe durchzuführen.

Methylenblaufärbung. Es handelt sich um eine sehr schnelle und einfach zu handhabende Suchfärbung. Das auf einem Objektträger dünn ausgestrichene Untersuchungsmaterial wird durch Trocknen an der Luft fixiert, durch Eintauchen in unverdünnte Methylenblaulösung für 30s gefärbt, mit Leitungswasser gespült, erneut an der Luft getrocknet und dann schon mit der Ölimmersion mikroskopiert.

Gewebeausstrich. In besonderen Fällen kann schon vor der Fixierung und histologischen Aufarbeitung des Gewebes eine zytologische Diagnostik hilfreich sein. Dazu wird der Rand einer Inzisionsbiopsie auf einem Objektträger ausgestrichen. Die so abgestreiften Zellen werden beispielsweise mit Methylenblau gefärbt (z.B. bei Verdacht auf Mycosis fungoides, Erysipelas carcinomatosa, Pilzsepsis, Aktinomykose).

Tzanck-Test (Abb. 2.3a–d). Es handelt sich um einen Blasengrundausstrich mit der speziellen Frage, ob Akantholysezellen nachweisbar sind, die durch intraepidermale Auflösung desmosomaler Zellverbindung entstehen. Dazu wird der Grund einer frisch eröffneten Blase mit dem Skalpell unter leichtem Druck abgekratzt (blutfrei!), auf dem Objektträger ausgestrichen und z.B. mit Methylenblau gefärbt. Der Test ist positiv, wenn einzelne aus dem Epithelzellverband gelöste Keratinozyten mit ballonierender Degeneration gefunden werden: abgerundete Einzelzellen mit vergrößertem, meist exzentrisch gelegenem, dunkelblau gefärbtem, strukturlosem Kern, perinukleärer Aufhellung („Halo") und einem in der Zellperipherie basophil verdichtetem Zytoplasmasaum. Der rasche Nachweis von Akantholysezellen ist wegen der therapeutischen Konsequenzen besonders wertvoll zur frühzeitigen Diagnose von Pemphigus (vs. Pemphigoid) und staphylogenem (vs. medikamentösem) Lyell-Syndrom, aber auch von Virusbläschen. Beweisend für letztere (z.B. Differentialdiagnose zwischen Herpes zoster und bullösem Erysipel) ist der zusätzliche Nachweis von riesenkernigen und mehrkernigen Epidermiszellen („Virozyten").

Direkte Immunfluoreszenz. Immunologische Untersuchung zum Nachweis von im erkrankten Patientengewebe gebundenen Autoantikörpern, die ein jeweils krankheitstypisches

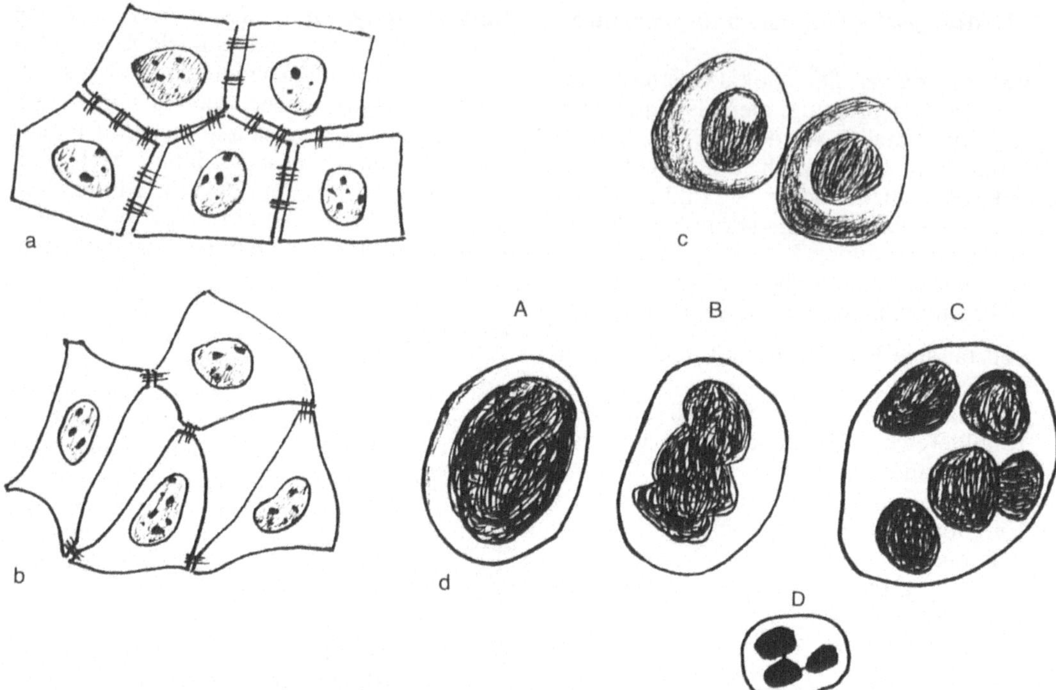

Abb. 2.3 a–d. Tzanck-Test **a** Normale Keratinozyten im epithelialen Zellverband. **b** Spongiosa: Durch interzelluläres Ödem sinkt Zahl desmosomaler Zell-Zell-Kontakte. **c** Akantholysezellen: Durch intrazelluläres Ödem und Lösen der Interzellularbrücken ballonierend degenerierte und aus epithelialem Zellverband herausgelöste Keratinozyten. **d** „Virozyten": Riesenkeratinozyten mit rundem (A), gelapptem Riesenkern (B), mehrkernig (C). Granulozyt zum Größenvergleich D

Verteilungsmuster zeigen (z.B. bei Pemphigus interzelluläre Ablagerung von IgG in der Epidermis; bei Pemphigoid lineare Ablagerung von IgG und C3 entlang der Basalmembranzone der Epidermis; bei Dermatitis herpetiformis Duhring granuläre Ablagerung von IgA und C3 in den Papillenspitzen, selten granulär linear entlang der Basalmembran; bei Lupus erythematodes lineare Ablagerung von IgG, häufig auch IgM, IgA und Komplement entlang der Basalmembran; bei IgA-linearer Dermatose homogen lineare Ablagerung von IgA an der Basalmembran).

Lupusbandtest. Bei systemischem Lupus erythematodes findet man recht häufig auch in der gesunden, lichtexponierten, gelegentlich sogar in der gesunden, lichtgeschützten Haut eine positive direkte Immunfluoreszenz an der Basalmembranzone der Epidermis. Ein positiver Lupusbandtest tritt bei subakutem Lupus erythematodes nur bei gleichzeitigem Vorkommen antinukleärer Antikörper im Serum auf, nicht jedoch bei diskoidem Lupus erythematodes, bei dem sich die Fluoreszenz auf die Effloreszenzen beschränkt.

2.8 Allergologische Hauttestungen

Epikutantest (Läppchen-, Patch-Test). Zum Nachweis eines anamnestisch verdächtigen Allergens wird dieses in nichttoxischer Konzentration okklusiv auf die Haut aufgetragen. In der Regel wird die zu prüfende Substanz in einer 50 µl großen Aluminiumkammer (Ausnahme: quecksilberhaltige Verbindungen auf einem Testläppchen) auf das obere Drittel des Rückens aufgebracht (Ausnahme: bei Verdacht auf fixes Arzneiexanthem Testung im abgeheilten Krankheitsherd) und mit einem Pflaster fixiert. Als Negativkontrolle dienen die Lösungsmittel, in denen das potentielle Allergen verdünnt wurde (meist Vaseline, Wasser, Alkohol, Olivenöl, Isoprophylmyristat, Azeton). Bei Testung wegen Verdachts auf allergisches Kontaktekzem werden Pflaster und Testsubstanz nach 48h entfernt, die Testreaktionen nach weiteren 30min sowie 72 und 96h nach Testbeginn beurteilt. Zusätzliche Ablesungen sind bei Testung wegen Verdachts auf Vaskulitits (6h nach Exposition) und Verdacht auf Kontakturtikaria oder Arzneimittelallergie indiziert (20min und 6h nach Exposition). Folgende Schweregrade einer positiven Testreaktion werden unterschieden: Erythem (fraglich positiv), Papel (1fach positiv), Papel mit Vesikel (2fach positiv), Blasenbildung und Streureaktion (3fach positiv). Im Gegensatz zur kontaktallergischen Reaktion, bei der die Schwere der Testreaktion während der Ablesezeit noch zunimmt (Crescendotyp), bildet sich bei toxischer Reizung die Testreaktion von der 48. Stunde an zurück (Decrescendotyp). Da gelegentlich eine Reaktion erst nach mehreren Tagen auftritt, ist eine Spätablesung ratsam (vor allem bei Metallsalzen). Überschießende Ekzemreaktionen können zu postinflammatorischer Hyperpigmentierung führen (bei Allergenen der Standardreihe meist auf p-Phenylendiamin, Formaldehyd und Metallsalze sowie im Photopatch-Test). Anaphylaktische Schockreaktionen (z.B. auf Penizillin, Bacitracin) kommen selten vor; bei entsprechender Anamnese soll der Patient nach Auftragen des Allergens 1h nachbeobachtet werden. Falsch positive, sog. „angryback"-Reaktionen treten bei gleichzeitig bestehenden Ekzemen auf; deshalb ist eine Testung frühestens 6 Wochen nach ihrer Abheilung zu empfehlen.

Intrakutantest bei Kontaktallergie. Bei Verdacht auf Kontaktsensibilisierung, vor allem gegen Metallsalze, jedoch negativem Epikutantest werden die in Frage kommenden wasserlöslichen Allergene intrakutan injiziert, z.B. Nickel-, Kobaltsulfat, Chromate, Eisen- oder Kupfersalze 1:10000 in 0,1ml wäßriger Lösung. Die Ablesung erfolgt nach 6, 24, 48 und 72h, bei fehlender Reaktion auch nach 1 und 2 Wochen.

Photopatch-Test. Bei Verdacht auf photoallergisches Kontaktekzem wird der Epikutantest doppelt aufgetragen. Nach 24h wird eine Hälfte mit 50% der minimalen Erythemdosis UVA belichtet, nach weiteren 24, 48 und 72h abgelesen. Auswertung wie im Epikutantest.

Scratch-chamber-Test. Zum Nachweis toxisch-irritativer Substanzen wird die Haut an der Unterarmbeugeseite mit einer Impflanzette skarifiziert (2mal 3 Kratzer, die senkrecht zueinander verlaufen sollen), ehe das zu testende Agens für 24h okklusiv aufgetragen wird.

Alkaliresistenztest (nach Burckhardt). Das Puffervermögen der normalen Hautoberfläche wird bei Patienten mit chronischen, kumulativ-toxischen Kontaktekzemen geprüft. An 3 Stellen der Unterarminnenseite wird je 1 Tropfen einer 0,5-N-NaOH-Lösung aufgetragen und mit einem Glasstein (Auflagefläche 2 × 4cm) bedeckt. Nach 10min wird 1 Glasstein entfernt und nach Abwischen des 1. Tropfens auf die Felder 2 und 3 ein zweiter Tropfen NaOH gebracht und mit dem Glasstein abgedeckt. Nach weiteren 10min wird dieser Test nur auf Feld 3 wiederholt. Nach Versuchsende werden die Hautreaktionen beurteilt. Eine verminderte Alkaliresistenz, d.h. besondere Empfindlichkeit gegen Seifen, Detergenzien, Zement u.a., liegt bei Rötung, Bläschenbildung oder Erosion in Feld 2 und 3 vor, in besonders schweren Fällen bereits in Feld 1.

Urtikariadiagnostik. Aufgrund des klinischen Verlaufs einer Urtikaria unterscheidet man zwischen akuten und länger als 6 Wochen bestehenden chronisch rezidivierenden oder chronisch intermittierenden Formen. Im Gegensatz zu diesen Verlaufsformen ist die Einzeleffloreszenz einer Urtikariavaskulitis nicht flüchtig, sondern bleibt länger als 24h bestehen. Ihr Nachweis ist durch Abpausen der genauen Lokalisation auf Zellophanpapier und Vergleich am Folgetag möglich. Bei chronischer Urtikaria werden folgende physikalische Teste an der Haut durchgeführt.

Dermographismus: Zur Diagnostik einer Urticaria factitia.

Drucktest: Ein 8kg schwerer Metallzylinder (Auflagefläche 10 × 10cm) wird 10min auf den Oberschenkel gestellt. Die Reaktion liest man nach 20min (Druckurtikaria vom Frühtyp) und nach 6h (Spättyp) ab.

Kältetest: Zum Nachweis einer Kältekontakturtikaria wird ein mit Eiswasser (4°C) gefülltes Reagenzglas 10min auf die Unterarmbeugeseite aufgelegt, die Reaktion 20min und 6h später abgelesen. Eine Kältereflexurtikaria wird durch 20minütiges Eintauchen beider Arme in 10°C kaltes Wasser geprüft; nach 20min und 6h ist am entkleideten Patienten nach dem Aufschießen linsengroßer Urticae auch außerhalb des Testareals zu suchen. Wegen möglicher kardialer Mitreaktion soll der Test nur unter Bedingungen der Notfallbereitschaft, bei Quaddelbildung sollte eine EKG-Kontrolle durchgeführt werden.

Wärmetest: Ein mit 40°C warmem Wasser gefülltes Reagenzglas wird 10min auf die Unterarmbeugeseite gelegt, die Reaktion liest man nach 20min (Wärmekontakturtikaria vom Frühtyp) und nach 6h (Spättyp) ab. Zum Nachweis einer Wärmereflexurtikaria läßt man den Patienten 20min ein Armbad in 40°C warmem Wasser nehmen, die Ablesung erfolgt nach 20min und 6h analog zum Kältetest.

Schwitz- und Anstrengungstest: Zur Prüfung einer durch Schwitzen oder Anstrengung ausgelösten cholinergischen Urtikaria läßt man den Patienten 20min in einer Wärmekammer, z.B. Sauna (Schwitztest), oder durch körperliche Anstrengung, z.B. schnelles Treppensteigen (Anstrengungstest), schwitzen. Der Patient darf sich nicht abtrocknen, sondern läßt den Schweiß auf der Haut trocknen. Der Test ist positiv, wenn sofort oder 10min nach der Abkühlung linsengroße Urticae mit umgebendem Reflexerythem auftreten. Gelegentlich ist der Schwitztest negativ und erst der Anstrengungstest positiv. Eine cholinergische Urtikaria kann auch durch intrakutane Injektion von 0,1ml Pilocarpin (1:1000 verdünnt) oder 0,03ml Carbachol (Doryl-Test) provoziert werden; bei positivem Testausfall entstehen nach 20min Satellitenquaddeln.

Modifizierter Epikutantest: Zur Diagnostik einer Kontakturtikaria Ablesung des Epikutantests nach 20min und 6h Exposition.

Lichttest: Mit entsprechenden Filtern und Monochromatoren zur Erzeugung von Aktionsspektren verschiedener Wellenlänge (UVA, UVB, sichtbares Licht, Infrarot) läßt sich sehr selten eine Urtikaria auslösen.

Kutantest. Zur Prüfung einer Allergie vom Soforttyp (z.B. Urtikaria, Rhinitis allergica, Conjunctivitis allergica, exogen-allergisches Asthma bronchiale, Nahrungsmittelallergie, bestimmten Formen der Arzneimittelreaktion), bei verzögerter allergischer Reaktion (z.B. Vaskulitis) und bei allergischem Kontaktekzem auf wasserlösliche Allergene werden mit verschiedenen Methoden anamnestisch verdächtige Substanzen an die Mastzellen der Kutis herangeführt. Die nachfolgend aufgeführten Tests unterscheiden sich dadurch, daß die an der Zielzelle ankommende Antigenmenge von Test zu Test jeweils zunimmt:

Im *Reibtest* wird das fragliche Allergen auf der Beugeseite des Unterarms eingerieben. Bei hochgradiger Sensibilisierung vom Soforttyp entwickelt sich nach 5–20min eine urtikarielle Reaktion.

Im *Prick-Test* wird das meist gelöste Allergen auf die Unterarmbeugeseite getropft und punktförmig mit einer Prick-Nadel oder einer Lanzette durch den Tropfen gestochen. Zur Kontrolle wird Histamin (1mg/ml) und das Lösungsmittel mitgetestet. Nach 5min werden die Lösungen abgetupft, nach 20min und 6h werden die Reaktionen abgelesen. Die 20-min-Reaktion wird mit der Maximalquaddel auf Histamin (3fach positiv) verglichen: Eine Sensibilisierung gilt als gesichert, wenn das getestete Allergen eine mindestens gleich große Quaddel wie das Histamin ausgelöst hat oder sich eine Quaddel mit Pseudopodien (PS) als Hinweis auf eine besonders starke Reaktion gebildet hat; 1fach positive (>⅓ der Größe der Histaminquaddel) oder 2fach positive Reaktionen (>½ der Größe der Histaminquaddel) sind zweifelhaft. Bei der 6-h-Reaktion wird der Durchmesser von Papel und Umgebungserythem mit einer Schablone ausgemessen und als Quotient angegeben.

Im *Scratch-Test* wird die Haut an der Unterarmbeugeseite mit einer Lanzette strichförmig geritzt, ohne daß Blut austritt (Skarifikation), anschließend wird die meist gelöste Testsubstanz aufgetropft. Weiteres Vorgehen und Auswertung wie im Prick-Test.

Im *Intrakutantest* werden 0,2ml einer Antigenlösung mit einer Tuberkulinspritze und -nadel intrakutan injiziert. Zur Kontrolle werden Lösungsmittel und Histamin (0,1mg/ml) mitgetestet. Auswertung wie im Prick-Test. Grundsätzlich sind die Ergebnisse nur in Zusammenhang mit der Anamnese verwertbar. Der Prick-Test ist sensitiver und reproduzierbarer als der Scratch-Test und korreliert besser mit dem Intrakutantest. Andererseits ist die Aussagekraft der Kutantests unsicherer als die der Epikutantests. Bei Verdacht auf hochgradige Sensibilisierung des Patienten (Schokkapotheke immer griffbereit) darf nur mit geringer Antigenmenge getestet werden, d.h. niedrige Testkonzentration und Beginn mit Reibtest. Falsch-positive Reaktionen treten bei Urticaria factitia auf, falsch-negative nach Vorbehandlung mit Kortikosteroiden oder Antihistaminika. Bei Schockreaktion ist differentialdiagnostisch an das Hoigné-Syndrom zu denken: Sekunden bis Minuten nach Injektion schockähnliches Bild mit akustischen Halluzinationen, ohne Tachykardie, ohne Blutdruckabfall, Dauer bis zu 15 min.

Nasaler Provokationstest. Bei widersprüchlichen Ergebnissen in Anamnese, Hauttest und In-vitro-Diagnostik kann die Sensibilisierung gegen das fragliche Allergen durch Exposition am Erfolgsorgan objektiviert werden. Das Allergen wird mit einem Wattestab oder einer Tuberkulinspritze auf die untere Nasenmuschel gegeben oder mit einem Zerstäuber eingeblasen. Als positive Reaktion wird meist nach bis zu 10 min Niesreiz, Nasen- oder Tränenfluß oder Kopfschmerz, gelegentlich auch Bronchialasthma beobachtet. Zur Objektivierung dient auch der Nachweis von Eosinophilen nach bis zu 1 h im nasalen Sekret oder ein rhinometrisch gemessener erhöhter Nasenluftstromwiderstand.

Recall-Antigen-Testung. Zur Prüfung der Leistungsfähigkeit der zellulären Immunität werden 0,1 ml einer Antigensuspension von Bakterien, Pilzen oder Viren, mit denen sich in der Regel jeder Mensch immunologisch auseinandergesetzt hat, intrakutan injiziert (z.B. Tuberkulin GT Stärke 1; 10 E Streptokinase/-dornase; unverdünnt: Candidin, Trichophytin, Mumps). Der Test wird nach 20 min sowie nach 6, 24, 48 und 72 h abgelesen. Eine anerge Reaktion (Erythemgröße <10 mm, kein Infiltrat) auf alle Antigene spricht für eine zelluläre Immuninsuffizienz (angeboren oder erworben). Durch Konzentrationssteigerung der Allergene kann die Reaktionsschwelle titriert werden; dies ist z.B. wichtig zur Diagnose einer Sarkoidose. Hyperergische Reaktionen auf Tuberkulin GT1 (Infiltratgröße >22 mm) sind vor allem zur Diagnose der Tuberkulose wichtig; eine weitere immunologische Einordnung der Tuberkulose ist durch Testung mit schwächeren Tuberkulinkonzentrationen möglich (Tuberkulintest). Gebrauchsfertige Teststempel (z.B. Multitest, Mérieux) mit bis zu 7 Recall-Antigenen (Tetanus-, Diphtherietoxoid, Alttuberkulin, Streptokokken-, Candida-, Trichophyton-, Proteusantigen) und einer Kontrolle (Glyzerin) stehen ebenfalls zur Verfügung.

Ergänzende Spezialverfahren. Im *Lymphozytentransformationstest (LTT)* kann in vitro eine Sensibilisierung des Patienten gegenüber bestimmten Allergenen nachgewiesen werden. Der LTT ist indiziert, wenn andere Testverfahren an der Haut (epikutan, kutan) oder In-vitro-Testungen (z.B. RAST, Plasmahistaminbestimmung, Histaminliberationsassay, Thrombozytopenietest, Basophilendegenerationsassay, Messung des kationischen Eosinophilenproteins) versagen oder wenn schon vor einer Hauttestung anamnestisch der dringende Verdacht auf eine hochgradige Sensibilisierung des Patienten besteht (z.B. schwere Arzneimittelreaktion). Die verdächtigen Allergene werden in Kurzzeitkulturen von frisch isolierten Blutlymphozyten des Patienten getestet. Im positiven Fall erfolgen allergenspezifische Transformation und Proliferation der Lymphozyten, die an der erhöhten Einbaurate radioaktiv markierten Thymidins abgelesen wird.

Der *Papier-Radio-Immuno-Sorbent-Test (PRIST)* dient zur quantitativen Bestimmung der Gesamt-IgE-Konzentration im Serum (Normbereich bis 100 E/ml).

Der *Radio-Allergo-Sorbent-Test (RAST)* ist ein semiquantitativer In-vitro-Test zur Erkennung spezifischer IgE-Antikörper im Serum gegen einzeln getestete Allergene. Bei positiven Befunden wird das Ergebnis in den RAST-Klassen 1–4 angegeben. Dringend indiziert ist die RAST-Untersuchung schon vor einer Hauttestung, wenn anamnestisch eine starke Reaktion (z.B. auf Penizillin, Insektenstiche, Nahrungsmittel, Pollen) bekannt ist. Im Unterschied zu den Hauttestungen kann die RAST-Untersuchung auch während einer akuten allergischen Reaktion oder unter Medikamenteneinnahme erfolgen.

2.9 Einfache labordiagnostische Suchtests

Test auf Kryoglobulinämie. Kryoglobuline fallen bei Abkühlung auf 5 °C aus dem Plasma unter weißlich-gelber Trübung gelartig aus und lösen sich bei Erwärmung wieder auf. Als

Suchtest führt man die im Serum nachweisbare Kältepräzipitation der Kryoglobuline im Kühlschrank aus, die bei anschließender leichter Erwärmung über einer schwachen Bunsenbrennerflamme reversibel ist.

Suchtest auf Porphyrinerhöhung im Urin. Bei Verdacht auf Porphyria cutanea tarda kann man mit Hilfe der Rotfluoreszenz des Urins im Wood-Licht die erhöhte Ausscheidung von Porphyrinen nachweisen. Zur Verstärkung der Reaktion wird der häufig bierbraun gefärbte Urin mit Essigsäure (1:5) angesäuert und in ein Reagenzglas gegeben, das zu ¼ mit Talkumpuder gefüllt wurde. Im Wood-Licht fluoreszieren die Porphyrine, die sich vorwiegend in der Talkumschicht angesammelt haben, leuchtend rot. Quantitative und qualitative Bestimmung der Porphyrine im Urin folgen.

Lipämiesuchtest. Bei Verdacht auf eruptive Xanthome läßt man das Blut des Patienten über Nacht im Kühlschrank stehen. Am nächsten Morgen ist der Serumüberstand bei Lipämie (Triglyzeride und Phospholipide) getrübt. Eine weitere Aufschlüsselung der Lipoproteinfraktionen schließt sich an.

Cholesterinnachweis aus der Haut. Bei Xanthelasmen und Milien kann man versuchen, mit einer sterilen Kanüle etwas Material zu aspirieren, das, ausgestrichen auf einem Objektträger, über schwacher Bunsenbrennerflamme leicht erwärmt wird. Nach Abkühlung des Präparates fällt Cholesterin in nadelförmigen Kristallen aus. Bei Xanthelasmen sind diese Kristalle als doppeltbrechendes Material im Polarisationsfilter reichlich vorhanden, während sie im Talgmaterial von Milien und anderen Retentionszysten fehlen.

LE-Zelltest. Unter dem Einfluß des LE-Zellfaktors, der sog. antinukleären Antikörper (ANA) und anderer zytotoxischer Antikörper, wandeln sich Zellkerne in homogene, runde Körper um, während die Zelle zerstört wird. Im LE-Zelltest mit Blut von Patienten mit diesen Autoantikörpern kann man folgende Phänomene beobachten: Intakte neutrophile Granulozyten lagern sich in Rosettenform an das homogene Kernmaterial untergegangener Leukozyten an (LE-Zellphänomen) und phagozytieren dieses, wobei ihre Kernsegmente zur Zellperipherie verdrängt werden (LE-Zelle). Allerdings sind diese Phänomene nicht krankheitsspezifisch und kommen außer bei systemischem (SLE) gelegentlich auch bei diskoidem Lupus erythematodes, bei Dermatomyositis und chronischer Polyarthritis vor. Heute wird der LE-Zelltest zum Nachweis von ANA durch die *indirekte Immunfluoreszenzuntersuchung* ersetzt, die weitaus sensibler ist, diagnostisch wichtige Kernfluoreszenzmuster zeigt und eine Titerbestimmung zur Beurteilung der Krankheitsaktivität und des Therapieerfolgs erlaubt. Generell können mit der indirekten Immunfluoreszenz im Patientenserum Autoantikörper (AK) nachgewiesen werden, die gegen speziell zu untersuchende Gewebestrukturen gerichtet sind (z.B. epidermale Interzellularsubstanz bei Pemphigus; Basalmembran bei Pemphigoid). Bei Kollagenosen erlaubt das Kernfluoreszenzmuster der AK (z.B. bei Testung an definierter Rattenleber, sog. Hep.-2-Zellen) folgende Rückschlüsse: homogenes Muster mit Titer >1:320 oder membranös-anuläres Muster sprechen für SLE; gesprenkeltes, nukleoläres Muster für progressive Sklerodermie, seltener für SLE und Dermatomyositis; Zentromer-Muster für CREST-Syndrom und progressive Sklerodermie. AK gegen native Doppelstrang-DNS sind hochspezifisch für SLE. AK gegen extrahierbares nukleäres Antigen (ENA) zeigen ein gesprenkeltes Muster: spezifisch sind Anti-Sm-AK für SLE, Anti-Scl-70-AK für progressive Sklerodermie, Anti-PM-1-AK für Polymyositis; Anti-nRNP-AK finden sich besonders häufig bei SLE und Sharp-Syndrom, Anti-Ro-AK gehäuft bei Sjögren-Syndrom, subakutem kutanen Lupus erythematodes und SLE.

2.10 Bakterielle, mykologische und virologische Untersuchungsmethoden

Materialentnahme. Grundsätzlich wird vor der Materialentnahme der verdächtige Krankheitsherd mechanisch von Schuppen und Krusten gereinigt und mit einem mit 70% Alkohol getränkten, sterilen Tupfer (kein Desinfektionsmittel!) kräftig abgewischt, um ihn von Anflugkeimen zu reinigen. *Hautschuppen* werden immer vom Rand der Effloreszenz mittels steriler Lanzette, Skalpell oder besser mit dem scharfen Löffel (geringere Verletzungsgefahr) abgekratzt und in einer sterilen Petri-Schale gesammelt. Zur Nativuntersuchung im Abrißpräparat kann Schuppenmaterial durch mehrmaliges Abziehen eines Zellophanklebestreifens von der Haut gewonnen werden, der anschließend auf einen Objektträger geheftet und gefärbt wird. Vom *Nagel* werden kleine Späne von den am weitesten proximal befallenen Stellen, also nach entsprechendem Rückschneiden des Nagels, oder aus dem subungualen Bereich entnommen, da übrige Teile der vom Pilz schon zerstörten Nagelplatte durch Anflugkeime verunreinigt sind. Bei follikulärem Befall werden die *Haare* samt Wurzel mittels (Epilations-) Pinzette ausgezogen. Abstriche von eitrigem *Sekret* (bei Ulzera immer vom Randbereich), Drüsenexprimat, nässenden Hautveränderungen oder Schleimhäuten werden mit einem sterilen Wattestab entnommen und an der Oberfläche von Plattenkulturen ausgerollt. Von der Glans penis kann auch direkt eine Abklatschkultur (Kontaktkultur) angelegt werden.

Bei Verdacht auf *Gonorrhöe* erfolgt zur Diagnostik und Prüfung des Therapieerfolgs bei der Frau die Materialentnahme aus der Urethralöffnung (nach Reinigung der Harnröhrenöffnung), den Bartholini-Drüsen (durch Ausdrücken der zwischen den großen und kleinen Labien gelegenen Drüsen), dem Zervixkanal (Einstellen der Zervix mit Spekulum) und dem Rektum (mit 0,9%-NaCl-Lösung angefeuchteter Wattestab), ggf. auch von paraurethralen Gängen. Der Nachweis einer Gonorrhöe aus dem Vaginalsekret ist nicht möglich! In unklaren Fällen oder bei Verdacht auf chronische Gonorrhöe werden Abstrichpräparate von Urethra und Zervix am 2. und 3. Tag der Menstruation und die Lugol-Probe (chemische Provokation durch intrazervikales Einbringen eines Wattestabs mit verdünnter Lugol-Lösung) empfohlen. Beim Mann erfolgt die Materialentnahme von der Urethra (am sichersten mehrere Stunden nach dem letzten Urinieren, z.B. morgens sog. „Bonjour-Tropfen") und den paraurethralen Gängen. Die Zweigläserprobe deckt auf, ob die Pars posterior der Urethra in die gonorrhoische Infektion mit einbezogen ist; dabei ist auch die zweite 30-ml-Harnportion durch Eiter oder Schleimfäden getrübt. Bei Verdacht auf chronische Gonorrhöe wird man auch Prostata- und Samenbläschenexprimat, Ejakulat und Rektumabstriche im Ausstrichpräparat untersuchen.

Nativnachweis von Pilzen (Abb. 2.4a–c). In der täglichen Routine eignen sich orientierende Suchverfahren im Nativ- und Klebestreifenpräparat, die mit schnell durchführbaren Färbungen kombiniert werden. Da im Nativpräparat von Schuppen die sich überschneidenden Zellgrenzen der Korneozyten Pilzelemente nachahmen können, wird das Material mit einem Deckglas abgedeckt, von dessen Rand man 1 Tropfen 15%-KOH-Lösung unter das Deckglas laufen läßt. Nach 10–30 min (zum Schutz vor Austrocknung in „feuchte" Kammer, z.B. geschlossene Petri-Schale legen) kommt es zu Quellung und Transparenz des Keratins, bei leichtem Druck mit einem Holzspatel weichen die Hornzellen auseinander. Die unveränderten Myzelien lassen sich als Geflecht aus Hyphen (fadenförmige, septierte oder unseptierte Pilzzellen) und Sporen (kleine, abgerundete Dauerformen bzw. Vermehrungszellen der Pilze) bei 100- bis 400facher Vergrößerung im abgeblendeten Hellfeld-, besser im Phasenkontrastmikroskop gut von den Hornzellresten unterscheiden. Bei Haaren wird zusätzlich geprüft, ob die Pilzelemente der Kutikula nur aufsitzen (ektotriche Lagerung) oder auch den inneren Haarschaft durchsetzen (endotriche Lagerung). Vereinfacht wird die mikroskopische Beurteilung durch Suchfärbung mit Methylenblau. Zur Nachfärbung des Nativpräparats wird die Farbstofflösung auf einen Rand des Deckglases getropft, während man auf der Gegenseite die Kalilauge mit Filterpapier absaugt. Stattdessen kann man schon vor der Untersuchung eine 30%-KOH-Lösung mit gleichem Volumen der Farbstofflösung verdünnen. Grundsätzlich ist eine Differenzierung der Pilzelemente in Gattung und Art im Nativmaterial nicht möglich. Einzige Ausnahme bildet aufgrund seiner morphologischen Merkmale der Erreger der Pityriasis versicolor (Malassezia furfur) mit seinen breiten, kurzen, segmentierten Hyphen und dazwischenliegenden Haufen aus bis zu 30 Einzelsporen („Spaghetti-mit-Hackfleisch"-Phänomen). Hier genügt zur Diagnostik meist schon ein Abrißpräparat mittels Klebestreifen, der auf einen Objektträger geheftet und gefärbt wird (Abb. 2.4).

Ausstrichpräparat (Abb. 2.5a, b). Abstriche, auf einem Objektträger dünn ausgestrichen, luftgetrocknet und z.B. mit Methylenblau gefärbt, genügen in vielen Fällen als Suchpräparat zum Nachweis von Bakterien und Entzün-

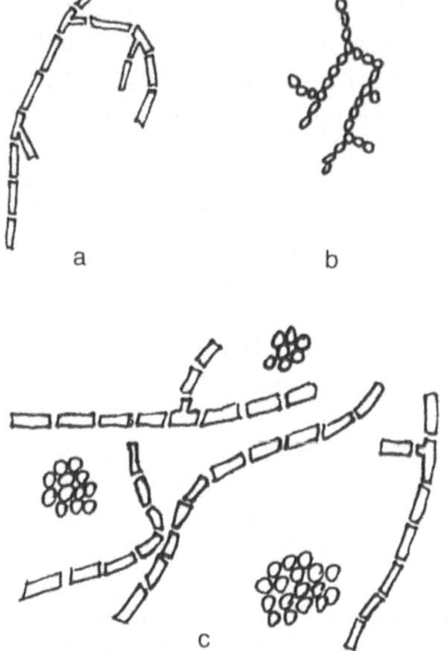

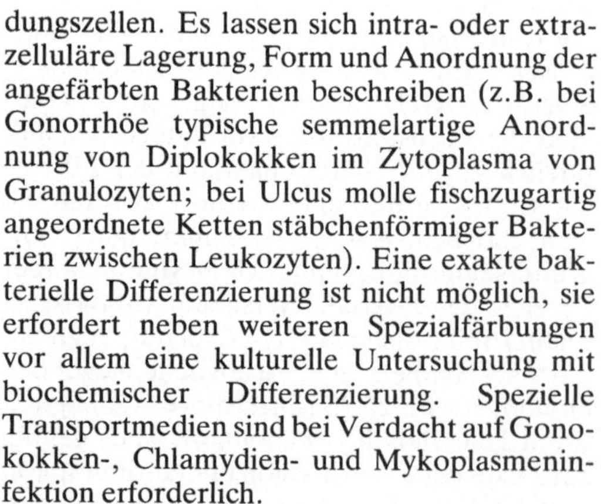

Abb. 2.4a–c. Abrißpräparat zum Pilznachweis. **a** Myzel: Y-förmig verzweigtes, doppelt-septiertes Geflecht aus einzelnen fadenförmigen Pilzzellen (Hyphen). **b** Pseudomyzel: Aneinanderreihung und Verzweigung rundlich-ovalärer Hefezellen (Pseudohyphen) mit einfachen, eingezogenen Septen. **c** Pityriasis versicolor: Breite, kurze, segmentierte Hyphen, dazwischen traubenartig aggregierte Sporen

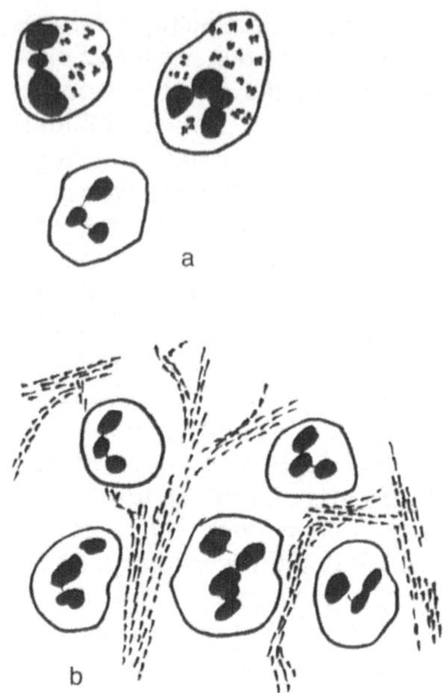

Abb. 2.5a, b. Ausstrichpräparat. **a** Gonorrhöe: Intraleukozytäre Diplokokken in 2 der 3 neutrophilen Granulozyten. **b** Ulcus molle: Fischzugartig angeordnete, stäbchenförmige Bakterien zwischen Granulozyten

dungszellen. Es lassen sich intra- oder extrazelluläre Lagerung, Form und Anordnung der angefärbten Bakterien beschreiben (z.B. bei Gonorrhöe typische semmelartige Anordnung von Diplokokken im Zytoplasma von Granulozyten; bei Ulcus molle fischzugartig angeordnete Ketten stäbchenförmiger Bakterien zwischen Leukozyten). Eine exakte bakterielle Differenzierung ist nicht möglich, sie erfordert neben weiteren Spezialfärbungen vor allem eine kulturelle Untersuchung mit biochemischer Differenzierung. Spezielle Transportmedien sind bei Verdacht auf Gonokokken-, Chlamydien- und Mykoplasmeninfektion erforderlich.

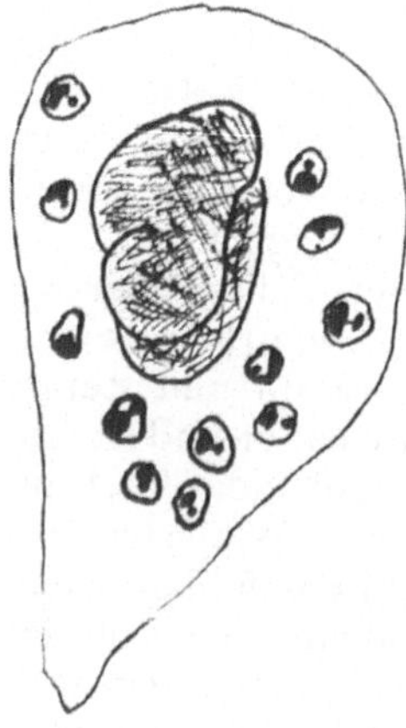

Abb. 2.6. Quetschpräparat. Histiozyt mit zahlreichen, intrazytoplasmatisch gelegenen, 2–4 μm großen Leishmanien

Quetschpräparat (Abb. 2.6). Bei ulzerierenden Hauterkrankungen (z.B. Leishmaniose, Granuloma venereum) ist der Nativnachweis von Erregern im Abstrich vom Ulkusgrund infolge Sekundärinfektion und Zelldetritus unsicher. Besser ist es, durch Kürettage frisches Granulationsgewebe zu gewinnen. Da dieses Material zur Mikroskopie zu dick ist, kann man versuchen, es entweder auf einem Objektträger auszustreichen oder, wenn das nicht gelingt, zwischen 2 Objektträgern flachzudrücken. Anschließend wird das Gewebe luftgetrocknet, mit Methylenblau gefärbt und unter dem Deckglas mikroskopiert. Bei Leishmaniose sieht man bei Ölimmersion histiozytäre Zellen, die in ihrem Zytoplasma zahlreiche 2–4 μm große Protozoen mit exzentrisch gelegenem Kern und Nebenkern enthalten. Bei Granuloma venereum erkennt man im Zytoplasma mononukleärer Zellen vakuolenartige, wie von einer Kapsel umgebene Aussparungen, die mit pleomorph kokken- bis stäbchenförmigen Bakterien gefüllt sind. Diese infizierten Zellen sind pathognomonisch, sie heißen Donovan-Körper.

Reizsekret zum Nachweis von Treponema pallidum (Abb. 2.7). Zur Gewinnung von Treponemen wird der verdächtige Herd (Primäraffekt, Papeln im Sekundärstadium der Syphilis) mit 0,9%-NaCl-Lösung zweimal gereinigt. Nach Lufttrocknung wird das sog. Reizserum durch Auspressen aus der Tiefe gewonnen, unverdünnt auf einen Objektträger überführt, mit einem Deckglas vor Austrocknung geschützt und unter Ölimmersion im Dunkelfeld untersucht. Die Spirochäten bei Treponema pallidum sind korkenzieherartig gewunden und wandern unter Drehung um ihre Längsachse durch das Blickfeld. Charakteristisch ist das kleiderbügelartige Abknicken in der Mitte ihres Körpers, das sie von anderen Spirochäten (z.B. obligat im Speichel) unterscheidet.

Nativnachweis von Trichomonas vaginalis (Abb. 2.8). Abstriche von Vagina und Urethra, Urinsediment, Ejakulat oder Prostataexprimat werden auf dem Objektträger ausgestrichen und mit 1 Tropfen 0,9%-NaCl-Lösung verrührt. Nach Aufsetzen eines Deckglases wird das Präparat bei abgeblendetem Hellfeld (durch Herunterdrehen des Kondensors und Herausdrehen der Lupe), besser jedoch im Dunkelfeld oder mit Phasenkontrastobjektiv mikroskopiert. Die Trichomonaden sind birnenförmig und etwas größer als Leukozyten, die bei Trichomonadeninfekt ebenfalls vermehrt nachweisbar sind. Schon bei schwacher Vergrößerung sind die Trichomonaden an ihrer zuckenden Eigenbewegung durch Geißelschlag (4 Geißeln) zu erkennen. Allerdings nimmt ihre Beweglichkeit nach etwa 10 min deutlich ab, die Beurteilung der Ruheform ist dann sehr schwierig.

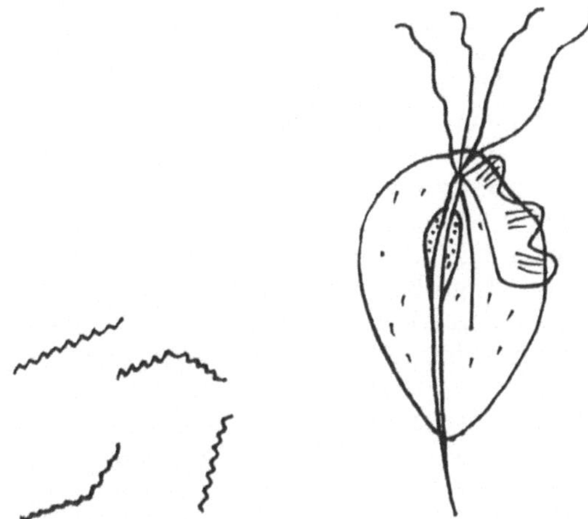

Abb. 2.7 *(links)*. Reizsekret. Treponema pallidum, 6–15 μm lang, fadenförmig mit 4–12 korkenzieherartigen Windungen; im Nativpräparat ziehharmonikaartige Streckungen, Rotation um Längsachse und kleiderbügelartige Abknickung in Körpermitte

Abb. 2.8 *(rechts)*. Abstrichpräparat. Trichomonas vaginalis, ca. 20 μm lang, birnenförmig, mit 4 vorderen Geißeln

Indirekter Virusnachweis. Mit einfachen Untersuchungstechniken können Reaktionsmuster an Haut oder Schleimhaut dargestellt werden, die typischerweise bei bestimmten Virusinfektionen gefunden werden. *Viren der Herpesgruppe* (Herpes simplex Typ 1 und 2, Varizellenzoster, Zytomegalie, Epstein-Barr, humanes Herpesvirus 6 (bei Exanthema subitum) führen zu akantolytischer Vesikelbildung. Im Tzanck-Test vom Grund frisch eröffneter Bläschen sieht man riesenkernige und mehrkernige Keratinozyten („Virozyten"); bei atypischem Krankheitsverlauf kann man die Viren durch das Negativkontrastverfahren im Elektronenmikroskop schneller als 1 h nach der Abnahme darstellen.
Zur Gruppe der *Pockenviren* gehört das Molluscum contagiosum. Nach Eröffnen einer Papel mittels Kanüle oder Impflanzette entleert sich bei seitlichem Pressen eine weiße, fettige Masse. Nach Ausstreichen auf einem Objektträger oder Anfertigen eines Quetschpräparats und Färbung mit Methylenblau findet man bereits bei schwacher Vergrößerung massenhaft ovoide, scheinbar kernlose, homogen blau gefärbte Zellen, die wegen ihres charakteristischen Aussehens auch Molluskumkörperchen genannt werden. Sie entstehen dadurch, daß das Zytoplasma der degenerierten

Keratinozyten mit viralen Einschlußkörperchen vollgepfropft und der pyknotische Kern an die Zellwand gedrängt ist.

Infektionen mit dem *Human-papilloma-Virus* (HPV) führen zu einem warzenartigen Umbau an Haut und Schleimhaut (z.B. Verruca vulgaris, spitzes Kondylom, bowenoide Papulose). Im gefärbten Zellausstrich von der Zervix sind große vakuolisierte Epithelzellen („ballonierende“ Degeneration) mit basophilen Einschlüssen im Kern („Koilozytose“) als für eine floride HPV-Infektion pathognomonisch anzusehen; dies schließt jedoch eine maligne Neoplasie des Epithels auf dem Boden einer HPV-Infektion nicht aus. Im Unterschied zur Zervix ist die zytologische Diagnostik an Vulva oder männlichem Genitale bis heute nur von untergeordneter Rolle. Bei Verdacht auf eine venerische Erkrankung sollte bei Mann und Frau zusätzlich zur Lues- und HIV-Serologie die Urethritisdiagnostik (Pilz- und Bakterienkultur, Nativzytologie als Suchtest auf Chlamydien und Mykoplasmen im Phasenkontrastmikroskop) mit Untersuchung von Zellabstrichen auf HPV-DNS gehören. Hinweise auf eine HPV-Infektion ergeben sich auch aus folgenden, einfach durchzuführenden Verfahren, die jedoch unspezifisch für eine HPV-Infektion sind, weil sie lediglich darauf beruhen, eine pathologische Verhornung anzuzeigen:

Im *Essigsäuretest* wird auf das HPV-verdächtige Areal an Portio, Vagina, Vulva, Glans oder innerem Präputialblatt eine mit 3%-Essigsäurelösung getränkte Kompresse gelegt. Nach etwa 5 min kommt es zu einer vorübergehenden Weißfärbung der hyperkeratotischen Anteile (Differentialdiagnose: z.B. Lichen planus, Dysplasie, Karzinom). Mit diesem Test können auch subklinische Infektionen und das Ausmaß flacher Effloreszenzen frühzeitig sichtbar gemacht werden.

Zur *Toluidinblauprobe* bei HPV-verdächtigen Veränderungen an Vulva und Penis bzw. bei der Partneruntersuchung trägt man eine 2%-Toluidinblau-Lösung auf die entsprechenden Areale auf. Nach 3 min wird diese mit 3%-Essigsäurelösung abgewaschen. Die Blaufärbung bleibt in parakeratotischen Arealen erhalten, von denen gezielt zytologische Abstriche oder Biopsien entnommen werden können. Andere Erkrankungen mit parakeratotischer Verhornung (z.B. Psoriasis, Karzinom) sind auszuschließen.

Bei der *Jodprobe* färbt sich nach Betupfen mit 4%-Lugol-Lösung normales Plattenepithel der Vagina und Portio aufgrund seines Glykogenreichtums dunkelbraun. HPV-infiziertes Epithel stellt sich fleck- oder strichförmig gelblich-braun dar oder bleibt ungefärbt, da sein Glykogengehalt reduziert ist und hyperkeratotische Bezirke überwiegen. Eine negative Jodprobe sieht man auch bei gutartiger Ektopie oder maligner Neoplasie (Zytologie, Histologie!).

2.11 Untersuchungsmethoden bei Epizoonosen

Läuse (Abb. 2.9). Im Unterschied zu Schuppen lassen sich befruchtete Läuseeier (Nissen) nicht vom Haar abstreifen. Die Weibchen der Kopflaus heften ihre Nissen an die Haare der Kopfhaut, Filzläuse an Haare in Körperregionen mit apokrinen Drüsen (z.B. Anogenitalregion, Axilla, Wimpern, Schnurrbart), Kleiderläuse in Wäschesäume und Kleiderfalten.

Haarbalgmilbe (Abb. 2.10). Zum Nachweis von Demodex folliculorum, einem apathogenen Saprophagen, der in den Infundibula vor allem in der Gesichtshaut älterer Menschen vorkommt, wird das Exprimat von Talgdrüsenfollikeln auf einem Objektträger mit 1 Tropfen 15%-KOH-Lösung benetzt und nach 10 min mit einem Deckglas angedrückt. Schon bei Lupenvergrößerung können die Haarbalgmilben sowie ihre Larven und Eier mikroskopiert werden. In Akneeffloreszenzen fehlen Demodexmilben.

Krätzemilbe (Abb. 2.11). Während die männliche Milbe an der Hautoberfläche bleibt, gräbt das begattete Weibchen Gänge in die Hornschicht und prägt so das klinische Bild der Skabies (Prädilektionsstellen an Interdigitalfalten, Ellenbeuge, vorderer Achselfalte, Mamille, Nabel, Gürtelregion, Penisschaft, innerem Fußrand, Knöchelregion, Kontaktflächen der Glutäen, bei Säuglingen auch palmoplantar). Die Darstellung der Milbengänge durch Bestreichen mit einer Farbstofflösung (Methylenblaulösung, Jodtinktur) ist nicht beweisend. Zur Milbenisolierung (Schutzhandschuhe tragen) eignen sich folgende Verfahren: Ausgraben der Milbe mit einer Kanüle aus dem sog. Milbenhügel am Ende des Milbengangs; Abtragen des Milbengangs und -hügels mit einem Skalpell; 5–10maliges Ab-

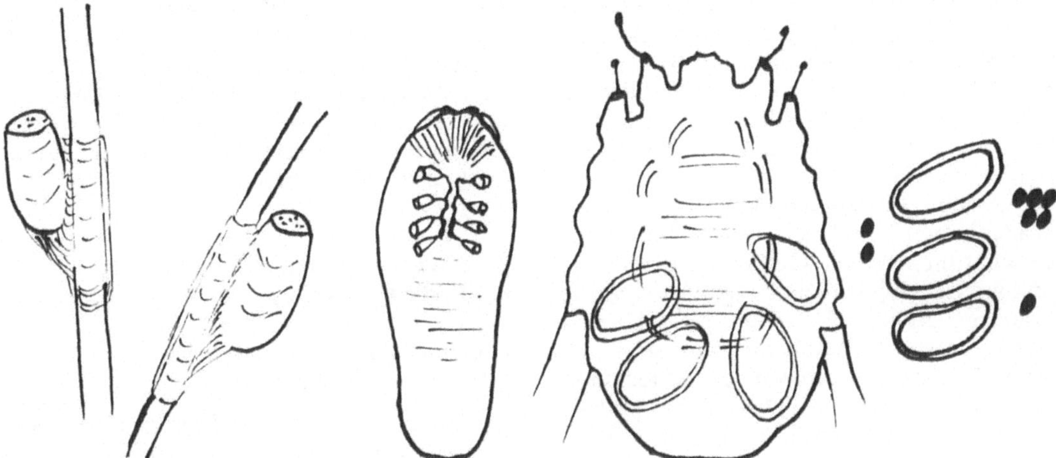

Abb. 2.9. Nissen der Kopflaus etwa 1–2mm lang, dem Haarschaft in Wachstumsrichtung anhaftend

Abb. 2.10 *(rechts)*. Demodex folliculorum. Etwa 0,1–0,3mm lang, 4 stummelförmige Beinpaare dicht unterhalb des Kopfteils, Abdomen quergestreift

Abb. 2.11. Skabies. Weibliche Milbe, ca. 0,3mm lang, Milbeneier und Skybala

ziehen eines Zellophanklebestreifens auf dem Milbengang. Nach Aufbringen auf den Objektträger erkennt man schon bei schwacher Vergrößerung im Mikroskop die weibliche Milbe, ihre abgelegten Eier und Kotballen (Skybala), der Nachweis von Skybala genügt. Bei mikroskopisch unsicherem Befund läßt man unter dem Deckglas die Hornzellen 20min in 15%-KOH-Lösung mazerieren.

Oxyureneier (Abb. 2.12). Madenwürmer wandern nachts aus dem Darm aus und legen in Perianalregion und Vulva ihre Eier ab. Der mikroskopische Nachweis der Oxyureneier gelingt entweder im Vaginalsekret oder nach mehrfachem Abriß eines Zellophanklebestreifens von der Perianalhaut, der auf einen Objektträger gelegt wird. Wichtig ist, die Untersuchung morgens, unmittelbar nach dem Aufwachen des Patienten, vorzunehmen. Vor Schmierinfektion schützen und Handschuhe tragen!

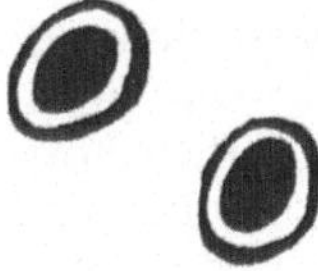

Abb. 2.12. Oxyureneier. Rundlich-ovalär, ca. 30µm lang

2.12 Spezielle dermatologische Aspekte bei phlebologischen Erkrankungen

Inspektion und Palpation. Der Seitenvergleich von Hauttemperatur und -farbe einer Extremität ist ein wichtiges differentialdiagnostisches Kriterium zur orientierenden Prüfung der peripheren Durchblutung. Bei arterieller Verschlußkrankheit ist die Extremität kalt, blaß oder marmorisiert, die Venen sind schlecht gefüllt, oft ist auch an der gesunden Extremität die Hauttemperatur erniedrigt. Bei arteriellem Verschluß ist die Extremität kalt und blaß, das Symptom verstärkt sich bei Hängenlassen der Extremität nach vorherigem Anheben (Ausnahme: Phlegmasia alba dolens bei akuter Femoralis- oder Beckenvenenthrombose). Bei venöser Stase ist die Extremität kalt und zyanotisch, bei lokalvenöser Stauung warm und zyanotisch, bei Entzündung oder paroxysmaler Erweiterung der Endstrombahn stark gerötet und warm. Bei seitendifferenter Abkühlung einer Extremität ohne Farbänderung der Haut ist an eine nervale Störung zu denken. Bei der Palpation hautnaher arterieller Gefäße ist auf Seitengleichheit der Pulse, Schwirren bei arteriovenösen Fisteln, Überwärmung und Dilatation bei Aneurysma sowie Knötchen im Gefäßver-

lauf bei Vaskulitis zu achten. Zur weiterführenden Diagnostik bei peripheren arteriellen Durchblutungsstörungen s.S. 150ff.
Für den varikösen Symptomenkomplex gilt, daß anamnestische Angaben wie Schweregefühl, ziehende, stechende Schmerzen in den Beinen nicht mit Art oder Schwere der phlebologischen Erkrankung korrelieren. Auch Wadenkrämpfe sind nicht typisch für Varikosis, eher für arterielle Gefäßerkrankung, Hypothyreose, Hypokaliämie oder Osteoporose. Prädisponierende Faktoren für gehäuftes Auftreten von Phlebothrombosen sind Bettlägerigkeit sowie Frakturen und Verletzungen der unteren Extremität. Das Risiko einer Varikosis ist neben familiärer Disposition vor allem bei Multipara und bei Berufen in stehender und sitzender Position erhöht. Die Diagnostik muß im wesentlichen folgende Fragen beantworten: Nachweis einer Klappeninsuffizienz der V. saphena magna (VSM) oder parva (VSP), Nachweis von insuffizienten Perforantes, Ausschluß einer Abflußstörung des tiefen Bein- und Beckenvenensystems.
Man beginnt am stehenden Patienten zur Festlegung des anatomischen Verlaufs der Varizen an den Extremitäten (Stammvarikose der VSM, VSP, Perforansinsuffizienz, Seitenast- oder retikuläre Varikose); Beobachtung des „blow-out"-Phänomens über insuffizienter Perforansvene oder VSM-Mündungsklappe (Differentialdiagnose Leistenhernie); Beurteilung des Ausmaßes der chronisch venösen Stauung (Ödem, Stauungsdermatitis, Hyperpigmentierung, Atrophie blanche, Ulcus cruris). Mit zunehmender Dauer und Ausprägung der Insuffizienz steigt das Risiko, eine allergisch bedingte Kontaktdermatitis zu entwickeln. Bei Klappeninsuffizienz großer oberflächlicher Venen setzt sich eine durch Perkussion erzeugte Klopfwelle retrograd fort *(Schwarz-Klopfversuch),* bei Insuffizienz der Venenklappen an der Mündungsstelle der VSM ist bei Hustenstoß eine Druckwelle über der VSM am Oberschenkel palpierbar *(Valsalva-Test).* Zu weiterführenden Funktionstests s.S. 161.

2.13 Proktologische Untersuchungsmethoden

Durch sorgfältige Anamnese und einfache proktologische Untersuchungstechniken können Hämorrhoidalleiden und ihre Komplikationen sowie anale und perianale Dermatosen diagnostiziert werden.
Besteht auch nur der geringste Verdacht auf weiter kranial gelegene Prozesse, ist eine erweiterte Diagnostik erforderlich. Zu weiterführenden proktologischen Untersuchungsmethoden s.S. 184ff.

2.14 Andrologische Untersuchung bei Fertilitätsstörung

Die andrologische Untersuchung beginnt mit einer umfangreichen:

- *Anamnese des Paars* (Alter, Beruf, seit wann Kinderwunsch, Kinder aus anderer Partnerschaft, frühere Schwangerschaft, bisherige gynäkologische Untersuchungsergebnisse, Häufigkeit des Geschlechtsverkehrs, Beachtung des Konzeptionsoptimums, Medikamente);
- *Familienanamnese* (Schwangerschafts- und Geburtsverlauf, Geschwister und ob diese Kinder haben, Erbleiden);
- *speziellen Anamnese* (Infektionskrankheiten, vor allem Mumps, Grippe, Urethritis, venerische Erkrankungen, Malaria; Skrotum- und Hodenerkrankungen, Genitaltraumen, Strahlen- oder Wärmeexposition, Operation, z.B. Leistenbruch, Maldescensus testis; psychische Probleme, Stellung in Familie und Beruf, Potenzstörung; Appetit, Durst, Miktion, Stuhlgang, Schlaf, Nikotin, Alkohol, Medikamente);
- *Sexualanamnese* (Zeitpunkt von Pubertät, Stimmbruch, erster Rasur, erstem Geschlechtsverkehr; Libido, Erektion, Ejakulation vorzeitig, früh oder spät; Aspermatismus, Anorgasmie, Coitus interruptus).

Bei der *Inspektion* werden die Körperproportionen (Abstand Boden-Symphyse und Symphyse-Jugulum, Spannweite der Arme), Habitus (maskulin, subviril, feminin, eunuchoid), Fettverteilung, Muskulatur, Gynäkomastie, Bindegewebeschwäche (Füße, Wirbelsäule, Varizen, Hämorrhoiden), Pigmentierung (Skrotum, Mamillenhof), Blutdruck, Stimmlage, Behaarung, insbesondere Verteilung des Haupthaars, Bartwuchs (Rasur wie oft?), Schambehaarung (dicht, mittel, spärlich, horizontal, rhomboid, subumbilikal), Körper- und Achselbehaarung, ferner Penislänge und -umfang, Präputium und Skrotum (straff, normal, hängend) beurteilt. Bei der *Palpation* werden

Ductus deferens (Aplasie, Entzündung?), Bruchpforten sowie Lage, Größe, Form, Konsistenz und Seitengleichheit der Hoden und Nebenhoden geprüft. Das Hodenvolumen kann entweder mittels einer scherenförmig an den oberen und unteren Pol angelegten Meßskala *(Orchidometer)* oder durch vergleichende Palpation einer Ringkette mit verschieden großen Hodenmodellen ermittelt werden. Durch Husten und Pressen läßt sich eine Varikozele der V. testicularis im Skrotalsack ausschließen (bei der meist linksseitigen Varikozele ist auch an einen raumfordernden Prozeß im Bereich der linksseitigen V. renalis zu denken!). In der *Diaphanoskopie* (Durchleuchtung des Skrotums mit einer Lampe im abgedunkelten Raum), die bei Palpation einer derben, von den übrigen Adnexen im Skrotum nicht abgrenzbaren Resistenz indiziert ist, kann eine Hydrozele von einem soliden Tumor unterschieden werden.

Rektale Untersuchung von Prostata und Samenbläschen. Zum Nachweis einer Prostatavesikulitis als Ursache einer gestörten Fertilität werden Prostata und Samenbläschen durch rektal-digitale Austastung untersucht. Die Palpation erfolgt am günstigsten in Steinschnitt- oder in Seitenlage (mit zur Brust angewinkeltem Knie) des Patienten. Beurteilt werden außer der Größe und Abgrenzung der Prostata ihre Konsistenz (Normbefund entspricht dem Gewebetonus in der Mitte der gestreckten Hohlhand) und Angabe von Druckschmerz, der immer pathologisch zu werten ist (Hinweis auf Prostatitis, Tumor). Samenbläschen sind nur bei einer Vesikulitis (höher und seitlich von Prostata) tastbar.

Prostatamassage. Durch leicht kraniokaudale Massage der beiden Prostatalappen bei der rektal-digitalen Austastung gelangt Sekret der Drüse in die hintere Harnröhre. Durch nachfolgendes Ausmelken der Harnröhre läßt sich ein milchig-trüber Tropfen zur bakteriologischen Untersuchung in einem sterilen Gefäß auffangen.

Spermiogramm. Die Beurteilung eines Samentropfens unter dem Mikroskop genügt nicht. Der Samen wird nach einer festgelegten Karenzzeit von 5 Tagen in einer Sprechstunde des Arztes durch Masturbation in ein Weithalsglas mit Volumeneinteilung entleert. Das zunächst schleimig-gelatinöse Ejakulat soll sich nach 10–30 min verflüssigt haben (Verflüssigungszeit bei Prostatitis verlängert), dann erst können Samenmenge, Seminalplasma sowie Zahl, Beweglichkeit, Vitalität und Morphologie der Spermien untersucht werden. Abweichend von einer Normospermie (*Ejakulatmenge* 2–6,5 ml) besteht bei Aspermie keine Ejakulation, bei Parvisemie ist die Ejakulatmenge erniedrigt, bei Hypersemie (Hinweis auf Entzündung in ableitenden Samenwegen) erhöht.

Von besonderem Interesse im *Seminalplasma* sind die Bestimmungen von *pH-Wert* (normal 7,0–8,0; erhöht bei Prostatitis, Vesikulitis, Epididymitis; erniedrigt bei Verschluß der Ductus ejaculatorii), *Initialfruktose* (normal >1200 µg/ml; Parameter für Bläschendrüsenfunktion), *Initialzitrat* und *saurer Phosphatase* (Parameter für Prostatafunktion) und *freiem Carnitin* (Parameter für die Nebenhodenfunktion). Die *Motilität* der Spermien wird sofort nach der Verflüssigung des Ejakulats beurteilt. Dazu wird ein Tropfen auf einem Objektträger unter dem Deckglas im abgeblendeten Hellfeld, besser im Phasenkontrast mikroskopiert. Als Normwerte werden >60% bewegliche Spermien gefordert (quantitative Motilität), eine progressiv vorwärts gerichtete Beweglichkeit sollen >40% der Spermien aufweisen (qualitative Motilität); nach 4 h soll der Motilitätsverlust 20% nicht übersteigen. Asthenozoospermie bedeutet verminderte Beweglichkeit. *Spermienzahl* und *-dichte* werden nach Verdünnung auf 1 : 10 (zur Immobilisation mit Aqua destillata) in einer Zählkammer bestimmt (Normozoospermie: Spermiendichte 20–250 Mio./ml). Bei Azoospermie fehlen Spermien im Ejakulat, bei Kryptozoospermie sind nur vereinzelt Spermien nachweisbar, Oligozoospermie bedeutet eine Verminderung, Polyzoospermie eine Erhöhung der Spermiendichte. Sind im Nativpräparat Agglutinationen von Spermien (makroskopisch oft schon an Verklumpungen im Ejakulat nach der Verflüssigung zu erkennen) oder vermehrt Rundzellen, Leukozyten oder Epithelzellen nachweisbar, ist an Infektionen zu denken, bei Erythrozyten an Tuberkulose und Tumor.

Die *Vitalität* der Spermien (normal >50%) wird durch Vermischen von Ejakulat 1 : 1 mit 0,5%iger wäßriger Eosinlösung bestimmt *(Eosintest)*. Bei Nekrozoospermie färben sich innerhalb 2 min alle Spermien rot an. Die *Morphologie* der Spermien wird im *Spermiozyto-*

gramm beurteilt. Wie ein Blutausstrich wird das Ejakulat auf einem Objektträger ausgestrichen, luftgetrocknet, mit Hämatoxylineosin gefärbt und bei Ölimmersion mikroskopiert. Von 200 ausgezählten Spermien sollen >60% morphologisch normal sein, sonst spricht man von Teratozoospermie. Bei genauer Beschreibung der pathologischen Formen (Art der Abweichungen an Kopf, Mittelstück, Schwanz, Protoplasma) oder vermehrtem Nachweis von Spermiogenesezellen sind Rückschlüsse auf Störungen in der Reifeteilung des Keimepithels, auf Sertoli- oder Leydig-Zell-Schäden sowie ihre Prognose möglich.

Kontrollspermiogramm. Bei pathologischen Befunden ist eine Wiederholung des Spermiogramms vorzunehmen, ehe aufwendige Zusatzuntersuchungen veranlaßt werden. Bei Aspermie trotz Orgasmus wird man anhand einer frischen Urinprobe (Zentrifugat) prüfen, ob das Ejakulat in die Blase entleert wurde (retrograde Ejakulation). Durch fraktionierte Sammlung des Ejakulats in 2 Portionen (Split-Ejakulat) kann man die sekretorische Leistung der Geschlechtsdrüsen getrennt beurteilen (in Fraktion I die von Nebenhoden und Prostata, in Fraktion II die der Bläschendrüsen). Da in der ersten Fraktion des Split-Ejakulats die Motilität der Spermien meist deutlich höher ist als im Gesamtejakulat, wird es zur Anreicherung von Spermien für die homologe Insemination und In-vitro-Fertilisation bevorzugt (Mindestanforderung in 2 Spermiogrammen: Volumen >1 ml, Spermiendichte >5 Mio./ml, Motilität >30%, normale Morphologie >30%).

Makrospermagglutinationstest (nach Kibrick). Bei Agglutination lebender Spermien im Nativpräparat gibt der Test Aufschluß darüber, ob Autoantikörper, deren Titer im Serum meist viel höher ist als im Ejakulat, dafür verantwortlich sind. Zum Nachweis der agglutinierenden Antikörper stellt man eine Verdünnungsreihe des Patientenserums (nach 30 min Hitzeinaktivierung bei 56°C) her und inkubiert sie mit einem Gelatine-Ejakulat-Gemisch eines fertilen Spenders. Zur Kontrolle dient hitzeinaktiviertes Serum eines gesunden Probanden.

Spermienimmobilisationstest (nach Isojima). Wenn trotz Normozoospermie die Motilität der Spermien bereits innerhalb der ersten 4 h um >20% sinkt, kann man mit diesem Test prüfen, ob dafür immobilisierende Autoantikörper ursächlich sind. Spermien eines fertilen Spenders werden 1 h mit hitzeinaktiviertem Patientenserum inkubiert. Zur Kontrolle dient hitzeinaktiviertes Serum eines gesunden Probanden.

Chromatintest. Bei Hypogonadismus mit Hypoplasie beider Hoden wird eine Klinefelter-Symptomatik (Vorhandensein von mindestens 2 X-Chromosomen) durch den Nachweis des Geschlechtschromatins (Barr-Körperchen) sehr wahrscheinlich. Epithelabstriche von Wangenschleimhaut, Haarwurzeln oder Blutausstriche werden 1 h in einem Alkohol-Äther-Gemisch (1:1) auf dem Objektträger fixiert, dann mit Methylenblau gefärbt. Der Test ist positiv, wenn mehr als 25% der Epithelzellkerne eine randständig gelagerte Chromatinverdichtung (Barr-Körperchen) aufweisen. Der Nachweis eines Trommelschlegelanhangs am Kern eines segmentkernigen Leukozyten ist beweisend für XX. Die aufwendigere Chromosomenanalyse (benötigt werden 20 ml heparinisiertes Blut zur Anzüchtung von Lymphozyten) ist in Zweifelsfällen möglich.

Serologische Hormonuntersuchung. Als Basiswerte zur Unterscheidung von hypo-, normo- und hypergonadotropem Hypogonadismus werden Testosteron, FSH, LH und Prolaktin im Serum gemessen. Wegen ihrer pulsativen Freisetzung wird das Blut zwischen 7.30 und 8.30 Uhr dreimal in 20-min-Abständen abgenommen und das Serum gepoolt. Da Prolaktin in Streßsituationen (z.B. Venenpunktion) vermehrt ausgeschüttet wird, erfolgt die erste Blutabnahme 5 min nach der Punktion, dann bleibt die Kanüle liegen.

Im *HCG-Test* (3 × 5000 I.E. HCG i.m.) wird die Hypophysen-Gonaden-Achse (Leydig-Zell-Funktion) geprüft (normal: am 4. Tag steigt Testosteron im Serum um das 2- bis 2,5fache an). Der Anstieg spricht für eine funktionelle Reservekapazität der Leydig-Zellen. Ein Anstieg fehlt bei primärer Leydig-Zell-Insuffizienz bzw. -Atrophie und Anorchie, nicht jedoch bei Kryptorchismus.

Im *GnRH-Test* (100 µg GnRH i.v.; nach 15, 30 und 45 min Messung von FSH und LH im Serum) wird die Hypothalamus-Hypophysen-Gonaden-Achse geprüft (normal: FSH steigt

um das 1,5- bis 2fache, LH um das 2- bis 4fache). Der Anstieg ist überschießend bei beginnender gonadaler Insuffizienz, vermindert bei hypogonadalem Hypogonadismus; bei hypogonadalem Hypogonadismus spricht Anstieg für eine Störung der GnRH-Produktion im Hypothalamus, kein Anstieg für fehlende Ansprechbarkeit der Hypophyse.
Im *Antiöstrogentest* (50 mg Clomiphen pro Tag für 2 Wochen oder 40 mg Tamoxifen pro Tag über 6 Tage) wird die Hypothalamus-Hypophysen-Achse geprüft (normal: Anstieg von FSH, LH und Testosteron im Serum). Der Anstieg fehlt, wenn bei hypogonadotropem Hypogonadismus entweder im Hypothalamus kein GnRH freigesetzt wird oder die Hypophyse auf GnRH nicht reagiert.

Hodenbiopsie. Bei Azoospermie (objektiviert im Kontrollspermiogramm), unauffälligem Hoden und Nebenhoden und normalen FSH-Basiswerten ist eine Hodenbiopsie indiziert, um eine Verschlußazoospermie von einer Keimzellaplasie zu unterscheiden. Eine relative Indikation liegt bei Verdacht auf inkompletten Verschluß und bei Oligozoospermie zur Beurteilung der Spermiogenese vor.

Literatur

Braun-Falco O, Plewig G, Wolff HH (1984) Dermatologie und Venerologie. Springer, Berlin Heidelberg New York Tokyo

Eder M, Gedigk P (1988) Lehrbuch der Allgemeinen und Speziellen Pathologie. Springer, Berlin Heidelberg New York Tokyo

Hansen H, Stelzner F (1981) Proktologie. Springer, Berlin Heidelberg New York

Kappert A (1989) Lehrbuch und Atlas der Angiologie. Huber, Bern Stuttgart Toronto

Lockey RF, Bukantz SC (1987) Principles of immunology and allergy. Saunders, Philadelphia

Ludwig G, Frick J (1987) Praxis der Spermatologie. Springer, Berlin Heidelberg New York Tokyo

Schmoeckel C (1986) Diagnostisches und differentialdiagnostisches Lexikon der Dermatologie und Venerologie. CITA, Bonn

Sigg C, Hornstein OP (1987) Das Spermiozytogramm. Perimed, Erlangen

Steigleder GK (1992) Dermatologie und Venerologie. Thieme, Stuttgart

Stein E (1986) Proktologie. Springer, Berlin Heidelberg New York Tokyo

Sterry W, Merk H (1992) Checkliste Dermatologie und Venerologie. Thieme, Stuttgart

Wuppermann T (1986) Varizen, Ulcus cruris und Thrombose. Springer, Berlin Heidelberg New York Tokyo

Checkliste zur Anamneseerhebung Dermatologie

Name: Geb.-Datum:

Untersuchungsdatum:

Anamnese: (was, wo, seit wann; akut, schleichend, einmalig, intermittierend, dauernd; Fremdbeobachtung)

Anbehandlung mit:

Wirkung auf Psyche, soziales Umfeld:

Begleitsymptome: (Pruritus, Fieber, Gelenkbeschwerden, allg. Krankheitsgefühl; Vorerkrankung)

Assoziation mit:

Beruf:

Freizeit:

Hobby:

Urlaub:

Garten:

Miterkrankung anderer:

Jahreszeit:

Sonnenlicht:

Kälte:

(Haus-) Tiere:

Gravidität:

Familienanamnese: (Atopie, Psoriasis, Genodermatosen)

Erweiterte Anamnese: (frühere Haut- und Geschlechtskrankheiten, Allergien, Hämorrhoiden, Varikosis)

nicht-dermatologische Diagnosen:

Medikamentenanamnese:

Externa: (Medikamente, Kosmetika, Vehikelzubereitung)

Besonderes:

Checkliste zur Befunderhebung Dermatologie

Name: Geb.-Datum:

Größe: cm; Gewicht: kg; Blutdruck: mmHg; Untersuchungsdatum:

---

ethnische Zugehörigkeit:

		I	II	III	IV	V	VI
Hauttyp:		I	II	III	IV	V	VI
UV-Empfindlichkeit:		extrem	sehr stark	stark	mäßig	minimal	keine
Lichtanamnese:	verbrennt:	immer	meist	gering	kaum	selten	nie
	bräunt:	nie	minimal	mäßig	gut	stark	schwarz

Allgemeinbeschaffenheit der Haut: (Kolorit, Feuchtigkeit, Konsistenz, Elastizität; Hinweis auf internes Leiden)

Typ der Primäreffloreszenzen: Makel, Papel, Plaque, Urtika, Nodus, Vesikel, Bulla, Pustel

Größe:

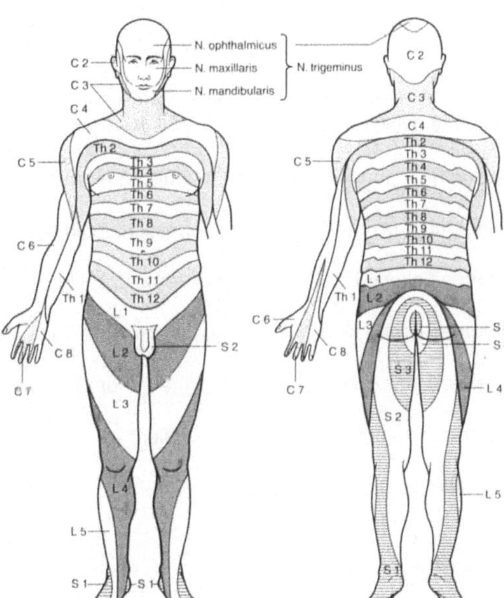

Begrenzung: (scharf/unscharf, regelmäßig/unregelmäßig)

Konfiguration: (ovalär, rund, anulär, polygonal, striär, serpiginös, gyriert, kokardenförmig)

Temperatur: Farbe:

Oberfläche: (glatt, verrukös, plan, kegelförmig, gedellt)

Konsistenz: (weich, prallelastisch, derb, hart)

Anordnung zueinander: (einzeln, multipel, gruppiert, aggregiert, disseminiert, konfluent)

Lokalisation: (Prädilektionsstellen, Dermatom)

Diaskopie: (Granulom; Erythem -nicht- wegdrückbar)

Dermatoskop:

Woodlicht: Vorbehandlung mit:

Sekundäreffloreszenzen: Squama fein-, mittel-, groblamellös, Crusta, Rhagade, Erosion, Exkoriation, Ulkus, Zikatrix, Atrophie, Pachydermie, Lichenifikation; Artefakt

---

Dermographismus ruber/albus Rachenreflex auslösbar/nicht auslösbar

Angrenzende Schleimhäute: (Konjunktiven, Mundschleimhaut, Anal-, Genitalregion)

Haare:

Nägel:

Schilddrüse: hautnahe Lymphknoten:

periphere Pulse: Venenstatus:

rektal-digitale Untersuchung:

Besonderes:

Checkliste zur Befunderhebung Andrologie

Name: Geb.-Datum:

Größe: cm; Gewicht: kg; Blutdruck: mmHg; Untersuchungsdatum:

---

unerfüllter Kinderwunsch seit: Zeugung: (Abort, Lebendgeburt, wann, mit anderem Partner)

GV-Häufigkeit: (Konzeptionsoptimum?) Familienanamnese: (Geschwister, Genodermatosen)

bisherige Diagnostik, Therapie:

Partnerin: (gynäkologische Befunde)

sexuelle Anamnese: (Maldescensus, Pubertät, Libido, Erektion, Ejakulation)

somatische Anamnese: (Trauma, Operation, Infektionen, Tumor im Genital-/Unterbauchbereich, Intoxikation, Berufsschäden, Varikozele, Hyperthermie, Durchblutungs-, Stoffwechselstörung)

Psychogene Faktoren: (Streß, Angst, Berufs-, Leistungsdruck, Partnerstörung)

Nikotin: Alkohol: Medikamente:

Stimme: (viril, hoch) Schildknorpel: Bartwuchs: (normal, spärlich, fehlt; Rasurhäufigkeit)

Haupthaar: (unauffällig, androgenetische Alopezie vom virilen/femininen Typ)

Schambehaarung: (dicht, mittel, spärlich, fehlt; horizontal, rhombisch, subumbilikal)

übrige Sekundärbehaarung: (viril, feminin, fehlt)

Pigmentierung skrotal, perianal, perimamillär: (unauffällig, reduziert)

Penis: (Präputium reponibel, Urethralöffnung) Länge: cm; Umfang: cm

Skrotum: (straff, hängend; Venektasien)

Hoden: (Lage, Symmetrie, Dolenz) Volumen rechts: links: Konsistenz rechts: links:

Nebenhoden: (Kopf, Schwanz) verdickt rechts: links: verhärtet rechts: links:

Samenstrang: Bruchpforten:

Hydrozele: Varikozele:

Prostata: Bläschendrüsen:

Muskulatur: Fettverteilung: (Stammfettsucht) Gynäkomastie:

Spannweite der Arme: cm; Symphyse-Jugulum: cm; Symphyse-Boden: cm

Bindegewebsschwäche: (Füße, Wirbelsäule, Varikose, Hämorrhoiden)

Habitus: (maskulin, feminin, subviril, eunuchoid)

Besonderes: (Narben, Tinea, Kondylome, Diaphanoskopie etc.)

Checkliste zur Befunderhebung Allergologie

Name: Geb.-Datum:

Größe: cm; Gewicht: kg; Blutdruck: mmHg; Untersuchungsdatum:

Anamnese: (Haut: Ekzem, Exanthem, Urtikaria; weitere Symptome: Schock, Serumkrankheit, Manifestation an Respirationstrakt, Kreislauf, Magen-Darm-Trakt, Hämatopoese, Gelenken)

Familienanamnese:

Erweiterte Anamnese: (frühere Erkrankungen, chronische Infektionen, Krankenhausaufenthalt)

Medikamente:

Medikamentenunverträglichkeit: (vollständige Bezeichnung, Darreichungsform, beobachtete Wirkung)

Penicillin, Analgetika:

Rhinitis/Konjunktivitis allergica: (seit wann, saisonal/periennial, tageszeitabhängig, wo: im Freien, zu Hause, in geschlossenen Räumen, in bestimmten Zimmern?)

Asthma bronchiale: (Einzelheiten s. Rhin. allerg.; bei Anstrengung?)

atopische Dermatitis: (seit wann, jahreszeitabhängig, Juckreiz tageszeitabhängig, Milchschorf)

Kuraufenthalt: (wann, wo)*

Haustiere:

Polyposis nasi:

Nahrungsmittelunverträglichkeit: (Bier, Wein, Wermut, "Tonic" water, Süßstoff, Konservierungsmittel)

Wohnung: (unterkellert, Mehr-/Einfamilienhaus, Fenster in Badezimmer, Bettfedern)

frühere Testung: (wo)*

frühere Hyposensibilisierung: (wann, welche Allergene)*

Kontaktekzem: (Noxen im Beruf/täglichen Leben, Kosmetika/Pharmaka/Proteine topisch; Allergiepaß*)

Entscheide sofort zu Gesprächsende: In-vivo-Testung kontraindiziert? Allergenfamilie - Allergenkarenz! Notfallset mitgeben? Anzeige über Berufskrankheit erstatten?

*) wenn ja, Unterlagen anfordern!

3 Augen

W. Heider und C. Ohrloff

Die Augenheilkunde ist mit der Gesamtmedizin eng verflochten. Diagnose und Therapie des Augenarztes gehen weit über sein Fach hinaus. Von den 12 Hirnnerven sind 6 am Auge und seinen Hilfsorganen beteiligt. Das Auge – besonders N. opticus und Retina – ist ein vorgeschobener Hirnteil, und mindestens 50% aller Nervenfasern, die zum Gehirn ziehen, dienen der Funktion des Auges: Sehen, Motilität und Koordination beider Augen. Dadurch ist die Verbindung zur Neurologie besonders ausgeprägt. Mit der Hals-, Nasen- und Ohrenheilkunde bestehen enge Beziehungen im Hinblick auf die Nebenhöhlen und ableitenden Tränenwege, mit der Dermatologie wegen der häufigen Erkrankungen von Lidhaut und Bindehaut, mit der Inneren Medizin wegen der Augenbeteiligung bei vielen Erkrankungen. So ermöglicht der unkomplizierte, nichtinvasive Einblick auf den Augenhintergrund die Beurteilung des Kapillarsystems der Netzhaut und erlaubt Rückschlüsse auf Erkrankungen des Gefäßsystems, etwa bei Hypertonie und Diabetes.

Der Mensch lernt zu 80% mit dem Auge; jede Augenerkrankung beeinflußt die Psyche sehr. Insofern bedeutet Sehqualität immer Lebensqualität. Der Augenkranke ist seelisch stets zutiefst betroffen; er ist labil und ängstlich. Wer Augenkranke behandelt, muß zugleich stets den Menschen behandeln können.

3.1 Methoden zur Untersuchung der vorderen Augenabschnitte

Lage und Seitenvergleich der Augen

Zur Beurteilung der Lage der Augäpfel in der Orbita achtet man bei frontaler Betrachtung zunächst auf die Lidspaltenweite und etwaige Seitendifferenzen. Eine auffällig große Lidspaltenweite mit Sichtbarwerden des oberen Limbus der Hornhaut kann auf einen Exophthalmus hinweisen.

Zur genaueren Beurteilung stellt man sich hinter den sitzenden Patienten, zieht die Oberlider leicht hoch und läßt ihn bei zurückgeneigtem Kopf nach unten blicken. So kann man die Lage der Hornhautscheitel im Verhältnis zur oberen Orbitakante von oben her betrachten und abschätzen.

Als Exophthalmus bezeichnet man das Vorstehen des Augapfels, z.B. bei einem Tumor der Orbita oder bei der endokrinen Orbitopathie. Unter Enophthalmus versteht man das Zurücksinken des Augapfels, z.B. bei einer Orbitabodenfraktur.

Die quantitative Messung der Augapfellage im Verhältnis zur temporalen Orbitakante in Millimeter ist mit dem Exophthalmometer möglich. Seitenunterschiede bis zu 2 mm können physiologisch sein.

Lider und Bindehaut

Bei der Untersuchung der Lider und Wimpern ist zunächst auf Farbe, Konsistenz und Beschaffenheit der Lidhaut zu achten.

Die Palpation der Lidhaut ist möglichst gegen die knöcherne Orbitakante zu richten. Dabei weist Knistern auf ein Luftemphysm, z.B. bei einer Fraktur der Siebbeinzellen, hin, umschriebener Druckschmerz bei gleichzeitiger Rötung und Schwellung auf ein Hordeolum (Gerstenkorn).

Die Prüfung der Lidstellung umfaßt die Beurteilung von Form und Weite der Lidspalte sowie der Stellung der Lidränder und Lidkanten, die immer dem Bulbus anliegen müssen, während die Wimpernreihe nach außen gerichtet sein sollte.

Weiter sollte das Lidöffnungs- und Lidschlußvermögen geprüft werden. Dabei kann die Lidkraft des M. orbicularis oculi (N. facialis) bei Aufforderung zum Lidschluß bestimmt werden, indem der Untersucher die Lider mit dem Finger zurückhält. Dabei sollte immer ein Seitenvergleich vorgenommen werden; außerdem muß insbesondere bei Vorliegen

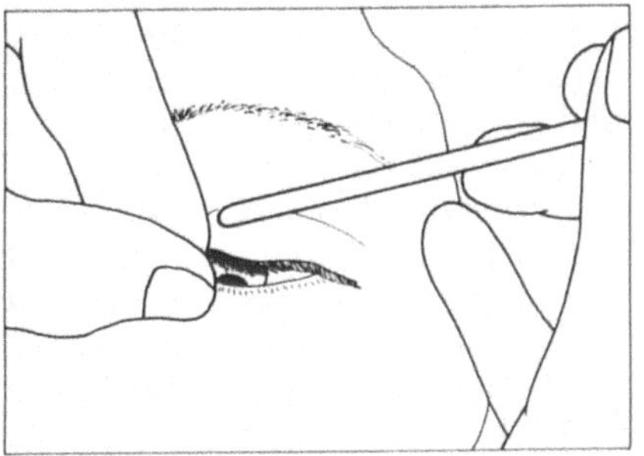

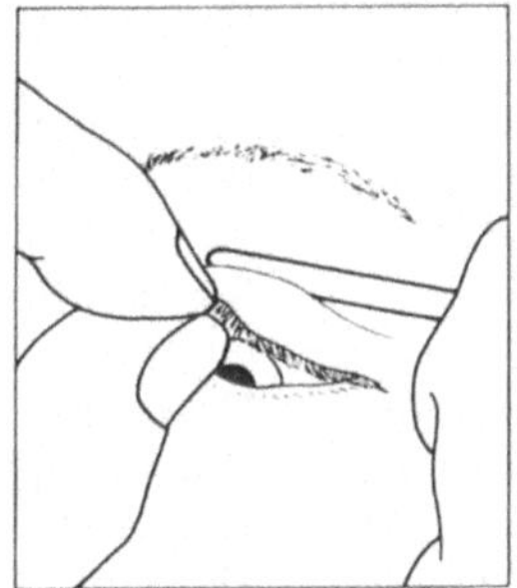

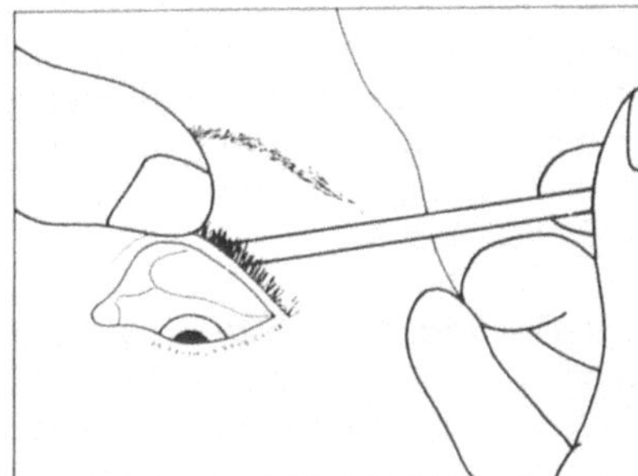

Abb. 3.1. Einfaches Ektropionieren des Oberlides mit einem Glasstab. (Nach Leydhecker 1990)

einer Fazialisparese auf die physiologische Aufwärtsbewegung der Augäpfel (Bell-Phänomen) geachtet werden.

Zur Untersuchung der Bindehaut zieht man mit Daumen und Zeigefinger die Lider leicht auseinander und läßt den Patienten in verschiedene Richtungen schauen. Dabei achtet man auf verstärkte Gefäßfüllung (Gefäßinjektion) bei Entzündungen der Bindehaut oder tieferer Augenabschnitte sowie auf Verfärbungen und vermehrte Absonderungen (wäßrige, schleimige oder eitrige Sekretion) als Symptome unterschiedlicher Bindehautentzündungen.

Eine spezielle Untersuchungsmethode zur Darstellung und Untersuchung der Bindehaut der Lider (Conjunctiva tarsi) und zur Fremdkörperentfernung ist das *Ektropionieren.* Am Unterlid erfolgt dies durch einfaches Herunterziehen der Lidkante bei gleichzeitigem Aufblick des Patienten. Auf diese Weise läßt sich die untere Umschlagsfalte der Bindehaut darstellen. Am Oberlid verhindert der Tarsus ein einfaches Umwenden des Lides. Man muß deshalb folgendermaßen vorgehen:

- Der Patient blickt nach unten und wird aufgefordert, die Lider zu entspannen;
- man faßt die Wimpernreihe des Oberlides mit Daumen und Zeigefinger möglichst breitbasig;
- mit einem Glasstab oder Watteträger drückt man ca. 1 cm über der Lidkante direkt oberhalb des Tarsus das Oberlid nach unten, während gleichzeitig die Lidkante nach vorn und oben gezogen wird. Dabei kippt der Tarsus nach oben um (Abb. 3.1);
- in dieser Position drückt man die Wimpern des umgeschlagenen Oberlides gegen den Orbitarand und kann die Conjunctiva tarsi untersuchen;
- wenn der Patient nun nach unten sieht und man mit Zeige- und Mittelfinger der anderen Hand das Orbitafettgewebe unter dem Unterlid eindrückt, kommt die obere Umschlagsfalte zum Vorschein.

Zur besseren Darstellung der oberen Umschlagsfalte, z.B. zum Entfernen von festen Partikeln bei einer Kalkverätzung, kann man auch einen Desmarres-Lidhalter beim „doppelten Ektropionieren“ benutzen.

Brechende Medien

Eine einfache Methode zur Untersuchung der Oberfläche der Hornhaut ist die Beurteilung des Spiegelbildes eines Fensterkreuzes auf der Hornhautoberfläche. Bei intaktem Hornhautepithel ist der Glanz des Spiegelbildes überall gleich, die abgebildeten Linien des Fensters haben einen gleichmäßigen Verlauf.

Epitheldefekte der Hornhaut lassen sich durch Fluoreszeinfärbung einfach und exakt darstellen. Eine glatte und geschlossene Epitheldecke läßt Fluoreszeinfarbstoff nicht auf der Hornhaut haften. Man gibt einen Tropfen einer 1%-Natriumfluoreszein-Lösung auf die Hornhaut oder hält einen fluoreszeingetränkten Papierstreifen kurze Zeit in die untere Umschlagsfalte. Danach läßt man den Patienten durch mehrfaches Blinzeln den Farbstoff auf der Hornhaut verteilen. Anschließend spült man den Farbstoff mit Kochsalzlösung wieder von Bindehaut und Hornhaut ab. Nur Stellen, an denen ein Epitheldefekt vorliegt, färben sich intensiv grün an, was sich am besten bei Beleuchtung mit einem Kobaltblaufilter beurteilen läßt.

Untersuchung im durchfallenden Licht. Trübungen der brechenden Medien, also der Hornhaut, der Linse und des Glaskörpers, lassen sich mit dem Spaltlampenmikroskop oder auch durch die Untersuchung im durchfallenden Licht beurteilen. Dazu benutzt man einen Augenspiegel (Ophthalmoskop); die Pupille des Patienten sollte mit einem kurzwirksamen Mydriatikum (z.B. Tropicamid) erweitert sein. Der Untersucher sitzt in einer Entfernung von 30–50cm vom Patientenauge entfernt und blickt durch den Augenspiegel auf die erweiterte Pupille.

Bei einem gleichmäßigen roten Aufleuchten der Pupille liegen keine Trübungen der brechenden Medien vor. Leuchtet die Pupille nur teilweise oder gar nicht rot auf, liegen Trübungen der Hornhaut, der Vorderkammer, der Linse oder des Glaskörpers vor, die dabei als schwarze Schatten vor dem roten Hintergrund erscheinen. Auf diese Weise kann das Ausmaß der optischen Beeinträchtigung durch eine Trübung besser als bei einer Aufsichtbetrachtung beurteilt werden, die Lage der Trübung kann jedoch nicht ohne weiteres bestimmt werden.

Untersuchung mit dem Spaltlampenmikroskop. Die Spaltlampenmikroskopie geht auf Allvar Gullstrand (1911) zurück. Dabei wird ein feiner Lichtspalt, der gleichsam einen optischen Schnitt durch Hornhaut, Vorderkammer und Linse legen kann, mit einem binokularen Mikroskop betrachtet. So können sowohl die Vergrößerung des Mikroskopes als auch der Winkel des einfallenden Lichtes beliebig variiert werden. Die Spaltlampenmikroskopie ist die übliche Untersuchungsmethode der vorderen Augenabschnitte durch den Augenarzt.

Messung des Augeninnendruckes. Die einfachste, aber auch ungenaueste Methode zur Bestimmung des Augeninnendrucks (intraokularer Druck) ist die Palpation des Bulbus. Vor allem bei starken Abweichungen von der Norm des intraokularen Druckes, die bei 10–22mmHg liegt, und im Seitenvergleich beider Augen kann die palpatorische Prüfung Hinweise geben. Man läßt den Patienten nach unten blicken und palpiert mit den Spitzen beider Zeigefinger durch das gesenkte Oberlid hindurch den Bulbus, indem man den Bulbusinhalt mit einem Zeigefinger dem anderen entgegen drückt.

Dabei wird man am Spannungszustand der Bulbuskapsel einen Intraokulardruck z.B. von über 50mmHg bei einem Glaukomanfall als „hart" oder eine Bulbushypotonie von unter 5mmHg als „matschweich" empfinden.

Eine genauere Messung des Intraokulardrukkes in mmHg ist nur mit speziellen Tonometern möglich. Das Schiötz-Tonometer ist ein Impressionstonometer, das den intraokularen Druck indirekt über die Eindellbarkeit der Hornhaut durch einen mit Gewicht belasteten Metallstift mißt. Bei der heute meist üblichen Applanationstonometrie wird das zur Erzielung einer definierten Hornhautabflachung (Applanation) erforderliche Auflagegewicht gemessen und direkt in mmHg des Augeninnendruckes angezeigt. Die beiden genannten Methoden setzen eine Oberflächenanästhesie des Auges mit Tropfen voraus. Ein nach dem Prinzip der Applanation arbeitendes Non-Kontakt-Tonometer bedient sich eines kurzen Luftstoßes zur Abflachung der Hornhaut und bedarf keiner vorhergehenden Anästhesie.

3.2 Methoden zur Untersuchung der Funktion des visuellen Systems

Prüfung der zentralen Sehschärfe (Visusprüfung). Mit der zentralen Sehschärfe bestimmt man das maximale optische Auflösungsvermögen der Makula bei stärkstem Kontrast. Die Sehschärfe ist abhängig von der Funktion des Zapfenapparates der Fovea centralis der Netzhaut. Dabei werden dem Auge Sehzeichen (Optotypen) für die Ferne in 5m Entfernung angeboten.

Als Rohvisus ermittelt man die Sehleistung ohne Brechungsfehler korrigierende Gläser. Demgegenüber ist die Sehschärfe als das maximale Auflösungsvermögen der Fovea centralis bei optimaler Korrektur ggf. vorliegender Brechungsfehler des Auges anzusehen. Mit der Bestimmung der Sehschärfe ist deshalb meist auch die Ermittlung des Brechungszustandes der Augen (Kurzsichtigkeit, Weitsichtigkeit, Stabsichtigkeit) verbunden, die als subjektive Refraktion bezeichnet wird. Während die Prüfung der Sehschärfe heue meist mittels eines Sehzeichenprojektors erfolgt, der Optotypen auf einen Schirm projiziert, kann sie mit Hilfe von Leseprobetafeln auch am bettlägrigen Patienten vorgenommen werden (Abb. 3.2). Der Patient wird aufgefordert, auf der gut beleuchteten Sehprobentafel in 5 m Entfernung bei jeweils einem abgedeckten Auge und unter Benutzung einer evtl. vorhandenen Fernbrille die kleinstmöglichen Zahlen zu lesen. Die kleinste Zahlengröße, die der Patient noch lesen kann, entspricht der Sehschärfe oder dem korrigiertem Visus, der als Dezimalbruch angegeben wird (z.B. 5/5 = 1,0). Dabei gibt der Zähler die Entfernung des Patienten von der Sehprobentafel und der Nenner die Entfernung an, in der ein gesundes Auge Zahlen dieser Größe lesen kann.

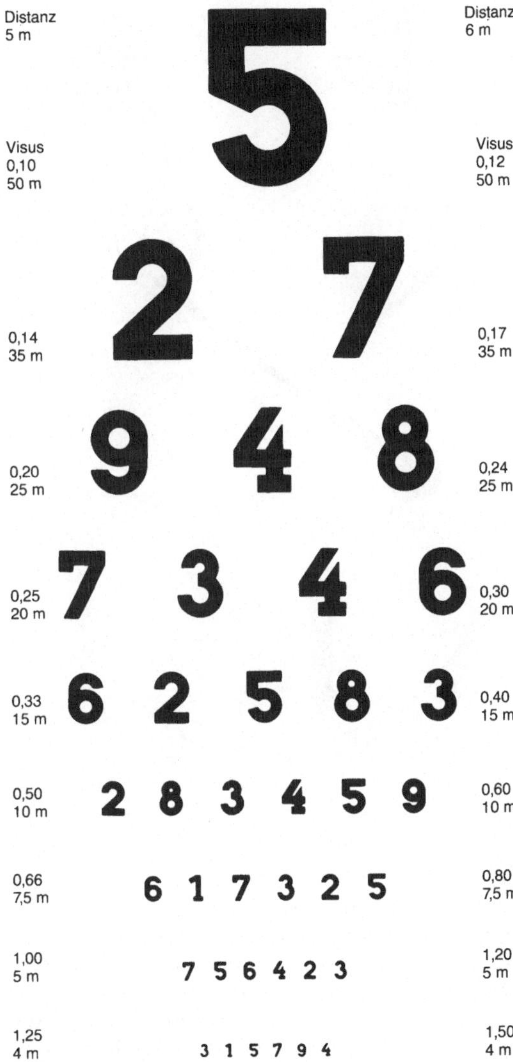

Abb. 3.2. Leseprobentafel mit Zahlrenreihen

Untersuchung des Gesichtsfeldes. Als Gesichtsfeld bezeichnet man den gesamten Raum, in dem bei fixierendem Auge die auf der Retina abgebildeten Gegenstände wahrgenommen werden. Bestimmte Stellen des Gesichtsfeldes und damit die sie abbildenden Punkte der Netzhaut stehen in Beziehung zu korrespondierenden Orten der Sehbahn. Die Sehbahn setzt sich zusammen aus N. opticus, Chiasma, Tractus opticus, Corpus geniculatum laterale, Sehstrahlung und Sehrinde (Abb. 3.3). Die Untersuchungsmethode zur Erfassung des Gesichtsfeldes ist die Perimetrie.

Die Außengrenzen des peripheren Gesichtsfeldes liegen temporal bei 90°, unten bei 70° und nasal und oben bei etwa 60°. Eine einfache Prüfmethode zur Feststellung der Gesichtsfeldaußengrenzen ist der Konfrontations- oder Parallelversuch. Der Untersucher sitzt bei gleicher Augenhöhe in etwa 70–80 cm Abstand vom Patienten, der mit einem Auge das gegenüberliegende Auge des Untersuchers fixiert. Untersucher und Patient decken das Partnerauge mit der Hand ab. Die Gesichtsfelder der gegenüberliegenden Augen decken sich nun in einer senkrechten Ebene zwischen beiden. Bei regelrechten Gesichtsfeldaußengrenzen bemerkt nun der Patient zur gleichen Zeit wie der Untersucher mit intaktem Gesichtsfeld von außen nach innen in das gemeinsame Gesichtsfeld bewegte Objekte (z.B. Bleistift), die sich in gleichem Abstand von beiden Personen befinden. Für eine grobe Überprüfung auf das Vorliegen z.B. einer Hemianopsie bei neurologischer Fragestellung ist diese Prüfmethode geeignet.

Genauere perimetrische Untersuchungen werden mit der manuellen kinetischen Peri-

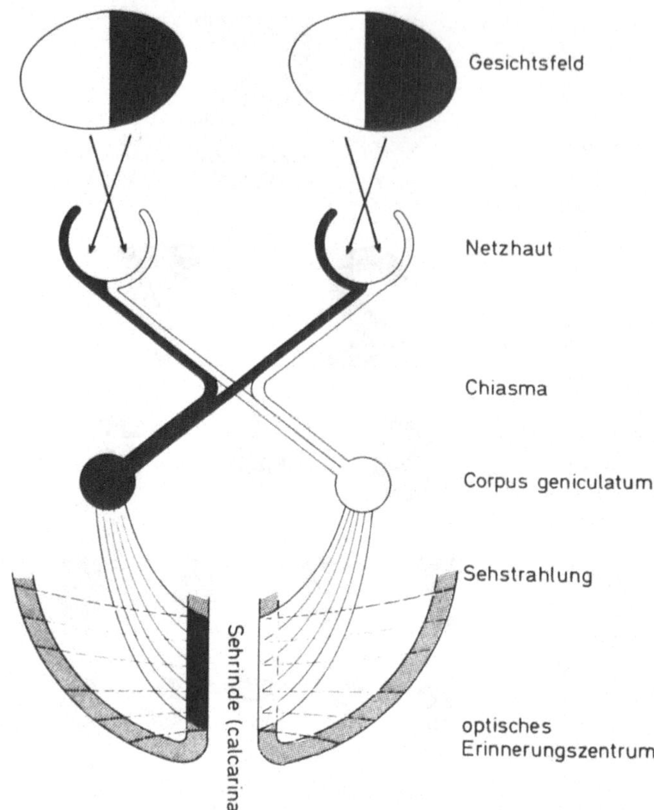

Abb. 3.3. Visuelles System. (Nach Benninghoff, Anatomie des Menschen, Bd. III. Urban und Schwarzenberg, 1950)

metrie, bei der bewegliche Lichtmarken in eine Halbkugel projiziert werden, oder – vor allem – mit statischen computergesteuerten Rasterperimetern, die mit stehenden Lichttestmarken arbeiten, durchgeführt. Bei diesen Verfahren wird die Lichtunterschiedempfindlichkeit von genau festgelegten Netzhautarealen durch Darbietung unterschiedlich heller Lichtmarken auf einem Hintergrund mit konstanter und definierter Helligkeit bestimmt. Zur genauen Überprüfung der Funktion des visuellen Systems, insbesondere des Sehnerven sowie parazentraler und peripherer Netzhautanteile, sind die genannten Perimetrieverfahren unerläßlich.

3.3 Neuroophthalmologische Untersuchungsmethoden

Pupille

Anatomie und Physiologie. Die Pupillomotorik erfüllt mehrere Funktionen gleichzeitig. Sie reguliert die Lichtmenge, die auf die Rezeptoren der Netzhaut einfällt und steuert damit die retinale Leuchtdichte. Eine Pupillenverengung vermindert sphärische und chromatische Aberration der peripheren Linsenanteile und verbessert die Tiefenschärfe des optischen Systems der Augen. Die Pupillenfunktion beruht auf dem Zusammenspiel zweier antagonistisch arbeitender Muskeln, dem M. sphincter pupillae und dem M. dilatator pupillae.

Beide bilden ein zusammenhängendes System glatter Muskelfasern. Die Pupillenweite ist hauptsächlich vom Tonus des überwiegend parasympathisch innervierten M. sphincter pupillae abhängig, der bedeutend kräftiger ist als der sympathisch innervierte M. dilatator pupillae.

Die Anpassung der Pupillenweite auf die jeweiligen Lichtverhältnisse erfolgt durch einen Reflex über einen geschlossenen Regelkreis, der vor allem den Parasympathikus umfaßt und durch eine Vielzahl zentralnervöser Einflüsse variiert wird (Abb. 3.4). Regler in diesem Kreis ist ein zentraler Schaltapparat im

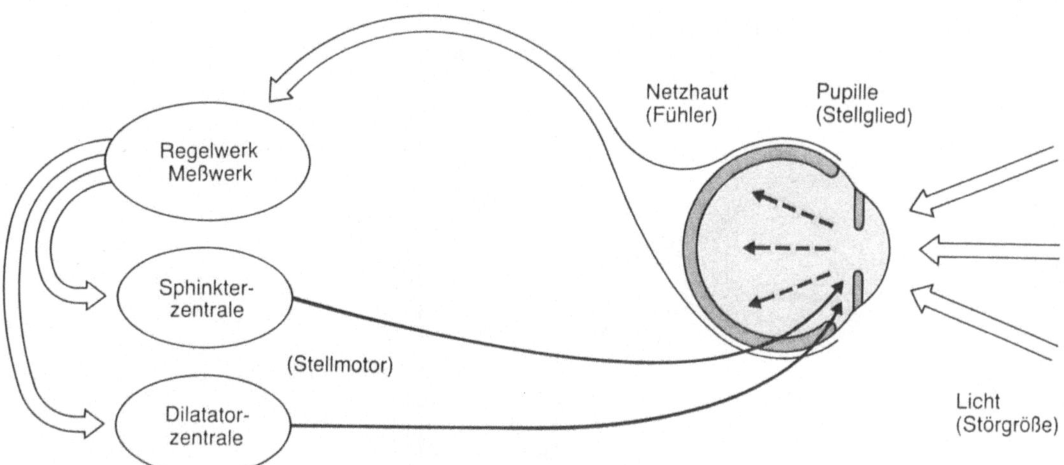

Abb. 3.4. Regelkreis der Pupillenreflexe. (Nach Alexandridis, in François und Hollwich, Augenheilkunde in Klinik und Praxis, Bd. 3, Teil II. Thieme, 1986)

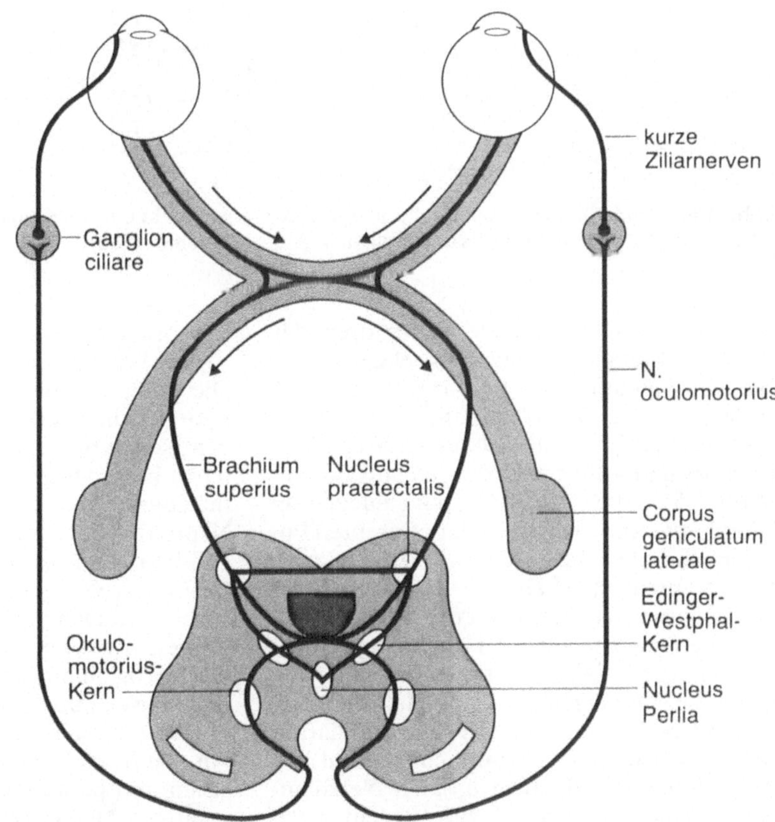

Abb. 3.5. Afferente und efferente parasympathische Pupillenreflexbahnen. (Nach Keeney, in François und Hollwich, Augenheilkunde in Klinik und Praxis, Bd. 3, Teil II. Thieme, 1986)

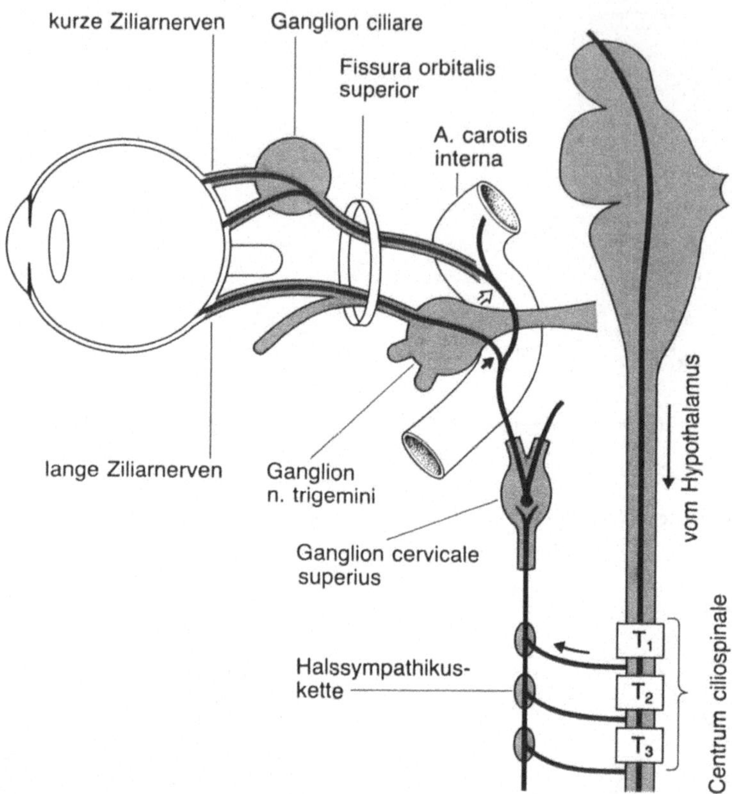

Abb. 3.6. Sympathische efferente Pupillenreflexbahn. (Nach Keeney, in François und Hollwich, Augenheilkunde in Klinik und Praxis Bd. 3, Teil II, Thieme, 1986)

Mittelhirn, Fühler sind die Rezeptoren der Netzhaut, Stellglied ist die Irismuskulatur.
Die parasympathische Afferenz (afferente pupillomotorische Bahn) beginnt in der Netzhaut, verläuft über die Sehnervenfasern zum Chiasma und weiter über den Tractus opticus (Abb. 3.5). Kurz vor dem Corpus geniculatum laterale zweigen die Fasern der afferenten Pupillenbahn über die vorderen Vierhügel zum Nucleus praetectalis ab. Hier liegt neben der Weiterleitung zu den beiden Edinger-Westphal-Kernen eine Querverschaltung zu dem kontralateralen Nucleus praetectalis vor.
Diese Verbindungen sowie die Halbkreuzungen im Chiasma sorgen dafür, daß Pupillarimpulse von jedem Tractus opticus sowohl von den temporalen als auch nasalen Netzhauthälften eines jeden Auges zur efferenten Pupillenbahn beider Okulomotoriuskerne fortgeleitet werden. Die efferente Pupillenreflexbahn führt vom Edinger-Westphal-Kern über den Okulomotoriuskern via. N. oculomotorius zum Ganglion ciliare. Hier erfolgt die Synapse mit postganglionären Fasern der Nn. ciliares breves zum M. sphincter pupillae.
Die sympathische Efferenz, die den M. dilatator pupillae versorgt, ist in den beschriebenen Regelkreis eingeschaltet. Die sympathischen Fasern haben ihren Ursprung im Hypothalamus (Abb. 3.6) und erreichen durch 2 Neurone über das Centrum ciliospinale im Halsmark und über den sympathischen Grenzstrang das Ganglion cervicale superius. Anschließend ziehen die sympathischen Fasern teilweise über das Ganglion Gasseri, den 1. Ast des N. trigeminus und die langen Ziliarnerven und teilweise über das Ganglion ciliare und die kurzen Ziliarnerven zum M. dilatator pupillae.
An den Nervensynapsen erfolgt im sympathischen und parasympathischen Anteil des vegetativen Nervensystems die Impulsübertragung durch die Transmittersubstanz Acetylcholin. An den Nervenendigungen erfolgt die Übertragung am M. sphincter ebenfalls durch Acetylcholin, am M. dilatator durch Noradrenalin.

Untersuchung der Pupillomotorik. Die Weite der Pupille ist, abgesehen von der in beide Augen einfallenden Lichtmenge, abhängig vom Alter (weitere Pupille bei Jugendlichen), von der Irisfarbe (Pupille bei heller Iris weiter), von der Refraktion der Augen (weitere Pupille bei Kurzsichtigen als bei Weitsichtigen) und vom Innervationszustand des vegetativen Nervensystems (weite Pupille bei Erregung, enge Pupille im Schlaf). Die Pupillenweite kann unter physiologischen Bedingungen zwischen 2 und 8 mm schwanken, wobei Seitenunterschiede bis 1 mm als physiologisch gelten können. Eine Seitendifferenz der Pupillenweite wird als Anisokorie bezeichnet.

Zur Prüfung der Pupillenreaktionen beginnt man mit der Untersuchung des efferenten Pupillenreflexbogens. Dazu sollte der Patient so im Tageslicht positioniert werden, daß beide Augen gleichmäßig beleuchtet werden und in die Ferne blicken können. Mit den Händen werden nun beide Augen des Patienten verdeckt. Nach einigen Sekunden wird jeweils ein Auge freigegeben, worauf dessen Pupille sich verengt. Dies bezeichnet man als *direkte Lichtreaktion* der Pupille. Im Seitenvergleich wird das Ausmaß der Pupillenkonstriktion beurteilt. Die *konsensuelle Lichtreaktion* prüft man durch Beobachtung der Pupille bei gleichzeitiger Belichtung des anderen Auges. Dazu schirmt man das zu prüfende Auge mit der schräggestellten Hand etwas gegen einfallendes Licht ab, um eine direkte Lichtreaktion zu vermeiden und gleichzeitig die Pupille beobachten zu können. Das vollständig abgedeckte Partnerauge wird nun freigegeben und beide Pupillen müssen sich in gleicher Weise verengen. Die *konsensuelle Lichtreaktion* läßt sich auch dadurch nachweisen, daß beim Abdecken eines Auges am Partnerauge eine mäßige Pupillenerweiterung eintritt. Wenn unter Verwendung von Tageslicht keine eindeutige direkte Lichtreaktion zu erzielen ist, muß die Untersuchung im abgedunkelten Raum mit einer hellen Taschenlampe durchgeführt werden.

Bei der *Naheinstellungs-* und *Konvergenzreaktion* kommt es unter Akkommodation mit oder ohne gleichzeitige Konvergenz der Bulbi zu einer seitengleichen Pupillenverengung. Die Naheinstellungsreaktion ist kein echter Reflex, sondern eine Synkinese separater Okulomotoriusfunktionen, nämlich der Aktivierung beider Mm. recti interni (Konvergenz), der Kontraktion des Ziliarmuskels (Akkommodation) und des M. sphincter pupillae. Zur Prüfung der Naheinstellungsreaktion hat der Patient in nicht zu hellem Raum einen Punkt in der Ferne zu fixieren. Dann wird er aufgefordert, seinen eigenen Zeigefinger möglichst schnell und am besten von unten her kommend nahe vor die Augen zu führen und dabei fest zu fixieren. Bei der Beobachtung der Pupillen achtet man auf gleichmäßige und seitengleiche Verengung. Anschließend prüft man bei Wiederaufnahme der Fernfixation die nun ablaufende Erweiterungsreaktion.

Anisokorie. Leitsymptom einer einseitigen Störung der efferenten Pupillenreflexbahn ist die Anisokorie. Zeigen beide Pupillen bei guter Visusfunktion eine schlechte Lichtreaktion, dann liegt eine doppelseitige Störung der Efferenz vor. Die Beeinträchtigung der efferenten Pupillenreflexbahn kann als *absolute Pupillenstarre* oder *unvollständige absolute Pupillenstarre* durch Prozesse im Kerngebiet des efferenten Reflexschenkels oder im Bereich der N. oculomotorius liegen. Das klinische Bild ist durch eine weite Pupille mit Fehlen oder nur gering nachweisbarer direkter und konsensueller Lichtreaktion sowie Fehlen der Naheinstellungsreaktion gekennzeichnet. Als *reflektorische Pupillenstarre* wird eine Störung der Efferenz oberhalb des Edinger-Westphal-Kerns bezeichnet, bei der direkte und konsensuelle Lichtreaktionen bei gleichzeitig erhaltener Naheinstellungsreaktion fehlen.

Eine Störung der efferenten sympathischen Pupillenbahn ist das *Horner-Syndrom,* bei dem durch Schädigung der sympathischen Fasern die Trias von Miosis durch Ausfall des M. dilatator pupillae, Ptosis durch Ausfall des sympathisch innervierten M. tarsalis und scheinbarem Enophthalmus durch Verengung der Lidspalte zu beobachten ist.

Swinging-flashlight-Test. Zur Prüfung der afferenten Pupillenreflexbahn kommt der Swinging-flashlight-Test zur Anwendung. Wenn die Lichtwahrnehmung eines Auges durch Erkrankung oder Schädigung der Netzhaut oder insbesondere des Sehnerven herabgesetzt ist, so wird man bei Beobachtung des betroffenen Auges eine weniger ausgiebige Pupillenreaktion als am gesunden Partnerauge registrieren. Dies bezeichnet man als eine relative afferente Pupillenstörung. Der Extremfall dieser Störung ist bei erblindetem

Auge die *amaurotische Pupillenstarre* mit Fehlen der direkten Lichtreaktion bei erhaltener konsensueller und Konvergenzreaktion.

Die Untersuchung sollte in einem etwas abgedunkelten Raum durchgeführt werden. Zur Vermeidung einer Naheinstellungsreaktion hat der Patient in die Ferne zu blicken. Der Lichtstrahl einer hellen Taschenlampe wird von unten her tangential mit raschem Wechsel alternierend auf beide Augen gerichtet und auf jedem Auge etwa 5s belassen. Bei regelrechter Sensorik beider Augen erzeugt die Belichtung eines Auges eine Kontraktion beider Pupillen als direkte und indirekte Lichtreaktion von gleichem Ausmaß. Bei einer gestörten Afferenz werden beim Wechsel des Lichtes vom gesunden auf das gestörte Auge die Pupillen keine initiale Pupillenkontraktion aufweisen und sich nach wenigen Sekunden deutlich erweitern. Beim Umschwenken des Lichtes auf das gesunde Auge werden beide Pupillen wieder enger. Mit dieser einfachen, aber recht empfindlichen Untersuchungsmethode lassen sich etwa bei einer beginnenden Sehnervenentzündung auch leichte einseitige afferente Störungen ermitteln.

Okulomotorik

Untersuchung der Augenbewegungen. Die Funktionen der 4 geraden Augenmuskeln und der 2 schrägen Augenmuskeln sowie der sie innervierenden 3 Hirnnerven [N. oculomotorius (III), N. trochlearis (IV) und N. abducens (VI)] prüft man durch Untersuchung der Folgebewegungen beider Augäpfel. Dazu blickt der Patient auf ein Fixierobjekt (z.B. Bleistift), das vor einem neutralen Hintergrund in die 9 diagnostisch wichtigen Hauptblickrichtungen (d.h. nach rechts, nach links, nach rechts oben, nach gerade oben, nach rechts unten, nach gerade unten, nach links oben, nach links unten und geradeaus) bewegt wird. Wenn sich die auf das Fixationsobjekt gerichteten Augen in alle Richtungen gemeinsam und gleichmäßig bewegen, ist die Motilität normal. Bewegen sich die Augen in einem annähernd gleichen Schielwinkel in alle Blickrichtungen, liegt ein Begleitschielen (Strabismus concomitans) vor. Tritt nur in einer oder in einzelnen Blickrichtungen ein Schielwinkel auf oder ändert sich das Ausmaß eines Schielwinkels, liegt eine Parese eines oder mehrerer Augenmuskeln vor. Der Patient wird in diesem Fall je nach Größe des Schielwinkels unterschiedlich weit auseinander stehende Doppelbilder angeben. Das Doppelbild erscheint in der Richtung, in der der ausgefallene Muskel das Auge bewegen müßte. Der Abstand der Doppelbilder ist in Wirkungsrichtung dieses Muskels am größten. In Blickrichtungen, in denen der paretische Muskel nicht beansprucht wird, bestehen keine Doppelbilder.

Zur Prüfung, ob die Augen parallel stehen oder ob ein Schielen vorliegt, läßt man den Patienten eine kleine Lichtquelle, die man in 30–50cm Entfernung vor ihn hält, fixieren. Bei Parallelstand wird der Lichtreflex der Lampe in der Pupillenmitte beider Augen zu erkennen sein.

Falls der Reflex an einem Auge außerhalb der Pupillenmitte zu sehen ist, liegt entweder Begleitschielen oder Parese eines oder mehrerer Augenmuskeln vor. In einem solchen Fall sind weitere abklärende Untersuchungen erforderlich.

3.4 Untersuchung des Augenhintergrundes

Geschichte und Bedeutung der Ophthalmoskopie. Bis zur Erfindung des Augenspiegels durch Herrmann von Helmholtz im Jahre 1851 war eine Untersuchung des Augenhintergrundes am lebenden Auge nicht möglich. Helmholtz erkannte, daß in das Auge einfallendes Licht auf demselben Wege reflektiert wird und zu seinem Ausgangspunkt, der Lichtquelle, zurückkehrt. Um das reflektierte Licht mit dem eigenen Auge wahrnehmen zu können, muß man das Untersucherauge so in den Strahlengang bringen, daß es den einfallenden Strahlen nicht im Wege steht. Dies gelang Helmholtz mit Hilfe dreier planparalleler, spiegelnder Glasplatten, die er unter einem Winkel in die gemeinsame Blicklinie von Untersucher und Patient brachte und dadurch die von seitlich auf die Glasplatten auffallende Lichtquelle gleichsam in das Auge des Untersuchers versetzte. Auf diesem Prinzip des Augenspiegels beruhen auch heute noch die gebräuchlichen Ophthalmoskope.

Die Betrachtung des Augenhintergrundes ist nicht nur für den Augenarzt von Bedeutung, sondern auch für den praktischen Arzt, den Internisten, den Pädiater oder den Neurologen. Die Ophthalmoskopie eröffnet als nichtinvasive Untersuchungsmethode die einzigartige Möglichkeit, Abschnitte der terminalen

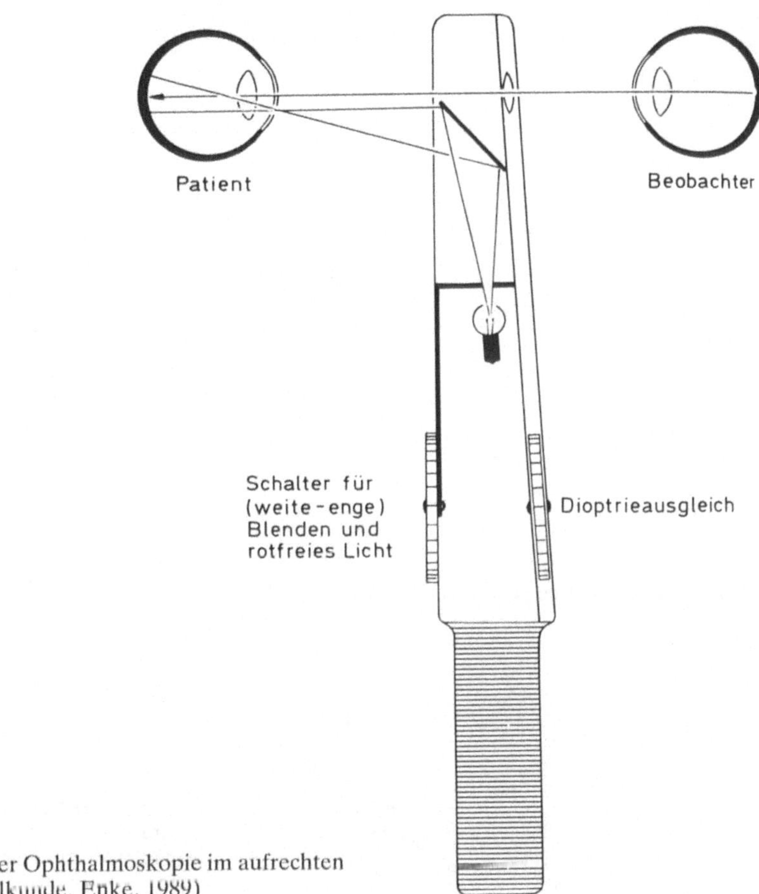

Abb. 3.7. Strahlengang bei der Ophthalmoskopie im aufrechten Bild. (Nach Reim, Augenheilkunde. Enke, 1989)

Strombahn, also der Arteriolen, Venolen und Kapillaren, zu beurteilen. Die Beurteilung des Zustandes dieser Gefäße bei verschiedenen Kreislauf- oder Stoffwechselerkrankungen, wie arteriellem Hypertonus oder Diabetes mellitus, ermöglicht Rückschlüsse auf das Verhalten der Gefäße in anderen Organsystemen. Darüber hinaus läßt die Beobachtung der Papillen als einem vorgeschobenen Hirnteil einen Einblick auf das Zentralnervensystem zu.

Direkte Ophthalmoskopie. Bei der direkten Opthalmoskopie als Untersuchung im aufrechten Bild (Abb. 3.7) erhält man von der Netzhaut einen etwa 16fach vergrößerten, aufrecht stehenden und seitenrichtigen Bildausschnitt. Durch das Vorschalten von in das Ophthalmoskop eingebauten Konvex-(Plus-) und Konkav-(Minus-)Linsen lassen sich sphärische Brechungsfehler des Patienten- und des Untersucherauges zur Erzielung eines scharfen Bildes ausgleichen. Durch das Drehen an einem Rädchen (Rekoss-Scheibe) lassen sich diese Linsen vor das Beobachtungsloch des Ophthalmoskops drehen. Die Untersuchung sollte in einem abgedunkelten Raum stattfinden. Untersucher und Patient sitzen sich bei gleicher Augenhöhe gegenüber. Die Pupille des zu untersuchenden Auges sollte medikamentös, z.B. durch einen Tropfen Tropicamid, erweitert sein. Das Ophthalmoskop hält man dicht vor das eigene Auge, wobei man das rechte Patientenauge auch mit dem eigenen rechten Auge untersucht und umgekehrt, um nicht mit den Nasen zusammenzustoßen (Abb. 3.8). Den Patienten fordert man auf, geradeaus am Ohr des Untersuchers vorbei zu sehen, und leuchtet bei gleichzeitigem Blick durch das Beobachtungsloch aus zunächst etwa 40cm Abstand in einem seitlichen Winkel von ungefähr 15° auf die Pupille des zu untersuchenden Auges. Die Pupille leuchtet jetzt orangefarben auf, dieser Fundusreflex ist

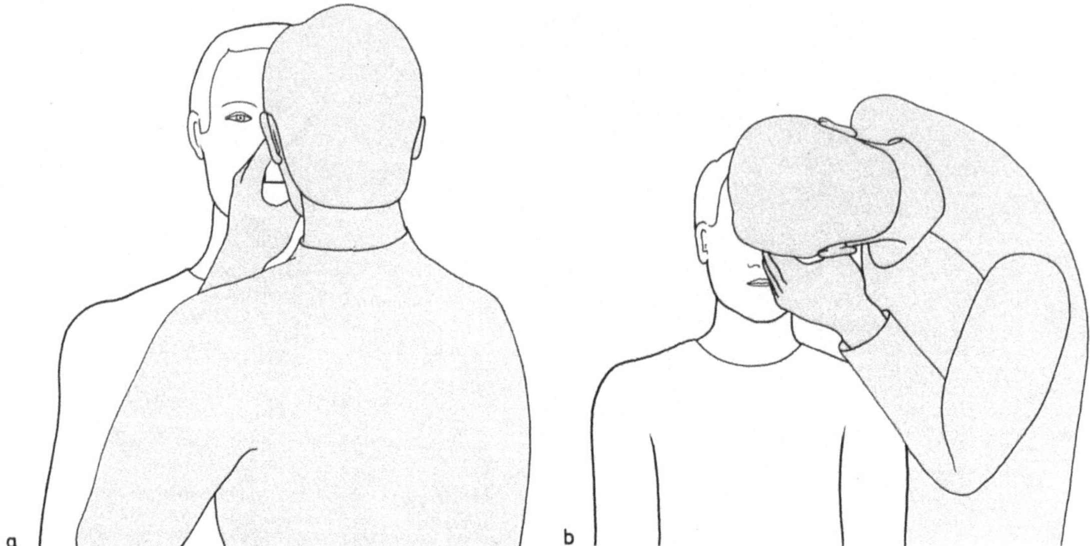

Abb. 3.8a, b. Richtige **(a)** und falsche **(b)** Kopfhaltung bei der direkten Ophthalmoskopie

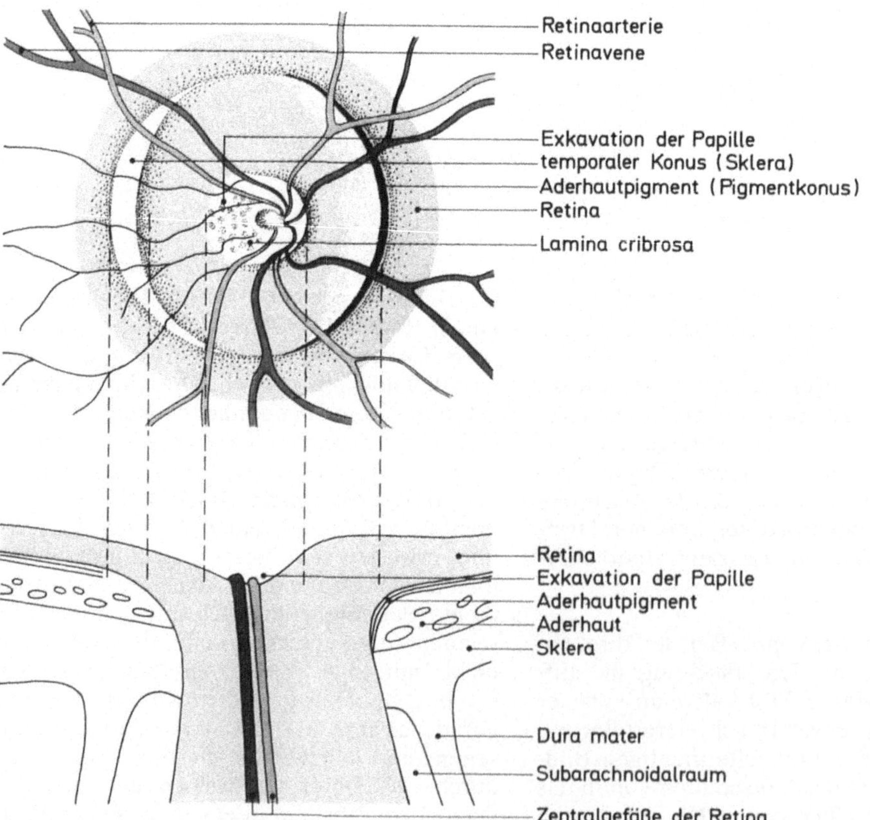

Abb. 3.9. Schematische Darstellung einer normalen Papille

durch die hohe Durchblutung der Aderhaut bedingt. Unter Fixierung des roten Reflexes nähert man sich nun dem Patientenauge bis auf einen Abstand von 1–3 cm. Wenn man unter Beibehaltung des 15°-Winkels horizontal an die Pupille herangekommen ist, sollte man die Retina im Bereich des Sehnervenkopfes, der Papille, sehen. Falls man sie nicht sieht, folgt man am besten dem Verlauf eines Netzhautgefäßes nach zentral bis zur Papille. Durch Drehen an der Rekoss-Scheibe mit dem Zeigefinger stellt man dann die Papille scharf ein.

Die normale Papille ist leicht rötlich gefärbt, wobei ihre temporale Hälfte etwas heller ist als die nasale. Der normale Papillendurchmesser beträgt etwa 1,5–2,0 mm. In der Mitte der Papille findet sich meist eine kleine Ausbuchtung, die physiologische Exkavation (Gefäßtrichter), deren Form und Größe individuell verschieden sind (Abb. 3.9). In der Tiefe des Gefäßtrichters kann man manchmal eine getüpfelte graue Schicht, die Lamina cribrosa, als Durchtrittspforte der Sehnervenfasern durch die Sklera erkennen. Eine physiologische Exkavation reicht nie bis zum Rande der Papille und ist in der Regel seitengleich angelegt. Die Form der Papille ist rund bis oval, sie ist temporal oft schärfer begrenzt als nasal, und ihr Randsaum liegt im Netzhautniveau. Im Zentrum der Papille münden die Netzhautvenen in die V. centralis retinae. Die Netzhautarterien entspringen aus der A. centralis retinae. Arterien und Venen der Netzhaut kann man an der dunkleren Farbe des venösen Blutes und am Dickeverhältnis Arterie–Vene (2 zu 3) unterscheiden. Die Gefäßwände normaler Netzhautgefäße sind nicht sichtbar, man kann nur die zwischen ihnen gelegene Blutsäule erkennen. Pathologisch veränderte Gefäßwände kann man als Gefäßeinscheidungen erkennen, oder Kaliberschwankungen der Blutsäule lassen auf sie rückschließen.

Um den gelben Fleck, die Macula lutea, als funktionell wichtigste Region der Netzhaut spiegeln zu können, muß man von der Papille nach schläfenwärts in einem Abstand von etwa 2 Durchmessern der Papille blicken. Man kann auch den Patienten bitten, direkt in das Licht des Ophthalmoskops zu sehen. Die Makula ist frei von retinalen Gefäßen und etwas größer als die Papille, ohne scharfe Begrenzung. Ihr Zentrum, die Fovea centralis, ist infolge ihrer zentralen Einsenkung bei jungen Menschen durch einen kleinen sichelförmigen Reflex, den Zentral- oder Foveolarreflex, gekennzeichnet. Die äußere Begrenzung der Makula ist an einem zarten zirkulären Reflexbogen, dem Wallreflex, zu erkennen. Diese Reflexe kann man am besten durch leichtes Schwenken des Ophthalmoskops erkennen. Der gelbliche Farbton der Macula lutea in der Fovea centralis ist nur bei Verwendung rotarmen Lichts durch Vorschalten eines Grünfilters im Ophthalmoskop sichtbar. Mit Hilfe dieses Filters läßt sich auch der bogenförmige Faserverlauf der Sehnervenfasern zwischen Papille und Makula erkennen.

Entfernungen auf der Netzhaut und Größenangaben von flächigen Netzhautveränderungen werden auf den Durchmesser der Papille bezogen als Papillendurchmesser (PD) quan-

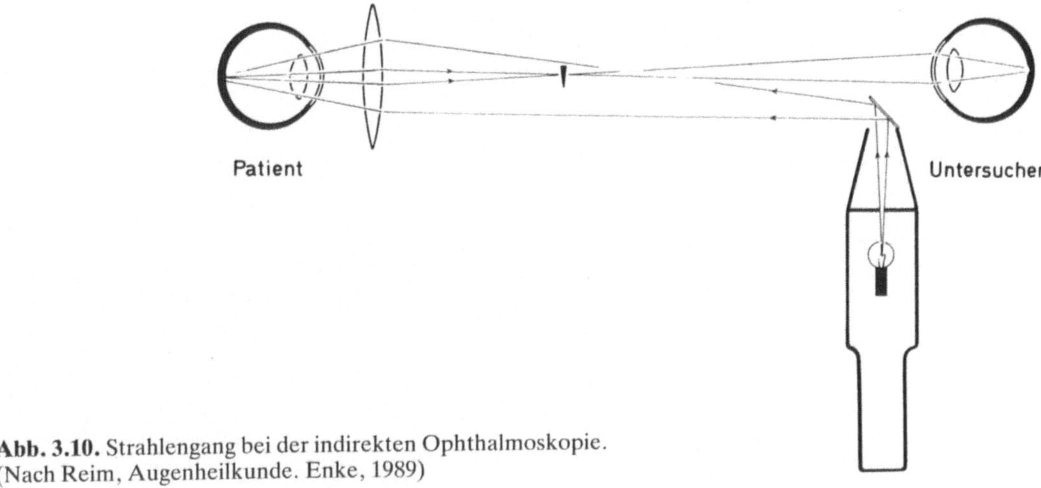

Abb. 3.10. Strahlengang bei der indirekten Ophthalmoskopie. (Nach Reim, Augenheilkunde. Enke, 1989)

tifiziert und angegeben. Angaben zur Lokalisation auf der Netzhaut werden mit Hilfe der Uhrzeigereinteilung vorgenommen. Die Erhabenheit oder Prominenz einer veränderten Papille oder eines Aderhauttumors wird als Niveaudifferenz zur normalen Netzhaut durch Scharfstellen des Bildes mit der Rekoss-Scheibe des Ophthalmoskops gemessen. Dabei entsprechen 3 Dioptrien einer Differenz von etwa 1 mm. Prominenzen erfordern Vorschalten von Pluslinsen, Ausbuchtungen nach hinten, Vorschalten von Minuslinsen. Dabei sollte das jeweilige Fokussieren des Netzhautbildes nach vorheriger Verneblung durch Verstellen der Rekoss-Scheibe in Richtung Plusgläser erfolgen, um Fehler durch die eigene Akkommodation auszuschalten.

Indirekte Ophthalmoskopie. Die Ophthalmoskopie im umgekehrten Bild hat wegen der nur etwa 4fachen Vergrößerung den Vorteil des guten Überblicks über den Augenhintergrund; außerdem ist sie auch bei sehr enger Pupille durchführbar. Man benötigt dazu ein Ophthalmoskop wie zum direkten Spiegeln und eine Sammellupe von +13 bis +20 Dioptrien Stärke (Abb. 3.10). Man erhält ein umgekehrtes und seitenverkehrtes Bild des Augenhintergrundes im Brennpunkt der etwa 8 cm vor das Auge des Patienten gehaltenen Lupe. Dabei sollte der Untersuchungsabstand etwa 50 cm betragen. Diese Untersuchungsmethode erfordert größere Übung als die direkte Ophthalmoskopie und bleibt deshalb meist Augenärzten vorbehalten.

Literatur

Küchle HJ, Busse H (1991) Taschenbuch der Augenheilkunde. Huber, Bern Stuttgart Toronto

Leydhecker W (1990) Augenheilkunde. Springer, Berlin Heidelberg New York Tokyo

Nover A (1980) Der Augenhintergrund. Schattauer, Stuttgart New York

Reim M (1989) Augenheilkunde. Enke, Stuttgart

Straub W (1976) Die ophthalmologischen Untersuchungsmethoden. Enke, Stuttgart

Dardenne U (1978) Untersuchung der Augen. In: Savic B (Hrsg) Allgemeine Klinische Untersuchungen. Springer, Berlin Heidelberg New York

4 HNO-Heilkunde

H. T. Gorgulla, R. Rödel und E. K. Walther

Die HNO-Heilkunde befaßt sich in Diagnostik sowie konservativer und operativer Therapie mit Mißbildungen, entzündlichen und tumorösen Erkrankungen sowie Verletzungen am sog. Atmungsschädel, seinen bedeckenden Weichteilen, den oberen Luft- und Speisewegen und, mit Ausnahme des Auges, mit Diagnostik und Therapie der im Kopfbereich angesiedelten Sinnesorgane und Hirnnerven.

Die funktionsbezogene Diagnostik in diesem Spezialfach ist differenziert. Für den Allgemeinarzt stehen Verfahren und Methoden zur Verfügung, die in der Regel eine hinweisende Diagnostik erlauben, nicht jedoch die präzise Beurteilung von Art und Ausmaß einer Erkrankung. Die Prinzipien der weitergehenden Diagnostik sollten allerdings bekannt sein.

Die *klinische Untersuchung* von Kopf und Hals ist nach Oberflächenbefundung und Palpation ergänzend mit technischen Hilfsmitteln möglich. Gemeint sind die Spiegel- und Endoskopietechniken zur Untersuchung der Ohren, der Nase, der Mundhöhle, des Rachens und des Kehlkopfes. Die Organbefunde können zusätzlich durch bildgebende Methoden komplettiert werden.

Unter dem Begriff *Neurootologie* werden Untersuchungstechniken und Funktionswissen von Gehör, Gleichgewicht, Geruch und Geschmack sowie einigen Hirnnerven zusammengefaßt.

Die Leistungsfähigkeit fachbetreuter Organe und Organsysteme wird durch *Prüfmethoden* erfaßt, die dem Facharzt vorbehalten sind. Diese umfassen neben Endoskopie und Neurootologie z.B. die Nasenventilationsprüfung (Rhinomanometrie), die fachbezogene Allergiediagnostik, die Ultraschalluntersuchung, die Untersuchung des Schluckaktes sowie die Analyse und Auswertung von Rhonchopathien einschließlich des Schlafapnoesyndroms. Darüber hinaus führt der Facharzt Biopsien für histologische Untersuchungen durch.

4.1 Untersuchungen ohne instrumentelle Hilfen (optisch, taktil, olfaktorisch, akustisch)

Bei der *Inspektion* wird auf die Proportionen von Kopf und Hals im Vergleich zum Gesamtkörper (Mikrozephalus, Hydrozephalus), von Kopforganen oder Gesichtspartien zueinander bzw. im Vergleich zum Gesamtgesicht (Progenie, Prognathie, Hypogenie, Hypertelorismus etc.) geachtet. Auffällige Profilabweichungen, Verfärbungen der Haut, Neubildungen, Wunden, Narben, Verbände, Verunreinigungen usw. sind präzise zu beobachten. Bei der Beschreibung sind Sitz, Größe, Verlauf, Farbe und Oberflächengestalt (bei Tumoren, Narben etc.) festzuhalten. Dabei sind Angaben in metrischen Einheiten notwendig. In Praxis und Klinik werden die schriftlich fixierten Befunde durch Photo- und Röntgendokumente ergänzt.

Die *Palpation* von Kopf und Hals ergänzt den Aspektbefund. Vorteilhaft tastet der Untersucher mit beiden Händen (bimanuell) zum direkten Seitenvergleich, wobei er vor oder hinter dem Patienten steht. Zu achten ist auf:

- Ort (topographische Beschreibung),
- Größe (Achsenkreuz, Angaben in Zentimetern),
- Konsistenz (weich, teigig, derb, hart, elastisch, prallelastisch, fluktuierend),
- Temperatur (Vergleich zur Nachbarschaft),
- Beweglichkeit (verschieblich, fixiert auf der Unterlage bzw. unter der bedeckenden Schicht, pulsierend – selbständig oder fortgeleitet),
- abnorme Beweglichkeiten und Formveränderungen (Stabilität der Mittelgesichtsknochen, Stufenbildungen, Unterkiefermotilität).

Bimanuell werden Wange und Mundboden getastet. Dabei können Drüsen, Lymphknoten, Muskulatur, Tumoren, Abszesse und an-

dere Raumforderungen in ihren physikalischen Eigenschaften erfaßt werden.
Geruchliche Wahrnehmungen des Arztes können recht charakteristisch sein und die übrigen Befunde ergänzen. So fällt etwa bei zerfallenden Tumoren ein fauliger Fötor (Foetor necroticans) auf. Süßlichstinkendes Ohrsekret weist z.B. auf chronische Mittelohrentzündung mit Knocheneiterung (Cholesteatom) hin.
Bestimmte *akustische Eindrücke* können ebenfalls wegweisend für die Diagnose sein (in- und exspiratorischer Stridor, Dysphonie, Aphonie). Kloßige Sprache („heiße Kartoffel im Mund") weist auf Entzündungen oder Raumforderungen in Mundhöhle und Rachen mit pharyngolaryngealen Bewegungseinschränkungen hin.

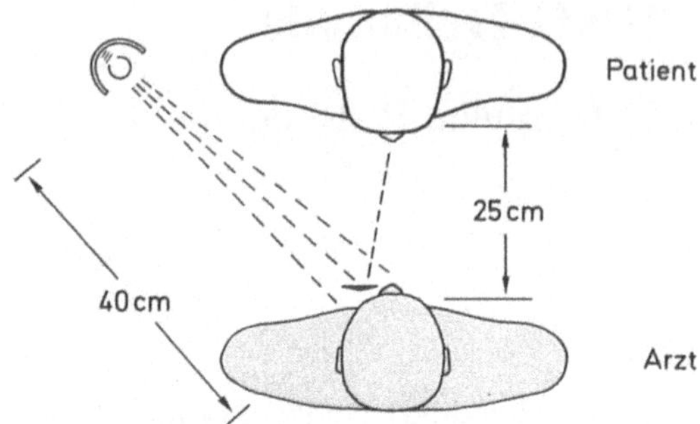

Abb. 4.1. Spiegeluntersuchung

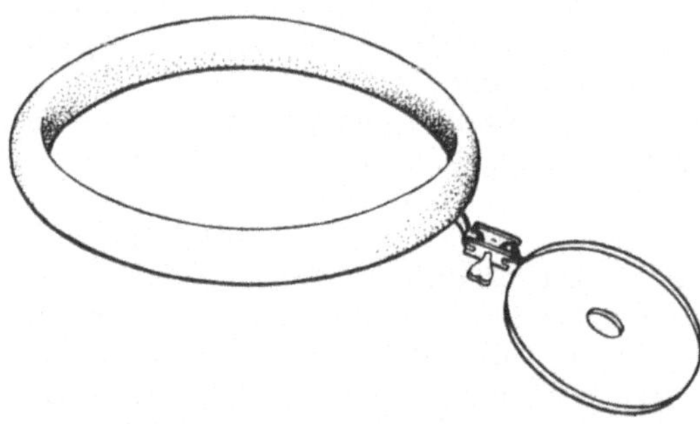

Abb. 4.2. Stirnreflektor. (Aus Boenninghaus 1983)

4.2 Untersuchungen mit instrumentellen Hilfen

4.2.1 Spiegeluntersuchung

Um eine Inspektion durch schattenfreie Ausleuchtung der oberen Luft- und Speisewege sowie der Kopföffnungen zu ermöglichen, sind die Achsen von Beleuchtungsquelle und Auge durch Hilfsmittel zu vereinigen. Diese Aufgabe erfüllt nach wie vor der 1841 von dem Bonner Arzt Hoffmann ersonnene zentraldurchbohrte Reflektor. Dieser Reflektor wirft die Strahlen einer frontalen Lichtquelle auf das Untersuchungsobjekt, während das Auge durch die zentrale Bohrung des Spiegels mit gleicher Achsenrichtung sehen kann. Zusehends wird die Arbeit mit dem klassischen Reflektor allerdings durch netz- oder batteriegespeiste elektrische Stirnlampen oder Kaltlichtquellen ergänzt.

Lichtquelle. Für die Spiegeluntersuchung geeignete Lampen haben mattierte Glühbirnen von 60–100W Leistung, die günstigerweise von einem blaugetönten Mantel (tageslichtähnlich) umgeben sind. Die Lampe wird in Frontalebene des Patienten über dessen rechter Schulter und neben der rechten Kopfseite eingeschwenkt. Die günstigste Distanz der Lampe zum Untersucher beträgt 40cm (Abb. 4.1).

Stirnreflektor. Man verwendet einen Konkavspiegel mit einem Durchmesser von ca. 10cm, einer Brennweite von 15cm und einer zentralen Bohrung von 10–15mm Durchmesser. Dieser Reflektor ist mit einem Kugelgelenk an einem Stirnreifen befestigt (Abb. 4.2).

Grundsätzliches zur Spiegeluntersuchung. Der Stirnreif mit dem Reflektor ist fest auf den Kopf zu setzen. Der Reflektor wird möglichst nahe vor das linke Auge geklappt, um ein „Flintenrohrgesichtsfeld" zu vermeiden. Ausnahmen von Positionen der Lichtquelle und Einstellung des Reflektors vor dem Auge sind nur bei deutlicher Beeinträchtigung des Sehvermögens oder extremer Linkshändigkeit des Untersuchers sinnvoll. Der reflektierte Lichtkegel ist so einzustellen, daß er bei „normaler", d.h. zwangsfreier Kopfhaltung des Untersuchers auf das auszuleuchtende Organ fällt. Durch Zuhalten des rechten Auges läßt sich die Einstellung des Reflektors hilfsweise kontrollieren und korrigieren.
Bei der Untersuchung sitzen sich Patient und Arzt frontal gegenüber. Bei Kindern kann eine Kopfstütze nützlich sein. Die geschlossenen Knie des Patienten stehen entweder schräg versetzt neben denen des Arztes oder werden von ihnen eingerahmt.

Der günstigste Betrachtungsabstand liegt aufgrund der Abmessungen des Reflektors bei etwa 25 cm (Abb. 4.1). Es empfiehlt sich, die Einstellung von Lichtquelle und Reflektor sowie die richtigen Sitzpositionen von Arzt und Patient vor jeder Untersuchung zu überprüfen und anfänglich immer wieder zu üben. Bei der Untersuchung werden mit der linken Hand die Hilfsmittel (Ohrtrichter, Nasenspekula, Mundspatel, Zungenläppchen), mit denen die Öffnungen von Ohr, Nase und Mund erweitert werden, gehalten, um bei günstigem Licht möglichst freien Einblick zu erhalten. Die rechte Hand hält bei den indirekten (= Betrachtung über Spiegel) Untersuchungen (Postrhinoskopie, Laryngoskopie) den Nasopharynx- bzw. Kehlkopfspiegel, Instrumente zur Diagnostik (Biopsie) oder zur Behandlung. Ansonsten ruht die rechte Hand auf dem Kopf des Patienten, um ihn bei der Untersuchung gezielt bewegen zu können.

Die Untersuchung soll nach Unterrichtung des Patienten ruhig, gezielt und zügig vor sich gehen. Unnötige und falsche Bewegungen mit den Untersuchungsinstrumenten sind zur Vermeidung von Würgeattacken (Mund, Rachen, Kehlkopf) oder Schmerzen (Nasenseptum, Gehörgang) zu unterlassen. Aus diesem Grund sollten linke Hand des Arztes, Instrument und Kopf des Patienten zu einer funktionellen Einheit werden.

Bei jeder Spiegeluntersuchung sind folgende Organqualitäten zu erfassen und genau zu beschreiben: Größe, Form, Oberflächengestalt, Farbe, Feuchtigkeitsfilm, Beweglichkeit (innere Nasenklappen, Gaumensegel, Stimmlippen, Trommelfell).

Die Details der Spiegeluntersuchungen werden bei den einzelnen Organen beschrieben.

4.2.2 *Organuntersuchungen*

Ohr

Befundet wird das äußere Ohr, d.h. Ohrmuschel, äußerer Gehörgang und Trommelfell.

Form und Profil der Ohrmuschel wird von elastischem Gerüstknorpel und der überziehenden Haut gebildet (Helix – Anthelix, Fossa triangularis, Tragus – Antitragus, Cavum conchae, Scapha Cymba, Lobulus auricularis) (Abb. 4.3).

Der äußere Gehörgang ist beim Erwachsenen etwa 2,4 cm lang. Sein äußeres Drittel ist knorpelig unterlegt und verschieblich; die inneren ⅔ sind knöchern umrahmt. Die Haut liegt hier ohne subkutanes Verschiebepolster unmittelbar dem Periost auf, so daß Berührung und

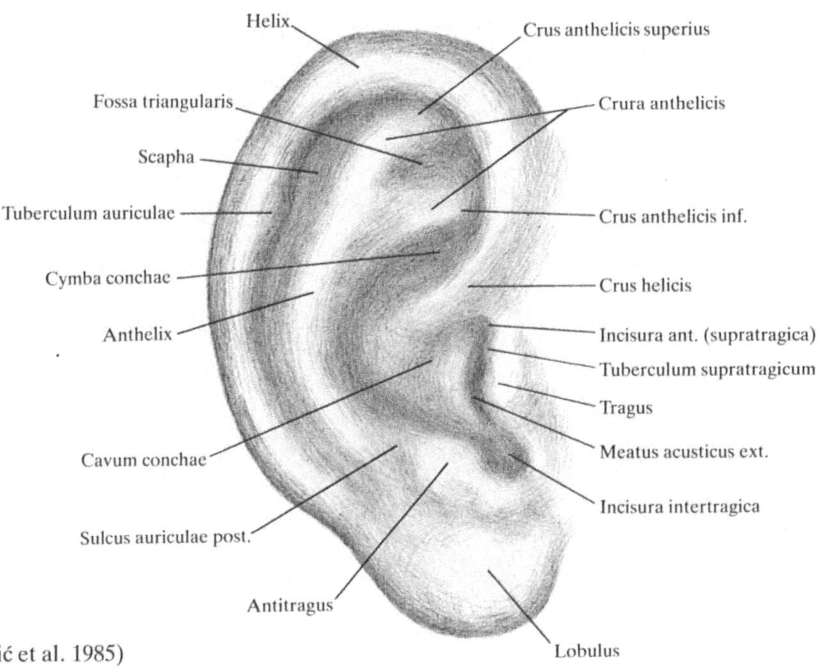

Abb. 4.3. Ohrmuschel. (Aus Krmpotić-Nemanić et al. 1985)

Druck schmerzhaft sein können. Der äußere Gehörgang ist kaudal konkav gekrümmt. Er grenzt vorn an Kiefergelenk und Glandula parotis, hinten ans Mastoid, oben an die Basis zur mittleren Schädelgrube und unten an die parapharyngealen Weichteile.
Das Trommelfell ist in den Sulcus tympanicus (Rivini) eingelassen. Es ist in einer nach vorne und oben geneigten Ebene ausgespannt. Zur Orientierung wird eine Einteilung des Trommelfelles in Quadranten vorgenommen. Die Hauptachse (9–10mm) verläuft durch den Hammergriff, rechtwinkelig dazu und durch den Trommelfellmittelpunkt (Umbo) denkt man die Nebenachse (8–9mm) (Abb. 4.4).

Untersuchung. Das Instrumentarium: Ohrtrichter, Lichtquelle, für den Facharzt auch optische Vergrößerung. Inspektorisch und palpatorisch werden Ohrmuschel und ihre Umgebung untersucht.

Zu achten ist insbesondere auf:
- Form und Profil: Makrotie, Mikrotie, Anotie, Aurikularanhänge, präaurikuläre Zysten und Fisteln, Concha-Mastoid-Winkel;
- Entzündungszeichen: ekzematöse Veränderungen, Erysipel (Ohrmuschel *mit* Ohrläppchen), Perichondritis (Ohrmuschel *ohne* Ohrläppchen), Furunkel, Helixzug- und Tragusdruckschmerz;
- Traumen: Othämatom (aufgehobene Ohrmuschelkonturen), Ein- oder Abrisse;
- Tumoren: Größe, Oberfläche, Nachbarschaftsverhältnisse;
- retroaurikulär: Druck- und Klopfschmerzhaftigkeit, Rötungen, Schwellungen.

Zur *Otoskopie* (Inspektion von Gehörgang und Trommelfell) sitzt der Patient seitwärts. Das vermeintlich gesunde Ohr wird zuerst untersucht (Vergleichsmöglichkeit).
Der größte geeignete Ohrtrichter wird von Daumen und Zeigefinger der linken Hand an seiner weiten Öffnung gehalten (Abb. 4.5a–c). Die Krümmung des Gehörganges gleicht man mit der rechten Hand rechts wie links durch Zug der Ohrmuschel nach hinten und oben aus. Dann erst wird der Ohrtrichter am Tragus vorbei in den häutigen Teil des Gehörganges eingeführt. Das Ende des knorpeligen Gehörganges ist an der Grenze der Gehörgangshaare zu erkennen. Wird der Ohrtrichter weiter eingeschoben, werden mit ungeübter Hand deutliche Schmerzen ausgelöst. Bei der Untersuchung des rechten Ohres übernimmt die linke Hand mit Daumen und Zeigefinger den Trichter und hält gleichzeitig die Ohrmuschel zwischen Mittel- und Ringfin-

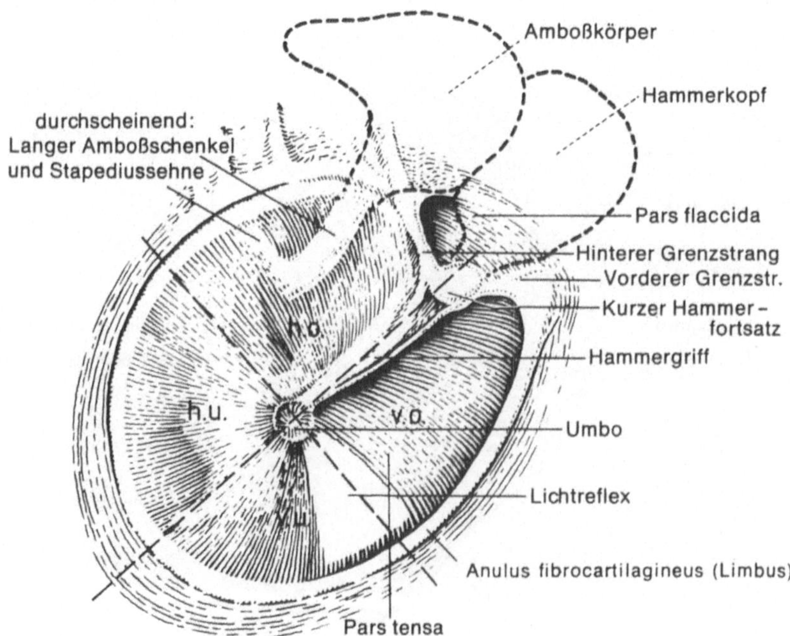

Abb. 4.4. Rechtes Trommelfell. (Aus Boenninghaus 1983)

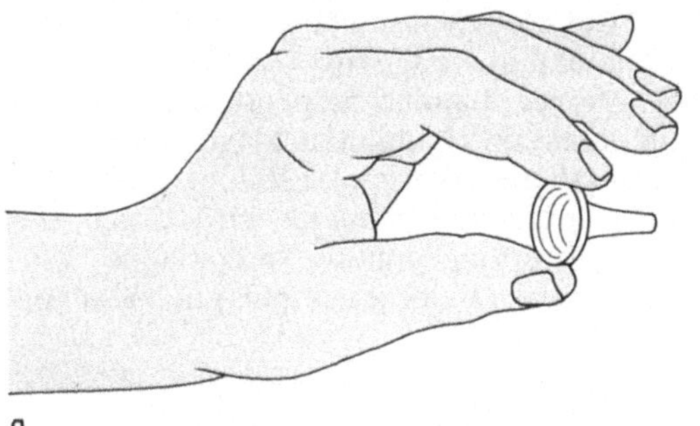

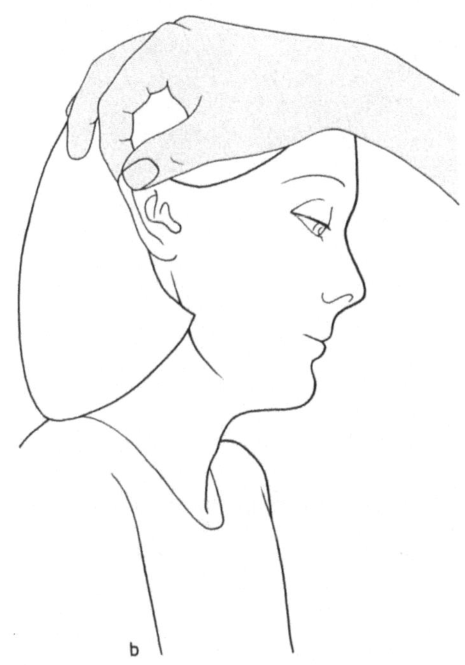

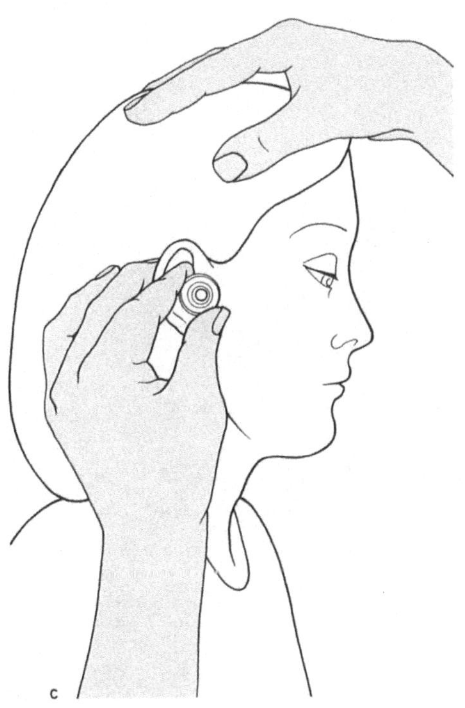

Abb. 4.5a–c. Ohrinspektion. **a** Richtige Haltung des Ohrtrichters. **b** Vor dem Einführen des Ohrtrichters wird die Ohrmuschel jeweils nach hinten oben gezogen. **c** Richtige Haltung bei der Ohrinspektion

ger nach hinten oben. Die rechte Hand ist frei und führt den Kopf des Patienten. Bei der Untersuchung des linken Ohres wird der Trichter ebenfalls zwischen Daumen und Zeigefinger gehalten, wobei die Kuppe des Mittelfingers in das Cavum conchae gedrückt wird und damit die Ohrmuschel nach hinten und oben schiebt. So ist die rechte Hand zur Führung des Kopfes bzw. für instrumentelle Manipulation frei. Zu befunden sind:

- Gehörgang (Normbefund: weit, reizlos, frei);
- Inhalt: Zerumen, Fremdkörper, tumoröse Raumforderungen;
- Auskleidung: Farbe, entzündliche Zeichen, Granulationen, ekzematöse Veränderungen, Schwellungen, Sekrete, Auflagerungen (Mykosen);
- Trommelfell (Normbefund: reizlos, geschlossen, grau, glänzend, beweglich): Farbe, Glanz, Reflexion, Perforation zentral – randständig, Sekretion, Granulationen, Fötor.

Funktionsprüfungen s. Abschn. 4.3.

Instrumentelle Manipulationen im äußeren Gehörgang sollen dem Facharzt überlassen bleiben, denn bei unsachgemäßer Anwendung von Watteträgern oder Pinzetten können Zeruminalpfröpfe oder Gehörgangsfremdkörper in Richtung Trommelfell weitergeschoben werden. Die unterschiedliche Gehörgangstiefe birgt zudem die Gefahr der Trommelfellperforation.

Nase und Nasenrachen (Nasopharynx)

Die tragenden Anteile der äußeren Nase bestehen aus knöchernen (Nasenbein, Processus nasalis des Stirnbeines, Processus frontalis des Oberkiefers) und knorpeligen Anteilen (Seiten- oder Dreiecksknorpel, Flügelknorpel mit inneren und seitlichen Schenkeln) (Abb. 4.6).

Das Gerüst der Nasenscheidewand unter dem Schleimhautüberzug wird von Os praemaxillare, Vomer, Lamina perpendicularis des Os ethmoidalis und Lamina cartilaginae quadrangularis (Vierecksknorpel) gebildet (Abb. 4.7). Das paarige Naseninnere wird durch das Ostium internum (innere Nasenklappe, Vorderkante des Dreiecksknorpels) in Nasenvor-

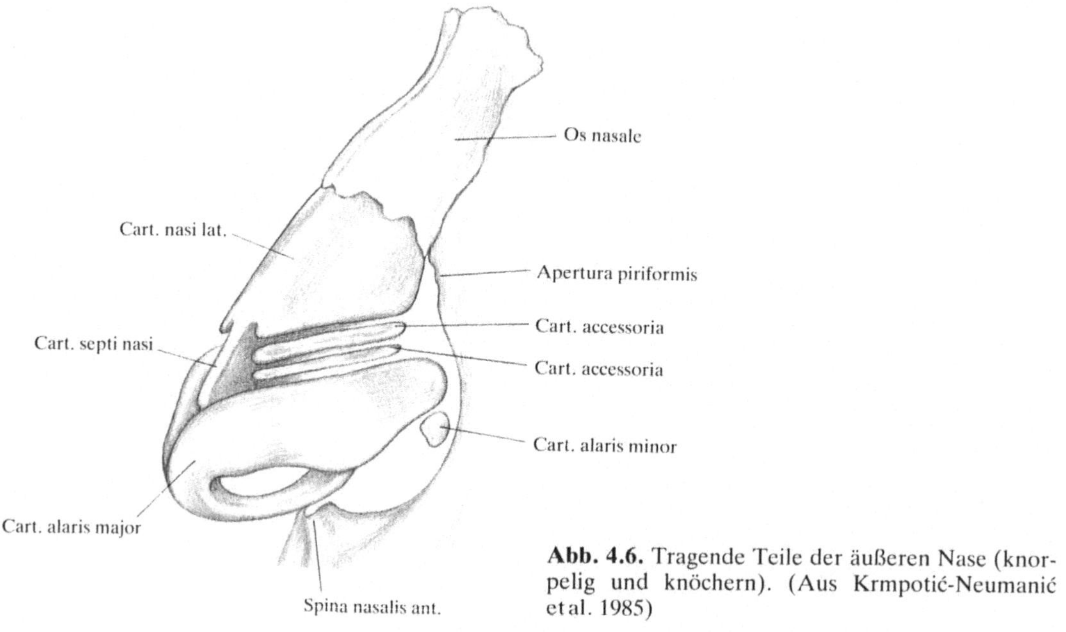

Abb. 4.6. Tragende Teile der äußeren Nase (knorpelig und knöchern). (Aus Krmpotić-Neumanić et al. 1985)

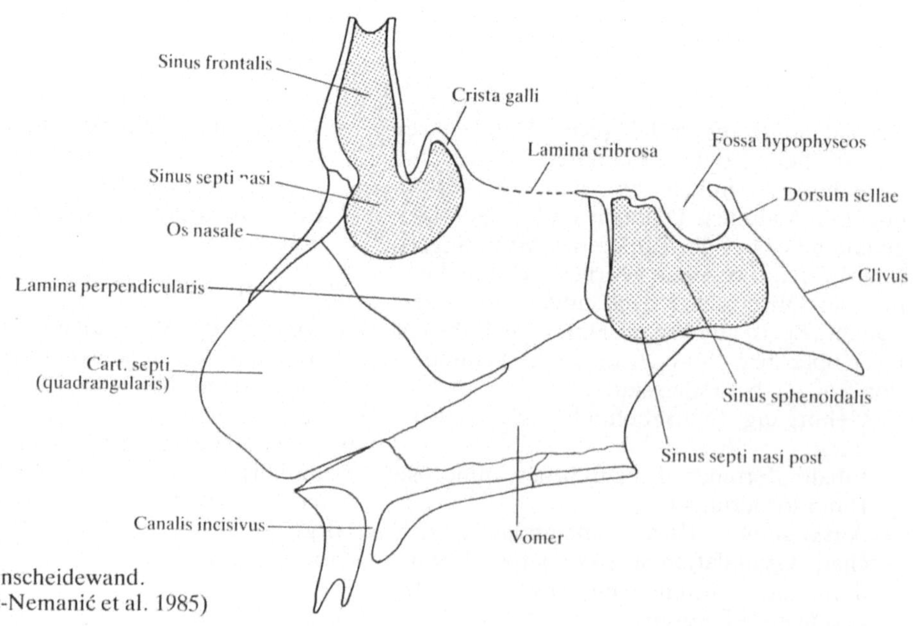

Abb. 4.7. Nasenscheidewand. (Aus Krmpotić-Nemanić et al. 1985)

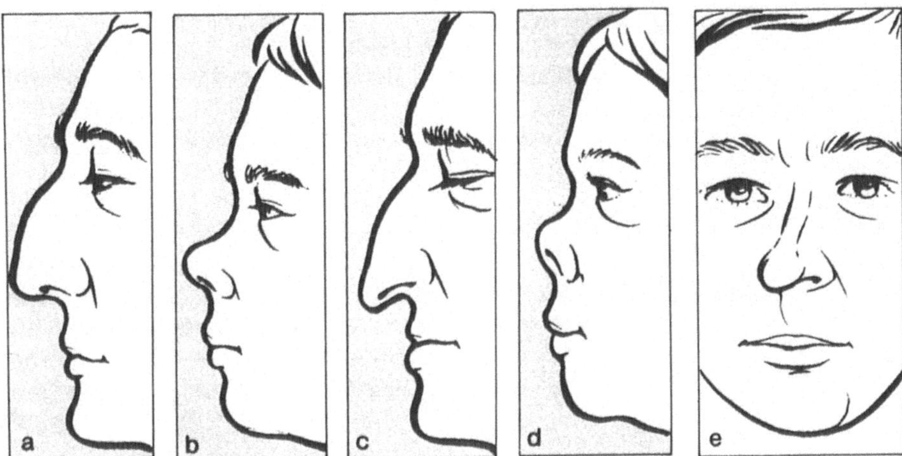

Abb. 4.8a–e. Verschiedene Nasentypen. **a** Höckernase. **b** Sattelnase. **c** Hängende Nasenspitze. **d** Kurznase. **e** Schiefnase. (Aus Becker et al. 1989)

hof (Vestibulum nasi) und Nasenhaupthöhle unterteilt. Die Nasenmuscheln (Conchae) trennen die 3 Nasengänge etagenweise voneinander.

Untersuchung. Die Untersuchung der *äußeren Nase* erfolgt durch Inspektion und Palpation. Unterschieden werden Nasenbasis und Nasenpyramide:

- Gesamtform: regelrecht oder Höcker-, Sattel-, Breit-, Hakennase, Schiefnase, knorpelig-knöchern (Abb. 4.8a–e), Krepitation, abnorme Beweglichkeit;
- Kolumella: normal verkürzt oder verbreitert;
- Subluxatio septi (seitlich neben der Kolumella versetzte vordere Septumkante, besonders deutlich erkennbar nach Kranialverschieben der Haut des Nasenrückens);
- Nasenöffnungen (normal längsoval, Achsen nach vorne (oben) konvergierend);
- Form- und Farbveränderungen der äußeren Nase und benachbarter Gesichtshaut: Schmetterlingsfigur beim Lupus erythematodes, Clownsgesicht bei Myxödem, „Nasenflügeln" bei Pneumonie, Schwellungen im Nasen-Augen-Winkel oder am Übergang zur Wange bei Erkrankungen der Tränenwege, der Nasennebenhöhlen oder des Zahnhalteapparates („Augenzahn" = oberer Eckzahn).

Die innere Nase wird durch die Rhinoskopie mit dem Nasenspekulum befundet.

Untersuchungsgang: Das Nasenspekulum spreizt die häutigen Anteile des Nasenvorhofes, um den Blick ins Innere freizugeben.

Das Spekulum wird mit den Branchen nach unten (vorn) in der flachen linken Hand gehalten, der Daumen liegt etwa über dem Schloß des Instrumentes (Abb. 4.9a–d). Die Kuppe des linken Zeigefingers berührt das linke Blatt des Instrumentes, das von den Fingern 4 und 5 bzw. den Daumenballen gespreizt wird (s. Abb. 4.9a–d). Je nach Form (gerade oder gekrümmt) wird das Spekulum mit horizontal oder vertikal stehenden Branchen in den Nasenvorhof eingeführt. Die Vorderkanten des Spekulums berühren dabei fast das Ostium internum (seitlich vorspringende, beleuchtete Kante). Keinesfalls darf das Instrument zum Septum hin verkantet werden (Schmerzhaftigkeit, Verletzungsgefahr). Beim Ausführen des Nasenspekulums aus dem Nasenvorhof sollte auf noch leicht geöffnete Branchen geachtet werden, um Einklemmungen und damit Reißen an den Vibrissen (Haare im Nasenvestibulum) zu vermeiden.

Während der Inspektion liegt die rechte Hand des Untersuchers wiederum auf dem Kopf des Patienten und ermöglicht durch Bewegung seines Kopfes den Einblick in:

- unteren Nasengang = 1. Position (Abb. 4.9c,d),
- mittleren Nasengang = 2. Position,
- oberen Nasengang = 3. Position des Kopfes.

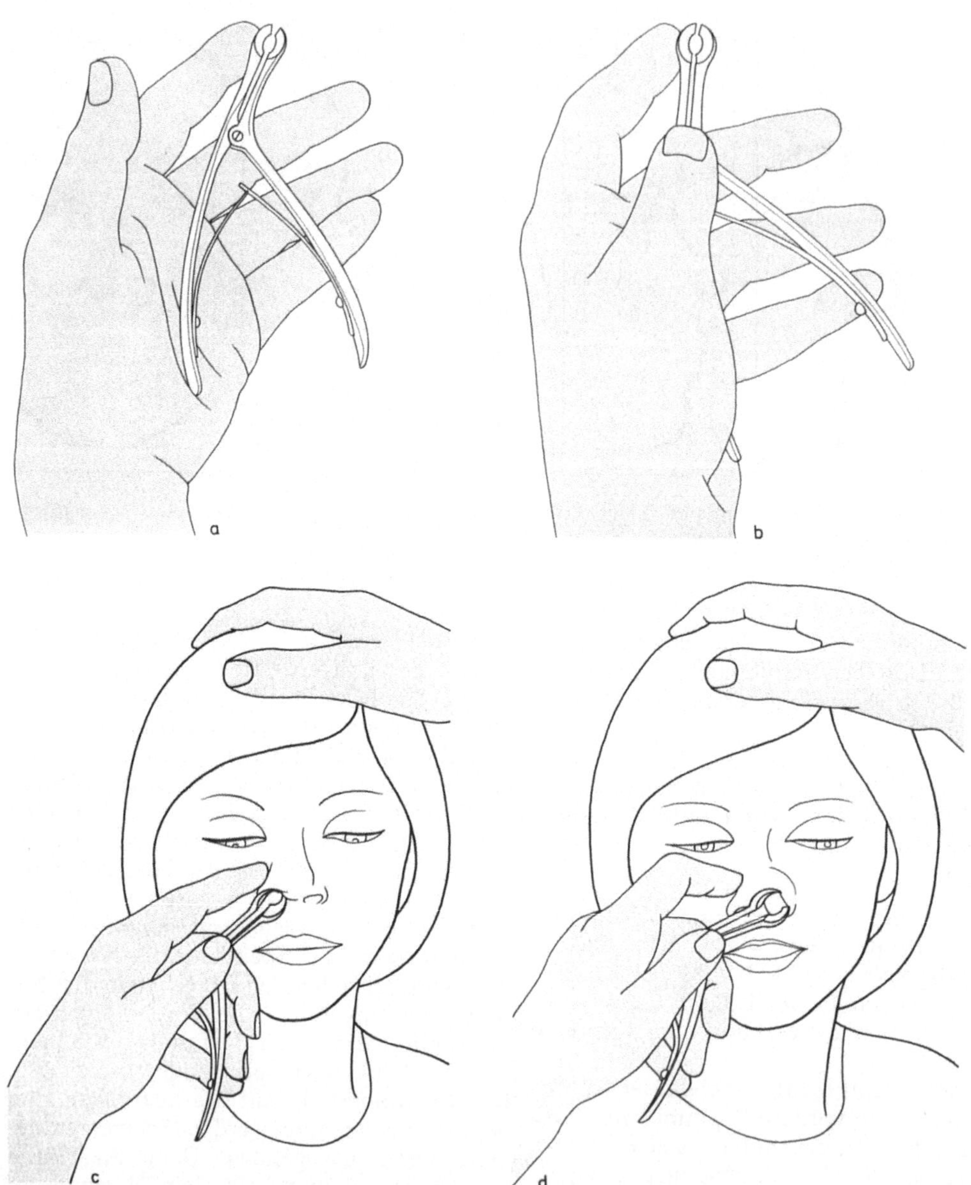

Abb. 4.9a–d. Naseninspektion. **a, b** Richtige Haltung des Nasenspekulums. Inspektion des rechten **c** und linken **d** unteren Nasenganges

Befundet werden:

- Nasenvorhof: Septumvorderkante, Gestalt des Ostium internum, Narben (Voroperationen?), Entzündungszeichen, Verletzungen, Fremdkörper, Sekrete;
- Septum: gerade oder Leisten- oder Spornbildungen, Deviationen, Exkavationen, Gefäßektasien bzw. Blutungsquellen (Locus Kiesselbachii = vorderes Septumdrittel); Perforationen, Ulzera, Tumoren, Schwellungen (Hämatom, Abszeß), Weite der Nasenhaupthöhle;
- Muscheln: Größe, Farbe, Sekretstraßen, Polypbildungen, Fremdkörper.

Die *Postrhinoskopie* (Rhinoscopia posterior) läßt Nasenausgänge (Choanen) und Nasopharynx inspizieren. Diese Untersuchung erfordert korrekte Technik und Geschicklichkeit.

Abgesehen davon wird sie in der Praxis durch zusätzliche Techniken (Endoskopie, Velotraktor) ergänzt, so daß sie in der Regel dem Facharzt vorbehalten bleibt.
Bei geöffnetem Mund und ruhiger Atmung des Patienten durch die Nase wird mit einem Spatel die nicht herausgestreckte Zunge herabgedrückt und ein Nasopharynxspiegel an der Uvula vorbei in den Oropharynx gehalten. Die Spiegelfläche wird um etwa 45° nach kranial gedreht.
Befundet werden Choanen (Vomerkante, hintere Enden der Nasenmuscheln), Tubenwülste und Rosenmüller-Gruben sowie das Nasopharynxdach (adenoide Wucherungen, Tumoren).
Funktionsprüfungen s. Abschn. 4.3.

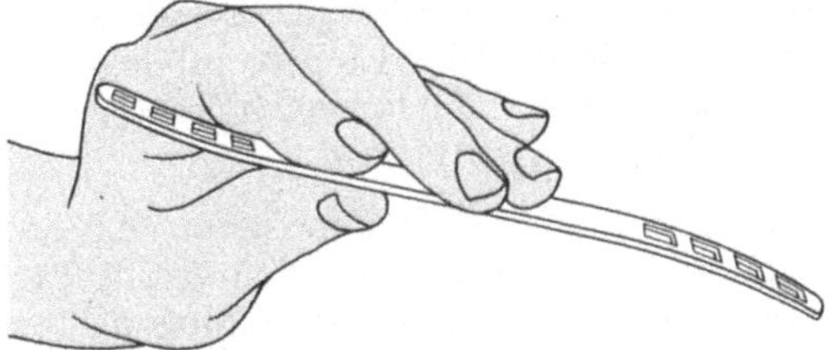

Abb. 4.10. Haltung des Mundspatels

Mund und Mundrachen (Oropharynx)

Die *Mundhöhle* wird durch Lippen, Wangen und die vorderen Gaumenbögen begrenzt. In diesem Raum werden Mundvorhof (Vestibulum oris zwischen Lippen und Zähnen), Zähne, Unterkiefer, Gaumen und die vorderen ⅔ der Zunge beschrieben.
Der *Mundrachen* (Oropharynx) umfaßt die Gaumenbögen mit den Tonsillen, die Unterfläche des weichen Gaumens und den Zungengrund mit lingualer Epiglottisfläche und sichtbarer Rachenhinter- und -seitenwand.

Untersuchung. Diese erfolgt mit dem Mundspatel. Der Patient wird aufgefordert, den Mund weit zu öffnen, ohne die Zunge herauszustrecken. Ruhige In- und Exspiration durch den Mund unterdrücken Würgereflexe. Der Mundspatel wird zwischen Daumen und Zeigefinger der linken Hand gehalten. Die Finger 3 und 4 liegen zusätzlich oben dem Spatel auf (Abb. 4.10). Die rechte Hand des Untersuchers liegt wieder auf dem Kopf des Patienten.

Inspektion des Mundes, des Lippenrotes und der Umgebung: Farbe der Lippen (Blässe, Zyanose), Tumoren oder Substanzdefekte, Mundwinkelrhagaden (Vitaminmangel, Zahnstellungsanomalien), Bläschen (Herpes labialis), periorale Haut (Blässe, Rötungen, Pigmentierungen); eingeschränkte Mundöffnung (Kiefer*klemme*) (myogen, neurogen, arthrogen, tumorös, entzündlich); Einschränkung des Mundschlusses (Kiefer*sperre*) (Kiefergelenkluxation).

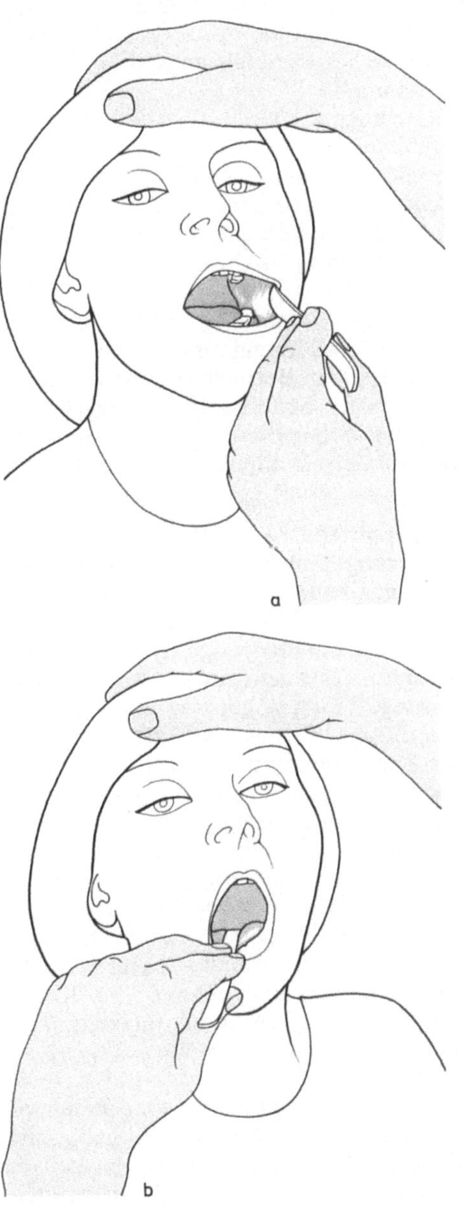

Abb. 4.11. a Inspektion des Mundvorhofes. **b** Inspektion des Oropharynx

Inspektion des Mundvorhofes: Mit dem Spatel werden Mundwinkel und Lippen entfaltet und gleitend vor den Zähnen angehoben (Abb. 4.11 a). Zu beschreiben sind:

- entzündliche, narbige und tumoröse Veränderungen, Druckschmerzhaftigkeit, Pigmentierungen und Veränderungen der Gingiva [bräunliche Verfärbung bei Morbus Addison, schwarze Ränder bei Bleivergiftung, Blutungen bei hämorrhagischer Diathese und bei Vitamin-C-Mangel (Skorbut), Parodontose, Zahnfleischhyperplasie bei Retikulosen und Hydantointherapie];
- Verletzungen;
- Fehlbildungen;
- Gebiß (vollständig, gepflegt – nicht gepflegt; saniert; lückenhaft; Teil- oder Vollprothese oben/unten; Klopfempfindlichkeit der Zähne; Okklusion).

Inspektion der Mundhöhle: Mit dem Spatel wird die Mundöffnung erweitert bzw. der Zungenkörper zur Betrachtung des sublingualen Raumes zur Seite gedrückt. Gegebenenfalls erfolgt vorher die digitale Palpation des harten Gaumens (submuköse Spalten).
Zu beschreiben sind:

- Zungenoberfläche [Belag: schwarze „Haarzunge“ durch Veränderungen der filiformen Papillen im hinteren oder vorderen Anteil der Zunge, „Himbeerzunge“ bei Scharlach, Furchenzunge (Lingua plicata), Atrophie (Hypoglossusparese), Landkartenzunge (Lingua geographica), Zungenunterfläche, Zungenmotilität (Deviation der Zunge bei Hypoglossusparese zur erkrankten Seite), Frenulum linguae, Speicheldrüsenausführungsgänge [*sublingual:* Orificium (Papilla) submandibularis (Whartonii) und Caruncula sublingualis, *bukkal* (in Höhe der oberen vorderen Molaren) Papilla parotidea (Stenonii); (Farbe, Schwellung, austretendes Sekret)];
- Mund-Wangen-Schleimhaut: Koplik-Flecke bei Masern, Leukoplakien, Aphthen, Ulzera und Tumoren.

Inspektion des Oropharynx: Gegebenenfalls kann ein zweiter Spatel zu Hilfe genommen werden. Zur Prüfung der Luxierbarkeit der Tonsillen bzw. zur Feststellung von Tonsillenexprimat wird der Spatel in den Arcus palatoglossus gedrückt (Abb. 4.11b).

Zu beachten sind:
- die Gaumenbögen; symmetrisch – asymmetrisch;
- bei Phonation Beweglichkeit der Gaumenbögen und der Uvula: symmetrisch oder asymmetrisch (Glossopharyngeusparese, Kulissen- oder Gardinenphänomen bei Vaguslähmung);
- Uvula: Form (evtl. Uvula bifida), Schwellung, Farbe;
- Tonsillen: Größe, Farbe, Oberflächengestalt (glatt, zerklüftet, kryptenreich), Exprimat, Beläge (fest, abwischbar), Luxierbarkeit (frei, aufgehoben);
- Exprimat: talgig, eitrig, Pfröpfe;
- Detritus (physiologische Abschilferungsmasse aus Epithelien, Blutzellenelementen, Bakterien, Nahrungsresten etc.);
- Ulzera und tumoröse Veränderungen.

Wichtige zusätzliche Untersuchung: Bimanuelle Austastung von Mundvorhof, Mundboden, Wangen, Zunge, Zungengrund und Tonsillen zur Erfassung von Indolenzen, Schwellungen, Fluktuationen, Verhärtungen (brettharte Schwellung des Mundbodens bei Abszeß oder Aktinomykose), Infiltrationen und Ulzerationen.
Funktionsprüfungen s. Abschn. 4.3.

Kehlrachen (Hypopharynx) und Kehlkopf

Zum Hypopharynx zählen die Sinus piriformes mit dem Postkrikoidbereich. Die freien Kanten der aryepiglottischen Falten gehören zum Larynx. Im Larynx werden Vestibulum (laryngeale Epiglottisfläche, Interarytänoidregion, innere Fläche der aryepiglottischen Falten und kraniale Flächen der Taschenfalten), Ventrikel (Sinus Morgagni), Rima glottidis (Stimmritze), subglottischer Raum (Unterseite der Stimmlippen bis Unterkante des Ringknorpels) unterschieden.
Um Hypopharynx und Larynx inspizieren zu können, ist der nahezu rechtwinklige Knick zwischen den Achsen von Mundhöhle/Oropharynx und Larynx mit einem Spiegel optisch auszugleichen (indirekte Inspektion). Hypopharynx und Larynx werden also im virtuellen Bild betrachtet. Das gilt auch für die neueren 90°-Winkeloptiken, die den Larynx auch unter Vergrößerung zu untersuchen erlauben.
Das Instrumentarium besteht aus Kehlkopfspiegel, Zungenläppchen, Spiegelwärmer, Winkeloptik und Lupenlaryngoskop.

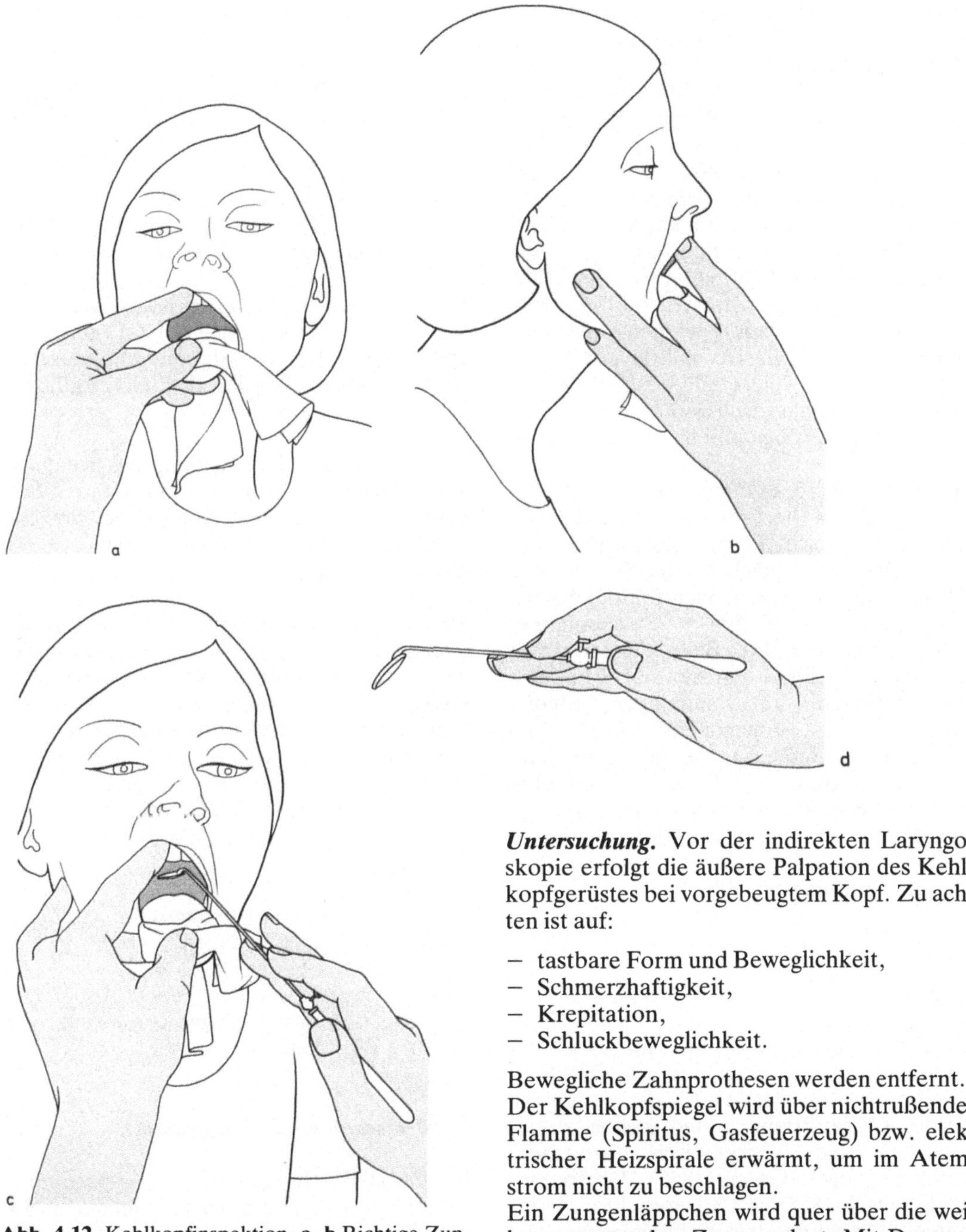

Abb. 4.12. Kehlkopfinspektion. **a, b** Richtige Zungenhaltung von vorne und seitlich. **c** Haltung des Kehlkopfspiegels beim Einführen in die Mundhöhle. **d** Kehlkopfinspektion nach Drehung des Spiegels um 45°

Untersuchung. Vor der indirekten Laryngoskopie erfolgt die äußere Palpation des Kehlkopfgerüstes bei vorgebeugtem Kopf. Zu achten ist auf:

- tastbare Form und Beweglichkeit,
- Schmerzhaftigkeit,
- Krepitation,
- Schluckbeweglichkeit.

Bewegliche Zahnprothesen werden entfernt.

Der Kehlkopfspiegel wird über nichtrußender Flamme (Spiritus, Gasfeuerzeug) bzw. elektrischer Heizspirale erwärmt, um im Atemstrom nicht zu beschlagen.

Ein Zungenläppchen wird quer über die weit herausgestreckte Zunge gelegt. Mit Daumen und Mittelfinger der linken Hand wird die Zunge ergriffen, wobei der Daumen auf ihr, der Mittelfinger unter ihr liegt. Der Daumen wälzt die Zunge über den unterliegenden Mittelfinger. Der linke Zeigefinger drängt gleichzeitig die Oberlippe hoch (Abb. 4.12a, b).

Der Patient wird zu regelmäßiger und ruhiger Atmung (Unterdrückung von Würgereflexen)

aufgefordert. Der erwärmte Spiegel wird wie ein Schreibstift in der rechten Hand gehalten (Abb. 4.12d) und mit seinem Stiel gleitend im linken Mundwinkel in den Mund vorgeschoben. Ohne Mund- und Rachenschleimhäute zu berühren, wird der Spiegel zunächst parallel zum harten Gaumen geführt, dann gedreht und sanft in einem Winkel von etwa 45° gegen den weichen Gaumen gedrückt (Abb. 4.12c). Der Patient phoniert die Silbe „hi", durch die sich der Kehldeckel aufrichtet und den Blick in den Larynx freigibt. Im Wechsel zwischen Atmung und Phonation werden Anatomie und Funktion des Larynx und Hypopharynx beobachtet. Im Spiegelbild erscheinen die rechten Seiten links, die linken rechts, die vordere Kommissur oben und die Aryhöcker unten.
Beschrieben werden: Zungengrund mit Vallekeln, Epiglottis (hochrote querovale Schwellung bei Epiglottitis), Sinus piriformes, evtl. hier vorhandene Speichel- oder Schleimseen (Hinweis auf Tumoren oder Fremdkörper), aryepiglottische Falten, Taschenfalten, Stimmlippen und ihre Beweglichkeit (z.B. ein- oder beidseitige Paresen bei Schilddrüsenoperationen, Vaguslähmungen, Mediastinaltumoren, Bronchialkarzinomen und Ösophaguskarzinomen), subglottische Anteile (in Respirationsstellung der Stimmlippen), tumoröse Veränderungen der Stimmlippen (Papillome, Granulome, Polypen, Karzinome).
Funktionsprüfungen s. Abschn. 4.3.

4.2.3 Endoskopie

Die HNO-Heilkunde ist das Mutterfach der Endoskopie. Diese medizinische Spezialdisziplin konnte erst entstehen, als es möglich wurde, Körperöffnungen und -höhlen zu untersuchen und therapeutisch anzugehen. Kehlkopfspiegel (Garcia 1855), Ohrtrichter (v. Troeltsch 1855) und Stirnreflektor (Hoffmann 1841) wurden bereits beschrieben. Die erste Entfernung eines Bronchialfremdkörpers erfolgte 1897 durch G. Killian. Auch die Entwicklung der klinisch brauchbaren Aufsichtsmikroskopie (Beginn der Ohrmikroskopie) sowie der Stabendoskopie ging wesentlich von der HNO-Heilkunde aus. Heute verfügt der Facharzt über eine differenzierte Kollektion von Endoskopen, Lupen und Mikroskopen neben den klassischen Untersuchungsverfahren.

Rhinoskopie: Betrachtung der Nasenhaupthöhlen mit Hilfe flexibler oder starrer Optiken.

Nasopharyngoskopie: Ausleuchtung des Nasenrachenraumes mit Hilfe starrer oder flexibler Optiken transnasal oder transoral.

Sinuskopie: Betrachtung der Nasennebenhöhlen über Trokarbohrungen (LA) oder postoperativ mit Hilfe von Staboptiken (verschiedene Sichtwinkel) oder flexiblen Endoskopen.

Laryngoskopie: Untersuchung des Kehlkopfes und Hypopharynx transoral (starre Winkeloptik: Lupenlaryngoskopie) oder flexibeltransnasal (Nasopharyngo-Laryngo-Hypopharyngoskopie).

Mikrolaryngoskopie: Mit Hilfe eines Rohr- oder Spreizendoskopes wird der Kehlkopf für direkte Betrachtung in Narkose eingestellt. Hypopharynx, Larynx mit supra- und subglottischen Anteilen sowie (obere) Trachea lassen sich mit dem binokularen Operationsmikroskop bzw. – ergänzend – mit starren Winkeloptiken ausleuchten. Dabei besteht die Möglichkeit zu Biopsie und mikrochirurgischen Eingriffen.

Tracheoskopie und Ösophagoskopie mit starren Rohren: Zur Fremdkörperextraktion.

Flexible Bronchoskopie, flexible Ösophagoskopie und Mediastinoskopie werden in Kap. 6 und 10 ausführlicher beschrieben.

4.2.4 Radiologische Diagnostik

In der HNO-Heilkunde werden bestimmte Röntgenaufnahmen in der Routinediagnostik verwendet.
Aussagen über die Pneumatisation des Warzenfortsatzes können mit Hilfe der Aufnahme nach Schüller gemacht werden (Verschattungen bei chronischer Entzündung, Aufhebung der Bälkchenstruktur bei akuter Mastoiditis, Knochendestruktion beim Karzinom). Die Felsenbeinaufnahme nach Stenvers hilft bei der Beurteilung der inneren Gehörgänge

(z.B. Aufweitung bei Akustikusneurinom). Bei beiden Aufnahmen erfolgt die Beurteilung im Seitenvergleich.
Auch die Röntgenaufnahme der Nasennebenhöhlen in 2 Projektionen gehören in die Routinediagnostik (Verschattungen bei akuten oder chronischen Nasennebenhöhlenentzündungen, Knochendestruktionen bei Malignomen).
Seit dem Rückgang der Tuberkulose hat die Aufnahme der Halsweichteile (Kalkschatten) an Bedeutung verloren.
Diese klassischen Röntgenaufnahmen werden durch die Sonographie, Computertomographie (z.T. in hochauflösender Technik) und Magnetresonanztomographie in ihrer Aussage ergänzt sowie teilweise abgelöst.

4.3 Funktionsdiagnostik

Die Funktionsdiagnostik des HNO-ärztlichen Fachgebietes umfaßt die Überprüfung der Sinne Geruch (I. Hirnnerv), Geschmack (VII. und IX. Hirnnerv), Gehör und Gleichgewicht (VIII. Hirnnerv) sowie der Kopforgane und des oberen aerodigestiven Traktes (Nasenventilation, Schluck-, Kehlkopf- und Lungenfunktion). Einige detaillierte Untersuchungen bleiben aufgrund des hohen Aufwands größeren Kliniken vorbehalten, viele Untersuchungen können jedoch auch in der Allgemeinpraxis als orientierende Prüfungen angewandt werden.

4.3.1 Chemosensorik

Riechprüfung (I. Hirnnerv)

Der Schwellenwert zur Wahrnehmung von riechenden Substanzen liegt durchschnittlich bei 10^{12} Molekülen pro Milliliter nasal inspirierter Luft. Steigerungen der Duftstoffkonzentration um jeweils 20–50% bewirken eine merkbare Zunahme der Wahrnehmungsintensität.

Prüfverfahren. Für eine quantitative und qualitative klinisch-praktische Prüfung eignet sich das Schnüffeln an Flaschen („sniff bottle test“), die verschiedene chemisch reine Duftstoffe in Verdünnungsreihen mit Abstufungen z.B. um den Faktor 10 enthalten. Die Auswahl der Duftstoffe kann in Anlehnung an die sog. Grundgeruchseinteilung erfolgen. Wer-

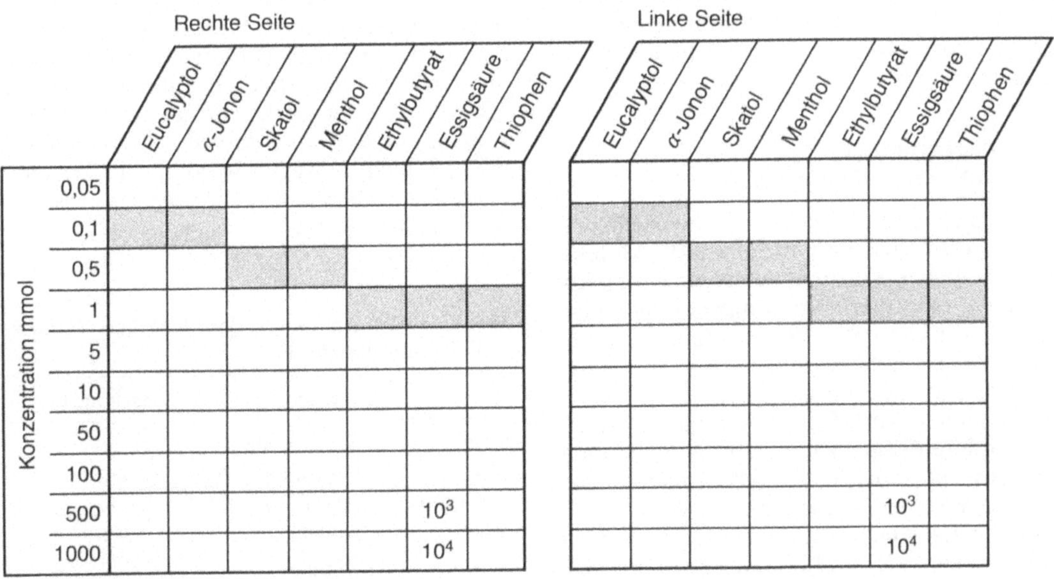

Abb. 4.13. Schema zur schwellenbezogenen Dokumentation der Ergebnisse der subjektiven Olfaktometrie

den die Duftstoffe durch ein kurzes Schlauchsystem aspiriert (Vermeidung von Fremdluftbeimischungen), lassen sich für die Wahrnehmungs- und Erkennungsschwellen erstaunlich reproduzierbare Ergebnisse erzielen.

Ergebnisse. Die Ergebnisse (quantitative Prüfung) werden in einem schwellenbezogenen Diagramm eingetragen (Abb. 4.13), die Schwellenbereiche sind schraffiert dargestellt. Zur Bewertung werden bestimmte Symbole eingesetzt. Die Fortsetzung der Prüfung im überschwelligen Bereich gibt Aufschlüsse über das Dynamikverhalten (Reizsteigerung – Empfindungssteigerung) des Riechsinnes. Qualitative Riechstörungen ergeben sich aus der subjektiven Beschreibung der einzelnen Duftstoffe („riecht wie ...“). Neben den reinen Riechwahrnehmungen (N. olfactorius) können mit Trigeminusreizstoffen (z.B. Essigsäure 1 oder 10 mol) sensible Empfindungen über Trigeminusreflexe (Tränenträufeln, Augenzwinkern) geprüft werden.
Die Computerolfaktometrie ist eine objektive Prüfmethode ohne Beeinflussung durch den Willen des Patienten. Es werden riechreizbezogene EEG-Abschnitte von einem Rechner erfaßt, aufgearbeitet und gemittelt, wodurch sich olfaktorisch evozierte Potentiale der Hirnrinde darstellen lassen. Diese Prüfung kann zur Aussonderung von Aggravationen bzw. Simulationen und zur Begutachtung benutzt werden. Dem Meßverfahren liegt das gleiche Prinzip wie bei der ERA (s. unten) zugrunde.

Geschmacksprüfung (VII., IX. und X. Hirnnerv)

Die Schwellen zur Auslösung eines Schmeckreizes liegen zwischen 10^{14} und 10^{18} Molekülen/ml, wobei Konzentrationszunahmen um ca. 20% eine merkbare Empfindungssteigerung bewirken. Bei der Prüfung des Geschmacks ist zu beachten, daß die sensorisch nervale Leitung überwiegend von 2 Nerven übernommen wird: Chorda tympani (VII) für die vorderen ⅔ der Zunge und N. glossopharyngeus (IX) für das hintere Zungendrittel und die Wände des Oropharynx. Weitere sensorische Leistungen des N. petrosus superficialis maior (VII) und des X. Hirnnervs spielen eine untergeordnete Rolle.

Prüfverfahren. Entsprechend den 4 Geschmacksqualitäten (süß, sauer, salzig und bitter) werden zur gustometrischen Prüfung typische Lösungen (z.B. Rohrzucker, Kochsalz, Zitronensäure und Chininsulfat) benutzt. Zur Applikation werden die Prüflösungen mit der niedrigsten Konzentration beginnend, in Konzentrationen für den schwellennahen und überschwelligen Bereich mit Watteträgern auf die Schleimhautoberflächen von Zunge und Rachen seitengetrennt aufgetragen und verstrichen, ohne daß der Proband den Mund schließt und Schmeckbewegungen ausführt.

Ergebnisse. Der Patient gibt Auskunft über seine Wahrnehmungen, ohne mit Mund oder Zunge Schmeckbewegungen auszuführen. Bei Wechsel auf eine andere Geschmacksqualität wird der Mund vorher mit Wasser (Neutralisierung) ausgespült. Die Angaben über Wahrnehmung und Qualität können in einem Ergebnisschema analog der subjektiven Olfaktometrie eingetragen werden (Abb. 4.14). Da die Angaben subjektiver Natur sind, wird dieser Geschmackstest als subjektive Gustometrie bezeichnet. Tabelle 4.1 gibt eine Übersicht über die Nomenklatur für Störungen von Riech- und Geschmackssinn.
Bei der Elektrogustometrie lassen sich eng umschriebene Schleimhautareale der Zunge und des weichen Gaumens mit Anodenströmen reizen (inadäquater Reiz), wobei saure oder „metallische“ Geschmackseindrücke empfunden werden. Die Stromstärken liegen im Bereich um 5 μA. Empfindungen wie „Brennen“ oder „Prickeln“ deuten auf Reizung sensibler Nervenfasern (N. trigeminus) hin, die nicht bewertet werden (die Trigeminusreizschwellen liegen über den sensorischen Schwellen).

Tabelle 4.1. Terminologie der klinischen Geruchs- und Geschmacksstörungen

	Geruch	Geschmack
Normal	Normosmie	Normogeusie
Störung	Dysosmie	Dysgeusie
Quantität	Hyposmie	Hypogeusie
	Anosmie	Ageusie
	Hyperosmie	Hypergeusie
Qualität	Parosmie	Parageusie
	Phantosmie	Phantogeusie
	Kakosmie	Kakogeusie

Stufen	Kochsalz	Zitronensäure	Chininsulfat	Rohrzucker	Kochsalz	Zitronensäure	Chininsulfat	Rohrzucker	Kochsalz	Zitronensäure	Chininsulfat	Rohrzucker
1	0,3	0,036	0,001	0,5								
2	1,5	0,5	0,005	2								
3	2,5	1	0,01	4								
4	5	7,5	0,05	10								
5	15	15	0,2	40								
	Konzentrationen (%)				Rechte Seite				Linke Seite			

Ø keine Wahrnehmung)(Wahrnehmungsschwelle + Erkennungsschwelle ++ deutliche Erkennung +++ starker Eindruck

Abb. 4.14. Schema zur schwellenbezogenen Dokumentation der Ergebnisse der subjektiven Gustometrie

Gustatorisches Riechen

Alkoholische Aromaessenzen können nur dann vollständig wahrgenommen werden, wenn sowohl Riech- als auch Schmeckvermögen gleichzeitig funktionstüchtig sind. Werden aromatische Essenzen auf die Zungenoberfläche aufpipettiert, kommt es zu einem kombinierten gustatorisch-olfaktorischen Eindruck. Bei verschlossener Nase (Nasenklammer) gelangen die Duftstoffe über den Nasopharynx nicht (sofort) an das Riechepithel, werden aber im Normalfall bei offener Nase *sofort* durch die nasale Ventilation wahrgenommen.

Prüfverfahren. Als Testmaterial eignen sich Likoressenzen, die mit Pipetten (2–3 Tropfen) auf die Zunge gegeben werden. Die Wahrnehmungen werden zunächst bei verschlossener, dann bei offener Nase erfragt.

Ergebnisse. Bei Ausfall des Riechsinns werden die aromatischen Anteile nicht wahrgenommen, dagegen die gustatorischen. Die Empfindungen sind dann bei offener und verschlossener Nase gleich. Das gustatorische Riechen eignet sich zur globalen Prüfung des Riech- und Schmecksinnes. Mit diesem Test können darüber hinaus Simulanten oder Aggravanten erkannt werden, da sie sich bei der Prüfung nur auf orale Wahrnehmungen konzentrieren und aromatische Empfindungen nicht als olfaktorische Zusatzleistung realisieren.

4.3.2 Ventilationsprüfungen

Prüfungen der Ventilation der oberen Luftwege lassen sich mit Rhinomanometrie (Prüfung der Nasendurchgängigkeit) und Lungenfunktionsprüfung realisieren.

Rhinomanometrie

Geprüft wird die seitengetrennte Nasenventilation bei gleichzeitiger Registrierung von Luftfördermenge (cm^3/s) und Druckdifferenz (Pa) zwischen Naseneingang- und -ausgang und im Seitenvergleich. Ermittelt wird der Strommittelwert bei einer Druckdifferenz von 150 Pa, der Auskunft über die Nasendurchgängigkeit gibt. Darüber hinaus ist auch die Berechnung des nasalen Widerstandes (Pa s/cm^3) möglich, was bei entsprechender computerisierter Meßvorrichtung automatisch erfaßt werden kann.

Lungenfunktionsprüfung

Bei obstruktiven Erkrankungen im Bereich der oberen Luftwege (Trachealstenose, Rekurrensparese) lassen sich Ventilationseinschränkungen mit Hilfe der Lungenfunktionsprüfungen erfassen. Wichtige Kenngröße ist der Tiffeneau-Index (Quotient aus Tiffeneau-Wert und Vitalkapazität). Weitere Ergebnisse sind aus der Fluß-Volumen-Kurve über den maximalen Flußwert bei Exspiration („peak flow“, PEF) ableitbar. Weiteres s. Kap. 6.

4.3.3 Hörprüfung (VIII. Hirnnerv)

Mit verschiedenen Untersuchungsverfahren können Ausmaß und Sitz einer Hörschädigung bestimmt werden. Entsprechend den anatomischen Verlaufsstrecken der akustischen und nervösen Verarbeitung wird zwischen Schalleitungs- und Schallempfindungsstörungen unterschieden. Bei der Schalleitungsstörung wird die akustische Fortleitung durch äußeren Gehörgang oder Mittelohr behindert, bei der Schallempfindungsstörung ist die Hörschnecke (kochleäre Hörstörung) oder der weitere nervöse Verlauf (retrokochleäre Hörstörung) betroffen. Im folgenden wird lediglich auf die Grundzüge der Audiometrie eingegangen, und es werden die wichtigsten Prüfmethoden angesprochen.

Klassische Hörprüfung

Hörweitenprüfung. Eine orientierende Prüfung des Hörvermögens kann mit Hilfe von Flüster- und Umgangssprache durchgeführt werden. Nach Inspektion der Ohren und eventueller Entfernung von obturierenden Zerumenpfröpfen stellt sich der Patient in einem möglichst schallarmen Raum seitlich zum Prüfer in einem Abstand von 6–8 m. Das abgewandte Ohr wird vertäubt, indem der Gehörgang mit der Kuppe des Zeigefingers, der gleichzeitig geschüttelt werden soll, verschlossen wird. Die elektroakustische Vertäubung mittels eines Kopfhörers ist bei erheblicher Seitendifferenz vorzuziehen. Ohne die Mundbewegungen des Prüfers sehen zu können, wird der Patient aufgefordert, vorgesprochene Worte nachzusprechen, wobei sich Zahlen und zweisilbige Wörter mit hellem („44“), „66“, „bitte“) oder tiefem Klang („88“, „99“, „Mauer“) eignen. Es wird mit Umgangssprache (mittlere Stimmintensität) und Flüstersprache (aphonisch formiert mit pulmonalem Residualvolumen) geprüft.

Ergebnisse: Umgangssprache wird normalerweise bis zu einer Entfernung von 40 m verstanden. Erst bei 3–4 m Abstand ist eine mittelgradige Schwerhörigkeit anzunehmen (Grenze des sozialen Gehörs). Unter 1 m Hörweite ist hochgradige Schwerhörigkeit anzunehmen. Wird die erhobene Stimme gar nicht oder lediglich lautes Rufen vor der Ohrmuschel (ante concham, a.c.) verstanden, ist Taubheit wahrscheinlich. Die folgende Zusammenstellung gibt eine orientierende Übersicht (Verständlichkeit der Umgangssprache):

- bis 40 m: Normalhörigkeit,
- 8–4 m: geringgradige Schwerhörigkeit,
- 4–1 m: mittelgradige Schwerhörigkeit,
- 1–0,25 m: hochgradige Schwerhörigkeit,
- 0,25 m bis a.c.: an Taubheit grenzende Schwerhörigkeit.

Stimmgabelversuche. Aus der Wahrnehmung von Stimmgabelschwingungen vor dem Ohr (Luftleitung) oder bei auf dem Schädelknochen aufgesetzter Stimmgabel (Knochenleitung) ergeben sich Hinweise für Schalleitungs- und Schallempfindungsschwerhörigkeit. Die Stimmgabel hält einige Sekunden eine konstante Sinusschwingung mit etwa gleichbleibender Intensität von ca. 40–60 dB. Sie sollte lediglich mit einer knipsenden Fingerbewegung in Schwingung versetzt werden, um Oberschwingungen und bei seitendifferenten Hörvermögen ein Überhören auf das abgewandte Ohr zu vermeiden. Zur Prüfung eignen sich besonders Stimmgabeln mit niedrigen (500 Hz) und mittleren Frequenzen (1 kHz), die in den Hauptsprachbereich hineinragen. Trotz der Entwicklung elektroakustischer Audiometer sind Stimmgabelprüfungen für die Sofortdiagnose und zur klinischen Verlaufsbeobachtung (Klinik, Krankenbesuch) wertvoll geblieben. Die wesentlichen Prüfungen sind folgende:

Weber-Versuch: Bei diesem Versuch werden die Wahrnehmungen über Knochenleitung im Seitenvergleich geprüft. Die schwingende Stimmgabel wird auf die Stirn oder den Scheitel aufgesetzt. Der Schall wird über Knochenleitung auf beide Hörschnecken übertragen. Bei seitengleichem Hörvermögen entsteht Mitteneindruck, da der übertragene Ton auf beiden Seiten gleich laut gehört wird.
Unter normalen physiologischen Bedingungen wird bei außen offenem Gehörgang und intaktem Trommelfell-Gehörknöchelchen-Apparat mehr Schallenergie nach außen abgegeben, als es bei Behinderung des Schalleitungsapparates (Mittelohrprozeß, Gehörgangsverschluß) der Fall ist. Bei einer Schallleitungsbehinderung kann somit mehr Schwingungsenergie auf die Perilymphe der Hörschnecke der betreffenden Seite übertragen werden, was sich durch eine subjektiv lautere Empfindung auf der entsprechenden Seite bemerkbar macht.

Liegt seitendifferentes Hörvermögen vor, so wird der Stimmgabelton auf einem Ohr lauter gehört.
Ist das Ergebnis nach rechts bzw. nach links lateralisiert, können zwei Ursachen zugrunde liegen:

- auf der Seite des lauter empfundenen Tones liegt eine Schalleitungsbehinderung vor,
- auf der Gegenseite liegt eine Schallempfindungsschwerhörigkeit vor.

Die Differenzierung erfolgt durch den Rinne-Versuch.

Rinne-Versuch: Dabei werden die Wahrnehmungen über Luft- und Knochenleitung verglichen. Die schwingende Stimmgabel wird so lange auf das Planum mastoide gesetzt, bis der Patient den erzeugten Ton nicht mehr hört. Dann wird die noch schwingende Stimmgabel (ohne sie erneut in Schwingung zu versetzen oder an ihren schwingenden Armen zu berühren) vor den Gehörgangseingang der gleichen Seite gehalten, wobei unter physiologischen Bedingungen die Stimmgabelschwingungen wieder hörbar werden.
Im Normalfall wird die schwingende Stimmgabel vor dem Ohr (Luftleitung) länger gehört als über Knochenleitung (Rinne positiv). Bei Schalleitungsstörung wird über Knochenleitung länger als über Luftleitung gehört (Rinne negativ).

Elektroakustische Hörprüfungen

Hörprüfungen mittels elektroakustischer Untersuchungsgeräte gehören zu den Routineprüfverfahren auf praktischem und wissenschaftlichem Arbeitsgebiet des HNO-Fachgebietes. Man bedient sich elektronischer Tongeneratoren (Audiometer), die reine Sinustöne in physikalisch definierter Form (Intensität, Dauer, Frequenz) erzeugen und über elektroakustische Schallwandler abgehen. Neben den obertonfreien Tönen stehen Geräusch- und Sprachsignale zur Prüfung zur Verfügung.
Ziel der Untersuchungen ist die Bestimmung der Hörschwelle (Schwellenaudiometrie), die Erfassung von Wahrnehmungen überschwellig dargebotener Signale (überschwellige Audiometrie) und des Sprachgehörs. Im folgenden sollen nur die Grundzüge der elektroakustischen Prüfmöglichkeiten angeführt werden.

Hörschwelle. Die Hörschwelle ist der Schalldruck, der für eine bestimmte Frequenz einen gerade eben wahrnehmbaren Höreindruck bewirkt. Für einen reinen Sinuston der Frequenz 1kHz beträgt bei normalhörenden Menschen der Durchschnittswert des notwendigen Schalldrucks 20 μPa (2×10^{-4} μbar), um einen Höreffekt zu bedingen. Für tiefe und hohe Tonlagen sind größere Schalldrücke notwendig, so daß der Hörschwellenverlauf in Abhängigkeit der Frequenz gekrümmt erscheint (absolute Darstellung). Bei Schalldruckpegeln oberhalb 20 Pa geht die akustische Wahrnehmungsfähigkeit in Schmerzempfindungen über (Schmerz- oder Unbehaglichkeitsgrenze). Zwischen Hör- und Schmerzschwelle besteht also eine Dynamikbreite von 6 Zehnerpotenzen. Das Lautheitsempfinden folgt der Stevens-Potenzfunktion. Für eine übersichtliche graphische Dokumentation wird die logarithmische Dezibelskala (dB) benutzt, wobei als Bezugschalldruck der Hörschwellenschalldruck (20 μPa) eingesetzt wird. Die absolute bzw. physikalische Hörschwelle wird entsprechend in Schalldruckpegel bemessen (dB SPL, Sound pressure level; 0 dB = 20 μPa, 120 dB = 20 Pa). Zur graphischen Darstellung des Hörschwellenverlaufs eignet sich am besten die relative Darstellung, bei der der gekrümmte Schwellenverlauf durch eine Gerade ersetzt ist und somit in ein rechtwinkliges Koordinatensystem paßt. Bei der relativen Darstellung sind die vom Audiometer erzeugten Schalldruckpegel entsprechend angepaßt, Bezugspunk ist nicht mehr der absolute physikalische Schalldruck, sondern die subjektive, an der Schwelle gerade hörbare Wahrnehmung. Die entsprechenden Schalldruckpegel werden mit dB HL (Hearing level) bezeichnet.

Tonaudiometrie. Bestimmt werden die Hörschwellen im Frequenzbereich von 125 Hz bis 10 KHz im Halboktav- oder Oktavabstand bei (logarithmischen) Schalldrucksteigerungen von 1 oder 5 dB. Die Hörschwellen werden sowohl für Luftleitung (Kopfhörer) als auch für Knochenleitung (Knochenleitungshörer) bestimmt. Während bei der Prüfung der Luftleitung das gesamte schallübertragende System erfaßt wird, wird bei der Bestimmung der Knochenleitungsschwelle das Innenohr unter Umgehung des Mittelohres mit seinem Trommelfell-Gehörknöchelchen-Apparat direkt angeregt. Im Normalfall und bei reiner Innen-

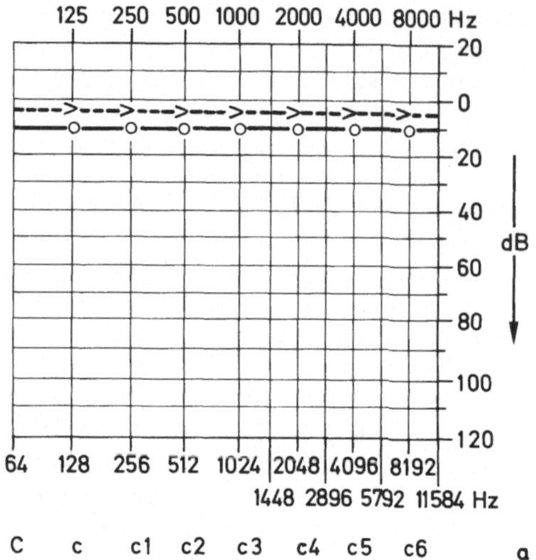

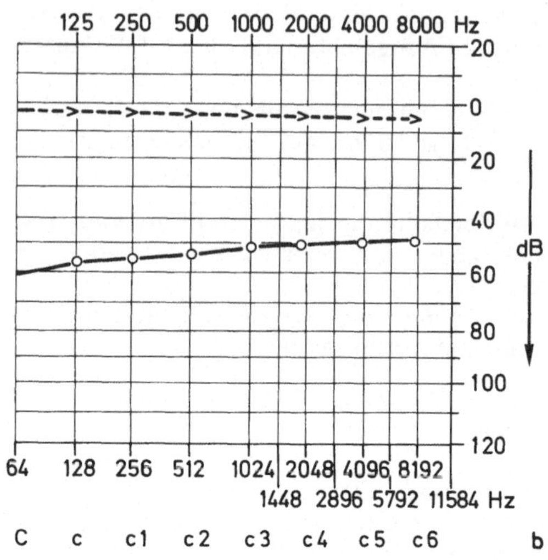

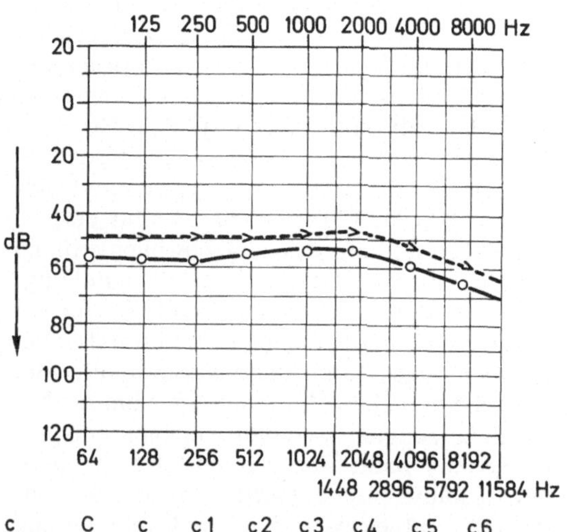

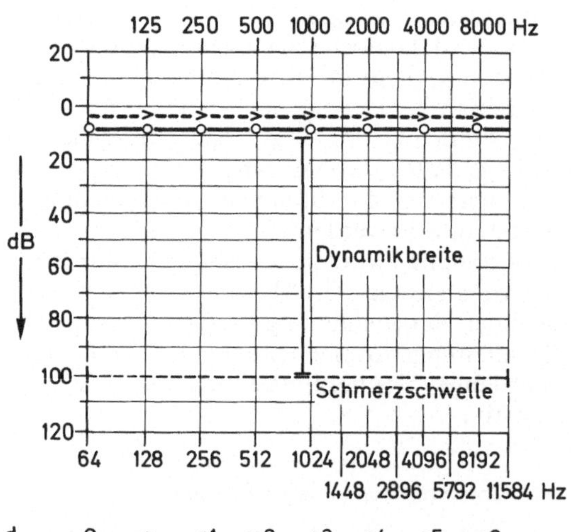

Abb. 4.15a–d. Audiogramme. **a** Normales Hörvermögen. **b** Schalleitungsschwerhörigkeit (Typ Otosklerose). **c** Innenohrschwerhörigkeit. **d** Dynamikbreite des menschlichen Gehörs zwischen Ton- und Schmerzschwelle

ohrschwerhörigkeit stimmen die Schwellen für Luft- und Knochenleitung überein (Abb. 4.15a). Bei einer Schalleitungsschwerhörigkeit liegt die Schwelle für die Luftleitung in der Befundgraphik oberhalb der Knochenleitungsschwelle, da das schallübertragende System des Mittelohres funktionsgestört ist und somit mehr Energie zur Anregung des Innenohrs benötigt wird (Abb. 4.15b). Bei reiner Innenohrschwerhörigkeit sind die Schwellen für Luft- und Knochenleitung bei kongruentem Verlauf (Abb. 4.15c) erhöht.

Neben der Hörschwelle wird der Übergangsbereich von akustischen zu somatosensiblen Empfindungen (Unbehagen, Schmerz) ermittelt, der üblicherweise bei hohen Schalldruckpegeln (110–130 dB) erreicht wird (s. oben). Die Dynamikbreite ergibt sich aus der Differenz zwischen Hör- sowie Unbehaglichkeits- bzw. Schmerzschwelle (Abb. 4.15d).

Überschwellige Audiometerie. Während bei der Tonschwellenaudiometrie das Hören an der Hörschwelle erfaßt wird, werden bei der

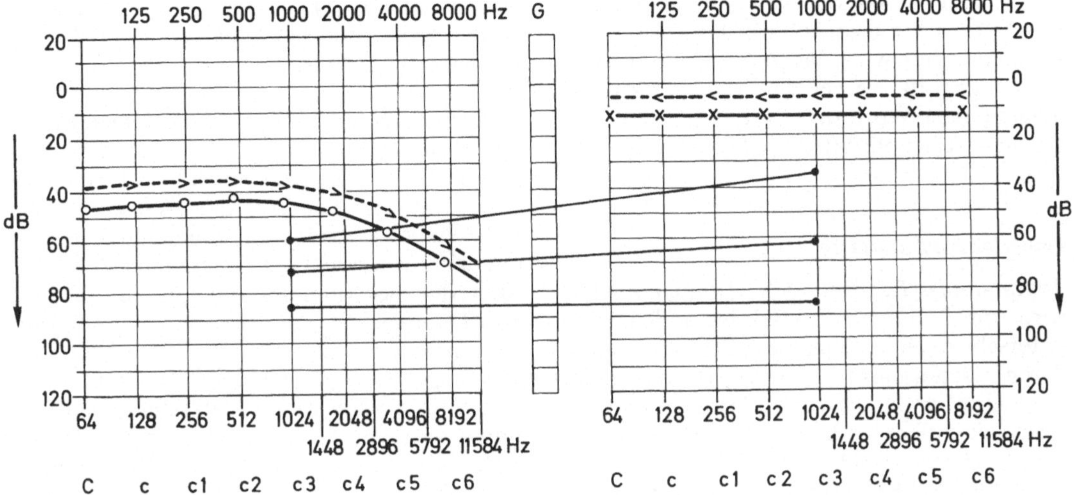

Abb. 4.16. Fowler-Test

überschwelligen Audiometrie Wahrnehmungen und Verhalten der akustischen Wahrnehmung im überschwelligen Intensitätsbereich geprüft. Mit den überschwelligen audiometrischen Prüfverfahren ergeben sich Hinweise für den Sitz einer Hörstörung, wobei zwischen Schäden am Innenohr (kochleäre Hörstörung) oder den nachgeschalteten Hörbahnen (retrokochleäre oder neurale Hörstörung) unterschieden wird.

Beim *Fowler-Test* wird der sog. Lautheitsausgleich zwischen beiden Ohren bei seitendifferenten Hörschwellen mit unterschiedlich hohen Lautstärken geprüft. Kommt ein Lautheitsausgleich zustande (hohe Lautstärken werden auf der Seite der höheren Hörschwelle schließlich mit gleicher Lautheit empfunden wie auf der gesunden oder weniger kranken Gegenseite; Abb. 4.16), so kann ein Innenohrschaden vermutet werden, was durch ein Heranziehen („recruitment") von Lautheitsreserven durch funktionierende Haarzelle des Corti-Organs begründet wird. Beim *Lüscher-* und *SISI-Tetst* (Short increment sensitivity index) werden amplitudenmodulierte Töne überschwellig dargeboten, wobei fehlende Wahrnehmung der Amplitudenänderungen auf eine neurale Hörstörung hinweist.

Mit dem *Carhart-Test* lassen sich durch Erfassung einer Schwellenabwanderung (schwindende Wahrnehmung eines überschwellig dargebotenen Dauertons nach einer bestimmten Zeit) Adaptations- und Hörermüdungsphänomene erfassen. Eine Vielzahl von weiteren Untersuchungsverfahren, wie z.B. Békésy-Audiometrie und Geräuschaudiogramm, ergänzt die überschwelligen Tests.

Sprachaudiometrie. Ein herausragendes Merkmal des Hörorgans ist die Aufnahme und Verarbeitung nicht nur von Tönen, sondern auch von komplexen akustischen Informationen, zu denen die Sprache gehört. Darüber hinaus gehört die Sprache zu den wichtigsten interindividuellen Kommunikationsformen, so daß nicht erkannte Einschränkungen des Sprachgehörs zu einer Kontaktbehinderung im sozialen Umfeld führen. Die Sprachaudiometrie arbeitet mit standardisierten Sprachelementen aus ein- und mehrsilbigen Testwörtern, die mit definierten Schalldruckpegeln von Tonträgern (Tonband, Compact Disk) über Kopfhörer oder Lautsprecher angeboten werden. Das Ergebnis eines Sprachtests wird als Prozentzahl verstandener Wörter in Abhängigkeit vom entsprechenden Sprachschallpegel in einem Prüfdiagramm (Sprachaudiogramm) festgehalten. Die Normkurven für mehrsilbige (Zahlen) und einsilbige Wörter unterscheiden sich, da aufgrund redundanter Informationen der mehrsilbigen Testwörter bei geringeren Sprachschallpegeln höhere Verständlichkeit erreicht wird. Während mit den Zahlen die *Schwelle* der Sprachverständlichkeit bestimmt wird, geben die einsilbigen Wörter Hinweise auf das *überschwellige* Sprachverstehen. Für bestimmte Fragestellungen können darüber hinaus die Satzverständlicheit und das Sprachverstehen im Störgeräusch herangezogen werden. Mit dem *Feldmann-Test* wird das zentrale Sprachverstehen geprüft, wobei das Verständnis von mehrsilbigen Wörtern – seitengetrennt und synchron (dichotisch) dargeboten – geprüft wird.

Impedanzaudiometrie

Tympanometrie. Bei der Tympanometrie wird vom Trommelfell reflektierter Schall bei unterschiedlichen Druckverhältnissen im äußeren Gehörgang (±300daPa) gemessen. Über eine Sonde, die den Gehörgangseingang dicht abschließt, erfolgen Regulierung des Luftdruckes, Applikation eines konstanten Sondentones (400Hz) und Registrierung des reflektierten Schallanteils. Der reflektierte Schallanteil ist abhängig vom akustischen Widerstand (Impedanz) des Mittelohres bzw. von der Nachgiebigkeit (Compliance) des Trommelfell-Gehörknöchelchen-Apparates, die von der Schwingungsfähigkeit und somit dem Funktionsvermögen des Mittelohres bestimmt wird. Im Normalfall erreicht die Compliance ein Maximum bei Normaldruck (gleicher Druck im Mittelohr und äußeren Gehörgang) mit mittelsteilen Gradienten zu den Bereichen des Über- und Unterdruckes (Abb. 4.17). Abweichungen von der Normkurve signalisieren eine gestörte Mittelohrfunktion, der verschiedene Ursachen zugrunde liegen können (z.B. Unterdruck im Mittelohr bei gestörter Tubenfunktion, bei Ergußbildung, Kettenluxation, Sklerosierung, Vernarbung des Trommelfells). Die Prüfung ist objektiv, daher auch schon bei Säuglingen und Kleinkindern anwendbar.

Stapediusreflexe, Tubenfunktionsprüfung. Die Kontraktion der Mittelohrmuskeln (Stapediusreflex, Tensor-tympani-Reflex) bewirkt während der Zeit der Reizdarbietung mit Schalldruckpegeln oberhalb 80dB im Frequenzbereich von 0,5 bis 4kHz eine Veränderung der Schwingungsfähigkeit der Gehörknöchelchenkette, die sich durch Änderung der Compliance messen läßt. Es wird der gleiche apparative Aufbau wie bei der Tympanometrie verwendet. Rückschlüsse auf die Funktionstüchtigkeit der Hirnnerven VII und VIII sind schon in frühesten Altersphasen möglich.

Aussagen über die Funktionstüchtigeit auch der Eustachi-Röhre ergeben sich über Messungen der Compliance. Durch Schluck- oder Preßversuche entstehen bei Öffnung der Eustachi-Tube im Mittelohr Druckveränderungen, die zu einer Verspannung des Trommelfell-Gehörknöchelchen-Apparates und somit zu einer Änderung der Compliance führen. Bei fehlender Änderung der Compliance kann auf eine Tubenfunktionsstörung geschlossen werden.

„Electric response audiometry" (ERA)

Unter „electric response audiometry" (deutsch: elektrische Reaktionsaudiometrie) werden Verfahren zur Registrierung akustisch evozierter Potentiale zusammengefaßt. Aku-

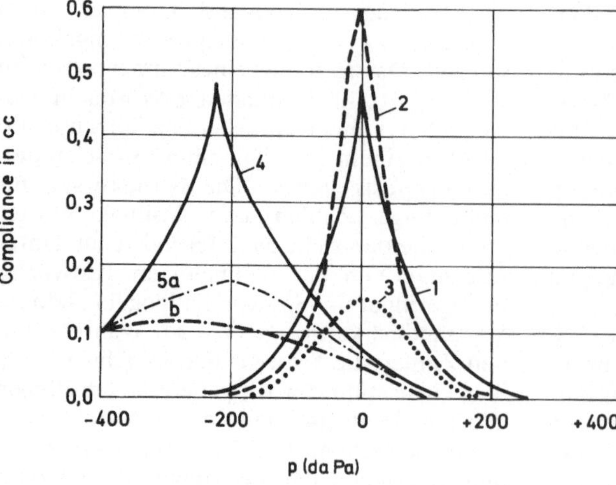

Abb. 4.17. Impedanzkurve. *1* normal (auch bei Otosklerose möglich), *2* Kettenluxation, *3* Otosklerose, *4* negativer Druck (z.B. bei gestörter Tubenfunktion), *5* Ergußbildungen (a und b)

stisch evozierte Potentiale sind elektrische Antworten des Hörnervs und des Gehirns, die bei akustischer Reizung auftreten. Aufgrund ihrer kleinen Amplituden (kleiner als 1 μV) werden sie vom EEG verdeckt. Durch eine spezielle Untersuchungstechnik, das Mittelungsverfahren, lassen sich evozierte Potentiale von den nicht reizkorrelierten EEG-Anteilen trennen. Hierzu werden reizsynchrone EEG-Abschnitte von einem Rechner erfaßt, addiert und gemittelt, wobei sich die zufallsverteilten, reizantwortfreien EEG-Anteile mit zunehmender Mittelungszahl nivellieren und dadurch die in bezug zum Reizbeginn konstant Reizantwort additiv zur Darstellung gelangt. Entsprechend dem zeitlichen Auftreten nach Reizbeginn unterscheidet man frühe (bis 10 ms), mittlere (10–50 ms) und späte (50–200 ms) akustisch evozierte Potentiale mit Entstehungsorten im Bereich des Hörnervs, des Hirnstamms, des Mittelhirns und der Hirnrinde. Für die verschiedenen Reizantworten sind unterschiedliche Reizcharakteristiken erforderlich (sog. Klicks und kurze Sinustöne). Durch die ERA können Hörschwellen bestimmt und gleichzeitig Rückschlüsse auf den Ort einer eventuellen Hörstörung gewonnen werden. Da die ERA ebenfalls ein objektives Prüfverfahren ist, eignet sie sich besonders zur Erfassung frühkindlicher Hörstörungen. Mit einem besonderen Verfahren, der Elektrokochleographie, können evozierte Potentiale aus dem Bereich der Hörschnecke (Kochlea) erfaßt werden.

Otoakustische Emissionen

Otoakustische Emissionen (OAE) sind im äußeren Gehörgang meßbare akustische Signale, die in der Hörschnecke entstehen. Sie können sowohl spontan als nach akustischer Stimulation auftreten. Die nach akustischer Stimulation auftretenden Emissionen, auch als transitorisch evozierte Emissionen bezeichnet (TEOAE), haben besonders klinische Bedeutung erlangt, da sie mit wenigen Ausnahmen bei normalem Hörvermögen registrierbar sind. Wegen der im Vergleich zur ERA einfacheren Durchführbarkeit und des geringeren Zeitaufwandes kommen die TEOAE als pädaudiologisches Untersuchungsverfahren und als objektive Prüfmethode zunehmend zur Geltung (Screeningtest des Hörvermögens).

4.3.4 Vestibularisprüfungen (VIII. Hirnnerv)

Störungen des Gleichgewichtsapparates sind in periphere (Bogengang, VIII. Hirnnerv) und zentrale Schäden zu differenzieren, die sich insgesamt in Schwindel, statischer Unsicherheit und Nystagmen äußern können. Vor jeder Prüfung des vestibulären Systems ist eine differenzierte Anamnese der Schwindelerscheinungen zu erheben, um bereits hierdurch Hinweise auf vestibuläre, okuläre, vaskuläre und neurologische Formen der Gleichgewichtsstörung zu gewinnen. Bei der anamnestischen Befragung werden erste Informationen über Art (Dreh-, Schwank-, Liftschwindel) und Dauer (Anfalls-, Belastungs-, Dauerschwindel) der vorgebrachten Gleichgewichtsstörungen erhalten. Schwindel (Bewegungswahrnehmung der eigenen Person oder der Umgebung) deutet auf eine Reizung der Labyrinthorgane hin, Gleichgewichtsstörungen eher auf einen Ausfall.
Unter *Nystagmus* versteht man eine unwillkürliche, meist rhythmische Bewegung beider Augen mit einer langsamen, vestibulär bedingten und einer schnellen, kompensationsbedingten zentralen Phase. Nach der schnellen Komponente, die besser zu beachten ist, wird die Nystagmusrichtung benannt (z.B. Nystagmus nach links: schnelle Phase ist linksgerichtet). Unterschieden werden horizontale, vertikale, diagonale und rotatorische Nystagmen.

Koordinationsprüfungen

Als Globalprüfung des dynamischen und statischen Gleichgewichtsverhaltens (Zusammenspiel von propriozeptivem und vestibulärem System) geben einzelne Tests wichtige Hinweise:

Romberg-Versuch. Der aufrechtstehende Patient stellt mit vorgestreckten, supinierten Händen seine Füße dicht nebeneinander und hält die Augen geschlossen. Standunsicherheit, Schwanken oder Fallneigung deutet auf Störungen innerhalb der Gleichgewichtsregulation hin. Im akuten Stadium einer peripher-vestibulären Erkrankung tritt häufig eine Fallneigung zur Seite des erkrankten Labyrinthes auf. Durch die *Posturographie* als Sonderform der statischen vestibulären Prüfung können Bewegungen des Körperschwerpunktes von einer Meßplattform erfaßt und von einem Rechner ausgewertet werden. Die Darstellung der Körperschwerpunktbewegungen kann in einem zweidimensionalen Koordinationssystem (Ort- oder Zeitdarstellung) erfolgen.

Unterberger-Tretversuch. Ausgangsposition ist die gleiche wie beim Romberg-Versuch. Der Patient tritt jetzt zusätzlich auf der Stelle. Verdrehungen um die Körperachse von mehr als 45° innerhalb von 1 min werden als pathologisch gewertet, wobei die Drehrichtung im akuten Stadium einer peripher-vestibulären Erkrankung oft zur Läsionsseite tendiert. Zentral-vestibuläre Störungen gehen oft mit Abweichungen zur Seite oder in anteriorposteriorer Richtung einher. Durch die Kraniokorporographie lassen sich die Körperachsbewegungen photographisch dokumentieren, indem an Kopf und Schulter Lämpchen angebracht werden und die Positionsveränderungen mit einer Polaroidkamera im abgedunkelten Raum von oben fotografiert werden.

Weitere Prüfungen: Blindgang, Finger-Nase-Versuch, Diadochokinese, Armtonus- und Abweichreaktion, vertikaler Zeichentest.

Prüfung auf Spontan- oder Provokationsnystagmus

Unter der Frenzel-Brille (Gläser mit +15 Dioptrien, Vergrößerungseffekt für den Untersucher und Unterdrückung der Fixierungsmöglichkeit des Untersuchten) wird nach Nystagmen gefahndet. Registriert werden Richtung, Frequenz, Amplitude und Dauer der Nystagmen, wobei zur Dokumentation eine bestimmte Symbolik Verwendung findet (Abb. 4.18).

Durch die *Elektronystagmographie (ENG)* können Nystagmen elektronisch registriert werden. Aufgrund der Dipoleigenschaft des Auges (Kornea positiv, Retina negativ geladen) ändert sich das periokuläre Feld bei Augenbewegungen. Über Elektroden abgeleitet und verstärkt, lassen sich die Augenbewegungen über eine entsprechende Apparatur fortlaufend registrieren, wobei der Kurvenverlauf auf einem Papierstreifen oder durch Computeranalyse ausgewertet werden kann. Im Vergleich zur Beobachtung mit Hilfe der Frenzel-Brille ist eine detaillierte und objektive Auswertung des Nystagmus möglich. Wichtige Parameter sind Winkelgeschwindigkeit der langsamen Nystagmusphase, Frequenz, Nystagmusamplitude und Nystagmusdauer.

Weitere Registriermöglichkeiten ergeben sich durch die *Photoelektronystagmographie (Photo-ENG),* bei der von Sklera und Iris unterschiedlich reflektiertes Licht über Photozellen gemessen wird. In Erprobung ist die *Videonystagmographie,* bei der bei völliger Dunkelheit mit Hilfe einer Infrarotvideokamera die momentane Augenstellung auf einem Monitor bzw. Videorecorder dargestellt und mit digitalen Bildauswertungssystemen analysiert werden kann.

Spontannystagmus. Der Patient wird aufgefordert, unter der Frenzel-Brille geradeaus bzw. in die 4 Richtungen des Raumes (oben, unten, rechts, links) zu blicken. Physiologisch ist ein Nystagmus in den Endpositionen der Augenbewegungen (Endstellungsnystagmus, wenige Schläge bei Blickwinkel über 40°).

Nystagmus bei geringen Achsenabweichungen (Blickrichtungsnystagmus, persistierende Schläge) deutet auf zentrale Störungen des vestibulären Systems hin, während Spontannystagmus bei Geradeausblick oder gleichbleibend auch bei Blick in unterschiedliche Raumrichtungen (richtungsbestimmter Nystagmus) auf periphere Funktionsstörungen hinweist. Auch lassen gemischte (rotatorisch – horizontal – diagonal) Nystagmusformen periphere, dagegen reine, meist rotatorische, eher zentrale Störungen vermuten.

Provokationsnystagmus. Durch Kopfschütteln um die 3 räumlichen Achsen sowie durch veränderte Kopflagen oder Körperlagerungen können Nystagmen provoziert werden.

*Lagerungs*nystagmus von 5 bis 30s Dauer, konstanter Richtung (meist horizontalrotierend) und mit Begleitung von Schwindelgefühlen ist praktisch immer ein peripher-vestibuläres Zeichen. *Lage*nystagmen (persistierend, Dauer länger als 60s), z.B. bei Kopfhängelage, wechselnde Richtungen, auslösbar durch verschiedene Kopflagen und ohne Latenz, treten eher bei zentral-vestibulären Schäden auf.

Experimentelle Prüfungen

Die peripheren Vestibularorgane sind über nervöse Bahnen mit den höheren Zentren zu einer funktionellen Einheit verbunden. Im

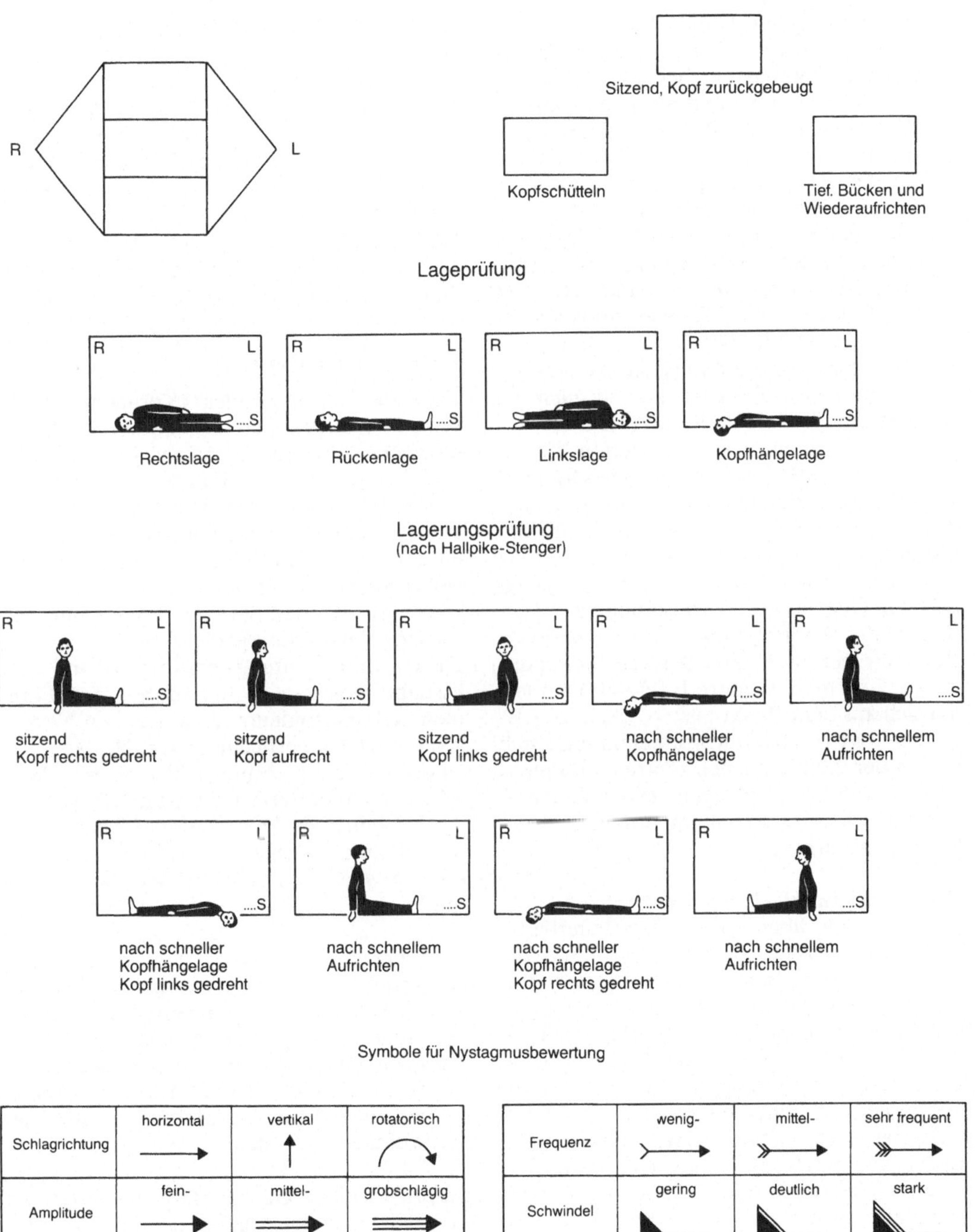

Abb. 4.18. Symbole und Schema zur Dokumentation von Spontan- und Provokationsnystagmus

Normalfall ist das vestibuläre System durch Ausgewogenheit zwischen afferenten Impulsen der Peripherie und efferenter Kontrolle des Zentralnervensystems gekennzeichnet. Durch die Reizung der Vestibularorgane einseitig nacheinander (z.B. kalorisch, s. unten) oder beidseitig gleichzeitig (z.B. Dreh- oder Pendelprüfung, s. unten) kann die periphere bzw. zentrale Reaktionsfähigkeit geprüft werden.

Kalorische Prüfung. Durch Applikation von Wärme und Kälte werden die peripheren Vestibularorgane gereizt, wobei der Reizmechanismus (Konvektions- und Strahlungswärme) zur Erregung der vestibulären Sinneszellen bislang nicht restlos geklärt ist. Zwischen den Reizungen der jeweiligen Seite muß eine Pause von 5 min eingelegt werden. Mit einer entsprechenden Apparatur wird im Liegen bei angehobenen Kopf (30°-Neigungswinkel, sog. Neutralposition) der äußere Gehörgang mit 100 ml Wasser mit einer Temperatur von 44 °C (Warmspülung) oder 30 °C (Kaltspülung) für eine Dauer von 30 s gespült (Hallpike-Verfahren). Eine kalorische Erregung ist auch bei perforiertem Trommelfell mit einem im Gehörgang liegenden, von temperierten Wasser durchströmten Ballon (geschlossenes System) möglich. Nach Beendigung der Spülung können die erzeugten Nystagmen mit Hilfe der Frenzel-Brille oder über ENG-Registrierung registriert werden. Kaltspülung ergibt Nystagmus zur Gegenseite, Warmspülung zur gleichen Seite. Als Ergebnis wird im Seitenvergleich die periphere Erregbarkeit (Seitendifferenz) beurteilt. Weitere Informationen lassen sich aus dem Reaktionstyp erhalten, z.B. gesteigerte Erregbarkeit (Enthemmung durch Läsion der inhibitorischen zentralen Bahnen) oder Richtungsüberwiegen (Spontanaktivitätsunterschied in den übergeordneten Vestibulariszentren).

Dreh- und Pendelprüfung. Bei Dreh- und Pendelprüfungen über einen fernsteuerbaren Drehstuhl werden beide Labyrinthorgane *gleichzeitig* erregt und lassen bevorzugt Hinweise auf zentrale Steuerungen der einlaufenden peripheren Signale zu. Die Registrierung der Nystagmen erfolgt durch Elektronystagmographie. Im Normalfall ergeben sich symmetrische Reaktionen für perrotatorische und postrotatorische Phase bzw. symmetrische Links- und Rechtsnystagmusschläge gleicher Intensität bei der Pendelprüfung. Aus Abweichungen von der Symmetrie können in Zusammenhang mit der kalorischen Prüfung peripher- und zentralvestibuläre Störungen differenziert und zentrale Kompensationsleistungen bei peripheren Funktionsstörungen geprüft werden.
Für spezielle Fragestellungen stehen weitere Untersuchungsmöglichkeiten durch *optokinetische Prüfung* und *Pendelblickfolgebewegung* zur Verfügung.

4.3.5 N. facialis (VII. Hirnnerv)

Wesentliche Aspekte der klinischen Bedeutung von Störungen des N. facialis lassen sich aus seinem Verlauf durch das Felsenbein (meatale Strecke im Bereich des inneren Gehörganges, labyrinthäre und mastoidale Strecke) und durch die Glandula parotis ableiten. In der Diagnostik wird nach dem Sitz (topische Diagnostik) und dem Grad einer Schädigung (funktionelle Diagnostik) gefahndet.

Topische Diagnostik

Zentrale Fazialisschäden (Kerngebiete) lassen sich von peripheren (neuralen) durch das mimische Innervationsmuster im Seitenvergleich unterscheiden. Durch zentrale Faserkreuzungen wird der Stirnbereich mimisch bilateral versorgt, so daß bei zentralen Paresen die Stirnmotilität erhalten ist. Periphere Nervenschäden (bis zur intraparotidealen Auffächerung) betreffen dagegen das gesamte motorische Versorgungsgebiet.
Die Funktionsprüfung der drei aus dem Fazialisstamm vor seinem Austritt aus dem Foramen stylomastoideum abzweigenden Nerven (N. petrosus superficialis maior, N. stapedius, Chorda tympani) ermöglicht eine Schadenslokalisation im Bereich der Schädelbasis bzw. des Felsenbeines. Durch Vergleich der Ergebnisse der die verschiedenen Bahnen betreffenden Tests läßt sich der Ort einer Schädigung mit hoher Zuverlässigkeit bestimmen.

Schirmer-Test. Im Bereich des Ganglion geniculi verläßt der N. petrosus superficialis major den Fazialisstamm und versorgt sekretorisch die Tränendrüsen. Man vergleicht die Flüssigkeitsproduktion beider Augen durch die Länge der Saugstraßen in Fließpapierstreifen (35 × 6 mm), die in die unteren Konjunktivalsäcke eingelegt werden.

Stapediusreflex. Der N. stapedius innerviert den gleichnamigen Muskel, der durch Zug auf den Stapes die Schwingungsfähigkeit des Trommelfell-Gehörknöchelchen-Apparates beeinflußt und so die Impedanz des Mittelohrapparates erhöht. Der Reflex wird durch Beschallung des ipsi- oder kontralateralen Ohres ausgelöst. Die Impedanzänderung kann analog zur Tympanometrie registriert werden (s. oben).

Gustometrie. Am weitesten peripher verläßt die Chorda tympani den mastoidalen Abschnitt des N. facialis und innerviert die Zunge sensorisch. Mit der Geschmacksprüfung (s. oben) können im Seitenvergleich Schäden des N. facialis erkannt werden.

Funktionsdiagnostik

Von Bedeutung für Diagnose, Therapie und Prognose einer Fazialisschädigung ist die Feststellung, ob der Funktionsausfall durch Neurapraxie (Leitungsblock ohne Axondegeneration, reversibel), Axonotmesis (Unterbrechung der Axone bei erhaltenem Bindegewebegerüst, nicht vollständig reversibel) oder Neurotmesis (Unterbrechung des gesamten Nervenstammes, ohne operative Behandlung irreversibel) bedingt ist.

Elektroneuronographie. Der N. facialis wird transkutan mit einer bipolaren Oberflächenelektrode möglichst nahe am Foramen stylomastoideum gereizt und myogene Erregungen (Summenaktionspotentiale) der vom N. facialis versorgten Gesichtsmuskulatur werden aufgezeichnet. Die Summenpotentiale werden im Seitenvergleich bewertet, wodurch sich Rückschlüsse auf den Zustand des mimischen neuromuskulären Zustands der kranken Seite ergeben.

Elektromyographie. In Ruhe oder unter Willkürinnervation werden mit Nadelelektroden Potentiale aus der mimischen Muskulatur abgegriffen und registriert. Für Normalinnervation, Degenerationszustände oder Reinnervationsphasen lassen sich charakteristische Potentiale ableiten, die Diagnose und prognostische Rückschlüsse zulassen.

Nervenerregbarkeitstest. Mit Rechteckstromimpulsen werden im Seitenvergleich die Nervenstämme nahe am Foramen stylomastoideum transkutan gereizt. Die für gerade erkennbare Zuckungen der mimischen Muskulatur erforderlichen Stromstärken (im Milliamperebereich) werden gemessen und verglichen. Für klinische Routineuntersuchungen wird der Nervenerregbarkeitstest zunehmend durch die oben erwähnten elektrophysiologischen Untersuchungen, mit denen präzise Aussagemöglichkeiten gegeben sind, ersetzt.

Magnetstimulation. Über eine auf den Schädel angelegte Magnetspule wird kurzfristig ein intrakranieller Strom induziert, wodurch bei vorhandener Leitfähigkeit des perineuralen Gewebes Kerngebiete des N. facialis und Teile des Fazialisstammes elektrisch stimuliert werden. Die resultierenden myogenen Reaktionen werden wie bei der Elektroneuronographie registriert und bewertet.

Literatur

Arnold W, Ganzer U (1990) Checkliste Hals-Nasen-Ohren-Heilkunde. Thieme, Stuttgart New York

Becker W, Naumann HH, Pfaltz CR (1989) Hals-Nasen-Ohren-Heilkunde, 4. Aufl. Thieme, Stuttgart New York

Berendes J, Link R, Zöllner F (Hrsg) (1977–1982) Hals-Nasen-Ohren-Heilkunde in Praxis und Klinik, Bde 1–6. Thieme, Stuttgart New York

Boenninghaus HG (1983) Hals-Nasen-Ohren-Heilkunde, 6. Aufl. Springer, Berlin Heidelberg New York Tokyo

Brusis T, Mödder U (1984–1986) HNO-Röntgenatlas, Bde 1, 2. Springer, Berlin Heidelberg New York Tokyo

Haid CT (1990) Vestibularisprüfung und vestibuläre Erkrankungen. Springer, Berlin Heidelberg New York Tokyo

Krmpotić-Nemanić J, Draf W, Helms J (1985) Chirurgische Anatomie des Kopf-Hals-Bereiches. Springer, Berlin Heidelberg New York Tokyo

Lehnhardt E (1987) Praxis der Audiometrie. Thieme, Stuttgart New York

Maurer K, Leitner H, Schäfer E (1982) Akustisch evozierte Potentiale. Enke, Stuttgart

Moser F (Hrsg) (1986) Oto-Rhino-Laryngologie, Bde 1, 2. VEB Gustav Fischer Verlag, Jena

Paparella MM, Shumrick DA, Gluckman JL, Meyerhoff WL (eds) Otolaryngology, 3rd edn, vols 1–4. Saunders, Philadelphia London Toronto Montreal Sydney Tokyo

Scherer H (1984) Das Gleichgewicht. Springer, Berlin Heidelberg New York Tokyo

Valvassori GE, Potter GD, Hanafee WN, Carter BL, Buckingham RA (1984) Radiologie in der Hals-Nasen-Ohren-Heilkunde. Thieme, Stuttgart New York

5 Hals

E. K. Walther, H. Denck, H. T. Gorgulla, A. Schlegl und E. Ogris

Der Hals ist Träger des Kopfes, ermöglicht seine Bewegungen und verbindet ihn mit dem Rumpf. Der *osteomuskuläre Teil* des Halses ist dem aufrechten Gang des Menschen angepaßt. Der *viszerale Teil* des Halses beherbergt Atem- und Speisewege, den Kehlkopf, die Schilddrüse, bilateral die großen Gefäßnervenstränge sowie das kollare Lymphysystem. Profilgebend sowie sicht- und tastbar sind die Mm. sternocleidomastoidei, die Ränder der Mm. trapezei, das Zungenbein, die Schildknorpelplatten und der Ringknorpel. Nur eine vergrößerte Schilddrüse (Struma) fällt optisch und palpatorisch auf.

Der Hals wird kranial durch den Unterrand des Unterkiefers, die Spitze des Warzenfortsatzes und die Protuberantia occipitalis externa begrenzt. Er endet kaudal in einer Ebene, die vom Jugulum sterni, den Schlüsselbeinen und dem Dornfortsatz des 7. Halswirbels gebildet wird. Die seitlichen Begrenzungen des Halses bilden freien Ränder des M. trapezius.

Für die klinische Orientierung wird der Hals durch die Kopfnickermuskeln in die *Regio colli mediana* (infrahyoidal mit dem wichtigen oberen Karotisdreieck und dem kleineren unteren Karotisdreieck) und die *Regio colli lateralis,* die durch den unteren Rand des M. omohyoideus gebildet wird, in 2 Dreiecke geteilt, wobei das untere (Trigonum omoclaviculare; Grenzen: M. omohyoideus, Klavikel, V. jugularis interna) der häufig sichtbaren Supraklavikulärgrube entspricht. Aus klinisch-operativen Gründen wird das *Trigonum colli suprahyoideum* beschrieben, das in Trigonum submandibulare und Trigonum submentale unterteilt ist (Abb. 5.1).

5.1 Inspektion und Palpation

Zum Beginn der *Inspektion* sind die profilgebenden Strukturen des Halses auszumachen: Mm. sternocleidomastoidei, vorderes und hinteres Halsdreieck, Kehlkopf und Trachea sowie die Pulsation der A. carotis beidseits (bei schlanken Personen ist auch das Zungenbein mit seinen Hörnern sichtbar).

Danach werden die räumlichen Beziehungen zu Kopf- und Brustkorb sowie die Symmetrie und die aktive Beweglichkeit des Kopfes beurteilt. Bei der Inspektion können angespannte auxiliäre Atemmuskulatur, z.B. bei Patienten mit Emphysem, Lymphknotenpakete, Parotisschwellungen und Jugularisvenenpulse bei Trikuspidalinsuffizienz auffallen. Beim muskulären Schiefhals (Tortikollis) tritt der M. sternocleidomastoideus deutlich vor. Vorwölbungen, Schwellungen, Hautbeschaffenheit, (arterielle und venöse) Gefäßzeichnung sowie eventuelle Fistelöffnungen sind ggf. zu beschreiben. Lymphknoten am Hals sind bei gesunden Erwachsenen in der Regel nicht zu sehen.

Die *Palpation* wird entweder von vorne oder von hinten bimanuell und immer im Seitenvergleich durchgeführt. Der Kopf sollte zur Entspannung der Weichteile leicht nach vorn geneigt werden.

Bei der einhändigen Palpation ruht die nicht palpierende Hand auf dem Hinterkopf des Patienten und bewegt diesen so, daß das gerade untersuchte Gebiet des Halses entspannt wird.

Die *Ohrspeicheldrüsen* (Glandulae parotes) sind normalerweise nicht sichtbar und kaum tastbar. Schmerzhafte Vergrößerungen sind überwiegend entzündlicher Natur, während indolente und harte Verdickungen vor allem bei Tumorerkrankungen entstehen. Bei der Befundung sind die tastbaren Eigenschaften einer Vergrößerung festzuhalten (Größe in Zentimetern, Konsistenz, Verschieblichkeit auf der Unterlage und unter der Haut, Schmerzhaftigkeit, Hautveränderungen über dem Tumor). Zusätzlich ist der Ausführungsgang im Mund zu betrachten (s. Kap. 4).

Die *großen Speicheldrüsen* im Mundboden (Glandulae submandibulares und sublingua-

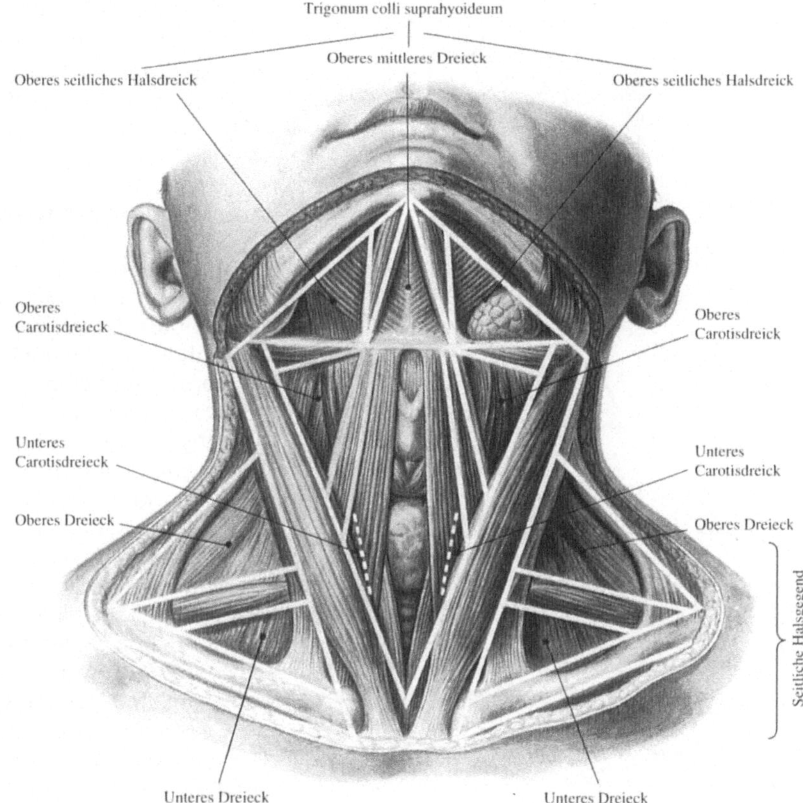

Abb. 5.1. Regionen und wichtige Dreiecke am Hals. (Aus Krmpovic-Nemanić et al. 1985)

les) werden befundet; man sollte diese Drüsen immer bimanuell untersuchen (s. Kap. 4). *Lymphknoten* mit einem Durchmesser über 1 cm sind tastbar; bei 20–50% der gesunden Menschen können Lymphknoten palpiert werden. Davon sind pathologische Veränderungen zu differenzieren.

Es empfiehlt sich, bei der Palpation der zervikalen Lymphknoten (ca. 300 beim Erwachsenen; dies entspricht ca. 30% der Gesamtkörperlymphknoten) eine bestimmte Reihenfolge einzuhalten. Wesentlich ist, daß auch bimanuell im Seitenvergleich und bei entspannter Haut untersucht wird (Abb. 5.2a–e). Man kann submental beginnen, tastet die submandibulären und anschließend die tiefen seitlichen Lymphknoten im Kieferwinkel vor dem M. sternocleidomastoideus bis in das Trigonum omoclaviculare. Hier werden die supraklavikulären Lymphknoten getastet. Von dort gleiten die Hände wiederum nach kranial zu den Knoten im Verlauf des N. accessorius und zur okzipitalen Kette (Abb. 5.2a–e). Größenangaben sollten – wie immer – in Zentimetern gemacht werden. Besonders auffällige Befunde sind photographisch zu dokumentieren.

Vergrößerte Lymphknoten am Hals können sowohl der eigentliche primäre Sitz einer Erkrankung (z.B. maligner Lymphome) als auch sekundäre Erscheinung eines anderswo bestehenden Krankheitsprozesses sein (Entzündungen, maligne Tumoren). Von karzinomatösem Wachstum befallene Lymphknoten (Metastasen) sind meistens einseitig tastbar, hart, isoliert und nicht druckempfindlich. Bei Lymphomen sind sie dagegen überwiegend elastisch und recht groß, bei Tuberkulose häufig miteinander zu Konglomeraten verwachsen (typische tuberkulöse Hautveränderung ist das Skrofuloderm), bei pyogenen Infektionen sehr druckempfindlich. Im Verlauf kann es wie auch bei der Tuberkulose zu einer Abszedierung kommen, was man anhand der

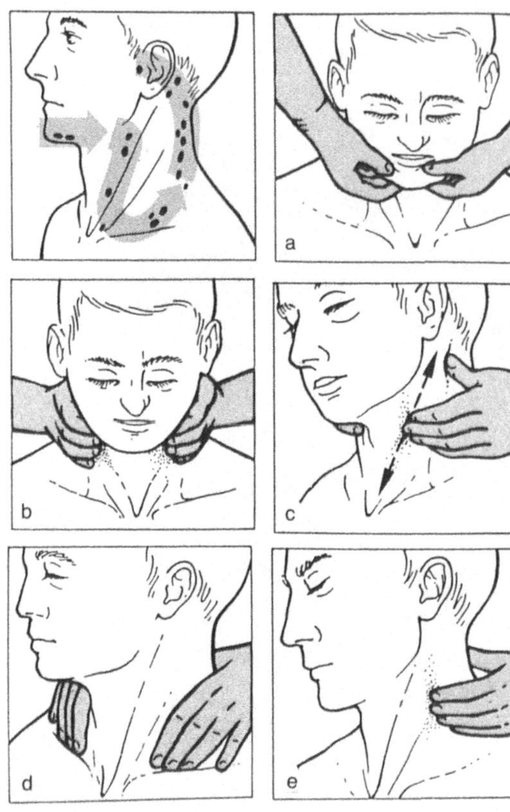

Abb. 5.2a–e. Systematische Palpation zervikaler Lymphknoten. **a** Submental-submandibulär, **b** und **c** entlang des Vorderrandes des M. sternocleidomastoideus, **d** supraklavikulär, **e** entlang des N. accessorius und nuchal. (Aus Becker et al. 1989)

Fluktuation palpieren kann (bimanuell oder bidigital).

Als *kongenitale Anomalien* sind die medianen Halszysten in der Mittellinie des Halses lokalisiert, gut begrenzt, prall-elastisch zu palpieren, sie bewegen sich beim Herausstrecken der Zunge nach oben. Die lateralen (branchiogenen) Halszysten bieten einen ähnlichen Tastbefund und sind im vorderen Rand des Kopfnickers, häufig an der Grenze vom oberen zum mittleren Drittel zu finden. Zystische Hygrome (Lymphangiome) können uni- oder bilateral vorkommen. Karotissinustumoren sind pulsierend, ein Ösophagusdivertikel kann als weiche, ausdrückbare Vorwölbung an der lateralen Halsseite mit gurgelndem Geräusch beim Auspressen (Pelottenphänomen) getastet werden.

Die Palpation der A. carotis spielt bei der Beurteilung eines Pulsdefizits und bei Schockpatienten eine Rolle, bei denen der Radialispuls im hypotonen Zustand so schwach sein kann, daß er nicht mehr getastet werden kann (s. Kap. 9).

5.2 Funktionsprüfungen

Geprüft werden aktive (selbständige) und passive (durch den Untersucher) Beweglichkeit des Kopfes. Bewegungseinschränkungen sind zu fühlen, knackende Geräusche der Gelenke zu hören und Schmerzreaktionen des Patienten wahrzunehmen. Besonders die passive Bewegung des Kopfes hat vorsichtig zu erfolgen. Die rechte Hand dreht den Kopf langsam hin und her, während die linke fest den Nacken umfaßt und dabei nach Knirschen und Reiben in der Halswirbelsäule fahndet. Es ist darauf zu achten, daß der Patient die Schulter nicht mitbewegt. Im Alter ist die Beweglichkeit physiologisch eingeschränkt.

Krankhafte Veränderungen können die Halsbeweglichkeit einschränken. Als pathologische Zeichen findet man das Nicken oder Wackeln mit dem Kopf bei Morbus Parkinson oder das Musset-Zeichen als pulssynchrones Nicken bei Aorteninsuffizienz. Rigidität des Halses kann ein Hinweis auf Meningitis, Tetanus oder Veränderungen der Halswirbelsäule sein, die zur Reizung der Nervenwurzel und damit zu Schmerzen und zur Muskelkontraktur führen. Weiter ist an Entzündungsprozesse der Halsmuskulatur und -weichteile zu denken.

Eine Einschränkung der Armhebung über die Horizontale ist ein Hinweis auf eine Schädigung des N. accessorius (z.B. nach ausgedehnter Operation von Halslymphknotenmetastasen).

5.3 Auskultation

Diagnostische auskultatorische Hinweise finden sich am Hals über den Gefäßen, z.B. das schabende Systolikum bei atherosklerotischen Einengungen, das kurze, rauhe systolische Karotisgeräusch bei erhöhtem Schlagvolumen oder die Fortleitung systolischer Geräusche, z.B. einer Aortenstenose. Als „Nonnensausen" (Nonne = Kreisel) bezeichnete man ein kontinuierliches Venengeräusch, das über den Jugularvenen der Fossa supraclavicularis zu

hören ist und bei erhöhter Strömungsgeschwindigkeit, z.B. im Rahmen einer ausgeprägten Anämie, auftritt.
Das an der Trachea auskultierte Atemgeräusch läßt sich beim Patienten ohne Stridor gut als „Vergleichsatemgeräusch“ für Bronchialatmung heranziehen.
Die Perkussion hat im Halsbereich weniger große Bedeutung; doch soll speziell bei Tumoren (Struma) der retosternale Raum zur Feststellung gleichzeitiger Ausbreitung ins Mediastinum perkutiert werden.

5.4 Biopsie

Weil Lymphknotenvergrößerungen oft sekundäre Zeichen eines weit entfernt liegenden Krankheitsprozesses sind, muß bei der Untersuchung des Halses nach der Primärerkrankung geforscht werden (Suche nach Infektionen und Tumoren im Bereich der Mundhöhle und im Pharynx, besonders bei Vergrößerung der submentalen und submandibulären Lymphknoten, sowie Untersuchung des ganzen Organismus bei metastatischem Befall der Halslymphknoten). Früher hielt man Metastasen in der linken Supraklavikulärgrube für pathognomonisch für das Magenkarzinom (Virchow-Drüse). Heute wissen wir, daß Malignome von allen thorakoabdominalen Organen (außer dem rechten oberen Lungenlappen), sogar die von Zervix uteri und Testes, in die linksseitigen Halslymphknoten metastasieren können und daher eine generelle Untersuchung auch dieser Region verlangen.
Häufig ist die tatsächliche Ursache einer Lymphknotenvergrößerung erst durch eine gezielte Biopsie (diagnostische Lymphknotenexstirpation; Daniel-Biopsie) zu klären. Die Feinnadelpunktion sollte wegen der Gefahr der Fistelbildung oder des Setzens von Impfmetastasen unterlassen werden.

5.5 Angeborene Veränderungen

Typisch sind die medialen und lateralen *Halszysten* und *-fisteln*. Mediale Zysten (Thyreoglossuszysten) und Fisteln entstehen aus dem Ductus thyreoglossus, wobei die innere Oberfläche dieser Zysten oder Fisteln von unterschiedlichem Epithel ausgekleidet ist. Die meisten Thyreoglossuszysten liegen in der Nähe des Zungenbeins und manifestieren sich hier als verschieden große zystische Tumoren. Ein strangartiger Fortsatz endet meist am Zungenbeinkörper, durchzieht ihn auch manchmal in Richtung Zungengrund. Platzt eine solche Zyste mit oder ohne Infekt, so entwickeln sich die medialen Halsfisteln, die durch lästige Sekretion aus einer Fistelöffnung meist unterhalb des Zungenbeins auffallen.
Laterale (branchiogene) Zysten und Fisteln sind Entwicklungsstörungen bei der Rückbildung des Kiemenbogens, wobei im Entwicklungsprozeß ein Sinus cervicalis entsteht, der sich später zurückbildet. Ist dies nicht der Fall, bilden sich als Rest des Sinus cervicalis lateralis Halszysten, die sich mit sezernierter Flüssigkeit füllen und im lateralen Halsbereich als zystische Tumoren tastbar werden.
Kommt es schon primär zu einer unvollständigen Abdeckung der Kiemenfuchen, so entstehen primär laterale (branchiogene) Fisteln: die äußere laterale Halsfistel, deren Fistelöffnung sich immer am vorderen Rand des Musculus sternocleidomastoideus findet. Manchmal können sich laterale Halszysten infizieren, sekundär perforieren und zur sekundären Fistelbildung in diesem Bereich führen.
Weitere Mißbildungen sind zystische Lymphangiome (Hygroma colli congenitum), die meist im seitlichen Halsdreieck lokalisiert sind, sie können aber auch im mittleren Halsdreieck liegen und damit Mundboden und Zunge befallen. Sie nehmen manchmal ein gigantisches Ausmaß an. Bei der oft enormen Größe dieser Veränderungen können lebensbedrohliche Zustände auftreten, die sofortiges chirurgisches Handeln erfordern.
Hämangiome im Halsbereich sind selten, ebenso Dermoide oder aberrante Speicheldrüsen. Der Schiefhals durch Kontraktur des Kopfnickers ist leicht zu erkennen, dabei muß immer auf ein verursachendes Schielen geachtet werden.

5.6 Erworbene Veränderungen

5.6.1 *Entzündliche Veränderungen*

Akut unspezifisch

Die akute Lymphonodulitis im Halsbereich zeichnet sich durch eine schmerzhafte Lymphknotenschwellung, gelegentlich mit Rötung, aus und entsteht meistens tonsillogen oder

dentogen, oder sie geht von anderen Infektionen der oberen Luft- und Speisewege aus.
Akut entzündliche Lymphknotenschwellungen retroaurikulär oder im Nackenbereich treten bei Rubeolen, Toxoplasmose, Morbus Pfeiffer und Kopfläusen auf.
Entzündliche Schwellungen im Bereich der Unterkieferäste entsprechen meist einer dentogenen Periostitis und zeichnen sich durch diffuse, weiche, schmerzhafte und gerötete Schwellungszustände aus.
Aus diesen Infektionen kann sich auch ein submandibulärer Abszeß entwickeln. Durch ein Larynxödem mit bedrohlicher Atemnot kann die Mundbodenphlegmone sehr gefährlich werden. Sie entwickelt sich meist lymphogen in dem Raum zwischen Mundbodenmuskulatur und oberflächlicher Halsfaszie und ist als Angina Ludovici bekannt.
Akute Schwellungen im Bereich der Glandula parotis sind bei beidseitigem Auftreten typisch für die epidemische Parotitis. Einseitiges Auftreten kann für Speicheldrüsenabszeß und eitrige Parotitis sprechen, etwa bei Patienten, die lange keine Nahrung zu sich genommen haben; dadurch kommt es zu einer Stagnation des Speichelflusses mit Retention infektiösen Materials. Einseitige Schwellung und Rötung sind die typischen Kennzeichen. Speichelgangsteine können ebenfalls Ursache akuter Speicheldrüsenschwellungen sein. Sie lassen sich manchmal durch Palpation von der Mundhöhle aus tasten oder können röntgenologisch durch Sialographie lokalisiert werden.
Meist lymphogen entstehende Halsphlegmonen zeichnen sich durch einseitig gerötete, ödematöse Schwellung im entsprechenden Halsbereich aus und breiten sich häufig rasch retropharyngeal und sogar bis ins Mediastinum aus, sie sind daher dringlichst zu behandeln.
Eine früher durch steife Hemdkragen („Vatermörder“) sehr häufige akut-entzündliche Erkrankung im Halsbereich war der Nackenkarbunkel, der noch heute gelegentlich, speziell bei Diabetikern, beobachtet wird und an einer flächenhaften harten Schwellung der Nackenhaut mit multiplen Karbunkelöffnungen erkennbar ist. Unbedingt muß bei all diesen akut entzündlichen Prozessen nach einem Diabetes gefahndet werden.

Chronisch unspezifische Veränderungen

Diese sind selten und restieren meist aus akuten Entzündungen. Differentialdiagnostisch sind die lymphatischen Systemerkrankungen von Bedeutung. Häufig bleiben speziell nach dentogenen Infektionen der Lymphknoten diese lange Zeit vergrößert, aber gut verschieblich.

Spezifische Veränderungen

Chronische entzündliche Prozesse im Halsbereich sind fast immer spezifischer Natur, wobei früher die tuberkulöse Lymphonodulitis (Skrofulose) die größte Rolle spielte. Dabei sind die lateral hinter dem M. sternocleidomastoideus oder die supraklavikulären Lymphknoten chronisch entzündlich verdickt; sie weisen eine bläuliche Rötung über der Verdickung, bei Abszedierung Perforation, Fistelbildungen und Entleerung eines meistens dünnflüssigen spezifischen Eiters (Erregernachweis!) auf. Bei derartigen chronischen Lymphknoteneiterungen im Halsbereich muß insbesondere bei alten Menschen immer an Tuberkulose gedacht werden.
Heute wesentlich seltener geworden sind harte Halsinfiltrate durch Aktinomykose. Diese sind ebenfalls durch chronische Fistulierung und Entleerung von drüsenhaltigem Eiter gekennzeichnet. Ganz selten ist das Auftreten von Echinokokkuszysten im lateralen Halsbereich oder supraklavikulär.

5.6.2 Halsverletzungen

Penetrierende Verletzungen im Halsbereich (Schuß, Stich) sind häufig lebensgefährlich. Bei Verletzungen der großen Venen kommt es nicht nur zu schweren sichtbaren Blutungen nach außen, sondern es besteht auch bei forcierter Inspiration die Gefahr der Luftembolie (schlürfendes Geräusch!); deshalb sollen Venenverletzungen im Halsbereich sofort digital komprimiert werden, bis eine endgültige Versorgung möglich ist. Offene Verletzungen der A. carotis sind durch die schwere arterielle Blutung charakterisiert und treten oft vergesellschaftet mit Halbseitensymptomen auf.
Offene Verletzungen der Trachea zeigen sich durch den Luftaustritt und sind wegen der Gefahr der Blutaspiration und Asphyxie gefährlich. Durch Absaugen und digitale Kompres-

sion ist die Aspirationsgefahr einzudämmen. Bei Verletzungen des Ösophagus tritt gleichzeitig Schleim (Speichel) aus, meist wird Blut regurgitiert. Bei Verletzungen der Speicheldrüsen kommt es zu Fisteln.

Bei geschlossenen Verletzungen der großen Venen entstehen gewöhnlich nur große Hämatome, aber keine akut lebensgefährlichen Komplikationen. Stumpfe Verletzungen der Halsschlagader (Karateschlag, Strangulation) führen nicht selten zur Intimadissektion und nachfolgender Thrombose mit Halbseitenzeichen (Insultgeschehen), weshalb man bei entsprechendem Unfallmechanismus und neurologischen Ausfallzeichen immer an eine derartige Verletzung denken muß. Differentialdiagnostisch muß hier ein epi- oder subdurales Hämatom ausgeschlossen werden. Geschlossene Verletzungen der Atemwege führen zum Hautemphysem, das durch Knistern unter der Haut und polsterartige Schwellung des ganzen Halses erkennbar ist. Stumpfe Verletzungen des Ösophagus führen fast immer zur Halsphlegmone, meist mit Weichteilemphysem.

Iatrogene (intubationsverursachte) Schädigungen der oberen Luftwege oder des Ösophagus (Perforation des Führungsdrahtes) sind anamnestisch zu klären: bei Halsschwellungen nach Intubation oder Intubationsversuchen muß an eine Verletzung der oberen Atemwege oder der Speiseröhre gedacht werden.

Selten ist das „falsche Aneurysma" der Halsschlagader nach stumpfem Halstrauma, das nach eingerissener Gefäßwand zu einem pulsierenden, deutlich sichtbaren Hämatom führt. Bei gleichzeitiger stumpfer Verletzung von A. carotis und V. jugularis interna kann sich eine arteriovenöse Fistel entwickeln, die durch „Rauschen" bei der Auskultation feststellbar ist (Unfallanamnese!).

5.6.3 Halsschwellungen durch Erkrankung des Ösophagus

Periodisch auftretende einseitige Halsschwellungen (meist links), die sich durch manuellen Druck und Regurgitation von Speiseresten beseitigen lassen, müssen den Verdacht auf das Vorliegen eines Grenzdivertikels (Zenker-Divertikel) des Hypopharynx erwecken. Chronisch rezidivierende Schluckstörungen können stets durch die Anamneseerhebung festgestellt werden; die Schwellung kann manchmal mit einer Vergrößerung der Schilddrüse verwechselt werden. Selten sind hinter der Schilddrüse Tumoren, wie submuköse Ösophagusgeschwülste (Fibrome, Myome und andere gutartige Prozesse) oder auch fortgeschrittene Karzinome von Pharynx oder Ösophagus, tastbar. Kontraströntgen und Endoskopie klären die Diagnose.

5.6.4 Larynxschwellungen

Larynxschwellungen (entzündlich, posttraumatisch oder neoplastisch) gehen fast immer mit Heiserkeit einher und müssen laryngoskopisch abgeklärt werden.

5.6.5 Gefäßerkrankungen

Obere Einflußstauung (s. auch S. 152)

Eine obere Einflußstauung ist durch bläuliche Schwellung von Hals und Kopf mit besonders deutlichem Hervortreten der Halsvenen erkennbar. Die Ursache einer oberen Einflußstauung kann vielfältig sein, z.B. Einbruch eines Bronchuskarzinoms in die V. cava superior, Mediastinaltumoren, sog. chronische Mediastinoperikarditis, iatrogene Thrombosen nach zentralvenösem Zugang (etwa durch Schrittmachersonde, Jugularis- und Subklaviakatheter) mit nachfolgender Thrombose der V. cava superior, Rechtsherzinsuffizienz und große benigne oder maligne Strumen. Eine akute obere Einflußstauung mit Schockzustand ist typisch für akutes Rechtsherzversagen, meist verursacht durch eine massive Pulmonalarterienembolie.

Von besonderer Bedeutung bei der Gefäßdiagnostik ist die Untersuchung der *extrakraniellen Hirnschlagadern,* da man heute weiß, daß bei mehr als 50% aller Patienten mit ischämischem Insult Veränderungen der extrakraniellen Halsschlagadern verantwortlich sind (s. auch Kap. 9). Palpation und Auskultation dieser Gefäße sind gut möglich; eine exakte Diagnostik kann nur mittels Doppler- oder Duplexultraschalluntersuchung durchgeführt werden. Auch die Schläfenschlagadern sollten palpiert werden. Die A. vertebralis muß in die Untersuchung einbezogen werden, wobei dies an Spezialuntersuchungsstellen häufig primär durchgeführt werden kann. Über die einzelnen Untersuchungstechniken und zweckmäßigen Zuweisungen wird auf S. 87 berichtet. Stets sind bei Verdacht auf Stenosen oder Verschlüsse der Halsschlagadern die neurologische Anamnese und Untersuchung erforderlich (s. Kap. 14).

5.6.6 *Tumoren*

Gutartige Tumoren

Gutartige Tumoren am Hals, wie Lipome, Fibrome etc., kommen auch am übrigen Körper vor. Sie zeichnen sich meist durch teigige, weiche Konsistenz und gute Verschieblichkeit aus. Erwähnt werden soll der diffuse, sog. Madelung-Fetthals, der meist bei schlanken Männern vorkommt.
Nicht-chromaffine Paragangliome gibt es entlang der Gefäße; am häufigsten sind die Tumoren des Glomus caroticum. Sie zeigen sich als symptomarme, meist kugelige Geschwülste im Bereich des oberen Karotisdreiecks, weisen eine gute Verschieblichkeit auf und pulsieren gelegentlich. Aus letzterem Grund ist die Differentialdiagnose zu Aneurysmen der Arteria carotis wichtig, sie muß gelegentlich angiographisch gestellt werden.
Adenome der Nebenschilddrüsen sind fast nie so groß, daß sie tastbar werden, zeigen sich in der Störung des Kalzium-Phosphor-Stoffwechsels mit entsprechender Symptomatik der Knochenveränderungen des Morbus Recklinghausen durch den Hyperparathyreoidismus. Ihre Darstellung ist heute auf sono- und computertomographischem sowie nuklearmedizinischem Weg möglich.
Pseudotumoren, wie zervikale Dermoide, Atherome und aberrante Speicheldrüsen, kommen zu allen gutartigen Tumoren ebenfalls differentialdiagnostisch in Frage.

Primär bösartige Tumoren

Primär bösartige Tumoren im Halsbereich sind neben den durch Inspektion leicht erkennbaren Hautkarzinomen (nicht selten Narbenkarzinome) vor allem maligne Tumoren der Speicheldrüse.
Selten sind Karzinome im lateralen Halsbereich vor dem M. sternocleidomastoideus. Sarkome der Speicheldrüse sind, ebenso wie primär maligne Lymphome im Halsbereich, seltene Erkrankungen.

Sekundär bösartige Tumoren

Entsprechend der großen Zahl von Lymphknoten im Halsbereich sind *sekundär maligne Tumoren* besonders häufig. So finden wir im Halsbereich speziell supraklavikulär Metastasen von Mamma- oder Lungenkarzinomen, praktisch jedoch von allen malignen Geschwülsten des Körpers bis zum Seminom. Wohlbekannt, aber keineswegs so häufig ist die linksseitige supraklavikuläre Metastasierung beim Magenkarzinom, die sogenannte Virchow-Drüse an der Einmündung des Ductus thoracicus in den Angulus venosus. Die Diagnose kann durch Exstirpation des Lymphknotens gestellt werden.
Weiter können alle im Halsbereich gelegenen Organe, wie Larynx, Oropharynx, Schilddrüse etc., lokoregionale Metastasen verursachen, die sich im regionalen Bereich als harte, oft unverschiebliche Knoten tasten lassen. Schwellungen im Rahmen von Systemerkrankungen, wie Lymphogranulomatose, Morbus Hodgkin, Non-Hodgkin-Lymphom, Lymphosarkomatose, Retothelsarkom und Leukämie, sind im Halsbereich häufig.

5.7 Schilddrüse

Die zweilappige Schilddrüse bedeckt beiderseits den unteren, lateralen Schildknorpelbereich und in wechselnder Ausdehnung die obere zervikale Trachea. Ihr Isthmus überlagert den Ringknorpel und den oberen Trachealbereich.
Nicht selten ist als Residuum des Ductus thyreoglossus ein Processus pyramidalis vorhanden, der bis zum Zungenbein ziehen kann (kaum palpabel).
Die Schilddrüse ist ein endokrines Organ, dessen Funktion durch ein Regelsystem gesteuert wird. Deshalb können die Erkrankungen der Drüse (morphologischer oder funktioneller Natur) ihren Ausdruck in lokalen Veränderungen (Vergrößerung der Schilddrüse mit Verdrängung und Kompression der umgebenden anatomischen Strukturen: Trachea, N. laryngeus recurrens usw.), aber auch auf entfernte Organe (Augen, Herz etc.) oder den Gesamtkörper finden.
Das diagnostische Vorgehen teilt sich in lokale (Drüse und ihre unmittelbare Umgebung) und systemische Maßnahmen, um Auskünfte über die Funktion der Drüse zu gewinnen. Letztere

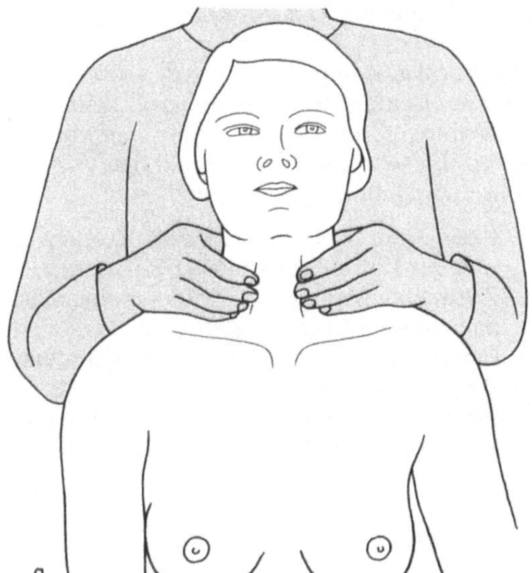

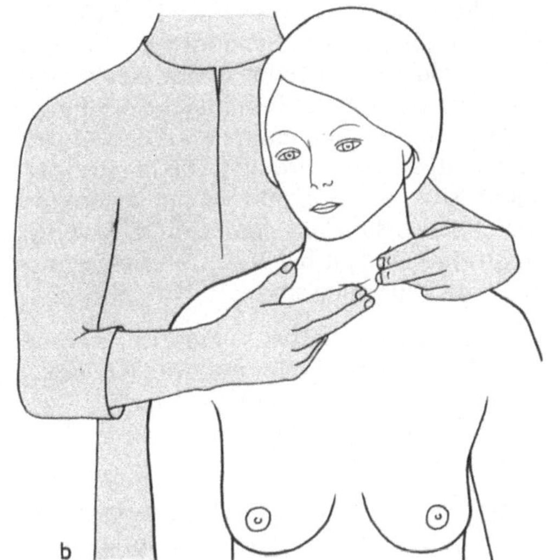

Abb. 5.3a–c. Schilddrüsenpalpation. **a, b** Von hinten, **c** von vorne

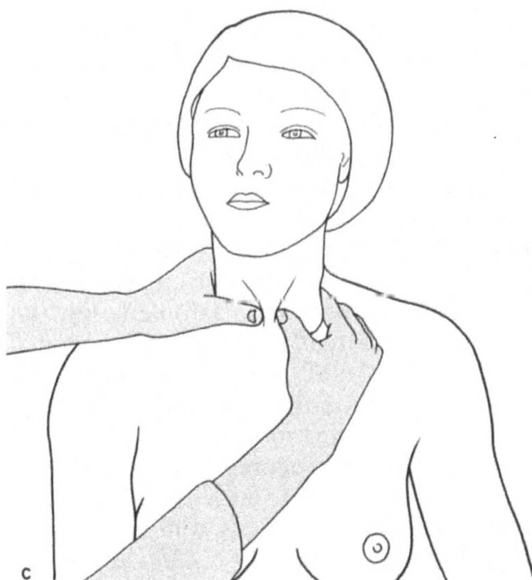

fallen vor allem in den Bereich der Inneren Medizin, insbesondere der Endokrinologie.
Eine morphologisch und funktionell normale Schilddrüse ist nicht sichtbar und nur bei sehr schlanken Menschen als glatte, weich verschiebliche Masse an der lateralen Wand der Trachea und des Kehlkopfes zu tasten.
Heute bezeichnet man jede Vergrößerung der Schilddrüse, gleich welcher Genese, als Struma (nach dem Fluß Struma in Bulgarien benannt, in dessen Strömungsgebiet die Völker verschiedener Herkunft an einer endemischen euthyreoten Schilddrüsenhypertrophie litten). Entsprechend einem Vorschlag der WHO kann die *Kropfgröße* in 4 Stadien unterteilt werden:

- Stadium I: Die Struma ist nicht sichtbar, jedoch zu palpieren.
- Stadium II: Der Kropf wird erst bei zurückgebeugtem Kopf sichtbar.
- Stadium III: Der Kropf ist schon bei normaler Kopfhaltung zu sehen.
- Stadium IV: Große und Riesenkröpfe.

5.7.1 Inspektion und Palpation

Eine sorgfältige Anamneseerhebung sowie die körperliche Untersuchung (Abb. 5.3a–c) des Halses sind die Voraussetzung für eine gute Schilddrüsendiagnostik.

Die *allgemeine Untersuchung* soll folgendes beeinhalten:
Motorik, Tremor, Muskeltonus, Atmung, Stimmungslage, Reflexe, Herzfrequenz und Herzrhythmus, Blutdruck, Turgor, Temperatur und Feuchtigkeitsgehalt der Haut, Größe und Gewicht.
Die Inspektion sucht nach diffuser Vergrößerung – der Hals ist symmetrisch dicker – oder knotiger Verformung. Venöse Zeichnungen, Stauung (Hinweis auf retrosternal liegende Struma: „Taucherkropf") oder Entzündungszeichen (Rötung) sind zu registrieren. Beim

Schlucken kann die Verschieblichkeit von Schilddrüse (und Larynx) beurteilt werden.
Bei der Palpation der Schilddrüse stellt sich der Untersucher entweder hinter den Patienten und umfaßt mit der Innenfläche der Finger den Hals, wobei die Daumen auf den M. trapezius aufgestützt werden (Abb. 5.3b). Der Patient sitzt bequem mit leicht gesenktem Kinn. Beim Schlucken gleitet die Drüse auf- und abwärts und ist bei Vergrößerung gut zu tasten. Zu beurteilen sind:

- Vergrößerung: diffus, beidseits, symmetrisch, vereinzelte oder multiple Knoten?
- Schluckverschieblichkeit,
- Druckempfindlichkeit,
- Entzündungszeichen.

Bei dicken Patienten ist die Palpation bei gestrecktem Hals manchmal etwas erleichtert. Während die Drüse nach oben gleitet, soll der Zeigefinger den unteren Pol abgrenzen. Bei retrosternaler Struma ist dies erschwert. Die Verschieblichkeit der Schilddrüse kann durch Erkrankungen der Drüse (infiltrativ wachsendes Karzinom, seltener Entzündungen oder großer retrosternaler Kropf), aber auch der Umgebung (z.B. Infiltration eines Kehlkopfmalignoms) reduziert werden.
Bei der Palpation von vorne (Abb. 5.3c) wird zur besseren Beurteilung der einzelnen Lappen der M. sternocleidomastoideus mit den Fingern der anderen Hand seitlich gezogen.
Beim Verdacht auf Luftröhrenkompression ist die *Kocher-Probe* hilfreich: Leichter Druck auf den Drüsenlappen verursacht einen Stridor. Die Gefäße des oberen Pols werden getastet, indem man die Daumenspitze vor dem M. sternocleidomastoideus und die übrigen Finger hinter diesem etwas eindrückt.
Die hyperaktive Drüse ist stärker vaskularisiert, so daß man die Pulsation sehen, das Einschnüren fühlen, vor allem aber ein kontinuierliches Geräusch *auskultieren* kann. Dieses Geräusch ist abzugrenzen von aus den Karotiden fortgeleiteten systolischen Geräuschen (Aortenstenose, Aortensklerose) bzw. Geräuschen, die durch Kompression der Karotiden durch die Struma von außen oder eine Stenose der A. carotis interna hervorgerufen werden.

5.7.2 Endokrine Orbitopathie

Dabei soll darauf geachtet werden, ob ein ein- oder beidseitiger Exophthalmus und eine Lidschwellung, Chemosis oder Photophobie vorliegen. Geachtet werden soll auf das Vorhandensein folgender Symptome:

- Konvergenzschwäche (Möbius-Zeichen),
- seltener Lidschlag (Stellwag-Zeichen),
- Zurückbleiben des Oberlides beim Blick nach unten (Graefe-Zeichen),
- Oberlidretraktion beim Blick geradeaus (Dalrymple-Zeichen),
- ferner in fortgeschrittenen Fällen Lagophthalmus mit Hornhautulzeration.

5.7.3 Weitere Untersuchungen

Die Beziehung der Schilddrüse zu den sie umgebenden Organen ist durch folgende Untersuchungen zu ergänzen:

- Röntgenzielaufnahme der Trachea zum Ausschluß einer Einengung oder Verdrängung, ggf. Tomographie (konventionell oder CT);
- Ösophaguspassage;
- Laryngoskopie zum Ausschluß einer Schädigung der Nn. recurrentes durch Drüsenwachstum.

Die weitere Diagnostik ist unterteilt in schilddrüsenspezifische In-vivo-Untersuchungen und schilddrüsenspezifische In-vitro-Diagnostik. Im folgenden soll nur auf erstere eingegangen werden.

Schilddrüsenszintigraphie

Beurteilt werden Größe, Form und Verteilung des gespeicherten Radionuklids im Bereich der Schilddrüse. Folgende Veränderungen können mit Hilfe der Schilddrüsenszintigraphie festgestellt werden:

- funktionelle und anatomische Veränderungen innerhalb der Schilddrüse, die das Speichermuster verändern, wie kalte, warme und heiße Knoten;
- dystopes Schilddrüsengewebe;
- Abgrenzung palpabler Veränderungen im Bereich des Halses, die der Schilddrüse nicht angehören.

Die Schilddrüsenszintigraphie sollte daher ausgeführt werden bei:

- Struma diffusa;
- regressiven Veränderungen im Bereich einer multinodulären Struma;
- Schilddrüsenentzündungen;
- jedem solitären Knoten. Sogenannte „kalte" Knoten können durch benigne regressiv veränderte Adenome, Kolloidzysten, lokale Entzündungen, Blutungszysten, Abszesse, ferner durch Schilddrüsenmalignome und Metastasen von schilddrüsenfremden Tumoren hervorgerufen werden. „Heiße" Knoten können durch autonome Adenome verursacht sein. „Warme" Knoten können hyperplastischem Schilddrüsengewebe, benignen Adenomen oder autonomen Adenomen ohne Hyperthyreose entsprechen;
- retrosternale bzw. intrathorakale Strumen oder Zungengrundstruma.

Schilddrüsensonographie

Diese kann eine sehr wertvolle Zusatzinformation über das Schilddrüsenvolumen liefern. Sie ist jedoch nicht geeignet für funktionsdiagnostische Aussagen. Folgende Aussagen sind zu treffen:

- Größe und Volumen einer Struma diffusa,
- Differentialdiagnose zwischen Zyste und Adenom bei szintigraphisch kalten Knoten,
- gezielte Feinnadelbiopsie unter Ultraschallsicht,
- Beurteilung des feingeweblichen Aufbaus (Follikelgröße),
- Bestimmung der Größe eines Rezidivs.

Zytodiagnostik der Schilddrüse

Diese sollte durchgeführt werden bei:

- jedem kalten Knoten,
- Zysten,
- jedem szintigraphischen oder sonographisch auffälligen Befund,
- Karzinomverdacht.

Bei der Diagnostik der Schilddrüsenerkrankungen haben sich fast ausschließlich Methoden durchgesetzt, die aus dem Fachgebiet der Nuklearmedizin stammen. Dies gilt für In-vivo- und In-vitro-Diagnostik. Wesentlich ist, daß aufgrund des Ergebnisses von Anamnese und körperlicher Untersuchung eine diagnostische Strategie eingeschlagen wird, die in einer sinnvollen Auswahl der einzelnen Testverfahren besteht und in Form einer rationellen Stufendiagnostik eingesetzt wird.

5.8 Radiologische Diagnostik der Halsorgane

Der Bereich des Halses umfaßt eine Vielzahl von Organsystemen mit unterschiedlicher Funktion. Neben Ösophagus, Trachea und großen Halsgefäßen sind hier wichtige autonome Organe des endokrinen Systems, wie Schilddrüse und Epithelkörper, lokalisiert. Umgeben sind diese Strukturen von Lymphgefäßen und Lymphknoten, Muskeln und Bindegewebefaszien. Die Halswirbelsäule als Träger des Rückenmarks ist nicht nur zentrales Stützorgan des Halses, sondern auch durch die engen anatomischen Beziehungen zu den übrigen Halsanteilen von großer pathomorphologischer Bedeutung. Die radiologische Untersuchung des Halses erfaßt daher eine Vielzahl unterschiedlicher Untersuchungstechniken (Tabelle 1).

Tabelle 5.1. Radiologische Untersuchung der Halsorgane

Nativradiologische Untersuchungen
Skelett und Weichteilaufnahme
Durchleuchtung
Konventionelle Tomographie
Funktionsaufnahmen der HWS
Computertomographie
Kontrastmitteluntersuchung
Schluckversuch
Myelographie
Angiographie
Fistelfüllung
Sonderverfahren
Sonographie
Duplexsonographie
Kernspintomographie (NMR)

Tabelle 5.2. Gliederung der einzelnen Organgruppen

Halsskelett und Rückenmarkskanal
Ösophagus und Trachea
Arterien und Venen
Schilddrüse und Epithelkörper
Lymphknoten
Muskeln und Bindegewebe

Wenn auch verschiedene Untersuchungsverfahren dasselbe Organsystem abdecken, unterscheiden sie sich hinsichtlich Invasivität und Aussagekraft beträchtlich. Auch der zu erwartende Zeit- und Kostenaufwand sollte mit in die Auswahl der diagnostischen Methode einfließen. Zur übersichtlichen Darstellung und zum Vergleich ist eine Gliederung nach einzelnen Organgruppen des Halses zweckmäßig (Tabelle 2).

5.8.1 *Halsskelett und Rückenmarkskanal*

Die Darstellung der Halswirbelsäule in entsprechender, dem Knochen angepaßter Aufnahmetechnik erfolgt zumindest in 2 Ebenen (frontal und lateral), besser zusätzlich mit einer oder zwei Schrägaufnahmen zur Darstellung der Foramina intervertebralia. Die transorale Zielaufnahme dient zur überlagerungsfreien Abbildung des Dens axis und des Atlantoaxialgelenkes. Zur Abklärung degenerativer, destruktiver oder traumatischer Veränderungen ist eine konventionelle Tomographie zumindest in einer Ebene in 0,5-cm-Schichten mit nichtlinearer Verwischung indiziert. Diese ist im a.-p.-Strahlengang ohne großen Zeitaufwand und Patientenbelastung auch in Notfallsituationen durchführbar.
Zur Darstellung des Wirbelkanals, der Foramina intervertebralia sowie diskreter traumatischer oder destruierender Prozesse ist die Computertomographie (CT) ein wertvolles, wenn auch kostenaufwendiges diagnostisches Instrument. Die Myelographie wird für den Halsbereich kaum mehr angewendet und ist heute durch die CT praktisch ersetzt. Der Stellenwert der Kernspintomographie (NMR) liegt hinsichtlich der Indikationen noch nicht endgültig fest.

5.8.2 *Ösophagus und Trachea*

Die enge anatomische Lagebeziehung zwischen Ösophagus und Trachea ermöglicht ihre radiologische Darstellung in einem Untersuchungsgang. Dies geschieht mit durchleuchtungsgezielten Aufnahmen in mehreren Ebenen, unter Verwendung eines Bolusschluckes Bariumsulfatsuspension, ggf. bei Verdacht auf Schluckstörung (Cave: Aspiration!) oder Perforation, mit wasserlöslichem, jodhaltigem Kontrastmittel (Gastrografin). Die Trachea stellt sich hier im Monokontrast als luftgefülltes, den Ösophagus begleitendes Aufhellungsband dar. Verlagerungen oder Kompressionen der beiden Organe lassen sich ebenso wie Stenosierungen durch Raumforderungen gut darstellen. Auch die Region des Pharynx, der Schluckakt und der Glottisschluß sind gut beurteilbar. Bei kooperativen Patienten ist eine Tracheomalazie durch Inspirationsversuch bei verschlossener Glottis abklärbar.
Dabei werden auch Anatomie und Funktion der Larynxteile dargestellt. Diskrete Veränderungen der Trachealwand lassen sich durch eine konventionelle Tomographie in 0,5-cm-Schichten und 2 Ebenen abklären. Die Computertomographie ist vor allem in der Tumordiagnostik von Ösophagus und Trachea indiziert. Das CT zeigt die exakte Tumorausdehnung und liefert als Nebenbefund ein Lymphknoten-Staging. Bei speziellen tumordiagnostischen Problemen, aber auch bei Systemerkrankungen, die spezifische Stoffwechselstörungen in Halsorganen zur Folge haben, kann die NMR sinnvoll eingesetzt werden.

5.8.3 *Arterien und Venen (s. auch Kap. 9)*

Die Darstellung von Gefäßen des Halses ist heute durch 2 Verfahren gewährleistet, die sich in manchen Bereichen ergänzen, in anderen konkurrieren: Angiographie und Sonographie. Eine exakte Abgrenzung, welche Fragestellungen zwingend eine Angiographie erfordern und in welchem Falle der nichtinvasiven Sonographie der Vorzug zu geben ist, liegt oft im Ermesssen des Untersuchers und in der Verfügbarkeit der Methode. Die Entwicklung einer semiinvasiven Gefäßdarstellung durch die digitale Subtraktionsangiographie (DSA) hat die Entscheidung zugunsten der Karotisdarstellung erleichtert.
Eine Sonderstellung nimmt die Duplexsonographie ein, die nicht nur die Gefäßmorphologie, sondern auch strömungsdynamische Parameter erstellt, deren Synopse insbesondere im Bereich der A. carotis die Angiographie an Informationsgehalt übertreffen kann.

5.8.4 *Schilddrüse und Epithelkörper*

Zur Beurteilung der Feinstruktur der Schilddrüse wie auch der bis dahin radiologisch kaum erfaßbaren Nebenschilddrüse ist die Sonographie ausgezeichnet geeignet. Insbesondere Adenomknoten oder zystische Veränderungen, die zu keiner Gesamtvergrößerung des Organes führen, sind damit klar erfaßbar und meßbar. Neben der Ultraschalluntersuchung sind CT und NMR geeignet, in übersichtlicher Form Organveränderungen von Schilddrüse und Nebenschilddrüse darzustellen. Aus Gründen der Strahlenbelastung und wegen der im Vergleich zur Sonographie höheren Kosten kommen diese Methoden seltener zum Einsatz.

5.8.5 *Lymphknoten*

Auch hier erweist sich die Sonographie, gemeinsam mit CT und NMR, als Methode der Wahl. Lymphknotenstaging ist durch die Sonographie beliebig wiederholbar, die Ergebnisse sind der CT durchaus gleichwertig, und die schallgezielte Biopsie bietet sich hier als Kombinationsverfahren an. Der Stellenwert der NMR hinsichtlich der Diagnosespezifität und -sensitivität bei malignen Lymphknoten liegt noch nicht fest. Eine Aussage über die Dignität pathologisch veränderter Lymphknoten ist weder durch CT noch Sonographie in allen Fällen möglich. Strukturveränderungen ohne Größenzunahme des Lymphknotens entgehen meist der Diagnostik.

5.8.6 *Muskulatur und Bindegewebe*

Die optimale Darstellung von Weichteilstrukturen erfolgt ebenfalls durch die Sonographie unter Verwendung hochauflösender Schallköpfe (5–10MHz). Die Sonographie ist auch zur Darstellung von Weichteiltumoren, entzündlichen und zystischen Veränderungen geeignet. Lediglich Fisteln im Halsgebiet sollten nach Sondierung mit entsprechenden Instrumenten in ihrer Ausdehnung und ihren anatomischen Verbindungen zu Nachbarorganen durch Kontrastmittelinjektion (wasserlösliches, jodhaltiges Kontrastmittel) abgeklärt werden. CT und NMR haben in diesen Fragestellungen in der praktischen Anwendung nachgeordnete Bedeutung.

5.9 Halsvenenstauung

Abnorme Erweiterung und Füllung der Halsvenen sind zu unterscheiden bei oberer Einflußstauung und Stauungsinsuffizienz des Herzens.

5.9.1 *Obere Einflußstauung*

Diese beruht auf einer nicht kardial, sondern mechanisch verursachten Behinderung des venösen Blutrückstroms im Einzugsbereich der oberen Hohlvene. Im Gegensatz zur Stauungsinsuffizienz des Herzens, bei der ausschließlich die Halsvenen gestaut sind, finden sich bei der oberen Einflußstauung auch gestaute Venen an der Thoraxwand. In schweren Fällen bestehen venöse Kollateralen (Umgehungskreisläufe), Ödeme (Schwellungen) des Gesichts, u.U. auch der Arme, sowie eine zyanotisch-livide Verfärbung der Haut. Früher wurden diese Veränderungen als „Stokesscher Kragen“ bezeichnet.
Als *Ursachen* einer oberen Einflußstauung kommen in Betracht:

- große (retrosternale) Strumen, Struma maligna,
- Bronchialkarzinom (bei älteren Männern häufigste Ursache),
- Mediastinaltumoren,
- maligne Lymphknotenerkrankungen mit Befall mediastinaler Lymphknoten (Morbus Hodgkin, Non-Hodgkin-Lymphome, Lymphknotenmetastasen),
- Aortenaneurysma,
- Thrombosen der V. cava.

Der weiteren differentialdiagnostischen Abklärung dienen: Röngenthoraxaufnahme in 2 Ebenen, evtl. mit Schichtung (MRT), Schilddrüsenszintigraphie, Phlebographie (Venendarstellung durch Injektion von Röntgenkontrastmittel), Mediastinoskopie und Bronchoskopie.

5.9.2 *Stauungsinsuffizienz des Herzens*

Beim liegenden Gesunden sind die Halsvenen gefüllt. Beim Aufrichten des Oberkörpers entleeren sie sich kontinuierlich und kollabieren schließlich im Sitzen. Ebenso entleeren sich Handrücken- und Armvenen, sobald der

Arm über das Niveau des rechten Vorhofes angehoben wird.
Ist infolge einer Stauungsinsuffizienz des rechten Herzens der Druck im rechten Vorhof erhöht, so kommt es je nach Ausmaß der Druckerhöhung nicht oder nur unvollständig zur Entleerung der Hals- und Armvenen bei aufgerichtetem Oberkörper bzw. Hebung des Armes bis zur Höhe des rechten Vorhofes. Da auch bei mechanisch bedingter Einflußbehinderung im Bereich der oberen Hohlvene die Venen gestaut sind, ist eine Differenzierung zwischen Stauungsinsuffizienz und mechanisch bedingter Einflußstauung erst unter Zuhilfenahme anderer Untersuchungsmethoden möglich. Bei Patienten im Kollaps oder Kreislaufschock finden sich auch im Liegen entleerte Halsvenen. Um Verfälschungen durch andere Einflüsse, wie Drucksteigerungen im Thoraxraum, Muskelverspannungen usw., zu vermeiden, ist es notwendig, die Untersuchung am ruhig atmenden und entspannten Patienten vorzunehmen.
Neben der für viele Fälle ausreichenden Abschätzung des *peripheren Venendruckes (PVD)* in der geschilderten Weise ist in der Intensivmedizin eine exakte Messung des PVD und vor allem des *zentralen Venendruckes (ZVD)* unerläßlich.
Die Bestimmung des ZVD dient der Beurteilung der zirkulierenden Blutmenge, der Herzleistungsfähigkeit und des Kreislaufverhaltens. Eine sinnvolle Interpretation ist nur im Zusammenhang mit anderen klinischen Befunden möglich.
Die Messung des ZVD erfolgt manometrisch mit Hilfe einer bis in die obere Hohlvene vorgeschobenen Sonde. Der Null- und Bezugspunkt für die Druckmessung entspricht der Mitte des rechten Vorhofes (etwa 5 cm unterhalb des Sternums beim liegenden Patienten). Normalerweise beträgt der PVD ca. 10 cm H_2O (9, 8 hPa), der ZVD ca. 5 cm H_2O (4,90 hPa). Bei Volumenmangel ist der ZVD erniedrigt, bei Herzinsuffizienz oder übermäßiger Volumenzufuhr (Infusionen) erhöht.
Für eine beginnende Rechtsherzinsuffizienz spricht auch der sog. *positive hepatojuguläre Reflux:* Durch Druck auf die Leber beim halbaufgerichteten Patienten kommt es zu einer Füllung der Halsvenen, weil das rechte Herz das vermehrt angebotene Blut nicht mehr bewältigen kann.

Literatur

Arnold W, Ganzer U (1990) Checkliste Hals-Nasen-Ohren-Heilkunde. Thieme, Stuttgart New York

Becker W, Naumann HH, Pfaltz CR (1989) Hals-Nasen-Ohren-Heilkunde, 4. Aufl. Thieme, Stuttgart New York

Berendes J, Link R, Zöllner F (1977–1982) Hals-Nasen-Ohren-Heilkunde in Praxis und Klinik, 2. Aufl, Bd I–VI. Thieme, Stuttgart New York

Boenninghaus H-G (1983) Hals-Nasen-Ohrenheilkunde, 6. Aufl. Springer, Berlin Heidelberg New York

Brusis T, Mödder U (1984–1986) HNO-Röntgenatlas, Bd 1–2. Springer, Berlin Heidelberg New York Tokyo

Hell B (1990) Atlas der Ultraschalldiagnostik im Kopf-Hals-Bereich. Thieme, Stuttgart New York

Krmpotić-Nemanić J, Draf W, Helms J (1985) Chirurgische Anatomie des Kopf-Hals-Bereiches. Springer, Berlin Heidelberg New York Tokyo

Moser F (Hrsg) (1986) Oto-Rhino-Laryngologie, Bd 1–2. Gustav Fischer, Jena

Paparella MM, Shumrick DA, Gluckman JL, Meyerhoff WL (Hrsg) (1991) Otolaryngology, 3rd edn. vol I–IV. Saunders, Philadelphia London Toronto Montreal Sydney Tokyo

Valvassori GE, Potter GD, Hanafee WN, Carter BL, Buckingham RA (1984) Radiologie in der Hals-Nasen-Ohren-Heilkunde. Thieme, Stuttgart New York

6 Thorax

L. Geisler und K.-J. Paquet

6.1 Topographie

Zur genauen Zuordnung der Befunde sowie zu Projektionen der intrathorakalen Organe oder deren Einzelteile dienen festgelegte topographische Merkmale:

Vorne (Abb. 6.1a):

- vertikal durch die Mitte des Sternums – *Sternallinie,*
- durch den Mittelpunkt des Schlüsselbeines – *Medioklavikularlinie,*
- in der Mitte zwischen den beiden – *Parasternallinie.*

In manchen Lehrbüchern wird noch die senkrecht durch die Warze verlaufende *Mamillarlinie* angegeben. Wegen starker individueller Unterschiede ist ihr topographischer Wert gering und findet deswegen kaum noch Verwendung

Seitlich (Abb. 6.1b):

- Durch die vordere Falte der Achselhöhle – *vordere Axillarlinie,*
- durch die Mitte der Achselhöhle – *mittlere Axillarlinie,*
- und durch die hintere Achselfalte – *hintere Axillarlinie.*

Hinten (Abb. 6.1c):

- über den Dornfortsätzen – hintere Mittellinie und durch den Angulus scapulae – *Skapularlinie.*

Die *Rippen* sind der nächste wichtige Markierungspunkt: Vorne werden sie so gezählt, daß man zuerst den Ansatz der 2. Rippe in Höhe des Angulus sterni (Ludovici) (tastbar als eine Knochenvorwölbung abwärts von der Fossa jugularis) feststellt, beim Gleiten des Fingers nach lateral von diesem Ansatz tastet man die 2. Rippe, und die weiteren werden dann nach abwärts bestimmt. Hinten werden die Rippen von unten aufwärts gezählt, ausgehend von der 12. Bei adipösen Patienten kann die Rippenzählung sehr schwer und unsicher sein. Hinten liegt, bei seitwärts herabhängenden Armen, die Skapulaspitze in Höhe der 7. Rippe und die Spina scapulae in Höhe der 3. Rippe oder im 3. Interkostalraum (ICR). Diese Beziehungen sind jedoch nicht zuverlässig genug. Die Dornfortsätze zählt man beginnend mit der Vertebra prominens (7. Halswirbel). Mitunter kann der Dornfortsatz des 1. Brustwirbels länger sein. Es gibt keine Möglichkeit, diesen sicher zu unterscheiden.

Weitere wichtige Merkmale sind noch vorne die *Fossae jugularis, supra-* und *infrascapularis* und hinten die *Spina scapulae* sowie die *Fossae supra-* und *infraspinata* und eine *interskapulare Region* – zwischen den medialen Rändern der Schulterblätter.

Pleurakuppe bzw. *Lungenspitze* projizieren sich über die Horizontalebene, die durch die Incisura jugularis sterni und den oberen Rand der Klavikula verlaufen, im wesentlichen in die Fossa supraclavicularis im Halsbereich.

Die *Lungenränder* projizieren sich bei mittlerer Exspirationsstellung – medial: Von der Lungenspitze konvergierend zu der Grenze zwischen Manubrium und Corpus sterni, dann parallel verlaufend bis in Höhe des Ansatzes des 4. Rippenknorpels (Abb. 6.1a). Weiter reicht die linke Grenze nach lateral bis zum 6. Rippenknorpel und zur Parasternallinie (Incisura cardiaca). Der vordere Rand der rechten Lunge verläuft senkrecht bis zum Ansatz des 6. Rippenknorpels. Von diesem Punkt an verläuft der untere Lungenrand in leichtem Bogen lateral- und dorsalwärts bis zum kostovertebralen Gelenk 12. Die *Zwischenlappengrenzen* links werden durch die vom Dornfortsatz des 3. Brustwirbels bis zum Übergang der 6. Rippe im Knorpel gezogene Linie (Abb. 6.1b) dargestellt. Die *Grenzlinie* zwischen dem rechten Ober- und Unterlappen verläuft wie links mit dem Unterschied, daß von dem Punkt, wo sie die vordere Axillarlinie kreuzt, eine fast waagerecht zum Ansatz des 4. Rippenknorpels am Sternum verlaufende Linie

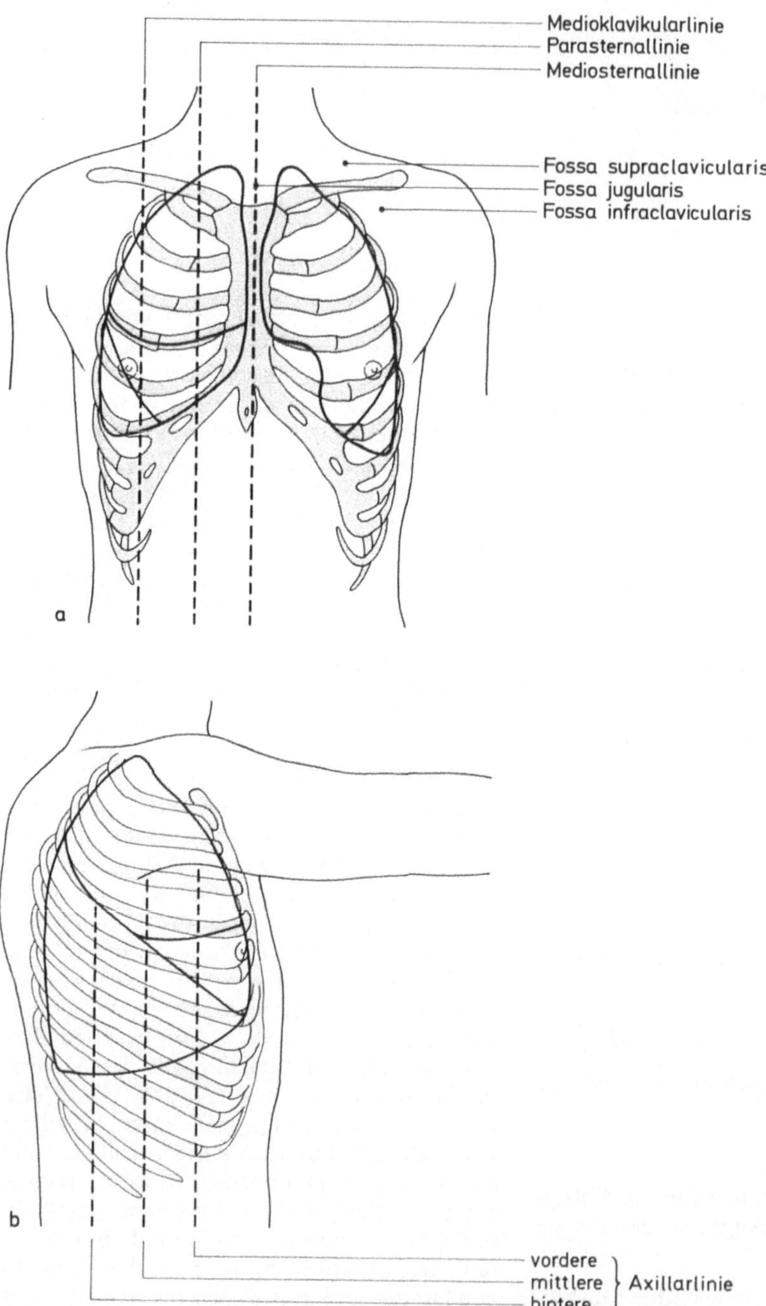

Abb. 6.1a–c. Topographische Linien mit Projektion der Lungenlappen von ventral **(a)**, lateral **(b)** und dorsal **(c)**. **Abb. 6.1c** s.S. 95

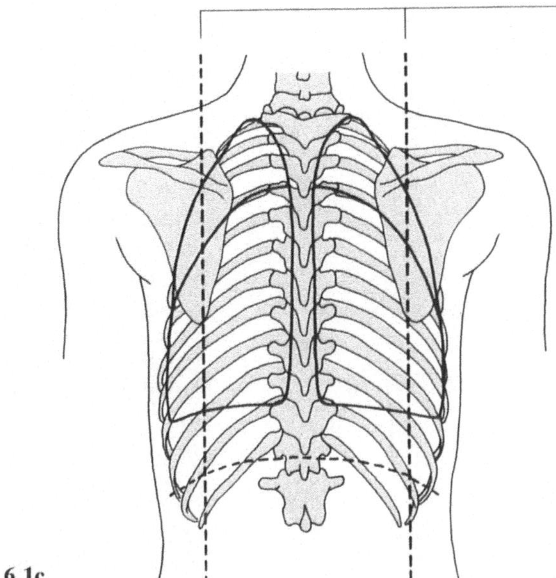

Abb. 6.1c

den Mittellappen umrahmt. Die Projektionen des Sinus phrenicocostalis werden später behandelt.

6.2 Untersuchung der weiblichen Brustdrüse

Die Untersuchung der Mamma (Tabelle 6.1) soll an der entkleideten Patientin durchgeführt werden. Es empfiehlt sich, die Untersuchung in Gegenwart einer dritten Person (z.B. Schwester, Ehemann) vorzunehmen. Die Patientin soll mit aufrechtem Oberkörper sitzen. Bei einer bettlägerigen Patientin kann die Untersuchung in halb sitzender Position ausgeführt werden. Zu diesem Zweck ist die Patientin in eine bequeme Lage mit Kopfkissen o.ä. zu bringen.

Die weiblichen Brustdrüsen liegen zwischen lateralem Sternumrand und vorderer Axillarlinie bzw. (2.) 3.–6. (7.) Rippe und sind auf der Thoraxwand verschieblich. Topographisch wird die Mamma durch eine vertikale und horizontale Linie, die sich in den Warzen unter 90° kreuzen, in 4 Quadranten aufgeteilt. Die Untersuchte soll ihre Hände in die Hüften stemmen, damit Symmetrie, Lage und Größe beurteilt werden können (Abb. 6.2a). Die weiblichen Brüste müssen normalerweise nicht immer symmetrisch sein; so ist die linke etwas tiefer und die rechte bei Rechtshände-

Tabelle 6.1. Untersuchung der Mamma

Anamnese

Menarche, körperliche Entwicklung, Menopause, Veränderungen während des Menstruationszyklus, Schwangerschaften, Laktation

Untersuchung

Die gesamte obere Hälfte des Stammes muß der Untersuchung frei zugänglich sein.

Man betrachtet die Mamma bei ruhender Patientin und bittet die Patientin, die Arme über den Kopf zu heben. Man achtet auf:

- Größe
- Symmetrie
- Haut
  - Einziehungen
  - Apfelsinenhaut
  - Knoten
  - Verfärbungen
  - Ulzerationen
- Mamillen und Warzenhöfe
- Axillae, Arme und Hals

Zunächst Untersuchung der gesunden Seite

Untersuchung von Axillae und Armen

Untersuchung der Supraklavikulargruben

Untersuchung von Thorax und Abdomen auf:
- Pleuraerguß
- Heptaomegalie
- Aszites
- knotige Veränderungen im Douglas-Raum

Untersuchung der Wirbelsäule:
- Perkussion
- Beweglichkeit
- Kernig-Zeichen (Kap. 14)
- Achillessehnenreflex (Kap. 14)

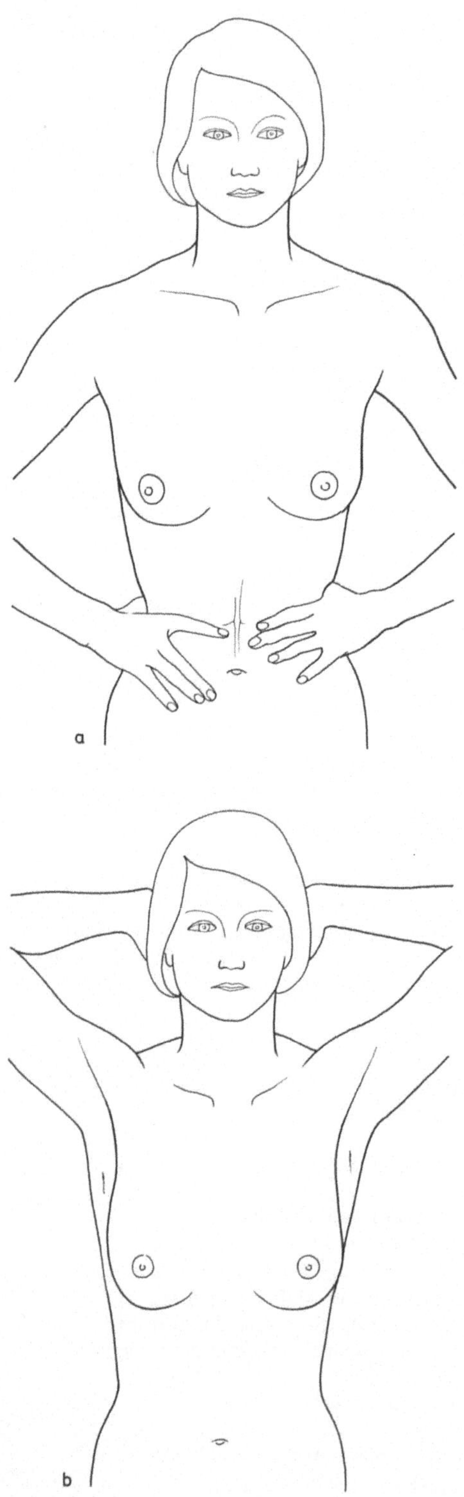

Abb. 6.2a, b. Inspektion der Brustdrüse bei in den Hüften gestemmten Armen **(a)** und bei erhobenen und hinter den Kopf verschränkten Armen **(b)**

rinnen manchmal etwas größer. Form und Größe sind alters- und habitusabhängig und verändern sich im Verlaufe der Jahre. Beiderseits vergrößerte Mammae sind kurz nach der Entbindung, bei manchen Frauen auch während der Menstruation physiologisch; sie sind durch beidseits ausgeprägte venöse Zeichen charakterisiert.

Eine Hypertrophie ohne Gefäßreaktion ist habituell bedingt und kann Beschwerden verursachen. Trotz dieser Einschränkung liefert eine sorgfältige Inspektion sehr wertvolle diagnostische Hinweise. So kann eine Mamma angeboren sehr klein sein *(Hypoplasie),* oder das Drüsengewebe kann ganz fehlen *(Aplasie).* Sie kann aber auch nur durch Tumorwachstum oder Entzündung vergrößert sein. Die vergrößerte Mamma kann *ödematös* sein (Karzinom, Entzündung oder – selten – bei Herzkranken, die längere Zeit auf einer Seite liegen). Durch sorgfältige Beobachtung sind auch Entzündungszeichen, wie Rötung, ausgeprägte Gefäßzeichnung usw. feststellbar. Außerdem ist auf Andellungen oder Narben von vorausgegangenen Operationen zu achten. Manchmal sieht bei einer von Karzinom befallenen Mamma ein Hautbezirk ödematös mit eingezogenen Hautfollikeln (apfelsinenhautähnlich) aus, so daß dieses Symptom danach benannt wird: *Apfelsinenhaut* („peau d'orange"). Dieses Phänomen kommt dadurch zustande, daß die maligne Infiltration einerseits die fibrösen Septen der Drüse verkürzt, andererseits den Lymphabfluß des betroffenen Bezirkes stört und so zu lokalem Hautödem und Einziehung der Haarfollikel führt.

Weiter ist die Mamille hinsichtlich Lage, Größe und Form zu beurteilen. Es können mehrere Mamillen angeboren vorhanden sein *(Polithelie).* Sie liegen entlang der sog. Milchleiste von Klavikula bis zur Leiste entlang der Medioklavikularlinie oder in der Axilla. Bei der Warze ist auf Rhagaden, Fissuren sowie besonders auf Einziehungen und Absonderungen zu achten. Eine *Einziehung,* die seit längerem besteht, hat keine klinische Bedeutung. Dagegen ist eine seit kürzerer Zeit eingezogene Mamille sehr pathognomonisch für ein Malignom. *Absonderungen* können blutig, blutig-serös, wasserklar (Verdacht auf Karzinom), opaleszierend (Milch oder Abszeß), grün (Besiedlung durch Pseudomonas) oder gelb (Adenom oder Infektionszyste) sein.

Nach dieser ersten Inspektion soll die Patientin ihre Hände seitlich langsam abheben, bis die Oberarme in die Horizontale und die Hände an den Hinterkopf kommen (Abb. 6.2b). Dabei werden wiederum Größe, Symmetrie und Beweglichkeit beurteilt. Manchmal sind Einziehungen und Symmetrie so besser zu sehen. Die Beurteilung der Beweglichkeit der Mamma gegenüber der Thoraxwand wird durch sog. *Pektoralismanöver* erleichtert. Dabei soll die Patientin bei auf die Hüften gestemmten Händen ihre Pektoralismuskeln kontrahieren. Die Kontraktion des Pektoralismuskels kann auch durch Adduktion des Oberarmes gegen einen Widerstand ausgeführt werden (Manöver nach Tillaux). Die durch Karzinom mit der Fascia pectoralis in Verbindung stehende, befallene Mamma erhöht sich mehr und schneller. Die erstgenannte Methode wird wegen der Möglichkeit, die beiden Drüsen gleichzeitig zu beoachten, bevorzugt.

6.2.1 Palpation der Mamma und der Achselhöhlen

Die Palpation soll zuerst bei sitzender Patientin vorgenommen werden. Es soll immer mit der gesunden Mamma begonnen werden (Abb. 6.3a).

Technisch ist dies am besten durchzuführen, indem man mit der Innenfläche der Finger kreisförmig von außen nach innen sorgfältig die ganze Drüse abtastet. Dabei wird die Drüse gegen die Thoraxwand gedrückt. Der Druck soll leicht sein, damit die Patientin vor unangenehmen Schmerzen verschont bleibt, aber auch weil durch stärkeren Druck kleinere Unebenheiten unbemerkt bleiben. Größere Drüsen nimmt man am besten zwischen beide Hände. Die Palpation soll nie mit 2 Fingern ausgeführt werden, da sich sonst ein falscher Eindruck von Resistenzen ergeben kann. Nur die Mamille soll zum Schluß zwischen zwei Fingern ausgedrückt werden, um evtl. etwas Sekret zu gewinnen, dessen Eigenschaften für die Diagnostik richtungsweisend sein können. Ausnahmsweise kann der als Apfelsinenhaut imponierende Bezirk zwischen Zeigefinger und Daumen genommen werden, weil so dieses Phänomen etwas ausgeprägter, ja oft erst sichtbar wird. Die Untersuchung wird jetzt an der liegenden Patientin wiederholt, während diese die Hände hinter den Kopf hält (Abb. 6.3b). Bei sehr großen Mammae kann die Palpation in hängender Position durchgeführt werden (die Patientin beugt sich mit aufgestützten Armen vor).

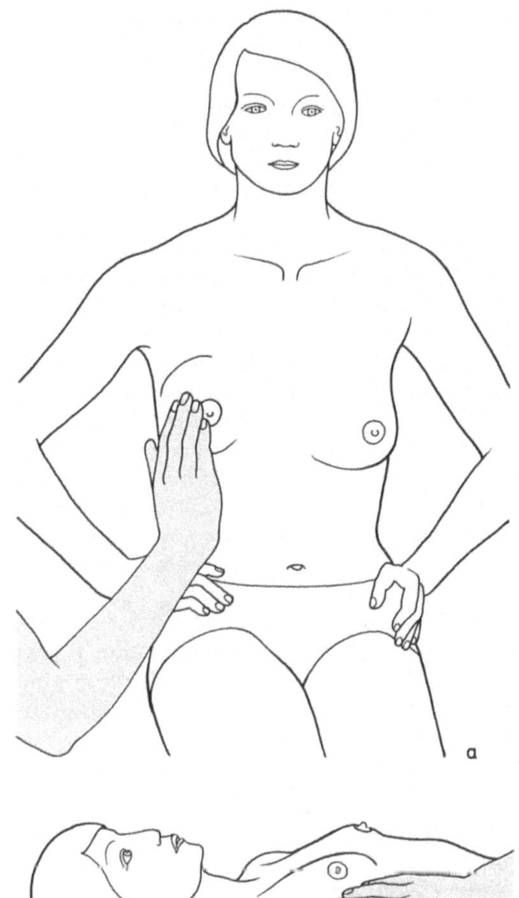

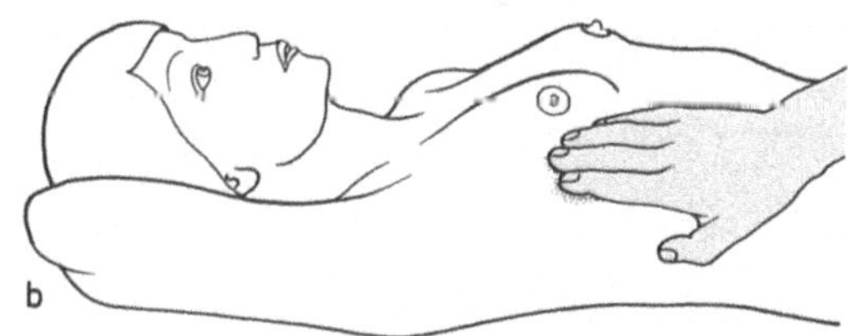

Abb. 6.3a, b. Palpation der Mamma bei der sitzenden **(a)** und liegenden **(b)** Patientin

Das Brustgewebe junger Frauen ist weich und homogen, das älterer Frauen etwas knotiger und härter. Es bestehen auch zyklusabhängige Änderungen der Konsistenz. Alle Veränderungen, die einzeln oder multipel sein können, sind hinsichtlich Größe, Lokalisation, Konsistenz, Sensibilität, Fixation auf die Thoraxwand, in vertikaler und horizontaler Richtung, Hautbeschaffenheit dieses Bezirkes sowie Beziehung und Abgrenzbarkeit gegenüber dem übrigen Mammagewebe zu beurteilen. Die auf Resistenz verdächtigen Bezirke

können noch mit der Taschenlampe durchleuchtet werden (der Raum soll verdunkelt werden):
Zysten sind sehr gut, Tumoren kleiner als 2 cm im Durchmesser mäßig und Fibroadenome und Karzinome schlechter für Licht durchlässig. Diese Methode ist allerdings nicht sehr zuverlässig.
An die Untersuchung der Mamma schließt sich die *Palpation der Achselhöhle* an: Die Arme der Patientin liegen an dem kontralateralen Arm des Untersuchers, so daß die Pektoralismuskulatur relaxiert ist. Die Achselhöhle wird systematisch mit der Innenfläche der Finger abgetastet, wobei auch der subpektorale Bereich nicht vergessen werden darf. Die Lymphknoten sind nach Größe, Empfindlichkeit und Verschieblichkeit zu beurteilen (Abb. 6.4). Die Untersuchung wird mit erhobenen Armen und Händen am Hinterkopf wiederholt. Bei der Beurteilung des Tastbefundes in der Achselhöhle ist auch der dazugehörige Arm auf die Verletzungen oder Infektionen zu untersuchen, weil auch diese eine Vergrößerung der Lymphknoten in der Achselhöhle verursachen können.
Die Untersuchung wird mit der Suche nach und mit der Beurteilung des supraklavikulären Lymphknotens abgeschlossen. Die supraklavikulären Lymphknoten sind am besten von hinten mit den Fingerspitzen zu tasten. Um sie etwas besser unter den Fingern spüren zu können, wird die Patientin zum Husten aufgefordert (Abb. 6.5).

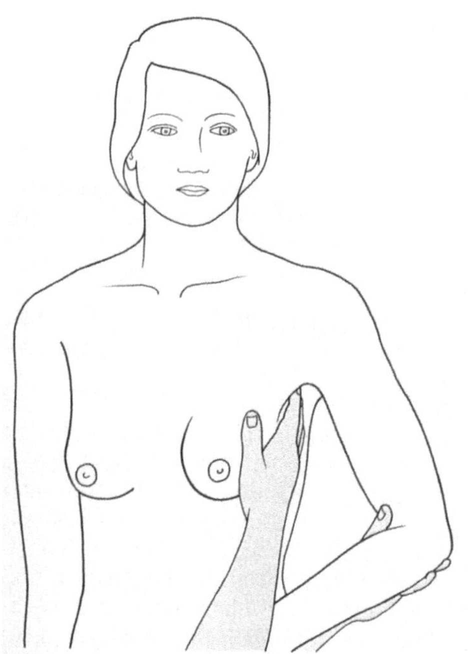

Abb. 6.4. Palpation der Lymphknoten in den Achselhöhlen

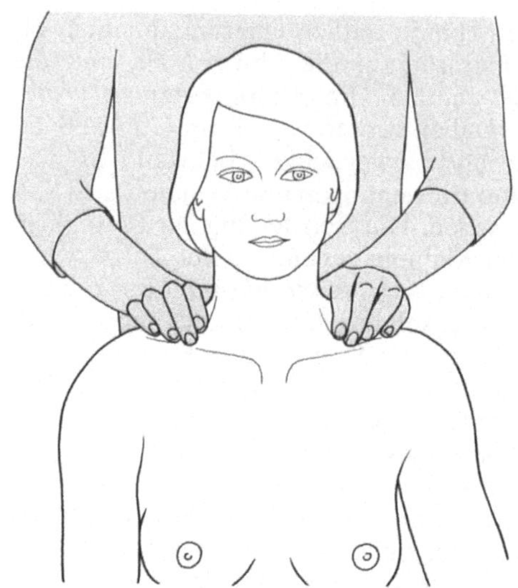

Abb. 6.5. Palpation der supraklavikulären Lymphknoten

Untersuchung der Arme

Die Arme sollen auf Schwellungen und pathologische Veränderungen des venösen Abflusses und des arteriellen Zuflusses oder auf neurologische Störungen untersucht werden.

Allgemeine Untersuchung

Eine vollständige Allgemeinuntersuchung ist unabdingbar. Insbesondere sollte die Lunge bzw. der Pleuraraum auf einen Erguß (indirektes Zeichen von Lungenmetastasen oder Lymphangiosis carcinomatosa), das Abdomen auf Hepatomegalie (Lebermetastasen) und Aszites sowie die Lendenwirbelsäule auf Schmerzen und eingeschränkte Beweglichkeit (Knochenmetastasen) untersucht werden. Auch auf eine rektale Untersuchung mit Ausschluß knotiger Veränderungen im Douglas-Raum (Peritonealkarzinose) darf nicht verzichtet werden.

Weitere Untersuchungen (Tabelle 6.2)

Zur weiteren Klärung des Befundes, besonders zum Ausschluß eines malignen Tumors, stehen uns zahlreiche klärende Untersuchungen zur Verfügung:

Sonographie. Durch dieses Verfahren können herdförmige Veränderungen der Mamma sicher erfaßt und ihre Dignität relativ genau klassifiziert werden. Der Stellenwert ist im Vergleich zur Mammographie, die derzeit noch als zuverlässigste Methode gilt, im Fluß; für die Zukunft sind kurzfristig weitere Fortschritte zu erwarten.

Mammographie. Röntgenaufnahme der Brustdrüse, die deren Veränderungen relativ genau wiedergibt und lokalisieren hilft: Mikrokalzifikationen können auf ein Malignom verdächtig sein.

Thermographie. Malignome und Entzündungen der Brust führen zu faßbaren Temperaturveränderungen, was den begrenzten Wert dieser Methode verdeutlicht.

Galaktographie. Darstellung der Milchgänge mit Kontrastmittel.

Xeroradiographie. Spezielle Röntgenuntersuchung bei bindegewebereicher und dichter Brust.
Alle diagnostischen Bemühungen haben das Ziel, die histologische Natur der Veränderun-

Tabelle 6.2. Weitere nichtinvasive und invasive Untersuchungen der weiblichen Brust

Sonographie
Thermographie
Röntgenuntersuchungen
- Mammographie, evtl. mit Pneumozystographie
- Galaktographie
- evtl. Xeroradiographie (bei bindegewebereicher, dichter Brust)

Feinnadelpunktion mit Zytologie, insbesondere bei Zysten (evtl. unter sonographischer Kontrolle)
Feinnadelpunktion und Histologie (evtl. unter sonographischer Kontrolle)
Weitere Untersuchungen zum Ausschluß von Metastasen
- Röntgen-Thorax a.-p. und seitlich
- Knochenszintigraphie
- Oberbauch-, insbesondere Lebersonographie

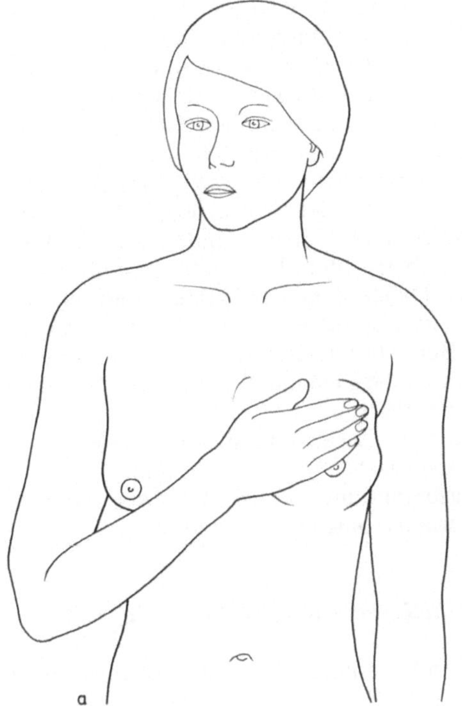

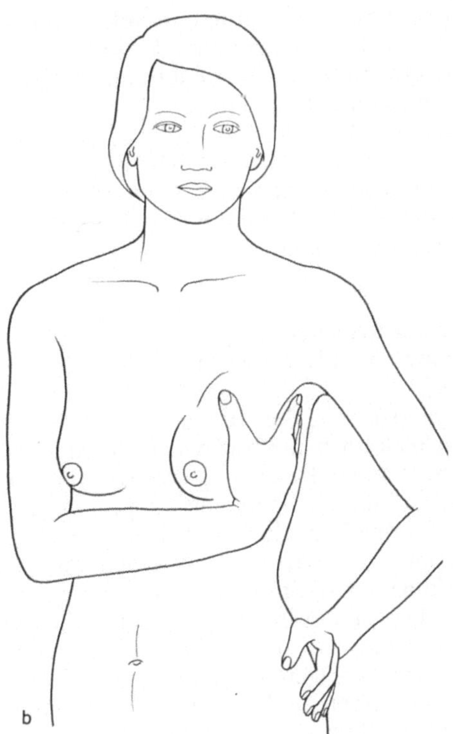

Abb. 6.6a, b. Selbstbetastung der Mamma **(a)** und der Achselhöhle **(b)**

gen festzustellen. Zu diesem Zweck kann man die Knoten mit einer speziellen Nadel punktieren und das gewonnene Material zytologisch und histologisch untersuchen. Diese Methode der Punktionsbiopsie ist noch immer unsicher. Trotz zahlreicher Zusatzuntersuchungen gilt auch heute noch der Grundsatz: Veränderungen der Brustdrüse, insbesondere tumoröse Neubildungen, sind so lange als bösartig zu betrachten, bis das Gegenteil bewiesen ist. Daher müssen palpable Tumoren operativ entfernt und histologisch untersucht werden. Bei sicheren Zysten kann dieses Verfahren durch die Feinnadelbiopsie mit Zytologie ersetzt werden.
Die übrigen Zusatzuntersuchungen finden bei Tumorverdacht mit unsicherem Untersuchungsbefund im Rahmen der Vorsorge oder als Verlaufskontrolle Anwendung.

6.2.2 Selbstbetastung als Prophylaxe

Es ist notwendig, im Hinblick auf Häufigkeit sowie gute Prognose eines im Frühstadium entdeckten Mammakarzinoms Frauen die Selbstuntersuchung zu lehren. Die Patientin soll am besten bei der Morgentoilette mit der Innenfläche ihrer Finger ihre kontralaterale Drüse systematisch von Quadrant zu Quadrant abtasten und die Drüse gegen die Thoraxwand leicht drücken (Abb. 6.6a). Bei großen Brüsten ist die Palpation in hängender Position mit beiden Händen zu empfehlen. Anschließend soll die Patientin ihre Achselhöhe palpieren (Abb. 6.6b).

6.3 Untersuchung der männlichen Brustdrüse

Die Untersuchung der Mamma bei Männern unterscheidet sich im Prinzip nicht von der bei Frauen. Eine beiderseitige Vergrößerung der Drüse wird durch allgemeine Erkrankungen, wie endokrine Krankheiten, hormonelle Dysregulation, Leberzirrhose und Medikamentenwirkung – z.B. Spironolacton, Antihypertonika, Diuretika usw. – verursacht. Einseitige Vergrößerung spricht für eine Entzündung oder einen Tumor, die benigne oder maligne sein können, und wird nach der gleichen Methode wie bei Frauen abgeklärt.
Beim Mann darf die Untersuchung der Hoden nicht vergessen werden, da in 5% der Fälle eine testikuläre Atrophie als Hinweis auf eine hormonale Dysfunktion gefunden wird.

6.4 Inspektion des Thorax

Die Untersuchung des Brustkorbes beginnt mit der Inspektion des sitzenden und bis zur Taille entkleideten Patienten.
Die Form des Brustkorbes ist konstitutionell bedingt, ohne daß sichere Korrelationen zu bestimmten psychischen oder somatischen Krankheiten bestünden. Dennoch weisen sorgfältige Inspektionen des Thorax und Beobachtung der Atembewegungen zuverlässig die Richtung für die weiteren erforderlichen diagnostischen Schritte.

Angeborene und erworbene Anomalien

Zuerst sind die angeborenen und erworbenen Anomalien der Weichteile und des Knochengerüstes durch die Betrachtung der Symmetrie und Form festzustellen:
Die häufigste *Weichteilanomalie* ist die *Aplasie des M. pectoralis major*. Kommt sie isoliert vor, so hat sie, abgesehen von kosmetischen Gesichtspunkten, keinen Krankheitswert.
Sehr selten besteht anstelle des Muskels eine verdickte Hautmembran, die sich bis zum Oberarm hin erstrecken und die Bewegungen einschränken kann. In solchen Fällen ist eine operative Beseitigung notwendig.
Die Aplasie des M. pectoralis kann zusammen mit Anomalien anderer Strukturen (*Aplasie der Rippen* usw.) vorkommen, wobei ein kausaler Zusammenhang nicht bewiesen ist. Relativ häufig trifft man auf *angeborene Hämangiome, Lymphangiome* oder andersartige Weichteiltumoren.
Anomalien des Sternums sind in Form von Spalten sichtbar, und zwar partiell oder total, wenn ein Zusammenwachsen der beiden Teile ausgeblieben ist (eine totale Spaltung des Sternums kann sogar zu einer Ectopia cordis führen); oder sie zeigen sich in einer Verformung des Brustbeines zusammen mit den zugehörigen Rippenknorpelansätzen. Am häufigsten handelt es sich um eine Senkung des Sternums *(Trichter-* bzw. *Schusterbrust, Pectus excavatus),* die in Höhe des Ansatzes der 3.–4. Rippe beginnt und ihr Maximum am Übergang des Corpus sterni zum Xiphoid erreicht (Abb. 6.7). Dadurch wird der sagittale Durchmesser des Thorax verkleinert. Die Ätiologie

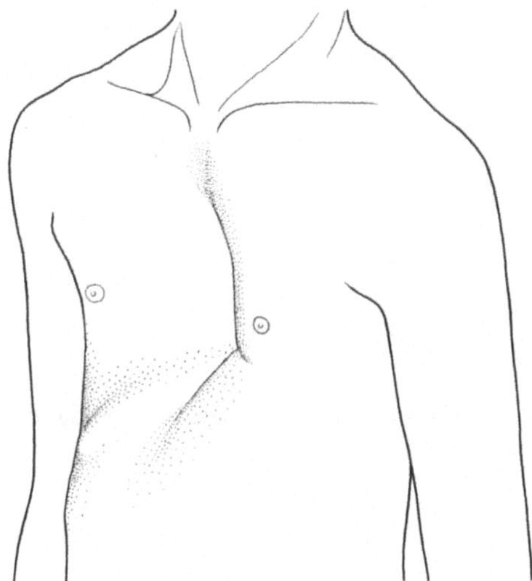

Abb. 6.7. Pectus excavatus

dieser Anomalie ist noch unklar, und ihr Krankheitswert hängt von dem Ausmaß der Einsenkung ab; eine starke Verkürzung des Abstandes Sternum–Wirbelsäule verursacht eine Verlagerung des Herzens mit mangelnder Herzleistung und zwingt zu einer operativen Korrektur.

Das Sternum kann auch nach vorne gewölbt sein mit kammerartig aufgesetzten Rippen *(Pectus carinatus, Hühnerbrust)*. Diese Anomalie ist seltener als die Trichterbrust und hat kaum klinische Bedeutung.

Am Brustkorb rachitischer Patienten kann es zu einer Verdickung der Rippenknorpel kommen, die dann den sog. *Rosenkranz* bilden, ein Bild, wie es heute nur noch selten zu sehen ist. Durch den Zug des Zwerchfells an den rachitischen Rippen kann die sog. *Harrison-Furche* entstehen.

Bei angeborenen oder im Kindesalter erworbenen Herzanomalien kann es zur Bildung von *Voussuren,* d.h. Vorwölbungen in der Herzgegend, kommen.

Rippenanomalien. Die Rippen können einzeln oder mehrfach ganz oder teilweise *fehlen.* Klinische Bedeutung haben nur die Fälle, bei denen sich durch eine Aplasie mehrerer einander benachbarter Rippen die Lunge bei der Inspiration durch den Defekt vorwölbt (sog. *Lungenhernie*). Auch können *überzählige Rippen* vorhanden sein. Wenn es sich um eine zusätzliche Rippe im Halsbereich bei gleichzeitigem Fehlen der 12. Rippe handelt, spricht man von einer Verschiebung des Thorax nach oben, oder umgekehrt, wenn die erste nicht vorhanden ist und eine zusätzliche Rippe am 1. LWK ansetzt, von einer Verschiebung nach unten, was ebenso wie *Rippensyndesmosen* oder eine *Costa fluctuans* (eine am Sternum nicht verankerte Rippe) nur selten klinische Bedeutung hat.

Wirbelsäulenanomalien. Bei der Inspektion des Brustkorbes ist besonders auf die Seitengleichheit der Atemexkursionen zu achten. Am häufigsten ist die Symmetrie des Thorax durch Erkrankungen der Brustwirbelsäule *(Kyphose, Skoliose)* beeinträchtigt (s. Kap. 13).

Eine Verkrümmung der Wirbelsäule führt außer zu einer Deformierung des Brustkorbes zu Höhenunterschieden des Zwerchfellstandes, was Verlagerung und Entfaltungsstörung der Lungenflügel zur Folge hat. Außerdem kann die Symmetrie des Thorax durch vorausgegangene Operationen (Thorakoplastik, Pneumonektomie) oder Verletzungen gestört sein, die entsprechende Spuren hinterlassen. Beim Betrachten des Thorax ist auch auf jene Deformitäten oder Vorwölbungen zu achten, die von den Knochen und Weichteilen des Thorax (Tumoren, Abszesse, subpektorale Phlegmonen usw.), aber auch von der Wirbelsäule (z.B. kalte Abszesse bei Tuberkulose) stammen können.

Eine Halsrippe kann jedoch Ursache einer arteriellen Durchblutungsstörung (durch Druck auf die A. subclavia) sein oder (durch Druck auf den Plexus brachialis) nervale Auswirkungen, vorwiegend im Versorgungsgebiet des N. ulnaris oder medianus, hervorrufen.

6.5 Atmung

Ein gesunder Mensch macht in Ruhe 16–18 Atemzüge pro Minute, wobei sich der Thorax seitengleich bewegt. Bei Frauen sind diese Bewegungen mehr im Bereich des Brustkorbs (thorakaler Typ), bei Männern mehr im Bereich des Abdomens (abdomineller Typ) augenfällig.

Dyspnoe. Dyspnoe ist das subjektiv unangenehm empfundene Gefühl einer erschwerten Atmung. Eine meßtechnische Objektivierung des Schweregrades ist daher grundsätzlich schwierig. Bei den obstruktiven Atemwegser-

Tabelle 6.3. Wichtigste Ursachen der Dyspnoe. (Nach Fabel 1989)

Ursachen	Diagnose	Charakteristikum
Obstruktion der oberen Luftwege	Aspiration	Inspiratorischer Stridor (akut)
	– Nahrungsmittel	
	– Fremdkörper	
	Glottisödem	Inspiratorischer Stridor (akut)
	Struma	Inspiratorischer Stridor
	Trachealstenose (nach Intubation)	Inspiratorischer Stridor
		Anamnese
Bronchopulmonale Erkrankungen	Asthma bronchiale	Exspiratorische Dyspnoe
	Obstruktive Bronchitis	Anamnese
	Emphysem	Faßthorax
	Lungenfibrose	Inspiratorische Interkostaleinziehungen,
	Lymphangiosis carcinomatosa	Trommelschlegelfinger
	Alveolitispneumonie	Thoraxröntgen
	Pneumothorax	Thoraxröntgen
		Auskultation, Perkussion, Thoraxröntgen
Pulmonalvaskuläre Erkrankungen	Akute Lungenembolie	Anamnese
	Rezidivierende Mikroembolien	Uncharakteristisch
	Primär vaskuläre pulmonale Hypertonie	Postthrombotisches Syndrom
		Schwere Zyanose
Neuromuskuläre Erkrankungen	Poliomyelitis u.ä.	Andere neurologische Symptome
	Erbliche neuromuskuläre Krankheiten	Andere neurologische Symptome
	Zwerchfellähmung	Andere neurologische Symptome
Brustwand-erkrankungen	Kyphoskoliose	Inspektion
	Morbus Bechterew	Inspektion
	Extreme Trichterbrust	Inspektion
	Extreme Pleuraschwarten (z.B. Pleuritis calcaria)	Thoraxröntgen
	Instabiler Thorax nach Trauma	Anamnese
Kardiale Erkrankungen	Akutes und chronisches Linksherzversagen (koronare Herzerkrankung, Infarkt, Hypertonie, Myokarditis, Vitien)	Anamnese
		Auskultation
		Thoraxröntgen
		Echokardiographie
	Mitralstenose	Auskultation, Thoraxröntgen
Angst	Akutes und chronisches Hyperventilationssyndrom	Anamnese
		Respiratorische Alkalose

krankungen korreliert die Schwere der Dyspnoe noch am besten mit der Höhe des Atemwegswiderstandes (Resistance). Die wichtigsten Ursachen sind in Tabelle 6.3 zusammengefaßt.

Als *Stridor* (lat. stridere = zischen) bezeichnet man ein ziehendes, pfeifendes, keuchendes Atemgeräusch. Es weist immer auf eine erhebliche, funktionell wirksame Stenosierung der Atemwege hin. Hochsitzende Strömungshindernisse in den Atemwegen (z.B. Trachealstenosen) bewirken einen *inspiratorischen* Stridor, Stenosierungen der peripheren Bronchialabschnitte einen vorwiegend *exspiratorischen* Stridor.

Tracheal einengungen, die einen Stridor hervorrufen, können folgende Ursachen haben:

– Einengung der Trachea von außen, z.B. durch eine große Struma;
– Trachealstenosen als Langzeitintubationsfolge;
– endotracheale Tumoren.

Zentrale Bronchialkarzinome mit Einengung des Hauptbronchus oder Kompression des Hauptbronchus von außen durch Tumoren oder Lymphknotenpakete bewirken meist einen ausgeprägten inspiratorischen Stridor.

Das gleiche gilt analog für die Dyspnoe: eine *inspiratorische* Dyspnoe ist durch eine Stenose der oberen Luftwege bis zur Bifurkation verursacht, eine *exspiratorische* Dyspnoe durch obstruktive Ventilationsstörungen peripheriewärts.

Pathologische Atmungstypen

Cheyne-Stokes-Atmung. Diese ist gekennzeichnet durch einen Wechsel von Apnoe und sich bis zu einem bestimmten Punkt immer weiter vertiefenden Atemzügen, die danach wieder immer flacher werden (periodische Atmung). Die Ursache liegt in einer Veränderung der Erregbarkeit des Atemzentrums oder einer Verlängerung der Kreislaufzeiten in der Medulla oblongata. Oft ist diese Atmungsstörung ohne klinische Bedeutung.

Kussmaul-Atmung. Diese ist gekennzeichnet durch extreme Respirationen und stellt einen Versuch des Organismus dar, bei azidotischer Stoffwechsellage (Coma diabeticum, Urämie) die sauren Valenzen durch Abatmen von CO_2 zu eliminieren.

Schnappatmung. Bei der sog. Schnappatmung folgen den oberflächlichen, jedoch oft von schnappenden Bewegungen des Kopfes und des Mundes begleiteten Atemzügen längere apnoische Pausen (Agonie, Intoxikation, schwere kraniozerebrale Verletzungen). Sie ist immer als höchstes Alarmzeichen zu werten.

Apnoe. Ein fehlender Atemstrom über 10s Dauer wird als Apnoe bezeichnet. Der sog. *Apnoeindex* gibt die Anzahl der Apnoeepisoden pro Stunde wider. Für das sog. *Schlafapnoesyndrom* sind mehr als 10 Apnoeepisoden charakteristisch.

Schonatmung. Bei Frakturen einzelner Rippen oder Pleuritiden verursacht die normale Inspiration Schmerzen, so daß die Patienten versuchen, dies durch eine Verkürzung der Einatmung zu vermeiden.

Paradoxe Atmung. Frakturen mehrerer Rippen – vorne und seitlich, mit und ohne Beteiligung des Sternums, sog. Rippenserienfrakturen – führen zur Instabilität des Brustkorbes, so daß während der Inspiration die Thoraxwand eingezogen wird, wodurch die Entfaltung der Lunge bzw. das Einströmen der Luft vermindert wird; bei der Exspiration dagegen bewegt sich die Thoraxwand nach außen: Das Lungengewebe dehnt sich aus, und die verbrauchte Luft kann nicht ausgeatmet werden (Abb. 6.8a). Wenn das nur an einer Seite der Fall ist, kommt es zur Entstehung sog. Pendelluft, d.h. während der Inspiration strömt sauerstoffarme Luft in den gesunden Lungenflügel (Abb. 6.8b) und bei der Exspiration verbrauchte Luft aus der gesunden Lunge in die verletzte Lunge (Abb. 6.8c). Diese sog. *paradoxe Atmung* führt zu einer lebensbedrohlichen Ateminsuffizienz und verlangt sofortiges therapeutisches Handeln.

6.6 Palpation des Brustkorbes

Die Weichteile und der palpable knöcherne Anteil des Brustkorbes sind sorgfältig und systematisch abzutasten. Besonders Vorwölbungen und asymmetrische Partien sind auf Konsistenz, Begrenzung gegenüber der Umgebung sowie Entzündungszeichen zu prüfen. So sind benigne Tumoren wie Lipome von elastischer Konsistenz, gut beweglich und unempfindlich, im Gegensatz zu Wucherungen, die von den Rippen ausgehen, oder zu Malignomen. Die Hämatome verletzter Patienten sind neben der Verfärbung der Haut durch ihre Druckempfindlichkeit und ihre weiche bis elastische Konsistenz gekennzeichnet; beim Hautemphysem entsteht bei der Palpation das sog. „Schneeknistern", ein Befund, der unbedingt die weitere Suche nach Rippen- und Lungenverletzungen verlangt. Das Hautemphysem bei Thoraxverletzungen kann sich aufwärts bis zum Kopf und nach unten bis zum Skrotum ausdehnen.

Bei Verdacht auf Frakturen einzelner Rippen kann man das *Punctum maximum* des Schmerzes oder sogar die Krepitation der Fragmente besonders bei schlanken Personen tasten, indem man eine Hand auf das Sternum und die andere auf die Wirbelsäule legt. Dabei sollte leichter Druck in sagittaler Richtung ausgeübt werden, während man mit den Fingern den vom Patienten angegebenen Schmerzpunkt abtastet. Manchmal kann auch schon durch den Druck der flachen Hand auf das Sternum beim liegenden Patienten der Schmerzpunkt lokalisiert werden. Diese Untersuchungen sind wertvoll, da eine isolierte Rippenfraktur durch eine Röntgenaufnahme nicht in jedem Fall nachweisbar ist.

Durch Palpation ist manchmal eine sichere Beurteilung des Symmetrie der Beatmung möglich, indem man beide Handflächen auf den Thorax des Patienten legt (für die oberen Partien: Daumen auf die Mitte des Sternums, die Fingerspitzen bis zur Klavikula; für die un-

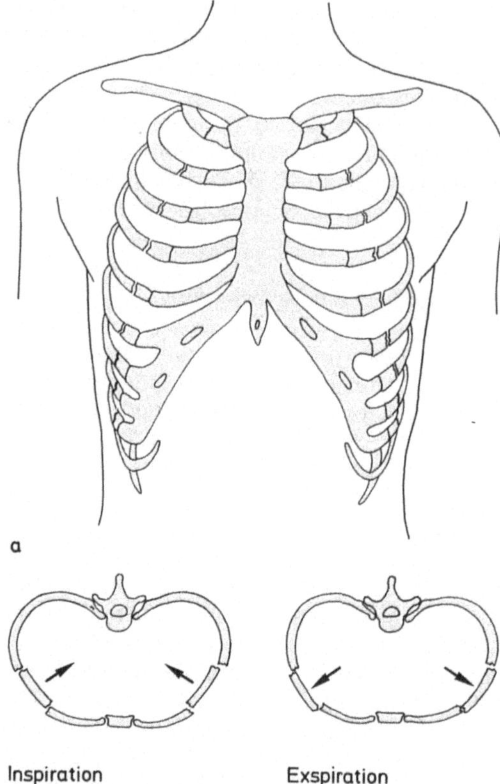

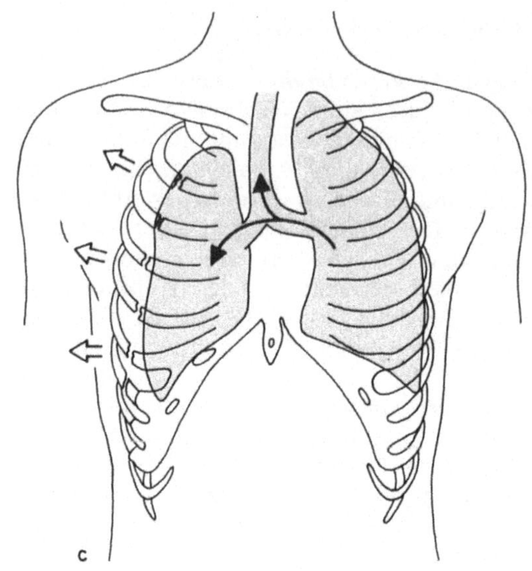

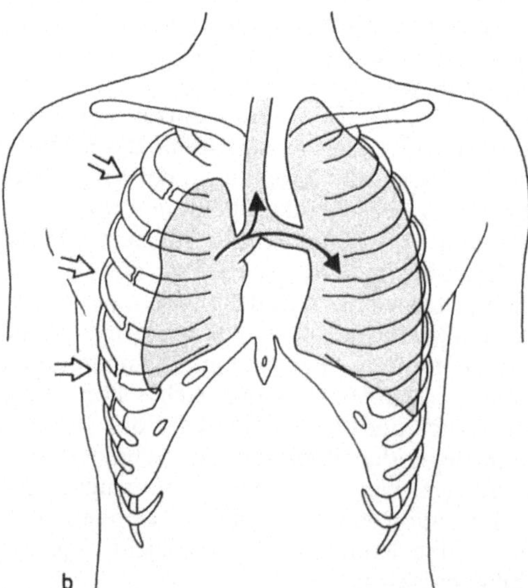

Abb. 6.8a–c. Instabile Thoraxwand durch Rippenserienfraktur. **a** Paradoxe Bewegung der Thoraxwand. Bei der Inspiration strömt sauerstoffarme Pendelluft aus dem verletzten Lungenflügel in den gesunden **(b)**, bei der Exspiration erfolgt der Vorgang umgekehrt **(c)**

teren Lungenanteile: Umgreifen der Rippen von lateral, Daumen auf den Rippenbogen).

Stimmfremitus (Abb. 6.9). Der Prüfung der Stimmfrenitus liegt die palpatorische Erfassung von Vibrationen zugrunde. Geprüft wird die Leitfähigkeit der Thoraxgewebe für tiefere Frequenzen, indem man den Patienten auffordert, mit tiefer Stimme mehrmals „99" zu sagen. Der Stimmfremitus wird durch symmetrisches Auflegen der Hände des Untersuchers auf den Rücken des Patienten geprüft und ist beispielsweise über größeren Ergüssen abgeschwächt.

6.7 Perkussion des Thorax

Voraussetzung für brauchbare Ergebnisse ist eine Haltung bzw. Lagerung des Kranken, bei der Muskelverspannungen der Schultergürtel- und Thoraxmuskulatur vermieden werden.

Das Prinzip der Perkussion beruht darauf, daß durch Beklopfen der Thoraxwand ein Schall erzeugt wird, aus dessen Charakter auf die physikalischen Eigenschaften der Gewebepartien unter der perkutierten Stelle Rückschlüsse gezogen werden können.

Der Perkussionsschall ändert sich beispielsweise durch Infiltrationen oder vermehrten Luftgehalt der Lunge, Luft- oder Wasseransammlungen im Pleuraraum usw. (Abb. 6.10).

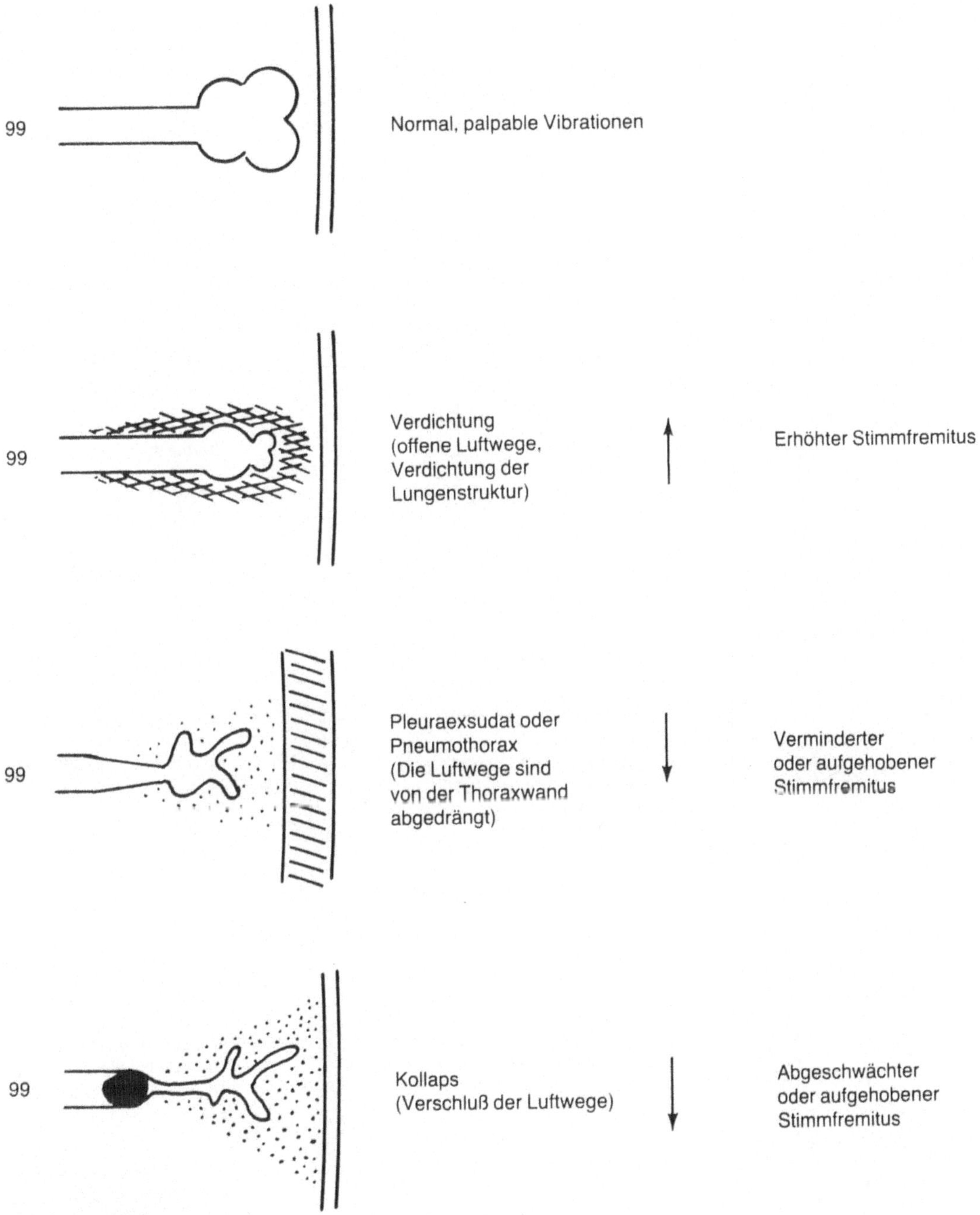

99	Normal, palpable Vibrationen		
99	Verdichtung (offene Luftwege, Verdichtung der Lungenstruktur)	↑	Erhöhter Stimmfremitus
99	Pleuraexsudat oder Pneumothorax (Die Luftwege sind von der Thoraxwand abgedrängt)	↓	Verminderter oder aufgehobener Stimmfremitus
99	Kollaps (Verschluß der Luftwege)	↓	Abgeschwächter oder aufgehobener Stimmfremitus

Abb. 6.9. Palpabler Stimmfremitus. Dieser wird nur bei bis in die Peripherie offenen Luftwegen verspürt. (Aus Browse 1985)

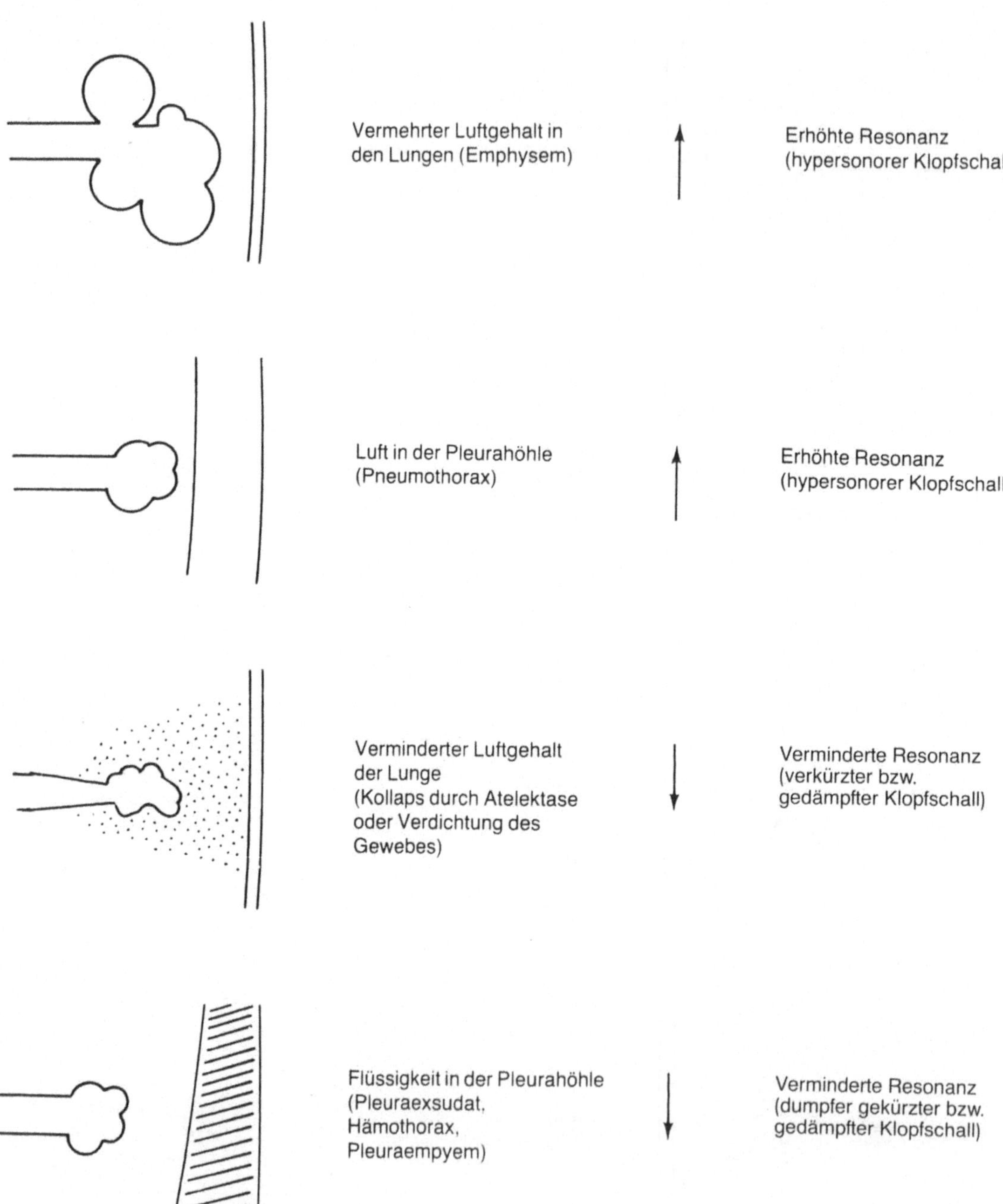

Abb. 6.10. Ursachen für die Veränderungen der Lungenresonanz. (Modifiziert nach Browse 1985)

Man sollte immer berücksichtigen, daß die Weichteilbedeckung der Thoraxwand den Klopfschall wesentlich mit beeinflußt. So ist beispielsweise der Klopfschall über den Lungen bei einem gesunden, muskelkräftigen und gut ernährten Mann höher und kürzer als bei einem dünnen, muskelschmächtigen Menschen.
Wir kennen 2 Perkussionstechniken, und zwar die *abgrenzende* und die *vergleichende* Perkussion, wobei zwischen direkter und indirekter vergleichender Perkussion unterschieden werden kann.

Abgrenzende Perkussion

Diese dient der Bestimmung von Organgrenzen (z.B. der Lunge). Die vergleichende Perkussion ermöglicht die Aufdeckung krankhafter Prozesse symmetrischer Organe oder Gewebe (z.B. Lunge, Pleuraräume). Perkutorisch können *Schallqualitäten* unterschieden werden:

- tief, hoch;
- laut, leise;
- ungedämpft, gedämpft;
- tympanitisch, nicht tympanitisch.

Im allgemeinen wird die *Finger-Finger-Perkussion* vorgenommen. Dabei wird der Mittelfinger, seltener der Zeigefinger der linken Hand (Plessimeterfinger) bei der *indirekten vergleichenden* Perkussion fest auf die Thoraxwand gedrückt und mit dem Mittelfinger (Perkussionsfinger) der rechten Hand beklopft. Bei der *abgrenzenden* Perkussion wird nur das Endglied des linken Mittelfingers aufgesetzt und das Grundgelenk des Endgliedes perkutiert (Abb. 6.11).
Bei der vergleichenden *direkten* Perkussion beklopft der Untersucher mit den Spitzen der 4 leicht zusammengedrückten Finger der rechten Hand die Thoraxwand (Abb. 6.12).
Wichtig ist, daß die Perkussionsschläge locker aus dem Handgelenk erfolgen. Allzu zaghafte Schläge bei steif gehaltenem Handgelenk sind der häufigste Anfängerfehler.

Normaler Klopfschall. Der normale Klopfschall der Lunge ist *lang, laut* und *tief,* er wird auch als *sonor* bezeichnet.

Schenkelschall. Über luftleeren Geweben, wie beispielsweise Leber, Herz, Pleuraergüssen oder Muskulatur ist der Klopfschall *leise,*

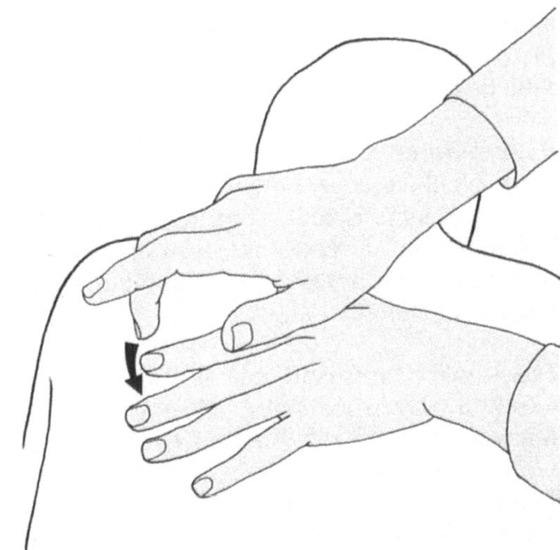

Abb. 6.11. Fingerhaltung bei abgrenzender Perkussion

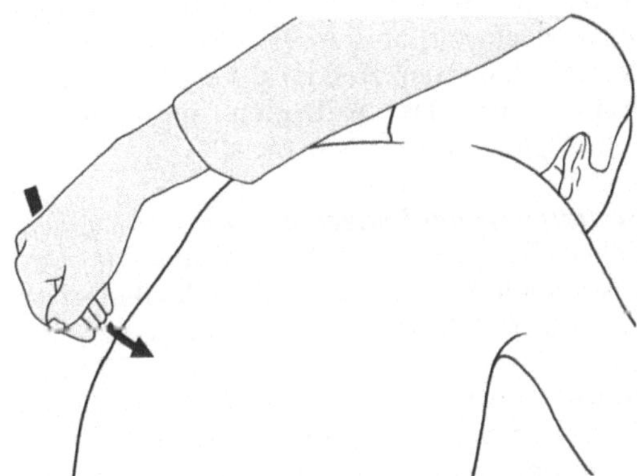

Abb. 6.12. Fingerhaltung bei vergleichender direkter Perkussion

kurz und *hoch.* Diese Schallqualität wird als Schenkelschall bezeichnet, da sie dem Klopfschall bei Perkussion der Oberschenkelmuskulatur ähnelt. Der Schenkelschall, der als *gedämpfter Klopfschall* imponiert, wird häufig kurz als *Dämpfung* bezeichnet.
Findet sich über den Lungen perkutorisch eine Dämpfung statt normalem Lungenschall, so spricht dies für krankhafte Veränderungen (z.B. Infiltrat, Pleuraerguß, Pleuraschwarte). Es können jedoch bestenfalls Gebilde (z.B. Tumoren, Infiltrate) perkutorisch erfaßt werden, die einen Mindestdurchmesser von 5 cm aufweisen und nicht mehr als 5 cm von der Körperoberfläche entfernt liegen. Es ist daher beispielsweise unmöglich, eine Lungenmeta-

stase von 2cm Durchmessern perkutorisch nachzuweisen, selbst wenn sie ganz pleuranahe liegt.

Hypersonorer Klopfschall. Der hypersonore Klopfschall ist *tiefer, länger* und *lauter* als der normale Lungenschall. Ihm liegt vermehrter Luftgehalt im Thoraxraum zugrunde, wie dies bei Lungenemphysem, Lungenblähung oder Pneumothorax der Fall ist.

Tympanie. Klopfschall, wie er über stark gasgefüllten Darmschlingen erzeugt werden kann, wird als Tympanie oder *tympanitischer Klopfschall* bezeichnet. Tympanitischer Klopfschall kann normalerweise bei der Perkussion des Abdomens oder im Bereich der Magenblase erzeugt werden. Über größeren luftgefüllten Hohlräumen der Lungen, insbesondere wenn sie unter einem gewissen Druck stehen, wie beispielsweise Lungenzysten oder große Kavernen, kann tympanitischer Klopfschall nachweisbar sein (s. Abb. 6.10). Für den musikalischen Beiklang dieses Schallphänomens ist das Auftreten harmonischer Schwingungen verantwortlich.

Bestimmung der Lungengrenzen. Die *Lungen-Leber-Grenze* wird ventral mit leiser (!) Perkussion im Verlauf der Medioklavikularlinie rechts ermittelt. Bei zu lauter Perkussion wird die Grenze zu hoch bestimmt. Die Lungengrenze ist erreicht, wenn der Lungenschall in Schenkelschall übergeht. Dorsal erfolgt die Bestimmung der Lungen-Leber-Grenze wegen der größeren Weichteildicke mit lauter Perkussion.
Durch perkutorische Bestimmung der unteren Lungengrenzen bei tiefer In- und Exspiration wird ihre Atemverschieblichkeit ermittelt. Sie beträgt dorsal beim gesunden jungen Menschen 5–6cm und nimmt physiologischerweise mit dem Lebensalter ab. Tiefstehende, kaum atemverschiebliche Lungengrenzen sind typisch für ein generalisiertes Lungenemphysem oder eine Überblähung der Lungen.
Die perkutorische Bestimmung der oberen Lungengrenzen bzw. der sog. Krönig-Spitzenfelder hat heute keine praktische Bedeutung mehr.

Vergleichende Perkussion

Die vergleichende Perkussion ermöglicht es, ausgedehntere Krankheitsprozesse der Atmungsorgane, wie Lungeninfiltrationen, Pleuraergüsse, Atelektasen oder Pneumothorax, mit einfachen Mitteln zu erfassen. Schwieriger ist die Erkennung doppelseitiger krankhafter Veränderungen, wie beispielsweise beidseitiger Pleuraergüsse.

6.8 Auskultation der Lunge

Der Patient soll während der Auskultation tief mit leicht geöffnetem Mund atmen. Die notwendige Atemtechnik wird dem Patienten am raschesten klar, wenn der untersuchende Arzt sie ihm vormacht. Grundsätzlich sind alle Abschnitte beider Lungen, am besten vergleichend, zu auskultieren. An jeder Auskultationsstelle soll eine In- und Exspirationsphase abgehört werden.
Heute finden fast ausschließlich *Schlauchstethoskope* Verwendung. Sie stellen zwar in bezug auf das Frequenzspektrum eine Kompromißlösung dar, sind jedoch handlicher als die früher verwendeten Holzstethoskope und bieten zudem den Vorteil des binaurikulären Hörens. Für die Wahl zwischen Membran- oder Trichterstethoskop spielt mehr die persönliche Erfahrung des Untersuchers eine Rolle als gravierende physikalische Vor- bzw. Nachteile.

Vesikuläratmen. Das normalerweise über den Lungen hörbare Atemgeräusch wird Vesikuläratmen (Bläschenatmen) genannt. Da es im wesentlichen durch die Entfaltung der Lungenalveolen und Dehnung der Alveolarsepten zustandekommt, ist es praktisch nur während der Inspiration zu hören. Die Frequenz des Vesikuläratmens liegt bei 600Hz.
Eine *Abschwächung* des Atemgeräusches findet sich beispielsweise bei Pneumothorax, Pleuraergüssen oder generalisiertem Lungenemphysem.

Bronchialatmen. Das Bronchialatmen (Röhrenatmen) kommt durch Schwingungen des Tracheobronchialsystems und Wirbelbildungen der Atemluft an Bronchialverzweigungen zustande. Es hat fauchenden Charakter, ist höherfrequent (500–4000Hz) und beim Gesunden nur über der Trachea und den Hauptbronchien zu hören. Da die Frequenz des Bronchialatmens auch von der Länge des Bronchialsystems abhängig ist, klingt das Bronchialatmen bei Kindern und kleinwüchsigen Menschen höher. Infiltrationen verbessern die Leitfähigkeit des Lungengewebes für hochfrequente Schwingungen. Tritt Bronchialatmen über Lungenpartien auf, an denen es üblicherweise nicht zu hören ist, so spricht dies für einen infiltrativen Prozeß (z.B. Pneumonie).

Pueriles Atmen. Das puerile Atmen bei Kindern klingt schärfer, weil der Abstand zwischen Bronchialsystem und Stethoskop geringer und die Frequenz des Röhrenatmens höher ist als beim Erwachsenen.

Bronchophonie. Mit Hilfe der Bronchophonie kann die Leitfähigkeit der Thoraxgewebe für höhere Frequenzen geprüft werden. Die Erzeugung hochfrequenter Schwingungen ist durch Zischlaute möglich. Der Patient wird aufgefordert, mehrmals hintereinander „66" zu flüstern. Über Infiltrationen können die geflüsterten Zahlen infolge der besseren Leitfähigkeit auskultatorisch lauter und schärfer als über normalem Gewebe wahrgenommen werden.

Amphorisches Atmen. Das sog. amphorische Atmen ist gelegentlich über sehr großen, thoraxwandnahen Hohlräumen (Kavernen) zu hören und ähnelt dem Geräusch, das entsteht, wenn Luft über einen Flaschenhals oder ein enges Gefäß geblasen wird.

Nebengeräusche. Unter dem Begriff Nebengeräusche werden die verschiedenen *Rasselgeräusche* und das *Pleurareiben* zusammengefaßt. Die Abkürzung für Rasselgeräusche lautet RG (nicht „RGs").

Trockene Rasselgeräusche. Diese entstehen durch Schleimfäden oder -membranen, die durch die Atemluft in Schwingungen geraten. Neben knackenden und rasselnden Geräuschen, wie sie vorwiegend bei Bronchitits vorkommen, gibt es Nebengeräusche mit einem deutlichen musikalischen Beiklang. Je nach Klangcharakter bezeichnet man sie als *Giemen, Brummen, Pfeifen* oder *Schnurren.* Die Unterschiede sind in erster Linie von der Tonhöhe abhängig. Giemen und Brummen sind Nebengeräusche, die in typischer Weise bei den sog. obstruktiven Atemwegserkrankungen (Asthma bronchiale, obstruktive Bronchitis und obstruktives Lungenemphysem) infolge des stark viskösen Bronchialsekrets auftreten. Den trockenen Rasselgeräuschen liegt demnach eine *Obstruktion,* d.h. Lumeneinengung der Atemwege zugrunde.

Nebengeräusche können nur dort auftreten, wo Bronchialabschnitte ventiliert werden und noch nicht vollständig verlegt sind. Daher kann aus der Intensität der Rasselgeräusche nur bedingt auf die Schwere der Bronchialobstruktion geschlossen werden. Gerade bei hochgradiger Obstruktion, wenn beispielsweise beim fortgeschrittenen Lungenemphysem endexspiratorisch ein Großteil der Bronchien kollabiert, sind häufig nur spärliche oder gar keine Rasselgeräusche zu hören. Allerdings ist dabei das Atemgeräusch immer stark vermindert und wird auch während forcierter Atmung nicht lauter („silent chest"). Der Anfänger neigt nicht selten dazu, trotz massiver Atemnot wegen des „enttäuschenden" Auskultationsbefundes die Gefährlichkeit derartiger Zustände zu unterschätzen.

Manchmal sind Rasselgeräusche erst zu hören, nachdem der Patient am Ende der Ausatmung einige Male gehustet hat. Um Artefakte durch kratzende Kleidungsstücke oder Schmuck (Halsketten) zu vermeiden, sollte immer bei völlig entblößtem Oberkörper auskultiert werden.

Feuchte Rasselgeräusche. Feuchte Rasselgeräusche entstehen, wenn Atemluft durch sekretgefüllte Bronchien strömt. Sie haben „brodelnden" Charakter. Je nach Weite des Bronchiallumens entstehen *fein-, mittel-* oder *grobblasige Geräusche.* Feinblasige Rasselgeräusche entstammen den ganz peripheren Abschnitten des Bronchialsystems.

Rasselgeräusche imponieren als *klingend,* d.h. heller, höher und „ohrnaher", wenn die Leitfähigkeit der Thoraxgewebe durch Infiltrationen verbessert ist. Liegt zwischen Thoraxwand und Bronchialsystem intaktes Lungengewebe, wirken die Rasselgeräusche *nichtklingend,* d.h. dumpfer, tiefer und „ohrferner".

Bei bettlägrigen Patienten kann während der ersten Atemzüge beim Auskultieren das sog. *Entfaltungsknistern* auftreten. Es kommt durch die Wiederbelüftung basaler Alveolarbezirke zustande, die zuvor durch die oberflächliche Atmung nicht mehr ventiliert wor-

den waren. Verschwindet das Knisterrasseln nach einigen Atemzügen oder Hustenstößen, so kommt ihm keine weitere Bedeutung zu. Bei den heute selten gewordenen Lobärpneumonien (Lappenpneumonien) kann initial und später wieder bei der Lösung des Infiltrates Knisterrasseln auftreten (sog. Crepitatio indux bzw. redux).
Beim Lungenödem kommt es zu massiver Sekretansammlung in den Alveolen und im Bronchialsystem. Dadurch entsteht bei In- und Exspiration ein lautes brodelndes Geräusch. Dieses sog. „Kochen auf der Brust" kann häufig schon aus der Entfernung ohne Stethoskop gehört werden (sog. Distanzrasseln). Patienten im Lungenödem leiden unter hochgradiger Atemnot, sitzen meist aufrecht im Bett und sind schweißbedeckt.

Pleurareiben. Das Pleurareiben tritt bei *trokkener Pleuritis* (Rippenfellentzündung) auf. Es ist in- und exspiratorisch atemsynchron zu hören und entsteht durch Fibrinauflagerungen auf den aneinander vorbeigleitenden Pleurablättern. Das Geräusch hat Ähnlichkeit mit dem Knarren von Ledersohlen neuer Schuhe bzw. dem Knirschen von Schnee, der zu einem Schneeball zusammengepreßt wird – daher auch die Bezeichnungen „Lederknarren" bzw. „Schneeballknirschen". Das Pleurareiben tritt vorzugsweise über den basalen Lungenabschnitten auf, weil die Pleurablätter dort die größte Verschieblichkeit aufweisen. Die Patienten klagen in der Regel über starke *atemabhängige Schmerzen* im Bereich der erkrankten Pleuraanteile.

6.9 Krankhafte Veränderungen der Thoraxorgane

Durch Inspektion und körperliche Untersuchung können folgende krankhafte Veränderungen der Thoraxorgane diagnostiziert werden:

6.9.1 Infiltrationen der Lunge

Infiltrationen können durch entzündliche Prozesse (Pneumonie, Tuberkulose) oder Tumorwachstum (Bronchialkarzinom) entstehen.

Inspektion. Diese ist häufig unergiebig. Ausgedehnte Infiltrate bewirken ein Nachschleppen oder verminderte Atemexkursionen der erkrankten Seite, häufig ist die Atemfrequenz beschleunigt (Tachypnoe). Eine Zyanose entwickelt sich durch Zumischung venösen Blutes aus den infiltrierten, noch perfundierten, aber nicht mehr ventilierten Lungenpartien.
Das „Nasenflügeln" mit inspiratorischer Erweiterung der Nasenlöcher und exspiratorischem Zusammensinken der Nasenflügel ist typisch für Lappenpneumonien, wird jedoch – wie diese selbst – zunehmend seltener beobachtet. Kachexie spricht für ein fortgeschrittenes Tumorleiden oder einen konsumierenden Krankheitsprozeß (z.B. Lungentuberkulose, chronische Pneumonie).

Palpation. Der *Stimmfremitus* ist infolge der besseren Leitfähigkeit des infiltrierten Gewebes für tiefere Frequenzen auf der erkrankten Seite verstärkt.

Perkussion. Der Klopfschall ist verkürzt, bei größeren Infiltraten besteht eine regelrechte *Dämpfung*. Disseminierte kleinere pneumonische Infiltrate können perkutorisch nicht erfaßt werden.

Auskultation. Das Atemgeräusch kann noch normal oder aber bis zum Bronchialatmen verändert sein.
Je nach Nähe der Infiltration zur Thoraxwand und in Abhängigkeit von der Mitbeteiligung des Bronchialsystems sind feinblasige, klingende bzw. nicht klingende, mittel- bis grobblasige Rasselgeräusche zu hören.
Die *ätiologische Abklärung* eines Lungeninfiltrates bereitet nicht selten Schwierigkeiten und ist sehr verantwortungsvoll, da differentialdiagnostisch neben unspezifisch-entzündlichen Prozessen und tuberkulösen Infiltraten meist auch ein bösartiger Tumor in Frage kommt. Eine Klärung gelingt häufig erst durch den Einsatz umfangreicher diagnostischer Methoden (Röntgenaufnahmen, bakteriologische und zytologische Untersuchungen, Broncho-, Thorako- und Mediastinoskopie, Lungenbiopsie usw.).

6.9.2 Vermehrter Luftgehalt

Im *Asthmaanfall* tritt eine akute Überblähung der Lungen (Volumen pulmonum auctum) auf, die jedoch voll reversibel ist. Beim *Lungenemphysem* kommt es durch Überdeh-

Tabelle 6.4. Pathophysiologische Haupttypen der respiratorischen Insuffizienz bei chronischer Bronchitis. Klinischer Befund und Laborwerte

	Typ A („Emphysem")	Typ B („Bronchitis")
Anamnese	Progressive Dyspnoe, vorgerücktes Alter, mäßige Bronchitis, mit wenig Sputum	Geringe Dyspnoe
Körperbau	Schlank bis mager	Untersetzt bis adipös
Radiologie	Emphysemzeichen, normales oder schmales Herz	Wenig Emphysemzeichen, Herz verbreitert
EKG, Rechtshypertrophie	Selten	Häufig
Rezidivierende Herzinsuffizienz	Selten	Häufig
Polyglobulie	Ungewöhnlich	Häufig
pCO_{2a} in Ruhe	Normal oder erniedrigt	Meist erhöht
pO_{2a} in Ruhe	Normal	Erniedrigt, klinisch oft Zyanose
Totale Lungenkapazität	Vergrößert	Oft verkleinert

nung und Destruktion des Alveolargewebes zu einer oft hochgradigen Vermehrung des Luftgehaltes der Lungen. Diese Zustand ist definitionsgemäß irreversibel.

Inspektion. Im Asthmaanfall und beim generalisierten Lungenemphysem besteht eine ausgeprägte, vorwiegend exspiratorische Dyspnoe. Der Patient atmet angestrengt unter Einsatz der Atemhilfsmuskulatur.

Je nachdem, ob mehr die chronische Bronchitis oder das Lungenemphysem im Vordergrund steht, lassen sich zwei Typen von chronischer Atemwegsobstruktion unterscheiden, die man als *Emphysemtyp* (Synonyma: Typ A, „pink puffer", „Kämpfer") oder *Bronchitistyp* (Synonyma: Typ B, „blue bloater", „Nichtkämpfer") bezeichnet (Tabelle 6.4).

Hat das Asthma bronchiale bereits in der Kindheit oder frühen Jahren begonnen, so kann sich infolge der wiederholten Überblähungszustände ein sog. Thorax piriformis entwickeln, d.h. ein „birnenförmiger", oben breiter, in Zwerchfellhöhe eingeschnürt wirkender Brustkorb.

Ein sehr typisches, klinisch zu wenig beachtetes Symptom bei schwerer Atemwegsobstruktion ist der sog. *Zwerchfell-Thoraxwand-Antagonismus* (Abb. 6.13): während der Inspiration kommt es nicht – wie beim Gesunden – zu einer Erweiterung der unteren Thoraxpartien, sondern zu einer Einziehung (Abb. 6.14), da der inspiratorische Zug der abgeflachten, tiefstehenden Zwerchfelle zu einer Einengung der unteren Thoraxapertur führt.

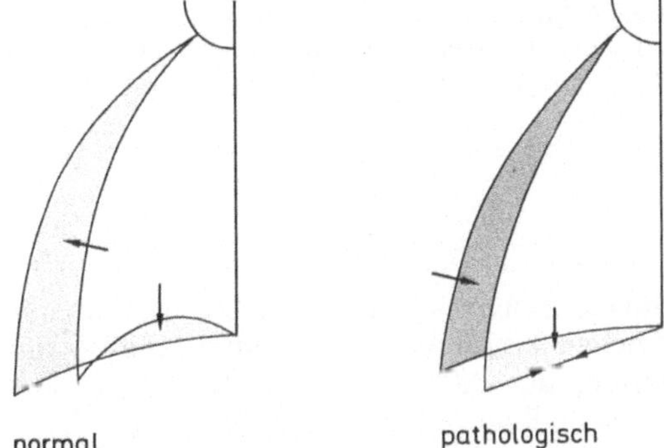

Abb. 6.13. Sogenannter Zwerchfell-Thoraxwand-Antagonismus bei Lungenemphysem. Die *Pfeile* zeigen die während der Inspiration ablaufenden Bewegungen an. Ein Großteil des während der Inspiration durch das Tiefertreten des Zwerchfells zustandegekommenen Volumenzuwachses geht durch die Einziehung der seitlichen Thoraxwand verloren. (Nach Ulmer et al. 1991)

Als Folge entwickelt sich eine schwere Störung der Atemmechanik.

Beim Lungenemphysem verschiebt sich allmählich die Atemmittellage immer mehr in Richtung Inspiration, und der Luftgehalt der Lungen nimmt deutlich zu. Im Extremfall kann er auf mehr als das Doppelte der Norm ansteigen. Die daraus resultierende „Faß-" oder „Tonnenform" des Thorax ist jedoch keineswegs so häufig anzutreffen, wie es in verschiedenen Lehrbüchern beschrieben ist. Hingegen findet sich regelmäßig eine Zunahme des Thoraxtiefendurchmessers.

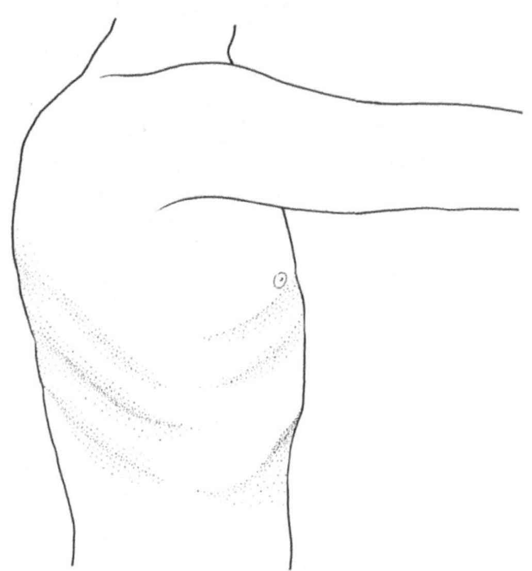

Abb. 6.14. Einziehung der seitlichen Thoraxpartien bei schwerer Atemwegsobstruktion (z.B. Lungenemphysem) während der Inspirationsphase

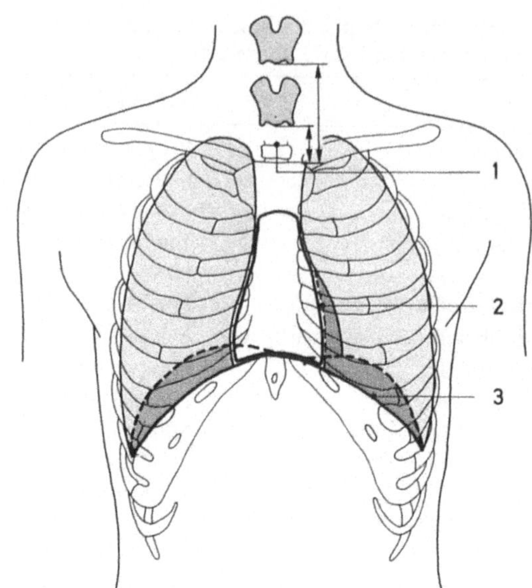

Abb. 6.15. Veränderungen beim Lungenemphysem. *1* Erhebliche Verringerung des Abstandes zwischen Kehlkopf und Manubrium sterni. Beim Gesunden beträgt der Abstand 3 Querfinger. *2* Schlankes steilgestelltes Herz, *3* tiefstehende, wenig atemverschiebliche abgeflachte Zwerchfelle

Ein recht zuverlässiges und leicht erkennbares Zeichen des Lungenemphysems ist die Verringerung des Abstandes zwischen Unterrand des Schildknorpels und Manubrium sterni, der normalerweise 3 Querfinger beträgt. Bei hochgradigem Lungenemphysem beträgt er manchmal weniger als einen Querfinger (Abb. 6.15).

Obwohl die Atemexkursionen des Emphysematikers eingeschränkt sind, hat die Bestimmung der sog. Atembreite (Differenz des Brustkorbumfanges bei maximaler In- und Exspiration in Zentimeter) keine praktische Bedeutung. Der Schweregrad des Lungenemphysems kann quantitativ exakt nur mittels Lungenfunktionsprüfungen erfaßt werden. (Vermehrung der funktionellen Residualluft bzw. des intrathorakalen Gasvolumens s.S. 114.)

Perkutorisch fällt beim generalisierten Lungenemphysem die geringe Atemverschieblichkeit der tieferstehenden Lungengrenzen auf. Der Klopfschall ist hypersonor (sog. Schachtelton), hängt jedoch auch von der Dicke der Thoraxweichteile ab. Der Klopfschall kann daher bei adipösen Menschen trotz deutlichen Lungenemphysems unauffällig sein. Zuverlässiger ist die *Abschwächung des Atemgeräusches,* die meist über den mittleren und basalen Lungenabschnitten am stärksten ausgeprägt ist und sich auch bei forcierter Atmung nicht wesentlich ändert.

6.9.3 Pneumothorax

Ein Pneumothorax liegt vor, wenn Luft (oder ein anderes Gas) nach Eröffnung der viszeralen Pleura oder durch eine Verletzung der Thoraxwand in die Pleurahöhle eindringt. Der Begriff des *Spontanpneumothorax* im weiteren Sinne umfaßt alle nichttraumatischen Fälle von Pneumothorax, d.h. sowohl Patienten ohne erkennbare Pneumothoraxursache als auch Kranke, deren Pneumothorax auf eine vorbestehende bronchopulmonale Erkrankung zurückzuführen ist.

Der *symptomatische Pneumothorax* tritt meist bei älteren Patienten mit obstruktiven Atemwegserkrankungen, Lungentuberkulose oder Pneumonie auf. Als seltenere Ursache kommen Bronchialkarzinome, Pleuratumoren, Lungeninfarkte, Lungenfibrosen oder angeborene Lungenzysten in Betracht. Der *idiopa-*

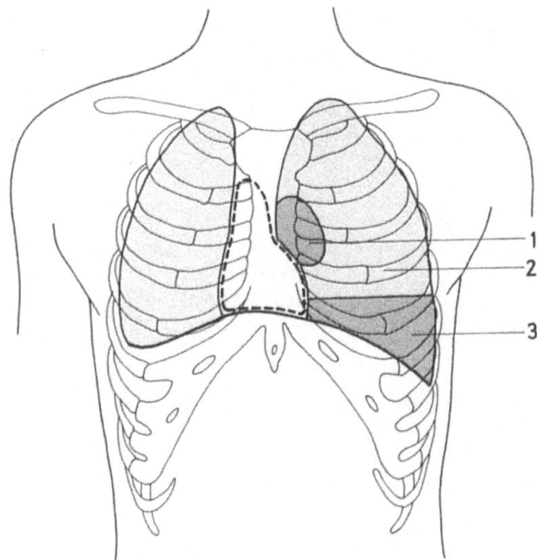

Abb. 6.16. Linksseitiger Pneumothorax mit weitgehendem Kollaps der linken Lunge *(1)*, fehlender Lungenzeichnung durch massiven Lufteintritt in den Pleuraspalt *(2)* und begleitendem linksseitigen Pleuraerguß *(3)* mit im Stehen horizontal verlaufendem Spiegel. Die Vergrößerung des linken Hemithorax sowie die Verlagerung der Mediastinalorgane nach rechts sprechen für einen sog. Spannungspneumothorax

thische – besser kryptogenetische – *Spontanpneumothorax* entsteht meist durch Einrisse kleiner subpleuraler Emphysemblasen. Typisch für einen Pneumothorax ist die *klinische Trias* von akutem Thoraxschmerz, Atemnot und trockenem Husten.

Beim *Spannungspneumothorax* baut sich durch einen Ventilmechanimus – meist in der Inspirationsphase – ein zunehmender Druck in der Pleurahöhle auf, der durch Mediastinalverlagerung nach der nicht betroffenen Lungenseite zur Verziehung oder Kompression herznaher Gefäße führt. Es handelt sich um eine lebensbedrohliche Situation (Abb. 6.16).

Inspektion. Kranke mit Spannungspneumothorax sind unruhig, ängstlich, blaß-zyanotisch, schweißbedeckt und leiden unter starker Atemnot bei beschleunigter und angestrengter Atmung. In schwersten Fällen sind eine obere Einflußstauung und eine Vergrößerung der betroffenen Thoraxhälfte erkennbar.

Ein Pneumothorax ist mit physikalischen Untersuchungsmethoden erst nachweisbar, wenn mindestens ⅓ der Lunge kollabiert ist. Daher kann beispielsweise ein sog. „Mantelpneu" nur röntgenologisch einwandfrei diagnostiziert werden.

Bei der Inspektion können erweiterte und verstrichene Interkostalräume, ein Nachschleppen der betroffenen Thoraxseite oder beim Spannungspneumothorax ein vergrößerter Hemithorax beobachtet werden.

Palpation. Der Stimmfremitus ist abgeschwächt bis aufgehoben.

Perkussion. Bei der Perkussion fällt der hypersonore bis tympanitische Klopfschall auf (Seitenvergleich!). Entwickelt sich ein seröser (Hydropneumothorax) oder – als Traumafolge – ein blutiger Pleuraerguß (Hämatothorax), so verläuft der Flüssigkeitspiegel im Stehen nicht wie sonst lateral ansteigend (s.S. 115), sondern horizontal.

Auskultation. Bei raschen Bewegungen oder Schütteln des Patienten kann u.U. ein plätscherndes Geräusch in der Pleurahöhle auskultierbar sein. Dieses Phänomen war bereits Hippokrates bekannt (sog. Succussio Hippocratis). Das Atemgeräusch ist abgeschwächt bis aufgehoben, ebenso die Bronchophonie.

6.9.4 Pleuritis, Pleuraerguß

Als Pleuritis werden entzündliche Veränderungen der Pleurablätter bezeichnet, die ohne (Pleuritis sicca), häufiger jedoch mit Ergußbildung (Pleuritis exsudativa) einhergehen.

Eine *Pleuritis sicca* entgeht nicht selten der Diagnose, da sie oft nur ein flüchtiges Durchgangsstadium zur exsudativen Pleuritis darstellt. Klinisches Leitsymptom ist der atemabhängige Schmerz, der zu einer Schonung der erkrankten Seite mit verringerten Atemexkursionen führen kann. Das Pleurareiben (S. 110) ist oft nur stunden-, manchmal aber auch tagelang zu hören und kann gelegentlich palpatorisch nachgewiesen werden.

Flüssigkeitsansammlungen im Pleuraraum (Transsudat, Exsudat, Blut, Lymphe) werden unter dem Begriff *Pleuraerguß* zusammengefaßt (Tabelle 6.5). Eitrige Pleuraergüsse bezeichnet man als *Pleuraempyem,* die (sehr seltene) Ansammlung von Lymphe im Pleuraraum als *Chylothorax.*

Pleuraergüsse können ganz minimal und nur röntgenologisch als kleine „Winkelergüsse"

Tabelle 6.5. Ätiologie der Pleuraergüsse. (Nach Gartmann)

Transsudat		Eiweißgehalt <3 g%
Herzinsuffizienz	Stauung	Spezifisches Gewicht <1,016
Perikarditis		
Nierenleiden (nephrotisches Syndrom)	Hypalbuminämie	
Leberzirrhose		
Ovarialfibrom (Meigs)		
Myxödem		
Exsudat		
1. Begleitergüsse von Lungenerkrankungen		Eiweißgehalt ≥3 g%
Pleuritis exsudativa tuberculosa		Spezifisches Gewicht ≥1,016
Unspezifische „Pleuropneumonie" (u.a. Mykoplasmen)		
Chronische Pneumonie		
Bronchiektasen		
Lungentumoren (Metastasierung oder Stauung)		
Lungeninfarkt		
Pilzerkrankungen der Lunge (Mykosen)		
2. Begleitergüsse bei Oberbaucherkrankungen		
Subphrenischer Abszeß		
Leberabszeß (Amöben)		
Akute Cholezystitis		
Pankreatitis (Amylase im Erguß erhöht)		
3. Essentielle Pleuraexsudate		
Kollagenkrankheiten (Lupus erythematodes)		
Rheumatische Erkrankungen		
Blutkrankheiten (chronische Leukosen)		
Primäre Pleuratumoren (lokales und diffuses Mesotheliom)		
Metastatische Pleuratumoren (Bronchus, Mamma, Ovarien usw.)		
Ungeklärte Pleuritis serofibrinosa		

erkennbar sein, aber auch bis zu mehreren Litern betragen. Die Grenze der Nachweisbarkeit im Röntgenbild liegt bei ca. 300 ml; durch Anwendung des Ultraschalls können auch kleinere Mengen erfaßt werden. Größere Pleuraergüsse stellen sich röntgenologisch als homogene, meist lateral nach oben spitzwinklig begrenzte Verschattungen dar (Abb. 6.17a, b).

Inspektion. Bei der Inspektion fällt das Nachschleppen der erkrankten Seite, evtl. eine Vorwölbung der Interkostalräume auf.

Palpation. Der Stimmfremitus ist abgeschwächt bis aufgehoben.
Perkutorisch besteht eine starke bis absolute Dämpfung, deren Begrenzung nach lateral oben ansteigt und als *Ellis-Damoiseau-Linie* bezeichnet wird (Abb. 6.18).

Auskultation. Das Atemgeräusch ist stark abgeschwächt bis aufgehoben. Am Oberrand großer Ergüsse kann innerhalb einer streifenförmigen Zone „Kompressionsatmen" zu hören sein. Es ähnelt dem Bronchialatmen und kommt durch die bessere Leitfähigkeit der dem Erguß anliegenden, komprimierten Lungenanteile für höhere Frequenzen zustande. Die Bronchophonie ist über dem Erguß selbst abgeschwächt, dort, wo Kompressionsatmen besteht, hingegen verstärkt.
Ein Pleuraerguß kann auch sonographisch festgestellt werden.

6.9.5 Pleuraschwarte

Strang-, flächen- oder mantelförmige Pleuraschwarten sind meist Residuen einer durchgemachten Pleuritis. Ausgedehnte, die Lunge umgreifende „Mantelschwielen" bedingen eine Schrumpfung der betroffenen Thoraxseite und beeinträchtigen die Ausdehnungsfähigkeit der Lunge im Sinne einer restriktiven Ventilationsstörung.
Kleine, meist basal gelegene Pleura- oder Spitzenschwielen sind nur röntgenologisch

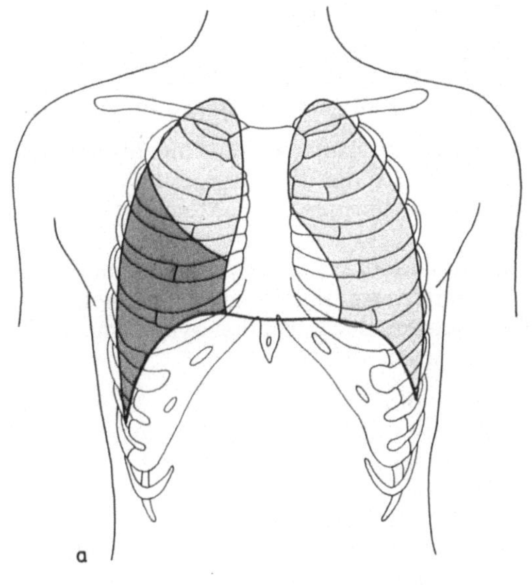

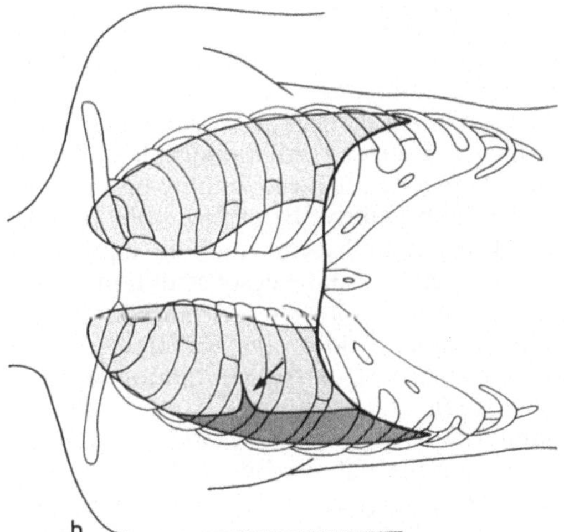

Abb. 6.17a, b. Ausgedehnter rechtsseitiger Pleuraerguß **(a)**, im Liegen stellt sich eine horizontal verlaufende, in den Interlobärspalt einspringende Begrenzungslinie des Pleuraergusses dar **(b)**

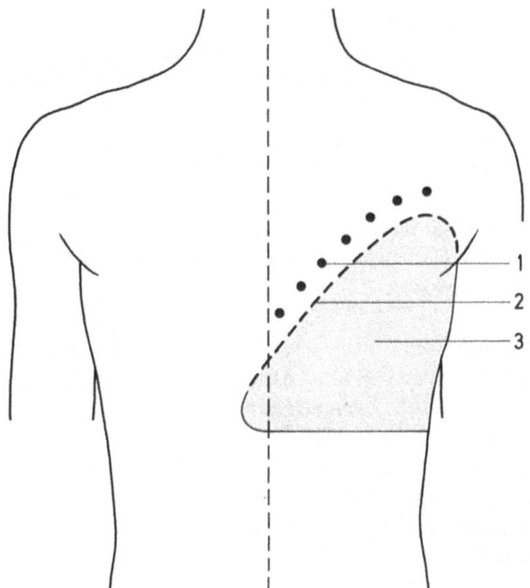

Abb. 6.18. Perkussion dorsal bei rechtsseitigem Pleuraerguß. *1* Zone mit Kompressionsatem, *2* sog. Ellis-Damoiseau-Linie, *3* Bereich der absoluten Dämpfung

nachzuweisen und funktionell ohne Bedeutung.

Bei größeren, flächenhaften Pleuraschwarten kann die Abgrenzung gegenüber einem Pleuraerguß Schwierigkeiten bereiten.

Palpation. Der Stimmfremitus ist abgeschwächt.

Perkussion. Es findet sich eine leichte bis deutliche, jedoch praktisch niemals absolute Dämpfung. Die Atemverschieblichkeit der unteren Lungengrenze ist eingeschränkt.

Auskultation. Das Atemgeräusch ist abgeschwächt, jedoch nicht aufgehoben.

6.9.6 Atelektase

Verminderter oder *fehlender Luftgehalt* von Lungenanteilen ist das wesentliche Kennzeichen der Atelektase. Im Gegensatz zur Infiltration ist der atelektatische Lungenbezirk verkleinert.

Es können drei Formen von Atelektase unterschieden werden:

- *Obstruktionsatelektase* (Obturationsatelektase) infolge Verlegung oder Blockade des Bronchiallumens, entweder durch einen endobronchialen (Tumor, Schleim, Fremdkörper) oder extrabronchialen Prozeß (Bronchusblockade durch vergrößerte Lymphknoten, Mediastinaltumoren, Aortenaneurysmen etc.). Der Verschluß eines Bronchus führt zu einem verminderten Luftgehalt oder zu völliger Luftleere des zugeordneten Lungenanteiles (z.B. Segment), weil die Alveolargase resorbiert

werden. Die Resorption von O_2 und CO_2 erfolgt rasch, von N_2 langsamer.
- *Kontraktionsatelektase* bei schrumpfenden chronischen Lungenprozessen (Tuberkulose, chronische Pneumonie, Silikose etc.).
- *Kompressionsatelektase.* Die Alveolarluft wird durch Kompression von außen aus der Lunge herausgedrückt, z.B. am Rand großer Pleuraergüsse oder durch einen Pneumothorax.

Inspektion. Nur größere Atelektasen sind durch physikalische Untersuchung nachweisbar. Bei sehr ausgedehnten Atelektasen oder Totalatclcktasc einer gesamten Lunge kann sich eine Thoraxasymmetrie infolge Schrumpfung entwickeln, und es kann eine inspiratorische Einziehung der Interkostalräume auftreten.

Palpation. Der Stimmfremitus ist bei Atelektase abgeschwächt.

Perkussion. Der Klopfschall ist verkürzt bis gedämpft, evtl. mit tympanitischem Beiklang durch die Entspannung des Lungengewebes.

Auskultation. Atemgeräusch und Bronchophonie sind abgeschwächt.

6.10 Lungenfunktionsprüfungen

Die Lungenfunktionsdiagnostik hat folgende Aufgaben:

- Feststellung oder Ausschluß einer Lungenfunktionsstörung,
- Objektivierung des Schweregrades der Störung,
- Mithilfe bei der klinischen Diagnosestellung,
- Therapiekontrolle,
- Begutachtung,
- Beurteilung der Operabilität,
- Überwachung auf Intensivstationen.

Die wichtigste Aufgabe der Lungenfunktionsdiagnostik ist die Differenzierung der verschiedenen Formen von Atemnot (Tabelle 6.6).
Die *Indikation zur Durchführung* einer Lungenfunktionsprüfung ist gegeben, wenn ein oder mehrere der folgenden Symptome nachweisbar sind:

- Atemnot,
- Husten, Auswurf, Thoraxschmerzen,
- abnormer Auskultationsbefund,
- Zyanose,
- Rechtsherzinsuffizienz,
- pathologischer Thoraxröntgenbefund,
- Trommelschlegelfinger,
- abnorme Atmung.

Die häufigste und praktisch wichtigste Lungenfunktionsstörung ist die *obstruktive Ventilationssstörung.* Darunter versteht man eine erschwerte Lungenventilation infolge Lumeneinengung der Luftwege. Asthma bronchiale, chronisch obstruktive Bronchitis und obstruktives Lungenemphysem sind die häufigsten Ursachen einer Atemwegsobstruktion. Aber auch Trachealstenosen, Fremdkörper im Bronchialsystem oder eine Rekurrensparese können eine obstruktive Ventilationsstörung hervorrufen.
Seltener sind *restriktive Ventilationsstörungen.* Sie sind definiert als erschwerte Lungenventilation infolge begrenzter Lungenausdehnung. So findet sich eine Restriktion beispielsweise bei Lungenfibrosen, ausgedehnten Pleuraschwarten, Zustand nach Lungenresektion, schweren Thoraxdeformitäten, Pneumothorax etc.

Tabelle 6.6. Differenzierung wichtiger bronchopulmonaler Erkrankungen mit Hilfe direkter Untersuchungsverfahren

	Atemgeräusch	Dämpfung	Bronchialatmen	Bronchophonie	Stimmfremitus
Infiltration	◀	+	+	▲	▲
Erguß	▼∅	++	∅	▼	▼
Pneumothorax	▼∅	∅	∅	∅	▼∅
Atelektase	▼	+	∅	▼	▼
Schwarte	▼	(+)	∅	▼	▼

▼ = vermindert, ▲ = verstärkt, + = vorhanden, ∅ = fehlt.

Lungenfunktionsmeßwerte sind – insbesondere bei variabler Atemwegsobstruktion (typisch: Asthma bronchiale) – nur eine „Momentaufnahme" und bedürfen mehrfacher Verlaufskontrollen.

Peak-flow-Messung

Bei der Peak-flow-Messung wird der exspiratorische Spitzenfluß am Mund gemessen (PEF = „peak expiratory flow" oder MEF = „maximal expiratory flow"). Die Dimension ist l/s oder l/min. Die Peak-flow-Messung hat für die Selbstkontrolle von Patienten mit obstruktiven Atemwegserkrankungen, insbesondere Asthmatiker, Bedeutung.

Spirographie

Die *Spirometrie* ist das historisch älteste Verfahren zur Messung der Lungenfunktion. Mit ihr werden Volumenänderungen am Mund bei Ein- und Ausatmung gemessen. Spirographie bedeutet Aufzeichnung der Atemexkursionen.

Die Spirographie dient der Messung *verschiedener Lungenvolumen* (Abb. 6.19, Tabelle 6.7). Sie erlaubt eine Differenzierung zwischen obstruktiver und restriktiver Ventilationsstörung und eine annähernd quantitative Erfassung des Schweregrades. Spirographisch lassen sich obstruktive Ventilationsstörungen genauer erfassen als restriktive (Abb. 6.20).

Heute werden vor allem Trockenspirometer verwendet, in der Regel Gummi- oder Keilbalgspirometer. Elektronische Spirometer mit digitaler Anzeige der Meßwerte bieten keine grundsätzlichen Vorteile.

Ein wesentlicher Nachteil der Spirographie ist ihre Abhängigkeit von der Mitarbeit des Patienten. Ist die Kooperation ungenügend, weil der Patient den Untersuchungsgang nicht versteht (mangelnde Sprachkenntnisse oder bei Kindern) oder nicht gewillt ist, optimal mitzuarbeiten (Begutachtungsfälle), so sind die Meßergebnisse praktisch wertlos. Die wichtigsten spirometrischen Meßwerte sind:

- V_t = Atemzugvolumen,
- IRV = inspiratorisches Reservevolumen,
- ERV = exspiratorisches Reservevolumen,
- VC = Vitalkapazität als Summe von V_t, IRV, ERV,
- FEV_1 = forciertes exspiratorisches Einsekundenvolumen (Sekundenkapazität, Tiffeneau-Test).

Tabelle 6.7. Lungenvolumina

Vitalkapazität	Volumendifferenz zwischen maximaler Einatmung und Ausatmung
Forcierte Vitalkapazität	Luftvolumen, das nach maximaler Inspiration unter maximaler Anstrengung ausgeatmet werden kann (Anweisung an den Patienten: So schnell und vollständig wie möglich ausatmen!)
Residualvolumen	Luftmenge, die nach maximaler Ausatmung in der Lunge verbleibt
Funktionelle Residualluftkapazität[a]	Luftmenge innerhalb der Lungen nach normaler Ausatmung
Totalkapazität	Volumen, das nach maximaler Einatmung in der Lunge verbleibt
Sekundenkapazität	Luftvolumen, das nach maximaler Inspiration bei maximal forcierter Exspiration in der ersten Sekunde ausgeatmet werden kann
Tiffeneau-Test	Sekundenkapazität ausgedrückt in Prozent der gemessenen Vitalkapazität (= relative Sekundenkapazität)

[a] Die Bestimmung der funktionellen Residualkapazität erfolgt nach der Fremdgastechnik im geschlossenen Spirometersystem. Im Spirometer befindet sich ein schlecht resorbierbares Fremdgas, meistens Helium.

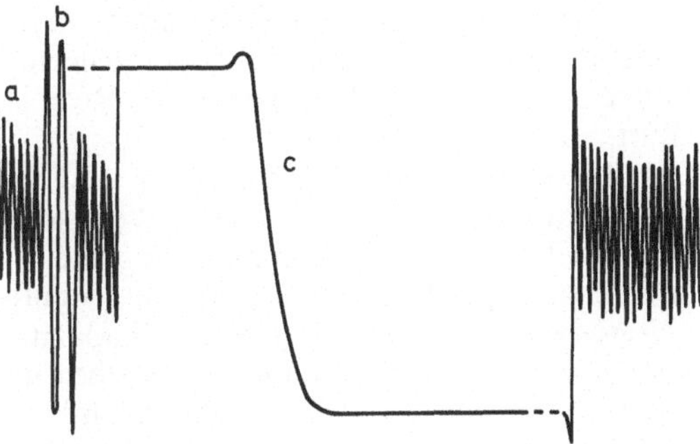

Abb. 6.19. Spirogramm eins Lungengesunden. *a* Normales Atemvolumen, *b* Vitalkapazität, *c* Sekundenkapazität (Tiffeneau-Test)

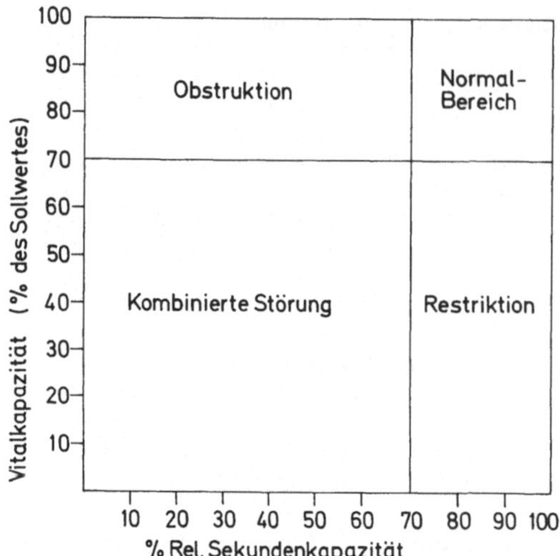

Abb. 6.20. Schema zur Differenzierung zwischen obstruktiver und restriktiver Ventilationsstörung anhand der Vitalkapazität und der relativen Sekundenkapazität

Die Dimension der Parameter ist l bzw. l/s für das FEV_1. Die Vitalkapazität kann inspiratorisch (IVC) oder exspiratorisch (FVC) bestimmt werden. Allerdings ist ausschließlich die inspiratorische Vitalkapazität als hinreichend exakter Meßwert zu beurteilen. Durch die Spirometrie ist eine ausreichende Differenzierung zwischen Obstruktion und Restriktion möglich.

Die Bestimmung der *funktionellen Residualluftkapazität* ermöglicht eine quantitativ exakte Erfassung des Schweregrades eines Lungenemphysems. Beim generalisierten Lungenemphysem ist die funktionelle Residualluftkapazität erhöht.

Bei obstruktiver Ventilationsstörung sind Sekundenkapazität bzw. Tiffeneau-Wert vermindert. Eine stärkere Verminderung der Vitalkapazität spricht für eine restriktive Ventilationsstörung. Mit Hilfe der Vitalkapazität und der Sekundenkapazität ist eine grobe Differenzierung zwischen obstruktiven und restriktiven Ventilationsstörungen möglich. Kombinierte Störungen (obstruktiv-restriktiv) sind keineswegs selten (Abb. 6.20).

Grundsätzlich erlauben Lungenfunktionsprüfungen nur eine Aussage über Leistungsreserven bzw. Leistungseinschränkungen der Lungen. Die klinische Diagnose (z.B. Pleuraschwarte, Asthma bronchiale, Lungenemphysem etc.) hingegen ist nicht möglich. Methodische Schwierigkeiten, das Problem der Mitarbeit des Patienten sowie der Normwertbildung machen die Grenzen der Spirographie deutlich.

Fluß-Volumen-Kurve

Im Fluß-Volumen-Diagramm (Abb. 6.21) wird der gegen das Volumen registrierte Fluß grafisch dargestellt. Daraus lassen sich folgende Meßgrößen ableiten: PEF („peak expiratory flow"), MEF75 (maximaler exspiratorischer Spitzenfluß bei 75% ausgeatmeter Vitalkapazität). Entsprechend gibt es auch MEF 50 und MEF 25. Ferner sind Vitalkapazität und FEV_1 meßbar. Die Dimension ist l/s. Der Vorteil der Pneumotachographie im Vergleich zur Spirometrie liegt in der größeren Genauigkeit der Beschreibung der atemmechanischen Verhältnisse zum Ende der Exspiration. Die Fluß-Volumen-Kurve erlaubt mittels PEF eine Aussage über die Mechanik der großen Atemwege, mittels MEF 50 und 25 eine Charakterisierung der Obstruktion, vor allem der kleinen Atemwege (Durchmesser <2 mm).

Ganzkörperplethysmographie

Mit der Ganzkörperplethysmographie (Bodyplethysmographie) kann die Atemmechanik der Lungen wesentlich genauer erfaßt werden. Der Patient befindet sich während der Messung mit dem ganzen Körper in einer luftdicht verschließbaren, ca. 1 m^3 großen Kammer. Während der Atmung besteht ein umgekehrt proportionales Verhältnis von Druck in der Kammer (Kammerdruck) und Druck in den Alveolen (Alveolardruck). Aus dem Kammerdruck ist unter Berücksichtigung bestimmter Eichungs- und Umrechnungsfaktoren eine Berechnung des Alveolardruckes möglich. Die Differenz zwischen am Mund gemessenem Druck (Munddruck) und Alveolardruck stellt den transbronchialen Druck dar. Der Widerstand im Bronchialsystem ergibt sich aus dem Quotienten von transbronchialem Druck und Atemstromstärke. Diese sog. Resistance beträgt beim Gesunden etwa 2,0 cm H_2=/l/s. Eine Erhöhung der Resistance über 3 cm H_2O/l/s beweist das Vorliegen einer Atemwegsobstruktion. Bei den meisten Patienten mit obstruktiven Atemwegserkrankungen finden sich Resistance-Werte zwischen 5–15 cm H_2/l/s. Im Ganzkörperplethys-

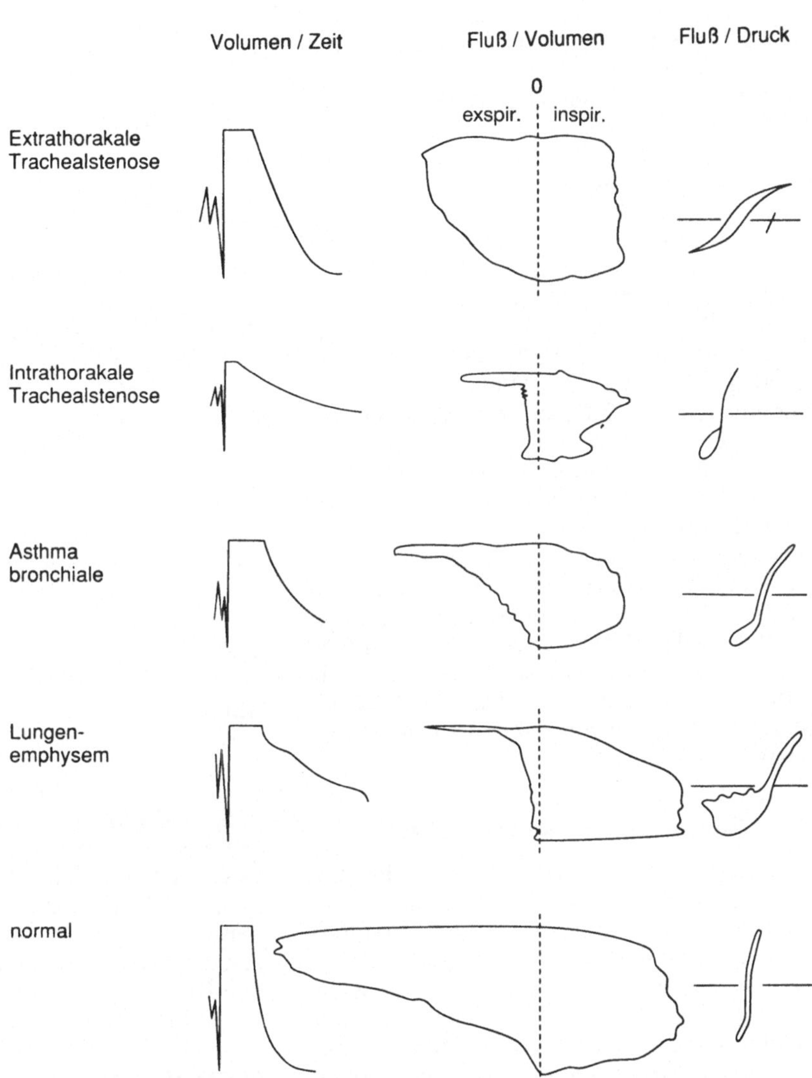

Abb. 6.21. Typische Kurvenverläufe des Volumen-Zeit-, des Fluß-Volumen- und des Fluß-Druck-Diagrammes bei verschiedenen Formen der Atemwegsobstruktion im Vergleich zur nicht obstruktiven gesunden Lunge. Modifiziert nach Petro u. Konietzko (1986). *Ordinaten:* Volumen bzw. Fluß, *Abszissen:* Zeit bzw. Volumen bzw. Druck

mographen kann auch das intrathorakale Gasvolumen bestimmt werden, das praktisch der funktionellen Residualluftkapazität entspricht. Beim generalisierten Lungenemphysem ist daher auch das intrathorakale Gasvolumen erhöht.
Der *Atemwiderstand* kann auch mit der sog. Unterbrechertechnik (R_u) mbar/l/s oder kPA/l/s) oder mittels Oszilloresistometrie (R_{os}) gemessen werden. R_{os} hat die gleiche Dimension wie R_u. Der Vorteil besteht in der Möglichkeit, den Atemwiderstand fortlaufend zu messen, allerdings geht in die Messung der gesamte visköse Widerstand des Atemtraktes ein.

Blutgasanalyse

Meßprinzip: Das Ohrläppchen wird mit einer hyperämisierenden Salbe bestrichen. Nach Punktion wird das arterialisierte Blut mittels einer heparinisierten Mikropapillare abgenommen. Die wichtigsten Meßwerte sind:

- P_aO_2 = Sauerstoffpartialdruck des arteriellen Blutes,
- P_aCO_2 = Kohlendioxidpartialdruck des arteriellen Blutes,
- pH = pH-Wert des arteriellen Blutes (negativer dekadischer Logarithmus der Wasserstoffionenkonzentration),
- BE = „base excess“ oder Basenüberschuß, d.h. die Veränderungen des Säure-Basen-Haushaltes durch Verlust oder Überschuß von Säuren oder Basen.

Die Dimension für P_aO_2 und P_aCO_2 sind mmHg oder kPa, die Dimension von BE mmol/l. Ist der P_aO_2 bei erniedrigtem oder normalem P_aCO_2 vermindert, liegt eine *respiratorische Partialinsuffizienz* vor, ist gleichzeitig der P_aCO_2 erhöht, besteht eine *respiratorische Globalinsuffizienz*.

Die arterielle Blutgasanalyse spiegelt die verschiedenen Teilfunktionen der Atmung (Ventilation, Diffusion, Perfusion und Verteilung) wider. Da die Blutgase sich erst relativ spät im Krankheitsverlauf verändern können, ist die arterielle Blutgasanalyse nicht für die Frühdiagnose von Lungenfunktionsstörungen geeignet.

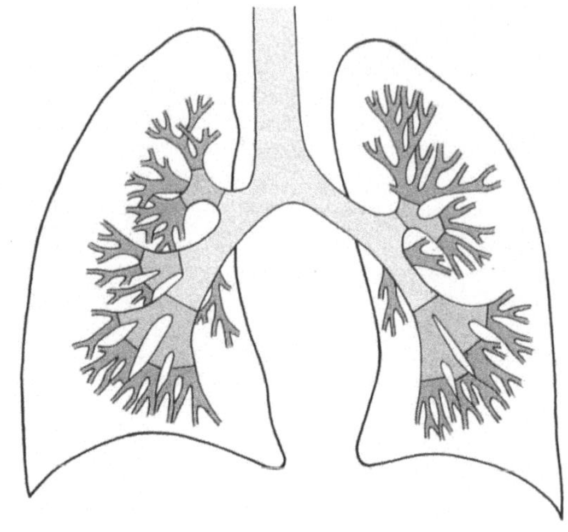

Abb. 6.22. Sichtweite

Spezifische Resistance und Conductance

sR_{aw} ist die spezifische Resistance als Produkt aus funktioneller Residualkapazität (FRC) und R_{aw} (spezifischer Atemwegswiderstand). Dimensionen sind mbar/s oder kpa/s.

sG_{aw} ist die spezifische Conductance als Kehrwert des Produktes von funktioneller Residualkapazität und Resistance (spezifische Conductance der Atemwege). Dimensionen: $(mbar/s)^{-1}$ oder $(kpa/s)^{-1}$.

Der kombinierte Einsatz der Spirographie, atemmechanischer Untersuchungen und Messung der arteriellen Blutgase ermöglicht eine sehr genaue Beurteilung der Lungenfunktion.

6.11 Endoskopie- und Biopsiemethoden

Bronchoskopie

Durch die Bronchoskopie ist der direkte Einblick in den Bronchialbaum möglich. Damit ist die Methode ein wertvoller diagnostischer Vorgang. Durch Bronchoskopie ist es möglich, die Verschlüsse der verschiedenen Bronchien durch Tumorwachstum (sog. Fremdgewebe), Schleimhautbeschaffenheit, Verlegung und Einengung der Bronchien oder deren Ostien durch Kompression von außen usw. zu beurteilen (Abb. 6.22). Außerdem kann durch die Instrumente Material für histologische und mikrobiologische Untersuchungen direkt entnommen werden.

Die Bronchoskopie kann mit *starren* oder *flexiblen Instrumenten* durchgeführt werden.

Starre Bronchoskope. Dabei handelt es sich um zylindrische Stahlrohre verschiedener Länge und Durchmesser (für Erwachsene 40–43 cm Länge und 6,5 mm Durchmesser, für Kinder entsprechend kleinere). Diese Instrumente erlauben auch die Insufflation von Narkotika und Sauerstoff. Von einer kalten Lichtquelle aus wird der Lichtstrahl durch Fiberglasleitung an die Spitze des Instrumentes gebracht (Abb. 6.23a). Um die Einzelheiten besser ausmachen zu können oder direkt nicht einsehbare Bronchusabgänge (z.B. Oberlappenbronchus) einsehen zu können, wurde die prograde bzw. Winkeloptik entwickelt (Abb. 6.23b).

Für die *Probeexzision* stehen verschiedene Zangen zur Verfügung. Material aus winkligen oder geknickten Bronchien wird mit der flexiblen Zange, die mit dem dafür entwickel-

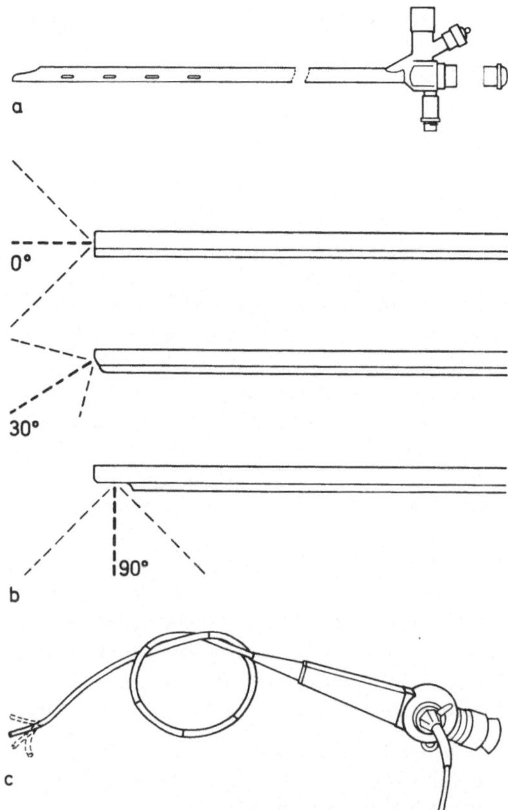

Abb. 6.23a–c. Starres Bronchoskop mit Winkeloptik und flexibles Bronchoskop

ten lenkbaren Instrument in die entsprechenden Abschnitte des Bronchialsystem eingeführt wird, entnommen. Das Sekret zur mikrobiologischen und zytologischen Analyse wird mit dem Absaugkatheter gewonnen. Außerdem können die Katheter unter Zuhilfenahme eines Bildwandlers in die Nähe von ganz peripheren pathologischen Veränderungen gebracht werden, um Material für die Untersuchung zu gewinnen. Es ist möglich, durch ein starres Bronchoskop per punctionem das Gewebe aus peribronchialen Prozessen und auch aus paratrachealen Lymphknoten zu entnehmen. Hier ist ebenfalls die Hilfe eines Bildwandlers notwendig. Starre Bronchoskope finden auch therapeutische Verwendung, wie z.B. zur Extraktion von aspirierten Fremdkörpern, zum Absaugen des zähen Sekretes, das von schwachen Patienten besonders nach der Operation nicht abgehustet werden kann und zur Bildung von Atelektasen führt, sowie zur Entfernung von Bronchiolithen. Dazu wird heute eher ein flexibles Bronchoskop benutzt.

Flexible Bronchoskope. In der bronchologischen Diagnostik werden überwiegend flexible Fiberglasbronchoskope angewandt. Dank der steuerbaren kleinkalibrigen Spitze kann man dieses Instrument bis in die Bronchien der 3. und 4. Ordnung bringen und mit der Zange oder dem Katheter Material entnehmen (Abb. 6.23c). Die bronchoskopische Untersuchung wird meist mit einer Schleimhautanästhesie und nur ausnahmsweise in Allgemeinnarkose durchgeführt. Die letzte Methode setzt sich immer mehr durch, weil sie für den Patienten angenehmer und leichter ist und dem Untersuchenden mehr Zeit und Ruhe läßt. Die Indikation für diese Untersuchung ist fast bei allen Lungen- und Bronchialerkrankungen gegeben.
Kontraindikationen sind: extrem schlechter Allgemeinzustand, so daß die Diagnostik keine therapeutische Konsequenzen haben kann; nicht sanierter Pneumothorax.
Komplikationen der Methode sind sehr selten: Blutungen, Pneumothorax, Luftembolien usw. Die Mortalität bewegt sich nach großen Statisiken zwischen 0,03 und 0,1%.

Lungenbiopsie

Die diagnostische Abklärung der Veränderungen in der Peripherie der Lunge, im sog. Pleuramantel, erlaubt die Lungenpunktionsbiopsie. Dazu wird in Lokalanästhesie oder endotrachealer Narkose eine spezielle Kanüle perkutan in die betreffenden Lungenbezirke oder den peripheren Lungenherd – in aller Regel unter Durchleuchtungskontrolle – eingeführt und Gewebe entnommen. Trotz relativ hoher diagnostischer Trefferquote ist von dieser Methode mit Vorsicht Gebrauch zu machen, und zwar wegen der zahlreichen, selten vorkommenden, z.T. schwerwiegenden Komplikationen, wie Pneumothorax, Luftembolie sogar mit tödlichem Ausgang, möglicher Verschleppung der Tumorzellen bis in die Thoraxwand hinein oder infektiöser Kontamination des Pleuraraumes. Aufgrund dieser Bedenken wenden wir die Punktionsbiopsie nur bei wandständigen Prozessen an. In allen anderen Fällen ist eine histologische Sicherung auch mit anderen, weniger gefährlichen Methoden zu erreichen.

Bei unklaren Pleuraerkrankungen ist es möglich, ein Stück des Rippenfells durch Biopsie mit einer speziellen Nadel zu gewinnen.

Thorakoskopie

Die Betrachtung intrathorakaler pathologischer Veränderungen kann auch durch Thorakoskopie erreicht werden. Voraussetzung für diese Untersuchung ist ein Pneumothorax, der entweder einige Tage oder unmittelbar vor der Untersuchung durch Einführung von mindestens $800 cm^3$ Luft angelegt wird. Dann wird in lokaler oder Allgemeinanästhesie ein Trokar in den Pleuraraum eingeführt. Nach Entfernung des Mandrins mit Hilfe einer Optik kann man Pleura, Lunge, Perikard und große Gefäße beobachten und aus dem verdächtigen Bezirk Material zur Untersuchung entnehmen. Zu demselben Zweck ist auch die Modifikation dieser Methode nach Maaßen verwendbar. Der Vorteil dieses Verfahrens besteht darin, daß man große Stücke der Lunge oder Pleura gewinnen kann und die Entnahmestelle mit einer Naht sichert. Dieses Vorgehen setzt sich immer mehr durch und verdrängt neben der klassischen Thorakoskopie auch die sog. chirurgische Lungenbiopsie, die durch eine kleine Thorakotomie vorgenommen werden kann. Sie kann auch therapeutisch-resezierend eingesetzt werden.

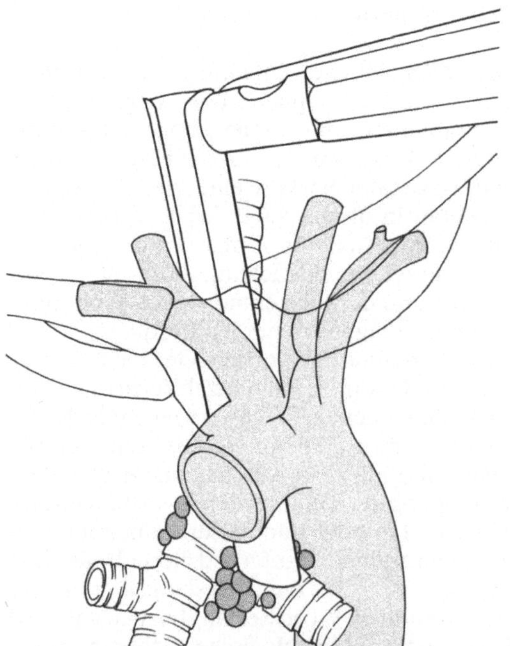

Abb. 6.24. Schema der Mediastinoskopie

Mediastinoskopie

Die Mediastinoskopie ist in der klinischen Praxis zur Biopsie der mediastinalen Lymphknoten eingeführt worden. Bei dieser Methode handelt es sich nicht um Endoskopie im wahren Sinne des Wortes, da sowohl der Zugang als auch der eigentliche Untersuchungsraum operativ geschaffen werden müssen. In Endotrachealnarkose durch einen Schnitt etwa 2 Querfinger oberhalb des Jugulums wird die Trachea freigelegt. Dann wird durch stumpfe Präparation mit dem Finger ein Raum im vorderen Mediastinum geschaffen und das Mediastinoskop eingeführt. Durch dieses Instrument werden die Lymphknoten aus dem paratrachealen Bezirk, dem tracheobronchialen Winkel und der Bifurkation präpariert und zwecks histologischer Untersuchung entnommen (Abb. 6.24).

Die *Indikationen* sind in 3 Gruppen zu ordnen:

- mediastinale und hiläre Lymphknotenvergrößerungen (z.B. Systemerkrankungen wie Morbus Hodgkin),
- Lungenparenchymprozesse unklarer Ätiologie (Sarkoidose – Morbus Boeck) und
- Informationen über metastatische Ausbreitung von Bronchialkarzinomen.

Die Mediastinoskopie ist von besonderer diagnostischer Ergiebigkeit, weil der Hauptabfluß der beiden Lungen über den hinteren Trunkus sowie bifurkale, tracheobronchiale und paratracheale Lymphknoten geschieht. Komplikationen sind relativ selten, dennoch manchmal sehr ernsthaft: Verletzung der großen Gefäße, Aorta, Truncus brachiocephalicus, V. azygos, Pulmonalvene; Verletzung des Ösophagus und N. laryngeus recurrens links; Zerreißung der Pleura mit nachfolgendem Pneumothorax; Infektion des Mediastinums; Perikardriß. Wegen ihrer sehr großen Trefferquote hat diese Methode die sog. Skalenusbiopsie nach Daniels völlig ersetzt.

6.12 Lungenszintigraphie

Durch nuklearmedizinische Untersuchungsverfahren können die Perfusion (Perfusionsszintigraphie) und Ventilation (Ventilationsszintigraphie) der Lungen bestimmt werden. Diese Untersuchungen sind zwar sehr sensitiv, jedoch weniger spezifisch. So kann sich hinter einem Perfusionsdefekt im Lungenszintigramm neben einer Lungenembolie auch ein Tumor oder eine Pneumonie verbergen.

Perfusionsszintigraphie

Nach intravenöser Injektion und Mischung im rechten Ventrikel gelangen radioaktiv markierte Partikel, deren Durchmesser den der pulmonalen Kapillaren überschreiten, in die Pulmonalstrombahn und bleiben in den präkapillären Abschnitten hängen. Dabei wird etwa jede 10000. kleine Arterie oder Arteriole verschlossen. Am häufigsten wird als radioaktives Material ^{99m}Tc (Technetium) verwandt. Die Verteilung der radioaktiven Substanz spiegelt die momentane Durchblutung der Lunge wider. Hauptindikation ist der Verdacht auf Lungenembolie; weitere Indikationen sind Verlaufs- und Therapiekontrolle nach Lungenembolie oder Bestrahlung, Abschätzung der funktionellen Operabilität bei funktionsverschlechternden Eingriffen (Lungenresektionen) bzw. die Indikation zur Resektionstherapie bei funktionell verbessernden Eingriffen (Zysten, Pleuraschwarten).

Ventilationsszintigraphie

Diese dient der Erfassung der regionalen Ventilation und kann mit Xenon (^{133}Xe) oder Krypton (^{81}Kr) als Inhalationsszintigraphie mit radioaktiven Aerorosolen durchgeführt werden. Hauptindikation sind Diagnostik und Differentialdiagnostik der Lungenembolie. Typisch für die Lungenembolie ist eine ungestörte Ventilation bei entsprechenden Perfusionsausfällen.
Für die korrekte Interpretation der Ergebnisse ist immer die gemeinsame Betrachtung von Anamnese, physikalischem röntgenologischem und nuklearmedizinischem Befund erforderlich.

6.13 Radiologische Untersuchungen

Zur *Basisuntersuchung* zählt die Thoraxröntgenaufnahme in 2 Ebenen. Ergänzend kann eine Durchleuchtung (Bildverstärkermonitordurchleuchtung) durchgeführt werden.
Die *Röntgenschichtuntersuchung* (Verwischungstomographie) beruht auf dem Prinzip, daß durch gegensinnige Bewegungen der Röntgenröhre und des Röntgenfilms das Gewebe, das in der Drehpunktebene liegt, scharf abgebildet wird, während die davor oder dahintergelegenen Partien verwischt werden. Das Verfahren eignet sich vor allem zur besseren Erfassung von Rundherden, Hohlraumbildungen sowie zur Analyse des zentralen Bronchialbaums und des Hilus.
Die *Bronchographie* dient der röntgenologischen Darstellung des Bronchialbaums mit Hilfe von Kontrastmitteln. Hauptindikation ist die Frage nach Vorliegen und Ausdehnung von Bronchiektasen.
Eine *Pulmonalangiographie* ist vor allem bei Verdacht auf größere Lungenembolien indiziert. Über einen transvenös zugeführten Katheter wird Kontrastmittel in den Pulmonalishauptstamm bzw. in den rechten oder linken Hauptast injiziert. Die Pulmonalisangiographie ist die sicherste Methode zum Nachweis einer Lungenembolie.
Die *digitale Subtraktionsangiographie* (DSA) bietet für den Patienten den Vorteil der geringeren Belastung, da Kontrastmittel mit hohem Flow in eine Armvene appliziert oder über einen transvenös zugeführten Katheter in die V. cava superior injiziert werden kann.
Bei der *Computertomographie* werden transversale optische Thoraxschnitte angefertigt. Ihr Vorteil liegt in der überlagerungsfreien Darstellung von Lungen- und Pleuraprozessen, der Aufdeckung kleiner Rundherde (Metastasen), der besseren Beurteilung von Pleura und Mediastinum sowie des Lungenhilus.

6.14 Ultraschalldiagnostik

Im allgemeinen sind die Organe des Thorax einer Ultraschalluntersuchung nicht zugänglich, da sowohl die lufthaltigen Lungen, als auch die knöchernen Thoraxwandstrukturen durch Reflexion oder Absorption das Eindringen von Ultraschallimpulsen verhindern. Es lassen sich daher nur direkt mit der Thoraxwand

in Verbindung stehende pleurale, subpleurale und mediastinale Prozesse darstellen. Am häufigsten wird die Sonographie der Thoraxorgane zur Erfassung und quantitativen Abschätzung von Pleuraergüssen eingesetzt. Eine weitere Indikation ist die ultraschallgeführte Punktion thoraxwandnaher Prozesse, vor allem bei Verdacht auf Tumor oder Metastasen. Erkannt werden können auch kleine Lungeninfarkte.
Die *Endoskopie* des Bronchialsystems befindet sich erst in den Anfängen, ihr Stellenwert ist noch nicht sicher zu beurteilen.

Literatur

Beller FK (Hrsg) (1985) Atlas der Mammachirurgie. Schattauer, Stuttgart New York

Bohnert H (Hrsg) (1989) Brustkrebs: Organerhaltung oder Rekonstruktion. Thieme, Stuttgart New York

Browse NL (1985) Symptom und klinisches Bild bei chirurgischen Erkrankungen. Thieme, Stuttgart New York

Fabel H (Hrsg) (1989) Pneumologie. Urban & Schwarzenberg, München

Frischbier H-J (Hrsg) (1982) Die Erkrankungen der weiblichen Brustdrüse. Thieme, Stuttgart New York

Geisler LS (1990) Der Asthmakranke – ein schwieriger Patient? Medicon, München

Ulmer WT, Reichel G, Nolte D, Islam MS (1991) Die Lungenfunktion. Thieme, Stuttgart New York

Worth H (1988) Funktionsanalytische Differentialdiagnostik beim Asthma. In: Schultze-Werninghaus G, Debelic M (Hrsg) Asthma. Grundlagen – Diagnostik – Therapie. Springer, Berlin Heidelberg New York Tokyo

7 Herzerkrankungen

J. Gerloff und G. Bodem

Untersuchungen des herzkranken Patienten dienen im wesentlichen dazu, den Funktionszustand des betroffenen Organs zu erfassen. Erst der exakt erhobene Befund gestattet, Abweichungen entsprechenden Funktionsstörungen zuzuordnen oder aus einer Änderung im Verlauf einer Erkrankung eine Besserung oder Verschlechterung abzuleiten. Die Verfügbarkeit der nahezu allgegenwärtigen modernen Technik darf nicht davon ablenken, daß auch für den Herzkranken neben der Anamnese die körperliche Untersuchung durch Inspektion, Palpation, Perkussion und Auskultation Grundlage aller diagnostischen Maßnahmen bleibt.

7.1 Anamnese

Schon bei der ersten Kontaktaufnahme mit einem Patienten können Hinweise wie Zyanose, auffälliger Rückstand in der körperlichen Entwicklung, gebückte Haltung, „Facies mitralis" (s. unter 7.2), Beinödeme oder Ruhedyspnoe den Verdacht auf eine Herzerkrankung lenken. Weitere Informationen bringen gezielte Fragen zur Vorgeschichte. Ein frei sprechender Patient wird bereits von sich aus Angaben über die von ihm empfundenen Herzbeschwerden machen.

Die Kenntnis der umgangssprachlichen Umschreibung der wichtigsten Symptome ist sehr hilfreich, weil man bei manchen Krankheiten die Diagnose bereits aufgrund anamnestischer Angaben vermuten kann. Berichtet ein Patient z.B. über Herzjagen und eine dabei auftretende Harnflut, ist die Diagnose einer paroxysmalen Tachykardie so gut wie sicher.

Allerdings sind fast alle im Rahmen einer Herzerkrankung auftretenden Symptome vieldeutig und sollten deshalb Anlaß zu differentialdiagnostischen Überlegungen geben, insbesondere wenn sie auch Symptome anderer Grundkrankheiten darstellen können. Häufige Beschwerden bei einer Herzerkrankung sind Dyspnoe, Müdigkeit, Leistungsverlust, Herzklopfen, Schmerzen im Brustkorb, Ödeme, Schwindel, Kopfschmerzen sowie Übelkeit und Erbrechen. Gerade Dyspnoe ist ein vielfältiges Symptom und findet sich bei Herzerkrankungen (Herzinsuffizienz aufgrund verschiedener Ursachen: Vitium cordis, Hochdruckherz, Kardiomyopathie, koronare Herzkrankheit) ebenso wie bei Erkrankungen der Bronchien und der Lungen, aber auch bei extremen Anämien. Ein mögliches, aber nicht immer treffendes Unterscheidungsmerkmal ist die Position des Patienten bei der Atemnot: Bei kardialer Ursache wird der Oberkörper zur Linderung der Dyspnoe aufgerichtet (Orthopnoe), bei bronchialer und pulmonaler Ursache liegt der Patient. Das Ausmaß der Dyspnoe sollte quantifiziert werden: Tritt diese bereits in Ruhe auf oder erst nach leichter oder schwerer Belastung? Eine Klassifizierung des Schweregrades der Atemnot ist nach der folgenden Einteilung möglich:

- I. keine Dyspnoe,
- II. Dyspnoe bei schwerer Belastung (z.B. Treppensteigen),
- III. Dyspnoe bei leichter Belastung (z.B. bei normalem Gehen),
- IV. Ruhedyspnoe.

Müdigkeit, Abgeschlagenheit und Leistungsverlust sind zwar häufig genannte, aber uncharakteristische Symptome, die für sich allein wenig Aussagekraft haben und deshalb ebenfalls quantifiziert werden sollten, z.B. durch Fragen nach Treppensteigen, Gehstrecke und -tempo sowie limitierenden Faktoren (Dyspnoe, Herzschmerzen, Herzklopfen).

Herzklopfen (Palpitationen), als Herzjagen oder Herzstolpern beschrieben, ist in der Regel auf eine Tachykardie oder Arrhythmie zurückzuführen, die sowohl Ausdruck einer schweren Herzerkrankung als auch emotional verursacht sein kann.

Schmerzen und Druckgefühl in der Herzgegend können psychisch sympatikoton bedingt

sein. Sie treten aber auch im Rahmen einer Hyperthyreose, bei einer Erkrankung des Perikards sowie der Pleura oder der Hals- oder Brustwirbelsäule auf. Häufig ist die Ursache solcher Beschwerden allerdings im Magen (Roemheld-Syndrom) oder Ösophagus (Refluxösophagitis) zu finden.
Den Schmerzen der klassischen Angina pectoris liegt als Krankheitsursache eine Koronarinsuffizienz zugrunde. Es handelt sich um heftige, beklemmende, zusammenziehende Schmerzen, die meist retrosternal angegeben werden. Der typische Angina-pectoris-Anfall dauert 2–7min und wird durch körperliche Anstrengung, Kälteeinwirkung oder emotionale Belastung ausgelöst. Dabei strahlen Angina-pectoris-Schmerzen manchmal in die linke Schulter, die linke Halsseite, den Unterkiefer (es werden dann Zahnschmerzen angegeben), den linken Arm entlang der Ulnarseite bis in die Hand oder in den Rücken aus. Oft werden an diesen Stellen berichtete Schmerzen nicht als Angina pectoris interpretiert. Bei einem Myokardinfarkt sind die Schmerzen intensiver, sie lassen sich durch Ruhigstellen nicht beeinflussen, halten längere Zeit an und werden durch Nitropräparate nicht gelindert. Zusätzlich besteht Vernichtungsgefühl.
Bei Schwindel und Ohnmachtsanfällen muß differentialdiagnostisch neben zerebralen und pulmonalen Affektionen auch an Rhythmusstörungen gedacht werden. Ein Adams-Stokes-Anfall kann sowohl durch bradykarde Herzaktionen, z.B. eine AV-Blockierung, als auch durch tachykarde Phasen mit ungenügender Ventrikelfüllung und Auswurfleistung bedingt sein. Synkopale Anfälle können Ausdruck eines vasovagalen Reflexes bei Überempfindlichkeit des Karotissinus sein (Einzelheiten zu diesem in der Praxis häufigen Beschwerdekomplex sind in Lehrbüchern der Inneren Medizin und Neurologie nachzulesen).
Kopfschmerzen im Rahmen einer Herzinsuffizienz sind durch den erhöhten Venendruck bedingt und können flaches Liegen unmöglich machen. Bei arterieller Hypertonie tauchen sie bei hohen Blutdruckwerten, aber auch bei antihypertensiver Therapie auf.
Seltener angegebene Beschwerden, die im Zusammenhang mit einer Herzerkrankung stehen können, sind Husten, evtl. Bluthusten, Heiserkeit und Druck im Epigastrium.
Bittet man den Patienten, seine Beschwerden frei zu schildern, wird er sie je nach Persönlichkeit und Kausalitätsbedürfnis werten und einordnen.

Bei jeder Anamnese sollten folgende Punkte systematisch abgefragt werden:

- Früher durchgemachte Krankheiten, die Aufschluß über die Ursache des jetzigen Zustandes bringen können. Nach Diphtherie, Scharlach, Tonsillitiden, Thrombosen und Embolien sollte direkt gefragt werden. Sind Lungenerkrankungen oder chronische Bronchitiden angegeben worden, ist evtl. an ein Cor pulmonale zu denken. Nierenerkrankungen können für die Entstehung einer arteriellen Hypertonie verantwortlich sein und müssen vermerkt werden. Geschlechtskrankheiten, besonders Lues, zu deren Folgeerkrankungen auch die Aortitis gehört, sollten ebenfalls angesprochen werden.
- Alle eingenommenen Medikamente und ihre tägliche Dosis bedürfen einer sorgfältigen Protokollierung, da aus den verabreichten Medikamenten Rückschlüsse auf frühere Erkrankungen möglich, aber auch Beschwerden aufgrund von Arzneimittelnebenwirkungen erklärbar sind.
- Rauch- und Trinkgewohnheiten müssen möglichst quantitativ erfaßt werden.
- Bei der Erhebung der Familienanamnese ist besonders auf familiär gehäuft auftretende Krankheiten, wie Diabetes mellitus, arterielle Hypertonie und Gicht, zu achten.

Wann im Verlauf einer Erkrankung die Diagnose zum erstenmal gestellt wird, hängt von verschiedenen Umständen ab:

- Von der Persönlichkeit des Patienten, insbesondere von seiner Vorbildung und seinem Verhältnis zu den empfundenen Beschwerden.
- Von der zugrundeliegenden Erkrankung: Angeborene, nicht schwerwiegende Veränderungen werden oft nicht beachtet, weil sie vom Patienten und der unmittelbaren Umwelt nicht als krank empfunden werden. So wird die Diagnose eines Vorhofseptumdefektes oft erst im 3. Lebensjahrzehnt gestellt. Auch erworbene Krankheiten verlaufen manchmal über einen längeren Zeitraum ohne Beschwerden, bis schwere Folgen schlagartig einsetzen, wie z.B. eine klinisch stumme Koronarinsuffizienz, die ohne Prodrome zum Myokardinfarkt führen kann.

- Vom untersuchenden Arzt: Reihenuntersuchungen (z.B. Schulunterschungen, Musterung, werksärztliche Reihenuntersuchungen) bieten Gelegenheit, in einem klinisch stummen, den Patienten noch nicht beeinträchtigenden Stadium die Diagnose zu stellen. In der Praxis oder in der Klinik wird der Arzt dagegen oft erst mit der Erkrankung im dekompensierten Stadium konfrontiert, wenn die Folgen das ursprüngliche Krankheitsbild bereits verschleiern können.
- Von der Subtilität und Aussagekraft der verfügbaren diagnostischen Möglichkeiten: Kann auf eine große Auswahl nichtinvasiver und invasiver Techniken der modernen Herzdiagnostik zurückgegriffen werden, läßt sich das Erkrankungsbild leichter charakterisieren und nach dem Schweregrad einordnen, was mit einer einfachen klinischen Untersuchung oft nicht möglich ist. Besonders wertvoll und nicht an eine übermäßig aufwendige Apparatur gebunden ist die Echokardiographie, mit der auf nichtinvasivem Wege die Klappenfunktionen und Kontraktionsabläufe beurteilt werden können.

7.2 Inspektion

Bei der verborgenen Lage des Herzens im Brustkorb ist die unmittelbare Inspektion nicht sehr ergiebig. Achtet man jedoch eher auf die Folgen einer gestörten Herztätigkeit, kann die Betrachtung des liegenden Patienten wesentliche Hinweise geben. Veränderungen der Herzform sind manchmal in der Lage und Art des Herzspitzenstoßes zu erkennen, der allerdings auch bei nichtkardialen Prozessen, wie Pleuraschwarten, größeren Pleuraergüssen, Mediastinalverziehungen und schrumpfenden Lungenprozessen, verlagert sein kann. Epigastrische Pulsationen unmittelbar unterhalb des Processus ensiformis sind besonders häufig bei mageren und jüngeren Personen durch die vertikale Lage des Herzens zu beobachten und haben dann keinen Krankheitswert, können aber auch auf eine Dilatation des rechten Ventrikels zurückzuführen sein.
Atypische Pulsationen in Form systolischer Einziehungen im Bereich des Herzspitzenstoßes haben ihre mögliche Ursache in einer kardialen Dilitation oder einer konstriktiven Perikarditis. Eine asymmetrische, meist linksseitige Vorwölbung des Brustkorbes durch einen angeborenen Herzfehler wird als „Voussure“ bezeichnet.
Die Veränderungen der Halsvenen bei kardialen Störungen wurden bereits in Kap. 5 behandelt.

Ödeme: Besondere Beachtung gilt dem Nachweis von Ödemen, die bei symmetrischer und lageabhängiger Verteilung auf beiden Körperseiten und bei ambulanten Patienten besonders an den abhängigen Körperpartien auf eine kardiale Ursache verdächtig sein können. Hinweise ergeben eine glänzende Haut prätibial und Schnürfurchen am oberen Rand der Schuhe. Bestätigt wird der Verdacht, wenn sich durch Fingerdruck an der Schienbeinkante oder im Knöchelbereich eine Delle bildet, die eine gewisse Zeit bestehen bleibt. Es ist dann zu klären, ob die Ödeme ein- oder beidseitig vorliegen. Finden sich Ödeme nur im Bereich einer Extremität, ist die Ursache entweder im Venensystem selbst oder in einer Kompression des abfließenden Venen- oder auch Lymphsystems von außen zu suchen. Beidseitige Ödeme sind dagegen typisch für Herz-, Leber- und Nierenerkrankungen, werden aber auch als Anzeichen eines verminderten Serumeiweißes bei Mangelernährung und Resorptionsstörungen im Magen-Darm-Trakt gefunden. Es ist zu beachten, daß stauungsbedingte Ödeme der Schwerkraft folgen und deshalb beim bettlägerigen Patienten weniger an den Beinen, als vielmehr im Sakral- und Perinealbereich nachzuweisen sind, z.B. Dellenbildung nach Fingerdruck über dem Os sacrum; diese Ödeme werden als *Anasarka* bezeichnet.

Zyanose: Diese ist bei starker Ausprägung meist als erstes Zeichen einer Herzkrankheit sofort zu sehen, kann aber auch diskret in Form einer isolierten Lippenzyanose oder erst nach Belastung auftreten. Bei manchen Patienten ist dieses Phänomen nur flüchtig zu beobachten. Je nach Ausmaß und Verteilung tritt die Zyanose in Form blau-roter Wangen *(Mitralbäckchen, Facies mitralis),* zyanotischer Lippen oder diffuser allgemeiner rotbläulicher Verfärbung der Haut auf. Sie ist durch eine Minderung der arteriellen Sauerstoffsättigung bedingt und kann Ausdruck einer Herzinsuffizienz (periphere Zyanose), eines Rechts-links-Shunts mit einer Polyglobulie, einer Polyglobulie anderer Ursache oder

einer pulmonalen Erkrankung sein (zentrale Zyanose).
Trommelschlegelfinger entstehen bei einer erniedrigten arteriellen Sauerstoffsättigung und können richtungweisend für einen Herzfehler oder ein Cor pulmonale sein.
Auch die Beobachtung *rheumatischer Knötchen* an den Gelenken und häufig an den Fingerspitzen auftretender Osler-Knoten bei Endocarditis lenta sowie petechienähnlichen Blutungen an den Akren, besonders unter den Fingernägeln (septische Embolien) bei akuter Endokarditis stellen wesentliche Befunde für die weitere Herzdiagnostik dar.
Xanthelasmen an den Augenlidern können Ausdruck einer Hyperlipidämie sein, die einen wesentlichen Risikofaktor für eine koronare Herzkrankheit darstellt.

7.3 Palpation

Die Technik der Pulstastung wird in Kap. 8 ausführlich beschrieben. Als *Puls* wird bei Palpation der Arterien die durch die Herztätigkeit bedingte systolische Druckänderung in dem entsprechenden Gefäß bezeichnet. Dementsprechend kann von Radialispuls, Karotispuls etc. gesprochen werden. Das Wort Puls ist nicht synonym mit *Herzfrequenz*. Als *Pulsfrequenz* wird die peripher getastete Herzfrequenz bezeichnet, die meist mit der Herzschlagfolge übereinstimmt. (Ausnahmen werden im Abschn. „Pulsdefizit" abgehandelt.)
Unter physiologischen Bedingungen schwankt die Frequenz des Pulses bereits erheblich je nach Alter, Geschlecht, Körpertemperatur, emotionaler Erregung und körperlicher Betätigung. In Ruhe bei flacher Lagerung soll die Herzfrequenz nicht über 100/min ansteigen und nicht unter 60/min abfallen. Herzfrequenzen über 100/min werden als Tachykardie, Werte unter 60/min als Bradykardie bezeichnet. Lebensbedrohliche Tachykardien mit Frequenzen über 160/min und Bradykardien mit weniger als 40/min bedürfen einer sofortigen Abklärung und evtl. Behandlung. Bei ausdauertrainierten Sportlern kann jedoch eine Ruhefrequenz mit weniger als 40/min vorliegen.
Wichtig ist, sich darüber Klarheit zu verschaffen, ob der vorgefundenen Tachy- oder Bradykardie eine rhythmische oder arrhythmische Herzschlagfolge zugrunde liegt. Eine Bradykardie kann bei der Palpation des Pulses dadurch vorgetäuscht werden, daß bei einer Extrasystolie manche Herzschläge peripher nicht wahrgenommen werden, wenn die Extrasystolen als frustrane Kontraktionen des linken Ventrikels mit ungenügender Füllung nicht zur Ausbildung einer Pulswelle führen. Die parallel zur peripheren Palpation durchgeführte Auskultation des Herzens wird hier Klärung bringen. Unter respiratorischer Arrhythmie versteht man bei jüngeren Patienten vorkommende atemsynchrone Schwankungen der Herzfrequenz. Im EKG zeigt sich eine Sinusarrhythmie mit z.T. ausgeprägten Frequenzschwankungen.

Extrasystolen. Will man Hinweise über eine Arrhythmieform gewinnen, muß man den Puls über eine längere Zeit, d.h. mindestens 2–3 min, tasten. Dann lassen sich Extrasystolen recht gut erkennen. Eine Extrasystole liegt vor, wenn ein regelmäßiger Grundrhythmus von zusätzlichen Herzaktionen unterbrochen wird. Extrasystolen bedürfen immer der elektrokardiographischen Abklärung. Sie haben je nach Grunderkrankung, der Häufigkeit ihres Auftretens und dem Ursprungsort eine unterschiedliche Prognose, z.B. sind gehäuft auftretende Extrasystolen bei einem frischen Myokardinfarkt oder einer floriden Myokarditis ernst zu beurteilen.

Pulsdefizit. Es wurde bereits angeführt, daß die peripher tastbare Pulsfrequenz nicht unbedingt mit der Herzfrequenz gleichgesetzt werden darf, da nur die Förderung eines genügend großen Schlagvolumens zu einer peripher tastbaren Pulswelle führt. Wenn eine Extrasystole unmittelbar auf einen Normalschlag folgt, kann das vom Herzen geförderte Volumen so gering sein, daß sie der Palpation entgeht. Bei einer Differenz zwischen der zentral zu auskultierenden Herzfrequenz und der peripher getasteten Pulsfrequenz besteht ein sog. Pulsdefizit, das bei der Untersuchung quantitativ protokolliert werden muß. Patienten mit Schwindel können unter Rhythmusstörungen mit einem Pulsdefizit leiden.

Pulsqualitäten. Als *Pulsus altus* bezeichnet man eine „hohe", schnell ansteigende und starke Pulswelle, bedingt durch eine große Blutdruckamplitude bei Aorteninsuffizienz, bei hohem Minutenvolumen des Herzens (z.B. während und nach starker körperlicher Belastung). *Pulsus parvus,* ein „flacher" Puls, tritt bei Aorten-, Mitral- und Pulmonalstenosen und bei geringem Minutenvolumen (Herzinsuffizienz, Kollaps, kardiogener Schock) auf. Bei der Aorteninsuffizienz wird neben dem Pulsus altus auch ein *Pulsus celer,* ein schnellender Puls durch das rasche Ansteigen des Druckes, beobachtet. Ein langsam ansteigender Puls (bei Aortenstenose) heißt *Pulsus tardus.* Unter einem *Pulsus alternans* versteht man einen rhythmisch regelmäßigen Puls, bei dem große und kleine Pulswellen wechseln. Wird dieser Untersuchungsbefund erhoben, besteht der Verdacht einer Herzinsuffizienz mit starker Schädigung des Herzmuskels. *Pulsus paradoxus* nennt man das Abschwächen des Pulses bei Inspiration oder/und Größerwerden bei Exspiration; diese Pulsform läßt sich bei konstriktiver Perikarditis und auch bei schweren Anfällen von Asthma bronchiale beobachten.

Absolute Arrhythmie. Diese liegt dann vor, wenn sich auch bei längerer Palpation kein regelmäßiger Puls tasten läßt. Diese Rhythmusstörung wird durch Vorhofflimmern verursacht, das eine hochfrequente ungeordnete elektrische Erregung der Vorhöfe mit Frequenzen von 300–600/min darstellt, der die Vorhofmuskulatur mechanisch nicht mehr folgen kann. Die Vorhoferregungen werden nur teilweise über den AV-Knoten auf die Kammer übertragen und führen in einer unregelmäßigen Zeitfolge zu Kammerkontraktionen. Je nach Frequenz der Kammerkontraktionen wird eine bradykarde, eine normofrequente und eine tachykarde Form der absoluten Arrhythmie unterschieden. Die weitergehende EKG-Diagnostik ist in Abb. 7.4, S. 135, zusammengefaßt.

Palpation des Präkordiums

Herzspitzenstoß. Die Palpation der Präkordialgegend erfaßt in erster Linie den Herzspitzenstoß, der am besten durch das Auflegen von Zeige- und Mittelfinger in die Interkostalräume (ICR) 4 und 5 fühlbar ist. Bei schlanken jugendlichen Individuen ist der Herzspitzenstoß meist zu tasten, hat aber keinen Krankheitswert. Der Spitzenstoß entsteht dadurch, daß die Herzspitze in der Systole bei der Kontraktion der Ventrikel angehoben wird und von innen gegen die Thoraxwand drückt. Hat der Herzspitzenstoß hebenden Charakter, muß an eine Linksherzhypertrophie gedacht werden. Eine Verschiebung des Spitzenstoßes über die linke Medioklavikularlinie hinaus gibt Hinweise auf das Vorliegen einer Dilatation des linken Ventrikels. Die Qualität des Impulses erlaubt Rückschlüsse auf seine Entstehung: Er kann rasch hebend bei der Aorten- oder der Mitralinsuffizienz, träge ansteigend bei der Aortenstenose sowie bei Herzvorderwandaneurysma und „klopfend“ bei der Mitralstenose sein.

Pulsationen. Eine fortgeschrittene Mitralinsuffizienz führt manchmal zu Pulsationen rechts vom Sternum, eine Hyperthyreose zu Pulsationen in mehreren Interkostalräumen. Im 2. ICR links läßt sich bei der pulmonalen Hypertonie bisweilen ein mit dem II. Herzton zusammenfallendes Klopfen oder Schnappen nachweisen. Schwirren wird am besten mit der flachen, dem Präkordium unter leichtem Druck aufgelegten Hand wahrgenommen. Es hat seine Ursache in Vibrationen, die häufiger bei Klappenstenosen und kongenitalen Vitien, wie einem Ventrikelseptumdefekt oder einem offenen Ductus arteriosus Botalli, seltener dagegen bei Klappeninsuffizienzen auftreten. Schwirren findet sich meist synchron mit den auftretenden Geräuschbefunden und kann für die Diagnosestellung einer Mitralstenose mitverwendet werden, wenn es über der Herzspitze oder im 4. ICR links diastolisch festzustellen ist. Wird systolisches Schwirren über dem 2. ICR rechts bis in die Halspartie wahrgenommen, ist an eine Aortenklappenstenose oder ein Aortenaneurysma zu denken. Systolische Vibrationen im 2. ICR links lassen sich häufig bei einer Pulmonalklappenstenose oder einem offenen Ductus arteriosus Botalli nachweisen. Systolisches Schwirren im 3. und 4. ICR beiderseits des Sternums ist typisch für einen Ventrikelseptumdefekt. Gelegentlich finden sich sowohl systolisch als auch diastolisch Vibrationen bei einer Pericarditis sicca. Bei ausgeprägten herzschlagsynchronen Bewegungen des Brustkorbes, die durch beidhändige Palpation auf beiden Seiten des Thorax zu fühlen sind, liegt meist eine ausgeprägte Trikuspidalinsuffizienz vor.

7.4 Auskultation der Herzgeräusche

Besonders für die Auskultation ist es wichtig, daß die Untersuchung in einem ruhigen Raum vorgenommen wird, um die oft recht leisen Geräusche richtig erfassen zu können.
Eine kurze Bemerkung zu Stethoskopen: Erfahrene Untersucher, die nach sorgfältigem Üben wissen, worauf sie bei der Auskultation zu achten haben, stellen mit fast jedem Stethoskop die richtige Diagnose. Für den Anfänger empfiehlt es sich unbedingt, immer das gleiche Stethoskop zu benutzen. Harte Schläuche dämpfen die Geräusche weniger als weiche und sind deshalb vorzuziehen. Der Schlauch sollte nicht zu lang (ca. 30–50 cm) und die Glocke möglichst schwer sein, da sonst der Muskelton der Hand beim Festhalten mit übertragen wird. Die Oliven (Ohrstücke) sollten bequem sein und dicht schließen. Es ist erstrebenswert, sich ein gutes Modell (z.B. Rappaport oder Littmann) zu besorgen, das zwar seinen Preis hat, dessen Anschaffung sich aber lohnt.
Die zweckmäßige Lagerung des Patienten ist die flache Rückenlage bzw. eine um ca. 30° abgewinkelte Kopfhochlage bei orthopnoischen Kranken. Bei Verdacht auf eine Mitralstenose muß auch in Linksseitenlage auskultiert werden, da das diastolische Geräusch unter diesen Bedingungen am deutlichsten, manchmal sogar ausschließlich in dieser Lage hörbar ist. Ein kaum wahrzunehmendes diastolisches Aortengeräusch ist oft beim vornübergebeugten Sitzen des Patienten noch auskultierbar. In gleicher Stellung sollte der Rücken des Patienten auf auffällige Herz- oder Gefäßgeräusche abgehört werden. Auskultiert wird in exspiratorischer Apnoe, zur Beurteilung der Spaltung des II. Herztones in tiefer In- und Exspiration.

Die Auskultationsbereiche mit den Punkten der besten Hörbarkeit sind folgende (Abb. 7.1):

- Aortenklappe: rechter Sternalrand, 2. und 3. ICR und linker Sternalrand 3. ICR,
- Pulmonalklappe: linker Sternalrand, 2. ICR,
- Trikuspidalklappe: rechter Sternalrand 3. und 4. ICR und Ansatz der 5. Rippe,
- Mitralklappe: Herzspitzenbereich.

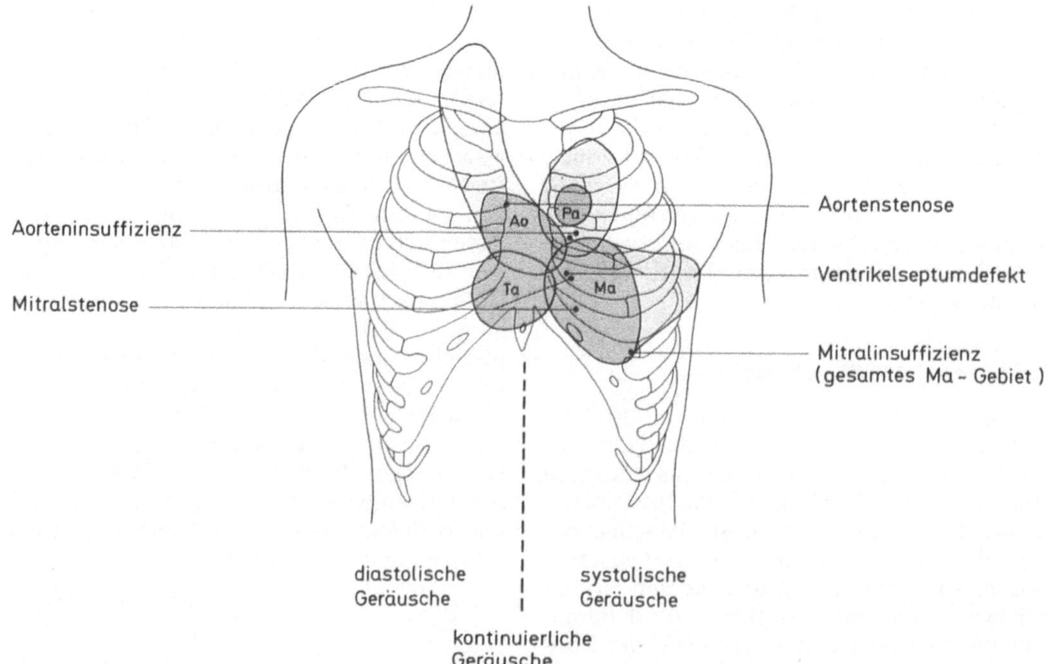

Abb. 7.1. Auskultationsbereiche der Herzklappen mit den Punkten der jeweiligen besten Hörbarkeit. *Ao* Aortenklappenbereich, *Pa* Pulmonalklappenbereich, *Ma* Mitralklappenbereich, *Ta* Trikuspidalklappenbereich

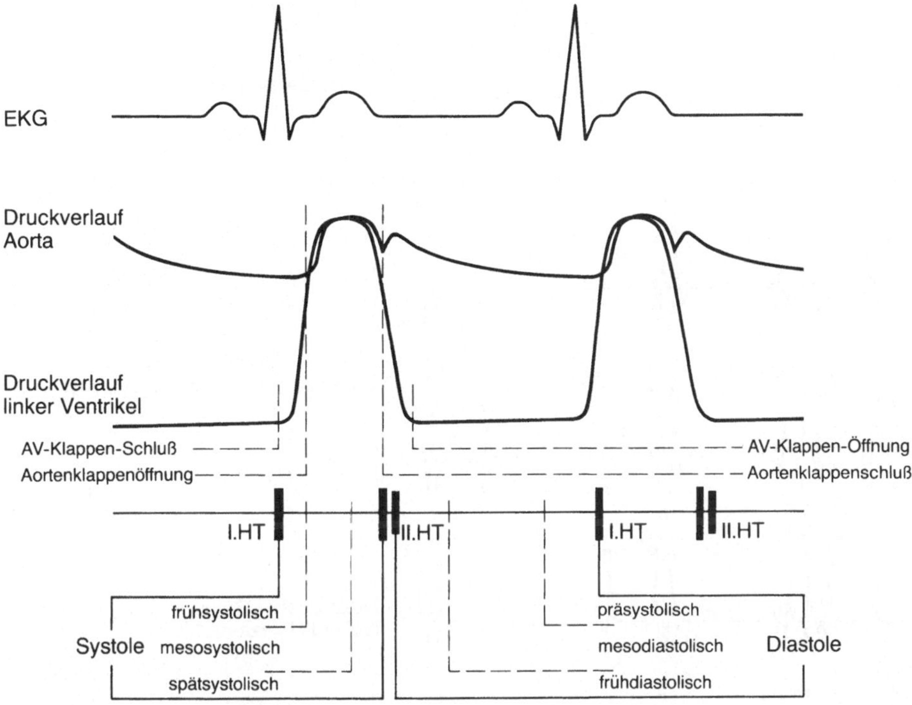

Abb. 7.2. Zeitliche Zuordnung elektrischer, mechanischer und akustischer Vorgänge am Herzen, Einteilung der Zeitabschnitte von Systole und Diastole

Am besten geht man systematisch vor, und zwar so, daß man in einer vorgegebenen Reihenfolge bestimmte Punkte oder Bereiche nacheinander abhört und dabei die auftretenden Töne und Geräusche nach folgenden Gesichtspunkten analysiert:

- Welche Zuordnung besteht zum Herzzyklus, welches ist der I. und welches der II. Herzton? Man tastet am besten gleichzeitig den Puls der A. carotis communis, der nur eine geringe Verzögerung gegenüber dem I. Herzton hat. Mit dieser Technik lassen sich Systole und Diastole leicht bestimmen.
- Sind die Herztöne laut, leise, gespalten?
- Wie ändern sich die Herztöne bei tiefer Inspiration?
- An welcher Stelle ist die maximale Lautstärke (Punctum maximum, abgekürzt P.m.)?
- Liegt ein Geräusch vor? Wenn ja, handelt es sich um ein systolisches oder diastolisches Geräusch?
- Läßt sich das Geräusch vom I. und II. Herzton trennen?
- Füllt es die ganze Systole oder Diastole aus oder läßt es sich kontinuierlich über den gesamten Herzzyklus hören?
- Ist das Geräusch laut oder leise?
- Hat es Crescendo- oder Decrescendocharakter?
- Was läßt sich über den Toncharakter aussagen, sind die Geräuschphänomene zischend, blasend, schabend, rumpelnd?

Ein Auskultationsbefund ist unvollständig, wenn nicht die Karotiden mit abgehört wurden, über denen sich Geräuschphänomene, die vom Herzen fortgeleitet werden (Systolikum der Aortenstenose) auskultieren lassen. Auf in loco entstehende Geräusche wurde bereits auf S. 154 hingewiesen.

7.4.1 Normale Herztöne

Herztöne sind kurze, gut abgrenzbare Schallphänomene, die physiologischerweise im Ablauf der Herzaktion zu bestimmten Zeiten auskultatorisch wahrgenommen werden können (Abb. 7.2). Der Entstehungsmechanis-

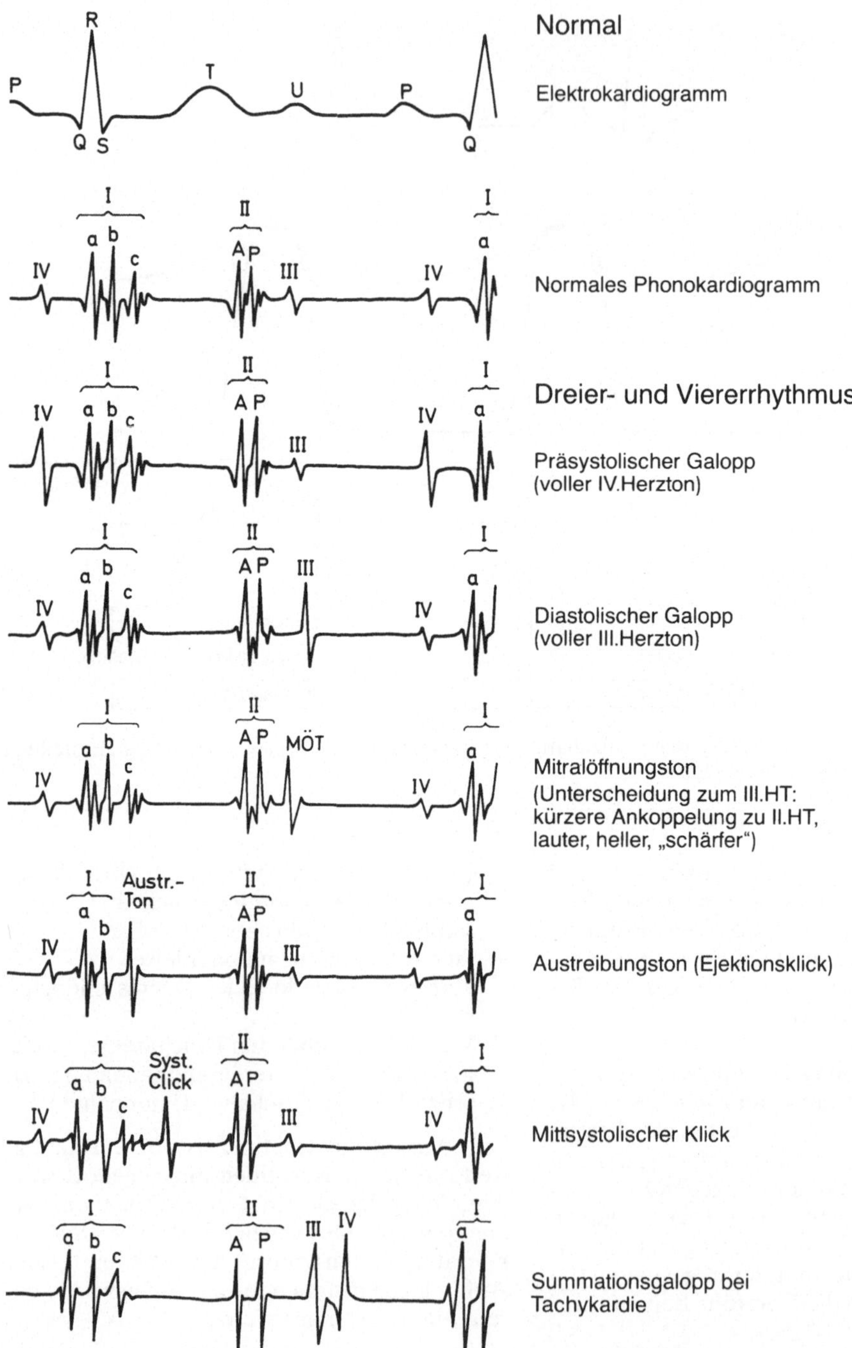

Abb. 7.3. Überblick der Dreier- und Viererrhythmen im Phonokardiogramm. Im Vergleich dazu ein normales Phonokardiogramm

mus der Herztöne ist in seinen Einzelheiten nicht endgültig geklärt. Es wird jedoch davon ausgegangen, daß der I. Herzton durch Schwingungen entsteht, die durch das rasche Abbremsen der inkompressiblen Blutmassen und die gleichzeitige Kontraktion des Herzmuskels hervorgerufen werden. Zur Ejektion aus den beiden Ventrikeln in die Aorta oder Pulmonalis wird die Blutmasse wieder beschleunigt und nach Schluß der Semilunarklappen erneut abgebremst. Dieser Vorgang wird in neuerer Zeit für die Entstehung des II. Herztones diskutiert, es handelt sich aber nach bisherigen Vorstellungen um einen sog. Klappenton, der durch den Schluß von Aorten- und Pulmonalklappe zustande kommen soll. Einen schematischen Überblick über normale und überzählige Herztöne gibt Abb. 7.3.

I. Herzton. Der I. Herzton ist optimal in dem Bereich 3. ICR links parasternal bis zur Herzspitze hin hörbar. Er ist dumpf, niederfrequent von etwa 0,1 s Dauer und markiert den Beginn der mechanischen Systole. Er besteht aus 3 Komponenten, die sich allerdings nur phonokardiographisch trennen lassen (*a, b, c* in Abb. 7.3). Eine geringgradige Spaltung kann physiologisch sein. Eine größere Spaltung findet sich bei der Verstärkung des aortalen Auswurftons, einer von 3 Komponenten des I. Herztones, die sich bei Abnormitäten der Aortenklappe oder der Aortenwand nachweisen läßt. Pathologische Auskultationsbefunde des I. und II. Herztones s. unten.

II. Herzton. Der II. Herzton ist im allgemeinen am lautesten über der Herzbasis, dem 2. ICR links und rechts parasternal zu hören. Er ist hochfrequenter, schärfer abgegrenzt und besteht aus 2 Komponenten (*A* und *P* in Abb. 7.3), die unmittelbar nach dem Schluß der Semilunarklappen auftreten, wobei der Abstand beider Geräuschanteile abhängig von der Atmung weniger als 0,01–0,03 s beträgt. Der Pulmonalklappenschluß folgt gewöhnlich dem Schluß der Aortenklappe. Bei Jugendlichen ist die Spaltung des II. Herztons abhängig von der Atemlage: Bei Inspiration verfrüht sich die aortale Komponente, während die pulmonale verzögert wird. Bei Exspiration schieben sich beide Komponenten zusammen, so daß nur ein Ton hörbar ist. Diese atemabhängige Spaltung wird dadurch geklärt, daß das venöse Blutangebot durch den Unterdruck im Thorax während der Inspiration (Saugwirkung) vergrößert ist, es dadurch zu einer verstärkten Füllung des rechten Ventrikels kommt und so zu einer Verzögerung des Auswurfes. Jenseits des 45. Lebensjahres verschwindet die atemabhängige Spaltung des II. Herztons. Die aortale Komponente des II. Herztons ist am besten über dem 2. und auch 3. ICR links und über dem 2. ICR rechts parasternal auskultierbar. Die pulmonale Komponente hört man im allgemeinen am besten über dem 2. ICR links parasternal.

7.4.2 Überzählige Herztöne

Unter bestimmten Bedingungen werden weitere Herztöne hörbar, die Anzeichen einer Herzerkrankung sein können.

III. Herzton. Der sog. III. Herzton ist ein leiser, dumpfer Ton, der in der frühen Diastole (Abstand zum Beginn des II. Herztons ca. 0,13 s) auftritt, so daß er wie eine weite Spaltung des II. Herztons imponieren kann. Er wird wie ein Nachschlag des II. Herztons nur hörbar, wenn man nach ihm sucht (Glockenteil des Stethoskops, nicht Membranseite) und evtl. durch Linksseitenlage oder Belastung provoziert. Am deutlichsten ist der III. Herzton über der Herzspitze hörbar. Er entsteht durch das beschleunigte Einströmen von Blut in den Ventrikel. Bei gesunden Kindern und Jugendlichen ist er häufig physiologischerweise hörbar. Kardiale Erkrankungen mit einer extrem raschen und verstärkten Ventrikelfüllung, wie eine Mitralinsuffizienz, ein Ventrikelseptumdefekt, ein offener Ductus arteriosus Botalli oder – besonders – eine Stauungsherzinsuffizienz weisen oft einen lauten III. Herzton auf, der in einem frühdiastolischen *Galopp* zum Ausdruck kommt (Dreierrhythmus).

IV. Herzton. Der präsystolische Galopp entsteht durch das Auftreten eines IV. Herztons, der laut und hochfrequent mit Punctum maximum über dem 3. und 4. ICR links parasternal bei arterieller Hypertonie, höhergradiger Aortenstenose und hypertropher Kardiomyopathie auskultierbar ist. Er kommt durch eine verstärkte Vorhofkontraktion bei einem insuffizienten Ventrikel zustande. Bei Kindern und Jugendlichen ist ein IV. Herzton physiologisch, aber tieffrequent und leise. Als *Summationsgalopp* bezeichnet man ein Zusammentreffen des III. und IV. Herztons, was ab und zu bei einer Tachykardie (>140/min) beobachtet wird. Verschwindet dieser Summationsgalopp bei Frequenzverlangsamung, so liegt keine organische Herzerkrankung vor. Kann bei Frequenzabfall immer noch ein III. und IV. Herzton gehört werden, gelten die oben angeführten diagnostischen Hinweise.

„Ejection click“. Ein meist leiser, mitunter aber auch etwas lauter hochfrequenter kurzer „klickartiger“ frühsystolischer Auswurfton, der dann als eigenständiger Ton gehört werden kann, wenn der zeitliche Abstand zum I. Herzton mindestens 0,02s beträgt, wird als „ejection click“ bezeichnet. Er ist recht häufig und wird meist mit einem gespaltenen oder „breiten“ I. Herzton verwechselt. Unterscheidungsmerkmale sind die hohe Frequenz und der kurze, helle, scharfe Charakter. Er kann bei erhöhtem Herzzeitvolumen, bei Dilatation der Aortenwurzel, bei arterieller Hypertonie und bei kongenitalen Vitien vorkommen.
Mesosystolische Zusatztöne können extrakardial (Perikarditis, Pleuritis) oder kardial durch einen Mitralklappenprolaps oder – selten – durch ein Vorhofmyxom bedingt sein. Der hochfrequente, kurze klickartige Ton bei Mitralklappenprolaps fällt in die Mitt- bis Spätsystole und kann mit verschiedenen systolischen Geräuschen kombiniert sein.

Mitralklappenöffnungston (MÖT). Der sog. Mitralöffnungston (kurz und hochfrequent) bei der Mitralstenose wird als diastolischer Zusatzton am günstigsten über dem 4. ICR links parasternal 0,06–0,12s nach Beginn des II. Herztons auskultiert. Er entsteht, wenn die während der Systole nach dem Vorhof hin gewölbten Mitralsegel in der Frühdiastole in den Ventrikel schlagen. Er kann so laut wie der II. Herzton werden und gilt als pathognomonisch für eine Mitralstenose.

Pathologische Auskultationsbefunde des I. und II. Herztones. Eine Dämpfung des I. Herztons findet sich oft bei Myokarditis, Myokardinfarkt, Myokardinsuffizienz, absoluter Arrhythmie bei Vorhofflimmern, schwerer Aorteninsuffizienz, Emphysem, Perikarditis mit Erguß und Adipositas. Die Abschwächung ist dadurch zu erklären, daß die 1. Komponente des I. Herztones in ihrer Lautstärke von der Geschwindigkeit der Kontraktion abhängt, die bei den oben erwähnten Myokardaffektionen vermindert ist. Bei Emphysem, Perikarderguß und Adipositas wird ein ursprünglich normaler lauter Ton in seiner Fortleitung vom Entstehungsort zur Körperoberfläche gedämpft.
Eine Akzentuierung wird bei körperlicher Belastung, Tachykardie, psychischer Erregung, Fieber, Hyperthyreose und schwerer Anämie gehört. Ein ausgesprochen lauter „paukender“ I. Herzton ist fast pathognomonisch für eine Mitralstenose, findet sich aber auch bei einer verkürzten AV-Überleitungszeit (Lown-Ganong-Levine- oder LGL-Syndrom).
Eine Spaltung des II. Herztons kann von der aortalen (z.B. bei Aortenstenose) oder der pulmonalen (z.B. bei Pulmonalstenose) Komponente herrühren. Arterielle Hypertonie, Aortensklerose oder Aortenisthmusstenose gehen oft mit einer Betonung der aortalen Komponente des II. Herztons einher. Die pulmonale Komponente kann bei der pulmonalen Hypertonie verstärkt sein. Die atemabhängige Spaltung wurde bereits oben diskutiert. Eine fixierte weite Spaltung mit nur geringer Änderung während des Atemzyklus findet sich beim Vorhofseptumdefekt; mit erhaltener Atemabhängigkeit bei leichter bis mittelschwerer Pulmonalstenose. Weite Spaltungen des II. Herztons können auch bei Rechtsschenkelblock, akuter massiver Lungenthrombembolie, Mitralinsuffizienz und mäßig großen Ventrikelseptumdefekten beobachtet werden. Normalerweise folgt wie bereits oben beschrieben, die pulmonale der aortalen Komponente. Diese Reihenfolge kann sich aber bei manchen Erkrankungen umkehren, so daß die aortale der pulmonalen Komponente folgt. Diese Erscheinung wird als umgekehrte oder paradoxe Spaltung bezeichnet. Sie ist daran zu erkennen, daß die lautere Komponente im Anschluß an die leisere auftritt. Dieser Befund kann bei Linksschenkelblock, hypertensiver Herzerkrankung und valvulärer oder subvalvulärer Aortenstenose mit Dekompensation vorliegen. Die Spaltung nimmt dann eher bei der Exspiration zu, was differentialdiagnostisch als Kriterium gegenüber der physiologischen Spaltung mit Zunahme während der Inspiration gelten kann. Nur nach einiger Übung ist es möglich, die Spaltung des II. Herztons wahrzunehmen. Im Zweifelsfall wird man ein Phonokardiogramm ableiten, um endgültig Stellung nehmen zu

können. Differentialdiagnostisch kaum zwischen fixierter weiter Spaltung des II. Herztons bei Vorhof-Septumdefekt (ASD) und der Sequenz II. Herzton – MÖT bei Mitralstenose so unterschieden werden: Bei ASD wird meist ein kurzes Systolikum, bei Mitralstenose ein tieffrequentes Diastolikum an verschiedenen Puncta maxima gehört. Ein heller klickartiger Herzton kann bei Ersatz einer Herzklappe durch Scheibenprothesen, ein dumpfer bei Kugelprothesen gehört werden. Bei Bioprothesen unterscheidet sich der Auskultationsbefund der Herztöne nicht vom Normalfall. Bei Klappenprothesen auftretende Geräuschbefunde werden auf S. 139 behandelt.

7.4.3 Herzgeräusche

Ein Flußdiagramm zur Einteilung der Herzgeräusche zeigt Abb. 7.5. Geräusche in bewegten Flüssigkeiten entstehen u.a. dann, wenn Turbulenzen die laminare Strömung unterbrechen. Das zentrale Herz-Kreislauf-System ist physiologisch so ausgelegt, daß nur auf ein Mindestmaß reduzierte Turbulenzen vorkommen. Das hat teleologisch seinen Sinn darin, daß bei stärkeren Turbulenzen das Gerinnungssystem aktiviert wird und korpuskuläre Bestandteile zerstört werden können (Hämolyse). Deshalb ist ein Patient mit einem Vitium cordis immer stärker thrombosegefährdet als ein Herzgesunder. Es wurde bereits darauf eingegangen, daß nicht jedes über dem Herzen wahrzunehmende Geräusch auf eine Herzerkrankung zurückzuführen ist. Wir unterscheiden *akzidentelle, funktionelle* und *organische* Geräusche. Die Entstehung der akzidentellen Herzgeräusche ist nicht sicher geklärt. Für ein *akzidentelles* Geräusch spricht das meist früh- bis mesosystolische Auftreten, häufiger Decrescendo- oder spindelförmiger Charakter und fehlende oder nur geringe Fortleitung. In der Diastole tauchen nie akzidentelle Geräusche auf, d.h. ein Diastolikum ist nie akzidentell.

Diese Geräusche haben keine pathologische Bedeutung und sind häufig bei Kindern und Jugendlichen zu hören.

Bevor man die Diagnose eines akzidentellen Herzgeräuschs stellt, müssen mögliche organische Ursachen des Geräuschs mit weiterge-

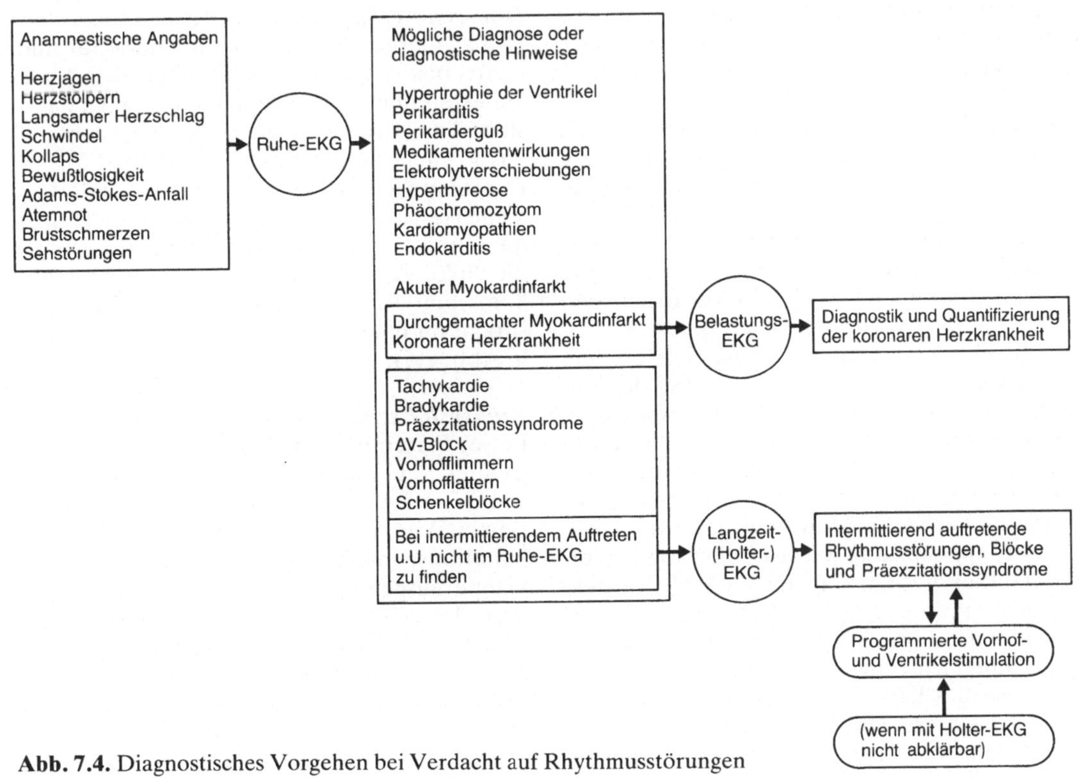

Abb. 7.4. Diagnostisches Vorgehen bei Verdacht auf Rhythmusstörungen

hender Diagnostik (EKG, Röntgenthoraxbild, Echokardiographie) ausgeschlossen werden. Die Befunde müssen hier wie immer sauber dokumentiert werden, damit der Patient nicht mehrmals mit den gleichen Untersuchungen belastet wird.
Funktionelle Geräusche werden durch eine Steigerung der Strömungsgeschwindigkeit des Blutes, z.B. bei körperlicher Arbeit, Fieber, Hyperthyreose und schwerer Anämie, hervorgerufen. Meist werden sie in der Systole, seltener in der Diastole gehört. Treten sie in der Diastole auf, sind es häufig zusätzliche Geräusche bei Klappenfehlern. So kann bei der Aorteninsuffizienz manchmal das sog. *Austin-Flint-Geräusch* (⑰ in Abb. 7.5) über der Herzspitze wahrgenommen werden, ein rumpelndes Mesospätdiastolikum mit präsystolischem Crescendo. Als Ursache wird eine funktionelle „Mitralstenose" bei stark erweitertem linken Ventrikel und großem Pendelvolumen angegeben. Ein gießendes diastolisches Geräusch über der Herzbasis links parasternal findet sich bei dekompensierter Mitralstenose, wenn sich über eine pulmonale Hypertonie eine funktionelle Pulmonalinsuffizienz ausgebildet hat *(Graham-Steel-Geräusch)* (⑮ in Abb. 7.5).
Organische Geräusche entstehen an veränderten Herzklappen (Stenosen, Insuffizienzen) und an Defekten des Vorhof- oder Ventrikelseptums.
Zur Beschreibung der Intensität der Geräusche wird häufig die Einteilung nach Levine in 6 Grade verwandt. Die Intensität des Geräusches darf nicht mit dem Schweregrad eines Vitiums verwechselt werden! Eine direkte Korrelation besteht nicht. Oft, wie z.B. beim Ventrikelseptumdefekt (VSD), verursacht ein kleiner VSD ein lautes, ein größerer Defekt ein leiseres Geräusch. Bei Klappenstenosen hingegen kann man den Schweregrad des Vitiums etwa an der Lautstärke des Auskultationsbefundes feststellen, solange das Myokard der proximalen Herzhöhle suffizient ist. Bei dekompensierter Aortenklappenstenose kann der Geräuschbefund sehr leise sein! Bei einer Klappeninsuffizienz gibt eher die Dauer des Geräusches ein ungefähres Maß für den Schweregrad des zugrundeliegenden Vitiums an. Vitien können entsprechend ihrer Ausprägung unterschiedliche Geräuschbefunde haben, was das Erlernen der Befunde nicht gerade erleichtert. Die Einteilung nach Levine dient dem Vergleich bei Befundänderungen und der Dokumentation:

1/6 Sehr leises, von Geübten gerade noch wahrnehmbares Geräusch.
2/6 Leises, aber ohne Schwierigkeiten sofort zu hörendes Geräusch.
3/6 Mäßig lautes, deutlich hörbares Geräusch ohne Schwirren.
4/6 Lautes, von leichtem Schwirren begleitetes Geräusch.
5/6 Sehr lautes, mit starkem Schwirren verbundenes Geräusch.
6/6 Ohne Aufsetzen des Stethoskops hörbares Geräusch (Distanzgeräusch).

Systolische Geräusche (s. Abb. 7.5)

Zum besseren Verständnis der systolischen Geräusche kann man sie nach ihrer Entstehungsursache in Austreibungsgeräusche (durch die Klappe distal des rechten und linken Ventrikels) und Regurgitationsgeräusche (durch die Klappe zwischen Vorhof und Ventrikel) einteilen. Ein Systolikum taucht dementsprechend bei Stenose der Pulmonal- oder Aortenklappe oder Insuffizienz der Trikuspidal- oder Mitralklappe oder VSD auf.
Im folgenden teilen wir die Geräusche anhand der Befundbeschreibung ein:

Holosystolische (pansystolische) Geräusche. Ist das Geräusch von rauhem Charakter und meist beide Herztöne miteinbeziehend am lautesten über dem 3. und 4. ICR links parasternal zu hören, besteht großer Verdacht auf das Vorliegen eines VSD (① in Abb. 7.5).
Ein relativ leises, blasendes, über dem linken Ventrikelareal mit Punctum maximum (P.m.) im 3. und 4. ICR links wahrnehmbares, bis in die linke Axilla ausstrahlendes Holosystolikum mit Einbeziehung des II. Herztons spricht für eine schwere Mitralinsuffizienz (② in Abb. 7.5).

Frühsystolische Decrescendogeräusche. Leise, blasende, vom I. Herzton nicht abzutrennende Geräusche findet man bei der Mitral- (② in Abb. 7.5) und Trikuspidalinsuffizienz (⑦ in Abb. 7.5). Im angegebenen Auskultationsbereich wird das von der Mitralklappe ausgehende Geräusch am besten gehört. Die Geräuschphänomene einer Trikuspidalinsuffizienz werden am günstigsten über dem 3. und 4. ICR parasternal links oder rechts auskultiert. Eine Differenzierung ist dadurch möglich, daß die von der Trikuspidalklappe ausgelösten Geräusche in der Regel

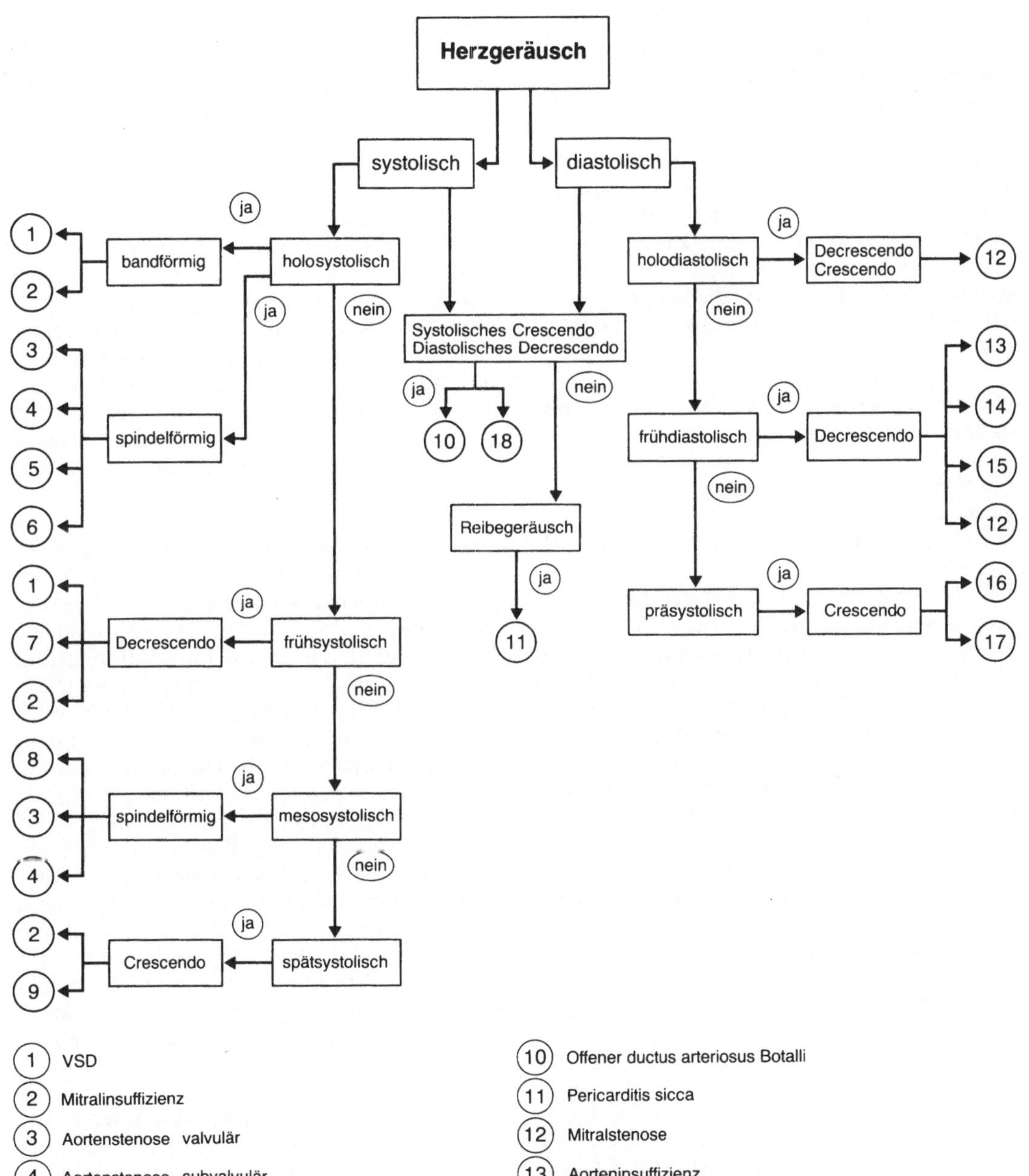

(1) VSD
(2) Mitralinsuffizienz
(3) Aortenstenose valvulär
(4) Aortenstenose subvalvulär
(5) Pulmonalstenose
(6) VSD mit pulmonaler Hypertension
(7) Trikuspidalinsuffizienz
(8) ASD
(9) Mitralklappenprolapssyndrom
(10) Offener ductus arteriosus Botalli
(11) Pericarditis sicca
(12) Mitralstenose
(13) Aorteninsuffizienz
(14) Pulmonalinsuffizienz
(15) (Funktionelle) Trikuspidalstenose (Graham-Steel-Geräusch)
(16) Trikuspidalstenose (bei ASD, schwerer Pulmonalinsuffizienz), paravalvuläres Leck bei Aortenklappenprothesen
(17) Funktionelle Mitralstenose bei Aorteninsuffizienz (Austin Flint)
(18) Aortenisthmusstenose (hochgradig)

Abb. 7.5. Ablaufschema der Zuordnung der Herzgeräusche

bei Inspiration lauter werden. In den meisten Fällen ist auf diese Weise ganz allgemein die Unterscheidung möglich, ob ein Geräusch rechts- oder linkskardial ausgelöst ist.

Spätsystolische Geräusche. Oft schließt ein spätsystolisches Geräusch den II. Herzton mit ein, wie man das bei der Mitralinsuffizienz (② in Abb. 7.5) beobachten kann. Zusammen mit einem mesosystolischem Klick erlaubt ein spätsystolisches Crescendo die Diagnose eines Mitralklappenprolapssyndroms (⑨ in Abb. 7.5).

Crescendo-Decrescendo-Geräusche („spindelförmige" Geräusche). Diese können sowohl in der Mitte der Systole gehört werden (mesosystolische Geräusche) als auch die ganze Systole ausfüllen (holosystolische Geräusche) und in besonderen Fällen den II. Herzton einschließen. Ein lautes, rauhes Geräusch über dem 3. ICR links oder dem 2. ICR rechts mit Fortleitung in die Suprasternalgrube und in die A. carotis ist charakteristisch für eine Aortenstenose (③ in Abb. 7.5). Bei der Fortleitung des Geräusches zur Herzspitze ist auch an eine subvalvuläre Aortenstenose (④ in Abb. 7.5) zu denken. Ein ähnlicher Geräuschtyp findet sich bei der Pulmonalstenose (⑤ in Abb. 7.5). Hier liegt das P.m. im 2. ICR links mit Ausstrahlung in den 1. ICR parasternal rechts. Eine Differenzierung zwischen Aorten- und Pulmonalstenose ist meistens anhand des Phonokardiogramms in Verbindung mit der Karotispulskurve möglich (s. Lehrbücher der Kardiologie). Für eine Aortenstenose sind das Auftreten eines aortalen „ejection click" und einer fixierten Spaltung des II. Herztons typisch. Auf das unterschiedliche Verhalten der Atemabhängigkeit der Spaltung des II. Herztones wurde bereits eingegangen. Ein rauhes systolisches Crescendo-Decrescendo-Geräusch ähnlich der Aortenstenose findet sich auch bei einem VSD mit pulmonaler Hypertonie (⑥ in Abb. 7.5) mit P.m. über dem 2. ICR links. Meist wird hier durch Palpation ein Schwirren und ein mit dem II. Herzton zusammenfallendes Schnappen oder Klopfen wahrgenommen. Einen ähnlichen Geräuschcharakter über dem Pulmonalareal ohne palpatorisch wahrnehmbares Schwirren zeigt der Vorhofseptumdefekt (⑧ Abb. 7.5).

Diastolische Geräusche (s. Abb. 7.5)

Früh- und mitteldiastolische Geräusche. Leise blasende, hochfrequente, manchmal klingende Descrescendogeräusche, die oft den II. Herzton mit einbeziehen mit P.m. über der Basis sind Ausdruck einer Aorten- (⑬ in Abb. 7.5) oder Pulmonalinsuffizienz (⑭ in Abb. 7.5). Bei der Aorteninsuffizienz liegt das P.m. in der Regel im 3. ICR links parasternal mit Ausstrahlung zur Herzspitze, bei der Pulmonalinsuffizienz im 2. ICR links parasternal. Bei Patienten mit Aortenklappenprothese ist das Auftreten eines hochfrequenten, oft kurzen Diastolikums in den Tagen oder Wochen nach der Operation verdächtig auf ein paravalvuläres Leck und muß weiter abgeklärt werden!

Früh-, mittel- und spätdiastolische Geräusche. Ein rauhes tieffrequentes Geräusch mit Decrescendocharakter nach dem II. Herzton mit einem zusätzlichen Ton (0,06–0,12 s nach Beginn des II. Herztons, Mitralöffnungston, MÖT) ist typisch für eine Mitralstenose (⑫ in Abb. 7.5). Finden sich zusätzlich ein präsystolisches Crescendogeräusch und ein lauter paukender I. Herzton, ist die Diagnose so gut wie sicher. Das Diastolikum wird am günstigsten über der Herzspitze in Linksseitenlage oder nach Belastung (einige Kniebeugen) auskultiert. Bei der Trikuspidalstenose (⑮ in Abb. 7.5) wird ein ähnliches diastolisches Geräusch mit P.m. über dem 3. ICR links oder rechts parasternal hörbar. Allerdings fehlen hier lauter I. Herzton, Mitralöffnungston und das präsystolische Crescendogeräusch. Bei der Inspiration wird das von der Trikuspidalstenose hervorgerufene Geräusch lauter.

Kontinuierliche Geräusche. Als Lokomotiv- oder Maschinengeräusch wird ein während des gesamten Herzzyklus hörbarer Geräuschtyp bezeichnet. Er ist charakteristisch für einen offenen Ductus arteriosus Botalli (⑩ in Abb. 7.5) mit einer Akzentuierung in der späten Systole und frühen Diastole. Das P.m. liegt über dem 1. und 2. ICR links, bei Kindern ist das Geräusch bei Ausbildung einer pulmonalen Hypertonie in der Regel jedoch nur in der Systole zu hören. Wird ein kontinuierliches an- und abschwellendes Geräusch über den Rückenpartien gehört, sollte geprüft werden, ob eine Aortenisthmusstenose (⑱ in Abb. 7.5) vorliegt. Hohe Blutdruckwerte an

den oberen Extremitäten und niedrige Werte an den unteren Extremitäten sprechen für diese Diagnose. Bei kontinuierlichen Geräuschen, die bei der Auskultation des Thorax wahrgenommen werden, sollte auch an arteriovenöse Fisteln gedacht werden. Trockene, „knarrende", ohrnahe, während der Systole und Diastole auskultierbare Geräusche, die allerdings nicht kontinuierlich zu hören sind, lenken den Verdacht auf das Vorliegen einer Pericarditis sicca (⑪ in Abb. 7.5). Verschwindet dieser Befund im Verlauf der Erkrankung, liegt nicht unbedingt eine Besserung vor, sondern die Entwicklung eines Perikardergusses kann den Geräuschbefund zum Leiserwerden oder Verschwinden bringen. DIfferentialdiagnostisch muß bei Vorliegen trockener Reibegeräusche auch eine Pleuritis sicca erwogen werden, hier folgt das Geräusch dem Atemzyklus.
Bei Klappenprothesen können auch bei gutem Operationsergebnis fast immer meist systolische Geräusche gehört werden. Deshalb sind diese vom Zeitpunkt unmittelbar nach der Operation sehr sorgfältig zu dokumentieren, da vor allem eine Änderung des Befundes Krankheitswert haben kann. Bei einem Diastolikum bei Aortenklappenprothese muß weitergehende Diagnostik durchgeführt werden [s. unter „Diastolische Geräusche" (⑯ in Abb. 7.5)]. Eine Übersicht der Diagnostik angeborener Vitien und rheumatisch bedingter Herzfehler gibt Tabelle 7.1.

7.5 Herzinsuffizienz

Unter Herzinsuffizienz versteht man den Zustand, in dem das Herz trotz eines ausreichenden venösen Angebotes nicht mehr in der Lage ist, den gesamten Organismus seinen Bedürfnissen entsprechend mit Blut zu versorgen. Die Insuffizienz kann vorwiegend die rechte oder die linke, aber auch beide Kammer betreffen. Häufige Ursachen für eine Herzinsuffizienz sind koronare Herzerkrankung, arterielle Hypertonie, Klappenvitien und bei einer Rechtsherzinsuffizienz chronisch pulmonale Erkrankungen.

Klinisches Bild. Bei der Linksherzinsuffizienz stehen Stauungszeichen, wie Belastungsdyspnoe bis zur Ruhedyspnoe oder Orthopnoe und Lungenödem, im Vordergrund. Außerdem kann eine bläuliche Verfärbung der Akren, besonders der Lippen, Zunge, Ohren und Fingerspitzen als Ausdruck eines erhöhten Sauerstoffverbrauchs in der Peripherie bei verminderter Durchblutung beobachtet werden. Über dem Herzen wird oft zusätzlich zu den bereits vorbestehenden Auskultationsphänomenen ein präsystolischer oder protodiastolischer Galoppryhthmus gehört. Über beiden Lungen nimmt man nichtklingende feuchte Rasselgeräusche wahr, manchmal aber auch trockene Nebengeräusche, wie Giemen und Brummen als Ausdruck eines Asthma cardiale. Bei der schweren Stauungsinsuffizienz kann ein Pleuraerguß vorliegen, den man in der rechten Thoraxhälfte häufiger findet als links. Besteht die Linksherzinsuffizienz über längere Zeit, entwickelt sich über eine pulmonale Hypertonie eine Rechtsherzinsuffizienz. Diese kann aber auch unabhängig von einer Linksherzinsuffizienz als Folge einer chronischen Lungenerkrankung entstehen. Die Zeichen einer Rechtsherzinsuffizienz ergeben sich aus den Stauungserscheinungen im großen Kreislauf. Die Halsvenen sind stark gefüllt, die Leber ist immer vergrößert, meist von derber Konsistenz und druckempfindlich, seltener findet sich eine Milzvergrößerung. An den abhängigen Körperpartien sind Ödeme nachzuweisen. In der Regel kann die Erkrankung bereits durch die klinische Untersuchung diagnostiziert werden. Weitere diagnostische Maßnahmen, wie die Anfertigung einer Röntgenthoraxaufnahme, eines EKGs und einer Echokardiographie, sind notwendig, um die Ursache der Herzinsuffizienz zu klären.
Als Einteilung der Schweregrade der Herzinsuffizienz hat sich international der Vorschlag der New York Heart Association (abgekürzt NYHA) durchgesetzt.

Tabelle 7.1. Diagnostik rheumatisch bedingter und angeborener Herzfehler

	Mistralstenose ⑫*	Mitralinsuffizienz ②	Aortenstenose ③	Aorteninsuffizienz ⑬	Trikuspidalstenose ⑯	Trikuspidalinsuffizienz ⑦
Inspektion	Mitralgesicht, diffuse Präkordialpulsation bei Jugendlichen	Verstärkter Spitzenstoß links der MCL	Hebender Spitzenstoß. Schwache Karotispulsation	Blässe, Kapillarpuls. Starke Karotispulsation	Riesen a-Welle des Jugularpulses, Gelblich-zyanotische Hautfarbe	Große d-Welle des Jugularpulses
Palpation	Mitteldiastolisches oder präsystolisches Schwirren über der Herzspitze. Kleiner Puls. Bei pulmonaler Hypertonie rechtsventrikuläre Pulsation links parasternal im 3.–5. ICR und im Epigastrium	Systol. Schwirren über der maximalen Auskultationsstelle. Puls: normal oder klein oder leicht unterdruckbar	Hebender, nach links und leicht nach unten verlagerter Spitzenstoß. Karotispuls: parvus et tardus. Systolisches Schwirren in tiefer Exspiration über der Aortenauskultationsstelle	Hebender, nach links und unten verlagerter Spitzenstoß. Karotispuls: celer et altus (Wasserhammerpuls)	Mitteldiastolisches Schwirren links unten parasternal. Präsystolische Leberpulsation (bei Sinusrhythmus)	Rechtsventrikuläre Pulsation. Zuweilen systol. Schwirren links unten parasternal. Systolische Leberpulsation
Perkussion	Dämpfung im 3. ICR links paraternal	Linksseitige Herzdämpfung verbreitert	Herzdämpfung leicht nach links und unten vergrößert	Deutliche Vergrößerung der Herzdämpfung nach links und unten	–	Verbreiterung der Dämpfung nach links und rechts
Herztöne, Rhythmus und Blutdruck	Paukender 1. Ton Mitralöffnungston links parasternal oder über der Herzspitze. Weite Spaltung und Akzentuierung des Pulmonalanteiles des 2. Herzton. Oft Vorhofflimmern. Blutdruck normal	Normaler oder abgeschwächter, schlecht vom Geräusch trennbarer I. Ton. III. Herzton. Zuweilen später Öffnungston. Meist Vorhofflimmern. Blutdruck normal	A_2 normal oder verspätet und abgeschwächt oder fehlend, Blutdruck normal oder systolisch normal oder diastolisch erhöht. Zuweilen aortaler Austreibungston	Töne normal oder lauter A_2. Große Blutdruckamplitude mit diastolischem Druck 60 mm Hg	I. Ton meist laut. Manchmal Trikuspidalöffnungston	Meist Vorhofflimmern
Geräusche, Lokalisation, Fortleitung	Diastolikum in der Herzspitzengegend. Bei schwerer pulmonaler Hypertonie zusätzlich links parasternal Graham-Steel-Geräusch	Systolikum über der Herzspitze fortgeleitet in die linke Axilla und linke Infraskapulargegend	Systolikum im 2. ICR rechtsparasternal und/oder über der Herzspitze; fortgeleitet in die Karotiden und zuweilen in die obere Interskapulargegend	Diastolikum links paraternal im 3.–4. ICR, auch über Aorta und Herzspitze. Selten mesodiastolisch-präsystolische Decrescendo (Austin-Flint-Geräusch) (Herzspitze)	Diastolikum links parasternal 3.–5. ICR	Systolikum links parasternal 3.–5. ICR

Zeitliche Geräuschbeziehung	Beginn mit dem MÖT mit präsystolischem Anschwellen bei Sinusrhythmus. Das Graham-Steel-Geräusch beginnt mit dem A_2	Holosystolisch: Beginn mit dem 1. Ton, Ende mit oder nach A_2. Mitunter Crescendo, selten Decrescendo, sehr selten spindelförmig	Mittelsystolisch: Beginn nach dem I. Ton, Ende vor dem II. Ton. Mittelsystolischer Gipfel	Beginn unmittelbar nach dem Aortenton, Ende vor dem I. Ton oder Verschmelzen mit I. Ton	Wie bei Mitralstenose	Wie bei Mitralinsuffizienz
Geräuschcharakter	Niederfrequent, rumpelnd; prästolisches Crescendo, Graham–Steel: hochfrequent, blasend	Blasend, hochfrequent, manchmal rauh oder musikalisch	Rauh	Blasend, hauchend oder musikalisch („Taubengurren"), tieffrequentes Rollen (Austin-Flint-Geräusch)	Wie bei Mitralstenose	Blasend, etwas rauh oder musikalisch
Optimale Auskultationsbedingungen	Nach körperlicher Belastung. Linksseitenlage. Trichterstethoskop leicht aufgesetzt	Nach körperlicher Belastung. Membranstethoskop. Linksseitenlage	Ruhe, nach vorn geneigt, voll ausgeatmet, Trichterstethoskop leicht aufgesetzt	Langsame Herzfrequenz, nach vorn geneigt, ausgeatmet. Membranstethoskop	Verstärkt in Inspiration, liegend, Trichterstethoskop	Verstärkt in Inspiration
Röntgenuntersuchung	Verstrichene Herztaille. Großer linker vorhof mit Ösophaguseinengung. Bei pulmonaler Hypertonie großer rechter Ventrikel und großer Truncus pulmonalis	Vergrößerter linker Ventrikel und Vorhof	Hypertrophie des linken Ventrikels. Prominente Aorta ascendens bei schmalem Aortenknopf. Oft Klappenverkalkung	Mäßige bis starke Hypertrophie des linken Ventrikels. Prominenter Aortenknopf	Vergrößerter rechter Vorhof	Vergrößerter rechter Vorhof und Ventrikel
EKG	Breites P in Standardextremitätenableitung; breites negatives oder biphasisches P in V_1. Normale Achse. Bei pulmonaler Hypertonie schmale, hohe P. Rechtsabweichung oder Rechtshypertrophiezeichen	Linksabweichung oder Linkshypertrophiezeichen. Breites, gekerbtes P in den Standardableitungen; breites negatives od. biphasisches P in V_1.	Linkshypertrophiezeichen	Linkshypertrophiezeichen	Hohes, schmales P. Normale Achse	Rechtsabweichung

* Die Zahlen beziehen sich auf Abb. 7.5.

Tabelle 7.1 (Fortsetzung). Angeborene Herzfehler

	Vorhofseptumdefekt ⑧	VSD ①⑥	Morbus Fallot	Offener Ductus arteriosus (Botalli) ⑩	Pulmonalstenose ⑤	Aortenisthmusstenose ⑱
Häufigkeit (% der angeborenen Herzfehler)	10	22	10	12	ca. 8,5	6
Inspektion	Vorwölbung des Thorax über dem rechten Ventrikel (Voussure), Zyanose bei Shuntumkehr	Entwicklungsrückstand, Voussure, Zyanose bei Shuntumkehr	Entwicklungsrückstand, Hochstellung, Zyanose in leichten Fällen, nur bei Belastung, Trommelschlegelfinger, Uhrglasnägel, Polyzythämie, Voussure	Meist unauffällig	Prominente A-Welle des Jugularvenenpulses, Zyanose bei Shuntumkehr durch offenes Foramen ovale	–
Palpation	Pulsation im Epigastrium	Schwirren im 3. und 4. ICR links kann bei großem VSD mit Druckausgleich fehlen	Fehlender Herzspitzenstoß, verstärkte Pulsationen des rechten Ventrikels	Kontinuierliches Schwirren im 1. und 2. ICR links	Epigastrische Pulsationen, Schwirren im 2.–3. ICR links parasternal	Hebender Herzspitzenstoß, oft tastbare, pulsierende Kollaterale in ICRs. Gut tastbare Brachialarterienpulse, kaum palpable Fußpulse
Perkussion	Rechts- und linksseitige Herzdämpfung verbreitert	Rechts- und linksseitige Dämpfung verbreitert	Herz geringgradig vergrößert	Meist o. B.	In schweren Fällen Verbreiterung der Herzdämpfung nach rechts	Evtl. Herzdämpfung nach links verbreitert
Herztöne, Rhythmus	Atemunabhängige, weite Spaltung des II. Herztons	Betonung des Pulmonalanteiles des II. Herztons. III. Herzton über Herzspitze bei großen Shunts	Nicht gespaltener II. Herzton, nur Aortenkomponente	Meist akzentuierter II. Herzton, oft häufig hohe Blutdruckamplitude	Weite Spaltung des II. Herztons. Pulmonalkomponente oft nur schwach auskultierbar	Oft lauter II. Herzton (Aortenkomponente, Hypertoniefolge), in typischen Fällen erhöhter Blutdruck der oberen Extremitäten, erniedrigter der unteren Extremitäten bei stark ausgebildeten Kollateralen. Keine Blutdruckdifferenzen

Geräusche, Fortleitung, Lokalisation	Systolikum im 2. ICR links, Diastolikum bei großem Shuntvolumen über Herzspitze	Systolikum im 3. und 4. ICR parasternal, kann bei Ausgleich der Strömungswiderstände fehlen	Systolikum, 1/3 der Fälle über Pulmonalareal, 2/3 über Erb hörbar	Permanentes Geräusch über 2.–3. ICR links parasternal	Systolikum, P.m. 2.–3. ICR links parasternal	Systolikum im 2.–3. ICR links parasternal. Systolikum oder permanentes Geräusch mit spätsystolisch–frühdiastolischer Akzentuierung auf dem Rücken zwischen linkem Schulterblatt und Wirbelsäule
Zeitliche Geräuschbeziehung	Mesosystolisches Crescendo-Decrescendo, selten Diastolikum mit präsystolischem Crescendo	Holosystolisches Geräusch, bei hohem pulmonalem Widerstand mesosystolisches, spindelförmiges Geräusch	Systolisches spindelförmiges Geräusch, Verkürzung bei schwerer Pulmonalstonose	Permanent: systolisch diastolisch mit spätsystolisch-frühdiastolischer Akzentuierung	Mesoholosystolikum, manchmal angedeutetes Crescendo	Spindelförmiges Systolikum
Geräuschcharakter	Systolikum rauh, Diastolikum niederfrequent, rumpelnd, manchmal hochfrequent	Rauhes Preßstrahlgeräusch	Rauh	„Maschinen"- oder „Lokomotivgeräusch", laut, rauh	Laut, rauh	Mittellaut, leise
Röntgen	Herz meist links verbreitert, Herzbucht ausgefüllt (vergrößerte Ventrikel). Oft hochgradige Dilatation der Pulmonalarterie mit verstärkter Pulsation. Schmale Aorta	Herz bei kleinem Defekt normal groß und konfiguriert, bei großem Defekt links Verbreiterung. Bei großem Defekt mit L-R-Shunt erweiterter Truncus pulmonalis. Manchmal leichte Vergrößerung des linken Vorhofs	Manchmal normale Herzform und -größe. Oft links verbreitert mit gehobener und abgerundeter Spitze „Schuhform" („coeur en sabot"). Ausgeprägte, konkave Herzbucht, fehlendes Pulmonalissegment. Schmale Lungenarterien, helle Lungenfelder (verminderter Lungendurchfluß), gelegentlich Arcus aorta dexter	In leichten Fällen o. B. Meist links Verbreiterung durch vergrößerten linken Venntrikel, verstrichene Herztaille, Aorta normal oder leicht verbreitert. Dilatation des Hauptstammes der Pulmonalarterie	Herz normal groß oder leicht verbreitert, vergrößerter rechter Ventrikel. Poststenotische Dilatation der Pulmonalarterie. Schmale oder normale periphere Pulmonalarterien	Vergrößerter linker Ventrikel, kleiner Aortenknopf, erweiterte Aorta ascendens. Einschnürung der Aorta unterhalb des Bogens (Stenose), besonders im Schrägbild sichtbar. Rippenusuren durch vergrößerte, kollaterale Interkostalarterien
EKG	Rechtstyp, Rechtshypertrophie, inkompletter Rechtsschenkelblock	Linkshypertrophie oder biventrikuläre Hypertrophie oder rechtsventrikuläre Hypertrophie oder unauffällig	Rechtstyp und Rechtshypertrophie, p-Pulmonale	Linkstyp bei Linksbelastung, Rechtstyp bei schwerer, pulmonaler Hypertonie	Rechtshypertrophie	Linkshypertrophie

Tabelle 7.2. Synopsis einer symptomorientierten Differentialdiagnostik von Herzerkrankungen

Der Patient klagt über:	Symptom oder Symptomenkomplex	Mögliche vorliegende Krankheit oder Krankheitsgruppe	Weitergehende Diagnostik
Herzklopfen Unregelmäßiger Herzschlag Herzrasen Aussetzer Kürzere oder längere Bewußtlosigkeit ohne Vorzeichen	Arrhythmie	Bradykarde und tachykarde Rhythmusstörungen Adams-Stokes-Anfall Myokardinfarkt Hirnembolien bei Arrhythmika absoluta	Abb. 7.4 Abb. 7.4 EKG, Enzymdiagnostik EKG, Echokardiographie
Gewichtszunahme Zunahme des Bauchumfangs Spannung im Bauch Nabel verstrichen oder hervortretend	Aszites	Rechtsherzinsuffizienz Pericarditis constrictiva Leberzirrhose	Röntgen Thorax Echokardiographie
Blässe		Infolge Hämolyse bei Vitien Schock	Echokardiographie
Luftnot in Ruhe oder bei verschiedene Stufen der Belastung	Dyspnoe	Linksherzinsuffizienz Rechtsherzinsuffizienz Cor pulmonale Koronare Herzkrankheit Vitien, kongenital und erworben Kardiomyopathie Perikarderguß Pericarditis constrictiva Pleuraerguß	Röntgen Thorax, Echokardiographie (Linksherzinsuffizienz, Rechtsherzinsuffizienz, Cor pulmonale) Echokardiographie, Herzkatheteruntersuchungen (Vitien, Kardiomyopathie) Echokardiographie (Perikarderguß, Pericarditis constrictiva, Pleuraerguß)
Druckschmerz im rechten Oberbauch	Hepatomegalie	Einflußstauung des rechten Herzens	Oberbauchsonographie
Husten		Linksherzinsuffizienz	Röntgen Thorax, Echokardiographie
Kopfschmerz		Hochdruck, besonders Hochdruckkrise, Hypotonie Herzinsuffizienz	Blutdruckmessung Röntgen Thorax
Gewichtszunahme, die nicht durch Änderungen der Eß- und Bewegungsgewohnheiten erklärlich sind Gesicht, Extremitäten, besonders Füße geschwollen, bei bettlägerigen Patienten, nächtlicher Harndrang Allgemeine Schwäche	Ödem Wasseransammlungen über dem Os sacrum (Anasarka)	Herzinsuffizienz Hypothyreose (Myxödem) Leberzirrhose Nierenkrankheiten	Röntgen Thorax Labor
Schwindel		Hypertonus, Hypotonie Herzrhythmusstörungen Aortenstenose	Blutdruckmessung s. Abb. 7.4, Röntgen Thorax, Echokardiographie, Herzkatheteruntersuchung

Tabelle 7.2 (Fortsetzung)

Brustschmerz		Koronare Herzkrankheit Aneurysma dissecans der Aorta Akute Lungenembolie	Röntgen Thorax Echokardiographie Herzkatheteruntersuchung Perfusionsszintigraphie
		Perikarditis Perikarderguß	Echokardiographie
		Pleuraerguß Pneumothorax Pleuritis Rippenfraktur	Röntgen Thorax
Blaue Lippen oder Wangen, z.T. erst nach Belastung	Zyanose	Linksherzinsuffizienz mit Lungenstauung Kongenitale Vitien mit Shuntumkehr Rechtsherzinsuffizienz	Röntgen Thorax Echokardiographie, Herzkatheteruntersuchung

Das klinische Bild gestattet die Unterscheidung von 4 Schweregraden:

- I. Keine Leistungseinschränkung: Normale körperliche Aktivität führt zu keinen Beschwerden.
- II. Geringe Leistungseinschränkungen: In Ruhe beschwerdefrei, bei normaler körperlicher Belastung treten jedoch Beschwerden auf (Dyspnoe, Herzklopfen, Schwindel, Angina pectoris).
- III. Deutliche Leistungseinschränkung: In Ruhe noch beschwerdefrei, bei schon geringer körperlicher Belastung treten bereits die unter II genannten Beschwerden auf.
- IV. Stark reduzierte Leistungsfähigkeit, Herzinsuffizienzzeichen sind auch in Ruhe zu beobachten, Patienten sind bettlägerig und schwer krank.

7.6 Zusammenfassung

Das Ziel, durch sorgfältige und systematische Untersuchung zu einer Diagnose zu kommen, auf der sich eine rationale Therapie aufbaut, sollte auch beim herzkranken Patienten mit so geringen Mitteln wie möglich erreicht werden. Dies ist möglich, wenn die körperliche Untersuchung als Minimalprogramm folgende Punkte enthält:

Anamnese (Tabelle 7.2):	frühe Erkrankungen, Quantifizierung der Beschwerden, derzeitige und frühere Medikation, Genußgifte, Krankheiten in der Familie.
Inspektion:	Form des Thorax, Pulsationen, Zyanose, Ödeme, Trommelschlegelfinger.
Palpation:	Pulspalpation, Herzspitzenstoß, Pulsationen, Schwirren.
Auskultation:	Es sind zu prüfen: zeitliche Zuordnung (Systole, Diastole), Dauer, Lautstärke, Toncharakter, Punctum maximum, Fortleitung, Atemabhängigkeit des II. Herztones, zusätzliche Töne.
Blutdruckmessung:	An beiden Armen, bei erhöhten Werten bei jüngeren Patienten auch an den Beinen.
An apparativer Diagnostik müssen erfolgen:	
EKG:	Ruhe-EKG.
Röntgen:	Thorax d.v. und bei Verdacht auf ein Vitium seitlich mit Ösophagusbreischluck.
Fakultativ nach dem Beschwerdebild, wenn mit den oben angegebenen Untersuchungen noch keine Diagnose möglich ist:	
EKG:	Belastungs-EKG, Langzeit-EKG (s. Abb. 7.4).
Echokardiographie:	Funktion der Herzklappen, Kontraktionsabläufe und Größe der Herzkammern.

7.7 Dokumentation

Die wesentlichen Punkte, die bei der Anamnese erfragt, bei der Inspektion beobachtet und bei der Palpation gefühlt werden, sollten stichwortartig aufgeführt werden, wobei die pathologischen Befunde besonders herauszuheben sind. Die Dokumentation darf sich allerdings nicht nur auf die pathologischen Befunde beschränken, sondern muß auch einige Antworten auf die „Standard"-Fragen festhalten, z.B. Medikation (auch wenn keine Medikamente eingenommen werden). Rauch- und Trinkgewohnheiten (auch wenn sie verneint werden). Anthropometrische Angaben, wie Größe, Gewicht, Thoraxumfang, Arm- und Beinumfang mit Angabe der Meßstelle (z.B. Unterschenkelumfang rechts 10 cm oberhalb des Knöchels 29 cm) ermöglichen erst den Vergleich mit früher erhobenen und später zu erhebenden Werten. Der Auskultationsbefund ist am besten schematisch aufzuzeichnen und zu beschreiben:

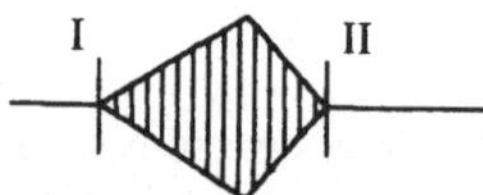

3/6 hochfrequent, P.m. Aortenareal, Fortleitung Karotiden (welche Diagnose?).
Die Dokumentation kann man sich erleichtern, wenn sie ebenso strukturiert wird wie der Untersuchungsablauf. Auch wenn man Medizin nicht schematisch betreiben soll, helfen Gerüste (z.B. Checklisten), die man sich selbst erstellen oder übernehmen kann, keine wesentlichen Schritte zu übersehen.

Literatur

Baedeker W, Kroker PB, Sybrecht GW, Strufe R (1991) Herztöne und Lungengeräusche (Kassette). Urban & Schwarzenberg, München Wien Baltimore

Braunwald E (1988) Heart disease. Saunders, Philadelphia London

Franke P (1984) Allgemeine und spezielle Auskultation dcs Hcrzcns. Bergmann, München

Holldack K, Gahl K (1991) Auskultation und Perkussion, Inspektion und Palpation (mit Kassette). Thieme, Stuttgart New York

Hurst W (1990) The Heart. New York, St. Louis, McGraw Hill

Kaufmann W (1986) Diagnostische Entscheidungsprozesse in der Inneren Medizin. Schattauer, Stuttgart New York

Parmley Chatterjee (1991) Cardiology. Lippincott, Philadelphia London New York Hagerstown

Reindell H, Roskamm H (1982) Herzkrankheiten. Springer, Berlin Heidelberg New York

Riecker G (1991) Klinische Kardiologie. Springer, Berlin Heidelberg New York Tokyo

Nützlicher Begleiter in der Kitteltasche:

Droste C, von Planta M (1989) Memorix. Edition Medizin, Weinheim

Swanton RH (1984) Cardiology. Pocket Consultant. Blackwell, Oxford London Edinburgh Boston Palo Alto Melbourne

8 Blutdruckmessung

J. Gerloff

Der Blutdruck, der durch die Wandspannung der Gefäße und den systolischen Auswurf des linken Ventrikels bestimmt wird, ist eine auch beim Gesunden ständig in gewissen Grenzen schwankende Größe, die durch komplexe Regulationsmechanismen gesteuert wird. Durch zahlreiche nervale und hormonelle Einflüsse unterliegt er sowohl beim normotonen als auch beim hypertonen Patienten tageszeitlichen Schwankungen sowie persönlichkeitsbedingtem mehr oder weniger ausgeprägtem Ansprechen auf körperliche und emotionelle Belastung (z.B. auch Schmerz oder Luftnot). Um sich ein möglichst genaues Bild von dem tatsächlichen Blutdruck zu machen, sollten die genannten Faktoren möglichst konstant gehalten bzw. der gemessene Wert entsprechend interpretiert werden.

8.1 Durchführung

Einen durch einmalige Messung gewonnenen Wert als Grundlage einer Diagnose oder Therapie zu machen, kann für den Patienten unangenehme, aber auch schwerwiegende Folgen haben. Deshalb sollte der Blutdruck mindestens zweimal, z.B. zu Beginn und am Ende der körperlichen Untersuchung an beiden Armen und nach Möglichkeit auch an beiden Oberschenkeln, etwa bei Verdacht auf Aortenisthmusstenose oder bei Verschlüssen der großen Oberschenkelarterien, gemessen werden, wobei die 2. Messung nicht früher als 3–5 min nach der ersten Messung erfolgen sollte, da bei Mehrfachmessungen kurz hintereinander sowohl für den systolischen als auch den diastolischen Druck niedrigere Werte gemessen werden. Die Diagnose „Hypertonie" darf nach den WHO-Kriterien erst gestellt werden, wenn mindestens dreimal bei 2 verschiedenen Gelegenheiten ein „hypertoner" Wert (s. unten) gemessen wurde.

8.2 Methode nach Riva-Rocci-Korotkow

Oberarm. Beim liegenden oder entspannt sitzenden Patienten wird die vollständig luftleere Manschette in der Mitte des Oberarmes fest angelegt, ohne die Arterien bereits abzudrükken. Sie soll sich auf Höhe des Herzens befinden. Es dürfen keine nach oben geschobenen Ärmel die Zirkulation unterdrücken. Dann wird die Manschette bis ca. 30 mm Hg über den getasteten Radialispuls aufgepumpt, das Stethoskop über der A. brachialis aufgesetzt und der Druck langsam reduziert. Der am Manometer abgelesene Druck beim Auftreten des 1. Tones (Korotkow-Geräusch I, Abb. 8.1) entspricht dem systolischen Blutdruck. Man reduziert den Druck der Manschette zweckmäßigerweise pro Arterienton um 2–4 mm Hg, bis die Töne verschwinden (Korotkow V), der am Manometer abgelesene Druck entspricht dem diastolischen Blutdruck. Bei Schwangeren, Kindern und Jugendlichen sollte der beim Leiserwerden (Korotkow IV) gemessene Manometerdruck als diastolischer Druck angegeben werden. Der Vorgang der Druckmessung sollte nicht zu lange dauern, da durch reflektorische Vasokonstriktion der Blutdruck ansteigt. (Manschettenmaße: bis zu einem Oberarmumfang von 40 cm genügt die ca. 13 cm breite und 24–25 cm lange Manschette, ab 41 cm sollte die Oberschenkelmanschette verwendet werden. Wegen genauerer Werte wird sich für den Oberarmumfang 33–40 cm ein Manschettenmaß von 15 cm Breite und 30 cm Länge durchsetzen. Für kleine Kinder stehen Blutdruckmanschetten mit 5 cm für ältere mit 8–12 cm Breite zur Verfügung).

Untere Extremität. Die Blutdruckmessung am Oberschenkel wird am günstigsten in Bauchlage oder auch in Seitenlage mit einer längeren und breiteren Manschette (ca. 16–20 cm breit und 60–80 cm lang) durchgeführt. Man auskultiert die A. poplitea in der Kniekehle und

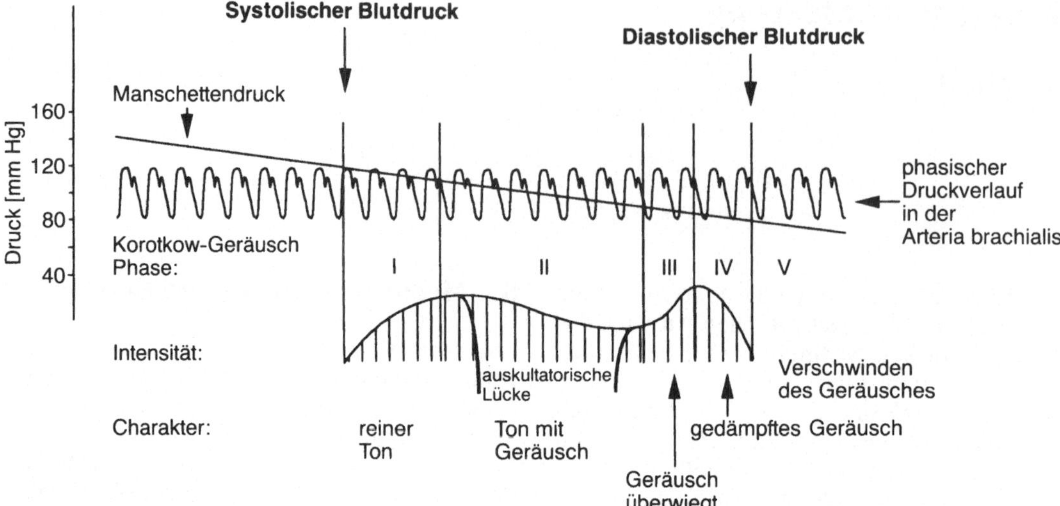

Abb. 8.1. Druckverlauf in der A. brachialis, in der Druckmanschette und Korotkow-Geräusch: Charakter, Intensität und Phaseneinteilung

verfährt analog zur Blutdruckmessung am Oberarm. Häufig ist dabei der am Oberschenkel gemessene Druck höher (ca. 20–30 mm Hg systolisch und diastolisch) als der am Oberarm, was auf die größere Weichteildicke zurückzuführen und ohne pathologische Bedeutung ist. In vielen Fällen ist nur der systolische Wert eindeutig meßbar, der in Kombination mit den an der oberen Extremität bestimmten Werten eine Diagnosestellung durchaus ermöglicht. In Tabelle 8.1 sind die Normalbereiche dargestellt.

Physiologische Schwankungen. Zu hohe Werte werden nach Mahlzeiten, körperlicher Betätigung, Temperaturschwankungen, Rauchen und Aufregung gemessen, weshalb eine Messung in diesen Situationen zu vermeiden ist. Physiologischerweise treten bei etwa der Hälfte der Menschen Druckdifferenzen zwischen beiden Armen auf, wobei meist am linken Oberarm höhere Werte gemessen werden als am rechten; sie sollten systolisch 20 mm Hg und diastolisch 15 mm Hg nicht überschreiten. Konstante Differenzen dieser Größenordnung geben Anlaß zu differentialdiagnostischen Überlegungen.

Tabelle 8.1. Normalbereiche

Erwachsene (nach WHO-Einteilung)	Druck (mm Hg)	
	Systolisch	Diastolisch
Normal	≤140	≤90
Grenzwerthypertonie	>140 bis <160	>90 bis <95
Hypertonie	≥160	≥95
Obere Grenzwerte in Abhängigkeit vom Lebensalter (Jahre)		
<6	≤115	≤75
7–11	≤125	≤75
11–16	≤140	≤85
16–65	≤140	≤90
>65	≤160	≤90

Mögliche Ursachen können sein:
- *Meßprobleme* (methodische Meßfehler, unterschiedliche Weichteildicke der Oberarme)
- *Arrhythmien*
- *Erkrankungen der Arterien* (Aortenisthmusstenose, supravalvuläre Aortenstenose, Aortenbogensyndrom, Anomalien des Aortenbogens, chronische arterielle Verschlußkrankheit, Subclavian-steal-Syndrom, Aorten- und Arterienaneurysmen, Panarteriitis nodosa, Marfan-Syndrom);
- *raumfordernde Prozesse* (Mediastinalerkrankungen, retrosternale Struma, Lungentumoren);
- *neurologische Erkrankungen* (einseitige Erkrankung (Lähmung oder Reizung) des Truncus sympathicus, einseitiges neurovaskuläres Syndrom (Raynaud), Hemiplegie, Syringomyelie).

Fehlermöglichkeiten. Gängige Praxis, aber auch der häufigste Fehler, der die Genauigkeit der Blutdruckmessung beeinträchtigt, ist die Tendenz, Blutdruckwerte auf Fünfer- oder Zehnerwerte auf- oder abzurunden. Bei konzentrierter, ordentlich durchgeführter Messung können auch die diastolischen Werte recht genau angegeben werden. Die Empfehlung der Kommission der Deutschen Gesellschaft für Kreislaufforschung lautet, die Werte so genau wie möglich abzulesen und anzugeben, d.h. auf 2 mm Hg genau!
Bei Schock kann oft kein Korotkow-Geräusch ermittelt werden; in diesem Fall wird palpatorisch mit dem Radialispuls der systolische Blutdruck gemessen. Bei Arrhythmien kann der von Schlag zu Schlag wechselnde Blutdruck nur durch Mittelung mehrerer Messungen einigermaßen sicher bestimmt werden. Gegen das Auftreten der auskultatorischen Lücke kann rasches Aufblasen der Manschette über den palpatorisch ermittelten Puls und gleichmäßiges Ablassen des Drucks helfen. Die Messung durch Ärzte ergibt höhere Werte als die durch Hilfspersonal, weshalb nach Möglichkeit von Schwestern, Pflegern und Sprechstundenhilfen gemessen werden soll. Quecksilbermanometer müssen frei von Luftblasen sein.

8.3 Andere Meßmethoden

Am häufigsten wird die beschriebene auskultatorische Methode nach Riva-Rocci-Korotkow verwendet. Die genauesten Werte liefert die invasive Messung, bei der ein Katheter in eine Arterie eingeführt und der phasische Druckverlauf entweder mit einem Katheterspitzenmanometer oder mit einem externen Druckwandler registriert wird. Daneben werden oszillometrische Methoden und Ultraschallüberträger eingesetzt, die jedoch in der Praxis nicht die Bedeutung der beiden beschriebenen Meßmethoden haben.

8.4 Blutdruckmeßgeräte

Quecksilbersphygmomanometer sind robust und genau, aber nicht übermäßig handlich. Sie müssen bei der Messung richtig stehen, um exakte Werte zu liefern. *Anaeroidmanometer* sind handlich, erfordern jedoch regelmäßige Eichung. *Elektrische* bzw. *elektronische* Meßgeräte sind nicht genauer als andere und erfordern selbstverständlich die gleiche Sorgfalt im Anlegen der Manschette. Sie haben den Vorteil, weniger stark von der messenden Person abhängig zu sein.

24-h-Blutdruckmessung. Für Diagnose und Therapiekontrolle stehen invasive und nichtinvasive Methoden zur Verfügung, mit denen der Blutdruck bis zu 24 h in vorgegebenen Intervallen gemessen und gespeichert wird, so daß ein Blutdruckprofil erstellt werden kann. Dies ist bei unklarer Hypertoniediagnose und schwieriger Therapieeinstellung eine wertvolle Hilfe.

8.5 Vergleich zwischen indirekt und direkt (invasiv) gemessenem Blutdruck

Die Methode nach Riva-Rocci wird als indirekte Methode bezeichnet, weil sie nicht den Druck in der Arterie direkt mißt, sondern den Verschlußdruck, der benötigt wird, um die Arterie vollständig abzudrücken (systolischer Wert), und den Druck, der mit bestimmten Geräuschphänomenen (Korotkow-Geräusch) korreliert. Dementsprechend ist der nach Riva-Rocci gemessene Druck immer nur eine Annäherung an den „wahren", invasiv bestimmten Wert. Die Übereinstimmung für den systolischen Blutdruck ist besser als für den diastolischen, bei dem bei bestimmten Erkrankungen deutlich differierende Werte gemessen werden können.

8.6 Messung in Kilopascal (kPa)

Die Messung in der SI-Einheit Pascal hat sich noch nicht durchsetzen können. Die Umrechnung von mm Hg in kPa lautet:
mm Hg × 0,1333 = kPa
und von [kPa] in [mm Hg]:
kPa × 7,501 = mm Hg
d.h. der normale Blutdruck beträgt etwa 16/10,7 kPa (120/80 mm Hg), der obere Grenzwert der Normotonie 18,7/12 kPa (140/90 mm Hg).

9 Blut- und Lymphgefäße

T. Brecht und K.-J. Paquet

9.1 Untersuchung der Arterien

Wichtigste und häufigste Erkrankungen sind *akute* und *chronische organische arterielle Verschlußkrankheiten,* die von sog. funktionellen Durchblutungsstörungen schwer zu unterscheiden sind.
Das klinische Erscheinungsbild hängt davon ab, welche Organe dem von der Durchblutungsstörung am stärksten betroffenen Strombahnabschnitt nachgeschaltet sind, welches Ausmaß die Lumeneinengung erreicht und mit welcher Akuität sie sich entwickelt. So ist bei Betroffensein der extrakraniellen Hirnarterien mit verschiedenen Formen zerebraler Durchblutungsstörungen zu rechnen, bei Einbeziehung der Koronararterien hat man entsprechende stenokardische Beschwerden bis hin zum Myokardinfarkt zu erwarten; sind die Abdominalarterien betroffen, so entwickeln sich die vielfältigen Bilder abdominaler Durchblutungsstörungen. An den Extremitäten unterscheidet man nach Fontaine die folgenden Stadien:

- Stadium I: Pulsausfall ohne Beschwerden,
- Stadium II. Claudicatio intermittens,
- Stadium III: Ruheschmerz,
- Stadium IV: Nekrose.

Sogenannte *Steal-Syndrome* liegen vor, wenn „kranke“ Strombahnabschnitte über Kollateralgefäße „gesunden“ Regionen Blut entziehen (z.B. bei einem Verschluß des Anfangsteiles der A. subclavia und Blutentzug in den Arm aus der A. vertebralis mit zerebraler Symptomatik: „Subclavian-steal-Syndrom“).
Leitsymptome arterieller Durchblutungsstörungen sind Funktionsstörungen und Schmerzen, an den unteren Extremitäten im allgemeinen jeweils eine Etage tiefer als der Verschluß lokalisiert ist: Bei Beckenarterienverschluß Schmerzen in Gesäß und Oberschenkeln, bei Oberschenkelarterienverschluß Schmerzen in der Wade, bei Unterschenkelarterienverschluß Schmerzen vor allem im Fuß und den Zehen. Diese Schmerzen treten mit *Regelmäßigkeit* nach einer mehr oder minder gleich langen beschwerdefreien Gehstrecke auf.

Wichtigste Untersuchungsmethoden sind Inspektion sowie Palpation und Auskultation der Arterienpulse (Tabelle 9.1). Für die Diagnostik arterieller Durchblutungsstörungen sind Inspektion, Palpation und Auskultation auch heute noch von entscheidender Bedeutung! Bei der Inspektion der betroffenen Extremitäten kann diese blaß und beim Anheben weiß imponieren; jedoch muß der Gefäßwinkel mindestens 30° betragen. Meist ist die Hautfarbe normal. Die venöse Füllung ist unauffällig, mit Ausnahme schwerer Verlaufsformen einer Erkrankung. Die Haut über Druck ausgesetzten Stellen ist nicht selten auffällig.

Tabelle 9.1. Routineuntersuchung der arteriellen Zirkulation

Inspektion
Farbe
– liegend
– angehoben
– Gefäßwinkel
– hängend
– venöse Füllung (Man achtet auf Areale, die Druck ausgesetzt sind, und Areale zwischen den Zehen)
Palpation
Hauttemperatur
Kapillare Füllungszeit
Palpation der Pulse
Auskultation
Auskultation von Strömungsgeräuschen
Blutdruckmessung
Reaktive Hyperämiezeit

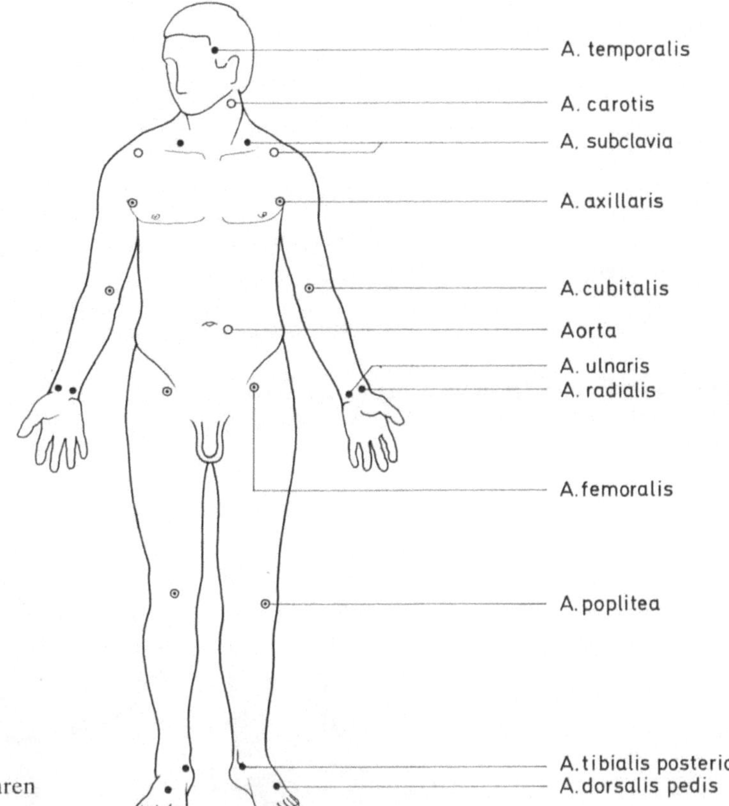

Abb. 9.1. Darstellung der tastbaren Arterienpulse

9.1.1 Palpation

Alle erreichbaren Arterienpulse (Abb. 9.1) sind zu betasten, ihre Pulsqualität zu prüfen und mit der der Gegenseite zu vergleichen.
Im Rahmen einer internistischen und/oder chirurgischen „Durchuntersuchung" sollten die Pulsationen der Karotiden sowie Radial bis Dorsalis-pedis- und Tibialis-posterior-Pulse palpiert und die Karotiden sowie die Femoralarterie auskultiert werden. Bei speziellen angiologischen Fragen oder im Falle eines fehlenden Pulses *müssen* alle in Abb. 9.1 dargestellten Pulse getastet bzw. auskultiert werden.
Bei Verdacht auf arterielle Durchblutungsstörungen der Finger sind auch die Digitalarterienpulse zu suchen, die meist an der radialen und ulnaren Fingerbeugeseite tastbar sind. Der Befund ist allerdings nur bei palpablen Arterien verwertbar. Im Falle „funktioneller" Durchblutungsstörungen der Finger können auch durchgängige Arterien manchmal nicht tastbar sein; auch die derbe Haut bei körperlich Arbeitenden erschwert gelegentlich die Palpation.
Fehlende Arterienpulsationen sprechen mit großer Wahrscheinlichkeit für einen proximal der untersuchten Stelle gelegenen Arterienverschluß. Ein Fehlen vor allem der A. dorsalis pedis beiderseits kann auch eine physiologische Variante sein. Deshalb ist unbedingt immer nach der A. tibialis posterior zu suchen. Die Lokalisation eines Verschlusses läßt sich durch Palpation an der „nächsthöheren" Etage zumindest annähernd diagnostizieren. Man unterscheidet Becken-, Oberschenkel- und Unterschenkeletage.
Bei der Palpation der Fußpulse (Abb. 9.2) achte man darauf, mit dem palpierenden Finger nicht zu fest aufzudrücken, da schwache Pulsationen sonst leicht unterdrückt werden. Fühlt man einen nur schwachen oder unregelmäßigen Puls, so vergewissere man sich, daß es sich auch um Pulsationen des Patienten handelt. Oft fühlt man den eigenen Kapillarpuls als „schwachen Puls" oder läßt sich dadurch irreführen, daß der Patient ganz mini-

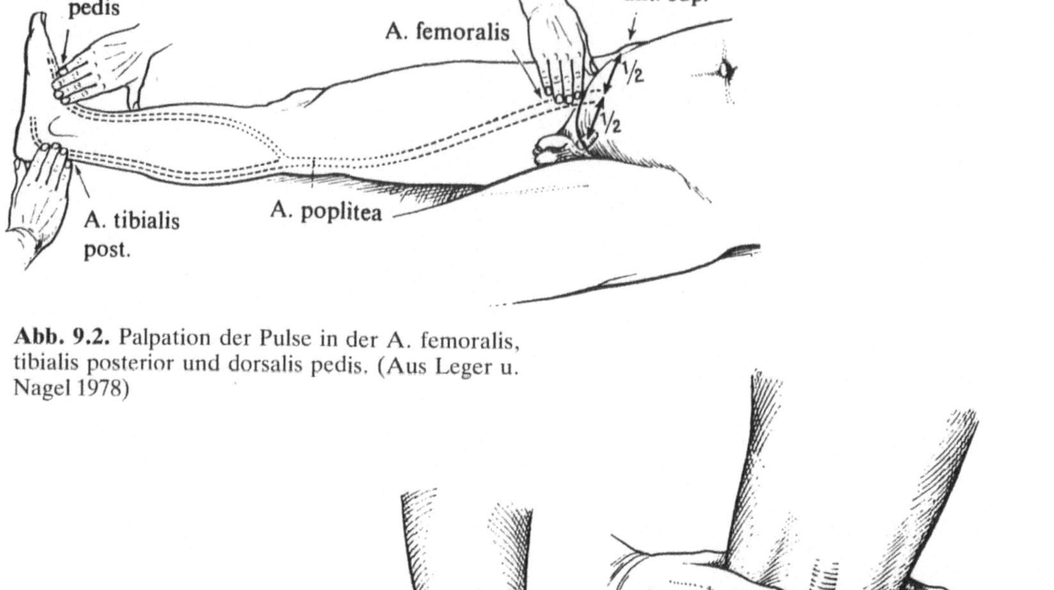

Abb. 9.2. Palpation der Pulse in der A. femoralis, tibialis posterior und dorsalis pedis. (Aus Leger u. Nagel 1978)

Abb. 9.3. Untersuchung der Arterienpulse in der Kniebeuge in leichter Beugestellung: A. poplitea. (Aus Leger u. Nagel 1978)

mal die Zehen bewegt, wobei man Sehnenbewegungen mit Pulsationen verwechselt.
Die A. poplitea findet man zwischen den beiden proximalen Köpfen des M. gastrocnemius. Der liegende Patient entspannt locker die Beine, man palpiert mit beiden Händen (Abb. 9.3). Die Daumen liegen auf der Patella, die Fingerspitzen der Mittelfinger suchen die Arterie mit leichtem Druck gegen den Unterschenkelknochen. Die Palpation ist oft schwierig. Sicher verwertbar sind nur getastete Pulsationen oder sichere Seitendifferenzen.
Die Femoralarterien tastet man unterhalb des Leistenbandes, meist als A. femoralis communis (s. Abb. 9.2). Die A. femoralis superficialis läßt sich oft entlang des M. quadriceps femoris bis zum Adduktorenkanal verfolgen. Auch hier kann manchmal durch sorgfältige Palpation die Lokalisation eines Verschlusses festgestellt werden. Am Arm wird in ähnlicher Weise vorgegangen (Abb. 9.4).

Extrakranielle Hirnarterien. Neben der Palpation der A. carotis communis ist bei bestimmten Krankheitsbildern auch noch die Palpation der A. carotis interna möglich. Dieses Gefäß kann am oberen Rand der Tonsillarloge getastet werden (Abb. 9.5a–c). Ein „Zahnkeil" zum Offenhalten des Mundes ist bei dieser Untersuchung unerläßlich. Auch hier zählt nur der positive Palpationsbefund.

Abdominale Arterien. Diese sind der klinischen Untersuchung vor allem bei adipösen Patienten schwerer zugänglich. Jedoch sollte

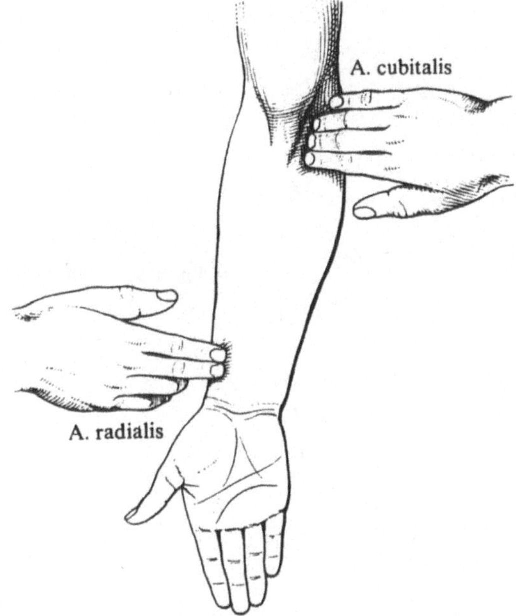

Abb. 9.4. Abtasten der Arterienpulse in der Ellenbeuge und am Unterarm. (Aus Leger u. Nagel 1978)

Abb. 9.5. a Palpation von A. temporalis *(a)*, A. carotis *(b)*, A. subclavia *(c)* und A. brachialis *(d)*. **b** Auskultation der Arterien, die das Gehirn versorgen. *1* Bifurkation der A. carotis communis, *2* Stamm der A. carotis communis, *3* A. subclavia. **c** Palpation der A. carotis interna im Cavum pharyngicum
▽

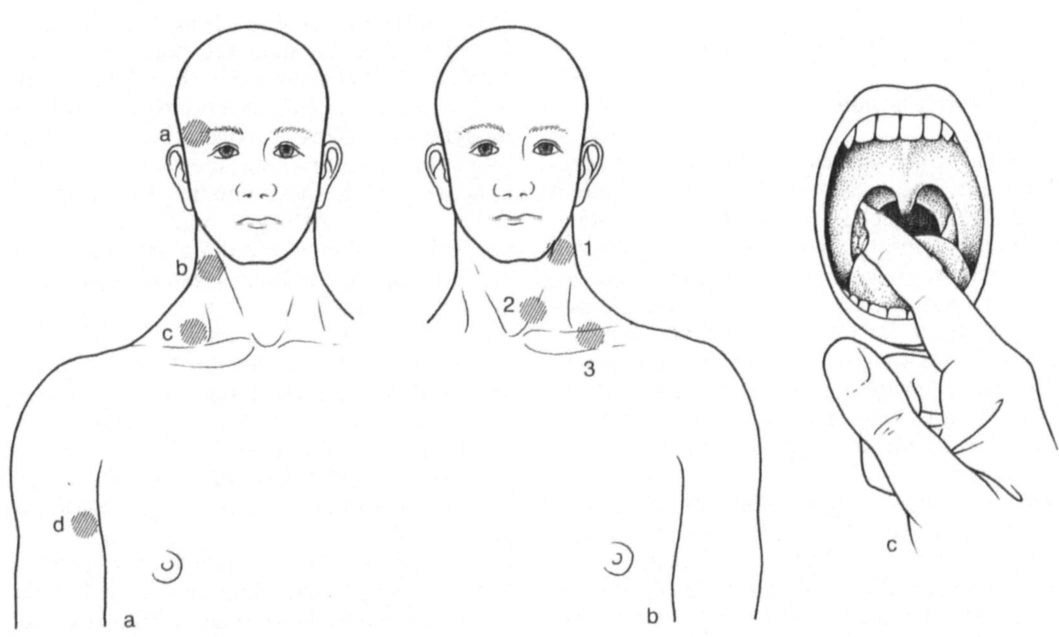

der Versuch der Palpation und Auskultation der Abdominalarterien (Aorta und Iliakalgefäße) nicht unterbleiben.
Die Qualität von Pulsationen ist nur bei sehr sorgfältiger Untersuchung zu beurteilen. Bezeichnungen wie „leicht abgeschwächt" oder „wenig gut palpabel" sollten unterbleiben. Seitenunterschiede – z.B. „rechts schwächer als links tastbar" – sollten nur angegeben werden, wenn man sich dieses Befundes sicher ist. Das gilt auch für die Karotiden, bei denen die unterschiedliche Pulsqualität oft schwer zu erkennen ist. An den Brachialarterien sind unterschiedliche Pulsqualitäten leicht durch beidseitige Blutdruckmessung zu objektivieren, an den Beinarterien durch Messung der systolischen Blutdrücke mit der Dopplertechnik (s.S. 156).

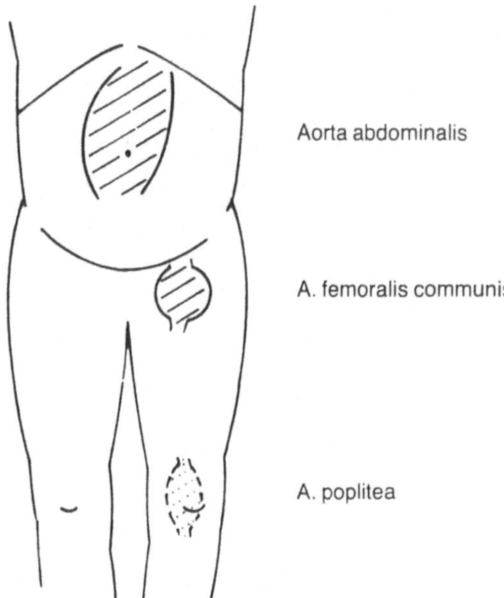

Abb. 9.6. Die typischen Lokalisationen von Aneurysmen

9.1.2 Auskultation

Pulssynchrone Geräusche über Arterien sprechen für eine proximale Stenose, vor allem wenn sie sich nach Belastung der betreffenden Extremität infolge der durch den größeren Blutbedarf steigenden Strömungsgeschwindigkeit verstärken. Sie können auch durch Turbulenzen bei thrombosierten Aneurysmata und arteriovenösen Fisteln entstehen. Bei der Auskultation von Arterien muß auf ganz leichtes Aufsetzen des Stethoskops geachtet werden, um artifizielle Geräusche zu vermeiden.

Palpation und Auskultation der Bein- und Armarterien sollen, vor allem bei nicht adipösen Patienten, auf Abdomen, Hals (s. Abb. 9.1 und 9.5a–c) und Iliakalgefäße ausgedehnt werden. Am Bauch und in der Leiste sind sie besonders für die Diagnose von Aneurysmata von Wichtigkeit (Abb. 9.6).

In diesem Falle fühlt man meist einen kräftig pulsierenden, oft etwas druckschmerzhaften Tumor im Bereich des Mittel- und Oberbauches, über dem deutliche Strömungsgeräusche zu hören sind.

9.1.3 Funktionsproben

Lagerungsprobe (nach Ratschow)

Untere Extremität. Die Diagnose eines arteriellen Verschlusses wird durch Funktionsproben verstärkt. Der auf dem Rücken liegende Patient hebt die Beine möglichst in die Senkrechte und unterstützt sie leicht in den Kniekehlen. Bis zum Auftreten von Schmerzen, höchstens aber 5 min lang, führt er mit den Füßen Rollübungen aus. Da diese vor allem älteren Patienten schwerfallen, kann man sich auch auf „Tretbewegungen" im oberen Sprunggelenk beschränken. Man beobachtet, ob die Fußsohlen abblassen, was sonst nicht oder nur in Ausnahmefällen vorkommt. Einseitigkeit dieses Befundes ist immer pathologisch! Man beachte ferner die Arbeitszeit, das ist die Zeit, die bei Fußbewegungen bis zum Auftreten von Schmerzen verstreicht. Dann setzt sich der Patient auf und läßt die Beine locker über den Bettrand in eine möglichst gleichmäßig beleuchtete Zone herabhängen. Dabei beobachtet man die reaktive Hyperämie, die beim Gesunden nach 5–10 s eintritt, und achtet dabei auf Gleichseitigkeit und homogene oder fleckige Ausbreitung. Bei Gefäßverschlüssen erscheint die reaktive Hyperämie wesentlich später und hält länger an; oft stellt sie sich fleckförmig ein. Schließlich ist die Zeit der Venenauffüllung am Fußrücken zu beobachten, die beim Gesunden maximal 20 s beträgt. Bei Venenklappeninsuffizienz ist dieser Parameter unbrauchbar.

Die Lagerungsprobe der unteren Extremitäten dient weniger der Diagnostik einer arteriellen Verschlußkrankheit als vielmehr der Beurteilung der funktionellen Auswirkung eines Arterienverschlusses und der Qualität seiner Kompensation durch Umgehungskreisläufe.

An den *oberen Extremitäten* wird in gleicher Weise vorgegangen, wenn ein Verschluß der A. brachialis, axillaris oder subclavia diskutiert wird: Mit erhobenen Armen führt der Patient etwa 30 Faustschlüsse durch. Dabei beobachtet man wieder das Ausmaß und die Art des Abblassens der Handflächen und die Zeit bis zum eventuellen Auftreten von Armschmerzen. Bei einer Modifikation des Testes komprimiert der Untersucher am Handgelenk des Patienten die verschiedenen Arterien und beobachtet Ausmaß, Art und Seitenunterschiede der reaktiven Hyperämie nach Frei-

Tabelle 9.2. Lagerungsprobe

Phase I.	Beine erhoben, Roll- oder Tretübungen Abblassung der Fußsohlen? Arbeitszeit?	Seitengleich? Gleichmäßig?
Phase II.	Beine herabhängen Zeit der reaktiven Hyperämie? Venenauffüllzeit?	Seitengleich? Gleichmäßig?

gabe der Kompression der Handgelenkarterie, die vor allem bei Störungen im Finger- und Handarterienbereich ungleichmäßig, fleckförmig und verzögert auftritt.
Der *Allen-Test*, bei dem Faustschlußübungen unter Kompression der A. radialis oder ulnaris durchgeführt werden, erlaubt eine Differenzierung des behinderten Stromabschnittes, da sich die Handfläche anämisch entfärbt, wenn die durchgängige Arterie komprimiert ist.

Gehprobe

Eine Vorstellung von der erhaltenen Leistungsfähigkeit der unteren Extremitäten vermittelt die Gehprobe: Bei einem Tempo von ca. 90 Schritten pro Minute wird auf einem ebenen Weg die beschwerdefreie Gehstrecke des Patienten ermittelt. Die Ergebnisse werden genauer oder sind standardisiert, wenn man dem Patienten auf einem Laufband eine bestimmte Geschwindigkeit vorgibt.
Der Test ist stets sehr von der Kooperation des Kranken abhängig; eine „Ausbelastung" ist manchmal nicht möglich, da vor dem Ende der schmerzfreien Gehstrecke Beschwerden seitens des kardiopulmonalen Systems auftreten und zum Abbruch des Testes zwingen können.

Armbelastung

Die Armbelastungsprobe empfiehlt sich bei Verdacht auf ein Subclavian-steal-Syndrom: Mit dem Arm, an dem eine Gefäßerkrankung vermutet wird, hebt der Patient ein Gewicht durch Anbeugen des Unterarmes mehrmals an. Dadurch kann ein Blutentzug in die Oberarmarterien aus den extrakraniellen Hirnarterien provoziert werden, so daß es zum Auftreten der klinisch beklagten Beschwerden (Schwindelattacken und Sehstörungen) kommt.

9.1.4 Akute Arterienverschlüsse

Akute Arterienverschlüsse fallen meist durch eine akute klinische Symptomatik auf, bei der Schmerz, Kältegefühl und Blässe der Extremität eine wichtigere Rolle spielen als bei den chronischen Verschlußkrankheiten. Ferner kommt es zum Auftreten von Parästhesien und ischämischen Lähmungen (signum mali ominis!), in fortgeschrittenen Fällen zu schwerer Erschöpfung und Schock. Die Diagnose kann aus dem klinischen Bild stark schmerzhafter, kalter, blasser Extremitäten häufig in Kombination mit Sensibilitäts- und motorischen Störungen sowie aus dem Palpationsbefund fehlender Pulse ohne jedes apparative Hilfsmittel (!) gestellt werden.
In der angelsächsischen Literatur wurde die Symptomatik von Pratt unter den „6P" zusammengefaßt:

- „pain" (Schmerz),
- „paleness" (Blässe),
- „pulslessness" (Pulslosigkeit),
- „paraesthesia" (Mißempfindung),
- „paralysis" (Lähmung),
- „prostration" (Schock).

Da mehr als 70% aller akuten Arterienverschlüsse durch vom Herzen ausgehende Embolien bedingt sind, sollte gleichzeitig immer eine kardiale Untersuchung vorgenommen werden, die wichtige Hinweise auf die Emboliequelle geben kann. Andererseits muß anamnestisch vor allem nach länger bestehenden Beschwerden im Sinne einer Claudicatio intermittens gefragt werden, wenn differentialdiagnostisch der Verdacht auf akute Thrombosierung eines atherosklerotisch vorgeschädigten Arterienabschnitts besteht. Die Akuität des Bildes ist dann oft weniger dramatisch und/oder kann schon länger weniger ausgeprägt bestehen.

9.1.5 Apparative Untersuchungsmethoden

Ultraschalldopplersonde

In den letzten Jahrzehnten hat die Ultraschalldopplertechnik besondere Bedeutung erlangt, so daß auf ihre Anwendung nicht verzichtet werden sollte. Nach dem Dopplerprinzip wird ein ausgesandter Ultraschallstrahl vom strömenden Blut mit einer der Strömungsgeschwindigkeit entsprechenden Frequenzänderung reflektiert, die im hörbaren Bereich liegt. Die Strömungsgeschwindigkeit kann also hörbar gemacht und beurteilt werden. Dies gelingt auch in Gefäßen, in denen ein stark erniedrigter Druck keine tastbaren Pulswellen mehr erzeugt. (Je nach Art und Größe der zu untersuchenden Gefäße werden verschiedene Schallköpfe verwandt.)
Die hörbare Frequenz kann in elektrische Spannungssignale umgesetzt werden, so daß die Aufzeichnung einer sog. Strompulskurve gelingt, die einen typischen Verlauf zeigt: steiler Anstieg, spitzes systolisches Maximum, steiler Abfall, postsystolisches Maximum (Abb. 9.7). Bei hämodynamisch wirksamen vorgeschalteten Stenosen oder Obliterationen erfährt die Kurve typische Veränderungen: Das postsystolische Minimum verschwindet, das systolische Maximum wird niedriger und weist einen abgerundeteren Verlauf auf.
Noch wichtiger als die Aufzeichnung einer solchen Kurve ist die Messung der systolischen Blutdrücke. Dazu wird proximal der Meßstelle eine Blutdruckmanschette aufgeblasen. Der Druck, bei dem das hörbare Signal verschwindet, ist der systolische Blutdruck. Auch in der A. dorsalis pedis und tibialis posterior kann der systolische Blutdruck gemessen werden, der meist etwa 15–25 mmHg höher als in der Brachialarterie liegt. Deutliche Umkehrungen dieser Differenzen beweisen das Vorliegen vorgeschalteter Strombahnhindernisse, die hämodynamisch um so wirksamer sind, je größer die Druckdifferenz ist.
Die Hörbarkeit von Signalen allein beweist lediglich, daß die jeweils untersuchte Arterie an der untersuchten Stelle noch durchströmt ist, sagt aber nichts über den Zustand der zuführenden Strombahn aus, für deren Beurteilung die Druckdifferenz zu den Armarterien entscheidend ist.
Liegen Fuß- und Armarteriendrücke gleich hoch und besteht dennoch die klinische Symptomatik einer arteriellen Verschlußkrankheit, so empfiehlt sich eine Belastungsmessung: Der Patient führt Zehenstandübungen oder einen Gehtest auf dem Laufband bis zum Eintreten des Klaudikationsschmerzes aus. Anschließend wird an einer Fußarterie der systolische Druck gemessen, der jetzt stark abgefallen ist, beim Gefäßgesunden jedoch in wenigen Sekunden sein ursprüngliches Niveau wieder erreicht.
Bei Vorliegen eines Verschlusses bleibt der Druck länger vermindert und erreicht sein Ausgangsniveau erst nach einer Zeitspanne von mehreren Minuten wieder, die um so länger sein wird, je schlechter die Kompensation des Verschlusses ist.
Wird in Ruhe bereits ein Druck von 50 mmHg oder weniger gemessen, so ist die Extremität als „gefährdet“ anzusehen, da unterhalb die-

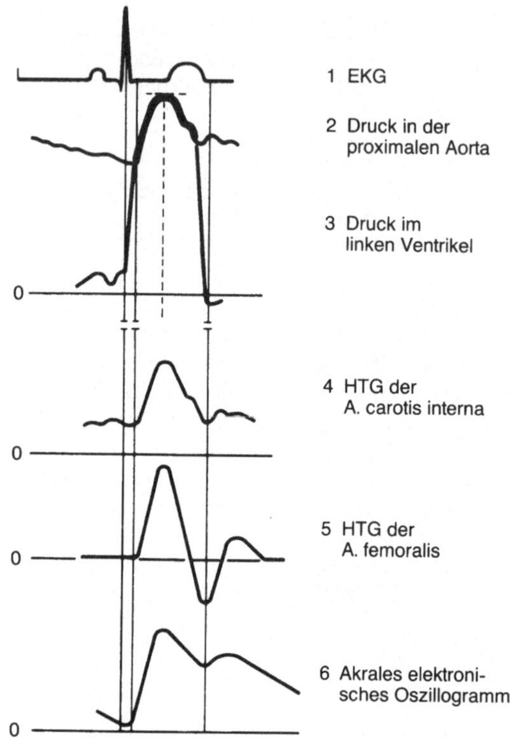

Abb. 9.7. Zeitliche Beziehungen zwischen Dopplerhämatotachygrammen bzw. Strömungsgeschwindigkeit (*5* A. femoralis, *4* A. carotis interna) und anderen typischen Kreislauffunktionskurven (*2* Druck in der proximalen Aorta, *3* Druck im rechten Ventrikel, *6* akrales elektronisches Oszillogramm). Die unterschiedliche zeitliche Verschiebung gegenüber dem EKG *(1)* mit zunehmendem Abstand vom Herzen muß ggf. noch berücksichtigt werden

ses „kritischen Verschlußdruckes" zwar noch eine Durchströmung der kleinsten Arterienverbindungen mit korpuskulären Blutbestandteilen erfolgt, jedoch die nutritive Mikrostrombahn nur noch plasmatisch durchblutet wird. Jede kleine Verletzung einer solchen Extremität kann nicht mehr heilen und wird zum fortschreitenden Infektionsherd.
Fehler der Ultraschallldoppleruntersuchung können auftreten, wenn die Sonden in einem Winkel von 90° auf das Gefäß aufgesetzt werden, da die Frequenzänderung gering ist. Eine optimale Frequenzänderung erzielt man bei einem Einfallswinkel von 45°.
Hohe Drücke können vorgetäuscht werden, wenn die zuführenden Arterien durch eine ausgeprägte Mediasklerose so hart sind, daß der Manschettendruck sie erst bei einem viel höheren als dem systolischen Blutdruck komprimiert und dann erst das Signal verschwindet. Diese „Pseudohypertonie" erkennt man stets daran, daß die Fußarteriendrücke weitaus höher (um mehr als 60 mmHg) als die Armarteriendrücke liegen und nicht selten bei einem Manschettendruck von 300 mmHg immer noch das Strömungssignal hörbar ist. Derartige Veränderungen können bei Diabetes mellitus oder bei Patienten mit chronischer Hämodialyse auftreten.

Auch für die Untersuchung der extrakraniellen Hirnarterien bietet die Ultraschalldopplertechnik eine ausgezeichnete Screening-Möglichkeit. Man stellt die Strompulskurven der A. carotis communis sowie carotis externa und interna dar und ergänzt diese durch die der Supraorbital- und Vertebralarterien. Die Untersuchung erfordert jedoch sehr große Übung und Erfahrung.

Ultraschallechtzeituntersuchung

Bei Verwendung eines geeigneten Schallkopfes (5 bzw. mehr MHz) gelingt es, die Extremitätenarterien darzustellen und hinsichtlich ihrer Wandbeschaffenheit und Durchgängigkeit zu beurteilen. Bei arterieller Verschlußkrankheit kann die Verschlußlokalisation und Ausdehnung sowie die Kollateralisation ähnlich gut beurteilt werden wie im Arteriogramm (Tabelle 9.3).
Weitere Untersuchungsergebnisse erhält man bei Einsatz von Geräten, die Echtzeituntersuchungen mit der Dopplertechnik kombinieren (= Duplexsonographie) bzw. das Dopplersignal in ein Farbsignal umsetzen.
Da die Dopplerduplextechnik auch eine Beurteilung der Beschaffenheit von Wandveränderungen erlaubt, ist sie besonders für die Unter-

Tabelle 9.3. Arterielle Ultraschalldopplerdiagnostik

Akustisches Dopplersignal	Beurteilung	Interpretation
Hoch, laut, zischend; im Rhythmus der Herzaktion; systolisch rasch	Normales arterielles Signal ansteigend	Arterie offen, Passage frei
Rauh, leise, undeutlicher als normal; systolisch langsamer ansteigend	Verminderte, verlangsamte, Strömung, Turbulenzen	Strombahnhindernis, periphere Widerstandserhöhung: – Wandveränderungen (Plaque, Stenose, Verschluß) – funktionelle Vasokonstriktion, Spasmen – Strömungsverlangsamung (schwere Herzinsuffizienz, Schock)
Kein Signal	Stummes Segment	Kompletter, dekompensierter Arterienverschluß, (meist akut)
Höher, stärker als normal (peitschenhiebartig)	Stark beschleunigte Blutströmung	– Herzminutenvolumen gesteigert (Streß, Hyperthyreose, hyperkinetisches Herzsyndrom, Aorteninsuffizienz) – Stromzeitvolumen lokal gesteuert (AV-Fistel, Anzapfsyndrom) – im Stenosebereich

suchung der extrakraniellen Hirnarterien von Bedeutung.

Mechanische bzw. elektronische Oszillographie

Über pneumatische Manschetten werden die pulssynchronen Druck- und Volumenschwankungen von korrespondierenden Extremitätenabschnitten abgeleitet und entweder elektronisch oder mechanisch registriert. Die Form der registrierten Oszillationen entspricht normalerweise der eines arteriellen Druckpulses. Pathologische Veränderungen dokumentieren sich in der Trias von Reduktion der Amplitudenhöhe, Abrundung des Kurvenverlaufes und Verschiebung der höchsten Ausschläge zu niedrigeren Manschettendrücken.

Rheographie

Infolge des strömungsbedingten Wechsels der Gewebeleitfähigkeit kommen pulssynchrone Widerstandsänderungen zustande, die mittels geeigneter Sonden erfaßt und elektronisch aufgezeichnet werden. Das Kurvenbild entspricht etwa dem Oszillogramm.

Lichtreflexplethysmographie

Die pulssynchronen Schwankungen der Blutfülle der Haut werden über eine Fotozelle aufgezeichnet. Sie liefern reine Volumenpulse. Die Kriterien sind dieselben wie beim Oszillogramm.

Venenverschlußplethysmographie

Während kurzer Blockierung des venösen Abstroms wird die durch den arteriellen Einstrom bedingte Umfangszunahme der Extremität gemessen (Ruhedurchblutung). Entsprechend kann nach 3 min Sperrung des arteriellen Einstromes verfahren werden (reaktive Hyperämie). Einschränkungen der Ruhedurchblutung sind selten, diejenigen der reaktiven Hyperämie sind abhängig von Verschlußlokalisation und Krankheitsstadium.

Angiographische Verfahren

Diese erlauben eine morphologische Beurteilung des Zustandes des Gefäßsystems. Durch Injektion von Kontrastmittel intravenös oder intraarteriell werden das Arterienvolumen bzw. der dieses einengende oder verlegende Prozeß dargestellt.
Arterielle Verschlußkrankheiten sind meist klinisch diagnostizierbar! Apparative Verfahren haben mit Ausnahme der Ultraschalltechnik überwiegend dokumentierende, weniger diagnostische Bedeutung.

9.2 Untersuchung der Venen

Am Venensystem ergeben die klinischen Untersuchungsmethoden weniger detaillierte Informationen als an den Arterien. Hier spielen daher technische Verfahren eine größere Rolle. Die wichtigsten Venenerkrankungen sind:

- primäre und sekundäre Varizen (variköser Symptomenkomplex und postthrombotisches Syndrom),
- tiefe Venenthrombose,
- oberflächliche Thrombophlebitis.

9.2.1 Primäre und sekundäre Varizen

Die klinische Untersuchung wird am besten bei diffuser, gleichmäßiger Beleuchtung am stehenden Patienten vorgenommen (beim liegenden Patienten sind die Venen kollabiert). Voll ausgebildete Varizen erkennt man problemlos als unter der Haut verlaufende, mehr oder weniger stark geschlängelte Stränge (daher Krampfader von „Krumpader"!) oder kann sie bei etwas weniger deutlicher Ausprägung prall gefüllt unter der Haut tasten. Es ist wichtig, ihre Ausdehnung und ihren Verlauf festzuhalten; am besten zeichnet man diese auf das Bein auf. Die Lokalisation kann einen Hinweis auf die Ursache geben. Ob diese Varizen sich aufgrund einer Insuffizienz der Venenklappen oder durch eine Schädigung der Perforansvenenklappen, also primär oder sekundär entwickelt haben, ist klinisch meist schwer entscheidbar. Auch wenn anamnestisch eine Thrombose nicht erinnerlich ist, handelt es sich dennoch oft um postthrombotische Zustandsbilder. Mitunter kommen oberflächliche Varizen bei angeborenen oder er-

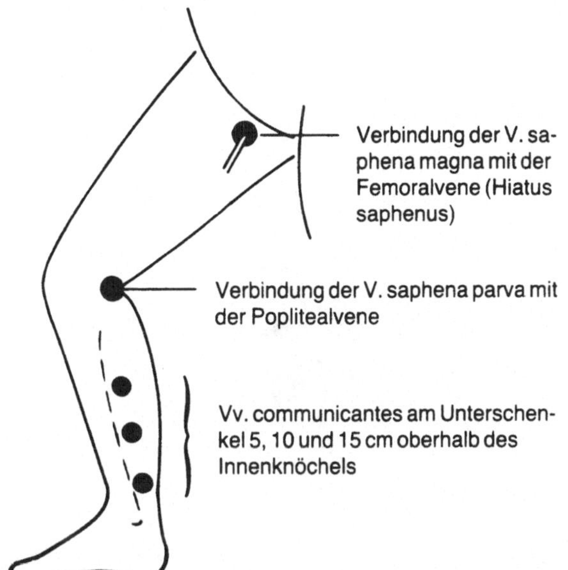

Abb. 9.8. Die typischen Lokalisationen von Verbindungen zwischen oberflächlichem und tiefem Venensystem

worbenen arteriovenösen Kurzschlußverbindungen vor. Die wichtigsten Lokalisationen der Verbindungen zwischen oberflächlichem und tiefem Venensystem sind in Abb. 9.8 dargestellt.

Ausdruck des gestörten venösen Rückstromes sind Zeichen der chronischen Veneninsuffizienz. Dazu gehören die um die Fußränder entstehende Corona phlebectatica paraplantaris, die Entwicklung von Kölbchenvenen am Fuß, von Pigmentierungen am Unterschenkel und Dermatosen mit trophischen Läsionen bis hin zum Ulkus.

Häufig bildet sich an der Mündungsstelle einer insuffizienten Perforansvene eine blasenartige Vorwölbung („blow out"); dort kann der tastende Finger eine Faszienlücke fühlen.

Klinische Funktionsproben haben durch die Ultraschalldopplersonde und die Phlebographie (s.S. 162) an Bedeutung verloren, sollen jedoch kurz erwähnt werden.

Der Kopf- und Hustentest ist einfach und fast immer ausreichend für den Nachweis der Klappeninsuffizienz der oberflächlichen Venen. Beim Klopftest klopfen Fingerspitzen der einen Hand beim stehenden Patienten die V. saphena magna von proximal nach distal ab. Fingerspitzen der anderen Hand fühlen von distal nach proximal die durch Beklopfen ausgelöste Blutwelle. Diese Klopfwelle ist auf dem Segment tastbar, in dem die Klappen insuffizient sind. So läßt sich die Zugehörigkeit der Unterschenkelvarizen zum V.-saphena-Stamm im Oberschenkel feststellen.

Beim Hustentest wird eine Fingerspitze auf die V. saphena magna etwas distal ihrer Einmündung in die V. femoralis aufgelegt. Wird ein Hustenstoß getastet, ist die Einmündungsklappe insuffizient.

Von den anderen angegebenen Methoden ist die älteste und heute noch am häufigsten angewendete die von Trendelenburg (Abb. 9.9): Man entleert bei Horizontallage des Patienten die Varizen durch Anheben und Ausstreichen des Beines und legt anschließend einen Stauschlauch unterhalb der Leiste an oder komprimiert mit den Fingerspitzen. Der Test ist positiv, d.h. die Saphenaklappen bzw. die Mündungsklappe sind insuffzient, wenn sich am stehenden Patienten nach Abnahme der Kompression die Varizen von proximal rasch füllen (Test II nach Trendelenburg).

Der Nachweis der Klappeninsuffizienz der Vv. perforantes ist besonders wichtig: Im Trendelenburg-Test I wird ein Stauschlauch am Oberschenkel am erhobenen Bein in Horizontallage angelegt (Abb. 9.10). Der Patient steht auf. Füllen sich jetzt die Varizen unterhalb der Stauungsbinde innerhalb von ca. 15 s rasch wieder auf, so sind die Klappen der Vv. perforantes insuffizient. Füllt sich nach Loslassen des Schlauches der proximale Venenabschnitt schlagartig, so ist auch die Mündungsklappe unterhalb der Einmündung der V. femoralis insuffizient, Trendelenburg-Test ist doppelt positiv.

Beim Mahorner-Ochsner-Test werden in verschiedener Höhe am stehenden Varizenbein mehrere Stauschläuche angelegt und von proximal nach distal verschoben. Die rasche Füllung der Oberflächenvarizen zwischen 2 Tourniquets weist auf eine Insuffizienz der entsprechenden Vv. perforantes hin.

Die Durchgängigkeit der tiefen Hauptvenen kann angenommen werden, wenn sich die oberflächlichen und gestauten Venen nach Anlegen eines Stauschlauches beim schnellen Gehen (Perthes-Test) oder beim Hochlagern des Beines entleeren (Linton-Test).

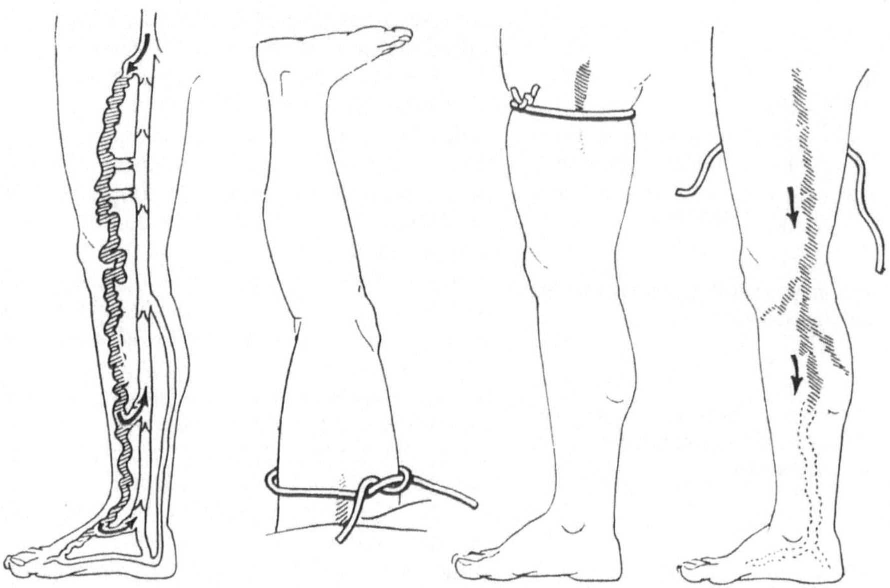

Abb. 9.9. Nachweis der Klappeninsuffizienz der V. saphena magna. Der Trendelenburg-Test ist positiv. (Aus Leger u. Nagel 1978)

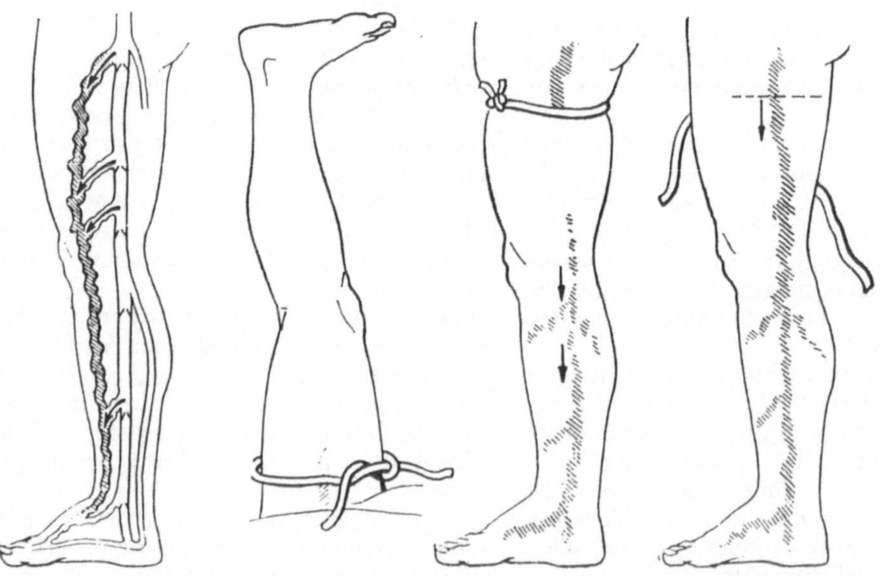

Abb. 9.10. Nachweis der Insuffizienz der Vv. perforantes. Der Trendelenburg-Test ist doppelt positiv. (Aus Leger u. Nagel 1978)

9.2.2 *Tiefe Venenthrombose*

Die akute tiefe Venenthrombose ist durch die drohende Lungenembolie keine harmlose, sondern immer eine akut lebensgefährliche Erkrankung!

Nur bei *voll* ausgeprägtem Bild findet man Schmerzen, Zyanose und Schwellung der Extremität.

Mitunter sind Kollateralvenen als blaue Stränge unter der Haut erkennbar, besonders im Inguinalbereich, als suprapubische Varize oder in der Schulterregion.

Viel häufiger sind weniger krasse Bilder! Dann kann man am stehenden Patienten (am besten von hinten) eine nur wenig deutliche zyanotische Verfärbung, oft nur eine dunklere Schattierung des kranken Beines beobachten und außerden ein unterschiedlich starkes Verstreichen der Konturen am Knöchel und in der Kniekehle feststellen. Am liegenden Patienten findet man bei vorsichtig vergleichendem Betasten häufig eine „vermehrte Gewebekonsistenz" an der kranken Extremität. Ein Palpationsschmerz kann auf eine tiefe Thrombose hinweisen, aber auch völlig fehlen oder ganz andere Ursachen haben. Typische Druckschmerzen sind für den vorsichtig tastenden Finger oft im Gastroknemiusbereich, im Adduktorenkanal und in der Leiste auslösbar. Das Auslösen von Unterschenkelschmerzen durch Muskeldehnung bei forcierter Plantarflexion ist als Homans-Zeichen bekannt. Druck ins Fußgewölbe oder dorsale Überstreckung der Zehen kann Wadenmuskelschmerz auslösen; Mißempfindungen bei Ballotement der entspannten Waden oder Schmerzen bei Kompression der Wadenmuskulatur mit einer Blutdruckmanschette bei etwa 100 mmHg können auf eine Venenthrombose hinweisen.

Liegt ein kompletter Verschluß vor, so erweitern sich kompensatorisch die oberflächlichen Venen; das Bein fühlt sich heiß an. Ein dick geschwollenes Bein mit Blässe und massivem Ödem nennt man *Phleqmasia alba dolens* oder „weißes" oder „Milchbein". Kommt es zu einem vollständigen Verschluß aller Hauptvenen, ist auch ein Blutstau in der Haut nachweisbar, die sich blau verfärbt; bei diesem schweren Krankheitsbild der *Phlegmasia coerulea dolens* sind u.U. die arteriellen Pulse nicht mehr tastbar. Es folgt eine venöse Gangrän.

Auch das Fehlen der angeführten Befunde schließt das Vorliegen einer Venenthrombose nie mit völliger Sicherheit aus!

Tabelle 9.4. Routineuntersuchung der venösen Zirkulation

Der Patient wird gebeten aufzustehen
Inspektion
Lokalisation und Größe sichtbarer Venen
Auswirkung des Anhebens und Hängenlassens
Schwellung des Sprunggelenks
Hautfarbe
Palpation
Lücken in der tiefen Faszie
Zustand der Haut und des Subkutangewebes
Trendelenburg-, Perthes-, Mahorner-Ochsner- und Linton-Test
Perkussion
Übertragung einer Perkussionswelle
Auskultation
Strömungsgeräusche

9.2.3 *Oberflächliche Thrombophlebitis*

Diese ist im Verlauf einer oberflächlichen Vene lokalisiert und durch die klassischen Entzündungszeichen Schmerz, Rötung, Schwellung und Überwärmung gekennzeichnet. Im Verlauf tastet man meist eine stark schmerzhafte, derb verhärtete Vene. Beim Auftreten in Varizen (= Varikophlebitis) muß auch an die Möglichkeit des Übergreifens auf tiefe Venen gedacht werden. Eine Zusammenstellung der Routine-Untersuchungen der venösen Zirkulation ist in Tabelle 9.4 dargestellt.

9.2.4 *Apparative Untersuchungsmethoden*

Ultraschalldopplersonde

Mittels dieser Technik sind Klappeninsuffizienzen durch nach peripher gerichtete Strömungssignale bei Valsalva-Preßmanöver oder bei proximaler Venenkompression nachweisbar. Insuffiziente Perforansvenen können entsprechend erkannt und lokalisiert werden. Bei Thrombosen im Beckenbereich wird die physiologische Atemmodulation des Signals über der Femoralvene, bei Oberschenkelthrombosen über der V. poplitea aufgehoben.

Ultraschallechtzeituntersuchung

Diese erlaubt das Erkennen der atemabhängigen Kaliberschwankungen der Venen bis zum Unterschenkel. Physiologischerweise können die Venen mit dem Schallkopf komprimiert werden, im Fall von Thrombosen ist diese Komprimierbarkeit aufgehoben. Das Echomuster ist abhängig vom Alter der Thromben und kann Hinweise auf deren Lysierbarkeit geben. Die Duplexsonographie verbindet sequentiell die Möglichkeiten der Ultraschallechtzeituntersuchung und der Dopplertechnik, erlaubt daher auch Aussagen über die Strömungsverhältnisse bei „stenosierenden Thromben".
Farbkodierte Geräte ermöglichen die simultane Darstellung von Morphologie und Strömung.
Die Ultraschalluntersuchungen ergeben die wichtigsten und zuverlässigsten Informationen!

Lichtreflexionsrheographie

Diese Technik registriert die Abnahme der Blutfülle der Haut während Muskeltätigkeit und insbesondere die Geschwindigkeit der Wiederauffüllung. Die Methode ist wegen ihrer starken Fehleranfälligkeit von begrenztem Wert.

Venenverschlußplethysmographie

Diese mißt die Blutvolumenzunahme in den Venen eines Extremitätensegmentes bei geringen Staudrücken (Venenkapazität) und die Abflußvolumina und -zeiten nach Freigabe (vermindert bzw. verlängert bei Thrombosen).

Periphere Phlebodynamometrie

Hier wird der Druckabfall in den Fußrückenvenen bei Muskelbelastung (Zehenstandübungen) registriert. Bei Abstrombehinderungen ist dieser Druckabfall vermindert oder aufgehoben. Die Methode ist quantifizierbar, erfordert aber die Punktion einer Fußrückenvene.

Nuklearmedizinische Untersuchungsmethoden

Folgende Methoden können von Bedeutung sein:
- Radiofibrinogentest mit Jod 125 oder Jod 131,
- Radionuklidphlebographie mit Technetium ^{99m}-Pertechnetat,
- Lungenszintigraphie mit Technetium ^{99m}-Humanserumalbumin.

Dabei dient der Radiofibrinogentest vornehmlich dem frühzeitigen Nachweis frischer Beinvenenthrombosen, die Radionuklidphlebographie mit der γ-Kamera dem Nachweis und der Lokalisation von Becken- und Schultervenenthrombosen und die Lungenszintigraphie der Objektivierung von pulmonalen Perfusionsstörungen bei Lungenembolie.
Diese Methoden sind jedoch vornehmlich wissenschaftlichen Fragestellungen vorbehalten; ihr Einsatz in der Praxis ist selten und gering, ihre Bedeutung dementsprechend.

Phlebographie

Der Abfluß von in die Fußrückenvenen eingespritztem Kontrastmittel wird bei Kompression in Knöchelhöhe unter dem Fernsehschirm verfolgt und dokumentiert. Die Phlebographie ist immer noch der „Golden standard" der Thrombosediagnostik. Auf die phlebologischen Untersuchungsmethoden wird auch von dermatologisch-venerologischer Seite eingegangen (s. Kap. 2).

9.3 Untersuchung der Lymphgefäße

Primäre Erkrankungen der Lymphgefäße sind selten. Häufiger ist dagegen eine sekundäre Beteiligung der Lymphknoten, die im Abflußgebiet pathologischer Veränderungen liegen. Das sekundäre Lymphödem als Folgezustand ist daher häufiger (s.S. 163).

Lymphangitis

Kommt es zur Ausbreitung einer bakteriellen Infektion im Gewebe, strömen die Bakterien in die Lymphgefäße ein, die die dazugehörigen Lymphknotenstationen drainieren. Entzündete Lymphgefäße sind als dünne, rote und schmerzhafte Hautstreifen sichtbar. Am häufigsten tritt die Lymphangitis als Kompli-

kation einer Infektion der Hände und Füße auf.
Die Patienten berichten über klopfenden Schmerz an der Stelle des Primärinfekts und schmerzhafte rote Streifen entlang der Extremität. Die axillären oder inguinalen Lymphknoten sind in der Regel geschwollen und schmerzhaft.

Lymphödem (Abb. 9.11)

Das Lymphödem ist ein fortbestehendes, auch bei Nachtruhe nicht verschwindendes Ödem von weißer Farbe, die von der Destruktion, Okklusion oder Mißbildung der Lymphgefäße herrührt. Es kann obere wie untere Extremität und auch die Genitalregion befallen. Es ist ein interstitielles Ödem lymphatischen Ursprungs und proteinreich, wohingegen Ödeme von Herz- und Nierenerkrankungen einen niederen Proteingehalt haben.
Die Ursachen sind in Tabelle 9.5 zusammengefaßt. Am wichtigsten und häufigsten ist das Lymphödem als Sekundärfolge von Lymphknotenerkrankungen. Die Diagnose des primären Lymphödems kann nur gestellt werden, wenn alle Ursachen eines sekundären Lymphödems sicher ausgeschlossen sind.
Hinsichtlich seiner Untersuchung hat das Lymphödem keine speziellen Charakteristika. Alle Ödeme kann man eindrücken. Bei längerem Bestehen wird es durch die begleitende Fibrose härter, bleibt jedoch bei kräftigem Druck eindrückbar. Die Haut nimmt an Dicke zu und wird hyperkeratotisch. Die verdickten Schuppen wachsen nach außen und sehen wie Warzen aus.
Man muß immer versuchen, die Ursachen eines Lymphödems abzuklären.

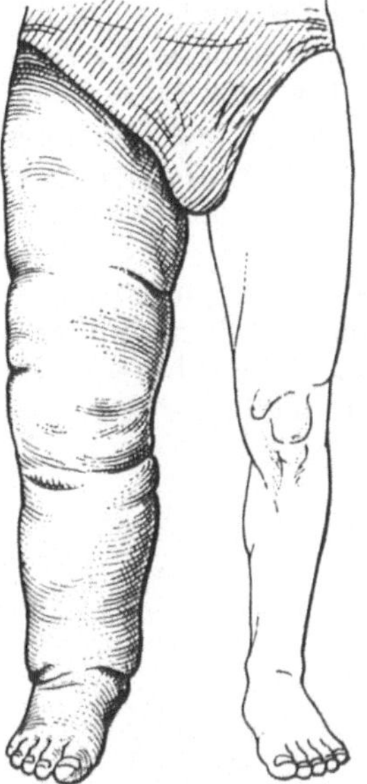

Abb. 9.11. Lymphödem der unteren Extremität. (Aus Leger u. Nagel 1978)

Tabelle 9.5. Ursachen des Lymphödems

Sekundär
Neoplastische Infiltration von Lymphknoten:
Metastasen eines Karzinoms
Primäre Retikulosis
Infektion: Filariasis
Lymphogranuloma inguinale
Tuberkulose
Rezidivierende, nicht spezifische Infektion
Iatrogen
Chirurgische Exzision und Bestrahlung von Lymphknoten
Primär
Kongenitales oder erworbenes Defizit von Lymphgefäßen
Dilatation und Insuffizienz der Lymphgefäße

Lymphangiom

Es handelt sich um ein seltenes Krankheitsbild mit typischen Erscheinungsformen, das leicht zu diagnostizieren ist. In der Haut und im Subkutangewebe sind erweiterte Lymphgefäße angesammelt. Ihre Entstehung ist unbekannt; man weiß nur, daß sie angeboren sind und es sich um Ansammlungen von Lymphsäckchen handelt, die während ihrer Entwicklung keine Verbindung zum Lymphsystem erhalten haben.
Das Lymphangioma circumscriptum tritt gewöhnlich an den Verbindungsstellen zwischen Körperstamm und Extremitäten auf. Die Hautbläschen enthalten farblose oder gelbe, wäßrige Flüssigkeit. Findet sich Blut darin, erscheinen sie braun oder schwarz. Es können Hautareale von 5–20 cm Ausdehnung betroffen sein. Eine oder zwei Zysten weisen Fluktuation, mehrere dagegen keine solche auf. Die lokalen Lymphknoten sind normal, es sei denn, die Zysten haben sich infiziert.

Eine wichtige Untersuchungsmethode zur Erfassung des Lymphgefäßsystems ist die *Lymphographie,* die durch Injektion eines öligen Kontrastmittels in die Hautlymphgefäße möglich wird. Durch das Kontrastmittel kommt es zur Darstellung der Lymphgefäße sowie des Ductus thoracicus und 24 h später durch Einlagerung zur Darstellung der Lymphknoten, die das Kontrastmittel über Wochen retinieren und schließlich über den Ductus thoracicus in den großen Kreislauf drainieren.

Literatur

Bollinger A (1979) Funktionelle Angiologie. Thieme, Stuttgart New York

Földi M (1971) Erkrankungen des Lymphsystems. Witzstrock, Baden-Baden

Haid-Fischer F, Haid H (1980) Venenerkrankungen. Thieme, Stuttgart

Kappert A (1987) Lehrbuch und Atlas der Angiologie. Huber, Bern Stuttgart Toronto

Leger L, Nagel M (1978) Chirurgische Diagnostik. 3. Aufl. Springer, Berlin Heidelberg New York

Kriessmann A, Bollinger A (1982) Ultraschall-Doppler-Sonographie. Thieme, Stuttgart New York

Marshall M (1984) Praktische Dopplersonographie. Springer, Berlin Heidelberg New York Tokyo

Mörl H (1989) Gefäßkrankheiten in der Praxis. Edition Medizin, Weinheim

Schoop W (1988) Praktische Angiologie. Thieme, Stuttgart

10 Abdomen

R. Gugler, K.-J. Paquet und H. J. Marsteller

In der Regel kann der Patient, wenn er nur entsprechend befragt wird, Symptome aus dem Bauchbereich mit ihrer Variabilität im Krankheitsverlauf recht genau schildern und so entscheidend mithelfen, den diagnostischen Weg, der ja unangenehme, kostspielige und zeitaufwendige Untersuchungen beinhalten kann, zielsicherer zu machen. Unter diesen Aspekten ist bei der Erhebung der Vorgeschichte auf die in Tabelle 10.1 aufgeführten Gesichtspunkte Wert zu legen.

Obgleich bei der Untersuchung des Abdomens im Unterschied zum Thorax, wo Perkussion und Auskultation im Vordergrund stehen, die Palpation die zentrale Stellung einnimmt, dürfen die übrigen Techniken der Untersuchung keinesfalls vernachlässigt werden. Auch für diese Körperregion gilt die grundsätzliche Reihenfolge jeder Untersuchung: Inspektion – Palpation – Perkussion – Auskultation.

Der Patient soll auf dem Rücken liegen; als Unterlage wird gewöhnlich nur ein Kissen verwendet. Man muß sich jedoch davon überzeugen, daß nicht nur Kopf und Hals des Patienten bequem gelagert sind. Dicke Patienten oder Patienten mit degenerativen Veränderungen der Wirbelsäule oder der Kniegelenke benötigen zusätzliche Kissen und Rollen, damit die Bauchmuskulatur entspannt ist. Die Decke wird bis zur vollständigen Entblößung des Bauches zurückgeschlagen.

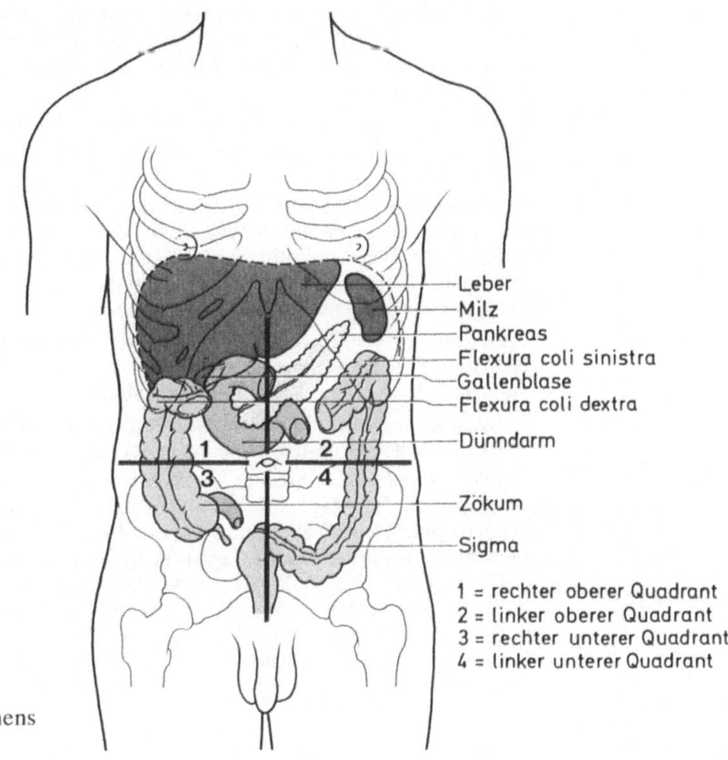

Abb. 10.1. Einteilung des Abdomens in 4 Quadranten

Tabelle 10.1. Zur systematischen Erhebung der Vorgeschichte (Anamnese)

1. Familienanamnese

Krankheiten (Todesursachen) von Eltern, Geschwistern und weiteren Blutsverwandten
Häufung ähnlicher Krankheitskonstellationen (z.B. Karzinome, Ikterus, Durchfälle, Cholelithiasis)
Ernährungsgewohnheiten
Medikamenten- und Genußmittelkonsum
Umweltsituation

2. Eigene Anamnese

Krankenhausaufenthalte Operationen Unfälle Heilverfahren Röntgenuntersuchungen Endoskopische Untersuchungen Bioptisch-histologische Untersuchungen	mit der daraus folgenden Notwendigkeit, objektive Unterlagen heranzuziehen

3. Aktuelles Beschwerdebild (Untersuchungsanlaß)

Symptomatik: Spektrum der den Patienten quälenden Beschwerden mit zeitlicher Abfolge (letztere sehr bedeutsam, aber oft nur mühsam zu ermitteln)

Bisherige ärztliche Maßnahmen:

a) *Diagnostik* (Methoden)
- Verdachtsdiagnosen/Arbeitshypothesen (z.B. Pankreatitis, Appendizitis)
- Endgültige Diagnosen (z.B. Morbus Gilbert-Meulengracht, konstitutionelle Hyperbilirubinämie, Laktasemangel)

b) *Therapie* (Formen)
- Ergebnis rationaler/irrationaler Therapie nach objektiven und subjektiven Maßstäben
- Compliance
- Situationsänderung (z.B. operativer Eingriff)

Je nach Problemstellung ergänzende, *auszuformulierende Einzelfragen* nach:

Appetit:	*Appetitlosigkeit* bei einer Vielzahl von Magen-Darm-Erkrankungen, Lebererkrankungen, akuten Gallenerkrankungen, Pankreasaffektionen, fieberhaften Infektionskrankheiten, Anämie, Urämie, diabetischem Präkoma, als Medikamentenwirkungen, bei Drogen- und Alkoholabhängigkeit, (namengebend) bei Anorexia nervosa, bei depressiver Verstimmung, *Heißhunger* (psychogen als Symptom der Freßsucht und bei Hyperthyreose)
Aversion:	Gegenüber bestimmten – zu benennenden – oder jeglichen Speisen (z.B. gegen Fett, evtl. Fleisch, oder auch jegliche Nahrung bei Hepatitis, akuten Gallen- und Pankreasaffektionen)
Intoleranz:	Gegenüber fetten Speisen, Kaffee, Kohlsorten, Hülsenfrüchten bei Leber-Gallenwegs-Erkrankungen/gegenüber Fett *und* Eiweiß bei Pankreaserkrankungen/gegenüber Süßigkeiten, Wein, Nikotin, Schmerz- und Rheumamitteln, evtl. weiteren Medikamenten bei Magenerkrankungen (Magenulkus)/gegenüber Milch bei Laktasemangel der Dünndarmmukosa/gegenüber Fasten bei Ulcus duodeni („Nüchternschmerz")
Diät:	Einhaltung einer ärztlich verordneten definierten Kostform, Vermeidung besonderer Nahrungsbestandteile aus eigenem Antrieb (positive Erfahrungen), einseitige Diäten aufgrund überwertiger Ideen, Diät-„Moden"
Übelkeit:	Vieldeutig (auch als subjektives Symptom bei Herz-Kreislauf-Erkrankungen im Sinne des Mißbehagens), gastro-intestinal in der Regel von Erbrechen gefolgt.
Erbrechen:	*Beschaffenheit, Zusammenhänge mit Nahrungsaufnahme, Menge, akut oder chronisch-rezidivierend.* Bei Magenerkrankungen (z.B. akute Gastritis, Magenvolvulus, Pylorushypertrophie), Darmerkrankungen (z.B. Enteritis, akute Appendizitis, Ileus, Mesenterialgefäßverschluß), Leber- (z.B. Ösophagusvarizenblutung), Gallen- (z.B. Gallensteinkolik), Pankreaserkrankungen (z.B. Pankreasnekrose), Nierensteinkoliken, Stoffwechselstörungen, Intoxikationen, Affektionen des Nervensystems (z.B. erhöhter Hirndruck bei Meningitis und Hirntumoren, Migräne, zentrale Hypoxämie, Vestibularisreizung, psychische Veränderungen), „Strahlenkater", Kinetosen, – namengebend – bei Hyperemesis gravidarum

Tabelle 10.1 (Fortsetzung)

Aufstoßen:	Bei Luftschlucken – Aerophagie (Eßstil?) – und bei Gärung des Mageninhaltes, nach kohlensäurehaltigen Wässern, oft auch bei „hysterischen" Patienten und Hypochondern
Sodbrennen:	Ein bis zum Halse aufsteigendes Gefühl des Brennens, diätetisch beeinflußbar: besonders bei Hyperazidität des Magensaftes – aber durchaus auch bei Norm- und Anazidität – als Ausdruck eines Reizzustandes der Ösophagusschleimhaut im Kardiabereich – z.B. Refluxösophagitis bei Hiatusgleithernie
Schluckstörung:	Bei Aufnahme fester (Ösophaguskarzinom?) oder auch flüssiger Nahrung (Dysphagie) (Ösophagospasmus oder Achalasie?) mit substernalen Schmerzen und – besonders auch nächtlichem – Rückfluß von verschlucktem Material (Speichel, Speisen oder Flüssigkeiten) in den Mund ohne vorheriges Übelkeitsgefühl („Regurgitation")
Regurgitation:	Aus dem Ösophagus als Symptom einer Ösophagusstenose (Divertikel?), aus dem Magen als Symptom einer Kardiainsuffizienz
Singultus (Schluckauf):	*Peripher* durch Magendilatation, Reizung von Peritoneum, Pleura, Mediastinum, Perikard, Zwerchfell; *zentral* durch Urämie, Enzephalitis, Enzephalomalazie ausgelöst – oft bei Schwerkranken, dann häufig persistierend
Völlegefühl:	Als Ausdruck eines Meteorismus, uncharakteristisch bei den verschiedensten Zuständen – blähenden Speisen, Aerophagie, Magenausgangsstenose, Leberzirrhose, kardialer Leberstauung, Pankreasinsuffizienz, Morbus Hirschsprung, infektiösen und entzündlichen Darmerkrankungen, Ileus
Blähungen	Vermehrter Gasgehalt des Gastrointestinums, objektiv durch Inspektion und Perkussion zu diagnostizieren, vom Patienten meist geschildert, um den Abgang von Winden (Flatus) zu charakterisieren
Schmerzbeschreibung:	Schmerzcharakter, -lokalisation, -ausstrahlung: Zusammenhang mit Nahrungsaufnahme (-qualität)
Körpergewicht:	Aktuell Übergewicht oder Untergewicht? Änderungen im letzten Halbjahr? *Abnorme Gewichtsabnahme* infolge – Unterernährung (Nahrungsmangel). Appetitlosigkeit bei schweren Erkrankungen, speziell auch Passagebehinderungen im Magen-Darm-Trakt – Resorptionsstörungen (Malabsorption), z.B. bei chronischem Durchfall, ausgedehnter Dünndarmresektion – Störungen in der intraluminalen Phase (Maldigestion) bei Magen-, Leber-, Galle- und Pankreasfunktionsstörungen – vermehrtem Verbrauch (bei Hyperthyreose) *Außergewöhnliche Gewichtszunahme* (schnell) durch Wassereinlagerung (kardial, nephrogen) oder (langsam) durch Überernährung/Fehlernährung
Leistungsfähigkeit:	Bei den verschiedensten Erkrankungen, z.B. Stoffwechselkrankheiten, Infektionen, Intoxikationen, Tumoren, eingeschränkt, evtl. als Hinweis auf den Schweregrad des Leidens
Stuhlgang:	*Frequenz:* z.B. Diarrhoe (Infektgastroenteritis) (Laxanzien?), Obstipation (habituell), Fehlernährung, stenosierendes Kolonkarzinom, Blei- oder Thalliumintoxikation) *Stuhlbeschaffenheit:* Farbe, Konsistenz, Beimengungen (Blutauflagerung: Hämorrhoiden, Karzinom – Blutuntermischung: höhere Blutungsquelle, wie Eiterauflagerung: Kolitis, Parasiten). Oft aufgrund moderner WC-Anlagen nicht zu eruieren. Beschwerden bei der Defäkation (Hämorrhoiden, Analfissur)
Durst:	Vermehrt (Polydipsie) bei Diabetes insipidus, Diabetes mellitus, chronischem Alkoholismus, psychogen Trinkmenge (pro Tag)
Wasserlassen:	*Frequenz:* Nykturie, Pollakisurie, Oligurie *Urinmenge:* Polyurie bei Diabetes mellitus und Diabetes insipidus, Oligurie/Anurie bei Exsikkose, Enteritis, Nierenversagen (Urämie) mit weiterer „gastroenterologischer" Symptomatik *Aussehen des Urins:* dunkelrote Färbung bei Hämaturie, bierbraunschaumige Farbe bei akuter Hepatitis

Tabelle 10.1 (Fortsetzung)

Fieber:	Typ?
Ikterus:	Konjunktivenhaut (hepatogen? hämolytisch?)
Juckreiz: (Pruritus)	Bei Hepatitis, Verschlußikterus, Niereninsuffizienz, Blutkrankheiten und Retikulose, Urtikaria, Parasiten
Allergie:	Nahrungsmittel, Medikamente, Röntgenkontrastmittel, Lokalanästhetika
Atemnot:	Bei massivem Aszites (vielfältige Ursachen)
Beinödeme:	Zum Beispiel infolge Hypalbuminämie bei Leberzirrhose oder enteralem Eiweißverlust bei exsudativer Enteropathie
Kopfschmerzen:	Zum Beispiel Leber-Gallenblasen-Leiden, Botulismus, Hypoglykämie, Intoxikation, Hypertonie, Hirntumor
Schlafstörungen:	Zum Beispiel bei Hiatushernie oder Duodenalulkus
Alkohol: Nikotin: Koffein:	Quantum pro Tag
Medikamente:	Ca- und Mg-Salze (in Antazida), Analgetika, Antirheumatika, Theophyllinkörper, Digitalis, Glukokortikoide, Zytostatika, Antikoagulanzien, Psychopharmaka, Opiate
Exposition gegenüber Schadstoffen:	Nitrite, Nitrate, schweflige Säure, Blei, Chrom, Zink, chlorierte Kohlenwasserstoffe

Der Patient wird aufgefordert, sich zu entspannen und mit offenem Mund zu atmen. Durch Vorführen der Hand zwischen Untersuchungsbett und Rücken kann man feststellen, ob der Patient bequem genug und entspannt liegt.

10.1 Topographie

Das Abdomen wird in 4 Quadranten bzw. 9 Regionen eingeteilt, die zu bestimmten Organen in Beziehung stehen.
Im *rechten oberen Quadranten* sind Leber, Gallenblase, Duodenum, rechte Niere und hepatische Flexur des Kolons gelegen (Abb. 10.1). Bei tumoröser Auftreibung kann auch der Pankreaskopf rechts oben tastbar sein.
Im *linken oberen Quadranten* finden sich Magen, Milz, linke Kolonflexur, Pankreaskörper und Pankreasschwanz sowie die linke Niere.
Rechts unten liegen Appendix, Zäkum, rechtes Ovar und rechte Tube.
Links unten sind Sigmoid, linkes Ovar, linke Tube und in der Mitte Harnblase und Uterus lokalisiert.
Bei normaler Anatomie ist eine Lokalisation der genannten Organe innerhalb der einzelnen Quadranten ziemlich genau möglich. Dennoch können erhebliche Dislokationen vorkommen.

10.2 Inspektion

Die Inspektion des Patienten, bei dem eine abdominale Erkrankung vermutet wird, umfaßt immer den gesamten Körper, da sich Störungen aus dem Bereich des Abdomens besonders häufig extraabdominal manifestieren. Deshalb ist jede Untersuchung nur am vollständig entkleideten Patienten vorzunehmen. Die Lichtverhältnisse (möglichst Tageslicht) müssen auch diskrete Abweichungen der Hautfarbe sichtbar werden lassen.

10.2.1 Extraabdominale Zeichen bei abdominalen Erkrankungen

Haut

Bei den generalisierten Veränderungen im Bereich der Haut ist die häufigste der *Ikterus* als Hinweis auf eine Hyperbilirubinämie. Dabei kann die Gelbfärbung eine grüne (Verdin-Ikterus = Cholostase), eine rote (Rubinikterus = hepatozelluläre Erkrankung) oder eine strohgelbe (Flavinikterus = Hämolyse) Komponente haben.
Seltenere generalisierte Veränderungen der *Hautpigmentierung* finden sich bei *Morbus Addison* (braun; besonders belichtete Stellen,

Handlinien, fleckig an der Mundschleimhaut), *Hämochromatose* (graubraun; besonders belichtete Stellen, Achselhöhlen, Genitalregion), *Porphyria cutanea tarda* (braun; besonders belichtete Stellen, mit Bläschenbildung) sowie bei *Morbus Wilson* (braun-blaugrüne Mischfarbe). Umschriebene braune Veränderungen der Hautpigmentierung zeigen sich fleckförmig perioral, an der Mundschleimhaut sowie an den Streckseiten der Extremitätengelenke bei der *hereditären gastrointestinalen Polyposis* (Peutz-Jeghers-Syndrom). Malabsorption bedingt evtl. über Vitaminmangelzustände sekundäre Hautveränderungen mit Schrumpfung u.ä.
Auf eine *chronische Lebererkrankung* weisen folgende typische Hautzeichen hin: Palmarerythem, Stern- oder Spidernävi, glatte rote Zunge, Geldscheinhaut, Weißnägel, Uhrglasnägel, Fehlen der Sekundärbehaarung beim Mann, Gynäkomastie, thrombologische Purpura und andere Zeichen einer hämorrhagischen Diathese. Kratzeffekte (Exkoriationen) sind bei länger bestehender Cholostase wegen des Pruritus zu finden, allerdings ebenfalls beim Malignom (insbesondere Lymphom).

Augen

An den Konjunktiven ist auch ein an der Haut noch nicht feststellbarer Ikterus zu erkennen (Subikterus). Ein braungrüner Ring der Kornea (Kayser-Fleischer-Kornealring) tritt bei Morbus Wilson (hepatolentikuläre Degeneration) auf. Xanthelasmen finden sich bei Leberzirrhose und Hyperlipoproteinämie.

Mund

Neben den fleckig-bräunlichen Pigmentierungen der Mundschleimhaut (Morbus Addison, Peutz-Jeghers-Syndrom) ist ein weiteres auf eine Abdominalerkrankung hinweisendes Symptom die Atrophie der Zungenschleimhaut bei Leberzirrhose, bei der die Zunge leuchtend rot und glatt (Lackzunge) erscheint (Differentialdiagnose: pernizöse Anämie mit Zusatzsymptom Zungenbrennen).

10.2.2 Abdominale Zeichen bei abdominalen Erkrankungen

Spontanlagerung. An dem möglichst flach auf der Unterlage liegenden Patienten (Flachlagerung unmöglich bei Herzinsuffizienz oder Asthma bronchiale) kann bereits die Spontanlagerung Hinweise auf eine abdominale Erkrankung geben: Der Patient liegt zusammengekauert und ist unruhig bei Steinkoliken der Gallenwege und der Harnwege. Er liegt ebenfalls zusammengekauert bei Schmerzattacken im Rahmen der chronischen Pankreatitis, während er bei der peritonealem Reizzustand flach und eher unbeweglich liegt.

Bauchdecken. Bei der Inspektion richtet sich das erste Interesse des Untersuchers auf die Frage, ob der Bauch eingezogen oder vorgewölbt ist. *Passives Einsinken der Bauchdecken* ist zu beobachten bei allen Formen der Abmagerung (z.B. Tumorkachexie) und stärkerer Exsikkose (Durchfälle). Dagegen kann die Bauchwand *aktiv* eingezogen sein bei schweren Formen der Meningitis („Kahnbauch").
Die *Vorwölbung des Abdomens* kann sehr unterschiedliche Ursachen haben. Eine den gesamten Bauch betreffende Vorwölbung betrifft in der Mehrzahl der Fälle eine Adipositas des Patienten, die mit Fetteinlagerung nicht nur in der Bauchwand, sondern auch im Mesenterium einhergeht und im allgemeinen schon aus dem Gesamteindruck des Patienten zu erkennen ist. Die Vorwölbung bei Adipositas richtet sich im wesentlichen nach vorne, der Nabel ist dabei eingezogen. Eine der Adipositas ähnliche Vorwölbung wird bei Meteorismus beobachtet, kann jedoch im allgemeinen durch Perkussion sicher von der Adipositas unterschieden werden.
Eine Vorwölbung nach vorne und eine Auslagerung nach den Seiten wird bei Aszites angetroffen. Der Nabel liegt bei Aszites in der Ebene der Bauchwand („verstrichener Nabel") oder ist vorgewölbt.
Eine asymmetrische Vorwölbung weist auf eine Organvergrößerung (Leber, Milz), eine Tumorbildung (z.B. Kolon) oder einen gekammerten Aszites hin.

Behaarungstyp. Ein veränderter Behaarungstyp ist als Hinweis auf eine hormonale Störung aufzufassen. Während zur typischen Behaarungsform der Frau die nach kranial waagerecht verlaufende Begrenzung der Schambehaarung gehört, ist der männliche Behaarungstyp durch eine vom Nabel zur Symphyse hin allmählich breiter werdende Schambehaarung gekennzeichnet. Ein *männlicher Behaarungstyp* bei Frauen (Hirsutismus) wird als

Zeichen eines androgenproduzierenden Nierenrinden- oder Ovarialtumors gefunden, hat jedoch in vielen Fällen keinen Krankheitswert.
Weibliche Behaarungsform bei Männern kann Ausdruck einer Keimdrüsenstörung sein, tritt jedoch auch in vielen Fällen fortgeschrittener Leberzirrhose auf (Abdominalglatze), wahrscheinlich ebenfalls als Ausdruck einer Östrogen-Androgen-Verschiebung.

Striae. Als Striae werden die anfänglich rötlichen, später eher blaurot gefärbten und allmählich abblassenden Veränderungen des subkutanen Bindegewebes bezeichnet, die als Folge einer Überdehnung der Haut auftreten. Striae entstehen häufig im Verlauf von Schwangerschaften; sie sind – wenn von roter Farbe – ein typisches Zeichen der Stammfettsucht bei Morbus Cushing, kommen gelegentlich auch bei Bindegewebedisposition oder einfacher exogener Adipositas vor.

Umschriebene abdominale Vorwölbungen. Im Unterschied zur generalisierten Vorwölbung finden sich umschriebene Vorwölbungen des Abdomens an den der Topographie der Abdominalorgane entsprechenden Stellen. Diese Vorwölbungen sind um so eher zu sehen, je entspannter der Patient liegt und je dünner die Bauchdecken sind. So zeichnet sich eine vergrößerte Leber oder Milz unterhalb des rechten bzw. des linken Rippenbogens ab, insbesondere wenn sie gleichzeitig verhärtet ist. Einzelne stark gefüllte Dickdarmschlingen können beim Colon irritabile deutlich sichtbar sein. Jeder Tumor des abdominalen Bereiches kann eine sichtbare Prominenz erzeugen, gleichgültig ob er vom Magen, einem Darmabschnitt, vom Ovar oder z.B. den Nieren (Zystennieren) ausgeht. Dazu gehören auch die entzündlichen Tumoren, wie bei Morbus Crohn. Eine normale Peristaltik ist bei der Inspektion des Abdomens nicht zu sehen. Dagegen erkennt man eine gesteigerte Peristaltik z.B. des Magens (Pylorusstenose) von links nach rechts über das Epigastrium verlaufend. Peristaltik des Dünndarms ist am ehesten in der Nabelgegend zu sehen, die des Dickdarms entlang seinem gesamten Verlauf, am ehesten jedoch im rechten Oberbauch.

Narben. Schließlich werden von früheren Eingriffen herrührende Narben gesucht. In der Spaltrichtung der Haut liegende Narben sind manchmal kaum zu erkennen. Werden solche versteckte Narben entdeckt, erinnert sich der Patient manchmal selbst wieder an früher durchgemachte, vergessene Operationen. Die Lage der Narben läßt Rückschlüsse auf die Art des früheren Eingriffes zu, wenn sich der Patient nicht mehr erinnert. Dasselbe gilt für die Lokalisation eines Anus praeternaturalis. Die Lage des künstlichen Darmausganges und die Beschaffenheit des austretenden Stuhls zeigen, welcher Darmabschnitt eröffnet wurde. Schließlich stellen wir fest, ob der Anus ein- oder doppelläufig angelegt wurde; in der vorgewölbten Schleimhaut sind ein oder zwei Lumina erkennbar. Ist der inspektorische Befund zweifelhaft, läßt sich diese Frage durch Einführung des behandschuhten Fingers klären. Von Bedeutung ist die Feststellung, ob es im Bereich der Narben Fasziendehiszenzen oder Narbenbrüche gibt; letztere haben insbesondere Bedeutung für die Entstehung eines mechanischen Darmverschlusses nach Einklemmung.

10.3 Palpation

Der Patient soll flach auf dem Rücken liegen. Es ist erstaunlich, wie häufig auch intelligente Personen, wenn sie aufgefordert werden, sich auf den Rücken zu legen, sich prompt auf den Bauch drehen. Der Arzt sitzt immer neben dem Patienten, damit er den Palpationsdruck exakt dosieren kann. Es hat sich bewährt, die Hände vor der Untersuchung in heißem Wasser zu waschen. Bei kaltem Wetter kann die Palpation mit einem Handtuch oder auf dem Hemd des Patienten beginnen. Das anfängliche Vertrauen des Patienten nimmt zu, wenn ihm nicht weh getan wird. Trotz optimaler Lage unter Benutzung einer Knierolle gelingt es manchen Patienten nicht, die Bauchdecken zu entspannen.
Zur Überwindung dieser Bauchdeckenspannung wird folgendes Vorgehen empfohlen: Man fordert den Patienten auf, ruhig durch den Mund zu atmen und die Arme schlaff neben sich hängen zu lassen. Der Patient muß wissen, daß ihm nicht weh getan wird. Häufig führt ein einleitendes Gespräch zu einer besseren Entspannung. In hartnäckigen Fällen kann folgender Trick angewandt werden: Die linke Handwurzel wird auf den unteren Teil des Brustbeines gelegt und mit ihr ein zunehmender Druck ausgeübt. Zusätzlich kann der

Tabelle 10.2. Kriterien der Organbeschaffenheit

1. *Lage*	Welcher Quadrant bzw. welche Region?
2. *Größe*	Wenn möglich, Angabe des Durchmessers oder der Oberfläche in Zentimeter
3. *Konsistenz*	Weich – hart – zystisch?
4. *Oberfläche*	Glatt – (grob- oder fein-) höckrig?
5. *Rand*	Scharf – stumpf – kreniert?
6. *Verschiebbarkeit*	Gegen Unterlage – gegen Bauchwand?
7. *Schmerzempfindlichkeit*	

Untersucher mit seinem ganzen Gewicht Druck auf die Brust ausüben, so daß der Patient nur abdominal atmen kann. Während des Einatmens verlieren die Bauchmuskeln zwangsläufig ihren Tonus, wodurch die rechte Hand die Möglichkeit der oberflächlichen und tiefen Bauchpalpation erhält.

Die Palpation beginnt mit sehr sanftem Druck, um den Patienten an diese Untersuchungsweise zu gewöhnen. Dem gleichen Ziel dient der Grundsatz, die Palpation immer an einer vermutlich nicht schmerzhaften Stelle zu beginnen. Fängt die Untersuchung an einer schmerzhaften Stelle an, so entsteht eine Abwehrhaltung, die eine weitere Untersuchung erschweren kann. Der Untersucher nähert sich mit leichtem Druck der Hand allmählich der schmerzhaften Region. Dabei sollte die Hand möglichst nicht vollständig abgehoben werden, da jedes erneute Eindrücken wieder einen gewissen Muskelwiderstand erzeugt.

Die Palpation erfordert die genaue Kenntnis der Projektion der einzelnen Organe auf die vordere Abdominalwand. Gilt die Untersuchung einem palpablen Organ, so sind grundsätzlich die in Tabelle 10.2. aufgeführten Kriterien der Organbeschaffenheit zu beantworten.

Je nach zu beurteilendem Organ bzw. seiner Lage im Abdomen sind verschiedene Techniken der Palpation anzuwenden.

Orientierende Palpation (Abb. 10.2a): Die spitzen Dreierfinger einer Hand palpieren unter leichtem Druck das gesamte Abdomen (Anfangsuntersuchung).

Sechsfingerpalpation (Abb. 10.2b): Zur Beurteilung eines breiten Organrandes werden die 3 mittleren Finger beider Hände nebeneinandergelegt, um das gesamte Organ zu erfassen (z.B. Leber).

Doppelhandpalpation (Abb. 10.2c): Hände liegen aufeinander zur Palpation in der Tiefe (z.B. Darmtumor).

Bimanuelle Palpation (Abb. 10.2d): Bei Nieren, Milz und Kolon drückt eine Hand das zu untersuchende Organ gegen die befühlende andere Hand, da ein natürliches Widerlager fehlt.

Gleitpalpation (Abb. 10.2e): Zur Beurteilung der Oberfläche eines Organs (Leber) oder zum Suchen des Organs bzw. des Tumorrandes.

Abwehrspannung. Bei Druckschmerzhaftigkeit innerer Organe bzw. bei einem entzündlichen Prozeß im Abdomen entsteht eine lokale oder generalisierte Kontraktion der Wandmuskulatur des Abdomens. Dadurch wird der Palpationsdruck abgefangen. Eine Abwehrspannung im Bereich des Abdomens wird oft als mangelnde Entspannung des Patienten fehlbeurteilt, während eine Peritonitis die Ursache sein kann. Bei ausgeprägter Peritonitis sind die Bauchdecken bretthart und auch bei sanfter Palpation nicht eindrückbar. Eine muskuläre Abwehrspannung läßt sich dagegen bei vorsichtigem Palpieren überwinden und tritt dann erst bei genügend tiefem Palpieren des erkrankten Organs auf. Bei peritonealem Befall sind die Bauchdecken konstant hart und gespannt. Während also das viszerale Peritoneum nur auf Druck, Zug und Spannung mit einem Schmerz reagiert, vermittelt das parietale Peritoneum den Dauerschmerz, bei dem Patienten eine ruhige Lage einhalten und jede Bewegung vermeiden.

Schmerzen. Die in der Bauchhöhle entstehenden Schmerzimpulse werden sowohl durch das autonome als auch durch das zerebrale Nervensystem fortgeleitet. Schmerzreize, die über die Zerebrospinalnerven übermittelt werden, können vom Patienten leicht lokalisiert werden. Im allgemeinen wird er mit einem oder zwei Fingern auf eine umschriebene Stelle hinweisen. Macht der Patient mit der ganzen Hand eine Art wischende Bewegung auf einem umschriebenen Bezirk des Abdomens, so spricht diese Art der Schmerzlokalisation für einen entzündlichen intraabdomina-

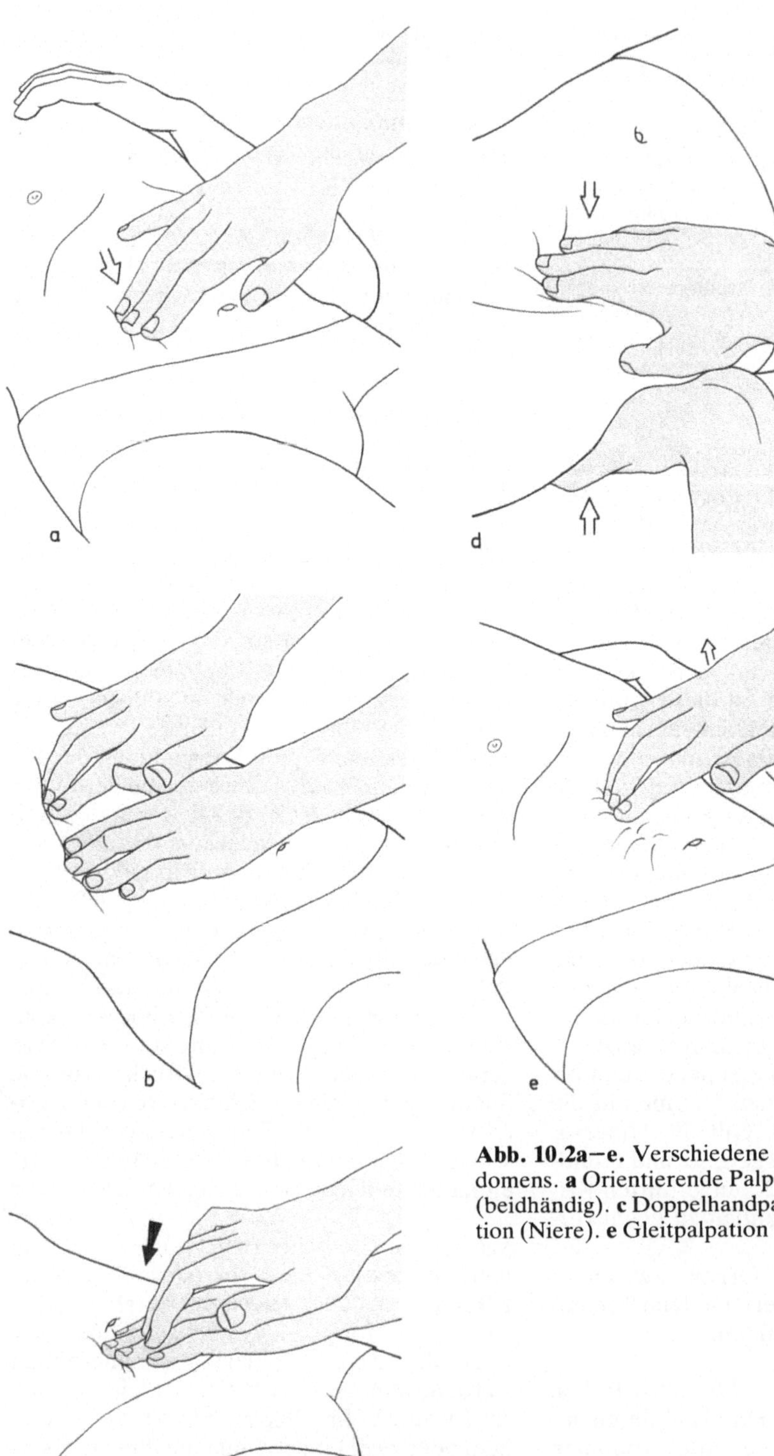

Abb. 10.2a–e. Verschiedene Arten der Palpation des Abdomens. **a** Orientierende Palpation. **b** Sechsfingerpalpation (beidhändig). **c** Doppelhandpalpation. **d** Bimanuelle Palpation (Niere). **e** Gleitpalpation

len Prozeß, der sich in Richtung auf das parietale Gefäßsystem ausdehnt oder dieses bereits erreicht hat. Zur Deutung solcher lokalisierter Schmerzen ist es notwendig, sich der Anatomie zu erinnern (Abb. 10.1, 10.3a, b).

Außerdem muß man wissen, daß lokalisierbare Schmerzen nicht immer an der Stelle auftreten, wo die Erkrankung sitzt (s.S. 168). Der Schmerz kann auch in einen Bereich außerhalb des Abdomens ausstrahlen. So kann z.B. ein durchgebrochenes Magen- bzw. Zwölffingerdarmgeschwür, eine Rippenfellentzündung, eine Blutansammlung in der Bauchhöhle (Hämaskos) oder ein subphrenischer Abszeß (Eiteransammlung unter dem Zwerchfell) zur Reizung des Zwerchfells führen. Die Schmerzimpulse werden über den N. phrenicus in das 4. zervikale Segment fortgeleitet: Der Schmerz strahlt in die sensible Hautzone ein, die von C4 versorgt wird, er breitet sich so in Schulterregion und laterale Halspartie aus.

Intraabdominal über autonome Nerven fortgeleitete Schmerzen werden durch Ischämie sowie durch Streckung oder Dehnung der Eingeweide ausgelöst. Es werden Schmerzen um die Mittellinie des Abdomens angegeben. Der Patient kann, wie sich an seiner ungezielten zirkulierenden Handbewegung zeigt, diesen Schmerz nicht genau lokalisieren.

Die segmentalen anatomischen Beziehungen zwischen dem autonomen und dem zerebrospinalen Nervensystem weisen häufig auf Beziehungen zu viszeralen Schmerzen hin, was von diagnostischem Wert sein kann. Die Bahnen solcher Schmerzausstrahlung sind nicht genau definiert, wohingegen die empirisch gefundenen Ausstrahlungsbezirke ziemlich verläßlich sind, so daß die Schmerzausstrahlung in ein bestimmtes Gebiet eine spezifische Diagnose erlaubt (s. Abb. 10.3a, b, Tabelle 10.3).

Der Schmerzcharakter kann sehr unterschiedlich sein: streng lokalisierbar, diffus, unbestimmbar. Spezielle, häufige Druckschmerzpunkte sind der untere Leberrand, der untere Milzpol (jeweils bei Kapselspannung), das Gallenblasenbett, der MacBurney-Punkt (Mittel der Linie Nabel-Spina iliaca anterior rechts) bei Appendizitis.

Loslaßschmerz ist ein Hinweis auf eine peritoneale Irritation, gewöhnlich entzündlicher Art. Er wird ausgelöst, indem auf irgendeinen Bereich des Abdomens ein für einige Sekunden anhaltender, heftiger Druck ausgeübt

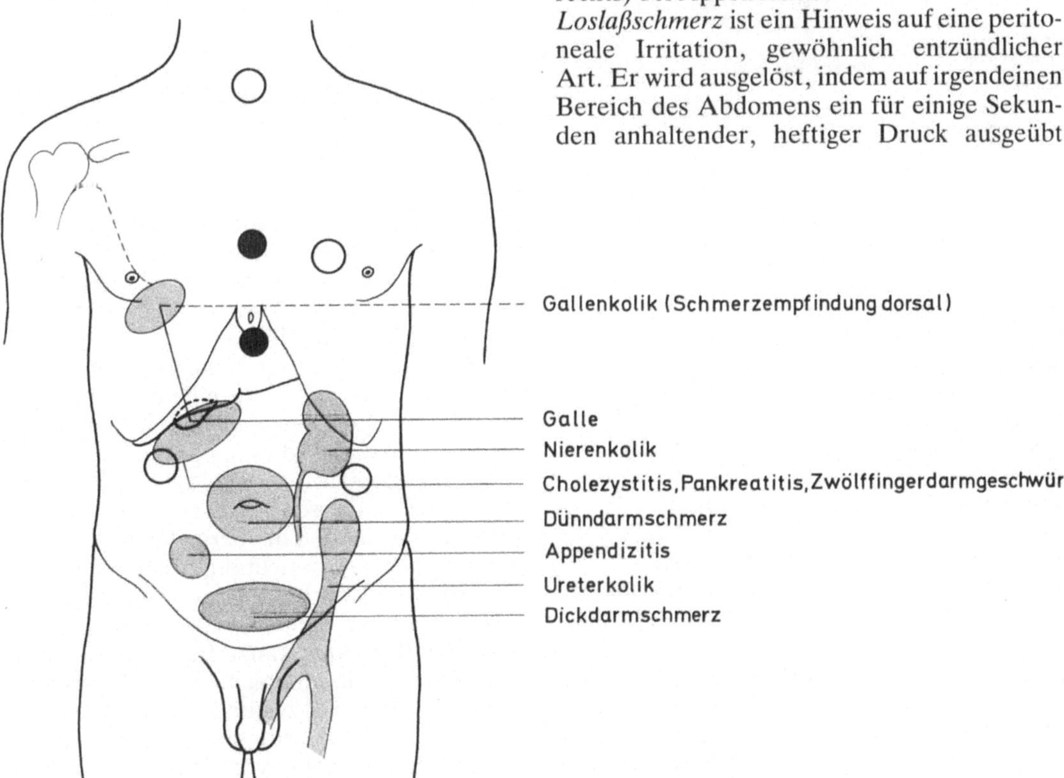

Abb. 10.3a. Schmerzprojektionen bei Erkrankungen abdominaler Organe frontal

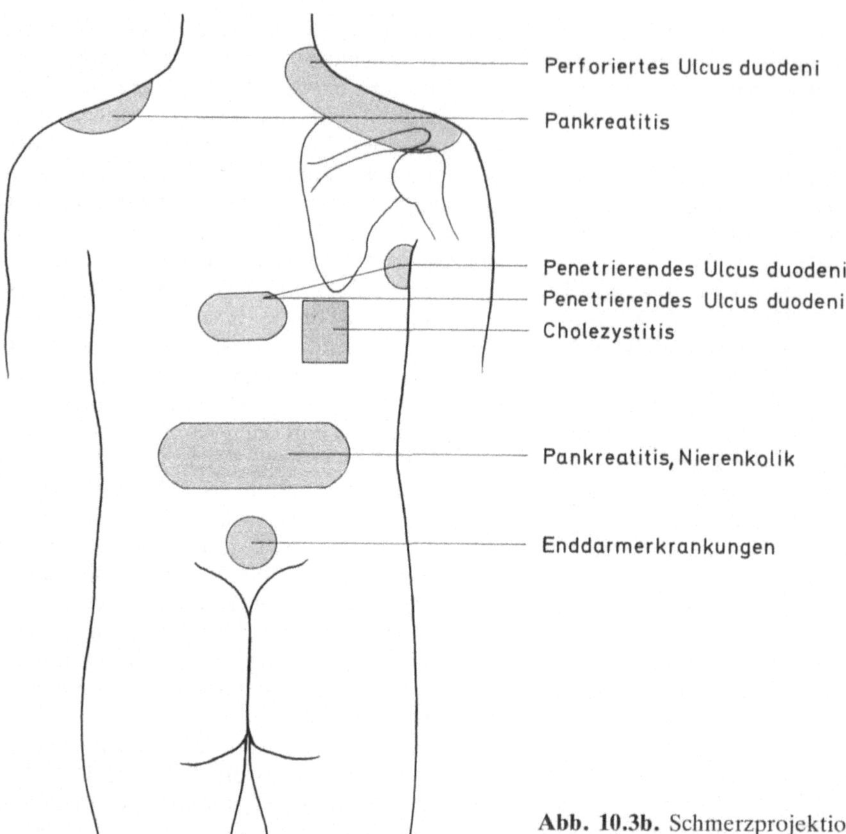

Abb. 10.3b. Schmerzprojektionen bei Erkrankungen abdominaler Organe dorsal

Tabelle 10.3. Schmerzausstrahlung bei abdominalen und direkt benachbarten Erkrankungen

Schmerzausstrahlung in die linke Schulter:
Pankreatitis, Pleuraprozeß, Milz, Herzerkrankungen

Schmerzausstrahlung in die rechte Schulter:
Perforiertes Ulcus duodeni oder rechtsseitige Pleuritis

Schmerzausstrahlung in die Leistengegend und die Harnröhre:
Urogenitale Erkrankungen, Appendizitis, Leistenhernie

Schmerzausstrahlung in die Steißbeinregion:
Erkrankungen des Genitales oder des Rektums

wird. Bei plötzlichem Loslassen empfindet der Patient einen kurzen stechenden Schmerz in der erkrankten Region, die weit von diesem Druckpunkt entfernt sein kann. Dabei zeigt der Gesichtausdruck des Patienten den Schmerz gewöhnlich schon an, bevor ihn der Patient äußern kann.

Aszites. Neben den erwähnten sichtbaren Zeichen für Aszitesbildung (Vorwölbung des Bauches, Verstrichensein des Nabels, Vorwölbung der Flanken) läßt sich durch folgende Palpationstechnik Flüssigkeit in der Bauchhöhle nachweisen: Eine Hand wird mit der gesamten Innenfläche an die eine Flanke gelegt. Wenn mit den Fingerspitzen der anderen Hand dann kurz und heftig gegen die andere Flanke geklopft wird, schlägt die so erzeugte Flüssigkeitswelle sehr kurz gegen die aufliegende Hand an. Nur das harte, kurze Anschlagen *(Undulation)* spricht für Aszites, während bei Adipositas auch über das Fett der Bauchwand eine träge, weiche Welle zur Gegenseite fortgeleitet werden kann. Eine Übertragung der Welle durch die Bauchwand läßt sich vermeiden, wenn eine zweite Person eine Handkante fest auf die Mittellinie des Abdomens auflegt. Ein weiteres verläßlicheres Zeichen zum Nachweis von Aszites ist die lageabhängige Dämpfung bei der Perkussion (s. Abb. 10.5a, b und S. 175).

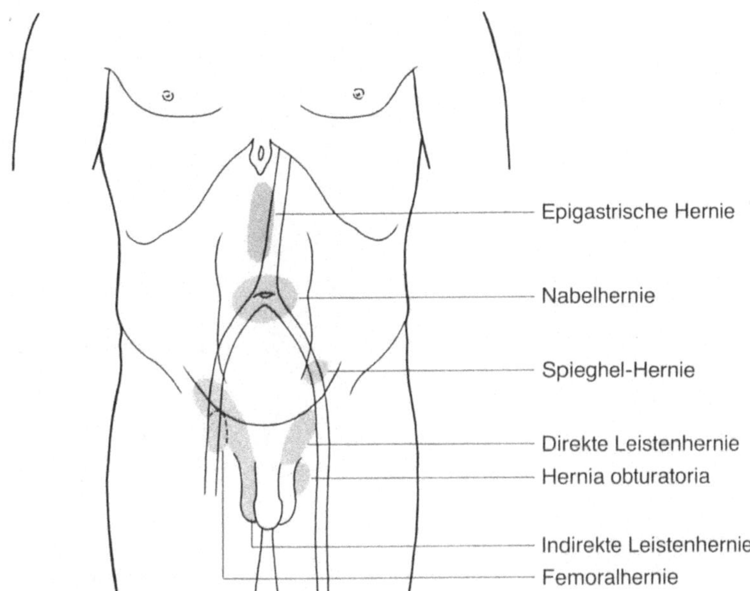

Abb. 10.4. Überblick über die Hernienformen. Bei allen Patienten mit abdominalen Beschwerden müssen alle Körperregionen sorgfältig untersucht werden, in denen Hernien auftreten können. Zusätzlich zu den bekannteren Variationen der dargestellten Hernien sollte man auch nach weniger häufigen perinealen und lumbalen Hernien fahnden

Die *Konturen des M. rectus abdominis* sind meist gut abgegrenzt. Ist der Muskel gut ausgebildet, erschwert er die Palpation des Abdomens, wie sich überhaupt intraabdominale Veränderungen bei muskelkräftigen Patienten nur schwer oder gar nicht tasten lassen. Ist der Untersucher über die Konturen dieses Muskels im unklaren, kann er sich damit helfen, daß er den Patienten den Oberkörper aktiv anheben läßt. Bei der Untersuchung der Bauchwand muß auf Faszienlücken und Hernien, z.B. epigastrische Hernie, Spieghel-Hernie (Abb. 10.4) geachtet werden (s.S. 177).
Ein *stark gefüllter Magen* oder eine *sehr volle Harnblase* ergibt einen diffusen, nicht eindeutig abgrenzbaren Tastbefund, ohne daß unbedingt ein krankhafter Zustand vorliegen muß. Alle übrigen gefühlten Resistenzen deuten auf pathologische Veränderungen hin.

10.4 Perkussion

Die Perkussion ist ein zusätzliches Hilfsmittel, um die Größe verschiedener Abdominalorgane zu bestimmen oder um den Nachweis von Flüssigkeit oder Luft zu erbringen. Die Ergebnisse sind am besten, wenn leicht perkutiert wird. Da normalerweise eine gewisse Menge Luft im Gastrointestinaltrakt vorhanden ist, insbesondere in Magen und Kolon, kann auch beim Gesunden ein tympanitischer Klopfschall über einzelnen Regionen des Abdomens erzeugt werden. Der Verschluß eines Darmabschnittes führt zur abnormen Erweiterung der proximalen Schlinge mit entsprechender Änderung des Perkussionsbefundes. Die systematische Abdominalperkussion erfolgt zweckmäßig von der linken unteren Thoraxgegend nach unten. In der Gegend des 9. ICR wird der Klopfschall tympanitisch. Eine Dämpfung distal des 9. ICR links bedeutet *Vergrößerung von Milz* oder *linker Niere*. Bei entsprechendem Vorgehen auf der rechten Seite beginnt die *Leberdämpfung* normalerweise in Höhe des 7. ICR. Tympanitischer Schall erscheint vom Rippenbogenrand an (Medioklavikularlinie). Anschließend werden medial der linke und lateral der rechte Leberlappen in ihrer Ausdehnung ermittelt. Pulmonale oder pleurale Erkrankungen können dabei die Bestimmung des kranialen Leberrandes erschweren. Wurde bei der Palpation eine Tumormasse getastet, so erlaubt die Perkussion dieses Bezirkes eine Entscheidung darüber, ob es sich um einen geblähten Abschnitt

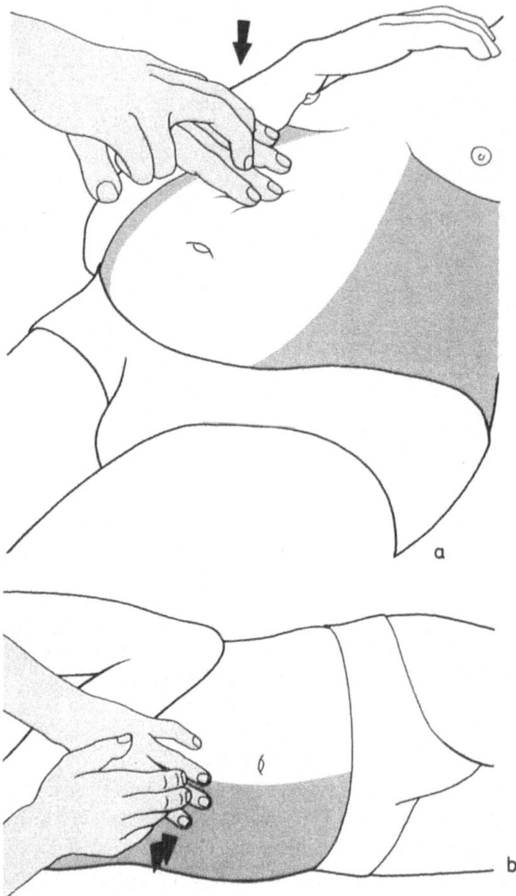

Abb. 10.5a, b. Feststellung eines Aszites durch Perkussion. Bei Unklarheit läßt sich der Aszites durch die wechselnde Dämpfung beweisen

von Magen bzw. Darm oder um einen soliden Tumor handelt.
Bei *Aszites* findet sich tympanitischer Klopfschall in Rückenlage des Patienten im mittleren Bereich des Abdomens (Abb. 10.5a), während seitlich an den flüssigkeitsgefüllten Stellen eine Dämpfung perkutiert wird (s. Abb. 10.5b). Die Dämpfungsfigur ist zur Mitte gewöhnlich kreisrund begrenzt. Wird der Patient auf die Seite gelagert, so verschiebt sich die Dämpfung entsprechend der Schwere zum tiefer gelegenen Teil.
Obgleich Aszitesmengen unter 1 l durch die physikalische Untersuchung nicht feststellbar sind, kann man relativ kleine Flüssigkeitsmengen in Knie-Ellenbogen-Lage perkutieren, in der die Dämpfung am tiefsten Punkt feststellbar wird, an dem normalerweise tympanitischer Klopfschall besteht. Bei unklaren oder zweifelhaften Befunden ist der Nachweis insbesondere kleinerer Aszitesmengen durch Ultraschall möglich.
Meteorismus führt zu einem gesteigerten tympanitischen Perkussionsbefund über allen betroffenen Abdominalabschnitten.

10.5 Auskultation

Die Auskultation des Abdomens wird hauptsächlich dazu benutzt, die Gegenwart und ggf. Veränderungen peristaltischer Geräusche festzustellen. Im normalen Abdomen besteht ein konstantes Maß an peristaltischer Aktivität, die mit schnurrenden und glucksenden Geräuschen einhergeht. Eine genaue Beschreibung der Geräuschphänomene ist unmöglich; allein die Erfahrung in dieser Untersuchung erlaubt ein Urteil darüber, welche Geräusche normal und welche pathologisch sind.
Eine *gesteigerte Peristaltik* wird bei jeder Irritation der gastrointestinalen Mukosa angetroffen (Gastritis, Enteritis etc.), kann aber genauso die Folge von Störungen des autonomen Nervensystems (Übergewicht des N. vagus) sein. Bei partieller oder kurze Zeit nach vollständiger Obstruktion des Darms entsteht ebenfalls eine Hyperperistaltik über einem umschriebenen Bezirk. Das Durchpressen von Darminhalt durch eine Stenose kann ein umschriebenes, *spritzendes Geräusch* erzeugen. Kommt es prästenotisch in Magen oder Darm zu einer Dilatation, so entsteht in diesem erweiterten Bezirk ein *Plätschern.* Bei Überblähung eines bestimmten Bezirkes erhalten die Darmgeräusche durch den vermehrten Widerhall in der relativ starren Höhle einen *metallischen* Beiklang.
Bei Irritation des Peritoneums, sei es direkt durch einen entzündlichen oder durch reflektorischen Prozeß (z.B. Gallenkolik, Uretersteinkolik), kommt es zum *Nachlassen der Peristaltik* und evtl. zum völligen Sistieren. Diese „Grabesstille" ist ein Zeichen eines paralytischen Ileus und einer der wichtigsten Hinweise für eine Peritonitis. Oft läßt sich im Übergangsstadium durch Massieren, Beklopfen, Eindrücken und Loslassen vorübergehend noch eine Peristaltik erzeugen. Ein generalisierter paralytischer Ileus entsteht rasch bei Übertritt von Eiter in die Bauchhöle. Bei einer Perforation (Galle, Magen, Darm, Ova-

rialzyste) beginnt die Darmblähung gewöhnlich zuerst in einem umschriebenen Bezirk. Bei der akuten Pankreatitis können 8–24 h bis zur vollständigen Paralyse vergehen, deren Entstehen ohnehin nur bei einem bestimmten Schweregrad der Erkrankung gesehen wird. Neben der Peristaltik sind weitere Auskultationsbefunde des Abdomens, die gelegentlich eine Bedeutung haben, *Reibegeräusche über der Leber* oder *der Milz*. Eine Infektion unter Einschluß der Leberkapsel, ein Leberzellkarzinom oder ein Milzinfarkt können solche Geräusche erzeugen, die jedoch nur von untergeordneter diagnostischer Bedeutung sind.
Bei schlanken Patienten können in der Mittellinie, besonders bei tiefem Eindrücken des Stethoskops, Strömungsgeräusche der Aorta auskultiert werden. Diese Geräusche werden mit zunehmender Aortensklerose deutlicher, können aber gelegentlich auch einen Hinweis auf eine Stenose der Aorta oder auf ein Aortenaneurysma geben.

10.6 Spezielle Untersuchung der Abdominalorgane

10.6.1 Bauchwand

Bei dem Bemühen, die Natur eines Abdominaltumors zu klären, gilt es zunächst, eine Geschwulst der Bauchwand auszuschließen. Dabei hat sich folgende Methode bewährt: Der Patient liegt flach in seinem Bett und wird aufgefordert, beide Beine zu strecken und die durchgestreckten Beine vom Bett anzuheben. Dadurch kommt es zur Anspannung der Abdominalmuskulatur. Wenn die abdominale Anschwellung intraperitoneal liegt, verschwindet sie, liegt sie jedoch in der Bauchwand, bleibt sie weiterhin sichtbar.

Epigastrische Hernie

Eine epigastrische Hernie wird bei schlanken Patienten häufig unter indirekter Beleuchtung sichtbar (s. Abb. 10.5). Will man sie tasten, so sollte man mit mäßig angespannter Bauchwand beim stehenden Patienten die Zeigefingerkuppe entlang der Linea alba zwischen Schwertfortsatz und Nabel führen. Eine kleine epigastrische Hernie wird dann als kleiner Knoten palpiert; gelegentlich ist sie reponibel (Abb. 10.6). Bei irreponiblen Hernien lassen sich Größe und Lage der Bruchpforte

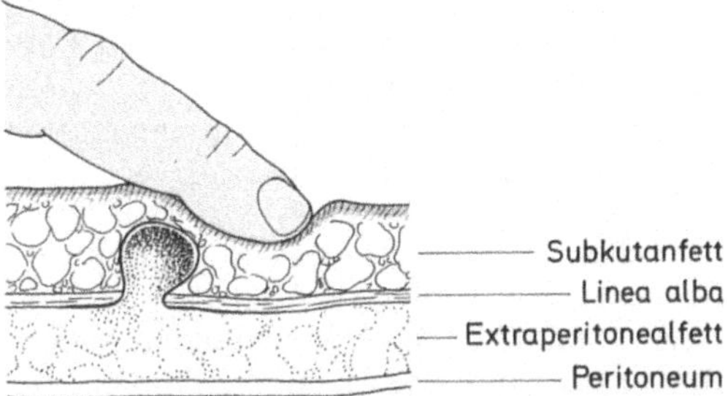

Abb. 10.6. Palpation der Bauchwandhernie (Methode zum Ertasten einer epigastrischen Hernie, Falty-Hernie)

nicht feststellen. Eine irreponible Hernie ist nicht schmerzhaft, die darüberliegende Haut meistens unverändert. Der Bruchinhalt besteht meist aus Teilen des großen Netzes. Häufig treten bei *Nabelhernien* Inkarzerationen auf. Der ausgetretene Bruch ist in diesem Falle sehr schmerzhaft, die darüberliegende Haut gerötet oder livide verfärbt. Da sich Dünndarm, selten Dickdarmteile im Bruch befinden können, die infolge der Drosselung ihrer Blutzufuhr nekrotisch werden, darf eine inkarzerierte Hernie bei der Untersuchung nicht reponiert werden. In diesem Falle müssen anamnestisch und auskultatorisch Ileuszeichen gesucht werden.

Spieghel-Hernie

Diese Bauchwandhernie kann in der Linea semilunaris, ca. 4 cm oberhalb und parallel zum Leistenband, austreten (s. Abb. 10.5a, b). Sie ist selten.

Rektusdiastase

Eine breite und schlaffe Linea alba bei wenig kräftigem M. rectus abdominis kann sich bei intraabdominaler Drucksteigerung, z.B. beim Anheben des Kopfes, vorwölben. Die Diagnose der Rektusdiastase wird durch Inspektion gestellt; beim Fühlen fehlt im Gegensatz zu einer Narbenhernie eine Bruchpforte.

Narbenhernie

Bei Narbenhernien entsteht eine Bruchpforte in einer Operationsnarbe durch Auseinanderklaffen der Faszie, häufig nach Bauchdeckenabszessen (s. Abb. 10.5). Die Lücken können sehr eng sein, betreffen aber manchmal die ganze Länge der Inzision und erreichen nicht selten Kindskopfgröße. Auch mehrere Lükken kommen vor. Während bei kleineren Bruchpforten die Gefahr einer Inkarzeration besteht, verursachen große durch Eventration ganzer Organe und des mit dem Bruchsack verwachsenen und geknickten Darmes Beschwerden und Schweregefühl. Der Narbenbruch ist gewöhnlich beim stehenden Patienten sichtbar. Im Liegen kann die Größe meist abgetastet werden. Sehr kleine Hernien können zur Verwechslung mit Narbenneuromen oder Fadengranulomen Anlaß geben. Hilfreich kann eine seitliche Abdomenleeraufnahme mit Betrachtung von Bruchpfortengröße und -inhalt ebenso wie die Betrachtung der Bauchwand mittels Ultraschall sein. Kleine eiternde Fisteln im Narbenbereich werden oft durch infizierte Fadengranulome verursacht, können aber nach Darmresektion bei Morbus Crohn auftreten, oder durch die Magen- oder Darmfistel hervorgerufen werden. Nach Abheilung entsteht an der betreffenden Stelle häufig ein Narbenbruch.

Nabelbruch

Man unterscheidet angeborene und erworbene Nabelbrüche sowie die Paraumbilikalhernie. Der angeborene Nabelbruch tritt typischerweise durch das Zentrum der Nabelnarbe; am Bruchsackhals kann man einen bindegewebigen Ring fühlen, der mit der Linea alba in Verbindung steht und sich spontan schließen kann. Der erworbene Nabelbruch nimmt seinen Weg direkt durch den Nabel und ist immer Folge einer intraabdominalen Drucksteigerung. Bei der Paraumbilikalhernie besteht kein bindegewebiger Ring. Die eine Hälfte des Bruchsackfundus wird vom Nabel, die andere von der Bauchhaut unmittelbar darüber gebildet. Die Bedeutung der Differentialdiagnose besteht darin, daß eine Paraumbilikalhernie nicht spontan ausheilt. Wenn eine Nabel- oder Paraumbilikalhernie heraustritt oder bestehen bleibt, sollte man beim liegenden Patienten versuchen, mit leichtem Druck den Bruch zu reponieren. Hat der Bruch schon eine gewisse Zeit bestanden, ist die Reposition gewöhnlich nur teilweise erfolgreich, da das große Netz im Bruchsack adhärent geworden ist.

Bauchdeckenvarizen

Erweiterte und gestaute Venen, die um den Nabel herum nicht selten vorkommen, werden als Caput medusae bezeichnet (s.S. 187). Sie sind Ausdruck eines Umgehungskreislaufes bei Pfortaderhochdruck.
Im Gegensatz dazu dienen lateral im Unterbauch vorkommende erweiterte Venen dem Abtransport des venösen Blutes aus der unteren Körperhälfte. Sie sind Umgehungskreislauf bei Verschluß der tiefen Beckenvenen.

Infektionen der Bauchwand

Diese können in jeder Schicht entstehen. Die häufigste Eintrittspforte ist eine Laparotomiewunde. Das Frühstadium einer oberflächlichen Phlegmone besteht darin, daß die Hautstiche in ödematöser Haut liegen und gerötet sind. Nach einem oder mehreren Tagen steigen Temperatur und Puls an; die entstehende Hautrötung dehnt sich über die Stichkanäle bzw. Inzision hinaus aus. Die Palpation ergibt eine Zone stärkerer Induration und Schmerzangabe.
Ein Bauchdeckenabszeß entsteht am häufigsten als postoperative Komplikation durch Infektion der Laparotomiewunde, durch Ausdehnung eines intraperitonealen Abszesses. Ein oberflächlicher Abszeß wird leicht an Fluktuation und möglicherweise auch Entzündungszeichen erkannt. Ein subfaszialer Abszeß kann oft von einer lokalisierten Eiteransammlung in der Bauchhöhle nur durch eine Operation unterschieden werden.

Leistenhoden

Fehlt bei der bimanuellen Untersuchung des Skrotums ein Hoden, wird dieser im Leistenkanal gesucht. Kann er auch dort nicht getastet werden, so besteht der Verdacht auf einen intraabdominalen Hoden.

Leistenhernien

Wir unterscheiden je nach Lage der Bruchpforte *direkte* und *indirekte Hernien* (s. Abb. 10.5). Bei direkten Hernien liegt die Bruchpforte medial, bei indirekten lateral der epigastrischen Gefäße. Diese Unterscheidung ist bei der Untersuchung nur möglich, wenn die epigastrischen Gefäße getastet werden können (Abb. 10.7). Unkomplizierte Hernien

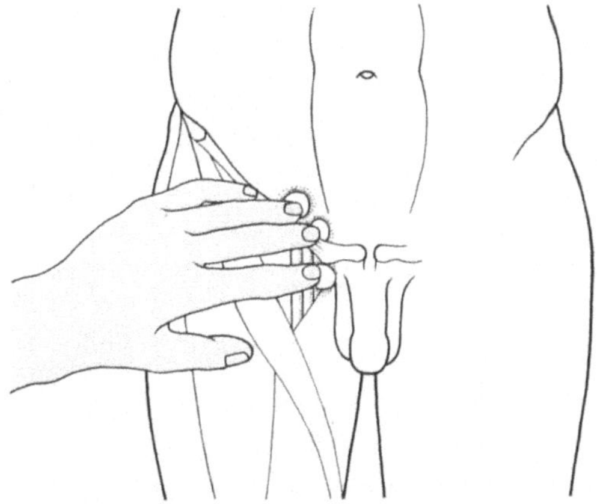

Abb. 10.7. Lokalisation von Bruchpforten mit 3 Fingern: der Ringfinger liegt auf dem inneren Leistenring lateral der A. epigastrica inferior (indirekte Hernie), der Mittelfinger auf der Hinterwand des Leistenkanals medial der A. epigastrica inferior (direkte Hernie), der Zeigefinger medial der Femoralgefäße unterhalb des Leistenbandes (Femoralhernie)

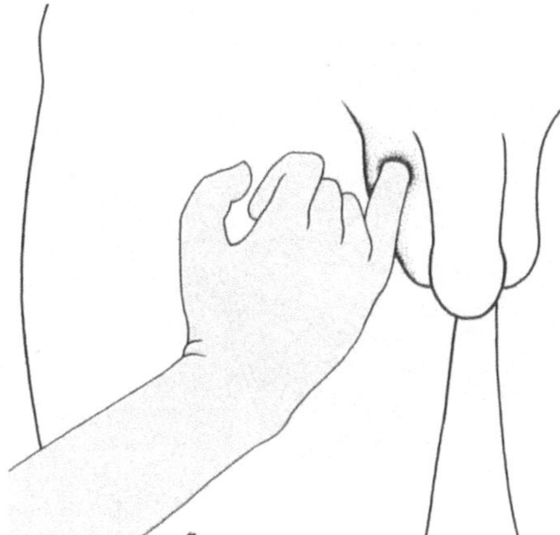

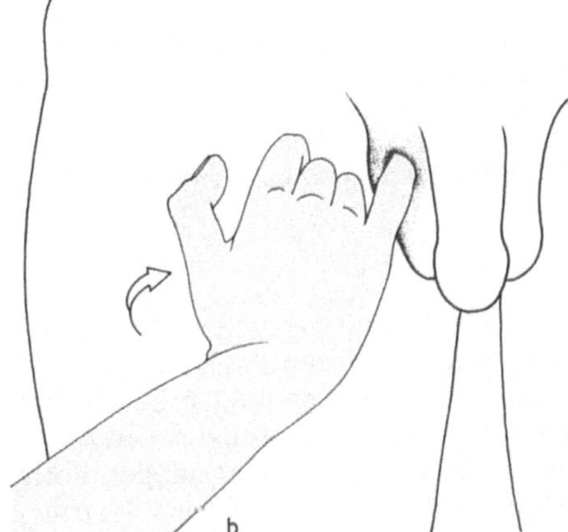

Abb. 10.8a, b. Feststellung eines Leistenbruches. **a** Palpation des äußeren Leistenrings. **b** Der Finger rotiert

verursachen uncharakteristische Beschwerden, wie Ziehen in der Leistengegend oder im Unterbauch, die sich beim Heben schwerer Lasten verstärken. Bei älteren Patienten kann eine Hernie durch verstärktes Pressen beim Wasserlassen infolge Prostatahypertrophie oder beim Stuhlgang infolge eines tiefsitzenden Kolonkarzinoms mit chronisch inkomplettem Ileus erstmals austreten. Daher sollte bei über 59jährigen stets nach diesen Ursachen geforscht und eine Klärung angestrebt werden. Auch bei erhöhtem intraabdominalen Druck, z.B. durch Aszites, sind hernienbedingte Vorwölbungen leicht zu erkennen.

Direkte Leistenhernien. Inspektorisch sind die Hernien beim Seitenvergleich zu sehen bzw. treten beim Husten aus. Zum Testen stülpt man mit dem Klein- oder Zeigefinger das Skrotum ein und folgt dem Samenstrang bis zum äußeren Leistenring (Abb. 10.8a, b). Ein normaler Leistenring fühlt sich wie ein dreieckiger Schlitz an. Kann der Zeigefinger eingeführt werden, ist dies ungewöhnlich und entspricht einer *Hernie incipiens*. Liegt der Finger vor dem äußeren Leistenkanal, bittet man den Patienten zu husten und wartet auf einen fühlbaren Anschlag. Erfolgt der Anschlag, ist die Diagnose der Leistenhernie bestätigt.

Ist eine deutliche Geschwulst vorhanden, versucht man, diese zu umgehen. Ist dies möglich, tritt sie offensichtlich nicht aus dem Leistenring und kann keine Hernie sein. Soll die Hernie reponiert werden, legt man den Patienten zunächst für einige Zeit auf den Untersuchungstisch. Gewöhnlich reponiert sich der Bruch nach einiger Zeit von selbst, in anderen Fällen kann der Patient den Bruch reponieren. In den übrigen Fällen beugt man den Oberschenkel, um den Rand des äußeren Leistenringes erschlaffen zu lassen und veranlaßt den Patienten, den Oberschenkel nicht zu abduzieren. Die Finger einer Hand liegen derart auf der Anschwellung, daß sie zum äußeren Leistenring einen Trichter bilden; gleichzeitig preßt die andere Hand den Bruch vorsichtig gegen die Bruchpforte.

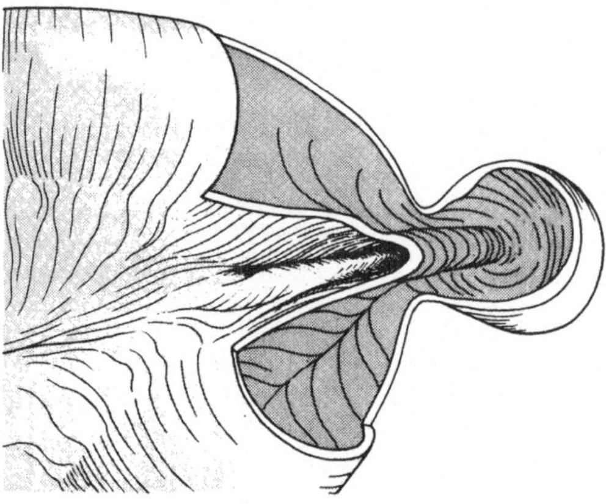

Abb. 10.9. Bei der Richter- oder Littre-Hernie ist nur ein Teil der mesenteriumfreien Darmwand in den Bruch einbezogen. Je größer der Bruch wird, desto mehr werden Eingeweideabschnitte in den Bruchsack hineingezogen. Dadurch kann es evtl. zur Abklemmung des Darmes kommen und so ein mechanischer Ileus entstehen. Der in einem Bruchsack verlagerte Darmanteil kann jederzeit strangulieren

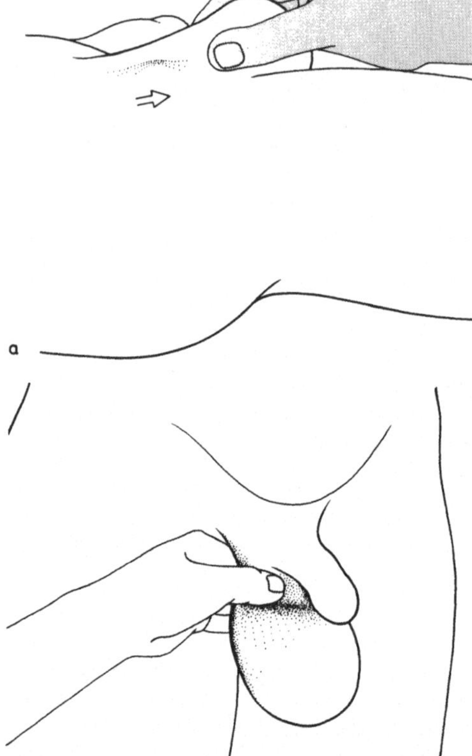

Abb. 10.10a, b. Differentialdiagnose zwischen Leistenhernie und Wasserbruch (Hydrozele)

Bei reponibler Hernie läßt sich der Bruchsackinhalt meistens definieren. Ist Netz im Bruch, ergibt die Abtastung eine teigige Beschaffenheit (Abb. 10.9), der erste Teil des Bruchsackinhaltes ist leicht zu reponieren, der übrige wegen der Adhäsion nur schwer. Ist Darm (Abb. 10.9) im Bruchsack, ist der erste Teil schwierig zu reponieren, während der Rest mit charakteristischem Gurgeln leicht in die Peritonealhöhle zurückschlüpft. Außerdem können vorher durch Auskultation Darmgeräusche über der Geschwulst festgestellt werden.

Bei *Kindern* überlagert häufig eine Fettrolle die Leiste. Dadurch kann eine kleine Inguinalhernie, auch wenn sie stranguliert ist, übersehen werden. Es ist daher erfolgversprechend, das Kind umherlaufen zu lassen, es je nach dem Alter kräftig die Kniebeugen machen zu lassen oder es vorsichtig vom Untersuchungstisch herabspringen zu lassen. Kleinere Kinder bringt man zum Schreien. Danach palpiert man vorsichtig den Samenstrang an der Stelle, wo er den äußeren Leistenring verläßt, zwischen Finger und Daumen, rollt ihn unter gelindem Druck des Zeigefingers hin und her und kann nicht selten eine Verdickung des Samenstranges feststellen, die oft die Anwesenheit einer Hernie bedeuten kann (Abb. 10.10a, b).

Indirekte Leistenhernien. Diese treten nicht durch den Inguinalkanal aus, sondern passieren die Bauchwandschichten direkt durch das Hesselbach-Leistendreieck. Bestätigung und Reposition sind im Vergleich mit der direkten Hernie leicht.

Femoralhernien

Diese treten unterhalb des Leistenbandes medial der V. femoralis aus (s. Abb. 10.4). Sie liegen weiter lateral als der Leistenbruch (Abb. 10.11a, b). Man vergewissert sich des Anpralls durch Palpation und vermerkt die Beziehung der Geschwulst zum Schambeinhöcker. Femoralhernien kommen beim weiblichen Geschlecht häufiger vor. Symptome und Beschwerden entsprechen denjenigen der Leistenhernie. Infolge der meist engen Bruchpforte sind Femoralhernien für Einklemmungen prädestiniert und nicht selten Ursache ei-

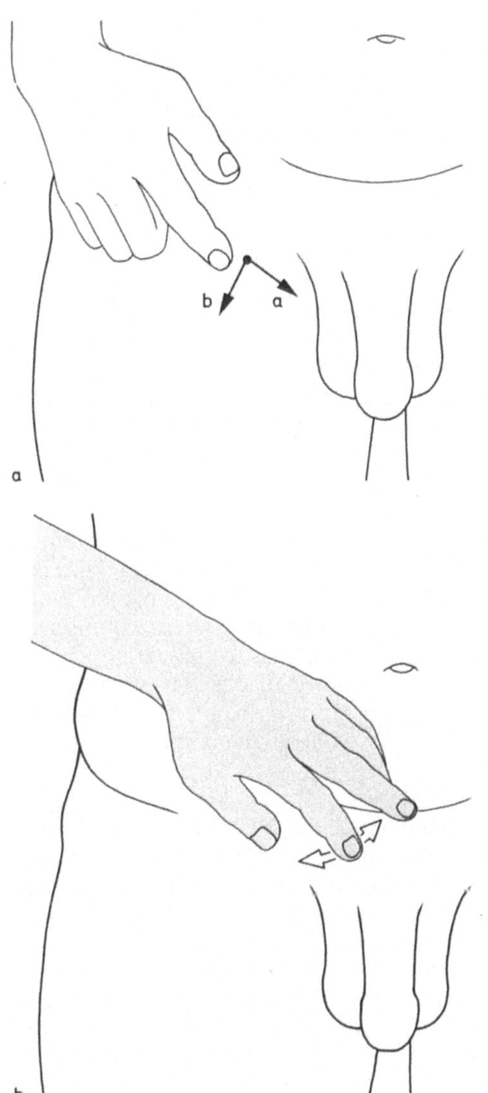

Abb. 10.11a, b. Differentialdiagnose zwischen Leisten- und Femoralhernie. **a** Darstellung der Leisten- und Schenkelrichtung. **b** Bei Femoralhernie ist der Leistenkanal leer, die Geschwulst liegt unterhalb und lateral vom Leistenband und Tuberculum pubicum, die Leistenhernie oberhalb und medial davon

nes mechanischen Ileus oder, bei Einklemmung von Darmteilen, einer Peritonitis.

Skrotalhernien

Reicht der Bruchsack einer Leistenhernie bis in den Hoden, bezeichnet man die Hernie als Inguinoskrotalhernie. Die Bruchsackkuppe kann gewöhnlich vom Hoden abgegrenzt werden. Schwierigkeiten gibt es nur beim Vorliegen einer Hydrozele; hier hilft die Diaphonoskopie weiter.

Hernia obturatoria

Diese ist äußerst selten und wird meist nur bei Einklemmung erkannt (s. Abb. 10.4). Die Symptome sind unklar.
Am häufigsten erfolgt die Einklemmung in Form eines Darmwandbruches. Ähnliches gilt für die Lumbalhernie.

Hiatushernie

Diese ist kein Bauchwandbruch, sondern eine Zwerchfellhernie. Meistens sind Patienten über 50 Jahre, die fettleibig sind, betroffen. Retrosternaler Schmerz wegen Refluxösophagitis ist das dominierende Symptom. Charakteristisch ist die Schmerzzunahme beim Bükken und manchmal beim Hinlegen. Bluterbrechen und Teerstuhl kommen in etwa 10% der Fälle vor. Ursache der Blutung ist ein Geschwür im in die Brusthöhle vorgefallenen Magenteil. Ein Geschwürdurchbruch ist eine Seltenheit. Die schwierigste Komplikation dieser Hernie ist eine Strangulation.
Ist die Hernie breit genug, entstehen gelegentlich aufgrund der Irritation des N. phrenicus Anfälle von Singultus. Einige Patienten zeigen als Leitsymptom qualvolle substernale Schmerzen, die an eine Angina pectoris erinnern.
Beim *Säugling* ist das hervorstechende Symptom einer Hiatushernie kraftloses Erbrechen, das oft blutig verfärbt ist, kurz nach der Geburt beginnt und weiter anhält.

10.6.2 Ösophagus

Der Ösophagus ist den Untersuchungstechniken der Inspektion, Palpation und Perkussion nicht zugänglich. Allenfalls die Auskultation kann in speziellen Fällen einen gewissen Aufschluß über das Vorliegen krankhafter Veränderungen geben.
Eine Information über den Schluckakt gewinnt man, wenn man bei Auskultation rechts oder links des 10. BWK im Rücken oder rechts vom Xiphoid im Epigastrium nach einem Schluck Wasser ein spritzendes Geräusch hört. Das Fehlen des Geräusches kann Hinweis auf einen *Kardiospasmus* oder ein *Öso-*

phaguskarzinom sein. Generell gilt jedoch der Grundsatz, daß bei allen Ösophaguserkrankungen die Röntgenuntersuchung und die Ösophagoskopie die weitaus zuverlässigeren Untersuchungsmethoden sind. In den letzten Jahren gewinnen vor allem zur Beurteilung funktioneller Störungen des Ösophagus die Ösophagusmanometrie (Druckmessung, z.T. über längere Zeiträume) und die pH-Metrie (Messung des Säurerückflusses in die Speiseröhre) zunehmende Bedeutung. Beide Methoden bestätigen die Verdachtsdiagnose einer Kardiainsuffizienz. Für die Diagnose und Stadieneinteilung des Ösophaguskarzinoms gilt die Endosomographie (s.S. 191) als zuverlässiges, neueres Verfahren.

10.6.3 Magen

Die klinische Untersuchung des Magens ist auch für die Beurteilung dieses Organs von eingeschränktem Wert. Inspektion, Perkussion und Auskultation haben wenig Bedeutung, während die Palpation in einigen Fällen bei der Diagnostik helfen kann. Nur bei sehr asthenischen oder gar kachektischen Patienten können größere Magentumoren auch sichtbar werden. Ebenso kann man bei solchen Patienten die peristaltischen Wellen ablaufen sehen.

Palpation. Zur Palpation des Magens befindet sich der Patient in Rückenlage. Selbst bei tiefer Palpation erreicht man nur das Antrum und Teile des Magens entlang der großen Kurvatur. Der größte Teil des Korpus und die Region um die kleine Kurvatur liegen unzugänglich hinter dem Rippenbogen. Das erste Ziel der Palpation ist die Erkennung von Schmerzregionen. Dabei ergibt sich für das *Ulcus ventriculi* eine punktuelle Schmerzzone dicht oberhalb des Nabels und gering links von der Mittellinie. Bei *akuter Gastritis* und *Magentumoren* ist der Schmerz bei Druck nicht genau lokalisierbar, sondern eher diffus verteilt. Bei sorgfältiger Palpation läßt sich gelegentlich der Verdacht auf ein *Magenkarzinom* äußern, doch ist diese Untersuchung nur ein erster Hinweis, während die Diagnose allein durch Gastroskopie mit Biopsieentnahme (evtl. Röntgenuntersuchung, möglichst mit Doppelkontrast) gesichert werden kann. Bei hochsitzendem Magentumor kann der Versuch einer Palpation im Stehen gemacht werden, wobei der Magen durch die Eigenschwere in einen palpablen Bereich im Epigastrium sinkt. Wird ein Tumor getastet, so sollten entsprechend den allgemeinen Regeln der abdominalen Palpation Lage, Größe, Konsistenz, Oberfläche, Rand, Verschieblichkeit und Schmerzempfindlichkeit beschrieben werden.

10.6.4 Dünndarm

Bei dünnen Bauchdecken gibt die körperliche Untersuchung einen Hinweis auf Peristaltik und etwaige Tumorbildungen im Bereich des Dünndarms. Eine prästenotische Dilatation läßt sich u.U. ebenfalls erkennen, wenn sie sehr ausgeprägt ist.
Die Auskultation als Technik zur Beurteilung der Peristaltik wurde bereits beschrieben. Insbesondere läßt sich damit auf einfache Weise eine Unterscheidung zwischen mechanischem und paralytischem Ileus treffen. Eine Stenose erzeugt für einige Zeit eine Hyperperistaltik im proximalen Darmabschnitt, die jedoch später von einer vollständigen Paralyse gefolgt wird.

Palpation. Auch beim Dünndarm ist die Palpation die aussagekräftigste Untersuchungstechnik. Insbesondere entzündliche und echte Tumoren lassen sich in vielen Fällen abgrenzen. Am häufigsten finden sich palpable Veränderungen in der Ileozäkalgegend, da das terminale Ileum der bevorzugte Sitz für entzündliche und tumoröse Veränderungen des Dünndarms ist. Von den entzündlichen Prozessen ist dabei an *Morbus Chron* zu denken, der einen wurstförmigen Tumor erzeugt, aber auch zu einem entzündlichen Konglomerat mehrerer Dünndarmschlingen führen kann.
Daneben kommt heute selten eine *intestinale Tuberkulose* in Frage, die meist auch Teile des Kolons miterfaßt und häufig mit mehreren, miteinander verbackenen Darmschlingen einhergeht. Eine *rezidivierende Appendizitis mit Perityphlitis* verursacht ebenfalls viel häufiger einen tastbaren entzündlichen Tumor.
Eine Seltenheit sind *maligne Tumoren* des terminalen Ileums. Falsch-positive Untersuchungsergebnisse bei der Palpation erhält man gelegentlich durch kotgefüllte walzenförmige Darmschlingen, die sich insbesondere bei obstipierten Patienten bilden. Eine sichere Differenzierung ist nur möglich, wenn der Befund

an verschiedenen Tagen konstant ist bzw. wenn der verdächtige Palpationsbefund auch nach einem hohen Reinigungseinlauf nachweisbar ist.
Zwei *typische Druckpunkte* sind im Bereich des Darms von Bedeutung:
MacBurney-Druckpunkt. Der typische Druckpunkt für eine *Appendizitis* liegt in der Mitte zwischen dem Nabel und der Spina iliaca anterior superior rechts und wird als MacBurney-Druckpunkt bezeichnet. Angesichts der variablen Lage der Appendix kann dieser Punkt jedoch auch an anderen Stellen liegen. Bei retrozäkaler Appendizitis verlagert sich der Hauptschmerz oft nach der rechten Seite bis in die Flanke und projiziert sich sogar in die Gegend des Gallenblasenbettes. Dann fehlt gewöhnlich auch die reflektorische Bauchdekkenspannung. Schmerz wird dann häufig bei rektaler Untersuchung als Ausdruck der Irritation des Beckenperitoneums angegeben. Weiter muß immer die Möglichkeit im Auge behalten werden, daß sich die Symptomatik durch Appendizitis bei einer Lageanomalie (Situs inversis) auch im linken Unterbauch lokalisieren kann (Abb. 10.12).

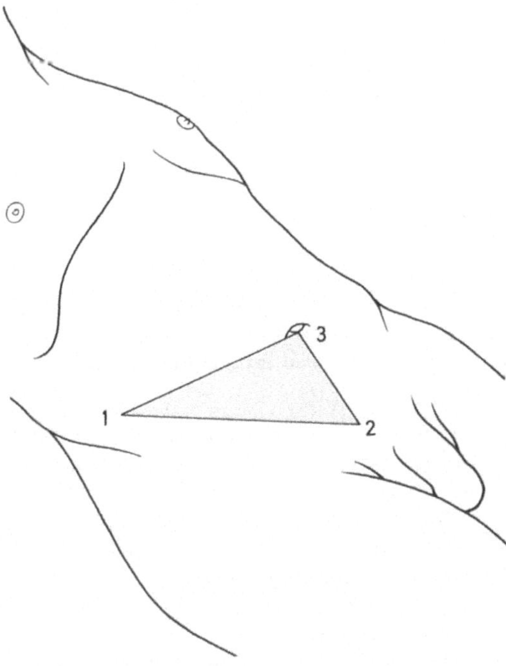

Abb. 10.12. Hautdreiecke bei Appendizitis (Sherren), gebildet durch: *1* höchsten Punkt der Darmbeinschaufel, *2* rechten Schambeinhöcker, *3* Nabel

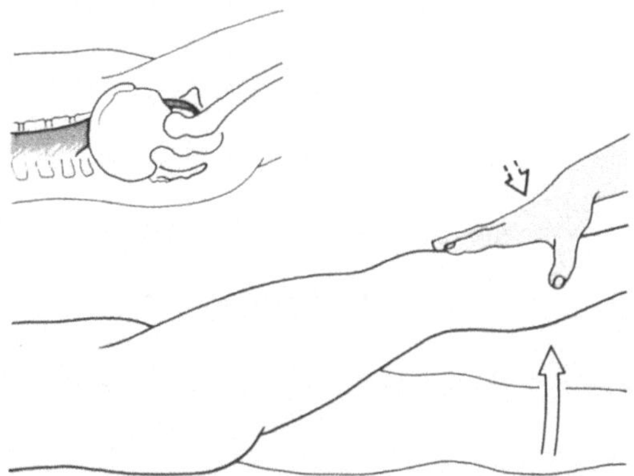

Abb. 10.13. Psoasschmerz, der bei Appendizitis typisch ist, aber auch bei allen entzündlichen Prozessen in Psoasnähe vorkommen kann. Beim kraftvollen Versuch, das gestreckte Bein gegen den Widerstand des untersuchenden Arztes anzuheben, wird ein starker Schmerz in der M.-psoas-Lage ausgelöst bzw. angegeben

Liegt die Appendix dorsal auf dem M. psoas, kann dieser durch eine Entzündung gereizt werden. Zur Vermeidung von Schmerzen beugt der Patient spontan Hüftgelenk(e) und Knie. Überstrecken oder Anheben des gestreckten Beines gegen Widerstand löst Schmerzen aus (*Psoaszeichen,* Abb. 10.13). Liegt die Appendix neben dem M. obturatorius internus, wird als erster pathologischer Untersuchungsbefund das *Obturatorzeichen* (Schmerz bei der Rotation der gebeugten Hüfte) ausgelöst (Abb. 10.14).
Der fortgeleitete Schmerz wird am besten durch Beklopfen des linken Unterbauches untersucht oder dadurch, daß man den Patienten husten läßt. Der Schmerz tritt dann im Bereich der entzündeten Appendix auf (*Rovsing-Zeichen,* Abb. 10.15).

Ulcus-duodeni-Druckpunkt: Der zweite wesentliche Druckpunkt ist der Ulcus duodeni, der sich gewöhnlich rechts seitlich des Nabels ausbildet. Der dabei angegebene Schmerz ist heftig und scharf auf einen Punkt lokalisierbar, im Gegensatz zu dem diffusen dumpfen Schmerz bei Gastroduodenitis. Der Charakter des Ulkusschmerzes kann sich verändern, wenn eine Penetration in Nachbarorgane auftritt (Abb. 10.16).
Eine rektale Untersuchung ist bei allen Patienten mit akuten Bauchbeschwerden unbedingt erforderlich. Eine Druckempfindlich-

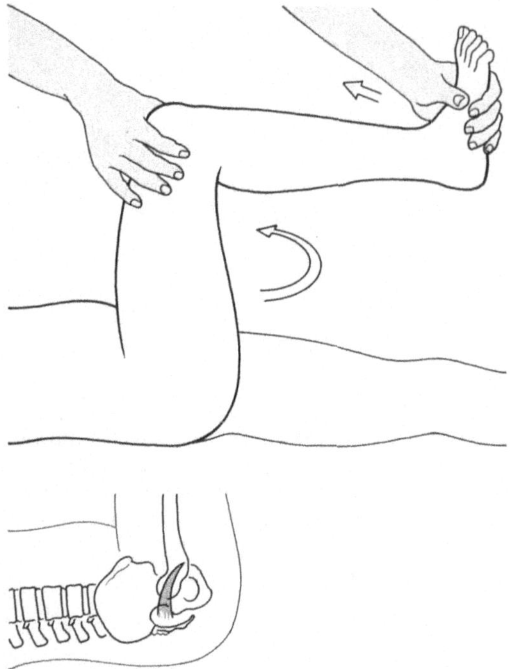

Abb. 10.14. Obturatorzeichen. Auch die Streckung des M. obturator internus kommt bei der Appendizitis vor, ist jedoch besonders typisch bei entzündlichen Prozessen im Unterbauch

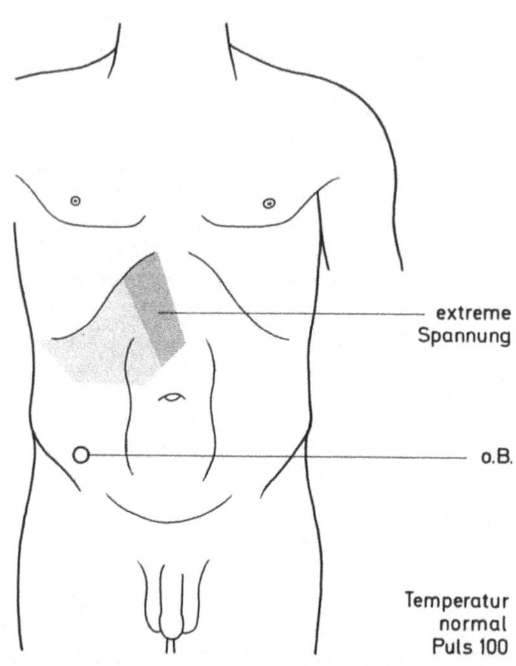

Abb. 10.16. Schematische Darstellung der physikalischen Symptome eines Duodenalulkus bei partiell gedeckter Perforation (durch das Omentum gedeckt)

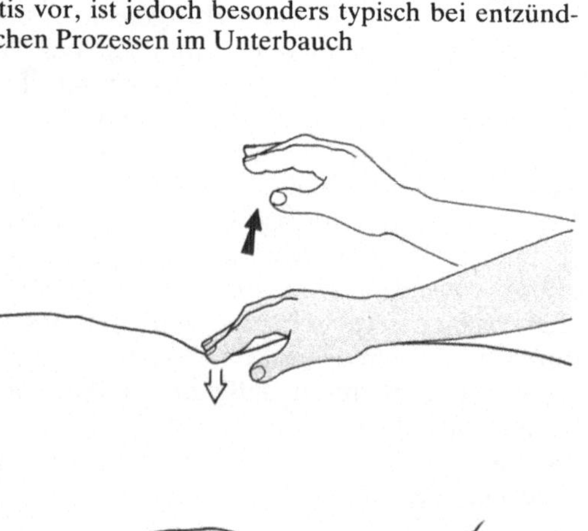

Abb. 10.15. Entlastungs- bzw. gekreuzter Entlastungsschmerz (Rovsing) bei Appendizitis bzw. lokaler Peritonitis im rechten Unterbauch

keit im Douglas-Raum ist oft das erste objektive Zeichen für die Entwicklung einer Peritonitis.

10.6.5 Anus

Technik der rektalen Untersuchung

Die rektale Untersuchung kann in einer von 3 Stellungen vorgenommen werden, von denen jede ihre Vorzüge und besonderen Aufgaben hat:

- Die *linke Seitenlage* ist üblich zur Untersuchung einer Frau, für die die Knie-Ellenbogen-Lage peinlich ist. Es ist zu beachten, daß das obere Bein am Knie gebeugt sein soll, während das untere gestreckt bleibt.
- Die *Knie-Ellenbogen-Lage* ist besonders geeignet zur Betastung von Prostata und Samenblasen (Abb. 10.17a).
- Bei der *Dorsallagerung* liegt der Patient flach auf dem Rücken und hat seine Knie gebeugt. Diese Lagerung ist angezeigt, wenn infolge eines schweren Krankheitszu-

standes eine Lageänderung kontraindiziert und besonders die Untersuchung der Beckenorgane wichtig ist.

Der Arzt führt seinen Arm unter dem rechten Oberschenkel hindurch. Der Zeigefinger im Rektum kann nun in Verbindung mit der anderen Hand, die auf dem Unterbauch liegt, eine bimanuelle Palpation durchführen (Abb. 10.17b). Man hat einen guten Zugang zur Excavatio rectovesicalis oder zum Douglas-Raum, zur Prostata und zur Cervix uteri (Abb. 10.17c).
Bei der *Untersuchung in Steinschnittlage* benötigt man einen Untersuchungstisch.
Die folgenden anatomischen Gebilde können vom tastenden Finger im Rektum palpiert werden:

- Die *Analgrube:* Sie entspricht der Trennungslinie zwischen dem äußeren und inneren Hämorrhoidalplexus und liegt zwischen dem äußeren und inneren Sphinktermuskel.
- *Anorektaler Ring:* Er stellt die Verbindung von Analkanal und Rektum dar. Die hinteren und seitlichen Teile dieses Ringes sind leicht abtastbar, weil sie eine schlingenförmige Anordnung des puborektalen Bestandteils des Levatormuskels sind. Die Kenntnis dieser Muskelanordnung ist von grundlegender Bedeutung für die Lokalisation eines anorektalen Abszesses (Abb. 10.18a) oder einer Analfinstel (Abb. 10.18b). Nach Passieren der Sphinktermuskulatur tritt der Finger in den unteren Bereich des Rektums ein.
- *Valvula analis inferior:* Der aufsteigende Finger stößt manchmal regelrecht gegen diese weiche faltenförmige Schleimhautmembran.
- *Sakrales Promontorium:* Der untere Teil des Promontoriums kann bei einigen Patienten als Orientierungspunkt für die übrige Beckenanatomie dienen. Der seitlich geführte Finger kann die Spina ischiadica tasten.

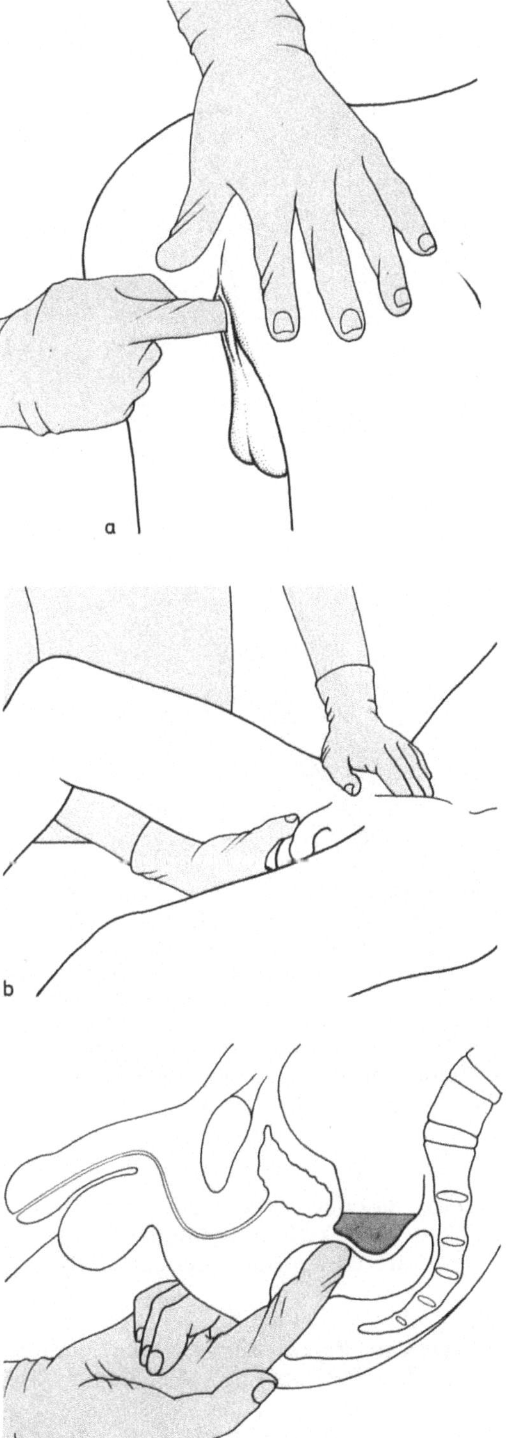

▷

Abb. 10.17. a Rektale Untersuchung in Knie-Ellenbogen-Lage. Der Finger wird rotierend eingeführt. **b** Rektale Untersuchung in Rückenlage. Diese kommt zur Anwendung, wenn der Patient zu krank ist, um stärker bewegt zu werden. **c** Palpation des Douglas-Raumes bzw. der Excavatio rectovesicalis bei Peritonitis

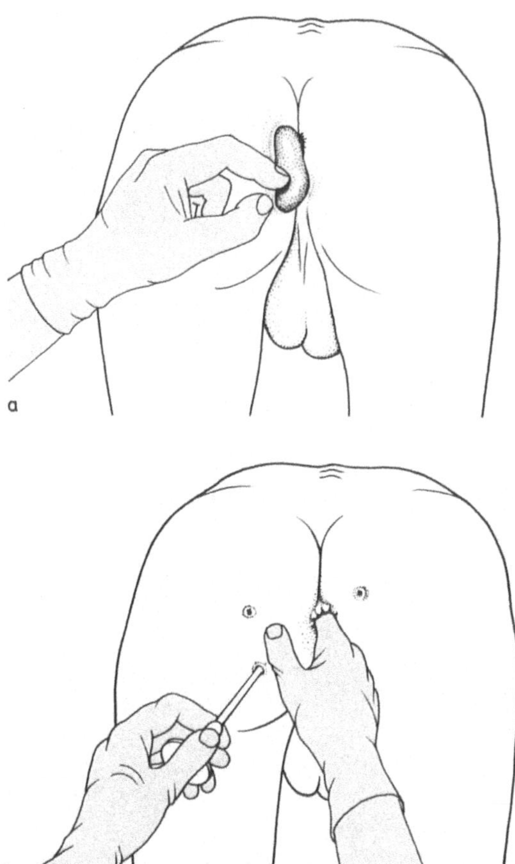

Abb. 10.18a, b. Klinische Untersuchung in Knie-Ellenbogen-Lage. **a** Analabszeß. Nachweisbar sind alle Entzündungzeichen sowie Druckdolenz und Fluktuation. **b** Nachweis einer Analfistel. Sekretion, Sondieren bei gleichzeitiger rektaler Palpation zum Ausschluß oder Nachweis einer Verbindung zum Enddarm. Möglich ist auch die Injektion eines Farbstoffes unter endoskopischer Kontrolle oder die Füllung mit Röntgenkontrastmittel

– *Prostata* oder *Cervix uteri:* Beim Bestreichen der Rektalwand fühlt der Finger ventralwärts die Prostata oder den Uterus.

***Allgemeine Regeln* zur rektalen Untersuchung.** Die Besichtigung soll nie unterlassen werden. Sie gibt wertvolle Ausschlüsse, z.B. können Rektalprolaps, prolabierte innere Hämorrhoiden (Abb. 10.19) und Pruritus ani erkannt werden. Anschließend läßt man den Patienten pressen. Dabei können innere Hämorrhoiden langsam hervortreten; bleibt der

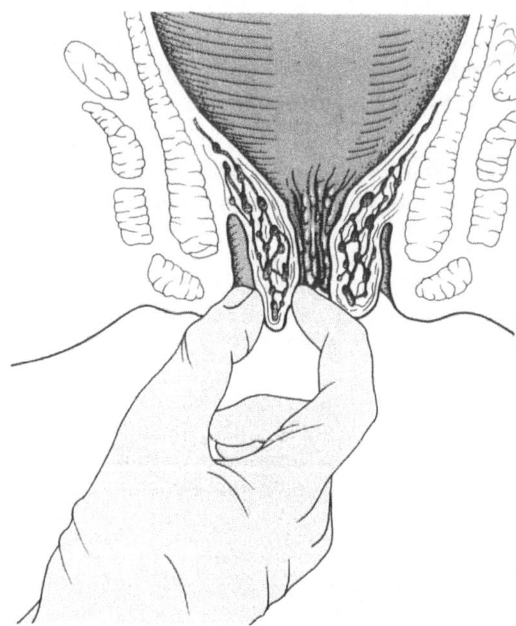

Abb. 10.19. Prolabierte innere Hämorrhoiden: Die Falten verlaufen radiär

Schließmuskel verschlossen, entsteht der Verdacht auf eine Fissur.

Zur rektalen Palpation. Man verwendet Einmalhandschuhe, die einzufetten sind. Stets teilt man dem Patienten mit, was man vorhat. Der Patient kann entweder mit geöffnetem Mund ruhig ein- und ausatmen oder wie beim Stuhlgang pressen. Ist die Fingerkuppe flach auf den Analrand gelegt und wird gleichmäßiger, geringer Druck ausgeübt, gibt der Sphinkter nach. Diese Untersuchung soll stets mit großem Einfühlungsvermögen, Verständnis und möglichst ununterbrochenem Gespräch mit dem Patienten durchgeführt werden.

10.6.6 Leber

Inspektion. Bei geringgradiger Erhöhung des Serumbilirubins (bis 2mg%) sieht man lediglich an Konjunktiven und weichem Gaumen eine leichte Gelbfärbung, die als *Subikterus* bezeichnet wird. Höhere Serumbilirubinwerte führen zu gewebekonzentrationsabhängiger Gelbfärbung der Haut, dem eigentlichen (auch für den Laien erkennbaren) *Ikterus,* der farbbeschreibend früher in Flavinikterus (strohgelb oder safrangelb wegen gleichzeitiger Anämie – hämolytischer Ikterus), Rubinikterus (rötlich-gelb bis braun-gelb – frisches Stadium der akuten Virushepatitis – meist verbunden mit rötlich-fleckigem Exanthem auf Stirn und Brust) und Verdinikterus (grünlich-gelber Verschlußikterus aufgrund Oxidation des Bilirubins zu V Biliverdin) differenziert wurde. Die Frage nach Stuhl- und Urinfarbe hilft bei der Differenzierung von hepatischem und prähepatischem (hämolytischem) Ikterus.

Entfärbung des Stuhls und Dunkelfärbung des Urins („bierbraun") sind Hinweise auf den *hepatologenen* Ikterus, *Dunkelfärbung des Stuhls* bei *normaler Urinfarbe* Anhaltspunkte für *Hämolyse*.

Der Ikterus ist jedoch kein obligates Symptom einer Lebererkrankung; gerade klinisch bedeutsame chronische Lebererkrankungen verlaufen zumindest phasenweise anikterisch, bieten allerdings häufig (durch Inspektion der Haut und ihrer Anhangsgebilde erfaßbare) Hinweissymptome:

Latersternchen oder *Sternnävi* (Spider-Nävi) sind kleine ampullenartig erweiterte Arterienstümpfchen, die aus der Subkutis zur Oberhaut aufsteigen und sich dort sternartig verzweigen. Nach Ausdrücken mit dem Glasspatel füllen sie sich blitzschnell wieder auf. Man findet sie im Bereich des Oberkörpers, des Halses und im Gesicht. Bei diffusem Auftreten und bei gleichzeitiger Atrophie der Kutis spricht man auch von *Geldscheinhaut*.

Das *Palmarerythem* besteht in einer diffusen kräftigen Rötung der Haut des Daumens und Kleinfingerballens sowie der Fingerendglieder (bei nicht zu starker Verhornung der Fußsohlen ist manchmal auch ein Plantarerythem zu erkennen).

An *Nagelveränderungen* beobachtet man eine vermehrte Wölbung, Weißfleckung (Weißnägel) und Uhrglasnägel.

Die *Haut* des chronisch Leberkranken ist oft trocken und lederartig: Hautblutungen im Sinne einer *Purpura* an den Unterschenkeln infolge hämorrhagischer Diathese und *alte Siderinablagerungen* in der Haut sind nicht selten. Alkoholzirrhotiker zeigen oft eine *Weißfleckung* der Haut an den Steckseiten der Ober- und Unterarme, auf dem Rücken und an Gesäß und Oberschenkeln.

Glatte rote Zunge und *Lacklippen* sowie *Mundwinkelrhagaden* gelten als Hinweise auf eine Zunahme der Leberinsuffizienz. Bei der Suche nach diesen Zeichen wird man auf das Vorliegen eines *Foetor hepaticus* (charakteristischer süßlich-fauliger Geruch der Ausatemluft) achten.

Die fortgeschrittene Leberzirrhose geht häufig mit *Ausfall der Achsel- und Schambehaarung* (Feminisierung), *„Bauchglatze"*, *Gynäkomastie* (teils auch einseitig), *Hodenatrophie und Potenzstörungen* einher.

Bei der *Inspektion des Abdomens* (Patient in flacher, entspannter Rückenlage mit leicht angewinkelten Oberschenkeln) erhält man zunächst einen Eindruck von den Konturen des Leibes: ein erheblicher *Meteorismus* oder Aszites (bei chronischen Leberkrankheiten nicht selten) kann die Bauchwand auch bei kaum ausgepräger subkutaner Fettschicht weit über das Thoraxniveau vorwölben. Nach der Feststellung eines *Aszites* dienen Messungen des Bauchumfanges und Gewichtskontrollen der Verlaufskontrolle.

Ungleichmäßige Vorwölbungen des Abdomens sieht man (unter der Voraussetzung dünner, flacher Bauchdecken) bei hepatomegaler Zirrhose, Metastasenleber, Zystenleber, Lebertumoren.

Das Bild des Caput medusae mit Erweiterung der paraumbilikalen Venen findet sich bei Pfortaderhochdruck (Abb. 10.20). Ein Ausstreichen dieser Venenkonvolute orientiert über die Strömungsrichtung – (selten ist ein Strömungsgeräusch auskultierbar). – Ösophagus- und/oder Magenfundusvarizen sowie plötzlich auftretende Hämorrhoiden sind weitere Manifestationen eines Umgehungskreislaufes.

Palpation. Nach Registrierung aller erwähnten – wichtigen – Sekundärveränderungen ermöglicht die eigentliche Leberpalpation (unter Hinzuziehung der Perkussion) die Bestimmung von Lage, Form, Größe, Konsistenz, Oberflächenbeschaffenheit des Organs (in erster Linie des rechten, bei Hepatomegalie auch des linken Leberlappens) und seiner Reaktion auf Druck. Die Ermittlung der Lebergröße setzt nach perkutorischer Bestimmung der *Leber-Lungen-Grenze* in der Medioklavikularlinie eine palpatorische Erfassung des unteren Leberrandes voraus. Die Strecke zwischen beiden Organgrenzen ist in Zentimetern anzugeben [als Norm gilt eine Leberdämpfung (MCL) von 15 cm bei Männern und 12 cm bei Frauen], Schwierigkeiten bereitet manchmal (besonders bei fettreichen

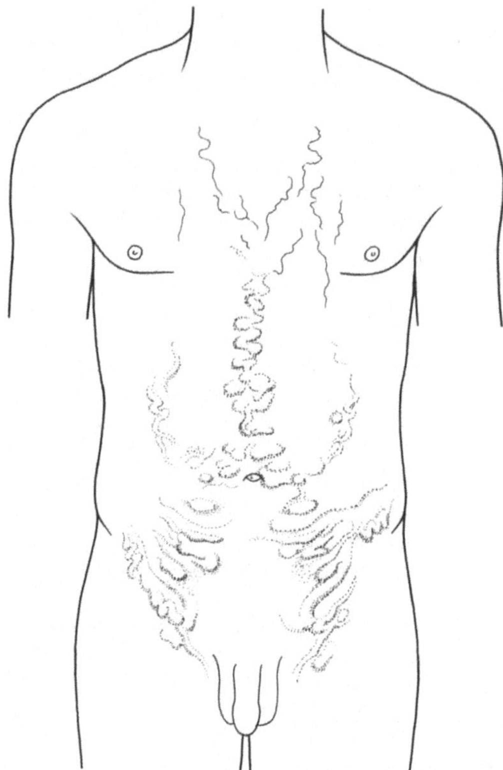

Abb. 10.20. Umgehungskreislauf zur oberen und unteren Hohlvene bei portaler Hypertension (Pfortaderhochdruck)

Bauchdecken, Druckempfindlichkeit der Region, Bauchdeckenspannung) die Ertastung des Leberrandes: Zur Orientierung ist zunächst ein Perkussionsversuch (Schallwechsel) angezeigt.

Mittels *Kratzauskultation* (Aufsetzen des Stethoskops auf eine Region, die sicher von der Leber eingenommen wird – z.B. 1 oder 2 ICR oberhalb des Rippenbogens – und „Kratzbewegungen" mit dem Fingernagel in der Medioklavikularlinie von unten nach oben, bis das vorher kaum hörbare Geräusch deutlich vernehmbar wird) erhält man weiteren Aufschluß. Die Methode der Kratzauskultation wird zur Orientierung, bei Unsicherheit und in Grenzfällen angewandt.

Schließlich (bei unkomplizierten Verhältnissen primär) tastet man sich rechts neben dem Patienten sitzend etwas unterhalb des Leberrandes mit den Fingerkuppen beider Hände senkrecht zum Leberrand, leicht schräg nach oben vorsichtig 1–2 cm in die weichen Bauchdecken vor (s. Abb. 10.2b). Während die palpierenden Hände stillhalten, fordert man den Patienten auf, tief zu atmen (Zwerchfell-Bauch-Atmung) und so den unteren Leberrand nach kaudal (den Händen entgegen) zu verschieben. Die Bewegungen des Leberrandes über die palpierenden Fingerkuppen hinweg werden von der tastenden Hand (meist auch vom Patienten) erkannt. Entsteht dieser Palpationseindruck nicht, muß der Versuch kranial- und kaudalwärts, evtl. auch weiter lateral wiederholt werden (exzessive Hepatomegalien bis in die Gegend des Beckenkamms entgehen nicht selten der palpatorischen Erfassung, weil primär subkostal getastet wird!). Dem Tastbefund einer großen, harten, höckrigen Leber kann eine Metastasenleber zugrunde liegen. Im übrigen erweckt eine Konsistenzvermehrung (Verhärtung) den Verdacht auf einen bindegewebigen (zirrhotischen) Umbau; meist ist dabei der Rand scharf und prominent. Bei der fortgeschrittenen Zirrhose kann die Schrumpfung (evtl. eines oder beider Lappen) so weit gehen, daß die Leber überhaupt nicht mehr zu tasten ist. Normalerweise tastet man den Leberrand als weiche oder allenfalls mäßig konsistente, glatte Stufe. Bei akuter Schwellung (Hepatitis, Rechtsherzversagen) wird der Leberrand runder, fester, druckempfindlicher. Auch die chronische Hepatitis geht mit relativ fester Leberkonsistenz einher.

10.6.7 Milz

Die normale Milz mißt perkutorisch in der Diagonalen höchstens 7 cm. Der ventrale (vordere) Milzpol findet sich etwa in der mittleren Axillarlinie zwischen der 9. und 11. Rippe und etwa 3–5 Finger breit nach hinten vom Rippenbogen. Eine Milzvergrößerung liegt vor, wenn das Organ palpabel ist oder perkutorisch das Normalmaß überschritten wird.

Inspektion. Bei der Besichtigung des Abdomens wird gelegentlich eine extrem vergrößerte Milz als atemverschiebliche, flache Vorwölbung im linken oberen Abdominalquadranten erkennbar sein.

Palpation. Der *untere Milzpol* ist abzugrenzen, indem man (wie bei der Leberpalpation) rechts neben dem Patienten sitzend mit Zeige-, Mittel- und Ringfinger der rechten Hand kranialwärts 2–3cm tief in die entspannten Bauchdecken eindrückt (etwas unterhalb des durch Perkussion in der hinteren Axillarlinie oder Kratzauskultation vorher näherungsweise bestimmten unteren Milzpols) und den Patienten zur forcierten Zwerchfellatmung auffordert. Der untere Milzpol imponiert dann als mehr oder weniger derbe, glatte Stufenbildung. Vielfach ist eine Rechtsseitenlage des Patienten hilfreich.

Im allgemeinen ist die Milz nicht druckempfindlich; zur Identifikation tragen die Atemverschieblichkeit von lateral außen nach medial innen – im Unterschied zur vertikalen Verschieblichkeit des linken Leberlappens (Verwechslungsmöglichkeit) – und manchmal die Inzisuren des Margo crenatus bei.

Eine tastbare Milz ist ein vieldeutiger, immer abklärungsbedürftiger Befund. Vor dem Übersehen extremer Splenomegalien schützt die sorgfältige Palpation der gesamten linken Bauchseite, da Milzvergrößerungen (bis zur Mittellinie) in Nabelhöhe oder sogar in die Beckenregion reichen können. Die Größenangabe erfolgt durch Distanzmessung von der Mitte des linken Rippenbogens (MCL).

Neben der Milzgröße läßt sich palpatorisch die Milzbeschaffenheit charakterisieren: eine derbe, harte, oft auch extrem vergrößerte Milz spricht für einen langdauernden Prozeß, z.B. maligne Lymphome (Hodgkin oder Non-Hodgkin), Malaria, Kala-Azar, Milzvenenthrombose, Pfortaderhochdruck. Akut-entzündliche Prozesse (besonders bei Sepsis: „septische Milzschwellung") erzeugen hingegen eine weiche Milzvergrößerung (auf dem Sektionstisch „zerfließlich"). Ein Zwischenstadium hinsichtlich Größe und Konsistenz liegt bei hepatolinealen und verschiedenen hämatologischen Krankheitsbildern vor.

Auskultation. Bei Perisplenitis findet sich über der Milz ein Reibegeräusch, das am ehesten Ausdruck eines Milzinfarktes (bei Leukose, Endokarditits oder Embolie) ist.

10.6.8 Gallenblase und Gallenwege

Die Gallenblase ist unter normalen Umständen nicht sicht- oder fühlbar. Bei akuter Cholezystitis ist das *Murphy-Zeichen* (Abb. 10.21) positiv: Man untersucht, ob sich unter dem mittleren Drittel des rechten Rippenbogens eine druckempfindliche Stelle findet, und legt die rechte Hand auf den Mittelbauch. Zielt man nun mit dem abgespreizten Daumen auf den genannten Punkt, läßt den Patienten tief einatmen und drückt gleichzeitig den Daumen etwas in die Tiefe, so hält der Patient wegen der entstehenden Schmerzen sofort den Atem an, um zu verhindern, daß die entzündliche Gallenblase dem ausgestreckten Daumen entgegengedrückt wird. Bei dünnen, schlaffen Bauchdecken kann die durch Stauung oder im Gefolge chronischer Lebererkrankungen vergrößerte Gallenblase als walzen- oder birnenförmige, glatte, prallelastische Schwellung am unteren Leberrand (etwa in der MCL) getastet werden (Hydrops der/oder Stauungsgallenblase). Da häufig als Konsequenz der Stauung (durch Stein- oder Tumorverschluß von Ductus cysticus oder Ductus choledochus) eine Entzündung der Gallenblase bzw. Gallenwege eintritt, wird dieser Palpationsbefund nur selten. Die Haut über der Gallenblasenregion ist hyperästhetisch, die Muskulatur im Oberbauch gespannt, und es ist mit Abwehr des Patienten zu rechnen, besonders aber mit einer Ausstrahlung in den Rücken.

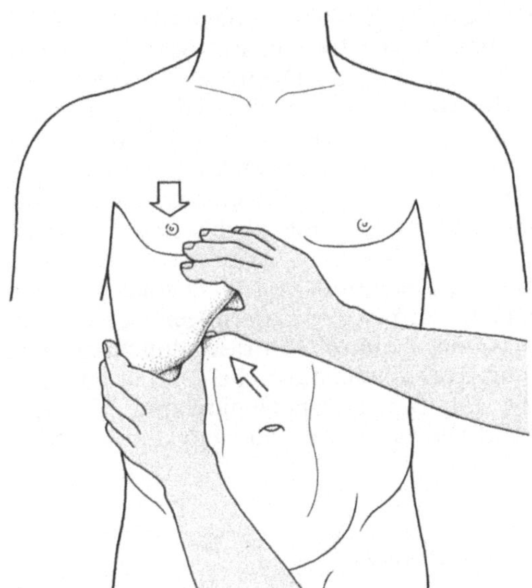

Abb. 10.21. Murphy-Zeichen bei Gallenblasenerkrankungen. Spontan bei der Inspiration und Druck in der Gallenblasengegend entsteht der selbe Schmerz

Unter einem Courvoisier-Zeichen versteht man die tastbare Gallenblasenvergrößerung beim ikterischen Patienten auf dem Boden eines Karzinom des Pankreaskopfes mit Obstruktion der Papilla duodeni major. Der differentialdiagnostisch in Betracht kommende Steinverschluß des Ductus choledochus liegt nicht vor, da durch eine vorausgegangene Cholezystitis, die sich entwickelt hatte, als der Stein noch in der Gallenblase lag, eine Fibrosierung derselben eingetreten ist und dadurch ihre Erweiterung unmöglich wurde. Es gibt jedoch Ausnahmen.

Bei der Diagnostik von Gallenblasensteinen und tumorösen Veränderungen der Gallenblase hat heute die Ultraschalluntersuchung indirekte röntgenologische Verfahren, z.B. die intravenöse Cholangiographie, weitgehend verdrängt. Ihre Genauigkeit liegt über 90%.

10.6.9 Pankreas

Wegen seiner speziellen Topographie in der Tiefe des Abdomens ist das Pankreasorgan selbst nicht zu palpieren. Lediglich bei Ausbildung großer *Pseudozysten* kann sich ein entsprechender Tastbefund oberhalb oder links vom Nabel ergeben.

Tumoren des Pankreas werden in der Regel nicht getastet, die *akute Pankreatitis* verursacht einen heftigen Spontanschmerz, der gürtelförmig nach beiden Seiten zum Rücken hin ausstrahlt. Es ist ein dumpfer, viszeraler, nicht genau lokalisierbarer Schmerz. Eine weitere Gegend der Ausstrahlung ist die linke Schulter. Die Head-Zone des Pankreas liegt in der Region D7–D9 (s. Abb. 10.3b). Bei schwerer akuter Pankreatitis bildet sich innerhalb von 8–24h nach Beginn der Erkrankung ein paralytischer Ileus aus.

Die *chronisch-rezidivierende Pankreatitis* verursacht Schmerzen ähnlichen Charakters, allerdings nur selten mit paralytischem Ileus.

Funktionstests und Untersuchungsmethoden

Anamnestische Angaben und Palpationsbefunde können nur Verdachtsmomente für das Vorliegen einer Pankreaserkrankung liefern. Wesentlich für die Diagnostik sind einfache Laboruntersuchungen (α-Amylase im Serum und Urin und Lipase im Serum), in der weiteren Differenzierung auch Funktionstests (Stuhlgewicht, Fettbelastung, Pankreolauryl- und Sekretin-Pankreozymin-Test). Mit den Röntgenuntersuchungen der Nachbarorgane (Cholangiographie, hypotone Duodenographie) stehen weitere, indirekte diagnostische Methoden mit eingeschränkter Aussagefähigkeit zur Erfassung chronischer Pankreasveränderungen (chronische Entzündung, Tumor) zur Verfügung, wobei Verlagerungen bzw. Verdrängungen erfaßt werden. Bei der direkten *Cholangiographie* (intraoperativ, endoskopisch-retrograd oder perkutan-transhepatisch) werden Stenosen bzw. Verlagerungen des Choledochus (und des Ductus Wirsungianus) als Zeichen für ein Pankreaskopfkarzinom dargestellt (s. auch S. 192). Mit der *hypotonen Duodenographie* (Kontrastdarstellung des Duodenums nach maximaler Spasmolyse) werden ebenfalls Impressionen durch ein Pankreaskarzinom erkannt. Die früher oft notwendige differentialdiagnostisch schwierige *Arteriographie* ist von der Computer- und sehr selten – Kernspintomographie-Untersuchung als moderne, teure, bildgebende Verfahren, die oft viele zusätzliche Informationen zur Pathomorphologie des Oberbauches liefern, verdrängt worden. Sie wird jedoch noch präoperativ angewandt.

Drei Untersuchungsmethoden haben in neuerer Zeit einen erheblichen Fortschritt in der Diagnostik von Pankreaserkrankungen erbracht: Ultraschallmethode und Computer- (sehr selten Kernspin)tomograhie als nichtinvasive und die endoskopisch-retrograde Pankreatikographie (ERP) als semiinvasives Verfahren. Mittels Sono- und Computertomographie kann die Gewebebeschaffenheit des Organs definiert werden (Zyste, Abszeß, chronische Entzündung oder Tumor). Die ERP wird auf S. 197ff. dargestellt.

10.6.10 Untersuchungsbefunde bei abdominalen Gefäßveränderungen

Arterielles System

Pulssynchrone Bewegungen der vorderen Bauchwand beobachtet man als mitgeteilte Pulsationen (von der Aorta ausgehend) bei sehr schlanken Menschen. Eine pulsierende bis kleinfaustgroße (mit der Aorta in Verbindung stehende) Vorwölbung im Bereich des linken Mittelbauches mit Schmerzsymptomatik (evtl. unter dem Bild eines akuten Abdomens) und systolischem Schwirren über dem Tumor muß an ein evtl. bereits penetrierendes oder perforiertes *Aortenaneurysma* denken lassen. Dislozierte Schrittmachersonden kön-

nen ähnliche pulssynchrone Bauchwandbewegungen verursachen (neben Singultus bei Zwerchfellstimulation). Ein paraumibilikal auskultierbares Stenosegeräusch beim Hypertoniker lenkt den Verdacht auf eine *Nierenarterienstenose*.
Der akute arterielle Gefäßverschluß ist auskultatorisch meist nicht zu erfassen, verursacht aber heftigste, meist diffuse, mehr kolikartige Schmerzen und geht schnell im Bild des akuten Abdomens auf. *Milzinfarkte* verursachen lokalisierte akute Schmerzen, evtl. mit perisplenitischem Reibegeräusch (s.S. 189). Solche Gefäßverschlüsse beruhen meist auf Embolien, seltener auf atherosklerotischer Einengung, evtl. auf kardiogenem oder zirkulatorischem Schock. Bei atherosklerotischer Stenosierung der Bauchgefäße kommt es in ausgeprägteren Fällen zur sog. *Dyspragia intermittens angiosclerotica intestinalis* („Angina abdominalis"), einer verdauungsabhängigen abdominalen Symptomatik aufgrund eines Mißverhältnisses zwischen Perfusionsbedarf und -möglichkeiten, d.h. Schmerzen treten fast regelmäßig nach der Nahrungsaufnahme auf.

Venöses System

Mesenterialvenenthrombose, Kavathrombose, Lebervenenthrombose, Pfortader und Milzvenenthrombose verlaufen klinisch undramatischer und sind in ihrer Symptomatologie durch Ausmaß und Geschwindigkeit des Gefäßverschlusses, Grad der passiven (Stauungs-)Hyperämie im zugehörigen Organ (Körperregion) und Möglichkeiten der Drainierung über Kollateralen gekennzeichnet (s.S. 186–188) und am besten durch Ultraschalluntersuchung, evtl. unter Zuhilfenahme der Duplexmethode zu erkennen.

Lymphsystem

Verschiedene entzündliche oder neoplastische Grundkrankheiten (vor allem auch Leukosen) können das intestinale oder mesenteriale Lymphsystem verändern, wobei die Beeinträchtigung der Lymphzirkulation mit Stauung und Druckerhöhung im ausgeprägten Stadium dann ein enterales Eiweißverlustsyndrom und/oder einen chylösen Aszites zur Folge haben (z.B. Obstruktion oder Kompression der Cysterna chyli und des Ductus thoracicus).

10.7 Endoskopische Methoden der gastrointestinalen Untersuchung

Ösophagogastroduodenoskopie

Im Rahmen der Diagnostik des oberen Verdauungstraktes hat die Endoskopie als Routineverfahren heute unbestrittene Bedeutung. Das Risiko der Untersuchung ist bei Beherrschung der Technik und bei Beachtung der Kontraindikationen gering, die Belastung des Patienten vertretbar und bei Verwendung einer entsprechenden Prämedikation zusätzlich reduzierbar. Die Aussagekraft im Vergleich zur Röntgenuntersuchung wird von den meisten Internisten und Chirurgen allgemein als überlegen angesehen. Dies gilt besonders für die Frühdiagnose maligner Läsionen. In zahlreichen Fällen ist dennoch die Kombination von Endoskopie und Röntgenuntersuchung indiziert, wobei allein durch die Endoskopie die bioptische Sicherung verdächtiger Läsionen möglich ist.
Die mechanischen und optischen Eigenschaften der in den letzten Jahren weiterentwickelten Gastroskope sind heute und neuerdings durch Videoendoskopie so optimal, daß jeder Bereich von Ösophagus, Magen und oberem Duodenum eingesehen werden kann, so daß es praktisch keine „blinden Zonen" mehr gibt. Entsprechend ist es möglich, aus jedem der genannten Bereiche Biopsiematerial zur Sicherung der Diagnose zu gewinnen. Die Untersuchung erfolgt gewöhnlich in Linksseitenlage nach Prämedikation mit Atropin, Rachenanästhesie mit einem Lokalanästhetikum (gewöhnlich Lidocain) und evtl. einem Sedativum. Das Gerät wird blind in den oberen Ösophagus oder unter Sicht eingeführt und danach zur Vermeidung von Perforationen bei Divertikeln, Strikturen oder Karzinomen unter Sicht durch den Magen bis in den Bulbus und wenn möglich bis in die Pars horizontalis duodeni vorgeschoben.
Für die *Beurteilung des Bulbus* gelten folgende Kriterien: Aufdehnbarkeit nach Luftinsufflation, Schleimhautbild, Ulkusnachweis (wegen starker Faltenbildung gelegentlich nicht möglich) oder Beschreibung von Narbenbildung nach abgeheiltem Ulkus.
Dann erfolgt langsames Zurückziehen des Gerätes ins Antrum des Magens. Von hier aus werden der *Pylorus* und die *präpylorische Region* beurteilt. Der Pylorus schließt im Normalfalle gleichmäßig rund, die sich beim

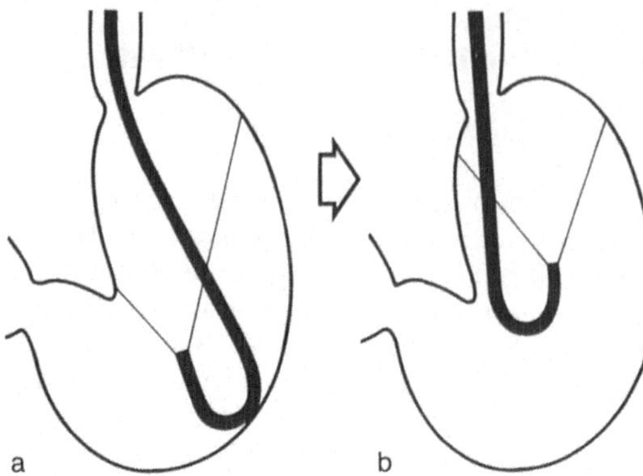

Abb. 10.22a, b. Gesichtsfeld im endoskopischen Magen bei Inversion

Schluß bildenden Falten laufen radiär auf die Öffnung zu. Eine Ausziehung des Pylorus nach einer Seite hin weist auf eine Ulkusnarbe im Bulbus duodeni hin. Das Antrum läßt sich durch Luftinsufflation über das Gastroskop aufdehnen. Ein Ulkus bzw. ein Magenkarzinom wird bei dieser Aufdehnung gewöhnlich besser erkannt als bei nichtentfaltetem Antrum. Das Antrum ist bei jeder Gastroskopie eine wichtige Region, weil über 70% aller chronischen Ulzera und die Mehrzahl aller Karzinome des Magens dort lokalisiert sind. Bevorzugter Sitz eines Ulkus im Antrum ist wiederum die kleine Kurvatur.

Bei weiterem Zurückziehen des Instrumentes werden *Angulusregion* und *Korpus* beurteilt. Durch eine spezielle Technik zur Lageveränderung des Gastroskops (Inversion) lassen sich auch *Fundus* und *Kardia* einsehen (Abb. 10.22a, b).

Bei allen Wandveränderungen des Magens besteht die Möglichkeit, durch eine *gezielte Biopsie* eine sichere histologische Diagnose zu stellen. Dies ist besonders beim Ulcus ventriculi erforderlich, wo trotz zahlreicher makroskopischer und röntgenologischer Kriterien der Ausschluß eines Karzinoms zuweilen nur histologisch möglich ist. Umgekehrt muß ein Frühkarzinom des Magens wegen seiner Verwechselbarkeit mit einem Ulkus oder einem Polypen immer histologisch gesichert werden.

Ein Polyp sollte möglichst mit der elektrischen Schlinge abgetragen und gewonnen werden; bei zweifelhafter Differentialdiagnose zwischen Ulkus und Frühkarzinom kann eine histologische Sicherung durch Rugektomie (Gewinnung einer repräsentativen Histologie durch Abtragung eines Teils der verdächtigen Läsionen mit der elektrischen Schlinge) erreicht werden.

Unter langsamem weiterem Zurückziehen wird der *Ösophagus* endoskopiert, wobei Aussagen über den Schluß des Kardiasphinkters (s.S. 181), evtl. vorliegende ösophagogastrische Hernien, Refluxösophagitis, Divertikel, Polypen, Ulzera, Tumoren und Ösophagusvarizen möglich sind. Letztere lassen sich durch Betasten mit der Biopsiesonde durch ihre weiche Beschaffenheit von andersartigen Veränderungen der Ösophaguswand differenzieren.

Bei akuten Blutungen hat die Notfallösophagogastroduodenoskopie die Röntgendiagnostik verdrängt. Häufig kann bereits endoskopisch eine Blutstillung vorgenommen werden (Elektrokoagulation, Injektion, Verödung und/oder Laserung, Sklerosierung der Ösophagusvarizen).

Endoskopisch-retrograde Cholangiopankreatikographie (ERCP)

Eine Trennung dieser Untersuchungsmethode nach dem Ziel einer Darstellung der Gallenwege oder des Pankreasausganges ist wenig sinnvoll, weil der Untersuchungsgang identisch und eine sichere Sondierung nur des beabsichtigten Gangsystems nicht immer möglich ist. Wegen der unterschiedlichen Indikationen und Aussagemöglichkeiten soll aber eine getrennte Besprechung für die Gallengang- und Pankreasdiagnostik erfolgen.

Die *Indikation* für eine Pankreatikographie ist in der Mehrzahl der Fälle der Verdacht auf chronische Pankreatits oder Pankreaskarzinom. Hier sollte stets eine Sonographie der Bauchspeicheldrüse vorausgehen, die als Screeninguntersuchung und für die oben genannte Differentialdiagnose wertvolle Hinweise liefert.

Bei der *chronischen Pankreatitis* werden eine Dilatation des Ductus pancreaticus und Konturenunregelmäßigkeiten, aber auch Stenosen des Ganges gefunden. Hinweise auf chronische Pankreatits ergeben sich auch durch Abbrüche und kolbige Auftreibungen der Seitenäste des Pankreasganges. Bei *Pankreaskopfkarzinom* werden ähnliche Erscheinungen beobachtet, daneben aber auch eine Verlegung sowie ein Abbruch des Pankreasganges. Auch eine Verlagerung des Pankreasganges kann ein entscheidender Befund sein. In einigen

Fällen ist eine Unterscheidung zwischen chronischer Entzündung und Karzinom nicht möglich. Dann sind zusätzliche Untersuchungen, wie Computertomographie und Arteriographie, erforderlich, wobei erstere Raumforderungen erfaßt, aber deren Dignität oft nicht eindeutig klären kann und bei letzterer atypische Gefäßverläufe bzw. -abbrüche Hinweise auf ein Karzinom sein können. Hilfreich ist bei unklarer Diagnose die Feinnadelpunktion des verdächtigen Bezirks in der Bauchspeicheldrüse unter sonographischer Kontrolle. Gelegentlich ergeben alle Untersuchungen keine sichere Diagnose, so daß erst durch Laparotomie mit Schnellschnittuntersuchungen durch den Pathologen eine Entscheidung getroffen werden muß.
Weitere mögliche ERCP-Befunde sind Pseudozysten des Pankreas nach akuter Pankreatitis, die sich u.U. als Folge der retrograden Gangdarstellung infizieren können; sie erfordern sofortige antibiotische Behandlung, eine Drainage nach außen oder die schnelle chirurgische Versorgung. Das Pankreasgangsystem ist ebenso wie der Choledochus außerdem bei Bestehen einer Papillenstenose deutlich erweitert.
Komplikationen nach ERCP werden bei etwa 3% der Untersuchungen beobachtet, am häufigsten ein akuter Schub einer chronischen Pankreatitis oder eine cholangitische Sepsis. Relative Kontraindikationen sind akute Pankreatitis und bereits vor der Untersuchung bekannte Pseudozysten. Doch wird heute zunehmend auch bei akuter Pankreatits sehr früh eine ERCP durchgeführt, sofern irgendwelche Hinweise auf eine biliäre Ursache (Anamnese, Bilirubinerhöhung, Fermenterhöhung) besteht. In diesen Fällen werden von einem geübten Endoskopiker u.U. als gleichzeitige therapeutische Maßnahme Papillotomie und Steinextraktion durchgeführt. Auch Steinextraktionen aus dem Pankreasgang sind bei Vorliegen einer obstruktiven Pankreatitis endoskopisch möglich.

Koloskopie

Die endoskopische Darstellung des Dickdarmes erlaubt eine gezielte morphologische Diagnostik im gesamten Kolon und angrenzenden terminalen Ileum. Da es sich bei der Koloskopie um ein zeitlich aufwendiges Verfahren handelt, sollte durch Voruntersuchungen eine Auswahl der Patienten getroffen werden. Neben Erhebung einer ausführlichen Anamnese, einer sorgfältigen klinischen Untersuchung und dem Ausschluß evtl. bestehender Kontraindikationen soll der Koloskopie eine Prokto- oder Proktosigmoideoskopie vorausgehen. Vor Biopsien und insbesondere Polypektomien sind Blutgruppenbestimmungen und Analyse hämostaseologischer Parameter (Prothrombinzeit, partielle Thromboplastinzeit, Thrombozyten) zu fordern.
Als *absolute Indikationen* gelten (unter der Voraussetzung optimaler Technik) fragliche oder unklare Röntgenbefunde, negative Röntgenbefunde bei anhaltenden abdominalen Beschwerden (Durchfälle, Obstipation, Blut-, Schleim- oder Eiterabgänge, Tenesmen, Subileus), die keine andere Erklärung finden, schließlich Verlaufsbeobachtungen nach Operation maligner Kolontumoren sowie bekannte nicht oder noch nicht zu operierende Präkanzerosen. Erst die präoperative histologische Sicherung der Diagnose erlaubt eine sinnvolle Operationstaktik. Abtragungen von Polypen sind ein diagnostisches und therapeutisches Verfahren. Sie ersparen dem Patienten einen belastenden operativen Eingriff. Peranale Blutungen werden erst nach Ausschluß einer Blutungsquelle in proximalen Darmabschnitten der koloskopischen Diagnostik zugeführt (s. oben).

Relative Indikationen: Verlaufsbeobachtungen entzündlicher Erkrankungen und Therapiekontrollen.

Kontraindikationen: Florid-entzündliche Dickdarmerkrankugnen, toxisches Megakolon sowie Peritonitiden. Relativ kontraindiziert ist die Koloskopie bei Vorliegen einer hämorrhagischen Diathese, einer dekompensierten kardialen oder pulmonalen Insuffizienz sowie bei ausgeprägter koronarer Herzkrankheit.
Patienten mit Divertikulose oder vorausgegangenen intraperitonealen operativen Eingriffen sollten vom besonders Erfahrenen koloskopiert werden.

Untersuchung. Nach suffizienter Darmreinigung, Gespräch mit dem Patienten über Notwendigkeit und Ablauf der Untersuchung (Aufklärung) und ggf. sedativ-analgetischer Prämedikation wird das Koloskop (Vorausblickoptik), das an der Instrumentenspitze gleitfähig gemacht wurde, in Linksseitenlage

des Patienten in den Analkanal eingeführt. Unter stetiger Lumensicht wird das Koloskop vorgeführt, was oft einige Manipulationen (Zurückziehen, Drehen des Instrumentes, Umlagern des Patienten) erfordert. Wechselweises Insufflieren und Absaugen der Luft verhindern eine zu große Dehnung des Kolons und entsprechende Beschwerden. Lageänderungen des Patienten können erforderlich sein.
Während der Einführung des Instrumentes wird eine orientierende Betrachtung durchgeführt, während beim Zurückziehen eine exakte Schleimhautbeurteilung (mit Probeexzision) erfolgt.
Bei genügender Erfahrung kann über das Zäkum in über 90% das terminale Ileum erreicht werden.

Komplikationen. Die in der Hand des Erfahrenen risikoarme Koloskopie birgt an Komplikationen bei unzureichender Technik sowie Nichtbeachtung der Kontraindiaktionen sehr selten Perforationen und Blutungen. Einer Perforation können blindes Vorschieben des Koloskops, Biopsie und Divertikel sowie Polypektomie zugrundeliegen. Stärkere Blutungen beruhen auf der Biopsie von Hämangiomen oder Kolonvarizen oder ebenfalls auf Polypektomie.

Rektoskopie

Die wohl älteste endoskopische Untersuchung ist die Rektoskopie. Die wesentlichen Bestandteile der verwandten Instrumente sind:

- Ein Metall- oder Kunststofftubus, der die Optik- und Beleuchtungsvorrichtung aufnimmt,
- der Pektorator mit abgerundeter Spitze, der die Einführung des Tubus in den Analkanal erleichtert,
- die Beleuchtungsvorrichtung,
- die Optik.

Länge und Durchmesser der Instrumente sind verschieden: Kinderrektoskope haben einen Durchmesser von 8–15 mm, der der übrigen Typen beträgt 20 mm.
Zur Untersuchung des Analkanals genügt das *Anoskop,* dessen Nutzlänge durchschnittlich 5–6 cm beträgt. *Proktoskope* sind zwischen 10 und 14 cm lang; *Rektosigmoidoskope* zwischen 25 und 30 cm lang und starr. An der Außenseite des Rektoskoptubus ist eine von der Instrumentenspitze zum Okular laufende Zentimeterskala angebracht, an der direkt abgelesen werden kann, wie weit das Instrument in den Enddarm eingeführt ist (Abb. 10.23).

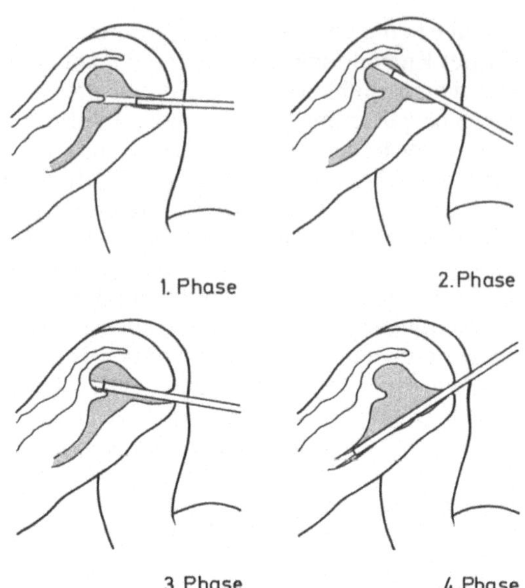

Abb. 10.23. Untersuchungsgang bei der Rektoskopie in Knie-Ellenbogen-Lage

Die Rektoskopie kann in Linksseiten-, Knie-Ellenbogen- oder Steinschnittlage vorgenommen werden. Gleichzeitig können operative Eingriffe, z.B. Polypektomien, Sklerosierung oder Abtragung von Hämorrhoiden damit verbunden werden; mit Spezialrektoskopen sind operative Eingriffe möglich geworden, z.B. die transanale Entferung eines tubulovillösen Adenoms.

10.8 Invasive Untersuchungsmethoden bei Leber-, Milz- und Gallenwegserkrankungen

Haben Anamnese, Beschwerdebild und körperliche Untersuchungsbefunde dem Untersucher differentialdiagnostische Überlegungen oder sogar eine (zu überprüfende) Vermutungsdiagnose ermöglicht, so wird er zur weiteren Abklärung zuerst einfach labordiagnostische (später evtl. aufwendigere funktionsdiagnostische) Untersuchungsmethoden einsetzen. Sehr bald wird sich aber gerade bei abdominalen Krankheitsbildern die Notwendigkeit einer morphologisch orientierten Diagnostik ergeben. Klassische (jedoch indirekte) radiologische, szintigraphische, sowie ultrasonographische Methoden treten dabei in manchen Bereichen hinter der sich rapid entwickelnden Endoskopie zurück, nachdem präformierte Körperhöhlen von innen direkt betrachtet (endoskopiert) und Biopsien aus den erreichbaren Organen der histomorphologischen Untersuchung zugeführt werden können. Die in den letzten Jahren häufiger angewandte Feinnadelbiopsie unter sonographischer Kontrolle ist eine Ausnahme und hat das diagnostische Spektrum erheblich erweitert.

Aszitesprobepunktion

Die Aszitesprobepunktion, die links am Übergang des äußeren/mittleren Drittels der Richter-Monroe-Linie (Verbindung vom Nabel zur Spina iliaca anterior superior) ausgeführt wird, führt zunächst zur makroskopischen Artdiagnose des Aszites und kann nach Prüfung des spezifischen Gewichtes, Rivalta-Probe, Eiweißbestimmung, Differentialdiagnose Exsudat/Transsudat sowie zytologischer und bakteriologischer Untersuchung weitere (evtl. diagnostische) Aufschlüsse liefern. Makroskopisch unterscheidet man gelbe und klare (stauungsbedingte) Aszitesflüssigkeit von pseudochylösem (unspezifische Eiweißveränderungen nach längerem Bestehen trübes Exsudat), chylösem und hämorrhagischem Aszites (bei Karzinose, Tuberkulose, hämorrhagischer Diathese).

Laparoskopie

Bei der Laparoskopie handelt es sich um eine sterile, instrumentelle, endoskopische Darstellung der Bauchhöhle mit Betrachtung des Oberflächenaspektes von Peritoneum, Netz, innerem weiblichem Genitale, Dünn- und Dickdarm, Magen, rechtem und linken Leberlappen, Lig. falciforme und Lig. teres hepatis (evtl. Omentum minus und Pankreas) sowie Milz.

Die Untersuchung wird in der Regel nach abgeschlossener klinischer Untersuchung und bei Vorliegen einer gezielten Fragestellung durchgeführt.

Als *Indikationen* gelten: Differentialdiagnose des Ikterus, Hepatomegalie (chronische Hepatitis, Leberzirrhose, Narbenleber, Metastasenleber, Zystenleber, Echinokokkose), Aszites unbekannter Genese, Splenomegalie, Stadieneinteilung der Lymphogranulomatose, Metastasenausschluß vor tumorchirurgischen Eingriffen, unklarer Gallenblasenbefund (negatives Cholezystogramm) bei Verdacht auf Gallenblasenkarzinom und schließlich gynäkologische Fragestellungen (mancherorts wird unter dem Begriff „Notfallaparoskopie“ bei abdominalen Notfällen zur Frage einer traumatischen Blutung oder einer etwaigen Peritonitis untersucht und neuerdings diese Methode therapeutisch zur Adhäsiolyse, Cholezystektomie und Appendektomie eingesetzt. Die Durchführung weiterer Eingriffe, z.B. die Beseitigung eines Zwerchfellbruches, eine Segmentresektion des Kolons und gynäkologische Eingriffe werden erprobt).

An *speziellen Voruntersuchungen* (die meist nach klinischer Untersuchung ohnehin vorliegen) sind zu fordern:

- *Blutgerinnungsuntersuchungen,* die bei normaler partieller Thromboplastinzeit (PTT) mindestens einen Prothrombinwert von 40% und eine Thrombozytenzahl von 40000/mm^3 ergeben sollten. (In Grenzbereichen sind Kontrollen, evtl. Bestimmungen einzelner Gerinnungsfaktoren, eine Thrombelastographie und im speziellen Fall u.U. eine Substitution vor Untersuchung angezeigt.)
- *Elektrokardiographie.*
- *Röntgenologische Thoraxuntersuchung.*

Zur sinnvollen morphologisch orientierten Vorinformation tragen Röntgendarstellungen von Ösophagus, Magen und Duodenum, von Gallenblase (und Gallenwegen) sowie die Ultrasonographie interessierender Regionen bei.

Als relative und absolute Kontraindikationen sind anerkannt:

- portal dekompensierte Leberzirrhose mit Aszites,
- paraösophageale Hiatushernie,
- Blutungsübel,
- Koronarinsuffizienz,
- Cor pulmonale,
- kardiale Dekompensation,
- exzessiver Bluthochdruck.

Der Patient hat nach Aufklärung über die Risiken der Untersuchung (Letalität der Laparoskopie mit Leberpunktion 0,029%, vorwiegend durch Blutung und gallige Peritonitis) und Behandlung sein Einverständnis schriftlich zu erklären; bei Ablehnung wird er zusätzlich darauf hingewiesen, daß er damit auf die mögliche diagnostische Information verzichtet.

Die *Untersuchung* erfolgt morgens nüchtern nach analgetisch-sedativer Prämedikation; Leisten-, Schenkel- und Narbenhernien werden mit einem Pflasterverband zusammengezogen. Die Laparoskopie wird unter sterilen Bedingungen begonnen. Nach Lokalanästhesie an der Grenze zwischen äußerem und mittlerem Drittel der Richter-Monroe-Linie (oder etwas links oberhalb des Nabels) wird mittels einer speziellen (Verres- oder Kalk-)Nadel mit N_2O-Pneugerät ein Pneumoperitoneum (mit 2–5 l Gas) angelegt. Nach erneuter Lokalanästhesie und kurzem Hautschnitt links oberhalb des Nabels wird hier der Laparoskoptrokar eingeführt, dessen Hülse das Kaltlichtlaparoskop aufnimmt. Unter Lageveränderung des Patienten (Endoskopietisch) und Schwenken des Laparoskops in der entstandenen Gaskuppel lassen sich im allgemeinen alle Bereiche des Abdomens inspizieren:

Am *Peritoneum* wird man Karzinommetastasen, miliare Knötchen bei tuberkulöser Peritonitis, Verwachsungen, Umgehungskreisläufe bei portaler Hypertension, Bruchpforten sowie in den Flanken stehende Aszitesflüssigkeit sehen können.

Die *Oberfläche beider Leberlappen* bietet eine Fülle von Informationen: chronische Hepatitis, Leberzirrhose, Ikterusvarianten, herdförmig infiltrative Prozesse (Tumormetastasen, Lymphogranulomatose, Sarkoidose, Tuberkulose, kleine Metastasen) und manche lokalisierten Prozesse, wie Zysten (bei Zystenleber), Hämangiome, Echinokokkuszysten, bieten charakteristische, oft unmittelbar diagnostische Erscheinungsbilder.

Der Aspekt der *Gallenblase* und indirekte Hinweise durch den Leberoberflächenbefund (Differentialdiagnose intra-/extrahepatische Cholostase) helfen bei der Abklärung von Gallenwegserkrankungen.

Die *portale Hypertension* weist sich durch eindeutige laparoskopische Bilder (Meteorismus, Aszites, Gefäßstauung, Umgehungskreisläufe, Milzvergrößerung oft in Kombination) aus.

Die *Milzdarstellung* ergibt neben einer Größenbestimmung u.U. hinweisende Oberflächenbefunde (Granulome bei Tuberkulose, Sarkoidose oder Lymphogranulomatose).

Bei sorgfältiger Untersuchung wird man darüber hinaus manchmal Befunde an *Magen* und *Darm, Netz* und *innerem weiblichem Genitale* (Ovarialtumor, Uterusmyom) erheben können. Auch *retroperitoneale Tumoren* werden von einer gewissen Größe an u.U. laparoskopisch erkannt.

Über die Inspektion hinaus ermöglicht die Laparoskopie die verschiedensten Zusatzeingriffe (oft über einen zweiten Einstich):

- Nadelbiopsie von Leber und Milz (gezielt bei umschriebenen Veränderungen),
- Zangenbiopsie umschriebener Veränderungen (Leberoberfläche, Peritoneum, Netz),
- Taststabpalpation (Leberkonsistenz, Gallenblase),
- Taststabelevation beider Leberlappen zur Darstellung der Leberdorsalfläche,
- Größenbestimmung von Strukturen durch Zentimetereinstellung,
- Elektrokoagulation (Verschorfung von Punktionsstellen, Durchtrennung von Verwachsungen),
- Gallenblasenpunktion zur Cholezystocholangiographie,
- Splenoportographie,
- transhepatische Cholangiographie,
- Nadelbiopsie des Pankreaskopfes,
- Nierenpunktion.

Einige davon haben die bildgebenden Verfahren erübrigt.

Wie oben erwähnt, gewinnt neben der Adhäsiolyse die Laparoskopie als therapeutisches Verfahren zunehmend an Bedeutung. Der Chirurg operiert von mehreren laparoskopischen Zugängen außerhalb der Bauchhöhle unter Fernsehbildwandlerkontrolle.

Die *laparoskopische Photographie* oder neuerdings Videoaufnahme dokumentiert den laparoskopischen Befund. Nach Kontrolle aller Biopsiestellen wird nach Ablassen des Gases die Laparoskopiehülse entfernt, die Wunde verschlossen und mit einem Verband versorgt. Makroskopischer (detailliert niedergelegt) und mikroskopischer Befund ergeben zusammen schließlich die Diagnose.

Leberblindpunktion (Menghini)

Bei der Leberblindpunktion verzichtet man auf die Kenntnis des makroskopischen Leberoberflächenbefundes und die Inspektion der Bauchorgane, sondern beschränkt sich vielmehr auf eine Information über den feinge-

weblichen Leberbefund (ungezielt). Sie ist zur Abklärung diffuser Lebererkrankungen geeignet, wobei kritisch darauf hingewiesen werden muß, daß man zuvor meist nicht sicher entscheiden kann, ob es sich wirklich um eine diffuse Lebererkrankung handelt und der gewonnene Lebergewebezylinder somit repräsentativ sein wird.
Insofern sollte die *Indikation* zur perkutanen Leberblindpunktion auf die Verlaufskontrolle laparoskopisch gesicherter, diffuser Leberkrankheiten eingeschränkt werden.
Üblich ist die Technik nach Menghini. Nach abgeschlossener klinischer Untersuchung sind folgende spezielle *Vorsorgeuntersuchungen* obligat:

- Quick-Test,
- partielle Thromboplastinzeit (PTT),
- Thrombozytenzahl,
- Blutungszeit,
- Blutgruppe,
- (Röntgendarstellungen von Thorax und Gallenblase) oder Ultraschalluntersuchung dieser Organe (s.S. 205).

Der Patient ist nüchtern. In Rückenlage des Patienten (bei unter den Kopf gelegter rechter Hand) wird interkostal im Bereich der intensivsten Leberdämpfung (dorsal der vorderen Axillarlinie) nach Lokalanästhesie die Haut mit einer Lanzette perforiert. Anschließend wird in Apnoe des Patienten (4–5s) eine 0,85–1,40mm dicke spezielle Punktionsnadel nach Erzeugung eines starken Sogs (in einer mit 2ml NaCl-Lösung gefüllten Rekord- oder Spezialspritze) in die Leber eingestochen und mit Erreichung des tiefsten Punktes herausgezogen (intrahepatische Phase in Sekundenbruchteilen). Anschließend wird mit der NaCl-Lösung der Gewebezylinder in ein Schälchen ausgespritzt.
Kontraindikationen sind Blutgerinnungsstörungen, Stauungsleber, Verschlußikterus jenseits der 3. Woche, infektiöse Erkrankungen des Brust- und Bauchfells, der Leber und der Gallenwege, Echinokokkuszysten, Hämangiome sowie Fehlen der Leberdämpfung. Relative Kontraindikationen sind Verschlußikterus im Anfangsstadium und Aszites.
Die *Komplikationen* bestehen in Blutungen, galligen Peritonitiden und Pneumothorax.
Der Patient muß über Risiken aufgeklärt sein und schriftlich sein Einverständnis erklärt haben.
Die Leber- (und Milz-)punktion während Laparoskopie folgt derselben (Menghini-)Technik –, findet jedoch unter Sicht statt. Heute wird die Feinnadelpunktion der Leber unter sonographischer Kontrolle in vielen Kliniken der Leberblindpunktion nach Menghini vorgezogen.

Endoskopisch-retrograde Cholangiographie (ERC)

Eine ERC sollte bei klinischen, laborchemischen und sonographischen bzw. röntgenologischen Hinweisen auf Veränderungen der Papilla duodeni major und des Gallengangssystemes durchgeführt werden. Die klinische Ausgangssituation ist oft durch das Bild eines „Verschlußikterus" gekennzeichnet. Die Vorbereitung zur Duodenoskopie mit ERC entspricht derjenigen zur Ösophagogastroduodenoskopie.
Nach Darstellung der Papilla duodeni major mittels Seitblickinstrument (Duodenoskop) wird mit separat beweglichem Plastikkatheter der Porus katheterisiert und Röntgenkontrastmittel instilliert. Die ERC gelingt in über 90% der Fälle: In der Regel lassen sich extra- und intrahepatische Gallenwege darstellen. Eine Cholangitis ist zuvor zu behandeln; der Auflösung einer Cholangitis (vorwiegend bei Abflußbehinderungen) wird durch Tetrazyklinmedikation oder anderen Antibiotika vorgebeugt.
Besteht eine Papillenstenose, so kann eine endoskopische Papillotomie durchgeführt werden. Bei Vorliegen eines Choledochuskonkrementes, insbesondere nach vorausgegangener Cholezystektomie und bei Risikopatienten (Alter, Begleiterkrankungen), wird eine Papillotomie mit nachfolgender Steinextraktion (Dormia-Körbchen) oder Lithotrypsie durchgeführt. Läßt sich bei Verschlußikterus ein freier Abfluß der Galle in das Duodenum nicht sofort herstellen, so erfolgt eine passagere Ableitung über eine nasobiliäre Sonde oder eine Gallengangsendoprothese. Bei einer Tumorimpression des Choledochus kann palliativ auch endoskopisch eine Endoprothese eingesetzt werden.

Transhepatische Cholangiographie

Die transhepatische Cholangiographie ist als perkutane transhepatische Cholangiographie oder selten als transhepatische Cholangiographie mit laparoskopischer Technik und Elektrokoagulation der Einstichstelle eine röntgenologische Methode zur Darstellung der Gallenwege durch direkte Punktion und Kontrastmittelinjektion. Sie hat ebenso wie die transjuguläre transhepatische Cholangiographie (in Ergänzung oder nach Versagen der ERC) spezielle Indikationen und sollte (perkutane transhepatische Cholangiographie) in Operationsbereitschaft durchgeführt werden. Hauptkomplikationen sind gallige Peritonitis und Blutung.

Diese Methode kann mit der perkutanen transhepatischen Drainage (PTCD) oder einer transhepatischen Bougierung, Endoskopie – mit kleinkalibrigem Instrument – und Stentimplantation kombiniert werden. Erstere wird besonders bei Bilirubinwerten über 20mg% bei Patienten mit zur Operation anstehenden malignem Verschlußikterus, z.B. durch Pankreaskopfkarzinom, als Vorbehandlung erwogen. Andererseits dient sie der Palliativtherapie bei im Hilus sitzendem, inoperablem Gallengangskarzinom, das sich nicht durch eine Gallengangsdrainage aufbougieren läßt.

Angiographische Verfahren

Dabei handelt es sich um folgende:
- Aortographie,
- Zöliakographie,
- Mesenterikographie,
- direkte und indirekte Splenoportographie,
- Kavographie,
- Lebervenographie,
- Lymphographie.

Diese Verfahren ermöglichen eine Darstellung intraluminaler Gefäßveränderungen, etwaiger Kollateralkreisläufe und retroperitonealer Verhältnisse und eine Analyse der Gefäßarchitektur parenchymatöser Organe (Leber, Pankreas). Gelegentlich können sie auch therapeutisch eingesetzt werden, z.B. Chemoembolisation inoperabler Lebertumoren, insbesondere in einer Zirrhose.

10.9 Akutes Abdomen

Die Symptomatologie des akuten Abdomens weist auf eine Notfallsituation hin. Die Patienten sind meist außerordentlich *ängstlich* und erwecken einen ernsten Krankheitseindruck. *Die Bauchatmung* ist fast völlig aufgehoben. Das gesamte Abdomen ist gespannt und totenstill. Mit dem plötzlichen Beginn starker abdominaler Schmerzen ist anfangs ein schockähnlicher Zustand mit kalter, feuchter und nasser Haut verbunden.

Das Verhalten des Patienten im Bett liefert oft den Schlüssel zum Schmerzcharakter. Nach einer intraabdominalen Perforation oder Peritonitis liegt der Patient ruhig im Bett, während er sich bei Schmerzattacken oder einem mechanischen Ileus hin- und herwirft. Bei Gallenstein- oder Nierensteinkoliken krümmt sich der Kranke nahezu ununterbrochen vor Schmerzen. Bei akuter Pankreatitis nehmen die Patienten oft eine gekrümmte Seitenlage ein.

Entwickelt sich innerhalb der ersten Stunden ein *Ikterus,* den man am besten mit einer hellen Lampe am harten Gaumen erkennen kann, führt die klinische Untersuchung viel weiter. Zyanose und Dyspnoe können ebenso wie bei einer Herz- oder Lungenerkrankung bei einer Peritonitis oft auftreten. Eine akute hämorrhagische Pankreatitis geht mit einer grauen Blässe einher.

Die Änderung der Pulsfrequenz trägt nicht viel zur Frühdiagnose bei, da z.B. ein Patient mit einer gangränösen Appendizitis – die lokalisiert – noch eine normale Pulsfrequenz aufweisen kann. Bei generalisierter Peritonitis ist die Pulsfrequenz fast immer – über 100 Schläge/min – beschleunigt. In den frühen Stadien akuter abdominaler Erscheinungen tritt selten hohes Fieber auf. In einigen Fällen jedoch ist die Temperatur differentialdiagnostisch von Bedeutung. Ein Fieberanstieg über 39°C ist typisch für eine primäre bakterielle Peritonitis, Salpingitis, Pyelitis oder Pneumonie. Spezifische Reaktionen auf peritoneale Erkrankungen sind jedoch so uneinheitlich, daß man sich davor hüten muß, allein auf der Basis der Höhe von Temperatur und Pulsfrequenz die Diagnose zu stellen.

10.9.1 Lokale Peritonitis

Diese stellt einen örtlich begrenzten Reizzustand des Bauchfells dar. Mit Ausnahme von Perforationen durch Magensaft, Galle oder Pankreassekret fehlen Auswirkungen auf den Allgemeinzustand. Im Vordergrund steht der somatische Schmerz.

Bei der *Palpation* sind lokaler Druck-, Entlastungs- und Klopfschmerz sowie eine örtliche

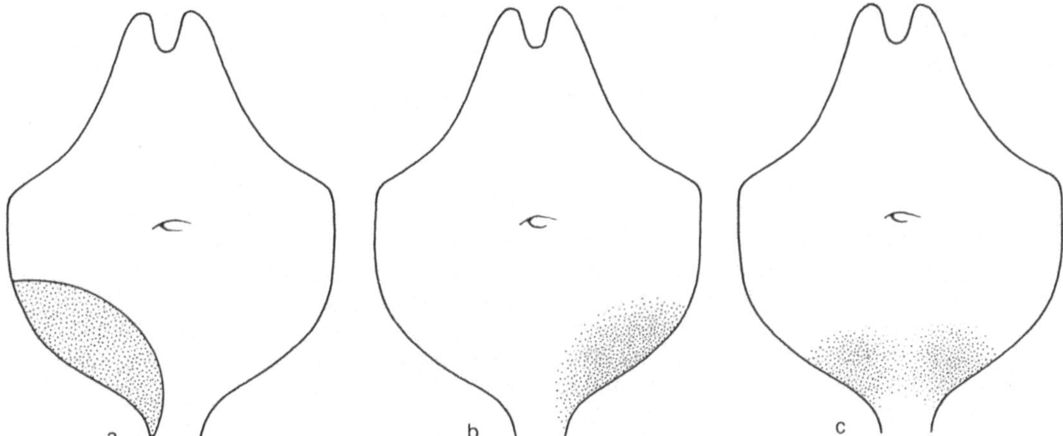

Abb. 10.24. a Akute penetrierende Appendizitits, evtl. mit perityphlitischem Abszeß. Die *durchgehende Linie* markiert den Rand des Tumors, das *gepunktete Feld* den Schmerz. **b** Tumor und Schmerzlokalisation bei akuter Divertikulitis. **c** Die schmerzhaften Areale bei Salpingitis

Abwehrspannung, insbesondere im Vergleich mit der gesunden Seite nachweis- und genau abgrenzbar. Positiv bei lokalisiertem Reizzustand sind das Madelung- (Temperaturunterschied von 0,5 °C zwischen Achselhöhle und Mastdarm), das Merkle- (Schmerz des Patienten, der mit durchgestreckten Knie auf den Zehenspitzen steht und sich anschließend auf die Fersen fallen läßt, im entsprechenden peritonealen Reizgebiet) und das Psoaszeichen (Krampfzustand mit Spannungsschmerz bei Kontraktion des Muskels durch Entzündung in seinem Bereich, auslösbar durch Strecken und Beugen des Oberschenkels im Hüftgelenk).
Die *Auskultation* ergibt meistens keine atypischen, jedoch verminderte oder fehlende Darmgeräusche.

Ursache. Wir beobachten eine lokale Peritonitis meistens bei umschriebenen Entzündungen wie Appendizitis (Abb. 10.24a), Cholezystitis, Divertikulitis (Abb. 10.24b) und Salpingitis (Abb. 10.24c); sie bildet sich zurück, wenn der entzündliche Prozeß abheilt oder sich als Abszeß abkapselt. Umgekehrt kann sie zu einer diffusen Peritonitis führen; dies gilt auch für die Ruptur eines Abszesses. Eine Sonderform der lokalen Peritonitis ist der Douglas-Abszeß, der sich durch rektale Untersuchung feststellen läßt.

10.9.2 Diffuse Peritonitis

Es handelt sich um ein schweres Krankheitsbild, bei dem der somatische Schmerz im Vordergrund steht. Entsteht eine Peritonitis als Komplikation einer auf ein viszerales Organ beschränkten Erkrankung, z.B. der Perforation eines Hohlorgans, wird der primär viszerale Schmerz durch den somatischen uberlagert. Dieser Übergang des viszeralen Schmerzes in den somatischen ist somit ein deutliches Alarmzeichen.
Bei der *Allgemeinuntersuchung* fallen zunächst schlechter Allgemeinzustand, sog. Facies abdominalis, schwere Exsikkose (trokkene Lippen, stehende Hautfalten) und als Zeichen der Entzündung Fieber und Tachykardie auf. Nicht selten besteht eine Oligurie. Die Untersuchung des Abdomens ergibt diffusen Druck-, Entlastungs- und Klopfschmerz; die gesamte Bauchdeckenmuskulatur ist reflektorisch gespannt („défense musculaire"). Eine Perkussion ist nicht sinnvoll bzw. unergiebig und sehr schmerzhaft. Ist die Peritonitis in Darmparalyse übergegangen, herrscht Totenstille im Bauch. Bei der rektalen Untersuchung ist der Douglas-Raum schmerzhaft und bei Exsudat in der Bauchhöhle vorgewölbt. Die axillar und rektal vorgenommene Temperaturmessung zeigt eine Erhöhung der rektalen Temperatur um 1 °C.
Die häufigste *Ursache* der diffusen Peritonitis ist die perforierte Appendizitis. An zweiter

Stelle steht die postoperative Peritonitis, gefolgt von Perforationen von Hohlorganen, z.B. Magen-Darm-Ulzera oder Sigmadivertikel.

10.9.3 Mechanischer Ileus

Typisch für den *Dünndarmileus* ist der viszerale Schmerz, der kolikartigen Charakter hat, intermittierend auftritt und auf seinem Höhepunkt Wehen gleicht. Das schmerzfreie Intervall beträgt bei hohen Darmstenosen 3–5, bei tiefen 6–10min. Erbrechen kann bei akuten Verschlüssen auf reflektorischer Grundlage gleich zu Beginn einsetzen, ist bei langsam auftretenden Stenosen jedoch Ausdruck der intestinalen Rückstauung. Die Beschaffenheit des Erbrechens läßt eine gewisse Lokalisation des Darmverschlusses zu. Auch das Intervall zwischen dem Auftreten von Erbrechen und dem Beginn der Symptome kann für die Verschlußlokalisation wegweisend sein. Akute Verschlüsse mit starken wehenartigen Schmerzen, die sich innerhalb von Stunden entwickeln und zu reflektorischem Erbrechen führen, bedrohen die Darmvitalität, da offenbar die Durchblutung des Darmes beeinträchtigt ist. Bei langsamem Auftreten dieser Symptome kommt es zu Störungen des Wasser- und Elektrolythaushaltes.

Wichtig ist es, auf den Wechsel von viszeralem zu somatischem Schmerz zu achten. Ein typisches Beispiel für den *akuten* Verschluß ist die inkarzierte Hernie oder der Bridenileus, für eine *langsame* Entwicklung der tumorbedingte Dickdarmileus.

Am Anfang des Verlaufes eines mechanischen Ileus besteht eine sehr *lebhafte Peristaltik,* die serienmäßig abläuft, wobei der Patient gleichzeitig krampfartige Schmerzen äußert. Die peristaltischen Geräusche beim mechanischen Ileus wechseln von einer mittleren bis sehr hohen Tonlage mit Crescendoqualitäten. Bei länger bestehendem mechanischem Ileus hören die wellenförmig sich wiederholenden peristaltischen Geräusche auf und sind von denen beim paralytischen Ileus nicht mehr zu unterscheiden.

Beim *Dickdarmileus* ist der Schmerz kontinuierlich, spannend, drückend und weniger intensiv. Der Allgemeinzustand ist in den ersten Stadien nicht betroffen. Peritoneale Zeichen und Erbrechen treten vielfach erst nach Wochen auf. Obstipation und kolikartige Schmerzen sind Initialsymptome, gefolgt von Stuhl- und Windverhaltung sowie Blähung des Abdomens. Auch paradoxe Diarrhöen und Appetitlosigkeit werden beobachtet.

Palpation. Vor dem Auftreten peritonealer Symptome läßt sich häufig ein dilatiertes, prallelastisches Kolon palpieren. Der Tumor ist häufig im linken Unterbauch als derbe, gering verschiebliche und gering schmerzhafte Resistenz zu tasten.

Perkussion. Hypersonorer Klopfschall über dem geblähten Darm.

Auskultation. Klingende Darmgeräusche sind vorhanden, wenn bereits Dünndarmschlingen mitbeteiligt sind. Eine sekundäre Zäkumblähung (Anschütz-Zeichen) bei Sigmastenose kann zur Fehldiagnose einer Appendizitits führen.

Der Tumor ist bei der rektalen Untersuchung häufig tastbar. Läßt sich die Stenose bzw. der Tumor bei der rektalen Untersuchung mit dem Finger passieren, so muß an ein nicht seltenes Doppelkarzinom als Ursache für den Darmverschluß gedacht werden. Die Ursache eines mechanischen Ileus läßt sich nicht immer durch körperliche Untersuchung feststellen. Fast immer kann sie jedoch durch einhergehende Anamnese und genaue Untersuchung vermutet werden, wenn man die wichtigsten Ileusursachen kennt. Wird bei einem akuten Beginn nach inkarzerierten Hernien oder Narben früherer Operationen gesucht, können die häufigsten Ursachen bereits gefunden werden. Blut im Stuhl spricht bei akutem Beginn für eine Darminvagination, die bei Kindern besonders häufig ist, bei schleichendem Beginn für einen partiellen Mesenterialinfarkt. Die wichtigste klärende Untersuchung neben der Erhebung der Vorgeschichte und der klinischen Untersuchung ist die Abdomenleeraufnahme im Stehen. Beim mechanischen Ileus ist die Spiegelbildung und Erweiterung der Darmschlingen proximal der Stenose bzw. des Verschlusses nachweisbar (Abb. 10.25a). Die genaue Lokalisation des Verschlusses kann durch prograde und retrograde Dickdarmpassage bzw. -darstellung mit Gastrografin erfolgen.

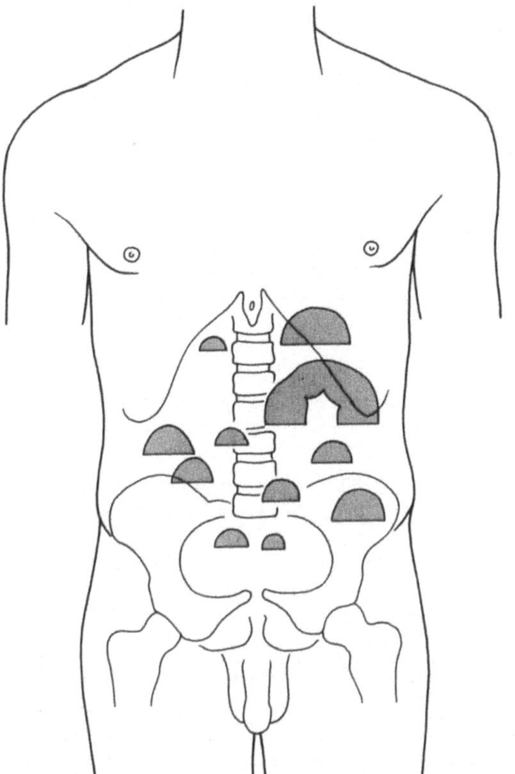

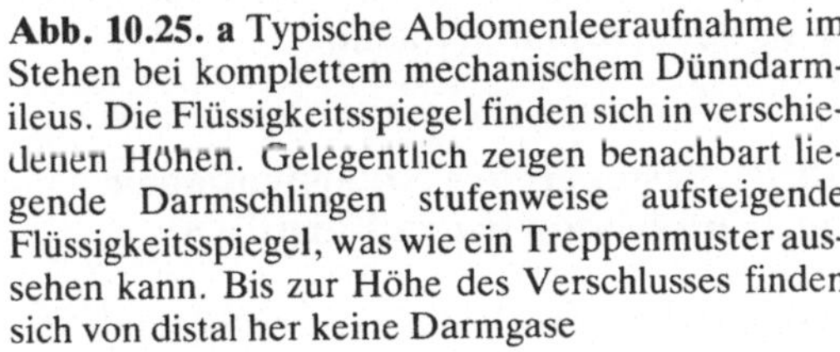

Abb. 10.25. a Typische Abdomenleeraufnahme im Stehen bei komplettem mechanischem Dünndarmileus. Die Flüssigkeitsspiegel finden sich in verschiedenen Höhen. Gelegentlich zeigen benachbart liegende Darmschlingen stufenweise aufsteigende Flüssigkeitsspiegel, was wie ein Treppenmuster aussehen kann. Bis zur Höhe des Verschlusses finden sich von distal her keine Darmgase

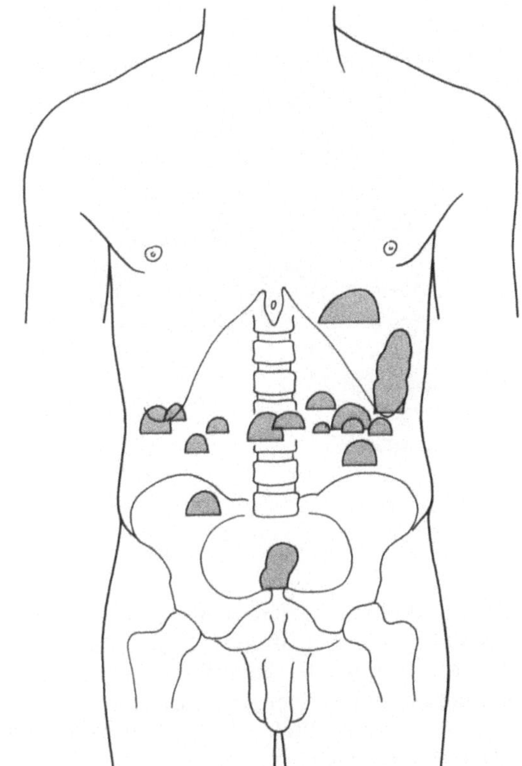

Abb. 10.25. b Typische Abdomenleeraufnahme im Stehen bei paralytischem Ileus. Sämtliche Flüssigkeitsspiegel zeigten die Tendenz, sich auf etwa gleicher Höhe einzustellen. Darmgase finden sich auch im Dünn- und im Dickdarm sowie im Rektum

10.9.4 Paralytischer Ileus

Beim paralytischen Ileus ist fast immer der ganze Darm beteiligt. Die Auftreibung des mäßig schmerzhaften Abdomens kann mit einem Blick festgestellt werden.
Die *Palpation* dient dem Ausschluß einer peritonealen Beteiligung.
Perkutorisch ist als Folge der übermäßigen Luftansammlung im Darm ein hypersonorer und tympanitischer Klopfschall nachweisbar.
Auskultatorisch können keine Darmgeräusche festgestellt werden; es herrscht „Totenstille" im Bauch.
Hauptursachen des paralytischen Ileus sind Entzündungen. Ein Mesenterialinfarkt verursacht ebenfalls einen paralytischen Ileus. Ein mechanischer Ileus, der nicht behandelt wird, kann bei fehlender Therapie oder spontan in einen paralytischen übergehen. Extraperitoneale Ursachen eines paralytischen Ileus sind Wirbelfrakturen, retroperitoneale Hämatome, Aneurysmen der Bauchaorta und Steine im Nierenbecken und Harnleiter.
Die typische Abdomenleeraufnahme im Stehen ist in Abb. 10.24b schematisch dargestellt.

10.9.5 Tiefe Beckenvenenthrombose

Eine tiefen Beckenvenenthrombose kann eine akute Baucherkrankung vortäuschen, wenn sie Schmerzen im Unterbauch und kontrollierten Abgang dünnen Stuhls oder Dysurie her-

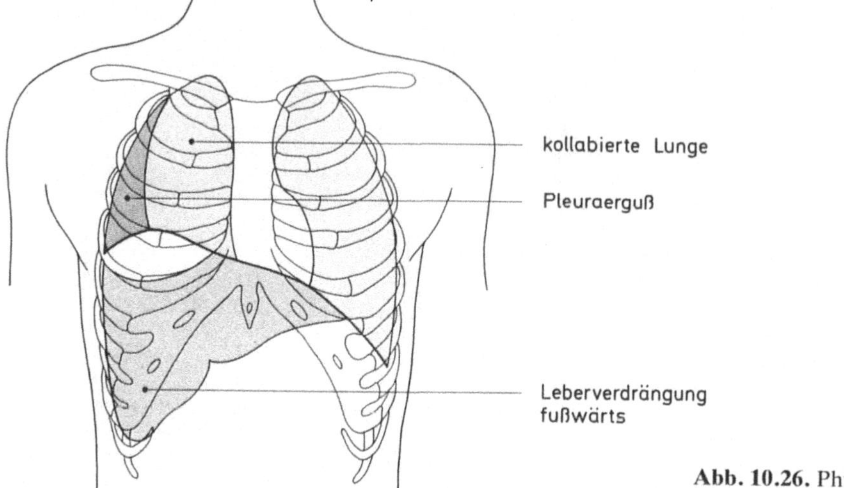

Abb. 10.26. Physikalische Symptome eines Amöbenabszesses der Leber

vorruft. Palpatorisch und inspektorisch sind ein Ödem der betroffenen Bauchseite, eine leichte peritoneale Reaktion und Druckschmerzhaftigkeit der betroffenen Beckenvene feststellbar. Stets ist eine Untersuchung der Beine angezeigt.

10.9.6 Akutes Abdomen in den Tropen

Amöbenabszeß der Leber (Abb. 20.26). Es handelt sich um einen Endzustand einer Amöbenhepatitis, die gelegentlich als Komplikation der Amöbendysenterie auftritt. In der Lebergegend ist ein dumpfer und konstanter Schmerz nachweisbar, der sich bei ruckweiser Erschütterung erheblich verstärkt.
Die Leber ist erheblich bei der Palpation vergrößert; perkutorisch läßt sich ein Zwerchfellhochstand rechts und ein Pleuraerguß rechts nachweisen.
Weiterführende Untersuchungen sind Abdomenleeraufnahme, serologische Tests, Lebersono-, evtl. -szintigramm und Computertomographie, evtl. Probepunktion.

Darmverschluß durch Eingeweidewürmer. Eine Anhäufung von Würmern insbesondere bei Kindern kann einen inkompletten Darmverschluß verursachen. Bei einer solchen Verdachtsdiagnose ist der Stuhl zu untersuchen.

10.9.7 Malaria

Bauchkrämpfe mit Diarrhöen und Erbrechen können auf Malaria zurückgeführt werden. Schmerzen am linken Oberbauch deuten auf eine Milzvergrößerung hin. Ein Blutausstrich bzw. der „dicke Tropfen" führt zur Erkennung der parasitären Infektion.

10.10 Postoperative Komplikationen nach intraabdominalen Eingriffen

Kurz sollen die Untersuchungsbefunde bei Allgemeinkomplikationen, die nach jeder Bauchoperation auftreten können, besprochen werden. Sie entsprechen weitgehend einem akuten Abdomen. Ihre Erkennung und Beurteilung ist erschwert, da der Schmerz als Leitsymptom beim operierten Bauch viel von seiner Aussagekraft verliert.
Im Vordergrund steht die *Peritonitis*. Diese ist selten Folge einer Kontamination, sondern meistens einer Nahtinsuffizienz, die zwischen dem 3. und 10. postoperativen Tag, je nachdem, ob es sich um eine Magen-, Dünndarm- oder Dickdarmoperation handelte, auftreten kann. Fehlen von Darmgeräuschen, Bauchauftreibung sowie gallig verfärbter Mageninhalt sollten eher an einen paralytischen Ileus als eine postoperative Peritonitis denken lassen.
Eine *akute Magendilatation* entwickelt sich nach Operation, aber auch nach Traumen. In

typischer Weise erbricht der Patient eine große Menge und zeigt bald die Symptome eines zunehmenden Schockzustandes. Er fährt fort, enorme Mengen zu erbrechen. Die akute Magendilatation kann diagnostiziert werden, bevor der Patient erbricht. Frühsymptome sind Unwohlsein, Aufstoßen und Brechreiz. Die Urinmenge ist gering; der Puls steigt an. Bei der Besichtigung des Abdomens kann der erweiterte Magen durch Palpation und Perkussion festgestellt werden; deutliche Plätschergeräusche können ausgelöst werden. In Zweifelsfällen führt das Legen einer Magensonde und/oder die postoperative Sonographie (s.S. 205) zur Diagnose.

Ein echter *postoperativer Darmverschluß* entwickelt sich gewöhnlich zwischen dem 4. und 10. Tag nach der Operation. Folgende physikalischen Zeichen treten auf: Meistens besteht kein Schmerz; der Patient klagt nur über Unbehagen infolge Auftreibung des Leibes. Durst ist fast immer vorhanden. Die Pulszahl erhöht sich parallel zum Grad der Leibesaufblähung. Bei der Inspektion zeigt das Abdomen die größte Ausdehnung unterhalb des Nabels. Bei der Palpation besteht keine Bauchdeckenspannung, aber ein geringer Loslaßschmerz. Die Perkussion ergibt gewöhnlich tympanitischen Klopfschall. Bei der Auskultation muß das Stethoskop mindestens 3–5 min ruhig und fest auf die Haut rechts oder unterhalb des Nabels aufgesetzt werden. Im allgemeinen wird die Darmstille nur von den fortgeleiteten Herztönen des Patienten unterbrochen. bewegt sich der Patient, ist ein schüttelndes Plätschern nachweisbar.

Der Übergang einer normalen oder protrahierten postoperativen Darmparalyse in einen paralytischen Ileus muß den Verdacht auf eine Peritonitis erwecken, z.B. bei subphrenischem Abszeß oder einer diffusen generalisierten Peritonitis.

Die Erkennung *postoperativer Blutungen* wird durch die Beachtung der indirekten Blutungszeichen, wie Durstgefühl, Blässe, kalte Extremitäten, Tachykardie und Blutdruckabfall, und durch die Anwendung der endoskopischen Untersuchungsmethoden erleichtert.

Eine weitere postoperative Komplikation ist der *Platzbauch*. Peritoneum und Faszie klaffen auseinander; die Hautnaht hält die Wunde noch zusammen. Erstes Symptom ist das Nässen bei reizlosen Wundverhältnissen; die Flüssigkeit ist blutig-serös. In diesem Fall muß unverzüglich mit einer Sonde oder Pinzette nach einer Diastase in den Bauchdecken gesucht werden. In einem späteren Stadium platzt auch die Haut, und die Eingeweide treten hervor.

Abszesse im Bereich von Operationswunden am Abdomen werden als Bauchdeckenabszesse bezeichnet und sind durch lokale Entzündungszeichen gekennzeichnet. Bei ungeklärtem postoperativen Fieber ist daher stets die Operationswunde zu kontrollieren und in positiven Fällen sofort zu eröffnen. Schwierigkeiten kann die Unterscheidung eines Bauchdeckenabszesses von einer *postoperativen Darmfistel* bereiten. Der Abszeßeiter enthält meist gramnegative Keime. Geruch und Aussehen erlauben meist keine Unterscheidung von Stuhl. Die endgültige Klärung erfolgt vielfach erst durch Fistelfüllung unter Röntgenkontrolle. Auch eine sonographische Untersuchung von Bauchwand und -höhle ist diagnostisch hilfreich (s.o.).

Bauchverletzungen

Damit sind geschlossene „Verletzungen" im Gegensatz zu Wunden gemeint; eine exakte Diagnose bei penetrierenden Wunden des Rumpfes wird nur durch sorgfältige Untersuchung unter Operationsbedingungen erreicht. Eine oberflächliche Naht der Haut in der Unfallambulanz führt manchmal zu schweren Irrtümern.

Traumatisches Hämoperitoneum

Unter den modernen Bedingungen des Flüssigkeits- und Blutersatzes führt eine persistierende Blutung in die Bauchhöhle zu einer sichtbaren Anschwellung des Abdomens. Häufigste Ursachen sind Milz- und Leberruptur, wobei erstere verzögert bzw. „zweizeitig" ablaufen kann. Charakteristisch sind Allgemeinsymptome wie Blässe und Schock mit Pulsfrequenzanstieg sowie lokalem Zeichen. Bei der Milzruptur ist häufig im linken oberen Quadranten des Abdomens lokaler Druckschmerz nachweisbar; daneben kann eine wandernde Dämpfung in den Flanken festgestellt werden. Ein ausstrahlender Schmerz in die Schulter ist ein wertvoller Hinweis (Kehr-Zeichen).

Bei der Leberruptur ist der rechte Lappen 5mal häufiger betroffen als der linke. Auch hier finden sich lokale Zeichen mit Druckschmerzhaftigkeit und Dämpfung. Bei sol-

chen Rupturen hilft die Sonographie der Diagnostik weiter; außerdem kann eine Peritonealavage zur Diagnose führen.
Bei der Dünndarmverletzung findet sich nicht selten einige Stunden nach dem Unfall röntgenologisch kein Nachweis freier subdiaphragmatischer Gasansammlung. Man verlasse sich nicht auf Röntgenaufnahmen; die wiederholte klinische Untersuchung bleibt die diagnostische Richtschnur. Der Zeigetest ist bei rupturiertem Darm von großem Wert: Man fordert den Patienten auf, mit einem Finger zu zeigen, wo der stärkste Schmerz ist bzw. wo er anfängt. Der Patient kann die Perforationsstelle oft genau lokalisieren. Das Vorhandensein eines Quetschmusters auf der Haut (Londong-Zeichen) zeigt an, daß es durch eine Gewalteinwirkung infolge Quetschung gegen die Wirbelsäule zur Darmruptur gekommen ist. Sonst ist die lokale Druckschmerzempfindlichkeit der Schlüssel zur Rupturstelle. Die Ruptur des Dickdarms, die intra- oder extraperitoneal liegen kann, ist glücklicherweise selten, meistens jedoch an den Zeichen einer sich rasch entwickelnden, generalisierten Peritonitis zu erkennen (s.S. 198).

Gastrointestinale Blutung

Eine akute und massive gastrointestinale Blutung ist durch Hämatemesis (Bluterbrechen), frisches Blut im Stuhl, Meläna (Teerstuhl) und/oder Schockzeichen charakterisiert; sie gehört zu den häufigsten und bedrohlichen Notfallsituationen der Inneren Medizin und Chirurgie.
Anamnestisch sind nicht immer Hinweise für eine Blutungsquelle eruierbar; die klinische Untersuchung läßt nur bedingt Rückschlüsse auf eine mögliche Blutungsquelle und deren genaue oder wahrscheinliche Lokalisation zu. Je ausgeprägter die Blutung ist, desto früher treten blutige Stühle auf, da die Verweildauer des Blutes im Gastrointestinaltrakt kürzer und somit das Blut im Stuhl frischer ist.
Bleibt das Blut längere Zeit im Magen liegen oder sickert es längere Zeit und sind die Säureverhältnisse im Magen normal, erhält es beim Erbrechen *kaffeesatzartiges Aussehen* und imponiert bei der Entleerung wie *Teerstuhl,* hat also schwarz-glänzendes Aussehen.
Ein massives Erbrechen von Blut weist auf eine große Gefährdung hin, kann jedoch keine Auskunft über die Ursache geben. Leberzirrhotiker mit portaler Hypertension, die häufig aus Ösophagusvarizen bluten, haben Lacklippen, eine große glatte Zunge, Lebersternchen, Palmarerythem, Bauchwandvarizen und Leber- und Milzvergrößerungen, um nur die häufigsten äußeren Veränderungen bei dieser Erkrankung zu nennen.
Eine massive frische Analblutung, d.h. hellrotes Blut *auf dem Stuhl,* wird meist durch einen krankhaften Befund von der linken Kolonflexur bis zum Anus hervorgerufen. Blutungen oral der linken Kolonflexur bzw. der Bauhinschen Klappe verursachen in der Regel Meläna. Da frische Blutungen aus dem Kolon bei Nachweis von Hämorrhoiden oft als Blutungen aus diesen fehlgedeutet werden, ist zu fordern, daß Hämorrhoiden nur dann als Blutungsquelle angesehen werden dürfen, wenn eine spritzende Hämorrhoidalblutung im Proktoskop eingestellt oder wenn durch alle wesentlichen klärenden Untersuchungen, insbesondere die Endoskopie des gesamten Kolons, eine andere Blutungsquelle ausgeschlossen werden kann.
Etwa 85% der Blutungen haben ihren Ursprung im oberen Gastrointestinaltrakt, während die restlichen blutenden Läsionen in tieferen Dünndarmabschnitten oder im Kolon lokalisiert sind.
Jeder Patient muß nach Auftreten einer gastrointestinalen Blutung in eine Klinik eingewiesen werden. Zur Vermeidung eines Volumenmangelschocks sollte möglichst noch zuhause mit der Infusion eines Plasmaexpanders begonnen werden. Nach Aufnahme in die Klinik müssen darüber hinaus sofort Blutgruppe und Rhesusfaktor bestimmt sowie Erythrozytenkonzentrate in ausreichender Anzahl bereitgestellt werden. Außerdem ist der Gerinnungsstatus zu erstellen. Pulsfrequenz, arterieller Blutdruck und evtl. zentraler Venendruck bedürfen ebenso wie die Bestimmung von Erythrozyten, Hämoglobin und Hämatokrit einer laufenden Kontrolle. Auch die Urinausscheidung sollte überwacht werden (Tabelle 10.4).
Danach soll die *Notfallendoskopie* folgen, wenn sich der Patient nicht mehr im hämorrhagischen Schock befindet. Dazu werden vorwiegend Instrumente mit Geradeausblickoptik verwendet. In einzelnen Fällen wird die zusätzliche Verwendung eines Schräg- oder Seitenblickinstruments nowendig sein. Bei Verdacht auf Blutungen aus dem Dickdarm ergibt sich zwangsläufig die Notwendigkeit der Prokto-, Rekto- oder Koloskopie.

Tabelle 10.4. Untersuchungsgang bei akuten massiven Gastrointestinalblutungen

1. Kreislaufüberwachung
   Beginn mit der Schockbekämpfung
2. Blutgruppenbestimmung
   Kleines Blutbild
   Gerinnungsstatus
3. Notfallendoskopie des oberen und evtl. des unteren Gastrointestinaltrakts
4. Selten Magen-Darm-Passage, Angio- oder Szintigraphie

Nach erfolgreicher Schockbekämfung verbietet sich bei der nun durchzuführenden Notfallendoskopie die sonst übliche Prämedikation. Als Vorbereitungsmaßnahme können das Legen einer doppellumigen Magensonde und die Spülung des Magens sinnvoll sein. Nach Einführung des Endoskops in Linksseitenlage des Patienten erfolgt zunächst die sorgfältige Inspektion des Ösophagus, wobei besonderes Augenmerk auf Ösophagusvarizen oder ösophagitische Veränderungen gelegt wird. Finden sich im Ösophagus bei Varizen als Ausdruck einer stattgehabten Blutung festhaftende Blutthromben, sollte die Untersuchung nur unter äußerster Vorsicht fortgesetzt werden, da die Gefahr besteht, daß die Blutung bei Passage des Endoskops erneut beginnt.

Nicht blutende ebenso wie blutende *Ösophagusvarizen* stellen grundsätzlich keine Kontraindikation gegen eine weitere endoskopische Untersuchung auch des Magens und Duodenums dar. Nach Inspektion der Speiseröhre erfolgt die sorgfältige Betrachtung von Magen und Duodenum bis zur Flexura duodenojejunalis. Abschließend soll zur exakten Beurteilung der Kardia- und Fundusregion die Inversion des Instrumentes im Magen erfolgen; durch diese Maßnahme können auch am Angulus gelegene Ulzera leichter erkannt werden. Dieses Manöver ist auch bei blutenden Ösophagusvarizen notwendig, da zusätzliche Cardia- und Fundusvarizen eine weitere Blutungsquelle darstellen können. Ist der Fundus von Blutkoageln ausgefüllt, muß zu seiner Beurteilung der Patient auf die rechte Seite gelegt werden.

Die *Notfallkoloskopie* wird mit derselben Technik wie bei der Koloskopie durchgeführt.

10.11 Sonographie des Abdomens

Die Sonographie des Abdomens ist die am häufigsten angewandte technische Untersuchung bei unklaren abdominalen Beschwerden, und zwar aus den folgenden Gründen: Sie ist nicht invasiv, nicht mit ionisierenden Strahlen verbunden, sie erfaßt (mit unterschiedlichem Aussagewert) alle Organe des Abdomens, ist rasch durchführbar, beliebig wiederholbar, verursacht geringe Kosten und keine Schmerzen und hat bis heute keine Gewebeschädigung gezeigt. Diese Vorteile, zusammen mit großen technologischen Fortschritten (Schallköpfe, Bildauflösung, Bildverarbeitung), haben zur Folge, daß die Mehrzahl der heute in Ausbildung befindlichen Ärzte die Methode erlernt. Die Nachteile der Sonographie liegen in der Subjektivität der Beurteilung bei häufig mangelnder Dokumentation, in der schlechten Reproduzierbarkeit und in physikalischen Einschränkungen (z.B. Darmgase, Knochen).

Die Oberbauchsonographie erfolgt in Rükkenlage. Dabei wird durch Absenken des Kopfteils der Untersuchungsliege oder Unterlegen einer Schaumstoffrolle unter den Rükken der Abstand zwischen Rippenbogenrand und Spina iliaca anterior vergrößert. Die Organe des kleinen Beckens werden in flacher Rückenlage geschallt. Die Nieren werden in Rückenlage von lateral oder in Ausnahmefällen in Bauchlage von dorsal her untersucht. Linke Niere und Nebenniere werden bevorzugt in Rechtsseitenlage translienal geschallt. Zur Darstellung der Milz ist die überstreckte Rechtsseitenlage günstig.

Zur Dokumentation ist heute neben der sorgfältigen Beschreibung und Angabe aller Organgrößen die Bildaufzeichnung durch Photographie, Blattfilmsystem oder Röntgenfilm mittels Multiformatkamera absolut erforderlich. Wesentlich besser wird der Untersuchungsablauf in der Videoaufzeichnung dokumentiert, die jedoch wegen der Kosten noch nicht routinemäßig eingesetzt wird.

Leber

Die alleinige Untersuchung der Leber setzt keine speziellen Vorbereitungen voraus, sofern nicht die Gallenwege mitbeurteilt werden sollen. Da die Leber hoch subkostal liegt, sind einige zusätzliche Manöver zur besseren Zugänglichkeit nützlich: Tiefe Inspiration bei

gleichzeitiger Bauchpresse (Zwerchfellkontraktion); Lagerung des rechten Armes über den Kopf; Kopfhoch- und -schräglagerung oder Untersuchung im Stehen.
Zur lückenlosen Beurteilung des gesamten Leberparenchyms ist die Schnittführung in der Regel zunächst subkostal schräg, dann subkostal longitudinal, transversal und schließlich interkostal-lateral. Dabei muß der Schallkopf sowohl parallel verschoben als auch rotiert bzw. gekippt werden. Der Sektorscanner ist gegenüber dem Parallelscanner bei der Beurteilung der Leber eindeutig im Vorteil.
Die sonographische Beurteilung erfolgt bei der Leber wie bei nahezu allen Organen nach den Kriterien Organgröße, Organkorrektur, Parenchymechogenität und Parenchymreflexmuster. Hinzu kommen speziell bei der Leber Gefäßverlauf, Gallengangweite, Atemverschieblichkeit, Beziehung zu den Nachbarorganen.
Die Kontur der normalen Leber ist glatt mit nur wenigen Einbuchtungen. Die normale Lebergröße überschreitet nicht 15cm (Medioklavikularlinie). Die Echos sind gleichmäßig verteilt, ein verstärktes Reflexmuster gibt es bei der Lebersteatose, ein abgeschwächtes Reflexmuster kann durch adipöse Bauchdecken bedingt sein. An Gefäßstrukturen sind sowohl die Pfortaderäste als auch die Lebervenen zu erkennen. Bei gestauten Gallenwegen sind diese intrahepatisch parallel zu den Pfortaderästen zu sehen (Doppelflintenphänomen). Herdförmige Veränderungen in der Leber (z.B. Hämangiom, Adenom, fokale noduläre Hyperplasie, Leberzellkarzinom, Abszesse, Zysten, Metastasen) werden durch ihr charakteristisches sonographisches Verhalten (Abgrenzung zur Umgebung, Binnenstruktur) beschrieben, auch wenn die sonographische Diagnose nicht immer beweisend ist.

Gallenblase

Die Untersuchung der Gallenblase erfolgt im nüchternen Zustand, vorzugsweise in den Morgenstunden (Darmgase). Die Darstellung gelingt in der Regel am besten in maximaler Inspiration in Rückenlage. Die Gallenblase wird am Rippenbogenrand aufgesucht und in Blasenlängsrichtung dargestellt. Immer muß das Organ unter Ultraschallsicht auch palpiert werden (Cholezystitis). Der proximale Anteil des Ductus hepatocholedochus ist nahezu immer, der distale Anteil bis zur Papillenregion häufig nicht komplett darzustellen.
Die normale Gallenblasenwand ist weniger als 4mm dick, die verdickte Gallenblasenwand weist je nach Echogenität auf eine akute oder chronische Cholezystitis hin. Gallenblasensteine stellen sich als Binnenechos in der Gallenblase mit dorsaler Schallauslöschung (Schallschatten) dar. Der Hepatocholedochus hat einen Grenzdurchmesser von maximal 6mm, nach Cholezystektomie kann er bis 10mm weit sein, ohne daß dies auf eine Abflußstörung hinweist.

Pankreas

Für die sonographische Darstellung des Pankreas ist besonders die Darmgasüberlagerung ein Problem, so daß Nüchternheit und ein entblähtes Abdomen wichtig sind. Folgende Hilfen können eine bessere Untersuchungsmöglichkeit schaffen: Kopfhochlagerung, Schräglagerung, Untersuchung in halb sitzender Position, Atemmanöver (speziell tiefe Inspiration und gleichzeitige Bauchpresse), Kompression der Bauchdecke, Schallfenster (rechter oder linker Leberlappen, flüssigkeitsgefüllter Magen etc.). Leitstruktur für die Pankreaslokalisation sind die peripankreatischen Gefäße (z.B. V. lienalis, V. mesenterica superior, V. cava inferior) sowie die Nachbarstrukturen (z.B. linker Leberlappen, Milz, Duodenalschleife).
Neben Form, Kontur und Größe sind Echogenität, Reflexmuster des Pankreas und Weite des Pankreasganges von besonderer Bedeutung. Die Weite des Ductus Wirsungianus sollte 3mm nicht überschreiten. Eine vermehrte Echogenität des Pankreas deutet auf eine Steatose hin. Auflockerung, Vergrößerung und Inhomogenität des Reflexmusters zeigen pathologische Befunde an, z.B. eine chronische Pankreatitis bzw. einen Pankreastumor. Besonders zuverlässige und genaue Befunde, z.B. für die Frühdiagnose oder Stadieneinteilung des Ösophagus- und Pankreaskarzinoms werden durch die Kombination von Endoskopie und Sonographie, die Endo-Sonographie erhoben.

Milz

Die sonographische Untersuchung der Milz erfolgt am besten in Rechtsseitenlage, wobei der Patient zur Vergrößerung der Interkostal-

räume den linken Arm anhebt. Optimale Schallfenster sind der 10. oder 11. Interkostalraum zwischen mittlerer und hinterer Axillarlinie.
Normalwerte der Milz sind 4 × 7 × 11 cm, ein maximaler Längsdurchmesser von 13 cm ist ebenfalls normal. Das Binnenreflexmuster der Milz entspricht in etwa dem des normalen Nierenparenchyms (homogen verteilte, feine Echos).

Nieren

Im Längsschnitt ist die Niere als Ellipse, im Querschnitt hufeisenförmig dargestellt, am Nierenhilus fehlt die Parenchymdarstellung. Die Nierenkapsel läßt sich in der Regel sehr gut vom Nierenparenchym abgrenzen. Die Nierengefäße werden bei tiefer Inspiration und Betätigung der Bauchpresse am bestem im Querschnitt dargestellt.
Die Nierenlänge variiert beim Erwachsenen zwischen 10 und 13 cm, die Parenchymdicke liegt zwischen 1,3 und 2 cm. Aus dem Verhältnis von Parenchym zu zentralem Reflexband läßt sich ein Hinweis auf eine chronische Pyelonephritis bzw. eine chronische Glomerulonephritis finden.

Gefäße

Die intraabdominalen Gefäße dienen einmal zur Orientierung und Zuordnung der einzelnen Organe, zum anderen kann man Gefäßprozesse der größeren Gefäße (z.B. Thrombosen) erkennen. Zusätzlich ist neuerdings die Duplexunteruntersuchung hilfreich.

Magen und Darm

Diese Organe sind wegen der Störanfälligkeit der Untersuchung durch Gasbildung keine idealen Zielorgane der sonographischen Diagnostik. Dennoch läßt sich insbesondere bei flüssigkeitsgefüllten Darmschlingen bzw. flüssigkeitsgefülltem Magen ein charakteristischer Wandaufbau erkennen. Der geübte Untersucher entdeckt nicht selten pathologische Kokarden, wenn diese Hohlorgane durch Entzündung, Tumor etc. eine veränderte Wandstruktur aufweisen. Nicht selten sind solche Erstbefunde durch die Sonographie Anlaß für eine weiterführende und spezifische Diagnostik von Magen und Darm.

Literatur

Allgöwer M, Siewert JR (1992) Allgemeine und spezielle Chirurgie. Springer, Berlin Heidelberg New York Tokyo
Allgöwer M, Harder F, Hollender LF, Peiper H-J, Siewert JR, Blum AL, Creutzfeld W (Hrsg) (1991) Chirurgische Gastroenterologie, 3 Bde. Springer, Berlin Heidelberg New York Tokyo
Bailey H (1991) Chirurgische Krankenuntersuchung. Urban & Schwarzenberg, München Wien Baltimore
Bates B (1985) Klinische Untersuchungen des Patienten. Schattauer, Stuttgart NewYork
Browse NL (1985) Symptom und klinisches Bild bei chirurgischen Erkrankungen. Thieme, Stuttgart New York
Cotton PB, Williams CB (1985) Lehrbuch der praktischen gastrointestinalen Endoskopie. Perimed, Erlangen
Dahmer J (1981) Anamnese und Befund. Thieme, Stuttgart New York
Dunphy E, Botsford TW (1981) Physical examination of the surgical patient. Saunders, Philadelphia London Toronto
Frommhold WH, Kolschwitz K (1991) Sonographie des Abdomens. Thieme, Stuttgart New York
Heberer G, Köle W, Tscherne H (Hrsg) Chirurgie. Springer, Berlin Heidelberg New York
Hegglin J (1983) Chirurgische Untersuchung. Thieme, Stuttgart New York
Leger L, Nagel N (1978) Chirurgische Diagnostik. Springer, Berlin Heidelberg New York
Lick RF (1979) Farbatlas der Chirurgie. Schattauer, Stuttgart New York
Macleod J (1983) Clinical examination. Churchill Livingstone, Edinburg London Melbourne New York
Pichlmayr R, Grotelüschen B (1991) Chirurgische Therapie. Springer, Berlin Heidelberg New York
Vossschulte K, Kümmerle F, Peiper H-J, Weller S (1982) Lehrbuch der Chirurgie. Thieme, Stuttgart New York
Vossschulte K, Lasch HG, Heinrich F (1982) Innere Medizin und Chirurgie. Thieme, Stuttgart New York

11 Gynäkologie

N. Lang

Der an der Approbationsordnung orientierte Studienplan sieht eine intensivere Befassung des Studenten mit dem gynäkologisch-geburtshilflichen Stoffgebiet erst im 2. Klinischen Abschnitt, im „Praktikum für Geburtshilfe und Gynäkologie", vor. Der Autor ist mit anderen jedoch der Auffassung, daß die Technik der gynäkologischen Untersuchung unter Einbeziehung einiger Grundlagen des Faches bereits im Rahmen des Allgemeinen Untersuchungskurses gelehrt werden soll. Die gynäkologische Untersuchung ist eine der wichtigen klinischen Untersuchungsmethoden, die nicht nur vom Spezialisten, sondern auch vom allgemein-praktisch tätigen Arzt durchgeführt werden. Sie spielt beispielsweise im Rahmen der Krebsvorsorgeuntersuchungen eine besonders große Rolle, da die Frühformen bzw. Vorstufen der Genitalkarzinome der Frau einer Untersuchung besonders gut zugänglich sind. Das gesteckte Ziel, alle Frauen im krebsgefährdeten Alter einer regelmäßigen Krebsvorsorgeuntersuchung zu unterziehen, wird nur gelingen, wenn zumindest die Notwendigkeit einer regelmäßigen gynäkologischen Untersuchung in das Bewußtsein eines jeden angehenden Arztes dringt und keine „Generaluntersuchung" oder allgemeine Durchuntersuchung ohne gynäkologische Untersuchung belassen wird. Größere Untersuchungsreihen haben eindeutig gezeigt, daß das Risiko, an einem fortgeschrittenen Genitalkrebs zu erkranken, durch systematische Reihenuntersuchungen erheblich reduziert werden kann.

Ein weiterer Gesichtspunkt, der die Einbeziehung der gynäkologischen Untersuchungstechnik in den ersten klinischen Studienabschnitt sinnvoll macht, ist die bessere Vorbereitung des Studenten auf das spätere klinische Praktikum, das ohne Vorkenntnisse nicht sinnvoll durchgeführt werden kann.

Der folgende Lehrstoff orientiert sich sehr eng an der Untersuchungstechnik und kann daher ein zusätzliches Studium der damit verbundenen klinischen Fragen in den entsprechenden Lehrbüchern nicht ersetzen. Um jedoch dem Studenten im ersten klinischen Abschnitt auch ohne Studium spezielle Lehrbücher eine erste Kontaktaufnahme mit einem klinischen Fach zu ermöglichen, wird das Wissen mitberücksichtigt, das zum Verständnis eines erhobenen klinischen Befundes notwendig ist.

11.1 Anamneseerhebung

Wie in jeder medizinischen Fachdisziplin kommt der sorgfältigen Anamneseerhebung auch bei der gynäkologischen Untersuchung entscheidende Bedeutung zu. Wichtige differentialdiagnostische Erwägungen können ohne die Vorgeschichte oft nur schwer oder gar nicht gestellt werden (Beispiel: Differentialdiagnose des akuten Abdomens – Hinweise auf eine Bauchhöhlenschwangerschaft aus der Zyklusanamnese u.ä.). Da die gynäkologische Untersuchung in besonderer Weise in die Intimsphäre der Frau eingreift und das natürliche Schamgefühl der Frau oft erhebliche Barrieren aufbaut, ist es unumgänglich, vor der Durchführung der Untersuchung durch ein ärztliches Gespräch das notwendige Vertrauensverhältnis herzustellen. Dabei ist es zunächst nicht notwendig und auch nicht zweckmäßig, eine sehr detaillierte Befragung der Patientin durchzuführen, sondern sich nur eine allgemeine Orientierung über die wesentlichen Beschwerden zu verschaffen. Wenn die Frau im Anschluß an die folgende Untersuchung von Erwartungsangst und Spannung befreit ist, gelingt es meist wesentlich leichter, noch detailliertere Angaben etwa über Sexualfunktionsstörungen u.ä. zu eruieren.

Die Technik der Anamneseerhebung gründet sich auf die in einem speziellen Kapitel dieses Buches dargestellten allgemeinen Prinzipien. Sie konzentriert sich zunächst auf die Erfragung der *Hauptbeschwerden,* die die Patienten zum Arztbesuch veranlaßt haben. In der Gynäkologie stehen Blutungen, Schmerz und Fluor im Vordergrund. Aus diesen Leitsymptomen resultieren die Fragen nach speziellen Beschwerden bzw. anamnestischen Daten, die eine Eingrenzung der differentialdiagnostischen Überlegungen erlauben. Die spezielle Anamnese gliedert sich dabei zweckmäßigerweise in einen gynäkologischen und einen geburtshilflichen Teil. Die Gewichtung richtet sich nach der Situation: Liegt eine Schwangerschaft vor, so wird man sich zunächst auf die geburtshilfliche Anamnese konzentrieren und ihr auch ein besonderes Gewicht geben, um dann die gynäkologische Anamnese an zweiter Stelle zu erheben. Bei gynäkologischen Erkrankungen wird man umgekehrt vorgehen.

Der letzte Teil einer geburtshilflich-gynäkologischen Anamneseerhebung muß stets auch die wichtigsten Daten aus der allgemeinen Anamnese mit einbeziehen, insbesondere wenn dies Erkrankungen betrifft, die für die zur Zeit vorliegende Erkrankung von besonderer Bedeutung sein können (Beispiel: Herzerkrankung oder andere internistische Erkrankungen bei bestehender Gravidität, Bekanntsein einer Appendektomie bei der differentialdiagnostischen Abklärung akuter Unterbauchbeschwerden u.ä.).

11.1.1 Gynäkologische Anamnese

Blutung. Die erste und wichtigste Frage konzentriert sich auf vaginale Blutungen, sei es, daß sie im Zusammenhang mit dem Zyklus oder unabhängig davon auftreten. Zur genaueren Beschreibung ist die Kenntnis einiger Begriffe notwendig (Tabelle 11.1): Als *Menarche* wird der Zeitpunkt der ersten Regelblutung der Patientin, als *Menopause* der Zeitpunkt der letzten Zyklusblutung bezeichnet. Treten Blutungen außerhalb der Menstruationsblutung auf, werden sie als *azyklische Blutungen* (auch *Metrorrhagien)* beschrieben. Blutungsstörungen, die mit der Menstruationsblutung zusammenhängen, werden als *atypische Blutungen* (auch *Menorrhagien)* bezeichnet. Dazu zählt die Blutung in Überregelstärke *(Hypermenorrhöe),* die zu schwache Blutung *(Hypomenorrhöe),* das Ausbleiben der Regelblutung *(Amenorrhöe),* sei es, daß die Blutung nach vorbestehender normaler Menstruationsblutung ausgeblieben ist (sekundäre Amenorrhöe) oder daß vorher nie eine spontane Regelblutung eingetreten war (primäre Amenorrhöe). Zu den atypischen Blutungen werden weiter prämenstruelle Blutungen (Vorschmieren) bzw. postmenstruelle Blutungen (Nachschmieren) gerechnet, ebenso die in verkürzten Intervallen auftretenden Menstruationsblutungen (Polymenorrhöe) sowie die mit verlängerten Intervallen auftretenden Menstruationsblutungen (Oligomenorrhöe). Für die Aufzeichnung der

Tabelle 11.1. Klinische Hinweise aus der Blutungsanamnese (Stichworte für das Lehrbuchstudium)

1. Azyklische Blutungen („Zwischenblutungen“)	Uteruskarzinome, vor allem Zervixkarzinom, seltener Korpuskarzinom (meist in der Postmenopause), selten Vaginalkarzinom (meist im Senium) Gutartige Uterusveränderungen (Polypen, Portioerosionen u.a.) Hormoneinnahme (Pille) Ovulationsblutung
2. Postmenopause	Uteruskarzinome, vor allem Korpuskarzinom, seltener Zervixkarzinom (häufiger in der Prämenopause), selten Vaginalkarzinom Hormoneinnahme („Östrogensubstitution“ bei klimakterischen Beschwerden oder zur Osteoporoseprophylaxe) Genitalatrophie (atrophische Kolpitis)
3. Atypische Menstruationsblutungen	Zyklusregulationsstörungen Benigne Erkrankungen des Uterus, z.B. Myome, Endometriosis generalisata interna
4. Amenorrhöe primär sekundär	Fehlbildungen des Genitales, Intersexualität, Endokrinopathien Gravidität, Ashermann-Syndrom

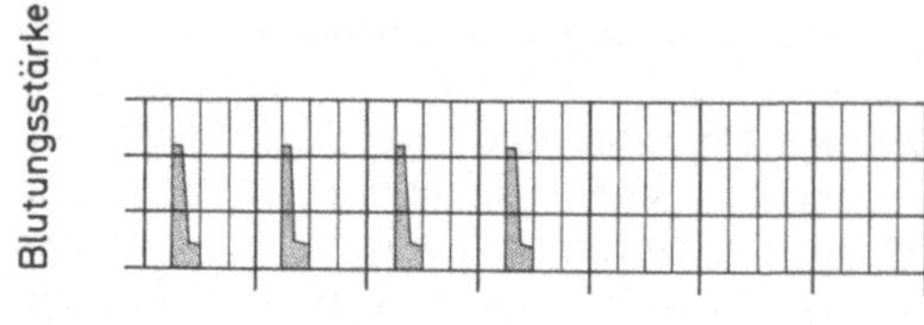

Abb. 11.1. Kaltenbach-Schema. Beispiel eines regelrechten Menstruationszyklus

Regelanamnese wird das Schema nach Kaltenbach verwendet (Abb. 11.1).
Die Beschreibung der Blutungsstärke bezieht sich sinnvollerweise auf die für die Patientin übliche Menstruationsblutungsstärke. Sie läßt sich auch durch die Angaben der pro Tag verbrauchten Monatsbinden quantifizieren (normalerweise 3–4 Binden pro Tag).

Schmerz. Schmerzangaben müssen daraufhin überprüft werden, ob sie einen Zusammenhang mit dem menstruellen Zyklus aufweisen. Unterleibschmerzen, die hauptsächlich nur während der Menstruationsblutung auftreten, werden als Dysmenorrhöen bezeichnet. Treten Schmerzen in Zyklusmitte auf *(Mittelschmerz),* können sie physiologischerweise mit der Ovulation in Zusammenhang stehen. Treten sie beim Geschlechtsverkehr auf, werden sie als *Dyspareunie* bezeichnet und können wichtige differentialdiagnostische Hinweise geben. Die Charakterisierung des Schmerzes erfolgt nach den in Kap. 1 und 10 beschriebenen Kriterien.

Fluor. Ein weiterer wichtiger Teil der gynäkologischen Anamnese betrifft die Frage nach atypischen vaginalen Sekretabsonderungen (Fluor). Normal ist eine leichte Sekretabsonderung, die von weißlich-schleimiger Beschaffenheit ist und normalerweise die Patientin nicht belästigt. Verstärkte Absonderungen deuten auf eine Entzündung im Bereich der Vagina oder der Zervix hin und häufig besteht begleitend ein unangenehmer Geruch (Anaerobier!). Bei fischartigem Geruch und Fluor ohne Entzündungshinweise ist an übermäßige Besiedlung durch Gardnerella vaginalis zu denken (Synonyma: inspezifische Vaginatis, Aminkolitis, bakterielle Vaginosis). Nicht selten wird von der Patientin ein gleichzeitig bestehender Juckreiz (Pruritus) im Bereich des Introitus bzw. des äußeren Genitales angegeben. Hier ist vor allem an eine Pilzinfektion zu denken (Candida albicans). Bei allen Fällen mit Scheideninfektion ist auch nach Symptomen seitens des Partners zu fragen, um ggf. eine sog. Partnerbehandlung einleiten zu können.

Frühere Unterleibserkrankungen. Schließlich beinhaltet die gynäkologische Anamnese die Frage nach früheren Erkrankungen des Unterleibs, wie vorausgegangene gynäkologische Operationen, Entzündungen der Adnexe, chirurgische Erkrankungen des Abdomens (z.B. Appendektomie) u.ä.

Sonstiges. Unerläßlich ist die Frage nach Beschwerden des Harntraktes sowie des Enddarms. Beide Organsysteme sind als unmittelbare Nachbarorgane des inneren Genitales nicht selten miterkrankt. Zum anderen stehen sie in sehr enger differentialdiagnostischer Beziehung zum Genitale bei der Suche nach dem primären Krankheitsherd (s. auch Tab. 11.2). Die Fragen erfassen in erster Linie Miktionsbeschwerden (Schmerzen, häufiger Harndrang) als häufige Leitsymptome bei entzündlichen Erkrankungen. Bei einer Senkung des

Tabelle 11.2. Klinische Hinweise aus der Schmerzanamnese (Stichworte für das Lehrbuchstudium)

1. Dysmenorrhöe (primär oder sekundär)	Reifestörung oder Uterusentwicklung, Endometriosis genitalis interna, Adenomyosis uteri, Uterusmyom, Korpuspolyp
2. Dyspareunie	Endometriosis genitalis externa, entzündliche Adnexerkrankungen, Adhäsionen bei chronischer Entzündung oder Operation im Becken, Scheiden- oder Introitusstenosen
3. Akuter Unterleibsschmerz (außerhalb der Menstruation)	Stieldrehung eines Genitaltumors oder der Adnexe, Ruptur einer Ovarialzyste, Extrauteringravidität, akute Adnexitis, Myomerweichung mit Einblutung, Einblutung in eine Ovarialzyste
4. Mittelschmerz	Ovulationsschmerz (ohne Krankheitswert)

Genitales steht unwillkürlicher Urinabgang, besonders beim Husten, Niesen oder Pressen (Streßinkontinenz) im Vordergrund. Bei einer Reihe von schweren Krankheitsbildern spielt die Menge des ausgeschiedenen Urins eine große Rolle. Blutbeimengungen im Urin wie auch im Stuhl deuten u.a. stets auf die Möglichkeit eines Karzinoms hin. Die wichtigsten Darmsymptome sind Obstipation und Diarrhöe (Einzelheiten s. Kap. 10).

11.1.2 Geburtshilfliche Anamnese

Dabei werden Anzahl sowie Verlauf vorausgegangener Schwangerschaften erfaßt. Dies betrifft auch vorausgegangene Fehlgeburten, wobei die Angabe des Schwangerschaftsmonats sowie der besonderen Umstände des Ablaufs der Fehlgeburt (z.B. pathologisch-anatomischer Befund u.a.) wichtige zusätzliche Hinweise ergeben. Die Angabe über vorausgegangene ausgetragene Schwangerschaften muß sowohl Schwangerschaftserkrankungen wie auch Besonderheiten der Geburt (Sektio, Zange usw.) erfassen. Bei operativer Entbindung sollte die Indikation erfragt werden. Weiter sollten stets Geburtsgewicht und Länge des Kindes sowie der Verlauf der weiteren kindlichen Entwicklung erfragt werden. Ebenso müssen Besonderheiten des Wochenbetts erfaßt werden. Die summarische Beschreibung der geburtshilflichen Anamnese erfolgt durch die Angabe der Gravidität und Parität: Frauen, die bis zur Zeit der Untersuchung nie schwanger waren, werden *Nulligravida* (0-Gravida) genannt; eine *Primigravida* ist eine Frau, die jetzt zum ersten Mal schwanger ist; ging eine Schwangerschaft voraus, die in einer Fehlgeburt endete, spricht man von einer I-Gravida. Die Angabe der Gravidität bezieht sich also auf alle Schwangerschaften unabhängig von ihrem Ausgang einschließlich einer evtl. derzeit bestehenden Schwangerschaft. Die Angabe der Parität bezieht sich auf die vorausgegangenen Geburten. Eine *Nullipara* ist eine Frau, die bisher nicht geboren hat; eine *I-Para* eine Frau, die einmal geboren hat usw.

Beispiel: Eine Patientin mit 3 Aborten, einer Totgeburt und 4 lebenden Kindern, davon einmal Zwillinge, wird als VII-Gravida/IV-Para beschrieben.
Für die Charakterisierung einer derzeit bestehenden Schwangerschaft sind folgende anamnestische Daten notwendig: Angabe der „letzten Regel“ (1. Tag der letzten normalen Menstruationsblutung). Daraus errechnet sich das bestehende Gestationsalter, das in Mond- bzw. Lunarmonaten zu je 28 Tagen bzw. genauer in Schwangerschaftswochen angegeben wird. Zweckmäßigerweise bedient man sich dazu eines Gravidariums, einer drehbaren Jahreskalenderscheibe, auf der das genaue Gestationsalter sowie der erwartete Entbindungstermin und andere Daten abgelesen werden können. Notwendig ist die Kenntnis der Qualität der letzten Menstruationsblutung. Eine nur schwache Blutung kann bereits als Blutung in der Schwangerschaft gedeutet werden und muß daher nicht unbedingt als letzte Menstruationsblutung gelten. Eine schwache letzte Regelblutung kann auch eine Ovulationsblutung gewesen sein. Die Kenntnis des Ovulationstermins durch die Führung einer Basaltemperaturkurve läßt eine sehr viel sichere Aussage über das Schwangerschaftsalter zu (andere Methoden zur Sicherung des Gestationsalters s. spezielle Kapitel in geburtshilflichen Lehrbüchern). Die Berechnung des wahrscheinlichen Entbindungstermines läßt sich auch unter ausschließlicher Berücksichtigung der letzten Menstruationsblutung durch die Naegele-Regel durchführen. Sie geht von der Annahme eines regelrechten Zyklus sowie einer mittleren Schwangerschaftsdauer von 280 Tagen aus und errechnet sich wie folgt: 1. Tag der letzten Regel minus 3 Kalendermonate plus 7 Tage. Bei verlängerten Zyklen muß der errechnete Termin um die entsprechenden Tage der Zyklusveränderung verschoben werden (erweiterte Naegele-Regel).

11.2 Gynäkologische Untersuchung

11.2.1 Voraussetzung und Vorbereitung der Untersuchung

Die gynäkologische Untersuchung erfordert stets die Anwesenheit einer weiblichen Hilfsperson, in der Regel einer Sprechstundenhilfe oder Krankenschwester, um einerseits eine ausreichende Assistenz bei den erforderlichen Spezialuntersuchungen und andererseits auch einen Zeugen bei eventuellen Beschwerden oder gar juristisch relevanten Anschuldigungen ungerechtfertigter Art zu haben. Dies gilt ganz besonders für den männlichen Untersucher, dessen alleinige Aussage u.U. nicht anerkannt wird. Da für die Untersuchung die Entkleidung des Unterleibs sowie für die im Rahmen einer Krebsvorsorgeuntersuchung obligatorische Untersuchung der Brust auch deren Entblößung notwendig ist, ist für eine geeignete Umkleidekabine zu sorgen. Zur Untersuchung wird die Frau zweckmäßigerweise auf einem gynäkologischen Stuhl in Steinschnittlage gelagert, die auch eine Inspektion des inneren Genitales sowie die palpatorische Untersuchung zuläßt. Bevor der untersuchende Arzt an den Untersuchungsstuhl herantritt, soll unter allen Umständen der Unterleib und die Genitalien durch ein Tuch abgedeckt sein (Einmalpapier, Windel oder anderes). Das Abdecktuch ist bei jeder Untersuchung zu erneuern. Schließlich ist vor der Untersuchung darauf zu achten, daß die Patientin die Blase entleert hat: Eine volle Blase täuscht einen u.U. schmerzhaften Tumor vor und drängt das innere Genitale nach dorsal, so daß die Untersuchung erheblich erschwert sein kann. Eine Katheterisierung ist wegen der damit verbundenen Gefährdung der Patientin (Infektion) möglichst zu vermeiden.

11.2.2 Inspektion und Palpation des Abdomens und des äußeren Genitales

Der erste Schritt der Untersuchung sind zunächst die *Inspektion* und *Palpation des Abdomens,* wobei der Untersucher von der Seite an die Patientin herantritt. Dabei ist besonders auf Narben im Bereich des gesamten Abdomens zu achten, die auf vorausgegangene Erkrankungen bzw. Operationen hinweisen. Die Palpation erfolgt unter Zuhilfenahme beider Hände nach den in anderen Beiträgen beschriebenen Regeln unter Berücksichtigung der differentialdiagnostisch wichtigen chirurgischen oder internistischen Erkrankungen des Abdomens („akutes Abdomen“, Bauchtumor u.a.).

Besondere Beachtung muß auch die *Beschaffenheit der Schambehaarung* finden, die u.U. wichtige Hinweise auf das Vorliegen endokriner Störungen bzw. Formen der Intersexualität gibt (s. Spezialkapitel in gynäkologischen Lehrbüchern). Die Schambehaarung der Frau findet in der Regel eine horizontale Begrenzung am Mons pubis, beim männlichen Behaarungstyp kann die Behaarung in der Mittellinie bis zum Nabel hinaufreichen. In die Untersuchung muß auch die *Palpation der Leisten* einbezogen werden, um evtl. Lymphknotenanschwellungen oder -tumoren zu erkennen (Lymphabflußgebiet des äußeren Genitales).

Den nächsten Schritt der Untersuchung stellt die *Inspektion des äußeren Genitales* dar; sie umfaßt zusätzlich Erkrankungen des Dammes und des Analbereiches. Dabei achtet man zunächst auf die aus der Dermatologie bekannten wichtigsten Hauterkrankungen, die sich gern im Bereich der Vulva sowie der Interkruralfalten manifestieren (Pilze, intertriginöse Exantheme u.a.). Am Anus lassen sich häufig Hämorrhoidalknoten bzw. Marisken (kleine Hautüberschüsse) erkennen.

Die häufigsten Veränderungen im Bereich der großen und kleinen Labien sowie des Introitusbereiches sind bakterielle Entzündungen der Haut (Vulvitis). Unter den virusbedingten Infektionen spielen Condylomata accuminata (spitze Kondylome oder Feigwarzen) neben der Infektion durch Herpes genitalis eine wichtige Rolle.

Seltener finden sich auch spezifische Herde, die u.a. auf venerische Erkrankungen (Geschlechtserkrankungen, s. Kap. 2) hinweisen. Eine besondere Form der entzündlichen Veränderung der Labien ist der Bartholinische Abszeß, d.h. eine Empyem des Ausführungsganges der Bartholinischen Drüse bzw. ihres Restzustandes, der Bartholinischen Zyste. Wichtige nichtentzündliche Erkrankungen der Vulva sind Tumoren (Vulvakarzinom) bzw. altersatrophische Veränderungen bei der Frau im Senium (Craurosis vulvae bzw. Vulvadystrophie).

Die *Untersuchung des Introitus vaginae* erfolgt unter Spreizung der kleinen Labien, die den Blick auf das Orificium externum urethrae sowie den Hymenalsaum freigibt. Bei der Frau, die geboren hat, klafft der Introitus vaginae sehr häufig, so daß diese Strukturen direkt betrachtet werden können. Die eigentliche Vagina liegt oberhalb des Hymenalsaumes und kann nur nach Entfaltung durch Vaginalspekula besichtigt werden (s. unten). Bei Frauen mit einer Senkung des inneren Genitales tritt die Vaginalhaut besonders beim gleichzeitigen Pressen vor den Introitusbereich (Zystozele = Vorwölbung der vorderen Vaginalwand mit Blase, Rektozele = Vorwölbung der hinteren Vaginalwand mit Rektum). Ent-

zündliche Erkrankungen betreffen häufig die Urethra (Gonorrhöe).
Die Feststellung eines virginellen Befundes im Bereich des Hymen ist von Bedeutung, da hier statt der vaginalen Untersuchung die rektale Untersuchung durchgeführt werden muß (s. auch Kap. 16).

11.2.3 Inspektion des inneren Genitales

Der dritte Schritt der gynäkologischen Untersuchung besteht in der Inspektion des inneren Genitales durch Entfaltung der Scheide mit Hilfe von Scheidenspekula (Spekulum = Spiegel), die einen Einblick auf die Vaginalwand und die Portio freigeben. Für die Entfaltung der Vagina stehen verschiedene Formen der Spekula zur Verfügung (Abb. 11.2, 11.3). Die Inspektion bzw. Spekulumuntersuchung sollte der vaginalen palpatorischen Untersuchung stets vorausgehen, um nicht wichtige Befunde vor Durchführung geeigneter Spezialuntersuchungen zu verwischen (Abb. 11.4). Bei der nichtdeflorierten Frau sowie bei Kindern ist diese Untersuchung mit besonders kleinen Spekula ohne Verletzung des Hymen durchführbar. Besonders geeignet ist ein Vaginoskop. Bei Kleinkindern ist gelegentlich eine Allgemeinnarkose notwendig. Im allge-

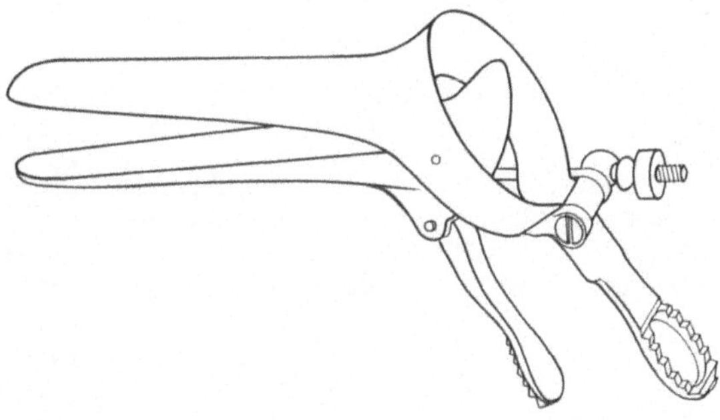

Abb. 11.3. Selbsthaltespekulum („Schnabelspekulum“)

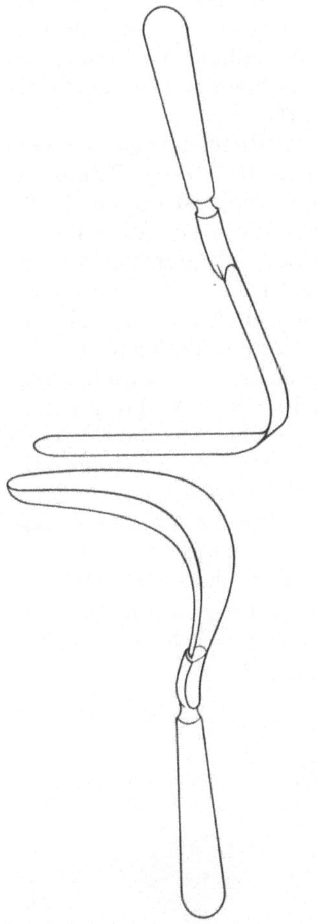

Abb. 11.2. Vorderes und hinteres Spekulum (Rinnenspekulum). Position nach Einführen in die Vagina

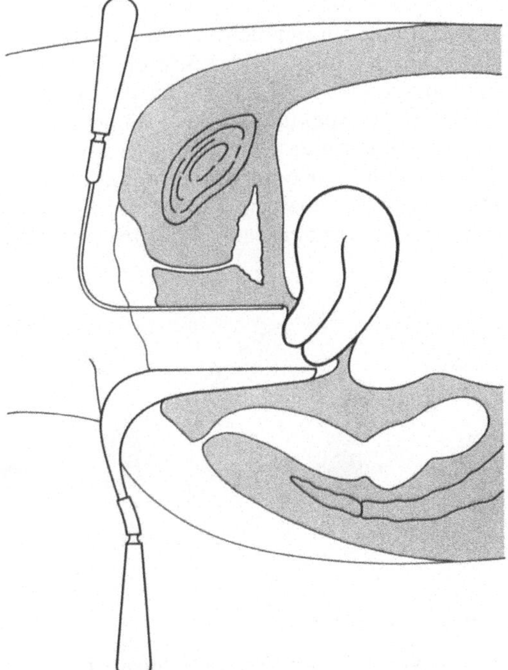

Abb. 11.4. Beckenseitenansicht bei eingeführten ▷ Spekulum

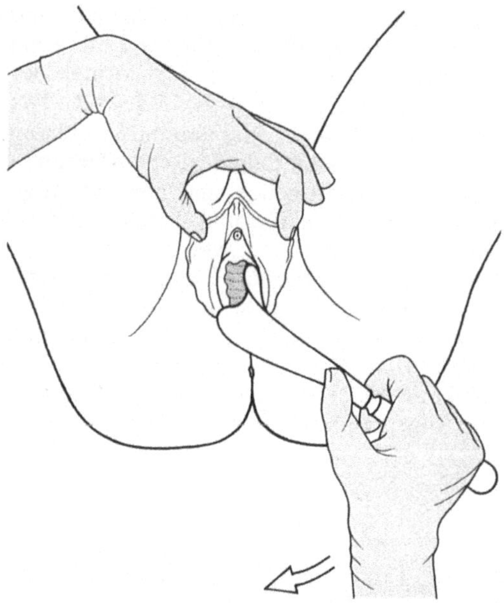

Abb. 11.5. Einführen des hinteren Spekulumblattes nach Spreizen der kleinen Labien. Das Spekulum wird in Längsrichtung des Introitus unter gleichzeitigem Druck gegen die hintere Kommissur eingeführt

meinen gelingt die kindergynäkologische Untersuchung ohne Narkose, sie erfordert jedoch besondere Erfahrung mit Kindern und setzt die Verwendung eines Vaginoskops voraus.

Die Spekulumuntersuchung beginnt in der Regel durch Einlegen des hinteren Blattes des Spekulums (Abb. 11.5). Dabei ist zu beachten, daß das Spekulum in der Längsrichtung des Introitus unter gleichzeitigem Druck gegen die hintere Kommissur eingeführt wird. Die hintere Vaginalwand sowie die Kommissur sind im Vergleich zur Urethra bzw. den vorderen Vaginalanteilen unter dem Schambeinbogen verhältnismäßig schmerzunempfindlich, so daß die Dehnung der Scheide immer dammwärts erfolgen muß. Dies gilt auch für die später zu besprechende digitale Untersuchung. Das hintere Blatt wird zunächst noch nicht in voller Länge eingeführt, sondern erst die unteren ⅔ der Scheide mit dem vorderen Blatt entfaltet. Dann gelingt es relativ leicht, unter Sicht des Auges das hintere Blatt in das hintere Scheidengewölbe vorzuschieben. Erst das Einlegen des vorderen Blattes in das vordere Scheidengewölbe erlaubt die vollständige Aufsicht auf die Portio. Diese kann durch geringe Verschiebung der Spekula in die für die Inspektion günstigste Lage gebracht werden. Dann erfolgt zunächst die Inspektion der Portio vaginalis (Anteil der Cervix uteri, der in die Vagina hineinragt), die detailliertere Betrachtung der Vaginalhaut wird zweckmäßigerweise erst später beim Herausziehen der Spekula durchgeführt.

Die Portio zeigt in der Regel eine glatte Überhäutung mit Plattenepithel. Das Orificium externum des Zervikalkanals ist bei der Nullipara grübchenförmig, während es bei einer Frau, die geboren hat, als quergespalten erscheint (Abb. 11.6a, b).

In Abhängigkeit vom Alter kommt es physiologischerweise zu einer Verlagerung des Übergangs von Zylinder- zu Plattenepithel (mukosquamöser Übergang). Während dieser Übergang vor der Geschlechtsreife der Frau nicht einsehbar ist, tritt er in der Reproduktionsphase auf die Portiooberfläche *(Ektropionierung)*. In der Postmenopause erfolgt eine Umkehr dieses Vorgangs; im Senium ist dieser Bereich in den Zervikalkanal zurückgezogen. Dies hat Bedeutung für die zytologische Vorsorgeuntersuchung, die gerade die-

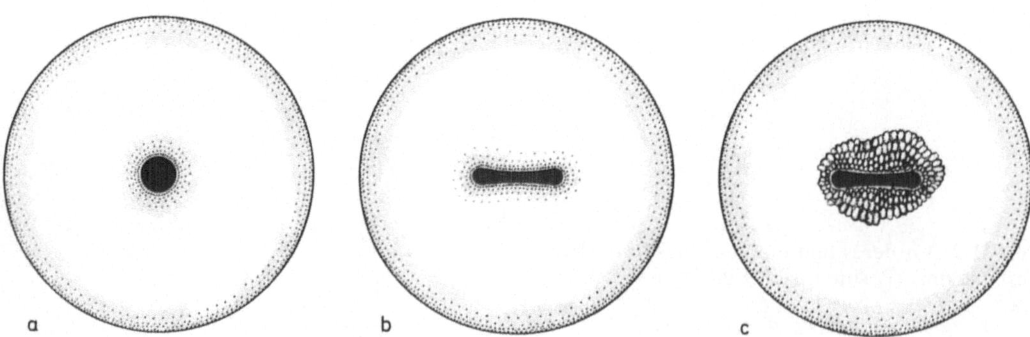

Abb. 11.6a–c. Portiobefund. **a** Nullipara. **b** Frauen, die geboren haben. **c** Portioerosion (Erythroplakie)

Tabelle 11.3. Die wichtigsten durch die einfache Inspektion des äußeren und inneren Genitale erkennbaren Erkrankungen

1. Infektion	Vulva	Unspezifische Vulvitis, Follikulitis, Karbunkel, Labialabszeß, Bartholinitis, Condylomata lata (bei Lues II), Condylomata acuminata (Feigwarzen, Viruserkrankung) Herpes genitalis (Virusinfektion)
	Vagina	Kolpitis bzw. Vaginitis Sonderform der Colpitis senilis (= Atrophie des Epithels)
	Zervix	Entzündliche Portioerosion, Zervizitis
2. Neubildungen	Vulva	Karzinom, gutartige Tumoren
	Vagina	Karzinom, Paravaginalzysten (Gartner-Gang-Zyste)
	Zervix	Karzinom, Polyp
3. Sonstiges	Vulva	Dystrophie
	Vagina	Lageveränderung des Uterus und der Vagina (Descensus vaginae) mit Zysto- und Rektozelenbildung
	Zervix	Lazerationen, Emmet-Riß

sen Bereich besonders erfassen muß. Bei Ektropionierung des Zervikalkanals entsteht eine Rotverfärbung der Portio, die als *Erythroplakie* oder im klinischen Sprachgebrauch als *Portioerosion* bezeichnet wird (Abb. 11.6c). Der Ausdruck Erosion ist dann gerechtfertigt, wenn entzündliche Veränderungen zu einem Epitheldefekt geführt haben. Von einer *Umwandlungszone* spricht man, wenn eine Überhäutung eines Ektropiums bzw. einer Portioerosion durch Plattenepithel der Portio erfolgt ist. Diese feineren Unterscheidungen pathologischer Veränderungen der Portio lassen sich allerdings besser bei Lupenvergrößerung mit Hilfe eines *Kolposkops* vornehmen. Für die klinische Beschreibung haben sich die Begriffe Portioerosion und Erythroplakie als unverbindliche Beschreibungen durchgesetzt (s. entsprechende Kapitel in den gynäkologischen Lehrbüchern).

Die Inspektion des äußeren Muttermunds muß auch die Beschaffenheit des *Zervikalschleims* mitberücksichtigen. Da dieser zyklischen Veränderungen unterliegt, kommt dieser Untersuchung eine besondere Bedeutung für Fragen der Zyklus- bzw. der Sterilitätsdiagnostik zu (s. unten). Die Inspektion der *Vagina* erfolgt zweckmäßigerweise beim langsamen Herausziehen der Spekula. Bei der Nullipara findet sich typischerweise eine querverlaufende Fältelung der vorderen Vaginalwand (Columna rugarum). Frauen, die geboren haben, zeigen diese Querfältelung nicht. Bei einer Senkung der Scheidenwand wölbt sich diese, besonders beim leichten Pressen, dem Untersucher entgegen.

Zu den Veränderungen, die am häufigsten an der Vagina und an der Portio gefunden werden, gehören die Entzündungen (Tabelle 11.3). Bei der Scheidenentzündung *(Vaginitis* bzw. *Kolpitis)* findet sich eine Rötung der Vaginalhaut mit starker, über die Norm hinausgehender Sekretabsonderung, die als Fluor vaginalis imponiert. Dieser ist häufig bräunlich verfärbt und von unangenehmen Geruch. Bei heftigen entzündlichen Veränderungen und insbesondere bei atrophischem Epithel (senil-atrophische Kolpitis in der Postmenopause oder im Senium) finden sich zusätzlich kleine stippchenförmige Epitheldefekte, die bei Berührung bluten können (Colpitis granularis). Weiße Beläge auf der Vaginalhaut lassen auf das Vorliegen einer Pilzinfektion (Soor) schließen. Bläschenbildung deutet auf das Vorliegen einer Herpes-genitalis-Infektion hin. Kommt die Sekretabsonderung vorzugsweise aus dem Zervikalkanal, so muß eine *Zervizitis* oder *Endometritis* angenommen werden. Bei rahmig-gelblichem Eiterfluß aus dem Zervikalkanal muß in erster Linie an eine Gonorrhöe gedacht werden, von zunehmender Bedeutung ist auch die Chlamydieninfektion.

Neben den entzündlichen Veränderungen ist vor allem auf *Tumorbildungen* der Vagina oder im Bereich der Portio zu achten. So lassen sich klinisch manifeste Karzinome der Portio sowie der Vagina mit dem bloßen Auge erkennen. Häufiger findet man gutartige Polypen, die aus dem Zervikalkanal herausragen. Als klinisch harmloser Befund sind Retentionszysten im Bereich der Portiooberfläche am Übergang zum Zervixepithel (Ovula Nabothi) zu deuten. Als größere Tumoren imponieren sog. spitze Kondylome (Feigwarzen), die besonders im Bereich des Introitus vaginae vorkommen.

Für eine genauere Abklärung der zunächst nur klinisch erfaßbaren Befunde stehen verfeinerte Untersuchungsmöglichkeiten zur Verfügung, die später dargestellt werden. Dazu gehört an erster Stelle die zytologische Untersuchung, die eine Aussage über die Dignität der Veränderung (Frage, ob bösartige oder gutartige Erkrankung) sowie den endokrinen Funktionszustand des Scheidenepithels (Zyklusstörungen usw.) erlaubt. Weiter gehören dazu mikrobiologische Untersuchungsmethoden, die aus Abstrichen aus dem zervikalen bzw. vaginalen Sekret durchgeführt werden. Als schnelle, orientierende Untersuchungsmethode steht die Untersuchung des ungefärbten Abstrichs (Nativpräparat) unter dem normalen Mikroskop oder auch mit Zuhilfenahme eines Phasenkontrastzusatzes zur Verfügung.

Unter den Begriff der erweiterten Inspektion gehören schließlich auch die speziellen diagnostischen Verfahren, wie die Kolposkopie zur weiteren Abklärung zytologischer Befunde sowie Methoden, die zur Abklärung endokriner Störungen bzw. einer Sterilität hilfreich sind.

11.2.4 Palpatorische Untersuchung des inneren Genitales

Touchierung der Scheide

Für die digitale Untersuchung der Scheide und des inneren Genitales ist es notwendig, zumindest die „innere" Hand durch einen Gummi- oder Einmalplastikhandschuh zu schützen. Die innere Untersuchung kann mit dem Zeigefinger allein oder mit Zeige- und Mittelfinger durchgeführt werden. Die räumliche Erfassung gelingt für weniger Erfahrene mit 2 Fingern besser. Enge Scheidenverhältnisse, insbesondere bei Nulliparae, lassen die Untersuchung mit einem Finger jedoch als zweckmäßiger erscheinen. Vor Einführung des Fingers wird dieser mit einfachem Leitungswasser befeuchtet, um eine bessere Gleitfähigkeit zu erreichen. Nach Aufspreizen der kleinen Labien durch 1. und 3. Finger der „äußeren" Hand oder aber auch des 1. und 3. Fingers der „inneren" Hand wird der untersuchende Finger mit leichtem Druck gegen den Damm bzw. die Hinterwand der Scheide eingeführt (Abb. 11.7). Der Daumen soll dabei abgespreizt und in Richtung der Leistenbeugen gehalten werden, um eine für die Patientin unangenehme Berührung der Klitoris oder der Harnröhrenöffnung zu vermeiden. Der der untersuchenden Hand gleichseitige Fuß wird auf einen Schemel aufgestellt, um relaxierter aus dem Handgelenk heraus untersuchen zu können. Der Ellenbogen kann dabei auf den Oberschenkel abgestützt werden. Die Untersuchung wird im Stehen durchgeführt.

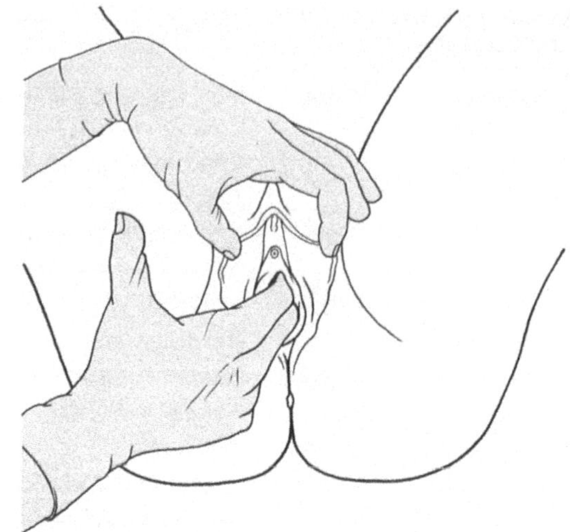

Abb. 11.7. Palpatorische Untersuchung des inneren Genitales

Zunächst wird die Oberfläche der Scheide abgetastet, um evtl. Unebenheiten (Tumor, Ulzerationen) oder Besonderheiten der Scheidenform (Narben, Strikturen) zu fühlen. Dann werden Portiooberfläche und Portio durch zirkuläres Umfahren mit dem untersuchenden Finger lokalisiert. Sieht die Portio in das hintere Scheidengewölbe, so kann man eine Anteversio uteri (Uterus nach ventral gekippt) annehmen. Sieht die Portio ins vordere Scheidengewölbe, so ist umgekehrt eine Retroversio uteri anzunehmen. Steht der Uterus in Mittelstellung, so steht die Portio in der Regel in der Achse der Vagina (Abb. 11.8). Eine Verziehung des Uterus nach rechts oder links

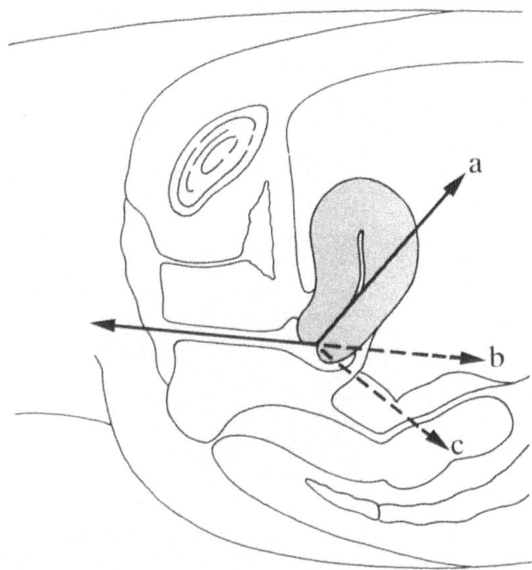

Abb. 11.8. Stellung des Uterus zur Körperachse. *a* Anteversio, *b* Mittelstellung, *c* Retroversio. Die Uterusstellung wird durch die Zervixachse bestimmt, sie wird durch die Stellung der Portio erkannt

wird als Dextro- oder Sinistroversion angegeben. Durch Abgreifen der Oberfläche der Portio lassen sich auch hier Unebenheiten (Tumor, Polyp etc.) oder Epitheldefekte tasten (Rauhigkeiten). Weiter läßt sich die Form des äußeren Muttermunds palpieren. Besonders gut lassen sich auch Verletzungen der Portio, etwa nach vorangegangenen Entbindungen (Lazerationen, Emmet-Risse) erfassen. Schließlich wird man versuchen, ob der untersuchende Finger in den Zervikalkanal eindringen kann und daher beispielsweise eine vorzeitige Eröffnung des Muttermunds bei einer bestehenden Schwangerschaft vorliegt (z.B. Zervixinsuffizienz). Der Zervixkanal sollte dabei jedoch in der Regel nicht passiert werden, um den Schutzmechanismus des zervikalen Schleimes gegenüber einer aszendierenden Infektion nicht zu zerstören.

Bimanuelle Palpation des Uterus

Nach Beendigung der Touchierung der Scheide und der Portio wird die „äußere" Hand von lateral auf den Unterbauch oberhalb des Symphysenrandes gelegt. Die äußere Hand drückt dann sanft und ohne die Patientin zu einer Abwehrreaktion zu veranlassen, in der Mittellinie das innere Genitale der inneren Hand entgegen. Umgekehrt kann der innere Finger den Uterus der äußeren Hand entgegendrücken. Dieses wechselseitige „Sichzuspielen" des inneren Genitales erlaubt es, Form, Größe, Lage, Konsistenz und Beweglichkeit des Uterus und der Adnexe zu erfassen (Abb. 11.9). Für den Unerfahrenen ist es wichtig zu wissen, daß das Tastgefühl bei leichtem Druck viel intensiver ist als bei starkem Drücken, zudem erzeugt Druck eine zusätzliche Abwehrspannung der Bauchdecke. Ein normaler Uterus fühlt sich relativ fest bzw. derb an. Er hat eine Sondenlänge von 7cm. Seine normale Position besteht in Anteversio und Anteflexio. Unter Flexio versteht man den Winkel, den die Achse der Zervix mit der des Uterus bildet (Abb. 11.10). Dieser ist normalerweise nach ventral geöffnet (Anteflexio). Als Variation des normalen oder auch bei besonderen pathologischen Bedingungen findet man eine Retroflexio uteri (Abwinkelung nach dorsal). Zur besseren Erfassung der Flektion des Uterus ist es sinnvoll, mit dem in-

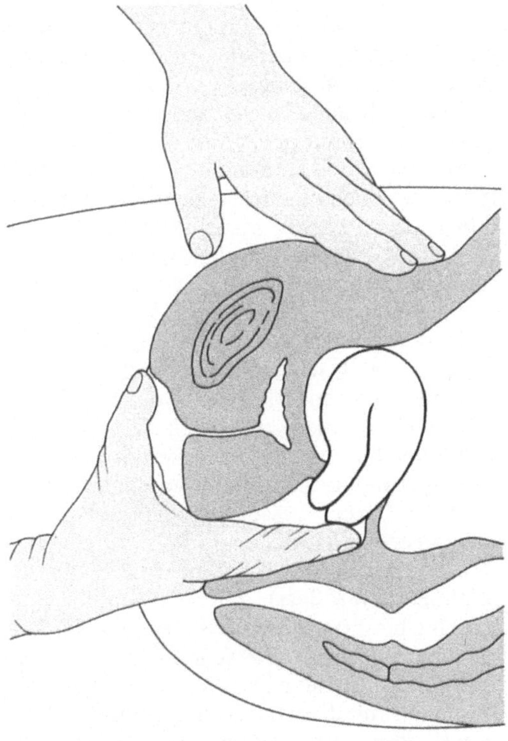

Abb. 11.9. Bimanuelle Untersuchung des Uterus. Die äußere Hand drückt den Uterus der inneren Hand entgegen und umgekehrt. Beurteilung der Form, Größe, Lage, Konsistenz und Beweglichkeit

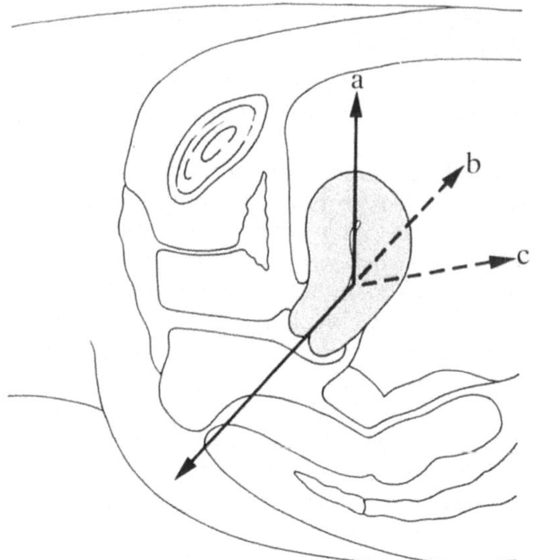

Abb. 11.10. Flektion des Uterus. *a* Anteflexio, *b* Streckstellung, *c* Retroflexio. Die Flektion wird durch die Stellung der Zervix- zur Korpusachse bestimmt und wird durch die bimanuelle Untersuchung erkannt

neren untersuchenden Finger in das vordere Scheidengewölbe oder in das hintere Scheidengewölbe einzugehen (Abb. 11.11a, b). Je nachdem, ob das Corpus uteri als Resistenz vorne oder hinten gefühlt wird, läßt sich die Art der Flektion bestimmen. Läßt sich weder eine Ante- noch eine Retroflexio bestimmen, so liegt der Uterus in Streckstellung. Dies ist ein Befund, wie man ihn häufiger im Zusammenhang mit einer Senkung des Genitales findet. Die Konsistenz des Uterus kann, abgesehen vom normalen derben Befund, aufgelokkert oder weich sein; dies entspricht dem Befund einer Schwangerschaft, selten einer Serometra oder einem Korpuskarzinom. Die Größe des Uterus wird, abgesehen vom normalen Befund, in Zentimeter geschätzter Sondenlänge oder besser in vergleichbarer Schwangerschaftswoche (SSW) angegeben (Beispiel. Uterus etwa der 10.–12. SSW vergleichbar vergrößert). Diese Angabe erfordert eine bereits größere Erfahrung in der Untersuchungstechnik. Sie scheint jedoch in jedem Falle sinnvoller als die häufig benutzten Vergleiche mit diversen Naturprodukten (Vogeleier oder verschiedene Obstsorten). Die Beweglichkeit des Uterus ist bei normalem Befund gut, besonders bei Frauen, die bereits geboren haben. Sie wird durch Narben im Be-

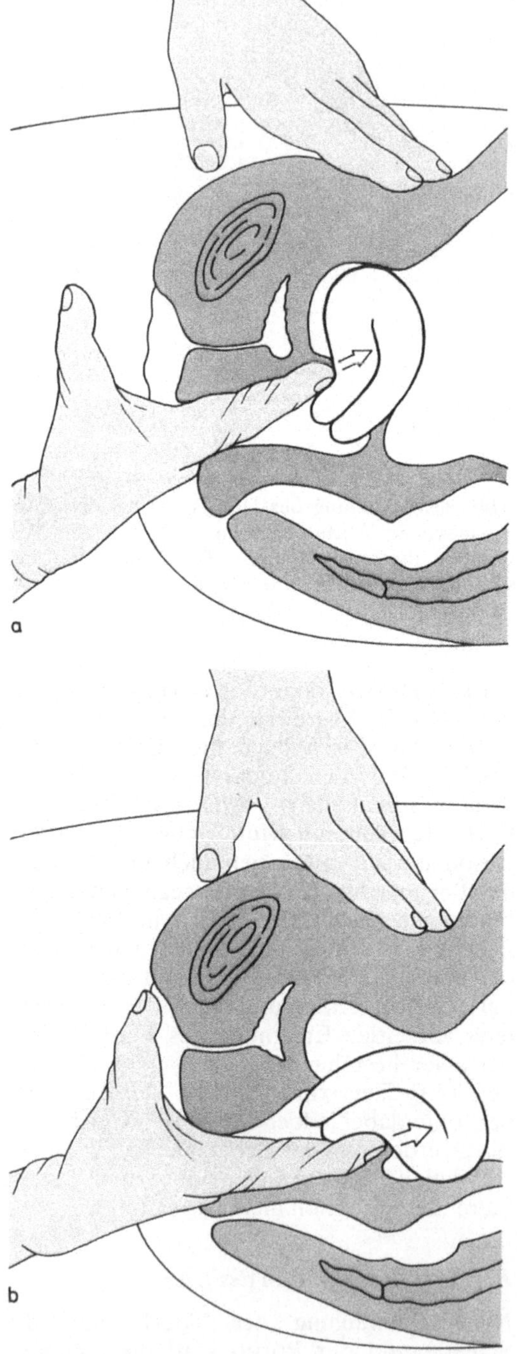

Abb. 11.11a, b. Erkennung der Anteflexio durch Einlegen des untersuchenden Fingers in das vordere Scheidengewölbe **(a)** und Erkennung der Retorflexio durch Einlegen des Fingers in das hintere Scheidengewölbe **(b)**

Tabelle 11.4. Die wichtigsten durch die bimanuelle Palpation erkennbaren Krankheitsbilder

1. Entzündliche Erkrankungen	Uterus:	Endomyometritis (Druckschmerz)
	Adnexe:	Salpingitis, Oophoritis (= Adnexitis: schmerzhafter Tumor, wenig verschieblich, Uterus bei Bewegung schmerzhaft = Portioschiebeschmerz) Pyosalpinx, Tuboovarialabszeß (oft in den Douglas-Raum geschlagen, sonst wie bei Adnexitis)
	Sonstiges:	Douglas-Abszeß (genitaler oder extragenitaler Genese), Divertikulitis des Rektums oder unteren Sigmas Appendizitis
2. „Tumoren"	Uterus:	Schwangerschaft intrauterin (aufgelockerte, oft wechselnde Konsistenz, Piskacek-Zeichen) Myome (derbe Konsistenz, unregelmäßige Oberfläche, oft knollig, gelegentlich bis zum Nabel reichend, negatives Weibel-Zeichen), selten Sarkome
	Adnexe:	Extrauteringravidität (schmerzhafter Tumor, wie bei Adnexitis), Ovarialzysten, echte Neoplasien des Ovars (wenig schmerzhaft, teils zyklisch, teils solide – Einzelheiten s. gynäkologische Lehrbücher – bei Stieldrehung oder Erweichung schmerzhaft)
	Sonstiges:	Rektumkarzinom, Blasenkarzinom Beckenniere, retroperitonealer Tumor, geblähte Darmschlinge (tiefsitzender unter Zäkalpol), Skybala

reich der Ligamente oder Adnexe sowie bei Restzuständen nach entzündlichen Prozessen oder aber durch Tumoren eingeschränkt.

Bimanuelle Palpation der Adnexe
(Tabelle 11.4)

Zur Beurteilung der Adnexe wird der innere Finger in das jeweilige seitliche Scheidengewölbe eingelegt, während die äußere Hand lateral von der Mittellinie die Adnexe entgegenzudrücken versucht (Abb. 11.12). Meist gelingt es, zwischen äußerem und innerem Finger das relativ derbe Ovargewebe zu fassen und in Größe, Konsistenz und Form abzugrenzen. Im allgemeinen wird sich der weniger erfahrene Untersucher damit zufriedengeben, wenn er keine größere Resistenz im Adnexbereich tastet. Bei adipösen Patientinnen gelingt es oft nur, mit dem inneren Finger das Ovar zu palpieren. Die Tuben können, abgesehen von krankhaften Befunden, in der Regel nicht getastet werden. Die Adnexe lassen sich normalerweise gegen den Uterus gut bewegen. Bei Tumoren, die von den Adnexen ausgehen, ist die Beweglichkeit gegenüber dem Uterus ein wichtiges differentialdiagnostisches Zeichen, um diese von einem primär vom Uterus ausgehenden Tumor abgrenzen zu können. Allerdings gelingt diese Abgrenzung palpatorisch

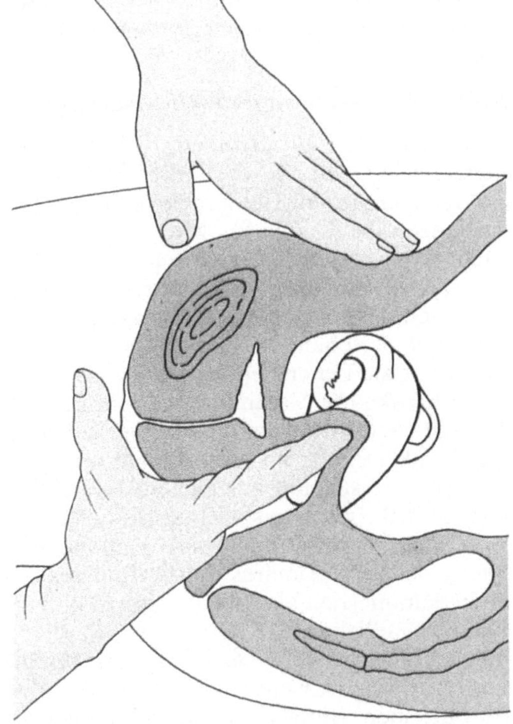

Abb. 11.12. Bimanuelle Untersuchung der Adnexe. Der untersuchende innere Finger wird in das seitliche Scheidengewölbe eingelegt, die äußere Hand drückt die Adnexe entgegen

keineswegs immer sicher genug, um sich allein darauf verlassen zu können. Im Zweifelsfalle sollte die Ultraschalluntersuchung eingesetzt und bei allen sicheren Ovarialtumoren selbstverständlich immer die Laparotomie oder zumindest die Laparoskopie durchgeführt werden. Nur bei Tumoren, die sicher dem Uterus zuzuordnen sind, ist unter bestimmten Umständen auch eine abwartende Haltung unter Annahme eines gutartigen uterinen Tumors (Myom) gestattet.

Wichtigstes Unterscheidungsmerkmal zwischen uterinem Tumor und Adnextumor ist die Mitbewegung des Tumors mit dem Uterus (Weibel-Zeichen): Wird die Portio nach oben geschoben, so muß der Tumor bei Zugehörigkeit zum Uterus diese Bewegung mitmachen; umgekehrt läßt eine Bewegung eines uterinen Tumors mit der äußeren Hand eine gleichzeitige Mitbewegung der Portio erwarten. Erfolgt diese Zuordnung nicht eindeutig, so ist immer ein Adnexbefund in die differentialdiagnostische Überlegung mit einzubeziehen. Da Adnextumoren auch mit dem Uterus verbakken sein können, ist die palpatorische Zuordnung eines Tumors als uteriner Tumor auch dem Erfahrenen manchmal nicht möglich.

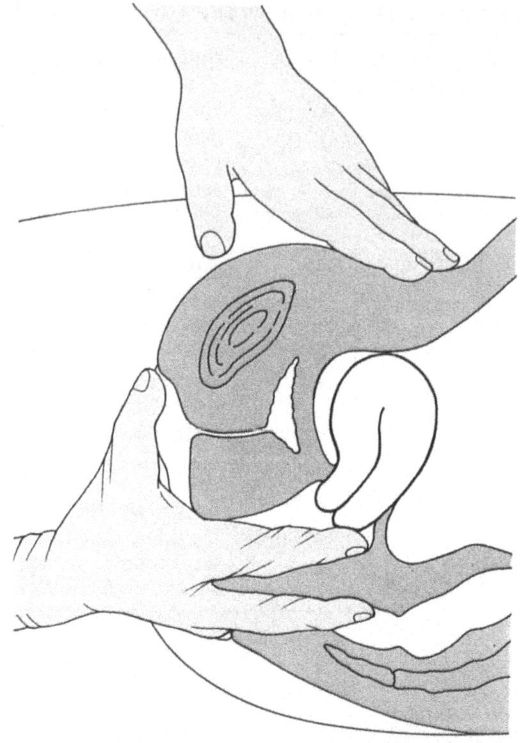

Abb. 11.13. Rektovaginale Untersuchung. Hinter dem in die Scheide eingeführten Zeigefinger wird der Mittelfinger in das Rektum eingeführt (zusätzlicher Gummischutz, „Fingerling"). Der Zeigefinger lokalisiert die Portio zur Orientierung für die rektale Palpation der Parametrien und des Douglas-Raums

Rektale bzw. rektovaginale Untersuchung

Gelegentlich ist es notwendig, die vaginale Untersuchung durch die rektale Untersuchung zu ergänzen. Bei Krebsvorsorgeuntersuchungen des Enddarms wird sie von manchen als obligat angesehen, wenngleich bei der vaginalen Untersuchung Tumoren des Rektums und des Sigmas miterfaßt werden können. Bei bestehenden Genitalerkrankungen ist die rektale Untersuchung dann vorteilhaft, wenn krankhafte Veränderungen im Bereich der Parametrien angenommen werden müssen. Die Parametrien lassen sich nur durch die rektale Untersuchung ausreichend beurteilen. Dies ist z.B. besonders wichtig bei der Erfassung der Ausbreitung eines Kollumkarzinoms, das sein primäres Ausbreitungsgebiet in die Parametrien hinein hat; es ist aber auch bei entzündlichen Erkrankungen der Parametrien (Parameteritis) angezeigt. Die rektale Untersuchung ist weiter notwendig, wenn im retrouterinen Bereich (Douglas-Raum oder Retroperitoneum) Tumoren getastet werden (Abszeß, Endometriose, Abgrenzung gegenüber Darmtumoren, Beckenniere, retroperitoneal gelegene Blastome). Von Tumoren abzugrenzen ist der Befund des mit Kotballen gefüllten Rektums (Skybala). Diese lassen sich auch bei der vaginalen Untersuchung von einem echten Tumor unterscheiden: Skybala können durch den untersuchenden Finger bei konstantem Druck „zerdrückt" werden, während eine echter Tumor Form und Konsistenz beibehält. Im Zweifel ist auch hier die rektale Untersuchung angezeigt. Die rektovaginale Untersuchung (Abb. 11.13), d.h. die gleichzeitige Untersuchung der Vagina und des Rektums mit Zeige- und Mittelfinger einer Hand ist besonders gut geeignet, um Prozesse im Septum rectovaginale genauer abzugrenzen (Endometriose, Abgrenzung des Vaginal- und Rektumkarzinoms). Intraperitoneal gelegene Tumoren, die den Douglas-Raum ausfüllen, gehen meist von den Adnexen aus (echte Tumoren oder Pseudotumoren bei entzündlichen Erkrankungen).

11.3 Erweiterte Inspektion

Unter dem Begriff der erweiterten Inspektion versteht man die Einschaltung von Untersuchungsmethoden, die über die klinische Untersuchung mit dem bloßen Auge hinausgehen. Dazu gehören die Kolposkopie, die durch Lupenvergrößerung eine detailierte Beurteilung von Portioveränderungen erlaubt, die zytologischen Untersuchungsmethoden, die der Krebsfrüherkennung sowie der Funktionsdiagnostik endokriner Störungen dienen, die mikroskopischen Abstrichuntersuchungen des zervikalen und vaginalen Sekrets, die der Differentialdiagnose entzündlicher Veränderungen dienen, die kulturellen Verfahren im Rahmen der mikrobiologischen Untersuchung und mikroskopische Untersuchungsmethoden, die bei endokrinen Störungen oder bei Sterilitätsproblemen eingesetzt werden können. Auch die Ultrasonographie mit transvaginaler Applikation des Schallkopfes ist hier zu nennen.

11.3.1 Kolposkopie

Die 1925 von Hinselmann eingeführte Lupenbetrachtung der Portio (10- bis 40fache Vergrößerung) war vor Einführung der zytologischen Verfahren die wichtigste Methode der Krebsfrüherkennung. Sie stellt heute eine Zusatzmethode zur Abklärung klinisch- bzw. zytologisch suspekter Befunde dar. So kann sie zur gezielten Entnahme von suspektem Gewebe zur histologischen Untersuchung eingesetzt werden. Für die Krebsvorsorgeuntersuchung hat sie wegen ihrer gegenüber der zytologischen Untersuchung weniger sicheren Aussage an Bedeutung verloren (Einzelheiten zu Technik und Befunderhebung s. gynäkologische Lehrbücher).

11.3.2 Zytologische Untersuchung

Die Einführung zytologischer Verfahren (auch „Smear"-Untersuchung) zur Erkennung von krebsig entarteten Geweben bzw. deren Vorstufen durch Papanicolaou hat für die gynäkologische Untersuchung eine außerordentlich große Bedeutung gewonnen. Diese Verfahren zur wichtigsten Screeningmethode der Erkennung der Frühformen bzw. Vorstufen des Kollum- und Vaginalkarzinoms und

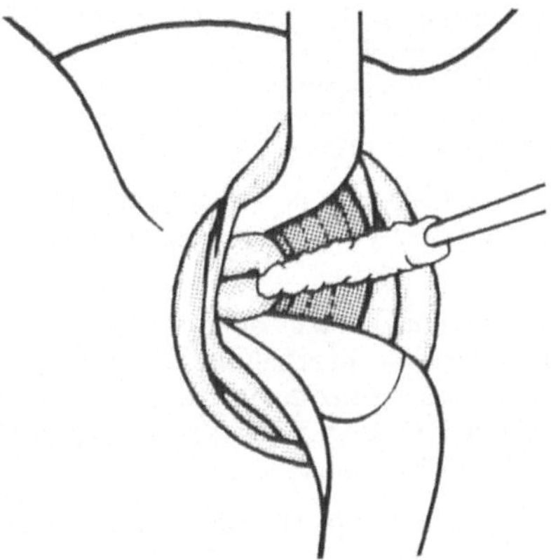

Abb. 11.14. Entnahme des zytologischen Abstriches aus Portiooberfläche und Zervikalkanal mit Hilfe eines Watteträgers

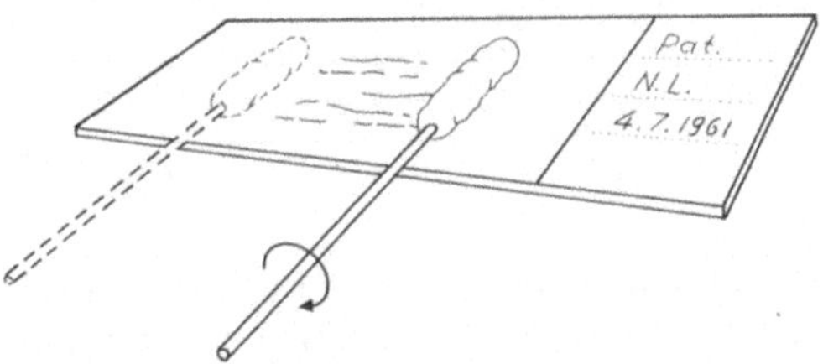

Abb. 11.15. Abstreichen des Zellmaterials auf einem Objektträger duch Abrollen des Watteträgers

bedingt auch des Korpuskarzinoms geworden. Ihre konsequente Anwendung wird daher obligat bei jeder Erstuntersuchung einer Frau im krebsgefährdeten Alter (d.h. vom 21. Lebensjahr an) und dann in Abständen von 1–2 Jahren gefordert. Das Prinzip der Untersuchung besteht in der Gewinnung oberflächlicher Epithelanteile zur mikroskopischen Untersuchung nach geeigneter Färbung.

Abnahmetechnik. Der zytologische Abstrich wird am besten mit einem Watteträger durchgeführt (Abb. 11.14, 11.15). Dabei wird oberflächliches Zellmaterial aus der zu untersuchenden bzw. verdächtigen Gewebestelle entnommen und durch Abrollen des Watteträgers auf einen Objektträger aufgetragen. Bei der gynäkologischen Krebsvorsorgeuntersuchung werden in der Regel 2 Abstriche vorgenommen: der 1. Abstrich wird von der Portiooberfläche und der 2. Abstrich aus dem Zervikalkanal entnommen. Dieser 2. Abstrich ist notwendig, um ein evtl. hochsitzen-

Tabelle 11.5. Beurteilung der zytologischen Abstriche nach Papanicolaou

Gruppe	Zytologischer Befund	Weitere Maßnahmen
I	Normales Zellbild	keine
II	Entzündliche, regenerative, metaplastische oder degenerative Veränderungen, Hyper- und Parakeratosezellen	evtl. Abstrichwiederholung
III	Schwere entzündliche oder degenerative Veränderungen und/oder schlecht erhaltenes Zellmaterial; Dysplasie, Carcinoma in situ oder invasives Karzinom nicht auszuschließen; Drüsen- und Stromazellen des Endometriums nach der Menopause	kurzfristige zytologische Kontrolle, wenn nötig nach Aufhellungsbehandlung, evtl. auch histologische Klärung
IIID	Zellen einer Dysplasie leichten bis mäßigen Grades	zytologische Kontrolle in 3 Monaten
IVa	Zellen einer schweren Dysplasie oder eines Carcinoma in situ	
IVb	Zellen einer schweren Dysplasie oder eines Carcinoma in situ, invasives Karzinom nicht sicher auszuschließen	histologische Klärung
V	Zellen eines invasiven Zervixkarzinoms oder anderer maligner Tumoren	histologische Klärung
Ø	Technisch unbrauchbar (z.B. zu wenig Material, unzureichende Fixierung	sofortige Wiederholung

des Kollumkarzinom nicht zu übersehen (ältere Frau!). Das auf mit Namen und Entnahmeort gekennzeichnete Objektträger ausgestrichene Material muß sofort fixiert werden um eine Lufttrocknung zu vermeiden. Dabei wird der Objektträger entweder in vorbereitete Gläser mit einem Alkohol-Äther-Gemisch (Verhältnis 1:1) zur Fixierung eingebracht oder mit Hilfe eines Fixationssprays vorbehandelt. Letztere Methode hat sich als die einfachste durchgesetzt. In der fixierten Form läßt sich der Ausstrich in ein entsprechendes zytologisches Labor einsenden, wo er nach Papanicolaou gefärbt wird und dann beurteilt werden kann.

Aussage der zytologischen Abstriche. Grundsätzlich kann die zytologische Untersuchungstechnik nur die Frage entscheiden, ob weitergehende histologische Methoden eingesetzt werden müssen, um das vermutete Vorliegen einer bösartigen Erkrankung zu beweisen. Aus dem zytologischen Abstrich allein kann demnach nur eine Verdachtsdiagnose gestellt werden. Die endgültige Diagnose eines Karzinoms ist nur aus dem histologischen Befund möglich. Es können jedoch ausreichend starke Hinweise auf die Dignität der zugrundeliegenden Veränderung gewonnen werden, die Papanicolaou veranlaßt haben, eine Gruppeneinteilung anzugeben, die in der heute gültigen Modifikation in Tabelle 11.5 dargestellt ist. Nach diesem Schema lassen sich 5 Gruppen unterscheiden: Die Gruppen I und II weisen auf das Vorliegen eines gutartigen Befundes hin. In Gruppe III werden die Fälle eingestuft, bei denen der Befund nicht eindeutig zu entscheiden ist oder aber eine leichte bis mäßige Dysplasie vorliegt (IIID). Die Gruppe IV und V müssen als suspekte zytologische Befunde gewertet werden, wobei Gruppe IV eher auf Vorstufen eines Karzinoms hinweist, während die Gruppe V den dringenden Verdacht auf ein bereits bestehendes Karzinom ergibt. Die daraus sich ableitenden klinischen Konsequenzen sind in Tabelle 11.5 mitaufgeführt: In diesen Gruppen I–II erfolgt eine Kontrolle in den üblichen Abständen, in Gruppe III ist eine kurzfristige Wiederholung im Abstand von 6 Wochen bis 3 Monaten notwendig. In Gruppe IV und V ist eine histologische Klärung erforderlich, um ein Karzinom bzw. seine unmittelbare Vorstufe, das Carcinoma in situ (Präkanzerose), zu sichern. Die histologische Sicherung bei „suspektem Smear" ohne Vorliegen eines bereits fortgeschrittenen Karzinoms erfolgt in aller Regel durch eine gezielte, d.h. kolposkopisch geleitete Biopsie oder aber durch eine Abschabung des Portioepithels, die mit einer Zervixkürettage verbunden wird, um auch intrazervikale Lokalisationen zu erfassen. Bei hochgradigem Verdacht auf ein invasives Karzinom (Papanicolaou IVa oder V) sollte eine konusartige, zirkuläre Umschneidung der Portio unter Einbeziehung eines Teils des Zervikalkanals (Konisation) durchgeführt werden. Mit Hilfe dieser dreistufigen Diagnostik gelingt es, das zu untersuchende Gewebe histologisch und topographisch genau einzuordnen. Für eine ausreichende histologische Beurteilung ist die Beziehung eines evtl. festgestellten Karzinoms zu seiner Umgebung von großer klinischer Bedeutung. Konisation und fraktionierte Kürettage werden unter stationären Bedingungen in der Regel in Vollnarkose durchgeführt und gehören im eigentlichen Sinne nicht mehr zur gynäkologischen Untersuchung.

Funktionszytologie. Durch einen zusätzlich von der seitlichen Vaginalwand in der gleichen Technik entnommenen zytologischen Abstrich läßt sich nach Färbung auch eine Diagnose des funktionellen, d.h. endokrinen Zustands des Vaginalepithels durchführen. Da das Vaginalepithel im Verlauf des Zyklus in Abhängigkeit von den Ovarialhormonen eine zyklische Veränderung durchmacht, ist es möglich, die wichtigsten Zyklusphasen auch aus der Vaginalzytologie zu diagnostizieren: So ist in der Follikel bzw. Östrogenphase der Ausstrich durch Superfizialzellen gekennzeichnet (kleine, meist pyknotische Zellkerne, große, flach ausgebreitete Zellen), die sich durch eosines Verhalten bei der Färbung nach Papanicolaou im Ausstrich rosafarben bis rötlich darstellen. In der Lutein- bzw. Gestagenphase wird ein Farbumschlag nach Blau beobachtet, die Zellen neigen zur Fältelung und zur Haufenbildung. Die quantitative Auswertung der Anzahl der eosinophilen Zellen in Relation zu den übrigen Zellen wird auch als Eosinophilieindex beschrieben. Die Wirkung der Östrogene am Vaginalepithel wird häufig auch durch die Angabe des Proliferationsgrades nach Schmitt beschrieben (s. gynäkologische Lehrbücher), der Erfahrene kann diese Funktionsdiagnostik auch aus dem Nativpräparat durchführen (s. unten).

Zytologie des Endometriums. Die Krebsfrüherkennung des Korpuskarzinoms ist mit Hilfe der Zytologie bis heute nur bedingt möglich. Während beim Kollumkarzinom der Zytodiagnostik unter optimalen Bedingungen eine Treffsicherheit von über 95% zukommt, beträgt diese beim Korpuskarzinom nur 40–50%. Die Diagnose eines Tuben- oder Ovarialkarzinoms über den Vaginalabstrich ist nur in Ausnahmefällen möglich. Am besten ist die Treffsicherheit bei Entnahme von Zellmaterial aus dem hinteren Scheidengewölbe. In Risikofällen des Endometriumkarzinoms ist eine direkte Entnahme von Zellmaterial aus dem Cavum uteri mit Hilfe geeigneter Entnahmegeräte (Prevical u.a.) möglich. Einer Routineanwendung steht die in der Postmenopause bestehende Enge des Zervikalkanals entgegen.

11.3.3 Bakteriologische Untersuchungstechnik

Bei dem Verdacht auf das Vorliegen entzündlicher Veränderungen (Kolpitis, Zervizitis bzw. aszendierende Infektion des inneren Genitales mit Endometritis, Adnexitis, Pelveoperitonitis) ist es notwendig, durch Nachweis der pathogenen Erreger die Voraussetzungen für eine gezielte antibiotische Therapie zu schaffen. In der Sprechstunde stehen hier am häufigsten die differentialdiagnostischen Überlegungen zur Abklärung eines Fluor vaginals bzw. Fluor cervicalis im Vordergrund. Dazu eignet sich als Screeningmethode das *Nativpräparat* (Frischpräparat), ein ungefärbter Abstrich, der der unmittelbaren mikroskopischen Beurteilung zugeführt werden kann. Dieses Verfahren bietet den Vorzug einer schnellen Diagnosestellung, um sofortige therapeutische Konsequenzen einleiten zu können. Zur Erstellung des Nativpräparates wird ein Tropfen mit 0,9%iger Kochsalzlösung auf einen Objektträger aufgebracht und in diesen Tropfen etwas Vaginalsekret eingemischt, das entweder mit einer Öse oder aber von dem Blatt des hinteren Spekulums gewonnen wird. Nach Abdecken des Tropfens mit einem Deckglas kann das ungefärbte Präparat sofort unter einem normalen Mikroskop oder mit einem Mikroskop mit Phasenkontrastzusatz betrachtet werden. Hilfreich ist die zusätzliche Anfärbung mit Methylenblau. Neben der Differenzierung der wichtigsten Zellarten (Leukozyten, Erythrozyten, Epithelien) läßt sich auch eine grobe Klassifizierung der zugrundeliegenden Erreger vornehmen: Hefepilze, besonders Candida albicans, können durch die typische Hyphenbildung identifiziert werden

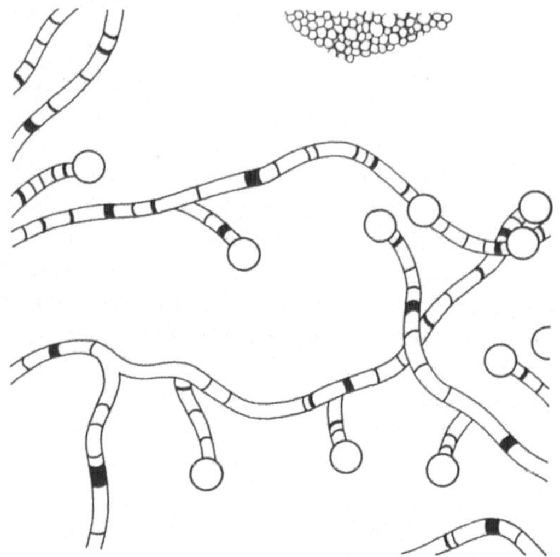

Abb. 11.16. Typische Hyphenbildung bei Candida albicans

(Abb. 11.16). Trichomonaden lassen sich an ihrer aktiven Fortbewegung mit Hilfe der Geißeln besonders gut erkennen, Kokken bilden charakteristische Haufen bzw. Rasen. Für die Gardnerella-„Vaginitis" (Aminkolpitis oder bakterielle Vaginose) sind „Clue cells", d.h. durch Kokkenauflagerungen getüpfelte Vaginalepithelzellen, charakteristisch.
In den meisten Fällen gelingt durch das Nativpräparat eine ausreichende Orientierung, die eine Behandlung der Kolpitis ermöglicht. Eine kulturelle Untersuchung ist immer erforderlich, wenn eine Gonorrhöe vermutet wird, sowie zum Nachweis von Candida albicans, wenn der Nachweis im Nativpräparat nicht gelingt. In der Vorgeburtsphase ist neben dem Nachweis von Candida albicans auch der von β-hämolysierenden Streptokokken der Gruppe B von großer klinischer Bedeutung (s. spezielle Lehrbücher).
Eine kulturelle Untersuchung aus dem Zervikalkanal ist angezeigt, wenn eine schwerwiegende aszendierende Infektion des inneren Genitales vermutet wird, wenngleich die aus dem Zervixsekret gewonnenen Keime nur bedingt mit den eigentlichen Erregern der Adnexitis oder Beckenperitonitis übereinstimen. Besondere Bedeutung hat in letzter Zeit der spezielle Nachweis von Chlamydien (Chlamydia trachomatis) gewonnen, nachdem die Bedeutung dieses Erregers für die Entstehung einer Adnexitis erkannt wurde.

Die zusätzliche Anfertigung eines luftgetrockneten Ausstrichpräparates zur *Färbung nach Gram* wird hauptsächlich zur Diagnostik der Gonorrhöe verwendet, für die der Nachweis von intrazellulär gelegenen Diplokokken als wichtigster Hinweis gilt.

11.3.4 Spezielle Diagnostik bei endokrinen Störungen und Sterilität

Bei Störungen des Zyklus in der Geschlechtsreife, insbesondere aber bei Fragen der Kinderlosigkeit (= Sterilität) können durch die Spekulumuntersuchung bereits wichtige diagnostische Hinweise gewonnen werden. Mit Hilfe der zytologischen Untersuchungstechnik kann bei Abnahme des Abstrichs von der seitlichen Vaginalwand der hormonelle Einfluß auf das Vaginalepithel ermittelt werden (zytologische Funktionsdiagnostik).
Grob orientierend läßt sich diese Funktionstechnik auch mit einem Nativpräparat durchführen, auch wenn die Besonderheiten der färberischen Veränderungen dabei nicht berücksichtigt werden können (z.B. Eosinophilieindex). Dieses Verfahren ist auch geeignet, die Wirkung der Östrogene auf das Vaginalepithel in der Postmenopause abzuschätzen. Ein weiterer wichtiger Hinweis auf die endokrine Situation läßt sich aus dem Zervixschleim gewinnen: In der 1. Zyklushälfte (Proliferations- bzw. Östrogenphase) bzw. in allen Situationen, in denen ein starker Östrogeneinfluß wirksam wird, ist der Zervixschleim glasig und in der Regel klar-durchsichtig. Er wird in relativ großer Menge gebildet und fließt infolge seiner Dünnflüssigkeit vor der Ovulation aus dem Zervikalkanal (Kaskadenphänomen). Bringt man etwas Schleim zwischen die Branchen einer Pinzette und spreizt diese, so läßt sich der dünnflüssige östrogenbetonte Schleim zu einem Faden ausziehen. In der präovulatorischen Phase errreicht die Spinnbarkeit in der Regel eine Länge von über 10 cm. In der 2. Zyklushälfte wird der Schleim unter dem Einfluß des Progesterons rasch zähflüssig (die Spinnbarkeit sinkt auf unter 1 cm), er fließt nicht aus dem Zervixkalkanal und ist in der Menge reduziert. Dieses Bild ist auch typisch für die Schwangerschaft. Ein weiterer Hinweis auf den Hormoneinfluß gibt der „Farntest": Bringt man etwas Zervixschleim auf einen Objektträger und läßt diesen eintrocknen, so zeigt sich bei östrogenbeeinfluß-

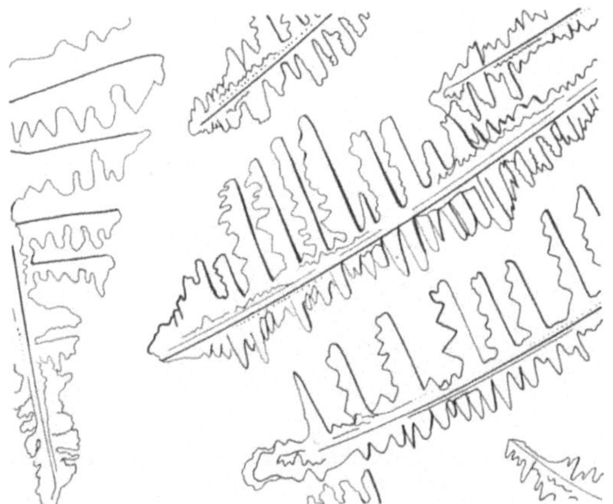

Abb. 11.17. Positiver Farntest. Typische Auskristallisation des Zervixschleims in der präovulatorischen Phase

tem Zervixschleim ein typisches Kristallisationsmuster, das einem Farnblatt vergleichbar ist (Abb. 11.17). Schleim, der unter dem Einfluß von Gestagenen oder nur geringem Östrogeneinfluß steht, zeigt dieses Kristallisationsphänomen nicht. Der Schleim ist dann von zahlreichen Zellen durchsetzt, während der unter hohem Östrogeneinfluß stehende Schleim in der Regel zellfrei ist. In speziellen Fällen kann mit Hilfe der Strichkürette eine Probe aus dem Endometrium entnommen werden (Endometriumbiopsie) und durch die histologische Beurteilung auch der Funktionszustand des Endometriums erfaßt werden. Diese Methode hat heute durch die Möglichkeit der biochemischen Analyse der Steroidhormone in Plasma und Urin an Bedeutung verloren und kommt nur für sehr spezielle Fälle in Frage. Weitere Spezialuntersuchungen, die in der Sprechstunde durchgeführt werden können, sind indirekte Analysen der Zeugungsfähigkeit des Ehemannes durch Nachweis von Zahl und Beweglichkeit der Spermien im präovulatorischen Zervixschleim (Postkoitaltest, Sims-Huhner-Test) bzw. die Miterfassung von ungünstigen zervikalen Faktoren im Kurzrok-Miller-Test. Die röntgenologische Darstellung des Uteruskavums sowie der Tuben ist mit Hilfe der Hysterosalpinographie möglich, bei der Röntgenkonstrastmittel in das Cavum uteri und in die Tuben eingespritz wird. Bei besonderen Fragestellungen kann auch die Laparoskopie durchgeführt werden. Die beiden letzteren Verfahren erfordern jedoch eine stationäre Behandlung.

11.4 Untersuchung der Brüste

Die inspektorische und palpatorische Untersuchung der Brüste gehört obligat zu einer gynäkologischen Vorsorgeuntersuchung. Die Bedeutung dieser Maßnahme wird besonders deutlich, wenn man berücksichtigt, daß das Mammakarzinom die häufigste Krebserkrankung der Frau ist. Der Untersuchungsvorgang wird in Kap. 6 beschrieben.

11.5 Untersuchung der jungen Schwangerschaft

Im Rahmen einer allgemeinen gynäkologischen Untersuchung stellt sich im gebärfähigen Alter der Patientin stets die Frage nach dem Vorliegen einer Schwangerschaft. Es ist daher notwendig, die besonderen Aspekte, die sich bei der Sicherung einer bestehenden Schwangerschaft ergeben, in den Untersuchungsgang mit einzubeziehen. Hinsichtlich der Schwangerschaftskontrolluntersuchungen im späteren Verlauf der Schwangerschaft sei auf die Spezialkapitel in den geburtshilflichen Lehrbüchern verwiesen.

Anamnestische Besonderheiten. Der erste Verdacht auf das Vorliegen einer Schwangerschaft wird durch das Ausbleiben der Regelblutung erhoben. Jede auch noch so kurzfristige Amenorrhöe muß den Gedanken an eine Schwangerschaft aufkommen lassen. Der Verdacht auf eine Schwangerschaft muß auch bestehen, wenn die rechtzeitig eingetretene letzte Regelblutung schwächer oder kürzer als üblich aufgetreten ist. Schließlich muß man berücksichtigen, daß in seltenen Fällen trotz Bestehen einer Schwangerschaft noch regelmäßige „Regelblutungen" als Blutungen in der Schwangerschaft auftreten können.

Subjektive Symptome der Patientin, die auf das eventuelle Vorliegen einer Schwangerschaft hindeuten, sind: Übelkeit und Erbrechen, besonders am Morgen verstärkt auftretend (Vomitus matutinus); Spannungsgefühl in den Brüsten, gehäufter Harndrang (Pollakisurie); Neigung zu Ohnmachten. Neben den subjektiven Hinweisen auf eine Schwangerschaft (unsichere Schwangerschaftszeichen) gibt es *objektive Zeichen,* die ebenfalls auf das Vorliegen einer Schwangerschaft hindeuten (auch als wahrscheinliche Schwangerschaftszeichen bezeichnet). Diese Hinweise ergeben sich im Verlauf der gynäkologischen Untersuchung: So findet sich eine livide Verfärbung im Bereich der Vagina, des Introitus und besonders der Portio; der Zervixschleim ist trübe und von gallertartiger Beschaffenheit. Bei der Palpation findet man in der Regel den Uterus ab der 7. Schwangerschaftswoche leicht vergrößert. Charakteristisch für das Vorliegen einer Schwangerschaft ist jedoch eine Gewebeauflockerung. Typisch ist dabei ein auffallender Wechsel in der Konsistenz, der zu sehr unterschiedlichen Untersuchungsergebnissen bei wiederholten Untersuchungen führen kann. Ein weiterer Hinweis ist die Ausladung des Uterus an der Implantationsstelle, die zur differentialdiagnostischen Abklärung gegenüber Myomen oder sogar Ovarialtumoren führen kann. Dies wird als *Piskacek-Zeichen* beschrieben (Abb. 11.18). Die Kenntnis dieses Zeichens ist besonders wichtig bei der Abgrenzung einer eventuellen Eileiterschwangerschaft. Daneben gibt es noch zahlreiche weitere palpatorisch erfaßbare Hinweise auf die Schwangerschaft, die jedoch gegenüber den eben genannten keinen Vorteil bringen und durch andere, moderne Methoden zur Sicherung der Schwangerschaft ersetzt sind. Die Sicherung des Befundes einer frühen Schwangerschaft erfolgt heute durch den Nachweis von HCG (humanes Choriongonadotropin) im Urin (qualitativer Schwangerschaftstest) oder im Serum (quantitativer Schwangerschaftstest) und im Zweifelsfall durch den Einsatz der Ultraschalldiagnostik. Die letztere Methode kann insbesondere zur Frage beitragen, ob eine intakte oder eine gestörte Schwangerschaft vorliegt. So lassen sich bereits ab der 8. Schwangerschaftswoche embryonale Herzaktionen nachweisen, die Messung der Scheitelsteißlänge des Embryos ist ebenfalls zu so frühem Zeitpunkt möglich (Einzelheiten s. geburtshilfliche Lehrbücher).

Schwangerschaftstests. Der positive Nachweis einer bestimmten Menge von HCG im Urin läßt, abgesehen von wenigen Ausnahmefällen, die Diagnose einer Schwangerschaft sichern. Dafür werden immunologische Tests eingesetzt, deren Prinzip kurz dargestellt werden soll; es entspricht dem eines Hämagglutinations- bzw. Latexagglutionationshemmtestes: Dem Urin zugesetzte HCG-Antikörper werden bei bestehender Schwangerschaft durch das im Urin vorhandene HCG durch eine immunologische Reaktion gebunden bzw. „neutralisiert". Setzt man nun dem Urin mit HCG als Antigen besetzte Erythrozyten oder Latexpartikel zu, so werden diese bei positivem Schwangerschaftstest nicht mehr agglutiniert. Die Agglutination dieser Partikel ist also gehemmt. Sie ist die Endreaktion, die für den Untersucher ablesbar ist. Besteht keine Schwangerschaft, führen die zugeführten Antikörper zu einer Agglutination der Testerythrozyten bzw. Latexpartikel. Der Schwangerschaftstest ist negativ. Die biologischen Testverfahren zum Nachweis der Schwangerschaft (Allen-Doisy-Test an Mäusen, Aschheim-Zondek-Test an Ratten, Galli-Mainini-Test an Kröten) haben in der klinischen Medizin keine Bedeutung mehr und werden nur noch für besondere wissenschaftliche Fragestellungen verwendet.

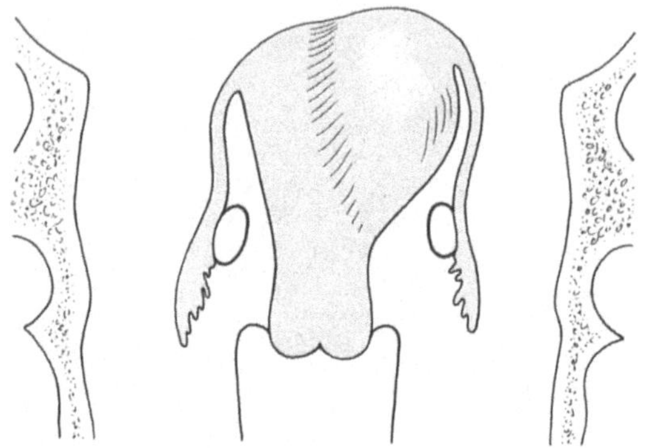

Abb. 11.18. Piskacek-Zeichen: Vorbuckelung des Uterus im Bereich der Implantationsstelle

Neben der Frage des sicheren Nachweises einer Schwangerschaft steht heute die Frage nach der Qualität bzw. Intaktheit einer jungen Schwangerschaft besonders stark im Vordergrund. Zur Klärung dieser Frage kann u.a. auch die quantitative HCG-Analyse aus dem Serum herangezogen werden. Da die Sekretion in der Frühschwangerschaft einen sehr charakteristischen Verlauf nimmt, können Abweichungen bei Verlaufsbestimmungen auf eine Störung der Schwangerschaft hinweisen (Einzelheiten s. geburtshilfliche Lehrbücher).

Tabelle 11.6. Diagnostische Aussagemöglichkeiten der Ultrasonographie in der Gynäkologie

Uterus
- Objektivierung der Größe durch Vermessung der „Sondenlänge"
- Messung der Endometriumdicke zur Erkennung des Endometriumkarzinoms
- Gutartige Tumoren des Uterus wie Myome oder Polypen
- Erkennung einer jungen Schwangerschaft bzw. Abortivanlage (positiver Schwangerschaftstest)

Ovarien
- Größenangabe
- Erkennung von zystischer oder solider Tumoren
- Abschätzung der Dignität: glatte Zysten wahrscheinlich benigne, solide Anteile in Zysten wahrscheinlich Kystome, Teratome oder Karzinom

Tuben
- Diagnose einer Hydrosalpinx
- Bei positivem Schwangerschaftstest: Erkennung einer Tubargravidität (gleichzeitiges Fehlen einer intrauterinen Schwangerschaftsanlage!)

Sonstige Beckenorgane
- Freie Flüssigkeit im Douglas bei Extrauteringravidität (z.B. Blut) oder Adnexentzündung (entzündliches Exsudat)

11.6 Die Ultrasonographie als Ergänzung der gynäkologischen Untersuchung

Die bimanuelle Untersuchung der inneren Genitalorgane läßt zwar Tumorbildungen erkennen, erlaubt jedoch nicht die Differenzierung der am Tumor beteiligten Strukturen oder gar die Festlegung ihrer Dignität. Hier erbrachte die Ultraschalluntersuchung einen entscheidenden Fortschritt. Sie kann von den Bauchdecken aus und neuerdings auch von der Scheide mit intravaginaler Applikation des Ultraschallkopfes (Vaginalsonographie) durchgeführt werden. Besonders durch die Vaginalsonographie können Detailstrukturen der Beckenorgane sehr differenziert analysiert werden.

Zu den Grundlagen der Ultrasonographie sei auf die speziellen Kapitel in den Lehrbüchern verwiesen.

Tabelle 11.6 zeigt die Einsatzmöglichkeiten der Ultraschalluntersuchung bei gynäkologischen Fragestellungen auf.

Es muß darauf hingewiesen werden, daß die Ultraschalluntersuchung stets *nach* der bimanuellen Untersuchung erfolgen soll. Sie soll das Untersuchungsergebnis ergänzen. Immer wieder kommt es sonst zu Fehldiagnosen als Folge einer „Apparatemedizin", die unangemessene Folgemaßnahmen bis hin zu unnötigen Operationen nach sich zieht. Jeder Ultraschallbefund muß im Zusammenhang mit dem klinischen Bild, d.h. Anamnese und klinischem Untersuchungsbefund, bewertet werden. Zu bedenken ist weiter, daß die richtige Interpretation von Ultrasonographiebefunden eine hohe Fachkenntis erfordert und daß auch in Expertenhänden Fehldiagnosen vorkommen.

Literatur

Bettendorf G, Breckwoldt M, Wildt L (1989) Reproduktionsmedizin, 1. Aufl. Fischer, Stuttgart

Friedberg V, Brockerhoff P, Stopfkuchen H (1990) Geburtshilfe, 3. überarb. Aufl. Thieme, Stuttgart

Kaiser R, Pfleiderer A (1989) Lehrbuch der Gynäkologie begründet von Martius H, 16. neubearb. Aufl. Thieme, Stuttgart

Kern G, Baltzer J, Mickan H (1985) Gynäkologie, 4. neubearb Aufl. Thieme, Stuttgart

Martius G (Hrsg) Lehrbuch der Geburtshilfe, 12. neubearb. Aufl. Thieme, Stuttgart

12 Urologie

S. Dieberg

Der Urologe beschränkt die allgemeine körperliche Untersuchung seiner Patienten nicht auf Inspektion, Palpation und Perkussion der durch sein Fachgebiet vorgegebenen Organe. Niere (Harnbereitung) sowie Nierenhohlsystem, Harnleiter, Harnblase und Harnröhre (Harnableitung) können wie die Genitalorgane des Mannes so erkranken, daß allgemeine – durch die klinische Untersuchung des gesamten Körpers erfaßbare – Krankheitszeichen resultieren. Dementsprechend sind Manifestationen urologischer Erkrankungen an der Beschaffenheit von Haut und Schleimhäuten, an Bart- und Achselbehaarung sowie an der Brustdrüse, an Habitus und Wuchsproportionen zu erkennen. Körperliche Entwicklung, Hydratationszustand, Nierenfunktion und Störungen der Androgenproduktion bzw. des Androgenstoffwechsels können durch eine exakte und komplette Allgemeinuntersuchung beurteilt werden.
Wichtige urologische Untersuchungen liegen im hinterem Bauchraum, dessen Beurteilung durch eine klinische Exploration schwierig ist, so daß der Untersucher Zeit und Sorgfalt aufwenden muß.
Im klinischen Zweifelsfall steht mit der Sonographie heute ein den Patienten nicht belastendes bildgebendes Verfahren zur Verfügung, das als ergänzende Untersuchungsmethode im folgenden mit berücksichtigt wird.
Ohne gezielte urologische Fragestellungen in der Anamnese wäre eine Interpretation der Symptome eines Patienten wenig sinnvoll. Das der Untersuchung vorausgehende Arzt-Patient-Gespräch soll neben den Haupt- und Allgemeinbeschwerden die Miktionsanamnese beinhalten.

12.1 Miktionsstörungen

Die *Dysurie* umfaßt sämtliche Mißempfindungen bis hin zur Algurie, dem schmerzhaften Wasserlassen. Schmerzen vor der Miktion sind häufig bedingt durch die Dehnung der entzündlich veränderten Blasenwand, z.B. bei der Reizblase, der Zystitis und den Blasenulzera (Bilharziose, Tuberkulose). Je nach zeitlichem Auftreten werden initiale (Urethritis) und terminale Algurie (Zystitis, Prostatitis) unterschieden.
Pollakisurie bedeutet die gehäufte Miktion bei physiologischen Ausscheidungsmengen. Das normale Miktionsintervall von etwa 5h wird unterschritten und kann bis auf Minuten verkürzt sein (Entzündungen des unteren Harntraktes und Prostatahyperplasie). Eine Nykturie (nächtliche Miktion) deutet ebenfalls auf eine Prostatahyperplasie.
Normalerweise wird das durchschnittliche Blasenfassungsvermögen von 400ml in einer Flußrate von 20–30ml/s in ca. 20s abgegegen. Die apparative Harnstrahlmessung wird als Uroflowmetrie bezeichnet. Initiale Miktionsverzögerung, abgeschwächter Harnstrahl und verlängerte Miktionszeit sind typisch für eine subvesikale Obstruktion (Blasenhalssklerose, Prostatahyperplasie, Harnröhrenengen).
Von diesen morphologisch bedingten Blasenentleerungsstörungen werden spezielle durch neuropathische Prozesse bedingte Dysfunktionen unterschieden. Zur differentialdiagnostischen Abklärung neuromuskulärer Dysfunktionen dient die kombinierte Zystometrie (simultane Messung von intravesikalem Miktionsdruck und abdominalem Druck, aus der Differenz resultiert der eigentliche Detrusordruck). Traumen mit Rückenmarksverletzungen, Tumoren und vaskuläre Prozesse sowie in seltenen Fällen auch entzündliche und degenerative Erkrankungen können zum vollständigen Ausfall der sensorischen Afferenzen und der motorischen Efferenzen führen. Aus den spinalen Läsionen oberhalb des Miktionszentrum (Sakralsegment S_2–S_4), das sich auf Höhe von BWK 12 bis LKW 1 befindet, resultiert daher die neuropathische Reflexblase. Der Miktionsreflex kann nicht mehr willentlich durch den Patienten ausgelöst werden,

und eine in Gang befindliche Blasenentleerung kann nicht unterbrochen werden. Sobald ein gewisser Füllungsgrad erreicht ist, beginnt die Entleerung. Die großen Volumina können zu einer Überdehnung der Blasenwand mit vegetativen Symptomen (Plexus hypogastricus) führen: Schweißausbruch, Blutdruckanstieg, Spastik der unteren Extremität. Zur Sicherung der Harnkontinenz, zur Vermeidung rezidivierender Harnwegsinfektionen und zum Erreichen einer möglichst restharnfreien Blasenentleerung wird daher ein Blasentraining begonnen. Durch Beklopfen der Bauchwand („Triggern") soll die Blase in regelmäßigen Zeitabständen (2–4h) entleert werden.

Komplette Querschnittsläsionen der Cauda equina, des Conus medullaris, bis in Höhe des peripheren Miktionszentrums (periphere, infranukleäre Querschnittsläsion) führen zu vollständiger Detrusor- und Beckenbodenareflexie und werden z.B. bei Frakturen der Lendenwirbelsäule oder endogenen Schädigungen durch Diskusprolaps, Tumoren und bei kongentitalen Fehlbildungen der Cauda equina (Meningomyelozele) bedingt. Die Patienten haben weder ein Blasenfüllungsgefühl noch können sie den Miktionsreflex direkt auslösen; bei voller Blase resultiert eine Überlaufinkontinenz. Nicht selten kommt es neben der schlaffen Lähmung der unteren Extremität zur Erschlaffung des Diaphragma genitale, wodurch der Blasenverschluß durch den Sphinktermechanismus erliegen kann. Die überfüllte Blase ist häufig im Unterbauch tastbar und läßt sich manuell ausdrücken (Credé-Handgriff).

Auf eine Störung der Kontinenz weist der bei der Untersuchung in Tropfen ungewollt abgehende Urin hin. Der Sphinkter selbst kann durch Beckenfrakturen lädiert sein. Des weiteren können infrasphinktäre Ursachen vorliegen: Entleerung eines Divertikels der Harnröhre oder Entleerung der prästenotisch dilatierten Harnröhre bei Striktur, ektop mündender Ureter. Zerebrovaskuläre Prozesse führen durch Ausfall des Tractus corticoreticularis oder des zentralen Motoneurons zu einer ungenügenden Hemmung des Spinalzentrums. Ätiologisch kommen zerebrovaskuläre Erkrankungen, Tumoren und multiple Sklerose in Betracht. Klinische Manifestation ist die Dranginkontinenz („urge incontinence") mit imperativem Harndrang. Die Patienten mit ungehemmter neuropathischer Blase können bei einsetzendem Harndrang die Miktion nicht längere Zeit unterdrücken, da ungehemmte Detrusorkontraktionen einsetzen.

Die Streßinkontinenz betrifft 80% der Mehrfachgebärenden, insbesondere bei einem Geburtsgewicht über 4000g, und korpulente Frauen. Resultierend aus einer fehlenden Drucktransmission zwischen gefüllter Blase und Beckenboden (Überdehnung des Diaphragma urogenitale), folgt der Urinabgang im Grad I nur unter plötzlich erhöhten abdominalen Drücken: Husten, Niesen, Lachen und Hüpfen; im Grad II im Stehen und Gehen; beim Grad III bereits im Liegen. Mit einer einfachen Untersuchung (Marshall-Marchetti-Probe) läßt sich abklären, ob die Inkontinenz durch eine Absenkung des Blasenhalses bedingt ist. Dabei wird die Patientin mit gefüllter Blase in Steinschnittlage gebracht und beobachtet, ob unter der Aufforderung zu Husten ein Urinabgang erfolgt. Ist dies der Fall, so wird nach digitaler Anhebung des Blasenhalses von vaginal das Husten wiederholt. Darunter sollte das Harnträufeln sistieren.

Bei der Überlaufinkontinenz muß von neuromuskulären Dysfunktionen unterschieden werden, daß auch eine subvesikale Obstruktion (z.B. Prostataadenom im Stadium III) ursächlich vorliegen kann. Im Verlaufe der Erkrankung hypertrophiert zunächst die Blasenmuskulatur. Da dieser Prozeß limitiert ist, stellt sich eine langsam zunehmende Restharnmenge nach der Miktion ein, die im späteren Stadium wiederum zur Überdehnung der Blasenwand führt. Übersteigt diese die Kontraktilität der Myofilamente des Detrusors, erfolgt der Harnabgang, nachdem der Füllungsdruck in der Blase den Harnröhrendruck übersteigt.

12.2 Nieren und Retroperitoneum

Inspektion

In der Gegend des Oberbauches kann gelegentlich eine Anschwellung mit seitlicher Ausdehnung bis in die Flanke sichtbar sein. Typisch ist die Asymmetrie des Abdomens, die am liegenden oder stehenden Patienten erkennbar ist. Zeigt die Anschwellung der Leibseite atemsynchrone Exkursionen, so ist das ein Hinweis darauf, daß der Prozeß seinen Ausgang von der Niere nimmt. In erster Linie ist an Raumforderungen zu denken, wobei zunächst unklar bleiben muß, ob es sich etwa um

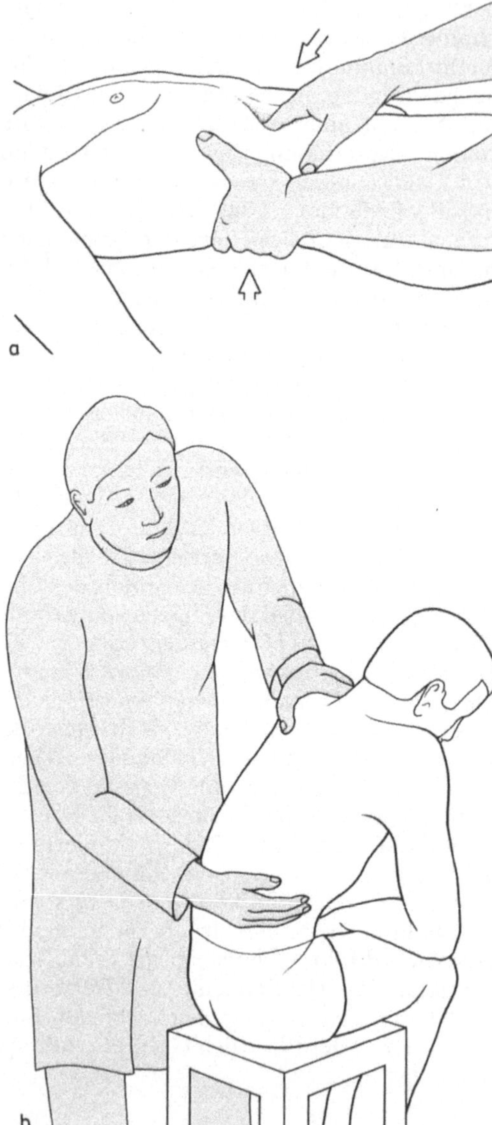

Abb. 12.1a, b. Klinische Untersuchung der Niere. **a** Palpation der rechten Niere (vor allem zur Diagnostik von Raumforderungen). **b** Prüfung des Nierenlagers auf Klopfschmerz (vor allem bei akuter Entzündung oder Harnstauung)

eine Zyste oder einen Tumor handelt. Ist die Haut über der sichtbaren Anschwellung gerötet und läßt sich gar eine Fluktuation tasten, so muß man den dringenden Verdacht auf einen paranephritischen Abszeß äußern. Dieser Verdacht wird erhärtet, wenn vom Liegen auf unebenen Flächen herrührende Hautdellen festzustellen sind, die durch ein sekundäres Hautödem entstehen.

Palpation

Die Nieren liegen auf der mächtigen Rückenmuskulatur hoch unter dem Zwerchfell und den unteren Rippen. Bedingt durch die Lage, steht die rechte Niere etwas tiefer als die linke. Rechts wird die Niere durch die Leber, links teilweise durch die Milz überlagert. Die orientierende Palpation des Abdomens soll zunächst pathologische Veränderungen an diesen Organen ausschließen. Erst dann kann man sich der gezielten Untersuchung zuwenden.

Der Patient nimmt eine flache Rückenlage ein und winkelt die Beine leicht an, damit die Bauchdecken entspannt sind. Entweder steht der Untersucher neben dem Patienten oder er sitzt neben ihm auf der Untersuchungsliege, und zwar auf der Seite, die der zu untersuchenden Niere entspricht. Soll die rechte Niere palpiert werden, stehen oder sitzen wir auf der rechten Patientenseite und legen unsere flache linke Hand zwischen 12. Rippe und Beckenkamm (Abb. 12.1a). Diese dorsale Hand hebt die Niere im Lendendreieck an und fixiert sie. Unsere rechte ventrale Hand drückt – während der Patient tief ein- und ausatmet – die Bauchwand unterhalb des Rippenbogens ein. Sobald die Niere ihren tiefsten Punkt erreicht, kann sie zwischen beiden Händen palpiert werden. Die tastende ventrale Hand beurteilt dabei Form, Größe, Konsistenz und Oberfläche des Organs. Eine normale Niere ist in normaler Lage nur bei mageren Patienten (meist Frauen) in tiefer Einatmung im Bereich des unteren Pols zu tasten. Bei Druck auf den unteren Pol verschwindet sie wie ein Ball unter dem Rippenbogen. Indem die hintere Hand durch rasche Bewegungen der Finger leichte Erschütterungen erzeugt und die gestreckten Finger der vorderen Hand diese Bewegungen des erschütterten Organs aufnehmen (Ballotieren der Niere), kann man plastisch Vorstellungen von der Organbeschaffenheit gewinnen. Dringen die Finger der ventralen Hand zwischen Rippenbogen und Niere vor, lassen sich auch Ober- und Mittelgeschoß abtasten, wenn es gelingt, die Niere bei der Exspiration festzuhalten. Stets muß man sich darüber im klaren sein, daß die greifbare Organkontur meist auf einen pathologischen Prozeß hinweist. Im gleichen Unter-

suchungsgang wird durch verstärkten Druck der ventralen Hand die Schmerzempfindlichkeit der Niere geprüft.
Gelingt die Palpation auf die angegebene Weise nicht, so läßt man den Kranken aufsitzen und stellt sich als Untersucher hinter ihn. Ferner ist die Abtastung der Niere möglich, wenn der Patient auf der Seite liegt. Die Untersuchung wird dann ähnlich wie bei der Milzpalpation vorgenommen. Mit der Hilfe der beschriebenen Technik sollten zumindest bei schlanken Individuen eine Vergrößerung des Organs, eine auffällige Veränderung der Oberfläche sowie mangelnde oder zu große Beweglichkeit festgestellt werden.
Abnorm bewegliche, sog. Wandernieren stehen meist etwas tiefer als normal und imponieren als gut verschiebliche Tumoren, die man bei der Palpation leicht in die hohe lumbale Position drücken kann. Stellt sich der Patient auf, so tritt eine Wanderniere spontan tiefer. Im Gegensatz dazu zeigen dystope Nieren keine abnorme Beweglichkeit, jedoch eine abnorme Position. Sie liegen im Unter- oder Mittelbauch, in Höhe des Beckenkammes oder sogar im kleinen Becken. Es handelt sich um angeborene Fehllagen, die aufgrund des Tastbefundes nicht selten zu Verwechslungen bzw. falschen Diagnosen führen können.
Ein Malignom hat meist normale Nierenkonsistenz. Ist es bereits deutlich tastbar, so handelt es sich in der Regel um ein Spätstadium mit schlechter Prognose. Die Abgrenzung gegenüber einer solitären Nierenzyste ist durch die Palpation allein nicht möglich.
Die Konsistenz einer Hydronephrose (Wassersackniere) kann derb oder weich sein; der Tastbefund ist meist uncharakteristisch. Bei Kindern lassen sich hydronephrotische Nieren als weiche, in die Flanke ausladende Tumoren tasten. Eine höckrige, unregelmäßige, knotige Oberfläche spricht für eine polyzystische Nierenerkrankung, insbesondere wenn der Befund auf beiden Seiten erhoben wird. Die tastbare Nierenvergrößerung des Kindes läßt neben der Möglichkeit einer Mißbildung vor allem an einen Wilms-Tumor (Adenosarkom, Nephroblastom) denken. Dieser verursacht eine derbe prall elastische Resistenz im Oberbauch.
Nicht jede auf diese Weise zu tastende Resistenz ist ein Nierentumor. Die Abgrenzung gegenüber einer Pankreaszyste, einer Milzvergrößerung oder einem Dickdarmkarzinom ist notwendig, jedoch durch die klinische Untersuchung leider nicht immer möglich, insbesondere dann nicht, wenn bereits eine Tumorinfiltration vorliegt oder narbige Verwachsungen bestehen.

Prüfung auf Klopfschmerz

Als Rechtshänder steht man auf der linken Seite des in leicht gebeugter Haltung sitzenden Patienten. Mit der linken Hand faßt man seine linke Schulter und korrigiert damit die Haltung des Oberkörpers. Die innere Kante der supinierten flachen Hand schlägt dann von oben nach unten das Nierenlager auf beiden Seiten nacheinander in der dorsalen Lendengegend ab (Abb. 12.1b). Auch die Innenkante der Faust kann mit wohldosierten Schlägen die Klopfschmerzhaftigkeit des Nierenlagers prüfen. Die akut entzündliche Niere ist sehr klopfempfindlich. Auch bei plötzlich einsetzender Harnstauung läßt sich ein Klopfschmerz auslösen.

Diaphanoskopie

Schlanke Kinder mit einer Flankenschwellung sollten stets einer Durchleuchtung (Diaphanoskopie) des Abdomens zugeführt werden. In einem abgedunkelten Raum wird eine starke Lichtquelle gegen die hintere Flanke gehalten und das Abdomen von vorn betrachtet. Große Wassersacknieren bzw. Nierenzysten sind lichtdurchlässig (positives Durchleuchtungsphänomen, Diaphanoskopie positiv), Tumoren dagegen nicht.

Perkussion

Weist eine vergrößerte Niere eine weiche Konsistenz auf, so kann sie nicht palpiert werden. In manchen Fällen gelingt ihre Abgrenzung durch die Perkussion. Besondere Bedeutung kommt dieser Untersuchung jedoch nach einem Nierentrauma zu, wenn Druckschmerz und Abwehrspannung der Muskulatur eine entsprechende Palpation nicht zulassen. Eine zunehmende Schwellung in der Flanke kann dann perkutorisch als retroperitoneale Blutung verifiziert werden („Flankendämpfung").

Urosonographie

Für die allgemeine urologische Ultraschalldiagnostik hat sich der Sektorscanner bewährt.

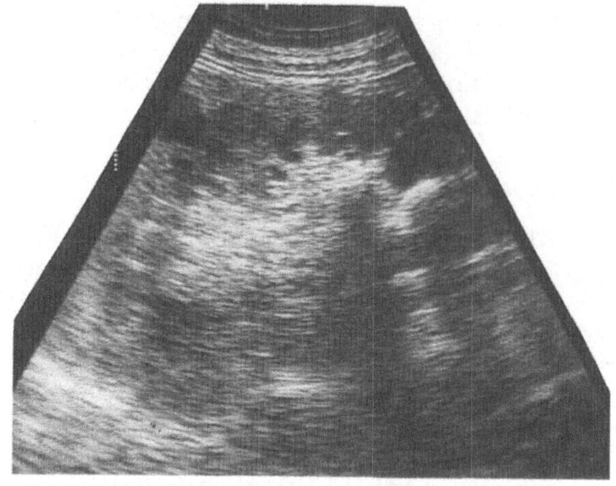

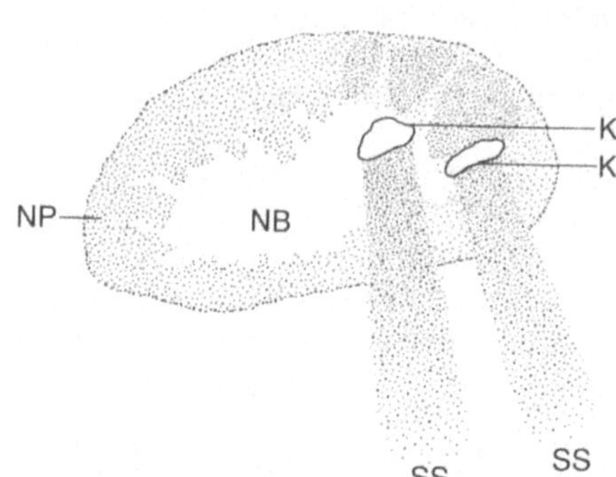

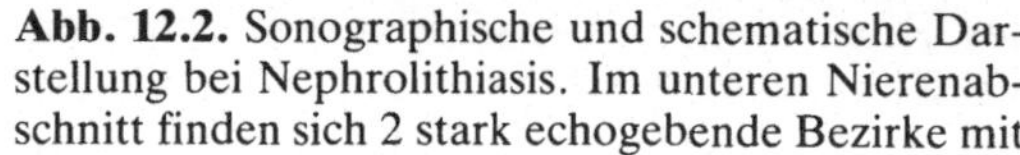

Abb. 12.2. Sonographische und schematische Darstellung bei Nephrolithiasis. Im unteren Nierenabschnitt finden sich 2 stark echogebende Bezirke mit dahinter liegenden Schallschatten. *NB* Nierenbekken, *NP* Nierenparenchym, *K* Konkrement, *SS* Schallschatten

Die meist verwendete Ultraschallfrequenz von 3,5 MHz eignet sich sowohl für den abdominalen, den retroperitonealen als auch den suprapubischen Bereich. Eine leichte Adipositas erleichtert die Bildwiedergabe, starke Behaarung und ein straffer Muskeltonus sind dagegen eher limitierende Faktoren.

Da das akustische Fenster durch vorgelagerte Knochen verkleinert wird, sollte der Patient in Bauchlage so unterpolstert werden, daß eine Wölbung des Rückens mit dem höchsten Punkt in der Paralumbalregion entsteht. Die Nieren können dann zunächst längs und quer, aber auch medial (beginnend an den Querfortsätzen) dargestellt werden.

So kann in den allermeisten Fällen eine Dilatation des Nierenhohlsystems nachgewiesen werden.

Dichte Strukturen wie Verkalkungen (Tumoren, Steine, Zystenwände) ergeben ein starkes Echo mit dahinter liegendem Schallschatten (Abb. 12.2). Strukturmuster und Dicke des Parenchymsaums werden beurteilt. Fallen dabei Asymmetrien und Bezirke mit ungleichmäßigem Binnenecho auf, könnte so auch ein Malignom zufällig entdeckt werden.

TNM-Klassifikation der Niere

Aus der Erfahrung, daß Überlebens- und offensichtliche Heilungsraten bei lokalisierter Krebserkrankung höher liegen als bei Ausbreitung über das Ursprungsorgan hinaus, entstand eine internationale Einigung über die Klassifizierung der Ausdehnung von Krebserkrankungen. Das TNM-System der UICC (Union International contre le Cancer) beruht auf der Feststellung von:

- T: Ausdehnung des Primärtumors,
- N: Zustand der regionären Lymphknoten,
- M: Fehlen bzw. Vorhandensein von Fernmetastasen.

Das Präfix p (z.B: pT) kennzeichnet die postoperative histopathologische Klassifikation. Seit dem 01. 01. 1987 bestehen für alle urologischen Tumoren neue Definitionen zur Festlegung der TNM-Kategorien.

Das Nierenzellkarzinom wird gemäß seiner Größe (Abb. 12.3) folgendermaßen eingestuft:

- Tx: Primärtumor kann nicht beurteilt werden;
- T0: kein Anhalt für Primärtumor;
- T1: Tumor 2,5 cm weniger im größten Durchmesser, begrenzt auf die Niere;
- T2: Tumor mehr als 2,5 cm im größten Durchmesser, begrenzt auf die Niere;
- T3: Tumor breitet sich in größere Venen aus oder infiltriert Nebenniere oder perirenales Gewebe, jedoch nicht jenseits der Gerota-Faszie;
- T3a: Tumor infiltriert Nebenniere oder perirenales Gewebe, aber nicht jenseits der Gerota-Faszie;

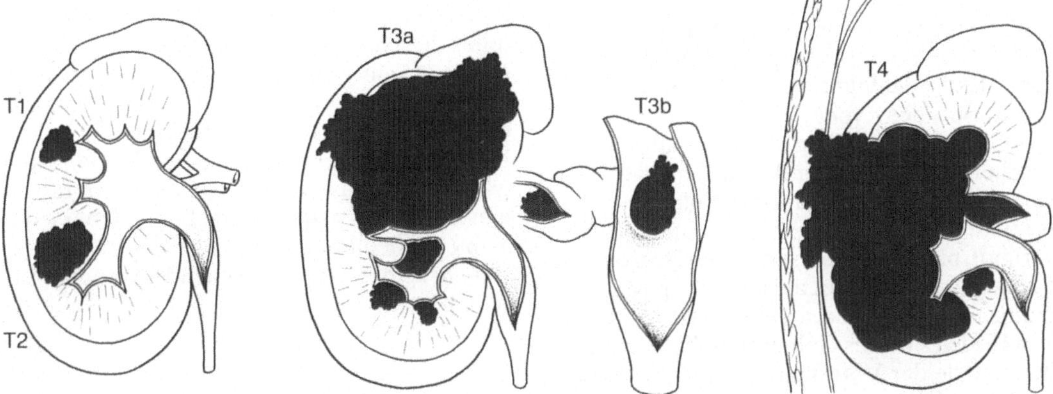

Abb. 12.3. T-Kategorie des Nierentumors. (Modifiziert nach Spiessl et al. 1990)

- T3b: Tumor mit makroskopischer Ausbreitung in Nierenvene(n) oder V. cava;
- T4: Tumor infiltriert jenseits der Gerota-Faszie.

Die N-Kategorie der regionären Lymphknoten bei Nierenzellkarzinomen gilt gleichfalls für alle übrigen urologischen Tumoren:

- N: regionäre Lymphknoten können nicht beurteilt werden;
- N0: keine regionären Lymphknotenmetastasen;
- N1: Metastase in solitären Lymphknoten, 2 cm oder weniger im größten Durchmesser;
- N2: Metastase(n) in solitärem Lymphknoten mehr als 2 cm, aber nicht mehr als 5 cm im größten Durchmesser, oder in multiplen Lymphknoten, keine mehr als 5 cm im größten Durchmesser;
- N3: Metastasen in Lymphknoten mehr als 5 cm im größten Durchmesser.

Die Definitionen für die M-Kategorie lauten für alle urologischen Tumoren gleich:

- Mx: Vorhandensein von Fernmetastasen kann nicht beurteilt werden;
- M0: keine Fernmetastasen;
- M1: Fernmetastasen.

Harnleiter

Auch die Untersuchung des Ureters wird am liegenden Patienten bei möglichst entspannten Bauchdecken vorgenommen. Die bimanuelle Palpation erfolgt im oberen Harnleiterdrittel wie bei der Niere mit dorsaler und ventraler Hand. Mittleres und unteres Drittel werden entsprechend dem Harnleiterverlauf im Mittel- und Unterbauch von ventral mit beiden Händen durch die Bauchdecken palpiert. Selbst bei schweren anatomischen Veränderungen (Megaureter) ist der Harnleiter nur selten zu tasten. Bei der Untersuchung soll hauptsächlich seine Schmerzempfindlichkeit geprüft werden. Druckschmerz läßt sich durch die Palpation vor allem bei obstruierenden, durch Entzündung komplizierten Erkrankungen auslösen. Je nach Schmerzlokalisation ist die Abgrenzung gegenüber entzündlichen Nierenerkrankungen, Appendizitis, Adnexitis, Kolon- und Sigmaerkrankungen schwierig. Ein Konkrement hat bei seinem Transit durch den Harnleiter 3 physiologische Engen zu passieren: den pyeloureteralen Übergang, die Kreuzungsstelle von Harnleiter und Iliakalgefäßen sowie den intramularen Harnleiterabschnitt vor dem Eintritt in die Blase. Dementsprechend unterschiedlich ist die Schmerzprojektion: Das hohe Harnleiterkonkrement verursacht vor allem einen heftigen Flankenschmerz, der Druckschmerz im Harnleiterverlauf mit Wandern des Schmerzes in den lateralen Unterbauch kennzeichnet die mittlere Höhe des Konkrementes. Der prävesikale Stein führt häufig zu einer Ausstrahlung in das ipsilaterale Skrotalfach bzw. in die entsprechende Labie der Frau.

Retroperitoneale Tumoren

Im Bereich des Rumpfes bzw. Abdomens liegen die regionären Lymphknoten vieler Organe des Urogenitaltraktes. Die primäre Filterstation der vom Hoden kommenden Lymphgefäße befindet sich unterhalb des Nierenstiels parakaval, präkaval, interaortokaval, präaortal und paraaortal (Abb. 12.4). Die primäre Lymphdrainage des rechten Hodens verläuft bis zur linken seitlichen Begrenzung der Aorta und bezieht auch die A. iliaca communis und die A. iliaca externa ein. Vom linken Hoden sind das Gebiet zwischen der Mündungsstelle der V. testicularis sinistra und der seitlichen Zirkumferenz der Aorta sowie die A. iliaca communis betroffen. Da die meisten Hodentumoren primär lymphogen metastasieren und in mehr als der Hälfte der Fälle bei der Diagnose des Tumors bereits eine Absiedlung eingetreten ist, müssen Inspektion und Palpation von Ober- und Mittelbauch auch unter diesen Aspekten sorgfältig durchgeführt werden. Sehr große retroperitoneale Lymphknotenpakete (sog. Bulky-Tumoren) können bereits bei der Inspektion festgestellt werden. Die Palpation der paramedianen Region kann walnuß- bis faustgroße retroperitoneal fest fixierte Tumorpakete ergeben. Über der Tumorabsiedlung lassen sich der Inhalt des Bauchraumes und die Bauchdecken gut verschieben.

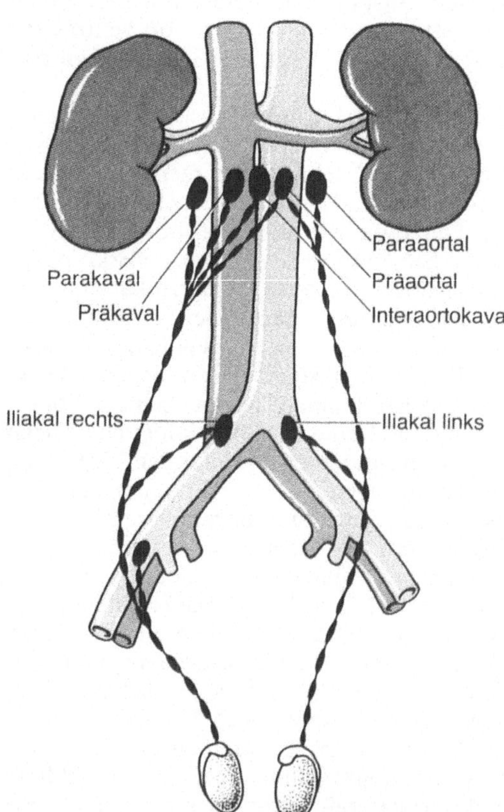

Abb. 12.4. Topographische Zuordnung der regionären Lymphknoten der Hoden. Die lymphogene Metastasierung betrifft am häufigsten die paraortale Region

12.3 Harnblase

Inspektion

Bei entkleidetem, liegendem Patienten kann man die maximal gefüllte Harnblase als Vorwölbung des Unterbauches sehen. Sie liegt in leerem oder weniger gefülltem Zustand hinter der Symphyse, also im kleinen Becken verborgen. Mit zunehmender Füllung steigt sie über den Schoßfugenrand auf und wird schließlich als birnenförmiger oder rundlicher Tumor, der bis zum Nabel oder sogar noch höher reichen kann, sichtbar und tastbar.

Palpation

Der Tastbefund der übervollen Harnblase ist bei der akuten Harnverhaltung bzw. der chronischen Retentionsblase nahezu unverwechselbar. Der erste Griff gilt daher bei Verdacht auf eine Blasenentleerungsstörung (Prostataadenom, Blasenhalssklerose) der suprapubischen Region. Man erhält damit eine grobe Information über den Füllungszustand der Blase. Läßt sich nach der Miktion durch Druck auf die Blase Harndrang auslösen, so kann man annehmen, daß sie größere Mengen Restharn enthält.

Durch diese bimanuelle Untersuchung lassen sich bei schlanken Patienten Blasensteine, Fremdkörper und Blasentumoren nachweisen. Die größte Bedeutung hat diese Untersuchung bei der Beurteilung des Infiltrationsgrades von Tumoren: Ein infiltrierend wachsender Tumor, der bereits die Blasenwand überschritten hat (Abb. 12.5) führt zu einem starren, unbeweglichen perivesikalen Infiltrat; er ist durch die Zystektomie nicht mehr radikal zu behandeln. Große – meist papilläre – Tumoren, die endovesikal in das Lumen der

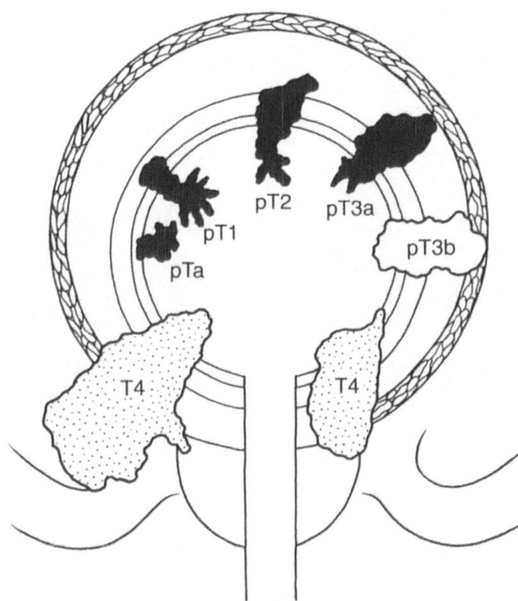

Abb. 12.5. T-Kategorie des Blasentumors. (Modifiziert nach Spiessl et al. 1990). Tx Tumor kann nicht beurteilt werden, Präfix M für multiple Läsionen, is Carcinoma in situ, Ta papilläres, nicht invasives Karzinom, T1 Tumor infiltriert subepitheliales Bindegewebe, T2 Tumor infiltriert oberflächliche Muskulatur, T3a Tumor infiltriert die tiefe Muskulatur (äußere Hälfte), T3b Tumor infiltriert perivesikales Fettgewebe, T4 Tumor infiltriert Prostata oder Uterus oder Vagina oder Becken oder Bauchwand

Blase vorwachsen, lassen sich gelegentlich als ballotierende Gebilde tasten.

Perkussion

Die volle Blase gibt bei der Perkussion einen stark gedämpften Schall. Durch diese deutliche Schallverkürzung läßt sie sich perkutorisch gut gegenüber dem lufthaltigen Abdominalinhalt abgrenzen.

Kratzauskultation

Durch Auflegen des Stethoskops knapp oberhalb des Schambeins läßt sich der Blasenfundusstand mit dem Übergang von gedämpftem zu tympanitischem Schall feststellen.

Sonographie der Blase

Bei suprapubischer Applikation des Schallkopfes sind die Blasenform je nach Füllungszustand, der Blaseninhalt (Steine), die Blasenwand, die Kontur der Innenfläche und der pervesikale Bereich zu beurteilen. Lediglich die wenig expansible Blase sehr adipöser Patienten entziehen sich einer Beurteilung. Konturunregelmäßigkeiten deuten bei konstanten Vorsprüngen in das Lumen auf adhärente Koagula, Trabekel oder einen exophytischen Tumor. Kontinuitätssprünge sind meist durch Divertikel bedingt. Dort befindliche Steine oder Tumoren können sonographisch ausgemacht werden. Die Infiltration des perivesikalen Gewebes bei Blasentumoren kann vom Erfahrenen abgeschätzt werden. Hat der Patient eine Blasenentleerungsstörung mit Restharn, so eignet sich die Sonographie (Abb. 12.6) zur Abschätzung des in der Blase verbliebenen Harns. Der Schallkopf wird dazu parallel und senkrecht zum Schambein aufgesetzt. Multipliziert man die in Zentimeter gemessene Höhe der Blase mit ihrer Breite und Tiefe mit 0,5, so ergibt sich das Füllungsvolumen der Harnblase in Milliliter. Diese Methode ist mit einer Fehlerquote von ±15% behaftet.

12.4 Äußere männliche Genitalorgane

Mit der Inspektion des äußeren Genitales werden Form, Größe und Hautbeschaffenheit von Penis und Skrotum erfaßt. So peinlich und unangenehm die eingehende Untersuchung des äußeren Genitales für den Patienten auch sein mag – allein durch die Betrachtung dieser androgenen Zielorgane kann der Untersucher möglicherweise Ursachen, wie z.B. solche der Infertilität, erkennen. Auch Harnentleerungsstörungen lassen sich nicht selten nur durch diese Untersuchung abklären.

12.4.1 Penis

Inspektion

Mit der Inspektion erfaßt man Form und Größe des Penis und die Lage der äußeren Harnröhrenöffnung. Bei allen männlichen Individuen sollte dann zunächst die Vorhaut zurückgestreift werden. Ist das nicht möglich, so besteht meist eine zirkuläre Einengung des hyper- oder atrophischen Präputiums (Phimose), die korrekturbedürftig ist. Mit dem Zurückstreifen der Vorhaut wird der Sulcus

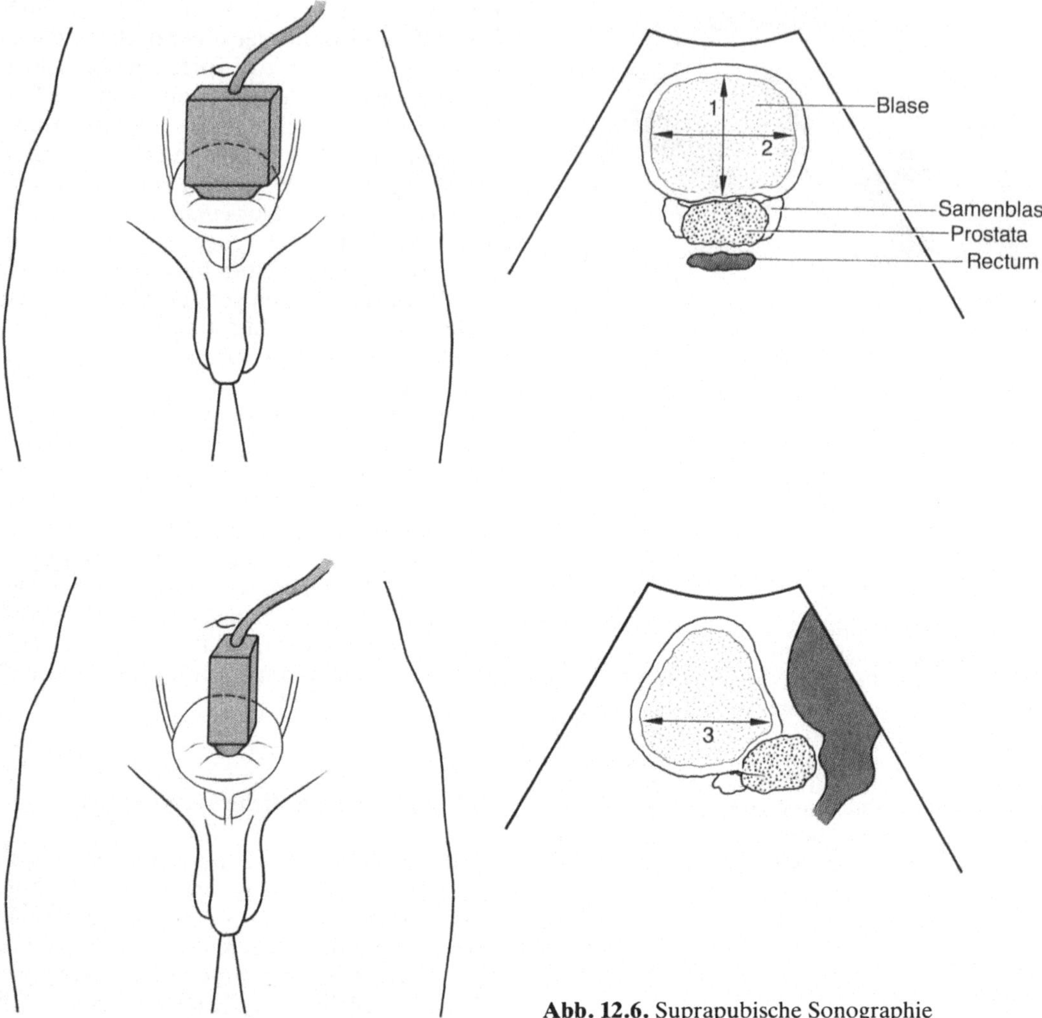

Abb. 12.6. Suprapubische Sonographie

coronarius freigelegt, wodurch Tumoren, die ihren Ausgang vom inneren Vorhautblatt, der Franzfurche bzw. der Eichel nehmen, sichtbar werden. Auch Entzündungen der Glans penis (Balanitis), die besonders häufig beim Diabetiker anzutreffen sind, syphylitische Primäraffekte, Smegmasteine oder ein zu kurzes Frenulum können festgestellt werden. Damit läßt diese einfache Untersuchung manche Überraschung zutage treten.

Gleichzeitig werden Lage, Aussehen, Form und Durchmesser der äußeren Harnröhrenöffnung beurteilt. Liegt der Meatus auf dem Dorsum von Glans, Sulcus coronarius oder Penisschaft bzw. noch weiter proximal, so liegt eine Epispadie vor. Besteht diese Fehlbildung auf der ventralen, d.h. der Unterseite des Penis, so handelt es sich um eine Hypospadie. Je nach Meatuslage unterscheiden wir eine Hypospadia glandis, coronaria, penilis, scrotalis und perinealis. In diesen Fällen ergibt die Inspektion eine Abknickung des Gliedes nach kaudal, die durch die Ausbildung fibröser Cordae bei zu kurzer Harnröhre bedingt ist. Durch die Schwellkörperschwellung während der Erektion können diese Penisdeviationen groteske Ausmaße annehmen. Da manche Patienten in der andrologischen Untersuchung keine Erektion haben können, eignet sich die Autophotographie des erigierten Gliedes in der häuslichen Umgebung, um das Ausmaß der Deviation zu objektivieren.

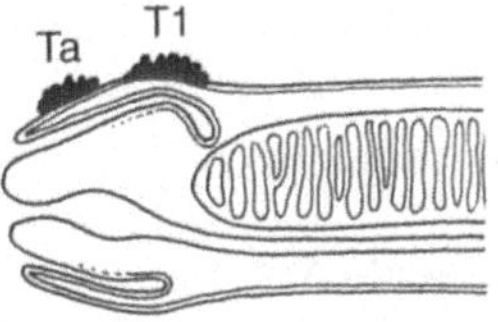

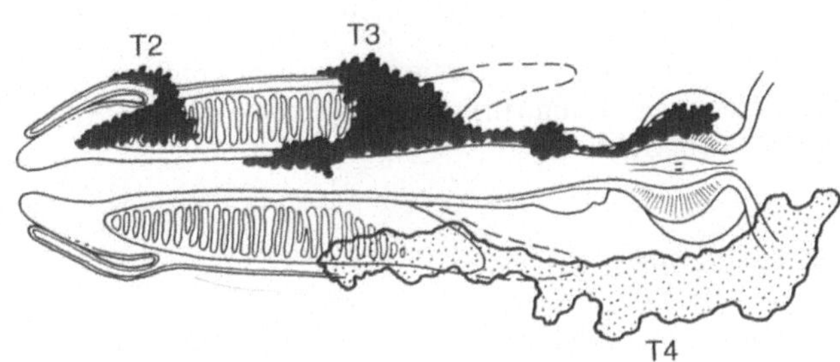

Eine Einengung des Orificium urethrae externum erlaubt Rückschlüsse auf andere mögliche Erkrankungen der vorgeschalteten Harnwege, wie Harnröhre und Harnblase. Da der Harntrakt einem System kommunizierender Röhren vergleichbar ist, können bei einer Meatusstenose die hydrodynamischen Verhältnisse verändert sein. Die ödematöse Schwellung der Meatuslippen deutet auf eine chronische Irritation. Ausfluß aus der Harnröhre, sichtbar am Meatus oder in der Unterwäsche, läßt an eine Urethritis denken, die verschiedene Ursachen haben kann.
Stumpfe Gewalteinwirkung auf den erigierten Penis (Straddle-Verletzung) führt zur Zerreißung der Tunica albuginea des Penisschwellkörpers. Selten ist die penile Harnröhre mit betroffen. Durch das sich ausbildende Hämatom knickt der Penis an der Wurzel zur Gegenseite ab. Die unversorgte Penisfraktur kann daher zur bleibenden Penisdeviation führen.

Palpation

Bei der Palpation des Penisschaftes werden zunächst an der Oberseite – meist in unmittelbarer Nachbarschaft der Raphe – die Schwellkörper abgetastet. Hier kann man evtl. indurierte Bezirke, fibröse Plaques der Schwellkörperfaszien bzw. Narben nachweisen. Dies deutet auf eine Induratio penis plastica (IPP), die am häufigsten in der 5. und 6. Lebensdekade auftritt. Die Ätiologie ist unbekannt. Zum Teil ist sie vergesellschaftet mit der Fibromatose der Palmarsehnenaponeurose (Morbus Dupuytren) oder rheumatischen Autoimmunkrankheiten. Die Patienten geben Schmerzen und evtl. eine zunehmende Abknickung des Penis bei der Erektion an. Die Immisio in vaginam kann unmöglich werden. An der Unterseite des Gliedes exploriert man palpatorisch die Harnröhre. Druckschmerzhafte Indurationen entlang der Urethra weisen auf eine Periurethritis hin, meist als Folge einer Harnröhrenstriktur. Durch das zarte Corpus spongiosum lassen sich gut Steine und Fremdkörper im Lumen der Harnröhre austasten.

TNM-Klassifikation des Peniskarzinoms (Abb. 12.7):

- Tx: Tumor kann nicht beurteilt werden,
- T0: kein Anhalt für Primärtumor,
- Tis: Carcinoma in situ (histologischer Zufallsbefund),
- Ta: nichtinvasives verruköses Karzinom,
- T1: Tumor infiltriert subepitheliales Bindegewebe,
- T2: Tumor infiltriert Corpus spongiosum oder cavernosum,
- T3: Tumor infiltriert Urethra oder Prostata,
- T4: Tumor infiltriert andere Nachbarstrukturen.

Können beim klinischen Verdacht auf ein Peniskarzinom die oberflächlichen Leistenlymphknoten als vergrößert palpiert werden, so sollte der Palpationsbefund gemäß der N-Kategorie zugeordnet werden:

- N0: keine regionären Lymphknotenmetastasen,
- N1: Metastase in solitären, oberflächlichen Leistenlymphknoten,
- N2: Metastasen in multiplen oder bilateralen oberflächlichen Leistenlymphknoten.

Eine Tumorinvasion in die tiefen Leisten- und Beckenlymphknoten (uni- oder bilateral) entspricht dem Stadium N3.

12.4.2 Skrotum

Ein gut ausgebildetes Skrotum mit Fältelung der Haut ist ein Zeichen der körperlichen Reife. Auffallend ist eine Spaltung des Hodensackes bei bestimmten Formen genitaler Mißbildungen bzw. bei skrotaler perinealer Hypospadie. Dieses Scrotum bipartitum erinnert an die großen Labien der Frau und darf keinesfalls zu einer Geschlechtsverwechslung führen.

Nicht selten ist bei Erkrankungen von Hoden und Nebenhoden die Skrotalhaut mitbeteiligt. So treffen wir auf eine diffuse Rötung bei der Epididymitis und Orchitis. Auch bei der Hodentorsion ist nach wenigen Stunden die Skrotalhaut beteiligt. Die unter der Haut liegende Tunica dartos kann reichlich Lymphflüssigkeit (Elephantiasis) bzw. Blut (Hämatom) aufnehmen. Man tastet dann die Skrotalhaut deutlich verdickt, das gesamte Skrotum wirkt vergrößert. Bei anderen Patienten finden sich kleine Atherome, die als wandständige Tumoren palpabel sind.

Der Skrotalinhalt besteht aus Hoden, Nebenhoden, Hodenhüllen, Hodenanhangsgebilden, Samenstrang (Vasa testicularia, Ductus deferens) und Plexus pampiniformis. In einem warmen Untersuchungsraum erschlafft der Hodensack, so daß der Inhalt mühelos differenziert und einzeln abgetastet werden kann (Abb. 12.8a–c). Besondere Aspekte bietet das „akute Skrotum" des Säuglings und des Kleinkindes, das in der besonderen Physiologie und Anatomie des kindlichen Organismus und besonders des kindlichen Urogenitale begründet ist: Die Differenzierung der erkrankten Strukturen ist wegen ihrer geringen Größe, ihrer weichen Konsistenz und durch die physiologisch verdickte und auf jeden Reiz mit einem Ödem reagierenden Skrotalhaut erschwert. Generell läßt sich feststellen, daß bei Erkrankung eines der im Skrotum liegenden Organe die übrigen oft mitbeteiligt werden, so daß eine Abgrenzung nicht mehr möglich ist. Zusätzlich wird die Beurteilung durch eine sekundäre Flüssigkeitsansammlung in den Hodenhüllen erschwert (symptomatische Hydrozele).

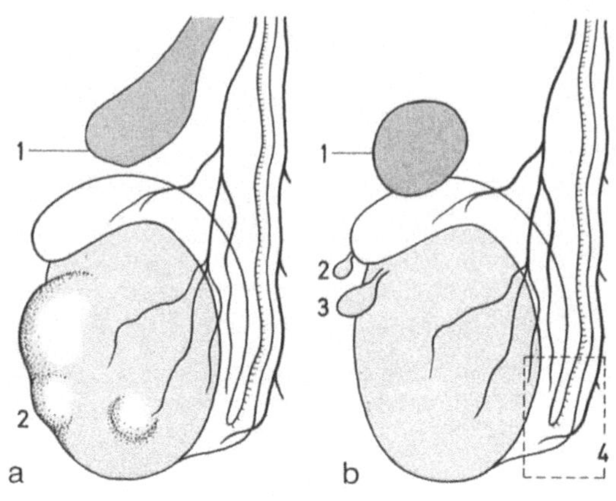

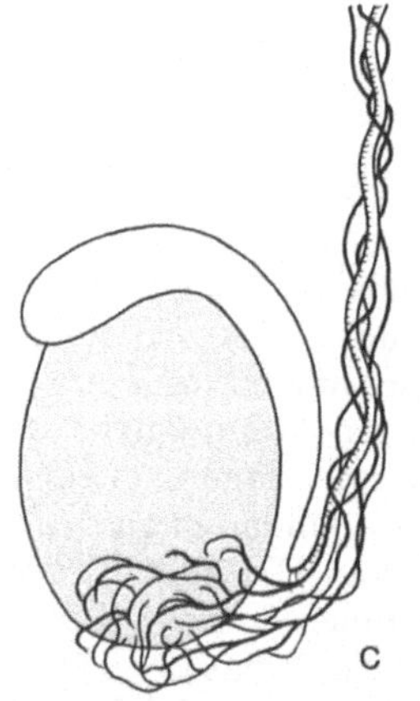

Abb. 12.8a–c. Auffällige Tastbefunde des Skrotalinhaltes. **a** Hydrocele funiculi spermatici *(1)* und Hodentumor *(2)*. **b** Spermatozele *(1)*, Appendix epididymidis *(2)*, Appendix testis *(3)*, Übergangsstelle des Nebenhodens in den Samenleiter, „Wetterwinkel" *(4)*. **c** Varikozele

Bei der Untersuchung des Skrotums gilt es zunächst stets, eine Frage zu beantworten: Sind sämtliche Gebilde des Skrotalinhaltes vorhanden? Während das Fehlen eines Hodens selten übersehen wird, bedarf die Beurteilung von Nebenhoden und Ductus deferens auf Anwesenheit und Vollständigkeit der bimanuellen Palpation durch sämtliche Finger beider

Hände. Dadurch lassen sich unnötige operative Freilegungen mit dem Ziel der Refertilisierung vermeiden.

12.4.3 Hoden

Palpation

Durch die digitale Palpation werden Größe, Lage, Konsistenz und Oberfläche beider Hoden bestimmt. Von enormer Bedeutung für die Fertilität ist die Lage der Testikel (Abb. 12.9). Im Normalfall sind bei der Geburt beide Hoden im Skrotum zu tasten. Das leere Skrotalfach kann folgende Ursachen haben:
- Hodenaplasie,
- Hodenagenesie,
- Hodendeszensusstörung,
- vollständige Atrophie,
- Zustand nach Semikastration.

Ist keine Ursache für das Fehlen eines Hodens erkennbar, so muß sich eine genaue Untersuchung der Leistengegend und der Skrotalwurzel anschließen. Hier werden nicht selten dystope Hoden vorgefunden (s. Abb. 12.9), die auf dem Wege ihres Deszensus irgendwo liegengeblieben sind (Retentio testis inguinalis sive praescrotalis). Der Bauchhoden – als schwerste Form des Maldeszensus – ist in der Regel nicht palpabel. Der Leistenhoden kann in allen Etagen des Canalis inguinalis palpiert werden. In der präskrotalen Position hat der Hoden den Leistenkanal bereits passiert und liegt – der Untersuchung leicht zugänglich – vor dem Anulus inguinalis superficialis. In seiner epifaszialen Position liegt er auf der Externusaponeurose.

Von der Dystopie bzw. Retention unterscheiden sich die beiden Formen des retraktilen Hodens: Der Pendelhoden (Wanderhoden) liegt meist in oder vor dem Leistenkanal und kann von dort durch den Untersucher leicht nach unten geschoben werden, so daß er temporär in der korrigierten Lage verbleibt. Durch Kremasterkontraktionen weicht er wieder aus seiner skrotalen Lage zurück. Im Gegensatz dazu läßt sich der in ähnlicher Position befindliche Gleithoden (Testis mobilis) zwar auch in das Skrotum ziehen, schnellt jedoch wegen der zu kurzen Samenstranggebilde sofort in seine Ausgangslage zurück.

Lassen sich auch diese Formen der Lageanomalie nicht nachweisen, so ist die Palpation sorgfältig fortzusetzen. Der Hoden kann nämlich seinen normalen Deszensusweg verlassen haben und eine nichtskrotale Lage einnehmen (Hodenektopie). In etwa 10–20% der Fälle ist er dann am Damm bzw. am Oberschenkel oder an der Peniswurzel anzutreffen. Ein ektoper Hoden läßt sich manuell nicht in seine skrotale Position bringen.

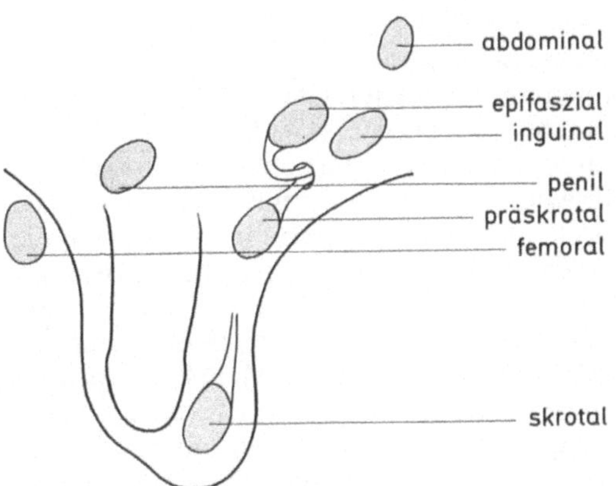

Abb. 12.9. Lageanomalien des Hodens (Dystopie und Ektopie), die mit Ausnahme der Retentio testis abdominalis durch die klinische Untersuchung nachgewiesen werden können

Kann die Art der Lageanomalie bei der ersten Untersuchung nicht sicher eingeordnet und der Hoden bei der Untersuchung nicht eindeutig lokalisisert werden, so wird die Untersuchung nach etwa 30 min in liegender und stehender Position des Patienten wiederholt. Auf einen warmen Untersuchungsraum ist Wert zu legen.

Der Hoden selbst hat eine glatte eiförmige Oberfläche, die minuziös abgetastet werden muß. Eine harte Stelle mit oder ohne Prominenz muß stets so lange als bösartiger Tumor angesehen werden, bis das Gegenteil bewiesen ist. Meist läßt sich bei Konsistenzvermehrung oder Unregelmäßigkeit der Oberfläche oder Vergrößerung eine explorative Freilegung nicht vermeiden. Eine die Oberfläche stark verändernde Erkrankung ist neben dem Tumor die Periorchitis, die bei lange bestehender Hydrozele, nach Hämatozele oder aus unbekannten Ursachen zu einer schwieligen, spangen- und plattenförmigen Verdickung der porzellanartig umgewandelten Tunica albuginea führt.

Die Größenbeurteilung erfolgte früher durch Vergleich mit bekannten Größen (z.B. Taubenei, Tischtennisball, Gänseei). Eine bessere

Schätzung ist durch vergleichende Palpation mit perlschnurartig aufgereihten Hodenmodellen verschiedener Größe möglich (Orchidometer nach Prader, s. Abb. 17.26, S. 336). Heute führen wir eine exakte Messung mit Hilfe des Orchidometers nach Hynie-Schirren durch: Ähnlich einer Schublehre werden die Enden zweier Schenkel des scherenförmigen Instrumentes auf den unteren und oberen Hodenpol gelegt. Auf der die beiden anderen Schenkel verbindenden Meßskala können Länge und Volumen abgelesen werden. In der Vorpubertät registrieren wir normalerweise ein Hodenvolumen zwischen 1 und 4 ml, in der postpubertären Phase zwischen 20 und 25 ml. Eine Hodenvergrößerung hat ihre Ursache in einem Tumor oder einer Entzündung. Atrophische Hoden sind kleiner als normal. Ist ihre Konsistenz herabgesetzt, schlaff und weich, so liegt der Verdacht auf eine endokrine Störung nahe (z.B. Klinefelter-Syndrom). Nach Torsionen tasten wir erbs- und bohnengroße Testikel, die nicht selten auffallend hart sind.

Diaphanoskopie

Jede der in der Tabelle 12.1 zusammengestellten, zu einer Vergrößerung des Skrotalinhaltes führenden Erkrankungen wird mittels Durchleuchtung weiter abgeklärt: Im abgedunkelten Raum wird eine Lichtquelle (Taschenlampe) von hinten gegen das Skrotum gehalten. Bei einer Flüssigkeitsansammlung im cavum serosum testis (Hydrozele, „Wasserbruch") – also zwischen Periorchium und Epiorchium – tritt das Licht durch den Flüssigkeitsraum. Nur der Hoden selbst bzw. solide Vergrößerungen blockieren den Lichtstrahl und sind im durchsichtigen Flüssigkeitsmantel erkennbar. Meist ist die Hyrozelenflüssigkeit klar und durchsichtig. Bei dicker Hydrozelenwand oder stark trübem oder blutigem Inhalt versagt die Diaphanoskopie. Hydrozelen können so prall sein, daß sie bei der Palpation zunächst als solide Tumoren imponieren. Man kann also nicht ohne weiteres von der Konsistenz auf die Art der Vergrößerung des Skrotalinhaltes schließen. Von der Leistenhernie ist die Hydrozele jedoch gut zu unterscheiden, da sie sich vom äußeren Leistenring leicht abdrängen läßt.
Eine genauere Beurteilung des Hoden ist bei Vorliegen einer Hydrozele unmöglich. Sie ist daher bei entsprechender Fragestellung unter diaphanoskopischer Kontrolle durch Punktion zu entleeren.
Eine Flüssigkeitsansamlung in zystisch erweiterten Samenkanälchen (Spermatozele) wird ebenfalls – in Ergänzung zur Palpation – durch Diaphanoskopie diagnostiziert. Man tastet sie als zystisches hodenähnliches Gebilde („dritter Hoden"), in der Regel am oberen Hodenpol bzw. im Verlauf des Samenstranges. Vom Hoden ist sie deutlich abgrenzbar. Die Differentialdiagnose zur Hydrozele wird durch die Aspiration des Zysteninhaltes gestellt, der wegen seines Gehaltes an Spermatozoen milchig-trübe ist.

Tabelle 12.1. Verschiedene Gruppen der Vergrößerung des Skrotalinhaltes

1. Entzündlich
   - Epididymitis
   - Orchitis
2. Idiopathisch
   - Hydrozele
   - Varikozele
   - Spermatozele
3. Tumorös
   - Hoden
   - Nebenhoden
4. Traumatisch
5. Hodeninfarkt
6. Hodentorsion
7. Skrotalhernie
8. Skrotalschwellung
   - Ödem
   - Hämatom

12.4.4 Nebenhoden

Der Nebenhoden liegt dicht der hinteren Fläche des Hodens an. In seltenen Fällen kann man ihn vom Hoden abziehen oder etwa entfernt von ihm tasten (Nebenhodendissoziation, Abb. 12.10h). Bei der Palpation sollten Kopf, Körper und Schwanz genau differenziert werden, um Defekte bzw. partielle Hypoplasien und Aplasien feststellen zu können (Abb. 12.10f, g). Eine Nebenhodenentzündung (Epididymitis) beginnt meist an der Übergangsstelle zwischen Samenleiter und Nebenhodenschwanz. An diesem „Wetterwinkel" lassen sich auch oft Restzustände vorangegangener entzündlicher Prozesse bzw. Narben tasten. Bei akutem Entzündungsbeginn dehnt sich die Schwellung innerhalb kurzer Zeit auf den gesamten Nebenhoden aus,

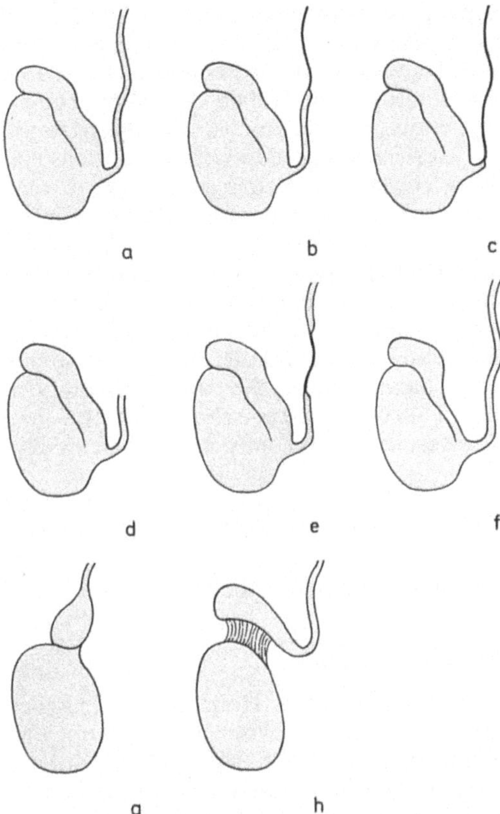

Abb. 12.10a–h. Verschiedene Formen der Samenleiter- und Nebenhodenagenesie. **a** Normal. **b–e** Fehlerhafte Ausbildung des Ductus deferens. **f, g** Fehlerhafte Ausbildung des Nebenhodens. **h** Nebenhodendissoziation. (Aus Kaufmann u. Klein 1972)

und bereits nach wenigen Stunden ist lediglich ein druckschmerzhafter Konglomerattumor tastbar, der zu einer Rötung der Skrotalhaut führt. Die Auslösung eines Druckschmerzes bei der Palpation spricht für eine unspezifische Entzündung.

Indolente Indurationen bzw. Vergrößerungen sind charakteristisch für spezifische Entzündungen (Tuberkulose) oder für die seltenen Nebenhodentumoren.

Eine „stumme" zystische Auftreibung des Nebenhodenkopfes kann durch Unwegsamkeit des Ductus deferens (Verschlußazoospermie) bedingt sein. Die Spermatozoen stauen sich an dieser Stelle, da sie nicht abtransportiert werden können.

12.4.5 Samenstrang

Der Funiculus spermaticus besteht aus Ductus deferens, Vasa testicularia, Lymphgefäßen, Nerven und M. cremaster. Palpatorisch läßt sich im Bereich der Skrotalwurzel der federkieldicke Samenleiter gut aufsuchen und bis zum Anulus inguinalis verfolgen. Ein Fehlen (Aplasie) darf bei der klinischen Untersuchung infertiler Patienten nicht übersehen werden (s. Abb. 12.10a–e). Gleichmäßige, meist aber perlschnurartige Verdickungen („Rosenkranzbildung") mit oder ohne Druckschmerzhaftigkeit sind sichere Hinweise auf eine akute oder chronische Entzündung (Deferentitis). Druckindolenz und schleichender Beginn sprechen für eine Tuberkulose. Bei der Hodentorsion (besser als „Samenstrangtorsion" bezeichnet) tastet man in der frühen Phase eine knotige Verdickung im Verlauf des Samenstranges, die der Torsionsstelle entspricht. Man unterscheidet:

1. extravaginale Torsion;
2. gewöhnliche intravaginale Form;
3. Torsion des Mesorchiums, auch intermediär genannt;
4. Torsion der Morgagni-Hydatide. Im frischen Stadium kann diese unter der Sokralhaut als schwarze „Erbse" eindrucksvoll sichtbar sein.

Distal bildet sich bald ein birnenförmiger oder zylindrischer, stark druckschmerzhafter Tumor aus. Hoden und Nebenhoden schwellen ebenfalls stark an, und nach wenigen Stunden entsteht ein Konglomerattumor mit Rötung des Skrotums, der nur schwer von einer Epididymitis zu unterscheiden ist. Im Gegensatz zur Entzündung soll der torquierte Hoden bei Hochlagerung vermehrt Schmerzen verursachen (Prehn-Zeichen). Durch vorsichtige Palpation kann ein pergamentartiges Knistern des torquierten Hodens ausgelöst werden (Tenckhoff-Zeichen). Der Hodenhochstand ist bei der Inspektion nicht zu übersehen (Brunzel-Zeichen).

Am stehenden Patienten kann man einen krankhaften venösen Rückfluß in die V. testicularis bzw. in die Venen des Plexus pampiniformis erkennen (Varikozele). Schon bei der Inspektion sind in ausgeprägten Fällen die Venen der Skrotalhaut sichtbar. Die erweiterten Venen des Plexus pampiniformis werden als wurmartige, bleistiftdicke Gebilde am oberen oder unteren Hodenpol tastbar; meist liegt das

Venenkonvolut hinter dem Hoden. So entsteht eine palpable Vergrößerung des Skrotalinhaltes, obwohl Konsistenz und Größe des Hodens reduziert sein können. Die gestauten Venen führen zu einer Überwärmung des Skrotalinhaltes. Daher kommt der Varikozele in der Abklärung einer Infertilität große Bedeutung zu. Meist trifft man diesen Befund auf der linken Seite (90%) an, seltener beidseits (7%) oder gar rechts (3%). Der Hodentiefstand auf der betroffenen Seite ist ein weiteres Hinweiszeichen.
Bei der idiopathischen Varikozele ist die Ursache eine Insuffizienz der Klappen in der V. testicularis, die sich linksseitig aus der rechtwinkligen Einmündung in die Nierenvene (mit höherer Flußrate) ergibt. Zum einfachen klinischen Nachweis dient die Lagerungsprobe nach Invanessevich, bei der nach Rückenlagerung des Patienten der Plexus pampiniformis leergestrichen wird. Unter Kompression des Samenstranges gegen den äußeren Leistenring läßt man den Patienten aufstehen. Nach der Dekompression kann dann beobachtet werden, wie sich die Venen retrograd füllen. Läßt sich der Plexus pampiniformis nicht leerstreichen oder persistiert das Venenkonvolut im Liegen unverändert, so deutet dies auf eine symptomatische Varikozele. Damit ist Anlaß zur genauen Exploration des Abdomens gegeben, um eine Raumforderung, die zur Abflußstörung der V. testicularis führt, zu erkennen. Zur weiteren Differenzierung zwischen idiopathischer und symptomatischer Varikozele dient heute die Dopplersonographie, die eine Beurteilung der rheologischen Phänomene erlaubt.

12.4.6 Anhangsgebilde von Hoden, Nebenhoden und Samenstrang

Kleine, genetisch differenzierbare, bläschenförmige Anhänge sind in der Gegend des oberen Hodenpols – zumindest im Krankheitsfall – tastbar (Abb. 12.8 b). Es handelt sich um:

- Apendix testis, Morgagni-Hydatiden,
- Appendix epididymidis,
- Appendix paradidymidis,
- Appendix ductus deferentis.

Die Appendix testis stammt entwicklungsgeschichtlich vom kranialen Anteil des Müller-Gangs und liegt anatomisch direkt am oberen Hodenpol. Der vom Nebenhoden ausgehende Anhang stellt einen Rest der Urniere (Wolff-Gang) dar und findet sich am Nebenhodenkopf. Blind endende, wenig gestielte zystische Kanälchen in den Hüllen des Nebenhodens (Appendix paradidymidis, Giraldes-Organ) sind Reste des kaudalen Urinierenanteils und haben ebenso wie Anhängsel am proximalen Samenstrang (aberrierender Ductus Haller) geringere klinische Bedeutung. Alle diese meist hantelförmigen Appendizes haben eine Länge von 4–15 mm und einen Durchmesser von 3–8 mm. Bei genügender Stiellänge besteht eine Beweglichkeit, die zu Torsionen führen kann. Dann ist der Palpationsbefund in allen Fällen identisch: schmerzhafter – zunächst isolierter – Tumor am oberen Hodenpol.
Eine einprägsame, leicht erlernbare Übersicht über die verschiedenen Ursachen der „Hodenschwellung" d.h. der Vergrößerung des Skrotalinhaltes, ist in Tabelle 12.1 dargestellt.

Skrotalsonographie

Da Skrotalhaut und Hodenhüllen lediglich eine dünne Schicht zwischen Schallkopf und zu untersuchendem Inhalt darstellen, wird nur eine geringe Eindringtiefe der akustischen Signale benötigt. Ein 5 mHz-Schallkopf mit höherer Auflösung ist daher ideal geeignet. Hydrozelen kommen als Störfaktoren nicht in Betracht, da das akustische Signal sie unreflektiert passiert. Begleithydrozelen können ursächlich differenziert werden, da eine Verbreiterung und unregelmäßiges Binnenecho eindeutig Hoden oder Nebenhoden zugeordnet werden können (Abb. 12.11). Der Nachweis einschmelzender Herde erlaubt eine Verlaufsbeobachtung bei Entzündungen und kann daher Hodenfreilegungen erübrigen. Intratestikuläre Raumforderungen sind deutlich vom übrigen Hodengewebe abgegrenzt. So kann abgeklärt werden, ob es sich um eine symptomatische Epididymitis bei testikulärem Tumor handelt.
Schreitet der Hodentumor weiter fort, bietet sich das Bild von Destruktionen in Form sehr unruhiger Echos.

Tastbefund bei Hodentumoren

Da ein malignomverdächtiger Palpationsbefund des Hodens zur operativen Freilegung zwingt, wird die Ausdehnung des Primärtumors nach radikaler Orchiektomie bestimmt.

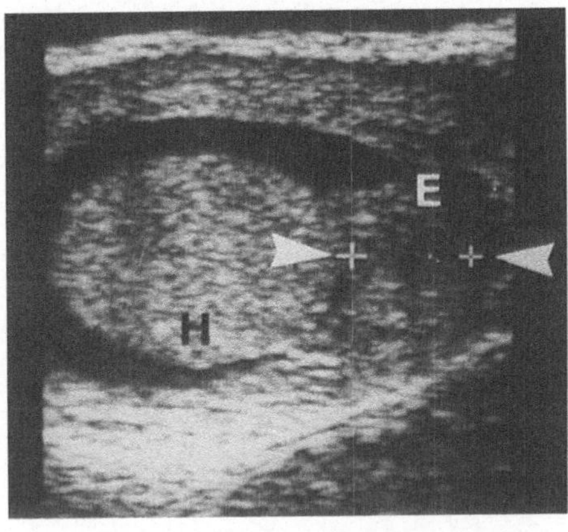

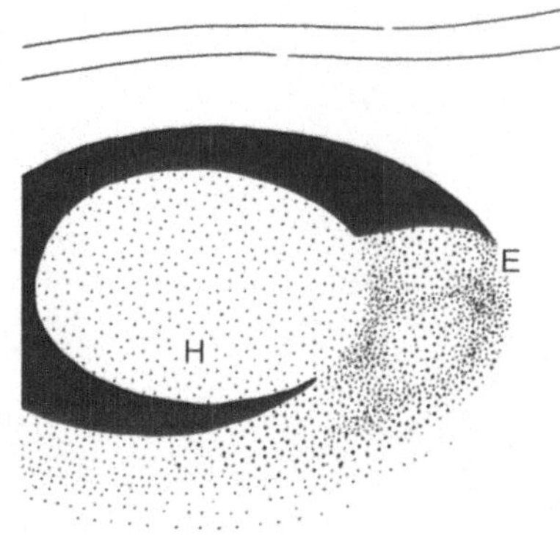

Abb. 12.11. Skrotale Sonographie am Beispiel der Epididymitis. Der Nebenhodenschwanz *(E)* ist mit 15 mm Durchmesser verdickt. Das Binnenecho des Hodens *(H)* ist im Gegensatz zum Nebenhoden ruhig. Den Hoden umgibt eine Begleithydrozele

Die T-Kategorie erhält dann das Präfix p. Falls keine radikale Orchiektomie vorgenommen wird, findet das Symbol Tx (Primärtumor kann nicht beurteilt werden) Anwendung (Abb. 12.12).

pTNM-pathologische Klassifikation:

- pT0: histologische Narbe oder kein Anhalt für Primärtumor,
- pTis: intratubulärer Tumor: präinvasiver Krebs,
- pT1: Tumor begrenzt auf den Hoden (einschließlich Rete testis),
- pT2: Tumor infiltriert jenseits der Tunica albuginea oder in den Nebenhoden,
- pT3: Tumor infiltriert Samenstrang,
- pT4: Tumor infiltriert Skrotum.

Abb. 12.12. T-Kategorie der Hodentumoren

12.5 Rektale Untersuchung

Die digital-rektale Exploration ist die wichtigste klinische Untersuchung des Urologen. Sie erlaubt die Beurteilung von Prostata, Samenblase und Enddarm durch direkte Betastung.
Die volare Fläche des Zeigefingerendgliedes umfährt zunächst die Prostata und erfaßt ihre Größe. Im Normalfall wird man die Vorsteherdrüse kastaniengroß tasten (Abb. 12.13). Der Aussagewert der rektalen Untersuchung hinsichtlich der Prostatagröße und möglicher Obstruktionswirkung ist allerding gering. Besser lassen sich die Abgrenzbarkeit gegenüber der Umgebung, die Konsistenz und die Verschieblichkeit der Rektumschleimhaut beurteilen. Ein infiltrativ wachsender, bösartiger Prozeß erlaubt, sobald er die Organgrenzen überschritten hat, keine Abgrenzung der Drüsen und infiltriert evtl. die zwischen Prostata und palpierendem Finger liegenden Gewebeschichten.
Von größter Bedeutung ist die Feststellung der Konsistenz. Eine ganze Reihe von Erkrankungen lassen sich aus der harten Konsistenz, die umschrieben oder diffus sein kann, vermuten. Die der rektalen Palpation gut zugängliche hintere Lamelle der Prostata ist am häufigsten Ausgangspunkt eines Karzinoms. Typisch ist in Frühfällen der umschriebene harte

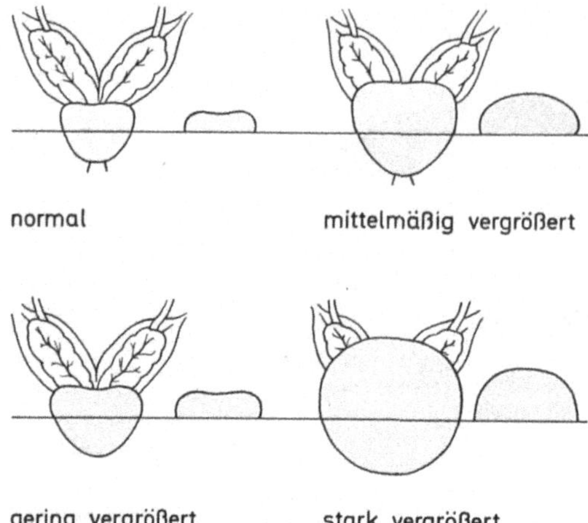

Abb. 12.13. Schema der rektal-palpatorischen Größenbestimmung des Prostataadenoms

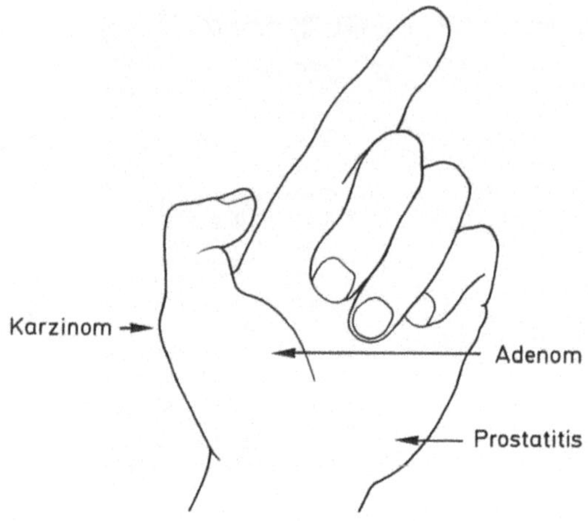

Karzinom
Adenom
Prostatitis

Abb. 12.14. Konsistenzvergleich bei verschiedenen Prostataerkrankungen

Knoten, der im Vergleich zur Nachbarschaft deutlich konsistenzvermehrt ist und sich wie die Kante der Fingergrundgelenke anfühlt (Abb. 12.14). Demgegenüber tastet man das benigne Drüsengewebe (Adenom) wie den kontrahierten Daumenballen. Harte Knoten sind verdächtig auf ein Karzinom und bedürfen weiterer (bioptischer) Abklärung.

Die T-Klassifikation des Prostatakarzinoms kann rektal-digital in den Kategorien T2–T4 klinisch erfaßt werden:

- Tx: Prostata kann nicht beurteilt werden,
- T0: kein Anhalt für Primärtumor,
- T1: Inzidentalkarzinom, d.h. Tumor ist zufälliger, histologischer Befund,
  - T1a: mikroskopisch nicht mehr als 3 Karzinomherde,
  - T1b: mikroskopisch mehr als 3 Karzinomherde,
- T2: Tumor klinisch oder makroskopisch vorhanden, auf die Drüse begrenzt,
  - T2a: Tumor 1,5 cm oder weniger im größten Durchmesser normales Gewebe an zumindest 3 Seiten
  - T2b: Tumor mehr als 1,5 cm im größten Durchmesser oder Tumor in mehr als einem Lappen,
- T3: Tumor infiltriert in oder jenseits der Prostatakapsel oder in Blasenhals oder Samenblasen oder Apex, Tumor ist jedoch *nicht fixiert,*
- T4: Tumor ist fixiert und infiltriert Nachbarstrukturen, die bei T3 nicht aufgeführt wurden.

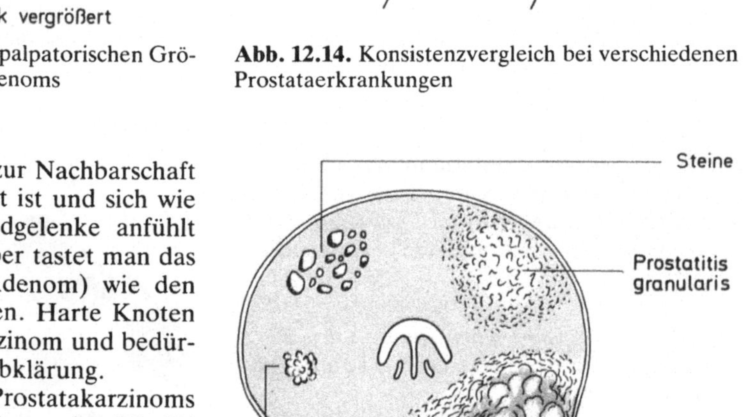

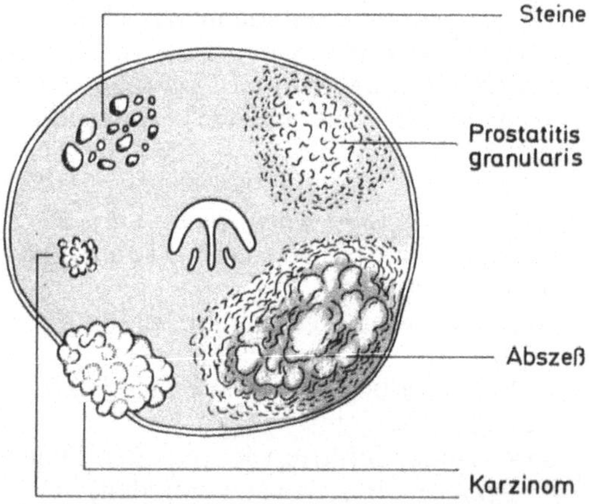

Abb. 12.15. Konsistenzveränderungen bei umschriebenen Prostataerkrankungen. Prostatis granularis, Prostatakarzinom und -steine lassen sich palpatorisch nicht voneinander unterscheiden

Andere Ursachen einer Verhärtung sind lokale Entzündungen (Prostatitis granularis). Steine, tuberkulöse Kavernen, Infarkte oder Narben nach Adenektomie bzw. Biopsie.

Entzündliche Erkrankungen führen zu einer sehr unterschiedlichen Konsistenz. Bei der harmlosen, wenn auch lästigen abakteriellen – evtl. mit einer Kongestion einhergehenden – Prostatitis ist die Prostata samtartig von der Peritonealduplikatur belegt und fühlt sich teigig-weich (wie der Kleinfingerballen) an. Bei der bakteriellen eitrigen Entzündungsform besteht ein hartes Infiltrat, der befallene Be-

zirk ist geschwollen und fühlt sich heiß an. Im weiteren Krankheitsverlauf kann es zu einer Einschmelzung kommen, so daß der Abszeß als Fluktuation palpabel wird (Abb. 12.15).
Bei der Untersuchung gleitet die Spitze des Zeigefingers über das gesamte Organ hin und her, um druckschmerzhafte Bezirke zu eruieren. Während beim Karzinom kein Druckschmerz auslösbar ist, ist die bakteriell-eitrige Prostatavesikulitis exzessiv schmerzhaft.
Bei der rektalen Untersuchung wird die Prostata anhand der in Tabelle 12.2 aufgeführten Kriterien beurteilt.

Tabelle 12.2. Kriterien bei der rektalen Beurteilung der Prostata

Größe
Konsistenz
Oberfläche
Abgrenzbarkeit
Druckschmerz
Erhaltensein des Sulkus
Verschieblichkeit der aufliegenden Gewebsschichten

Stets sollte man versuchen, die Samenblasen zu palpieren. Sie liegen unter dem Blasenboden und verlaufen divergierend nach proximal. Während sie im Normalfall nicht tastbar sind, fühlen sie sich im überdehnten Zustand wie Zysten an. Im Falle einer chronischen Infektion oder beim fortgeschrittenen, infiltrativ- wachsenden Prostatakarzinom können sie erheblich induriert sein.

Literatur

Abrams P, Feneley R, Torrens M (1983) Urodynamik. Springer, Berlin Heidelberg New York

Alken CE, Staehler W (1973) Klinische Urologie. Thieme, Stuttgart

Hohenfellner R, Zingg E (1983) Urologie, Bd I, II. Thieme, Stuttgart

Hohenfellner R, Thüroff JW, Schulte-Wissermann H (1986) Kinderurologie in Klinik und Praxis. Thieme, Stuttgart

Kaufmann J, Klein PM (1972) Die operative Behandlung männlicher Fertilitätsstörungen. Therapiewoche 11:888

Ludvik W (1976) Andrologie. Thieme, Stuttgart

Petri E (1983) Gynäkologische Urologie. Thieme, Stuttgart

Smith DR (1968) Allgemeine Urologie. Urban & Schwarzenberg, München

Sökeland J (1987) Urologie. Thieme, Stuttgart

Sommerkamp H, Altwein JE (1989) Prostatakarzinom. Karger, Basel

Spiesssl B, Beahrs OH, Hermanek P et al. (Hrsg) (1990) TNM-Atlas, 2. Aufl. Springer, Berlin Heidelberg New York Tokyo

13 Orthopädie

W. Rüther

Die Orthopädie umfaßt Erkennung und Behandlung, Prävention und Rehabilitation von Formveränderungen und Funktionsstörungen, Erkrankungen und Verletzungen der Stütz- und Bewegungsorgane. Zur Orthopädie gehören damit nicht nur akute, z.B. verletzungsbedingte Störungen, sondern auch dauernde Leistungsbeeinträchtigungen, nicht nur Erkrankungen der Knochen und Gelenke, sondern auch der Muskulatur und des Bandapparates.

Die orthopädische Untersuchung verlangt grundsätzlich ein systematisches Vorgehen, das die angrenzenden Gelenke und die kontralateralen Gliedmaßen mit einbezieht und dem Bewegungsapparat als Ganzem Rechnung trägt. Um Funktionsstörungen z.B. einer Gliedmaße beurteilen zu können, genügt es nicht, sich auf das lokale Geschehen zu beschränken. In der Anamnese ist der zeitliche Verlauf der Beschwerden wichtig: Schmerzauslöser, Dauerschmerz, schmerzfreie Intervalle, Belastungsschmerz, Bewegungsschmerz, Ruheschmerz, Nachtschmerz. Die Berufs- und Freizeitbelastung des Bewegungsapparates kann sehr aufschlußreich sein. Darüber hinaus empfiehlt es sich, das Augenmerk von vornherein nicht allein auf somatische Ursachen für die Beschwerden zu richten, sondern auch psychische Faktoren in die Überlegungen einzubeziehen. Gerade der orthopädische Patient sucht den Arzt meistens wegen Schmerzen auf, und psychische Bedingungen können bekanntermaßen das Schmerzempfinden initiieren und darüber hinaus – dies gilt insbesondere bei chronischen Schmerzzuständen – ein organisches Geschehen erheblich überlagern.

Gerade dem orthopädisch wenig Erfahrenen sei es ans Herz gelegt, für die Inspektion des Patienten Zeit und Geduld aufzubringen. Man beobachtet zunächst am entsprechend entkleideten Patienten aus einer gewissen Entfernung und in aller Ruhe die Haltung von Kopf, Rumpf und Extremitäten, ihre Proportionen und die spontanen Bewegungen, insbesondere beim Umgang mit orthopädischen Hilfsmitteln und auch beim An- und Ausziehen der Kleider, wo Hilfestellung aus Höflichkeit fehl am Platze sein kann.

Orthopädische Diagnostik befaßt sich neben der inspektorischen und palpatorischen Untersuchung mit der funktionellen Prüfung der betroffenen Regionen. Auf die Gelenke bezogen bedeutet dies aktive und passive Bewegungsprüfung. Beide sollen bewußt voneinander getrennt beobachtet werden, geben sie doch unterschiedliche Informationen, z.B. über Schmerzhaftigkeit der aktiven Strukturen, wie Muskeln und Sehnen, bzw. passiv mitbewegter Strukturen, wie Gelenkkapseln und Bänder. Aus dem gleichen Grund unterscheidet man zwischen einer Schmerzauslösung unter isometrischer Kontraktion und weitgehend isotoner Bewegung.

Als Bezugsebenen für Bewegungsrichtungen, Achsabweichungen und Deformitäten dienen die 3 Ebenen des Raumes mit der Sagittalebene (Flexion und Extension), Frontalebene (Adduktion und Abduktion) und Transversalebene (Innen- und Außenrotation). Achsfehlstellungen an den Extremitäten werden als varisch oder valgisch bzw. ante- oder retrokurviert bezeichnet. Varisch (valgisch) wird eine Achsabweichung dann genannt, wenn die Extremität in bezug zur Körperachse eine konkave (konvexe) Linie beschreibt, d.h. wenn bei symmetrischer Ausprägung eine O-Deformität (X-Deformität) entsteht.

Als Grundlage zur Dokumentation der Gelenkbeweglichkeit dient die sog. Neutral-Null-Methode. Der Bewegungsumfang eines Gelenkes wird dabei auf eine einheitlich definierte „Nullstellung" bezogen (Abb. 13.1). Im aufrechten Stand hängen dabei die Arme mit nach vorn gerichteten, anliegenden Daumen und gestreckten Fingern herab. Der Blick ist nach vorn gerichtet, Mastoid und Oberkiefer liegen in einer horizontalen Linie. Die Füße werden geschlossen und parallel gehalten. Für

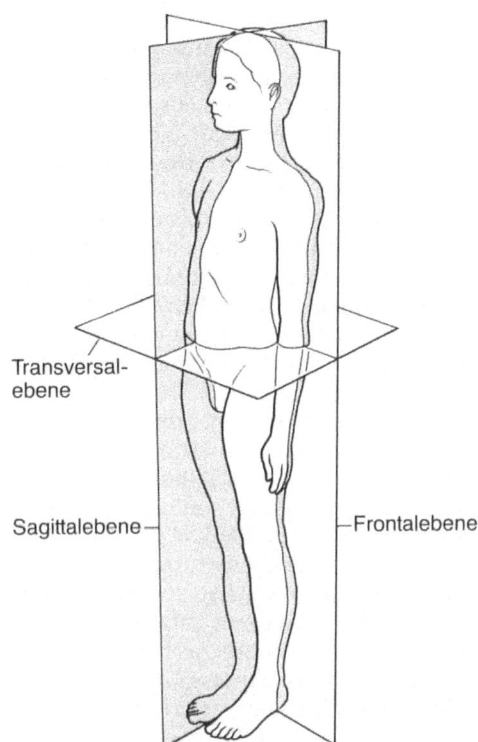

Abb. 13.1. Körperhaltung in „Nullstellung" nach der Neutral-Null-Methode

die Untersuchung sind diese Stellungen nach Möglichkeit zu reproduzieren, auch bei der Befundung einzelner Regionen am liegenden oder sitzenden Patienten.

Grundsätzlich werden die aktiv erreichbaren Bewegungsausschläge dokumentiert. Passiv erzielte Bewegungsausmaße sind, oft als wertvolle Ergänzungen, im Protokoll besonders zu kennzeichnen.

Die Dokumentation erfolgt über 3 Winkelgradangaben. Hintereinander werden die beiden Werte für die erzielten Endstellungen aufgeführt und die Nullstellung an der angemessenen Stelle ein- bzw. angefügt: Durchläuft das Gelenk bei der Bewegung von der einen in die andere Endstellung die Nullposition, steht eine 0 in der Mitte, wird die Nullstellung nicht passiert, fügt man die 0 sinngemäß vor oder hinter den beiden anderen Zahlen an, z.B.:

	rechts	links
Kniegelenk		
Extension/Flexion	5-0-140	0-10-100
Ellenbogen		
Extension/Flexion	0-40-40	0-0-160

Tabelle 13.1. Klinische Funktionsprüfung der Muskeln

0 = keine Muskelaktivität
1 = sichtbare Kontraktion ohne Bewegungseffekt
2 = Bewegungsmöglichkeit unter Ausschaltung der Schwerkraft
3 = Bewegungsmöglichkeit gegen die Schwerkraft
4 = Bewegungsmöglichkeit gegen mäßigen Widerstand
5 = normale Kraft

Das rechte Kniegelenk kann aktiv um 5° über die Neutral-Null-Position gestreckt und bis 140° gebeugt werden. Dem linken Kniegelenk fehlen 10° bis zur aktiven vollen Streckung, seine Beugefähigkeit ist im Vergleich zur gesunden Gegenseite um 40° eingeschränkt. Das rechte Ellenbogengelenk ist in 40° Beugung versteift, das kontralaterale Gelenk läßt sich aktiv nicht überstrecken und bis 160° beugen.

Der Zustand der Muskulatur (Hypertrophie, Atrophie, Tonus) kann im Seitenvergleich an den äußeren Konturen, besser durch Palpation in gespanntem und entspanntem Zustand abgeschätzt werden. Für eine dokumentationsfähige Funktionsprüfung reicht das in Tabelle 13.1 dargestellte Schema im allgemeinen aus.

Profunde Kenntnisse zur neurologischen Untersuchungstechnik gehören zum Rüstzeug des Orthopäden – demnach soll die Darstellung dieser Methoden Kap. 14 vorbehalten sein, um Wiederholungen zu vermeiden. Das gleiche gilt für die den Orthopäden betreffenden pädiatrischen Krankheitsbilder, die in Kap. 17 behandelt werden.

13.1 Schulter und Oberarm

Während der Patient den Oberkörper entkleidet, achtet man auf Gleichmäßigkeit und Symmetrie der Schulterbewegungen. Die Haltung des Kopfes und die Konturen der Nacken-, Schulter- und Oberarmpartie werden beurteilt. Eine einseitig gering tieferstehende Schulter bedeutet nicht immer etwas Krankhaftes, kann aber z.B. Folge einer Trapeziuslähmung, einer schmerzbedingten Schonhaltung oder auch eines Schulterhochstandes der Gegenseite (Sprengel-Deformität) sein.

Der M. deltoideus gestaltet im wesentlichen die seitliche Schultersilhouette. Seine Atro-

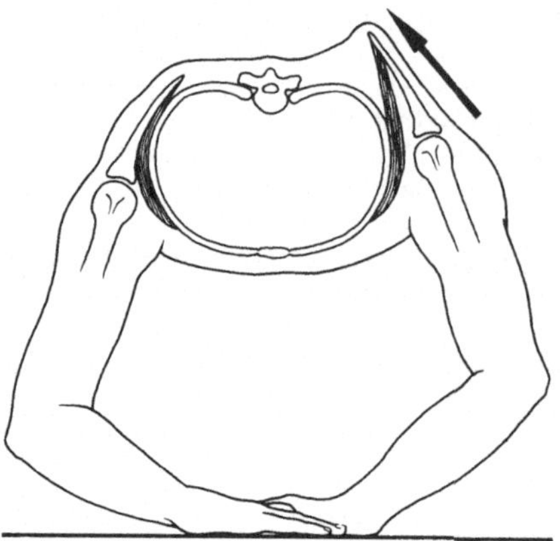

Abb. 13.2. Scapula alata bei Serratusparese. Beim Abstützen gegen die Wand oder im Liegestütz wird das Abheben des medialen Skapularandes und des distalen Skapulapols offenbar

phie, z.B. infolge einer Axillarislähmung nach Schulterluxation oder subkapitaler Humerusfraktur, läßt das Akromion und das Schultereckgelenk als kantige Struktur deutlich hervortreten. Die in Fehlstellung verheilte Schlüsselbeinfraktur fällt mit einer Protuberanz im vorderen Schulterabschnitt auf.

Eine Scapula alata findet man am häufigsten auf dem Boden einer Serratuslähmung. Das flügelartige Abheben des Schulterblattes vom Thorax wird bei einer Serratus- und auch bei einer Trapeziusparese augenfällig im Liegestütz oder wenn die ausgestreckten Arme gegen eine Wand gestemmt werden (Abb. 13.2). Ist die Scapula alata Folge einer Rhomboideusparese, dann steht der mediale Skapularand, anderes als beim Serratusausfall, eher in vermehrter Distanz zur Dornfortsatzreihe.

Die Bewegung des Arms gegenüber dem Thorax vollzieht sich im Zusammenspiel mehrerer gelenkiger und gelenkartiger Verbindungen. Insbesondere ist es für die Beurteilung von Kontrakturen bedeutsam, die Beweglichkeit zwischen Humerus und Skapula einerseits und zwischen Skapula und Thorax andererseits zu differenzieren, denn Einschränkungen der skapulohumeralen Beweglichkeit können durch skapulothorakale Bewegungen kompensiert und verdeckt werden. Bei Bedarf kann der Untersucher durch festes Auflegen der Hand auf das Akromion oder durch Fixation des lateralen Schulterblattrandes mit der Handkante sicherstellen, daß nur geringe skapulothorakale Bewegungen in die Gesamtbewegung der Schulter einfließen.

Die Bewegungen des Oberarms gegenüber dem Schulterblatt werden zweckmäßigerweise in Vertikal- und Horizontalbewegungen (Abb. 13.3a–c) eingeteilt. Das Heben des Armes nach vorn bezeichnet man als Flexion oder Anteversion, analog gelten die Bezeichnungen Extension und Retroversion. Unter Elevation versteht man die Hebung des Armes über die Horizonale. Die Rotationsbewegungen im glenohumeralen Gelenk können in unterschiedlichen Ausgangsstellungen des Arms geprüft werden, der im Ellenbogen abgewinkelte Unterarm dient jeweils als Winkelanzeiger.

Die Bewegungen der Skapula auf dem Thorax werden durch aktives Hochziehen und Vorführen des Schulterblattes im Seitenvergleich geschätzt.

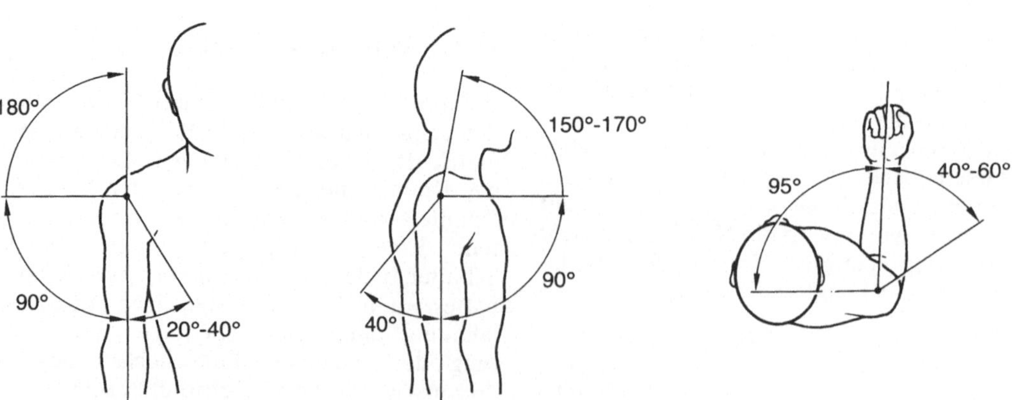

Abb. 13.3. Beweglichkeit des Schultergelenkes nach der Neutral-Null-Methode

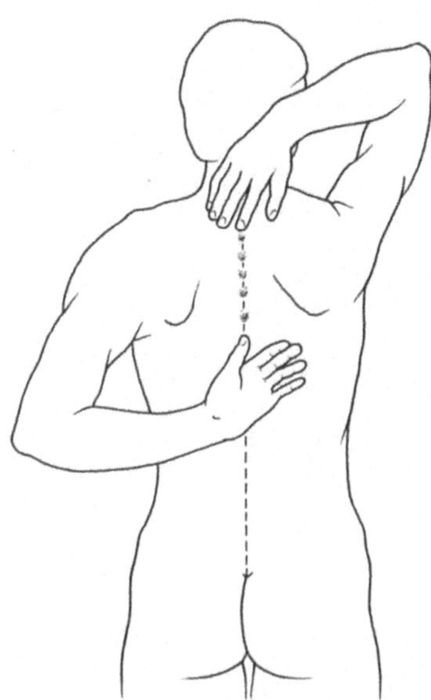

Abb. 13.4. Nacken- und Schürzengriff. Die mit der Zeigefingerspitze und der Daumenspitze erreichbaren Dornfortsätze werden dokumentiert

Kombinationsbewegungen erlauben eine rasche Orientierung über die Gebrauchsbeweglichkeit des Schultergürtels (Abb. 13.4). Der „Schürzengriff" zeigt die Adduktions- und Innenrotationsfähigkeit an: Der Patient legt die Hand auf den Rücken und führt sie so weit nach kranial wie möglich. Der oberste, mit der Daumenspitze erreichbare Dornfortsatz wird dokumentiert. Der „Nackengriff", bei dem der Patient hinter den Kopf greift, gibt Auskunft über Abduktion und Außenrotation. Dokumentiert wird der unterste, mit der Mittelfingerspitze erreichbare Dornfortsatz. Aufschlußreich sind nicht nur Bewegungseinschränkungen, sondern auch Unterbrechungen im Bewegungsrhythmus.

Zur Palpation sitzt der Patient am besten auf einem Hocker ohne Lehne. Der Arm hängt zunächst locker herab. Zur topographischen Orientierung verfolgt man mit dem tastenden Finger die durchgehende knöcherne Leiste, die am Sternoklavikulargelenk beginnt, über die ventrale Kante der Kalvikula und des Akromions zur Spina scapulae führt (Abb. 13.5).

Das Sternoklavikulargelenk, direkt unter der Haut gelegen und gut zu palpieren, prüft man unter Heben und Senken, Vor- und Rückführen der Schulter. Eine Luxationstendenz des Schlüsselbeines zeigt sich meist als Dislokation nach medial-kranial und fällt durch die Asymmetrie im Seitenvergleich auf.

Tastet man am vorderen Rand der Klavikula entlang nach lateral, läßt sich das Akromioklavikulargelenk (Schultereckgelenk) als seichte Vertiefung am Übergang zum Akromion identifizieren. Das Gelenk kann infolge einer Arthrose oder auch nach einer Distorsion beim Sturz auf die Schulter druckschmerzhaft sein. Ein Schmerz läßt sich dann auch bei Kompression des Gelenks auslösen, indem man den bis zu Horizontalen erhobenen Oberarm in Richtung der gegenseitigen

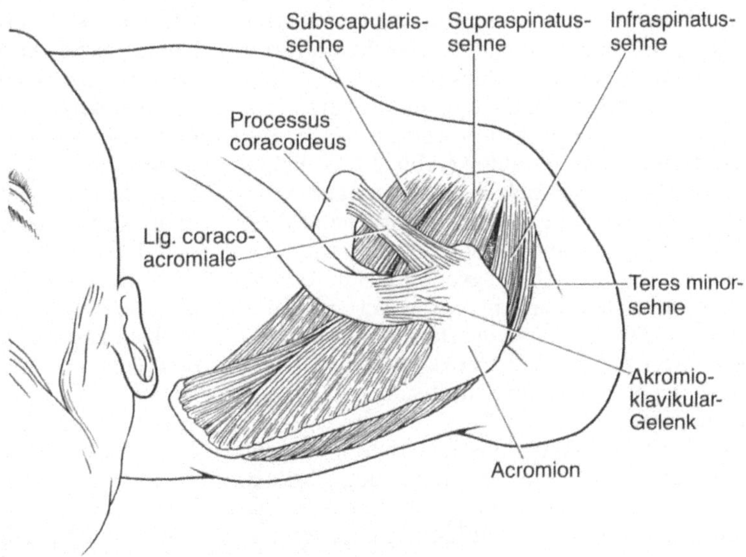

Abb. 13.5. Topographische Übersicht über die Rotatorenmanschette der Schulter und ihre Bezugspunkte zum Schulterdach

Schulter preßt (sog. horizontaler schmerzhafter Bogen). Sind nach einem Sturz die Bänder zwischen Klavikula und Korakoid zerrissen, resultiert eine mehr oder weniger starke Dislokation des Gelenks, und das Schlüsselbein scheint nach kranial angehoben zu sein. Im ausgeprägten Fall imponiert das sog. Klaviertastenphänomen, wenn nämlich der untersuchende Finger das laterale Klavikulaende gegen den Zug des M. trapezius deutlich nach kaudal drücken kann.

Medial des Humeruskopfes tastet man die Spitze des Processus coracoideus als runde Protuberanz (Abb. 13.5). Geringe Bewegungen am Schultergelenk erleichtern die sichere Identifizierung. Die Palpation wird meist als etwas unangenehm empfunden. Ein ausgesprochener Druckschmerz findet sich hier bei Tendinosen der ansetzenden Muskeln.

Ausgehend vom lateralen Rand des Akromions tastet man kaudal-ventral das Tuberculum majus, das sich durch eine kleine Stufe vom Akromion abgrenzt (Abb. 13.5). Nach medial hin findet sich das Tuberculum minus. Zwischen beiden Höckern liegt der Sulcus intertubercularis, in dem die lange Bizepssehne verläuft. Die Orientierung gelingt leichter, wenn man durch mehrfache passive Außen- und Innenrotation des Oberarmes beide Tuberkula unter dem tastenden Finger hin und her gleiten läßt.

Ein Palpationsschmerz im Sulcus intertubercularis spricht für einen Tendovaginitis der langen Bizepssehne oder eine degenerative Tendopathie, wie sie aufgrund arthrotischer Randzacken im Sulkus beobachtet wird. Der Schmerz läßt sich durch Beugung im Ellenbogengelenk oder Supination der Vorderarme gegen Widerstand verstärken.

An Tuberculum majus und minus setzen die Sehnen der Oberarmrotatoren an, die die Rotatorenmanschette bilden (Abb. 13.5). Palpatorisch lassen sie sich nicht voneinander abgrenzen, sie können aber entsprechend ihrer Insertionsstelle und ihrem Verlauf untersucht werden. Da die Sehnen großenteils unter dem Akromion und dem Lig. coracoacromiale liegen, wird ihre Betastung erleichtert, wenn der Oberarm passiv überstreckt und so der Sehnenspiegel unter dem Schulterdach hervorgezogen wird.

Die Bursa subacromialis legt sich als Haube über die Rotatorenmanschette und bildet so ein Polster gegenüber dem Schulterdach. Die Bursitis ist ein relativ häufiger krankhafter Befund, der ebenso wie die Tendinose der Rotatoren erhebliche Schmerzen verursachen kann. Den Bursitisschmerz vom Tendioseschmerz zu unterscheiden, gelingt oft durch die differenzierte Untersuchung der aktiven und passiven Bewegungen im glenohumeralen Gelenk. Dabei wird der hängende Arm zunächst mit der Hand des Untersuchers am Rumpf fixiert. Löst der kräftige Abduktionsversuch einen Schulterschmerz aus, spricht dies für eine Supraspinatustendinose. Analoges gilt für die Infraspinatus- und Subskapularistendinose, bei denen der Schmerz durch isometrische Außen- und Innenrotation provoziert wird. Kann der Schmerz allein durch passive Armbewegungen hervorgerufen werden, liegt die Schmerzquelle eher im Bereich nichtkontraktiler Strukturen, z.B. der Bursa.

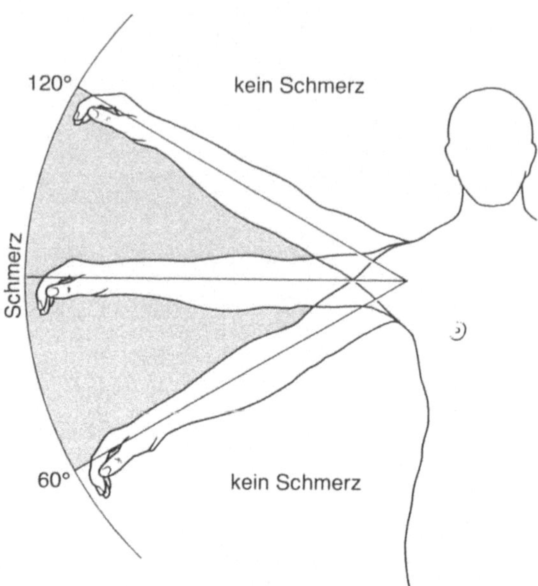

Abb. 13.6. Schmerzhafter Bogen

Von einem „schmerzhaften Bogen“ spricht man, wenn die aktive Abduktion zwischen 60 und 120° als besonders schmerzhaft empfunden wird (Abb. 13.6). In diesen Winkelgraden nähert sich das Tuberculum majus dem Schulterdach zunehmend, so daß die zwischen beiden liegende Supraspinatussehne und die Bursa subacromialis unter Druck geraten. Die Abduktion über 120° hinaus gelingt dann wieder relativ schmerzfrei, weil das Tuberculum majus unter dem Akromion durchgetreten ist. Der „schmerzhafte Bogen“ weist also auf einen schmerzhaften Sehnenansatz des M. su-

praspinatus hin, z.B. einer Tendinosis calcarea, oder auf eine Bursitis.
Forcierte Abduktion oder Sturz auf den Arm können bei bestehenden Verschleißerscheinungen zu einem mehr oder weniger ausgedehnten Einriß der Rotatorenmanschette führen, der sich in einer lokalen Schmerzsymptomatik äußert. Bei einer kompletten Ruptur gelingt es nicht mehr, den Arm aus der vollständigen Abduktion langsam seitlich abzusenken. Vielmehr fällt er bei einem Abduktionswinkel von etwa 90° kraftlos herab (Pseudoparalyse). Unvollständige Einrisse erlauben die Abduktion nur gegen verminderten Widerstand, oder der Absturz des abduzierten Arms läßt sich durch einen leichten Schlag auf den Unterarm herbeiführen.
Längere Ruhigstellung des Schultergelenks oder eine reflektorische Schonhaltung bei anhaltenden Schmerzen führen zur sog. Schultersteife. Charakteristischerweise wird dabei die Außenrotation des Oberarms früher und in stärkerem Maße beeinträchtigt als die Abduktion und Innenrotation (sog. Kapselmuster). Die volle Ausprägung des klinischen Bildes bezeichnet man als „frozen shoulder". Schulterbewegungen erfolgen dann vorwiegend in der skapulothorakalen Verbindung und nicht mehr im glenohumeralen Gelenk.

13.2 Ellenbogen und Unterarm

Wird der Ellenbogen bei supiniertem Unterarm gestreckt, bildet die Achse des Oberarmes mit der des Unterarmes normalerweise einen nach lateral offenen Winkel von 165–175°. Dieser Winkel fällt bei Frauen eher größer aus als bei Männern. Als Cubitus valgus bezeichnet man eine übermäßige Abweichung der Unterarmachse nach lateral, wenn also bei symmetrischer Ausprägung eine X-Deformität entsteht. Beim Cubitus varus findet sich eine Achsenstellung von Ober- und Unterarm mit einem nach medial offenen Winkel (O-Deformität).
Ein Erguß im Ellenbogengelenk führt zu „verstrichenen" Gelenkkonturen, d.h. das äußere Gelenkrelief verliert mehr oder weniger seine Konturierung. Die Flüssigkeitsansammlung kann man am ehesten medial und lateral neben dem Olekranon ertasten. Hier weicht die Gelenkkapsel als prallelastische Vorwölbung nach dorsal aus. Die akute Bursitis olecrani äußert sich demgegenüber in einer deutlich sichtbar prominenten, umschriebenen und meist wenig schmerzhaften Schwellung über dem Olekranon.
Schmerzen im Ellenbogenbereich gehen am häufigsten auf eine Tendopathie der am Epicondylus humeri radialis ansetzenden Muskulatur zurück (Tennisellenbogen). Forcierte Dorsalextension der zur Faust geschlossenen Hand gegen Widerstand löst einen charakteristischen scharfen Schmerz aus, der durch gleichzeitigen lokalen Druck noch verstärkt wird. Die isometrische Pronation des Unterarms bei gebeugtem Handgelenk wird ebenfalls als schmerzhaft empfunden. Beim Supinatorlogensyndrom dagegen wird der Schmerz durch isometrische Supination provoziert. Hier handelt es sich um ein Engpaßsyndrom des tiefen Astes des N. radialis an seiner Durchtrittstelle durch den M. supinator. Der typische Druckschmerz liegt dementsprechend auch weiter distal-radial als bei der Epicondylitis radialis.
Liegt die Zeigefingerkuppe des Untersuchers auf dem lateralen Epikondylus, kann sein Mittelfinger dicht davor das Radiusköpfchen palpieren. Während Pro- und Supination des Vorderarms läßt sich der größte Teil der Köpfchenzirkumferenz beurteilen. Das Lig. collaterale laterale und das Lig. anulare können meist nicht direkt getastet werden, ein eng umschriebener Druckschmerz in ihrem Verlauf, z.B. nach Varuszerrungen, weist aber auf ihre Verletzung hin.
Analog zum Tennisellenbogen auf der lateralen Seite bezeichnet man die schmerzhafte Tendinose der Hand- und Fingerbeugemuskulatur am Epicondylus medialis als Golferellenbogen. Die Provokationstests werden entsprechend denen bei der Epicondylitis radialis ausgeführt.
In der Vertiefung zwischen ulnarem Epikondylus und Olekranon liegt der N. ulnaris. Wird der Nerv lokal bedrängt, z.B. durch eine sich hier vorwölbende Gelenkkapsel infolge eines Ergusses, löst leichtes Beklopfen des Nerven Schmerzsensationen oder Parästhesien in seinem Ausbreitungsgebiet aus.

13.3 Hand

Bei der Inspektion der Hand achtet man auf die Trophik von Haut und Nägeln (Beschwielung als Zeichen des Gebrauchs, Anhidrosis, Tüpfelnägel bei Psoriasis, Raynaud-Phäno-

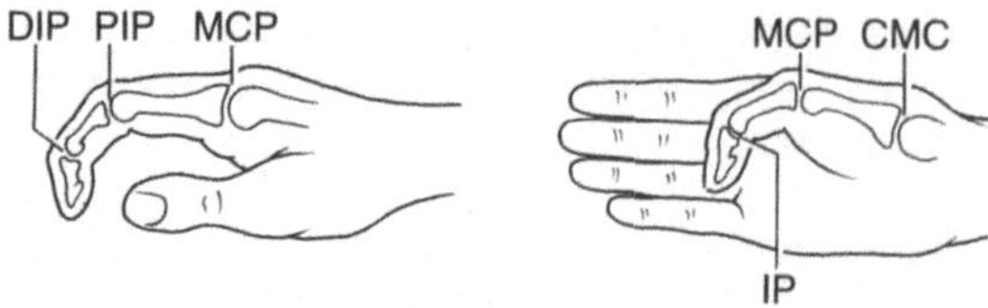

Abb. 13.7. Gebräuchliche Abkürzungen zur Benennung der Fingergelenke *DIP* distales Interphalangealgelenk, *PIP* proximales Interphalangealgelenk, *MCP* Metakarpophalangealgelenk, *IP* Interphalangealgelenk, *CMC* Karpometakarpalgelenk

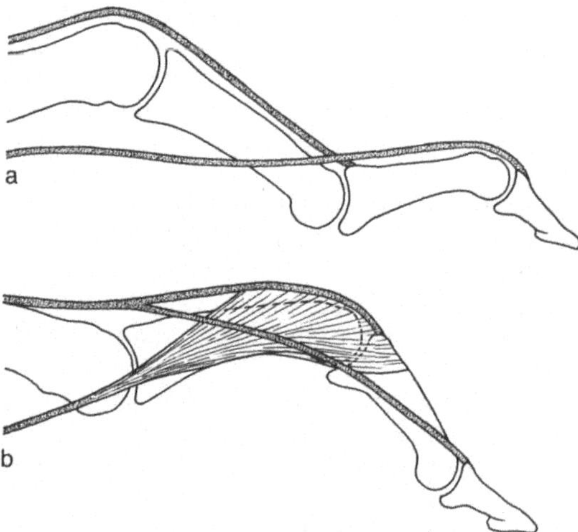

Abb. 13.8. a Schwanenhalsdeformität. **b** Knopflochdeformität

men etc.), Schwellungen der Gelenke und Weichteile (Synovitis der Fingergelenke in typischer Verteilung, Lymphödem beim Mammakarzinom u.a.). Wegen ihrer klinischen Bedeutung soll die Sudeck-Dystrophie besonders erwähnt werden. Im Relief der Handmuskulatur, vor allem des Thenars, des Hypothenars und der Spatia interossea des Handrückens, spiegeln sich muskuläre Atrophien wider. Astrophien der Thenar- und Hypothenarmuskulatur lassen sich am besten dadurch ermessen, daß der Untersucher mit beiden Händen die Dicke dieser Muskelstränge zwischen seinen Daumen- und Zeigefingerspitzen palpiert und mit der Gegenseite vergleicht.

Die Schwanenhalsdeformität des Fingers ist meist die Folge einer chronischen Polyarthritis: Das PIP-Gelenk ist überstreckt und das DIP-Gelenk gebeugt (Abb. 13.7, 13.8a). Die Knopflochdeformität kann ebenfalls Folge einer chronischen Polyarthritis sein, kann sich aber auch infolge einer Verletzung des Fingerextensorenapparates über dem Mittelgelenk einstellen: das PIP-Gelenk steht in Beugestellung und das DIP-Gelenk ist überstreckt (Abb. 13.8). Die Dupuytren-Kontraktur geht auf eine narbenartige Schrumpfung der Palmaraponeurose zurück. Derbe Knötchen entwickeln sich in der Hohlhandfaszie, verwachsen mit der darüberliegenden Haut und ziehen sie ein. Sekundär kommt es zur Beugekontraktur einzelner Finger, meist der Klein- und Ringfinger. Damit nicht zu verwechseln ist die angeborene Beugekontaktur des Klein-, seltener des Ringfingers, die Kamptodaktylie. Hier kommt es zu einer Beugekontraktur allein im Mittelgelenk ohne tastbare Hohlhandknoten. Beim sog. Hammerfinger besteht eine aktive Streckunfähigkeit im Fingerendglied infolge eines meist traumatischen Strecksehnenausrisses an der Endgliedbasis. Seltener tritt das Ereignis in Zusammenhang mit einer chronischen Polyarthritis oder einer Heberden-Arthrose auf. Auftreibungen beidseits neben der Strecksehne sind charakteristisch für die Heberden-Arthrose (Fingerendgelenke) und die Bouchard-Arthrose (Fingermittelgelenke). Schmerzen im aktivierten Stadium sollten nicht zu Verwechselungen mit einer chronischen Polyarthritis führen.

Zur palpatorischen Prüfung sind die Processus styloidei radii et ulnae die knöchernen Bezugspunkte am Handgelenk. Unmittelbar dorsal und distal des radialen Griffelfortsatzes liegt die Tabatière, eine Hautvertiefung, die sich in aktiver radialer Abduktion des Daumens besonders deutlich darstellt. Den ulnaren Rand bildet die Sehne des M. extensor pollicis longus, die das in der Tiefe liegende Kahnbein kreuzt. Jeder Druckschmerz des Tabatière-Bodens muß den Verdacht auf eine Kahnbeinfraktur oder -pseudoarthrose lenken, insbesonders wenn hier gleichzeitig Stauchschmerz durch das Os metacarpale I und Radialabduktionsschmerz auszulösen sind. Radialseitig wird die Tabatière von den Sehnen des M. abductor pollicis longus und des M. extensor pollicis brevis begrenzt. Eine stenosierende Tendovaginitis dieses ersten Sehnenfaches (De-Quervain-Erkrankung) bereitet Schmerzen am distalen Radiusende, die sich bei Palpation und der Finkelstein-Probe verstärken. Dabei wird der Daumen in die Hohlhand eingeschlagen und die Finger darüber zur Faust verschlossen. Passive Ulnarabduktion löst einen scharfen Schmerz aus. Bewegungsunfähige Schmerzen distal der Tabatière können Ausdruck einer Arthrose des Daumensattelgelenks (Rhizarthrose) sein.

Die Palmaris-longus-Sehne liegt palmar des Retinaculum flexorum und tritt deshalb beim kräftigen Spitzgriff zwischen Daumen und Kleinfinger und leichter Palmarflexion des Handgelenkes in einer Hautfalte hervor. In der Tiefe unter ihr verläuft der N. medianus. Eine mechanische Bedrängung dieses Nerven äußert sich in nach distal und auch nach proximal ausstrahlenden, oft nächtlichen Schmerzen oder auch in entsprechenden sensiblen und motorischen Ausfällen (Karpaltunnelsyndrom). Beklopfen des Nerven (Tinel-Hoffmann-Zeichen), Dehnung des Nerven in Dorsalextension der Hand oder endgradige Palmarflexion im Handgelenk über mindestens 1 min (Phalen-Test) löst Schmerzsensationen und Dysästhesien im Medianusgebiet aus.

Ein wichtiger Punkt bei der klinischen Untersuchung ist die komplexe Prüfung des Greiffunktionen, insbesondere folgender Griffformen:

- Der *Spitz-* oder *Feingriff* wird mit der Kuppe des Daumens und der jedes einzelnen Langfingers ausgeführt. Seine Kraft prüft man am besten, indem man ihn mit jedem Finger nacheinander formen läßt und versucht, ihn durch den Zeigefinger des Untersuchers zu sprengen. Der Spitzgriff kann kraftgeschwächt sein z.B. bei Beugesehnenverletzungen, Schädigungen des N. ulnaris und Instabilität des Daumengrundgelenkes. Die feine Koordinationsarbeit wird von den kleinen Handmuskeln (vorwiegend N. ulnaris) geleistet.
- Beim *Grobgriff* sind die Langfinger zur Faust eingeschlagen, und der Daumen legt sich über sie. Beim Faustschluß sind alle Flexoren und fast alle Binnenmuskeln beteiligt. Die Kraft des Faustschlusses kann durch vergleichenden Händedruck ausreichend geprüft werden. Zur semiquantitativen Beurteilung läßt man den Patienten eine aufgerollte, gering gefüllte Blutdruckmanschette komprimieren.
- Der *Schlüsselgriff* formt sich zwischen der Greiffläche des Daumens und der radialen Seitenfläche des Zeigefingers vorwiegend im Mittelgliedabschnitt. Er setzt intakte kleine Handmuskeln, besonders im Thenar- und Zwischenfingerbereich, voraus.

Die Beweglichkeit einzelner Fingergelenke kann man nur exakt beurteilen, wenn das jeweils zentral gelegene Fingerglied passiv fixiert wird. Der Vergleich zwischen aktiver und passiver Beweglichkeit gibt Hinweise darauf, ob eine Behinderung ursächlich im Gelenk, in der Haut oder im Sehnenapparat liegt. Wackelbewegungen sprechen nicht gegen eine Sehnenverletzung, für die Intaktheit der Sehne ist nur die volle Funktion beweisend. Bei einem Faustschlußdefizit wird der Abstand zwischen Nagelrand zu distaler Hohlhandfalte bzw. bei behinderter Streckung zur verlängerten Handrückenebene gemessen (Abb. 13.9a, b). Gleichzeitig sollte die Seitenbandstabilität der einzelnen Fingergelenke geprüft werden, vor allem die des Daumengrundgelenkes und der Langfingermittelgelenke.

Die komplexen Daumenbewegungen im Sattelgelenk (CMC-Gelenk, Abb. 13.10a–e) setzen sich aus Ab- und Adduktion, Zirkumduktion und Retroposition zusammen. Für die Ab- und Adduktionen gilt an der Hand und auch am Fuß eine Sonderregel: Anders als bei den übrigen Gelenken der Extremitäten, bei denen die Körpermittelachse die Bezugslinie darstellt, gilt hier die Längsachse durch den 3. Strahl als Bezugslinie. Legt sich der Daumen also der Mittelhand an, so handelt es sich um eine Adduktionsbewegung, auch wenn der Daumen sich von der Körpermittelachse wegbewegt. Um Verwechselungen sicher zu vermeiden, spricht man bei den Bewegungen im Handgelenk deshalb auch von Radial- und Ulnarabduktion. Bei der Zirkumduktion wird

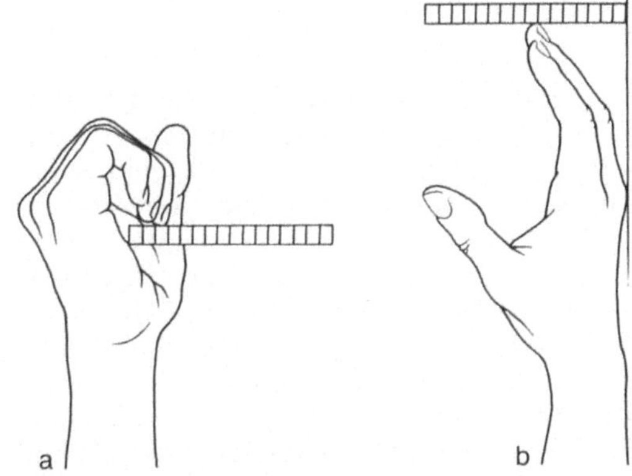

Abb. 13.9a, b. Messung behinderter Beugung und Streckung eines Langfingers. **a** Fingerkuppenhohlhandstand. **b** Fingerstreckdefizit

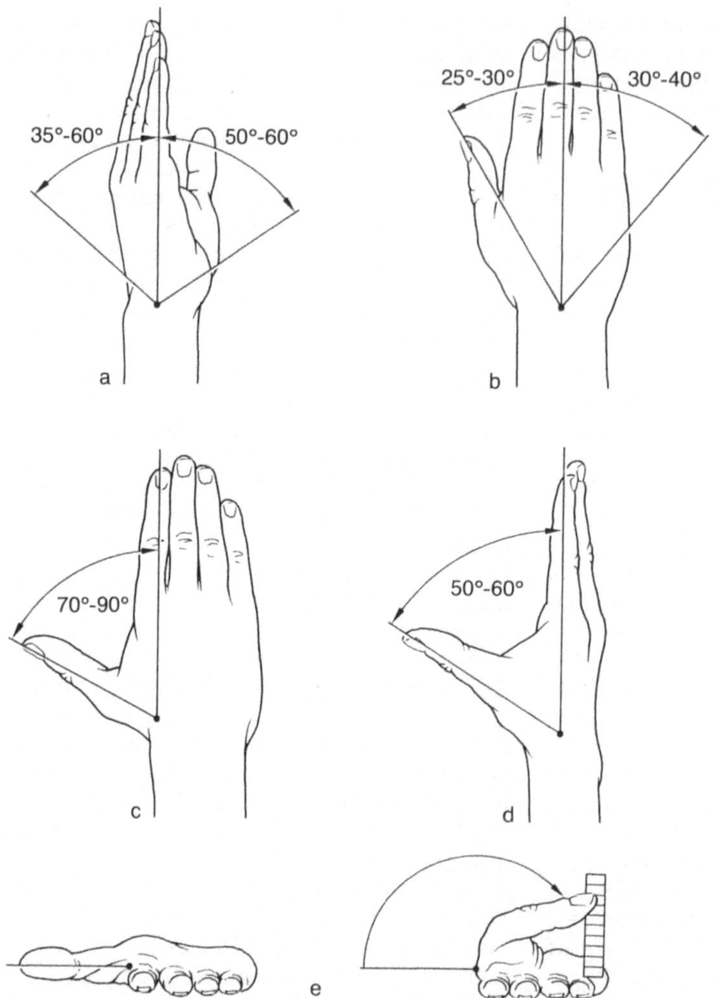

Abb. 13.10a–e. Beweglichkeitsprüfung des Handgelenkes und des Daumensattelgelenkes. **a** Dorsalextension und Palmarflexion. **b** Radialabduktion und Ulnarabduktion. **c** Daumenabduktion. **d** Daumenopposition. **e** Daumenzirkumduktion

der Daumen aus der maximalen Radialabduktion dem ulnaren Rand der Mittelhand genähert, der Daumen rotiert dabei um seine Längsachse. Bei Einschränkung der Zirkumduktion wird der Zentimeterabstand zwischen der Daumenkuppe und der Kleinfingerbasis gemessen. Retropositioniert wird der Daumen, wenn die Handinnenfläche einer Unterlage aufliegt und der Daumenstrahl abgehoben wird. Diese Bewegung vermittelt allein der M. extensor pollicis longus, dessen Sehne dann deutlich unter der Haut hervorspringt.

13.4 Wirbelsäule

Die Untersuchung der Wirbelsäule beginnt mit der Inspektion des entkleideten, stehenden Patienten von vorn, von hinten und von der Seite.

Normalerweise zeigt die Wirbelsäule in der Sicht von hinten einen lotrechten Aufbau, der Kopf wird geradeaus gehalten, die Schultersilhouetten stehen auf gleicher Höhe (s. unter 13.1) ebenso die Schulterblätter und die Beckenkämme (s. unter 13.5). Die Taillendreiecke, d.h. die Räume zwischen den locker herabhängenden Armen und der Tailleneinzie-

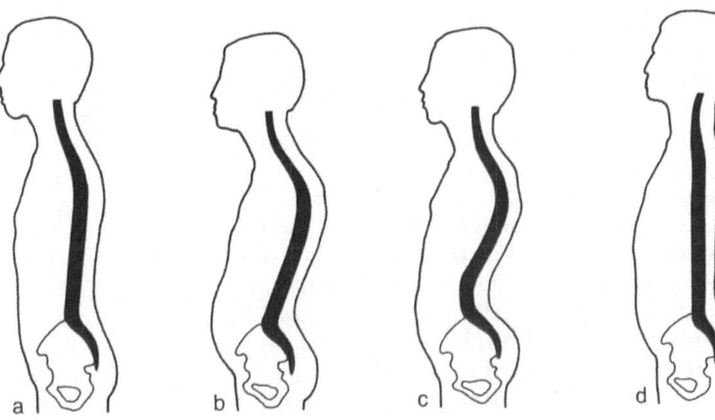

Abb. 13.11a–d. Unterschiedliche Ausprägung der Wirbelsäulenkrümmung in der Sagittalebene. **a** Normale Rückenwölbungen. **b** Rundrücken. **c** Hohlrunder Rücken. **d** Flachrücken

hung des Rumpfes, fallen seitengleich aus. Ein behaarter Fleck über der unteren Lendenwirbelsäule kann ein Hinweis auf eine Spina bifida sein. Café-au-lait-Flecken treten in Zusammenhang mit der Neurofibromatose auf.
Die gerade Haltung des Kopfes ist nicht möglich bei den verschiedenen Formen des Schiefhalses, dem muskuläre, ossäre und neurologische Ursachen zugrundeliegen können.
Die physiologischen Krümmungen der Wirbelsäule in der Sagittalebene (Halslordose, Brustkyphose, Lendenlordose, Sakrumkyphose) unterliegen großen individuellen Schwankungen (Abb. 13.11). Auch das Urteil des Untersuchers muß sich mangels eines objektiven Maßes bei der inspektorischen und manuellen Prüfung am subjektiven Eindruck orientieren. Sind die Kyphosen und die Lordosen nur sehr gering ausgeprägt, spricht man von einem Flachrücken. Eine augenfällig verstärkte Brustkyphose kennzeichnet den Rundrücken, der sich z.B. in jungen Jahren infolge einer Scheuermann-Krankheit und im Alter bei einer Osteoporose entwickeln kann. Eine übermäßige Lendenlordose bezeichnet man als Hohlrücken, die Kombination beider Abweichungen als hohlrunden Rücken. Eine besonderes kurzbogige Hyperkyphose, die also im Gegensatz zum Rundrücken nicht die gesamte Brustwirbelsäule einbezieht, nennt man Gibbus; er entsteht bei erheblicher ventraler Höhenminderung eines oder mehrere Wirbelkörper, z.B. als Folge traumatischer Kompression oder spondylitischer Destruktion.
Nicht jeder auffälligen Hyperkyphose und -lordose liegt ein organpathologisches Geschehen zugrunde. Gerade im Jugendalter beobachtet man sog. Haltungsschwächen, d.h. eine verminderte Leistungsfähigkeit der Rükken- und Rumpfmuskulatur. Die Wirbelsäulenkrümmungen sind mehr oder weniger stark willentlich beeinflußbar, und ihre Ausprägung hat am Gesamtausdruck des Körpers (Körpersprache, äußere und innere Haltung) einen wesentlichen Anteil. Beim Haltungsleistungstest nach Matthiaß wird der Patient aufgefordert, unter Vorheben der Arme seine Wirbelsäule zu strecken. Je nachdem, wie lange die aufgerichtete Haltung erhalten werden kann, unterscheidet man folgende Kategorien:

- Haltungsgesundheit: Aufgerichtete Haltung persistiert über 30s;
- Haltungsschwäche: Absinken in die verstärkte Krümmung innerhalb von 30s;
- Haltungsverfall: Aufgerichtete Haltung kann überhaupt nicht eingenommen werden.

Im letzteren Fall liegt meist eine Fixierung der Fehlhaltung vor, eine Korrektur kann weder passiv noch aktiv herbeigeführt werden. Beim Aufrichten des Oberkörpers aus der Bauchlage heraus ohne Zuhilfenahme der Arme gelingt die Lordosierung der Brustwirbelsäule nicht, vielmehr persistiert eine mehr oder weniger starke Kyphose (völlige Fixierung, partielle Fixierung des Rundrückens).
In der Frontalebene ist die Wirbelsäule normalerweise lotrecht aufgebaut. Weicht die Wirbelsäule in dieser Ebene aus, d.h. zur Seite hin ab, unterscheidet man grundsätzlich hal-

tungsbedingte Seitausbiegungen (sog. Haltungsskoliosen) von strukturellen Skoliosen. Beide Formen der Seitausweichung können zervikale, thorakale und lumbale Wirbelsäulenabschnitte oder auch mehrere Abschnitte nebeneinander betreffen. Während die sog. Haltungsskoliosen z.B. auf einer schmerzbedingten oder beinlängenbedingten Fehlstellung der einzelnen, morphologisch aber normalen Wirbelkörper zueinander beruhen, ist die morphologische Alteration der einzelnen Wirbel für die strukturelle Skoliose geradezu kennzeichnend. Diese Form- und Stellungsänderung umfaßt eine Rotation jedes Wirbels um seine vertikale Achse und gleichzeitig eine Torsion jedes Wirbels in sich. Rotation und Torsion sind dabei so gerichtet, daß die jeweiligen Dornfortsätze zur Mittellinie hin, die konvexseitigen Rippen und Querfortsätze nach dorsal und die entsprechenden konkavseitigen Strukturen nach ventral ausweichen. Diese strukturellen Charakteristika der Skoliose sind bei der klinischen Untersuchung zu beachten. Im aufrechten Stand wird eine Skoliose oft erst deutlich, wenn man die Reihe der Dornfortsätze mit einem Fettstift markiert. Man bedenke, daß die Wirbelrotation die Dornfortsätze zur Mittellinie hinführt und so der wahre Skoliosegrad im klinischen Aspekt abgemildert wird (Abb. 13.12). Oft besteht ein seitlicher Übergang des Rumpfes, d.h. das Lot von einem Dornfortsatz der Halswirbelsäule fällt neben die Rima ani. Besteht eine Beinlängendifferenz, muß zunächst durch entsprechende Brettchenunterlage ein Beckengeradstand herbeigeführt werden (s. unter 13.5), um nicht die Folgen eines Beckenschiefstandes mit einer echten Wirbelsäulenseitenabweichung zu verwechseln.

Ein besonders empfindliches und damit wertvolles Zeichen einer Skoliose ist die Seitendifferenz der Taillendreiecke: Sie kann schon in frühen Stadien und bei geringen Ausprägungsgraden auftreten. Von ähnlich großer Bedeutung für die Früherkennung von Skoliosen ist die Betrachtung des Rückens in tiefer Vorneigung des Rumpfes. Schon bei geringen Strukturveränderungen bilden sich konvexseitig ein Rippenbuckel und lumbal ein Lendenwulst aus, die auf die Drehung der Rippen bzw. der Querfortsätze zurückzuführen sind.

Die Beweglichkeitsprüfung beginnt am stehenden Patienten. Der Rumpf neigt sich nach vorn unter Mitnahme des Kopfes und der Arme. Diese Inklinationsfähigkeit wird mit dem Finger-Boden-Abstand (in Zentimetern) ausreichend reproduzierbar dokumentiert. Dabei bildet der Rücken normalerweise eine gleichmäßige Rundung. Einschränkungen in der Beweglichkeit einzelner Wirbelsäulenabschnitte lassen sich unter der flach aufgelegten Hand spüren, wenn man während der Inklinationsbewegung die Dehnung der Haut und das Auseinanderweichen der Dornfortsätze beachtet. Bewegungseinschränkungen müssen sich aber nicht unbedingt in einem verminderten Finger-Boden-Abstand äußern, wenn die Hüftgelenke das Bewegungsdefizit kompensieren können.

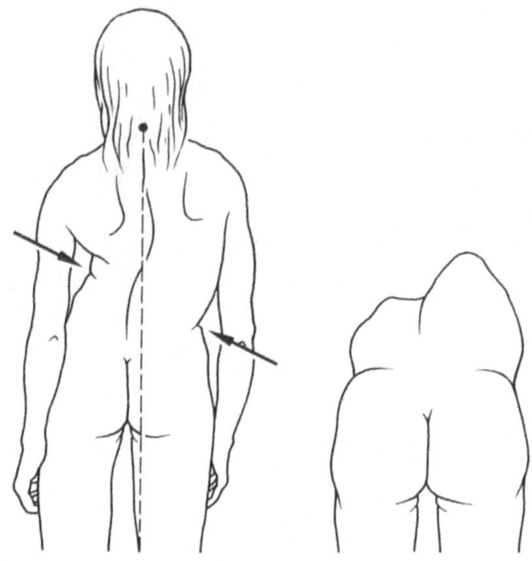

Abb. 13.12. Rechtskonvexe Thorakalskoliose mit seitendifferenten Taillendreiecken *(Pfeile)*, Schultertiefstand links und Überhang des Oberkörpers nach rechts. In Inklination des Rumpfes wird der Rippenbuckel rechts besonders deutlich

Der Schober-Index gibt einen reproduzierbaren Anhaltspunkt für die Entfaltbarkeit der einzelnen Wirbelsäulenabschnitte (Abb. 13.13). Im Stand wird über dem Dornfortsatz von S1 und 10cm darüber eine Hautmarke gesetzt. Bei tiefer Inklination vergrößert sich der Abstand beider Marken normalerweise um etwa 5cm, so daß der Normbefund lautet: Schober LWS 10/15cm. Zur Prüfung der Brustwirbelsäule setzt man eine Hautmarke über den 7. Dornfortsatz und 30cm kaudal davon. In Inklination vergrößert sich der Abstand bis zu 8cm: Schober BWS 30/38. Eine eingeschränkte Entfaltung, insbesondere im

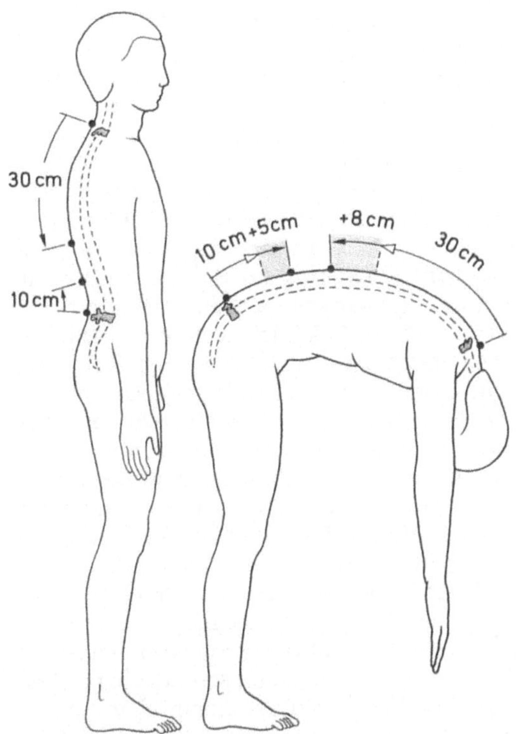

Abb. 13.13. Schober-Zeichen

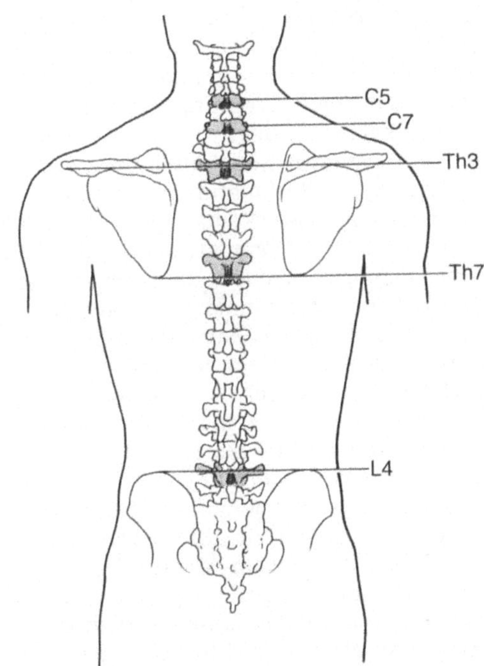

Abb. 13.14. Markierungspunkte zur topographischen Orientierung an der Wirbelsäule

Lendenwirbelbereich, findet sich bei einer ganzen Reihe von Wirbelsäulenerkrankungen. Sie ist nicht nur für die Bechterew-Krankheit typisch.

Bei der Rückneigung des Rumpfes (Reklination) entwickelt sich normalerweise ebenfalls eine gleichmäßige harmonische Rundung der gesamten Wirbelsäule. Die Seitneigung des Rumpfes findet zum größten Teil im lumbalen Säulenabschnitt unter nur geringer Mitbeteiligung der Brustwirbelsäule statt. Der Patient wird aufgefordert, sich unter Geradehaltung so weit wie möglich nach rechts und links zu lehnen. Der Finger-Knie-Abstand kann als grobes Maß der Beweglichkeit gelten. Die Rotation prüft man am besten im Sitzen, um eine Mitbewegung des Beckens zu vermeiden. Die Verschränkung der Schulterebene gegen die Beckenebene entspricht dem Rotationsgrad.

Die Beweglichkeitsprüfung der Halswirbelsäule erfolgen in einem gesonderten Untersuchungsgang. Man achte auf Seitendifferenzen und schmerzauslösende Bewegungen. Während Rotations- und Seitbewegungen in Winkelgraden abgeschätzt werden, läßt sich die Inklination und Reklination des Kopfes auch gut mit dem Kinn-Jugulum-Abstand (in Zentimetern) dokumentieren.

Zur orientierenden Lokalisation schmerzhafter Wirbelsäulenregionen läßt sich im Stehen ein Stauchungsschmerz auslösen. Dazu übt man hinter dem Patienten stehend mit den ausgestreckten Armen kräftigen Stauchungsdruck auf die Schulter aus oder fordert den Patienten auf, sich aus dem Zehenspitzenstand locker auf die Fersen fallen zu lassen (Fersenfallschmerz).

Vor der palpatorischen Untersuchung verschaffe man sich einen genauen topographischen Überblick (Abb. 13.14). Vom Hinterkopf aus läßt man den Zeigefinger in der medianen Muskelrinne nach kaudel gleiten. Der erste, deutlich vorspringede Dornfortsatz entspricht dem fünften Wirbel (C5), nicht dem Vertebra prominens (C7). Von hier aus tastet man sich segmentweise nach kaudal und palpiert getrennt den Interspinalraum und den dazugehörigen Dornfortsatz. Die schmerzhafte Perkussion (Reflexhammer) eines Dornfortsatzes kann isolierte Wirbelprozesse (Spondylitis, Fraktur etc.) aufdecken. Mit einiger Verläßlichkeit läßt sich auf der Verbindungslinie der Beckenkämme die Höhe des 4.

lumbalen Wirbelkörpers (L4) bestimmen. Im Stand kreuzt die Verbindungslinie der Spinae scapulae in der Regel den 3. Brustwirbel (Th3), die Verbindungslinie der unteren Skapulawinkel den 7. Brustwirbel.
Bei den palpatorischen Auffälligkeiten der paravertebralen Muskulatur unterscheidet man zwischen einem Muskelhartspann, bei dem es sich um mehrere Segmente übergreifende Tonuserhöhungen handelt, und den Myogelosen. Letztere sind bohnengroße, knotige Verdickungen der Muskulatur, die auf stoffwechselbedingte Konsistenzveränderungen zurückgehen. Weitere druckschmerzhafte Punkte lassen sich u.a. bei schmerzhaften Sehnenansätzen der Rückenmuskulatur ausmachen. Besonders häufig begegnet man solchen schmerzhaften Sehnenansätzen am Hinterhaupt (hier immer zu differenzieren von einem Druckschmerz am Austritt des N. occipitalis minor oder major!), im Bereich der skapularen Rhomboideusansätze, dem sakralen Erektoransatz und den Muskelansätzen an der Crista iliaca.
Nahezu eine Conditio sine qua non der orthopädischen Wirbelsäulenuntersuchung stellt die neurologische Prüfung dar. Sie wird in Kap. 14 im Detail behandelt und ist unabdingbar bei Beschwerdebildern, die durch einen von der Wirbelsäule in die Extremitäten ausstrahlenden Schmerz charakterisiert sind. Zur Orientierung seien folgende nomenklatorische Hinweise gegeben: Als Zervikalgie bezeichnet man Schmerzzustände der Nackenregion und grenzt sie mit dem Begriff Brachialgie bzw. Zervikobrachialgie von jenen, in den Arm ausstrahlenden Schmerzen ab. Unter Lumbalgie wird ein auf die Lendenwirbelsäule beschränktes Beschwerdebild verstanden, während die Ischialgie einen radikulär bedingten, in das Bein ausstrahlenden Schmerzzustand kennzeichnet. Von pseudoradikulären Beschwerden spricht man, wenn Schmerzen von der Wirbelsäule ins Bein ausstrahlen, die Ursache aber nicht in radikulären Störungen zu sehen ist, sondern z.B. in Veränderungen der kleinen Wirbelgelenke (Spondylarthrose), die dann unter Vermittlung des N. sinuvertebralis eine radikuläre Schmerzausstrahlung imitieren.
Die Ursache radikulärer Schmerzen liegt meist in einer Kompression der Nervenwurzel, bedingt durch sich nach hinten vorwölbendes Bandscheibengewebe. Typisch ist eine reflektorische Schmerzfehlhaltung der Wirbelsäule. Der Patient nimmt unwillkürlich eine Rumpfhaltung an, bei der der Druck auf die Nervenwurzel am geringsten oder gar aufgehoben ist (Schmerzskoliose). In der Regel ist der Ischiasnerv dann gegenüber Dehnungen besonders empfindlich. Wird in Rückenlage des Patienten das gestreckte Bein passiv angehoben, kann ab einer bestimmten Winkelstellung zwischen Bein und Unterlage ein scharfer, vom Rücken in das Bein ausstrahlender Schmerz provoziert werden (positives Lasègue-Zeichen). Läßt sich auch durch Anheben des kontralateralen Beins ein Schmerz auslösen, spricht man von einem positiven gekreuzten Lasègue. Werden Nervenwurzeln oberhalb der Ischiassegmente komprimiert, z.B. bei einem Bandscheibenvorfall in den Etagen L1/L2 oder L2/L3, läßt sich ein Dehnungsschmerz des N. femoralis auslösen. Zur Prüfung befindet sich der Patient in Bauchlage, und das Bein wird pasiv in der Hüfte überstreckt (umgekehrter Lasègue).
Das Schmerzsyndrom kann von neurologischen Ausfällen begleitet sein, die je nach betroffener Nervenwurzel einem charakteristischen Muster folgen (Tabelle 13.2). Eine klare Segmentzuordnung gelingt nicht immer, teils weil die Symptomatik nicht eindeutig genug ausgeprägt ist, teils weil mehrere Segmente befallen sind. Stets muß man sich darüber im klaren sein, daß Ausfälle in einem Wurzelsegment nicht immer eindeutig auf eine bestimmte Bandscheibenetage hinweisen, z.B. kann sowohl ein Bandscheibenvorfall in Höhe L4/L5 als auch in Höhe L5/S1 Ausfälle der Nervenwurzel S1 herbeiführen.
Der Lendenwirbelsäule entsprechendes gilt für die Halswirbelsäule. Nervenwurzelkompressionen durch prolabiertes Bandscheibengewebe geben sich aber an der HWS häufig nicht so klar zu erkennen wie an der LWS. Eine Übersicht der segmentzugehörigen neurologischen Ausfälle gibt Tabelle 13.3. Dem Lasègue-Zeichen entspricht an der Halswirbelsäule ein Dehnungsschmerz, der durch passive Überstreckung des elevierten Armes auszulösen ist.

13.5 Beckengürtel und Hüftgelenk

Zur Untersuchung des Beckengürtels sollte der Patient vollständig entkleidet sein, damit insbesondere die Haltung der Wirbelsäule und

Tabelle 13.2. Neurologische Symptome bei lumbalen Wurzelkompressionen

Wurzel	Hypästhesiefeld	Motorischer Ausfall	Reflexminderung
L3	Vorderer, äußerer Oberschenkel	M. quadriceps	Patellarsehnenreflex
L4	Innenseite des Unterschenkels	M. quadriceps M. tibialis anterior	Patellarsehnenreflex
L5	Äußerer, vorderer Unterschenkel, medialer Fußrücken, Großzehe	M. extensor hallucis	Tibialis-posterior-Reflex
S1	Äußerer, hinterer Unterschenkel, Fußaußenkante, Kleinzehe	M. triceps surae, Mm. glutaei, M. peronaeus	Achillessehnenreflex

Tabelle 13.3. Neurologische Symptome bei zervikalen Wurzelkompressionen

Wurzel	Hypästhesiefeld	Motorischer Ausfall	Reflexminderung
C5	Lateraler Oberarm	M. deltoideus	Bizepssehnenreflex
C6	Daumen, lateraler Unterarm	M. biceps M. brachioradialis	Bizepssehnenreflex
C7	Mittelfinger	M. triceps	Trizepssehnenreflex
C8	Kleinfinger, mediale Handkante	Kleinfingerballen	Trizepssehnenreflex

die Ausrichtung der Beine mitbeurteilt werden können.

Die Darmbeinkämme, die Spinae iliacae anteriores superiores und die Spinae iliacae posteriores superiores (die lateralen Punkte der Michaelis-Raute) sind ihrer subkutanen Lage wegen leicht aufzufindende Orientierungspunkte. Befinden sie sich im Stehen nicht auf gleicher Höhe, besteht ein Beckenschiefstand, der an einen Beinlängenunterschied denken läßt. Zur Verdeutlichung eines Schiefstandes legt der Untersucher von hinten die radiale Handkante auf die Beckenkämme (Abb. 13.15). Ein feineres Maß ist die Höhendifferenz der hinteren Darmbeinstacheln, die in vollständiger Inklination des Rumpfes durch Anpeilen von hinten gegen eine Horizontale, z.B. den Türrahmen, gut sichtbar wird (Abb. 13.15). Die Höhe der bis zum Geradstand erforderlichen Holzbrettchen unter der gesamten Fußsohle des kürzeren Beines läßt mit ausreichender Genauigkeit das Maß der Beinverkürzung abschätzten.

Reale Beinlängendifferenzen sind durch eine Verkürzung oder Verlängerung einzelner Knochen bedingt. Die Seitenunterschiede lassen sich mit dem Bandmaß erfassen: als Abstand zwischen Spina iliaca anterior superior und äußerem Kniegelenkspalt (Oberschenkelmaß), zwischen diesem Punkt und dem Außenknöchel (Unterschenkelmaß) und zwischen Spina iliaca anterior superior und dem Innenknöchel (Gesamtmaß). Scheinbare, d.h. funktionelle Beinlängendifferenzen rühren z.B. von Gelenkkontrakturen her, die im Stand die volle Entfaltung der Beinlänge nicht erlauben (Beugekontraktur in der Hüfte oder im Knie). Dann deckt die Längenbestimmung mit dem Bandmaß keine Seitenunterschiede auf.

Die Iliosakralfuge läßt sich nicht tasten, das überstehende Os ileum und die stabilisierenden Bänder überdecken sie vollständig. Folgende Handgriffe erlauben die Provokation bzw. Verstärkung eines Schmerzes:

Der Patient liegt in Seitenlage. Das unten liegende Bein wird im Hüftgelenk maximal gebeugt und vom Patienten mit beiden Händen in dieser Position fixiert. Der Untersucher umgreift den anderen Oberschenkel und bringt ihn ruckartig in Überstreckung (Mennel-Zeichen). Schmerzen bei diesem Test können allerdings auch auf ein krankes Hüftgelenk hinweisen.

Den Pumpenschwengeltest nimmt man in Rückenlage vor (Abb. 13.16). Nach maximaler Beugung in Knie- und Hüftgelenk wird das gleiche Knie passiv und nicht zu zaghaft in

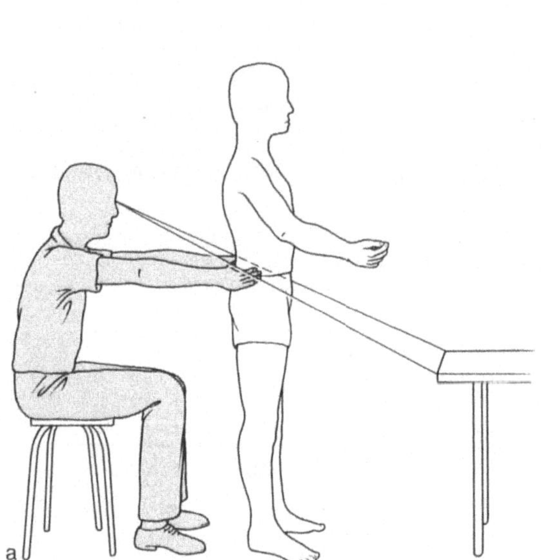

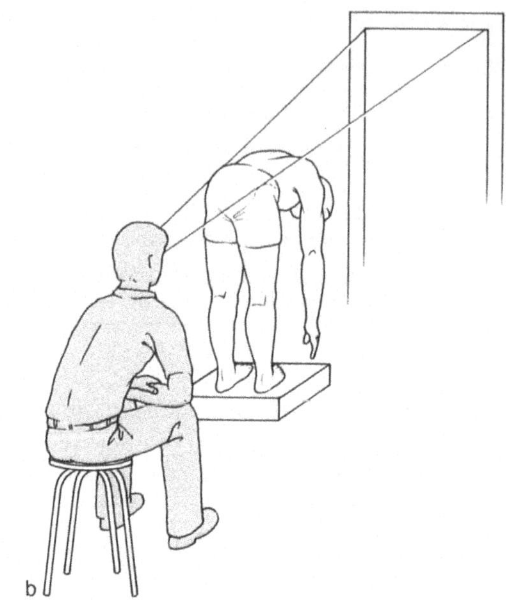

Abb. 13.15a, b. Untersuchung einer Beinlängendifferenz durch Prüfung des Beckenstandes mit Orientierung an der Crista iliaca **(a)** oder an den Spinae iliacae posteriores superiores **(b)**

Richtung zur gegenüberliegenden Schulter gedrückt. Schmerz wird bei Erkrankung der kontralateralen Iliosakralfuge ausgelöst.

Der Trochanter major ist mit seiner hinteren Fläche der Palpation gut zugänglich, während der vordere Anteil von M. tensor fasciae latae und M. glutaeus medius bedeckt wird. Ein umschriebener Druckschmerz weist auf eine Bursitis trochanterica hin. Bei der sog. schnappenden Hüfte ist das Gleiten der Fascia lata über den Trochanter major bei Beugung und Streckung der Hüfte behindert. Aktive und passive Bewegung lösen ein unangenehmes, fühlbares und manchmal auch hörbares Schnappen aus.

Der palpatorischen Untersuchung der Leistengegend kommt deshalb besondere Bedeutung zu, weil Hüftgelenkschmerzen häufig in der Leiste empfunden werden. Differentialdiagnostisch ist u.a. an Leisten- oder Schenkelhernie, Neuropathie des N. cutaneus femors lateralis, schmerzhafte Lymphknotenschwellungen und auch an die sog. Leistenzerrung zu denken. Bei letzterer handelt es sich meist um eine Tendopathie der Hüftadduktoren, wie sie häufiger bei Sportlern vorkommt. Der M. adductor longus ist am besten auf Schmerzhaftigkeit zu betasten. Bei Adduktion im Hüftgelenk gegen Widerstand formt er

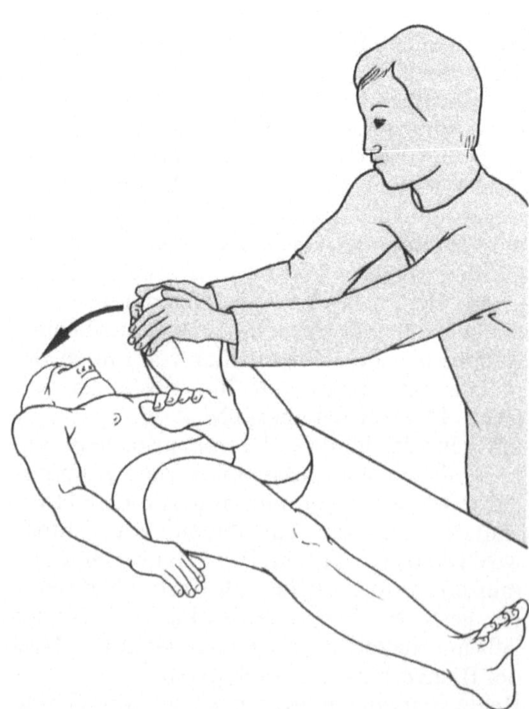

Abb. 13.16. Pumpenschwengeltest zur Schmerzprüfung der Iliosakralfuge

einen deutlichen Strang, der sich von der Symphyse bis zur Oberschenkelmitte erstreckt.
Das Hüftgelenk, in der Tiefe gelegen und von einem starken Muskelmantel bedeckt, entzieht sich weitgehend der direkten palpatorischen Untersuchung. Um so wichtiger ist die Funktionsprüfung, die bei vielen Hüftgelenkaffektionen charakteristische Hinweise gibt.
Eine verminderte Hüftbeweglichkeit kann durch Bewegungen der Wirbelsäule kompensiert und verdeckt werden. Auf derartige Kompensationsbewegungen muß geachtet werden; sie sind ggf. durch eine Fixierung des Beckens zu unterbinden.
So gelingt z.B. die Beugung und Streckung des Hüftgelenks normalerweise in dem Bereich von 140/0/10, wobei die Streckung in Bauch- oder Seitenlage geprüft werden muß. Eine behinderte Streckung im Hüftgelenk (ossäre, fibröse, muskuläre Kontraktur) kann der Patient dadurch kaschieren, daß er das Becken stärker nach vorn kippt. Es resultiert eine vermehrte Lordose in der Lendenwirbelsäule, die im Liegen durch die deutlichere Wölbung zwischen Wirbelsäule und Liege fühlbar wird. Beugt man nun das kontralaterale, gesunde Hüftgelenk bis zur Auflage des Oberschenkels auf dem Thorax, werden Beckenkippung und Lendenhyperlordose verhindert: am betroffenen Bein kann das Ausmaß der Beugekontraktur mit dem Winkel zwischen Unterlage und Oberschenkel abgeschätzt werden (Thomas-Handgriff, Abb. 13.17a, b).
Die normalen Bewegungsmaße für das Hüftgelenk sind in Abb. 13.18 dargestellt. Zur Adduktionsprüfung wird das Bein über die Körpermittellinie und die andere Extremität hinweg geführt. Oberschenkel mit großem Umfang stellen eine gewisse Behinderung zur vollen Adduktion dar. In den Endgraden der Abduktion beginnt sich das Becken mitzubewegen, erkennbar an den Spinae iliacae. Diese Kompensationsbewegung tritt früh ein, wenn die Abduktion behindert ist (Adduktionskontraktur). Meist sind dann gleichzeitig die angespannten Adduktorensehnen als harter Strang tastbar.
Die aktive Abduktion im Hüftgelenk bewerkstelligt in besonderem Maße der M. glutaeus medius. Beim Gehen verhindert er während der Standphase das Absinken des Beckens zur nicht unterstützten Seite. Zu einer Schwäche des Glutaeus medius können z.B. jene Zustände führen, die Ursprung und Ansatz einander annähern (Coxa vara, Trochanterhoch-

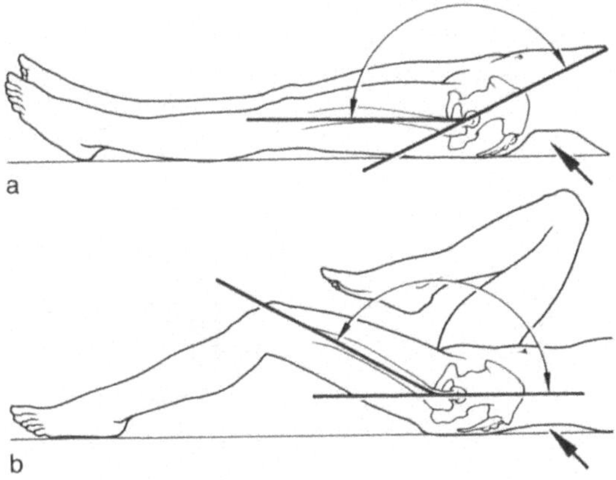

Abb. 13.17. Thomas-Handgriff zur Prüfung einer Beugekontraktur im Hüftgelenk

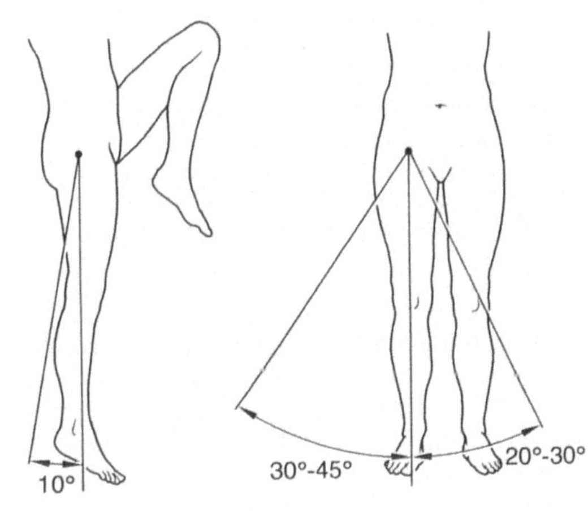

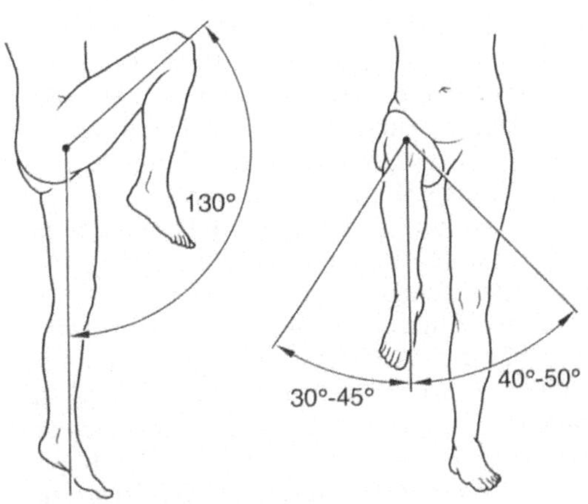

Abb. 13.18. Beweglichkeit des Hüftgelenkes nach der Neutral-Null-Methode

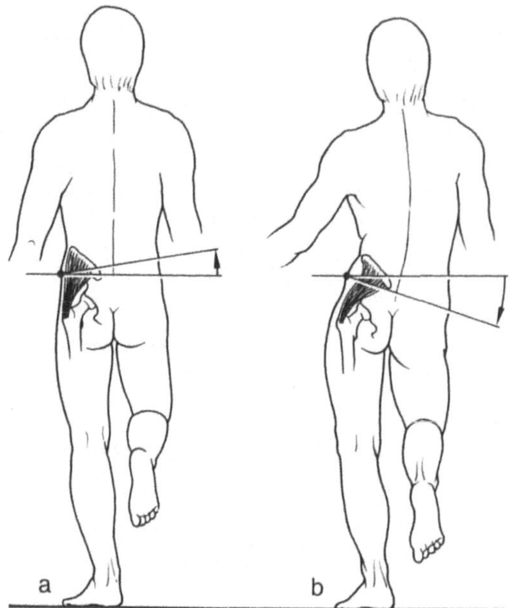

Abb. 13.19. a Negatives Trendelenburg-Zeichen. In der Standphase hält die Glutäalmuskulatur des Bekken waagerecht. **b** Positives Trendelenburg-Zeichen. Bei Schwäche der Glutäalmuskulatur sinkt das Becken im Einbeinstand zur gesunden Seite ab

stand), oder Erkrankungen, die zu einer Minderung der Muskelmasse führen (zentrale und periphere Lähmungen, Muskeldystrophie, Inaktivitätsatrophie). Wird der Patient in solchen Fällen aufgefordert, auf dem kranken Bein zu stehen, fällt das Becken zur gesunden Seite hin ab (positives Trendelenburg-Zeichen, Abb. 13.19). Bei starker Ausprägung der Glutäusschwäche ist der Patient gezwungen, seinen Oberkörper zur kranken Seite hin zu verlagern, allein um das Gleichgewicht zu halten. Das charakteristische Gangbild wird als Duchenne-Hinken bezeichnet.

Die Rotationen im Hüftgelenk lassen sich sowohl in Streckstellung als auch in Beugestellung untersuchen. Die Unterschenkel dienen dabei als Winkelanzeiger. Die Innenrotation ist neben der Abduktion die Bewegung, die bei der Koxarthrose am frühesten und am stärksten beeinträchtigt wird. Auch bei der Epiphysiolysis capitis femoris ist die Innenrotationseinschränkung ein charakteristisches Phänomen, weil die Hüftkopfepiphyse in der Regel nach hinten unten abrutscht. Die Außenrotation ist vermehrt. Wird bei diesen Patienten das Hüftgelenk gebeugt, versucht sich die abgerutsche Kopfepiphyse in der Hüftgelenkpfanne zu rezentrieren; das Femur gerät so zwangsläufig in Abduktions- und Außenrotationsstellung (Drehmann-Zeichen).

Im Neugeborenenalter ist die klinische Untersuchung des Hüftgelenks obligater Bestandteil der Vorsorgeuntersuchung, die insbesondere auf die Früherkennung einer Hüftdysplasie abzielt. Die wichtigsten klinischen Zeichen einer Hüftdysplasie und Hüftluxation sind: Bewegungseinschränkung, Beinverkürzung, Hautfaltenasymmetrie, auffälliger Tastbefund. Die Bewegungsprüfung des Hüftgelenks beim Neugeborenen muß die physiologische Streckhemmung berücksichtigen. Bei rechtwinklig gebeugtem Knie- und Hüftgelenk gelingt normalerweise eine Abduktion von 80–90°. Seitendifferente Oberschenkellängen kann man bei paralleler Ausrichtung der Oberschenkelachsen unter rechtwinkliger Beugung von Knie- und Hüftgelenken erkennen. Bei der Beurteilung einer Hautfaltenasymmetrie werden die Beine von ventral und dorsal betrachtet, beide Beine müssen eine symmetrische Lage einnehmen. Die Tastuntersuchung bleibt dem Erfahrenen vorbehalten. Dem Prinzip nach werden bei der Betastung die unterschiedlichen Stabilitätsgrade des Hüftgelenkes beurteilt. Beim Roser-Ortolani-Zeichen handelt es sich um ein hör- und fühlbares Schnappphänomen, das in den ersten Lebenstagen ausgelöst werden kann, wenn sich der instabile Hüftkopf durch Adduktion und Längsdruck lateralisieren und unter Abduktion reponieren läßt.

13.6 Knie, Oberschenkel und Unterschenkel

Zunächst betrachtet man den Patienten im Stand. Das Kniegelenk sollte vollständig gestreckt werden können. Auch geringe Streckdefizite (Beugekontraktur) deuten auf pathologische Veränderungen hin. Eine leichte Überstreckbarkeit bis etwa 5° ist normal. Werden 10° überschritten, spricht man von einem Genu recurvatum.

Von vorne betrachtet, verläuft die Tragachse des Beins durch die Zentren von Hüftgelenk, Kniegelenk und Sprunggelenk (Mikulicz-Linie, Abb. 13.20). Zur klinischen Prüfung dieser orthograden Ausrichtung des Beins verbindet man die Mitte des Lig. inguinale (entsprechend dem Femurkopfzentrum) und die

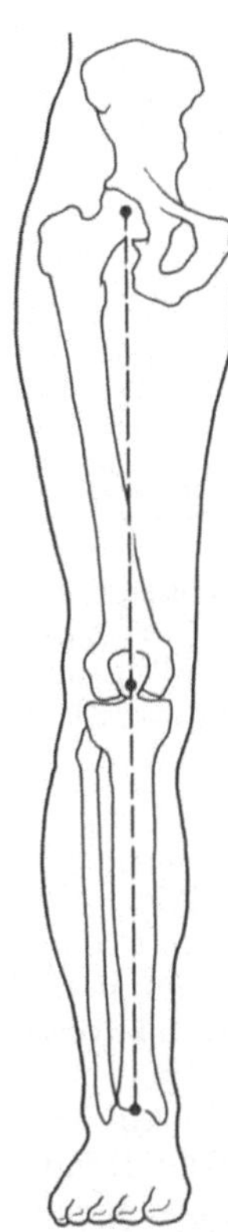

Abb. 13.20. Traglinie des Beines, die normalerweise durch die Zentren von Hüft-, Knie- und Sprunggelenk verläuft (Mikulicz-Linie)

Mitte des oberen Sprunggelenks mit Hilfe einer gespannten Schnur. Normalerweise verläuft die Schnur dann genau über der Patellamitte. Liegt das Patellazentrum medial der Linie, besteht ein X-Bein (Genu valgum), liegt sie lateral der Mikulicz-Linie, ein O-Bein (Genu varum). Findet sich der Scheitel einer Achsabweichung nicht in Höhe des Kniegelenks, sondern im Bereich der Tibia (z.B. Rachitisdeformierung), spricht man von einem Crus varum bzw. valgum.

Für klinische Belange ist es ausreichend, beim X-Bein den Malleolenabstand (in Zentimeter) bei einander anliegenden Femurkondylen zu messen. Beim O-Bein wird der Hautabstand zwischen den Femurkondylen bei einander berührenden Malleolen bestimmt. Abweichungen der Beinachse aus der physiologischen Traglinie bedingen eine Mehrbelastung eines Kniekompartiments, des medialen bzw. des lateralen. Auf Dauer kann eine Varus- bzw. Valgusgonarthrose resultieren.

Schon geringe Muskelatrophien führen zu einer sichtbaren und unter Muskelanspannung auch tastbaren Asymmetrie der Quadrizepskonturen. Der Vastus medialis ist für Atrophien besonders anfällig. Seine Verschmächtigung ist stets als Hinweis auf einen Kniebinnenschaden zu werten, wenn nicht eine neurologische Ursache oder eine gewollte Ruhigstellung des Kniegelenks zugrunde liegt.

Zur palpatorischen Untersuchung orientiert man sich an den Femurkondylen, der Patella und der Tuberositas tibiae. Den Kniegelenkspalt findet man bei ausgeprägtem Subkutangewebe nicht immer auf Anhieb. Dann tastet man sich von der seitlichen Fläche der Tuberositas tibiae nach kranial bis an das Tibiaplateau. Von hier aus kann man unter passiven Kniebewegungen die Lage des Gelenkspalts sicher bestimmen und in seiner Zirkumferenz umfahren. Lokale Druckempfindlichkeit kann Ausdruck einer Meniskopathie sein.

Bei allen sog. Meniskuszeichen handelt es sich um Untersuchungsmanöver, die auf Zerrung oder Druck der meniskealen Ansatzzone abzielen. Fallen folgende Tests schmerzhaft aus, spricht das für eine Innenmeniskusläsion, schmerzfreie Tests schließen aber die Meniskusläsion nicht aus:

Steinmann-Zeichen: Schmerz über dem medialen Gelenkspalt bei ruckartiger Außenrotation des Unterschenkels in verschiedenen Beugegraden.

Böhler-Zeichen: Adduktionsschmerz in Streckstellung, ggf. bei gleichzeitigem Daumendruck auf den Gelenkspalt.

Payr-Zeichen: Schmerz im Schneidersitz bei vertikalem Druck auf das Knie.

Der Außenmeniskus wird in entsprechender Weise überprüft, jetzt mit Innenrotations- und Abduktionsbewegungen.

Schwellungen im Kniebereich treten z.B. bei einer Bursitits präpatellaris als umschriebene, fluktuierende Vorwölbung vor der Kniescheibe auf. Ein Gelenkerguß dagegen äußert sich in einer verstrichenen Gelenkkontur, die im Bereich des oberen Rezessus besonders deutlich wird. Komprimiert man bei gestrecktem Knie den Gelenkraum, sammelt sich die Flüssigkeit unter der Patella, hebt sie an, und bei kräftigem Druck durch einen palpierenden Finger schlägt die Kniescheibe in ihrem Gleitlager fühlbar auf (tanzende Patella). Kleinere Ergüsse reichen nicht aus, die Patella ballotieren zu lassen. Unter Kompression des Recessus suprapatellaris läßt sich aber bei Druck auf

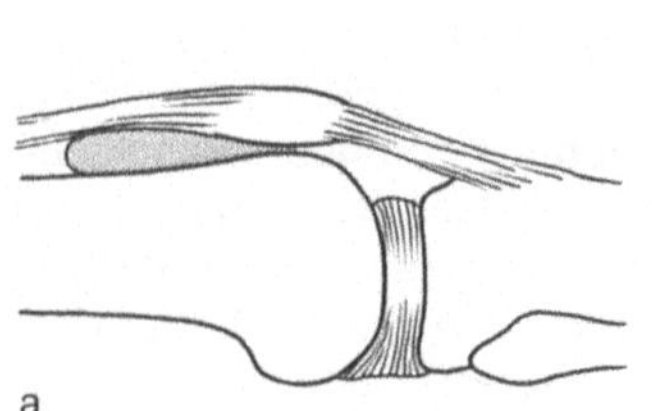

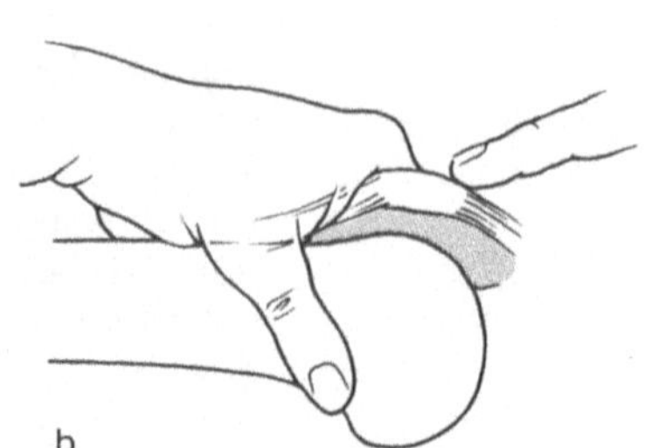

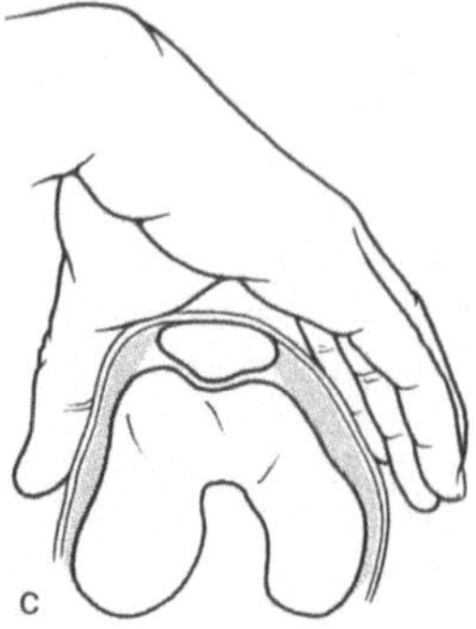

Abb. 13.21a–c. Prüfung eines Kniegelenkergusses. Bei gestrecktem Kniegelenk befindet sich der Großteil der Gelenkflüssigkeit im oberen Rezessus **(a)**. Durch Kompression mit einer Hand wird die Flüssigkeit unter die Patella gepreßt, so daß mit dem Zeigefinger der anderen Hand ein Ballotieren der Patella tastbar wird (Patellatanzen) **(b)**. Kleine Ergüsse lassen sich am besten durch seitliche Palpation ausmachen, indem die Flüssigkeitssäule zwischen den Fingern verschoben wird

die seitlichen Partien des Gelenkes das Ausweichen der Flüssigkeit zur Gegenseite erfühlen (Abb. 13.21a–c).

Auch bei einer Synovialisverdickung (z.B. Synovitis bei chronischer Polyarthritis) erscheinen die Kniekonturen ebenfalls unscharf. Um eine Gelenkschwellung durch Erguß und die Dicke der Synovialis abschätzten zu können, beugt man das Kniegelenk und palpiert den Bereich des medialen oder lateralen Kondylus, dem die Gelenkkapsel jetzt straff aufliegt. Eine Verdickung gibt sich als teigige Resistenzvermehrung zu erkennen (Seitenvergleich!).

Schwellungen in der Kniekehle untersucht man am besten in Bauchlage bei angewinkelten Kniegelenken. Eine Kniekehlenzyste wird als prallelastische und wenig druckdolente Vorwölbung tastbar, die meist von der Bursa semimembranosogastrocnemica ausgeht. Diese Bursa kann mit dem Kniegelenk in Verbindung stehen, wobei eine Art Ventilmechanismus den Abfluß eines Knieergusses in die Bursa gestattet, den Rückfluß aber verhindert. So sind Kniekehlenzysten meist nicht Ausdruck echter Bursitiden, sondern Folge eines Kniegelenkergusses. Kniekehlenzysten sollten stets Anlaß sein, nach einem Kniebinnenschaen (Synovitis, Meniskusläsion etc.) zu fahnden.

Die Seitenbänder können nur bei schlanken Individuen palpatorisch identifiziert werden: Das Innenband ist dann am besten in Höhe des Gelenkspalts als flache, der Kapsel aufliegende Struktur fühlbar, während das Außenband als drehrundes Band vom Fibulaköpfchen nach kranial zieht. Druckschmerz im Bandverlauf weist auf eine Läsion hin. Besonders bekannt ist der Druckschmerz am proximalen Innenbandansatz nach Abduktionstraumata („Skifahrerpunkt").

Erst die Funktionsprüfung läßt eine Aussage über die mechanische Relevanz einer Bandverletzung zu. Der Untersuchungsgang fällt dem Ungeübten nicht leicht; aber auch der Erfahrene wird sich nicht scheuen, das Gelenk mehrfach zu verschiedenen Zeiten zu untersuchen, um zu einer sicheren Diagnose zu kommen. Zur Prüfung der Innenbandstabilität befindet sich der Patient in Rückenlage, das gestreckte Bein wird auf dem Darmbeinkamm des Untersuchers gelagert und hier mit dem Ellenbogen arretiert. Eine Hand plaziert man in Höhe des medialen Tibiaplateaus, die andere auf dem lateralen Femurkondylus (Abb. 13.22). In voller Streckung des Gelenks kann der mediale Gelenkspakt mit valgisierendem Druck normalerweise nicht aufgeklappt werden, ggf. wird ein Zerrungsschmerz provoziert. In leichter Kniebeugung kann eine geringe Aufklappbarkeit normal sein (Seitenvergleich!). Entsprechendes gilt für die Prüfung des Außenbandes; hier ist aber eine gewisse Nachgiebigkeit des Bandes physiologisch.

Das Schubladenphänomen weist auf eine Kreuzbandschädigung hin. Das Kniegelenk steht in Rechtwinkelstellung, der Untersucher sitzt auf dem aufgesetzten Fuß und fixiert ihn so auf dem Untersuchungstisch. Mit beiden Händen wird der Tibiakopf vorsichtig, aber kräftig nach vorn gezogen („vordere Schub-

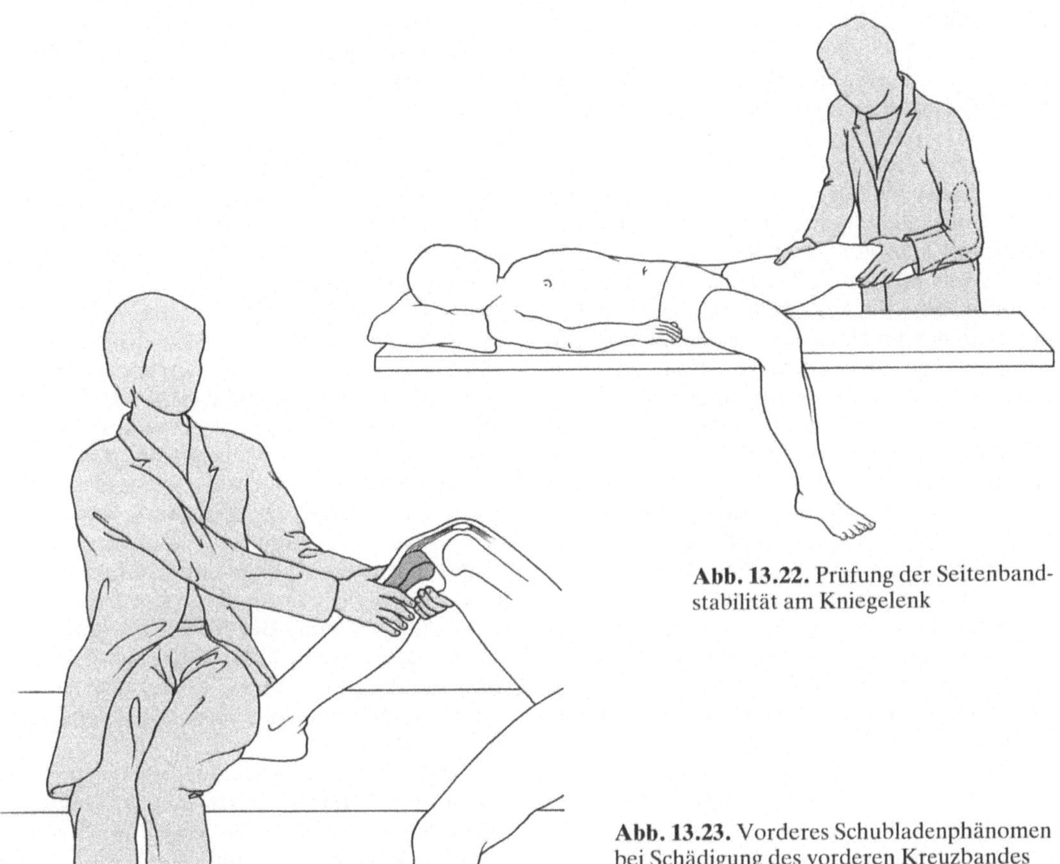

Abb. 13.22. Prüfung der Seitenbandstabilität am Kniegelenk

Abb. 13.23. Vorderes Schubladenphänomen bei Schädigung des vorderen Kreuzbandes

lade"). Dabei muß die Muskulatur, wie bei allen Stabilitätsprüfungen, entspannt sein (Abb. 13.23). Eine Verschiebung um mehr als 5 mm spricht für eine vordere Kreuzbandschädigung. Dasselbe Manöver wird in 30° Kniebeugung durchgeführt (Lachman-Test). Als „hintere Schublade" bezeichnet man eine Verschieblichkeit des Tibiakopfes nach hinten – sie ist bei einer hinteren Kreuzbandruptur positiv.

Gelenkkrepitationen und Gelenkgeräusche sind häufig und haben bei weitem nicht immer Krankheitswert. Insbesondere sind hörbare einzelne Knacklaute ein häufiges und harmloses Phänomen. Feines, subpatellares Reiben bei passiver Kniebewegung ist Ausdruck eines retropatellaren Knorpelschadens, wie er bei der femoropatellaren Arthrose am ausgeprägtesten auftritt. Oft schmerzt dann auch die plötzliche Anspannung des Quadrizepsmuskels, wenn der Untersucher gleichzeitig die Kniescheibe in ihr Gleitlager preßt (Zohlen-Zeichen).

Druckschmerz an der medialen oder lateralen Patellakante findet sich bei Insertionstendinosen der Retinakula. Als Sonderform der Tendinose ist die umschriebene Druckschmerzhaftigkeit an der Apex patellae aufzufassen (Patellaspitzensyndrom). Charakteristischerweise kann bei entspannter Quadrizepsmuskulatur an der Patellaspitze ein scharfer Druckschmerz ausgelöst werden, der bei der Anspannung des Quadrizeps verschwindet.

Eine luxierte Kniescheibe reponiert sich meist spontan, der Arzt kann das Ereignis nur anamnestisch erfragen. Typischerweise schildert der Patient ein ausgeprägtes Luxations- und Repositionsgefühl. Provoziert der Untersucher eine erneute Luxation, indem er in Streckstellung des Gelenks die Patella mit beiden Daumen zunehmend nach lateral verschiebt, reagiert der Patient in ängstlicher Erwartung der Luxation oft mit Quadrizepsanspannung („apprehension-test").

13.7 Fuß

Für die Inspektion des Fußes gilt das für die Hand Gesagte analog. Man achtet auf Trophik der Weichteile, Sohlenbeschwielung, Hautfarbe, insbesondere nach längerem Stehen, lokalisierte oder den gesamten Fuß bzw. auch den Unterschenkel betreffende Schwellung und Entzündungszeichen.

Der Belastung des Fußes entspricht eine besondere Gewölbekonstruktion, die sich aus der medialen und lateralen Längswölbung und der vorderen Querwölbung zusammensetzt. Bestehen Formveränderungen des Fußes, lassen sich diese meist mit ausreichender Genauigkeit durch Inspektion im Stehen und Gehen und Beweglichkeitsprüfung einordnen. Auf 4 Elemente sollte dabei besonders geachtet werden: Kalkaneusachse, mediales Längsgewölbe, vorderes Quergewölbe, Stellung von Vor- und Rückfuß zueinander.

Die Kalkaneusachse (Abb. 13.24) ist bei Betrachtung im Stand normalerweise bis zu 5° nach innen geneigt (physiologische Valgusstellung). Größere Abweichungen von der Vertikalen werden als Pes varus (<0°) bzw. als Pes valgus – Knickfuß – (>5°) bezeichnet.

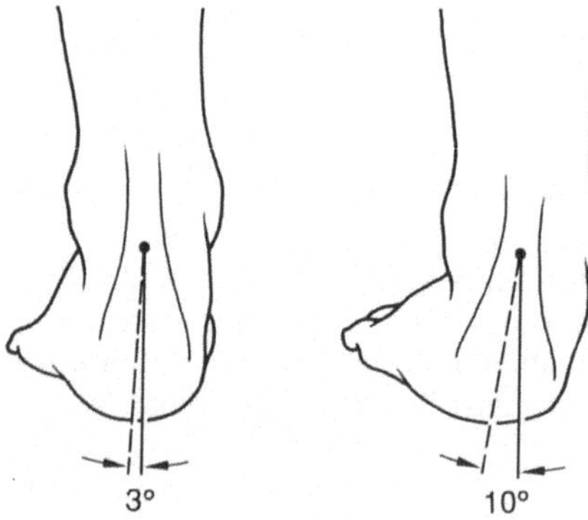

Abb. 13.24. Fersenvalgität bei Knickfuß

Das mediale Längsgewölbe bleibt beim normalen Fuß im Stand mehr oder weniger vollständig erhalten. Eine deutliche Abflachung der Längswölbung findet man beim Senkfuß. Die Finger des Untersuchers lassen sich dann nicht oder nur angedeutet unter das Längsgewölbe schieben. Erst in stärkeren Ausprägungsgraden, wenn das Os naviculare den Fußboden berührt, spricht man von einem Plattfuß (Pes planus). Den Hohlfuß (Pes excavatus) kennzeichnet ein besonders ausgeprägtes mediales Längsgewölbe (Abb. 13.25a–c).

Mit dem Absinken des Vorfußquergewölbes treten die mittleren Metatarsalköpfchen tiefer, und der Vorfuß verbreitert sich (Pes transversus, Spreizfuß). Die Belastung des Vorfußes während des Gehaktes konzentriert sich nicht mehr auf den Groß- und Kleinzehballen, sondern verteilt sich auf die gesamte Reihe der Mittelfußköpfchen. Bei Betrachtung der unbelasteten Fußsohle fallen die relative Konvexität des Vorfußes und die charakteristische Schwielenbildung unter den mittleren Metatarsalköpfchen auf.

Der Sichelfuß (Pes adductus) sei beispielhaft für die vielfachen Deformitäten genannt, die von einer veränderten Stellung des Vorfußes zum Rückfuß geprägt sind. Metatarsalia und Zehen weichen hier gegenüber der Fußwurzel nach medial ab, so daß der innere Fußrand einen nach medial offenen, sichelförmigen Bogen bildet.

Kennzeichnend für den Spitzfuß (Pes equinus) ist eine Plantarflexionskontraktur im oberen Sprunggelenk. Je nach seiner Ursache kann der Fuß aktiv oder passiv nicht in die Nullstellung oder gar in die normale Dorsalextension gebracht werden. Es resultiert stets eine empfindliche Störung des Gehaktes.

Die genannten (und viele weitere) Formva-

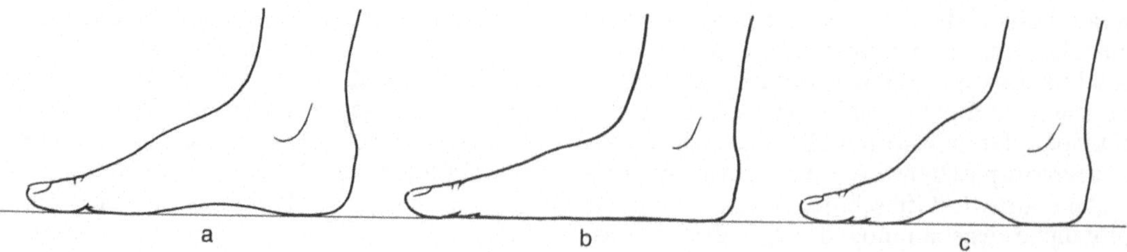

Abb. 13.25a–c. Mediales Längsgewölbe im Stand. **a** Normales mediales Längsgewölbe. **b** Längsgewölbe bei Plattfuß. **c** Längsgewölbe bei Hohlfuß

rianten des Fußes findet man als isolierte Veränderung des Fußes (z.B. beim Spreizfuß), viel häufiger aber als Kombinationen. So geht der Plattfuß stets mit einer Fersenvalgität einher (Knickplattfuß). Der Spreizfuß ist oft mit Hohlflüssigkeit oder mit Knicksenkfußkomponenten (Knicksenkspreizfuß) vergesellschaftet. Ballenhohlfuß und Hackenhohlfuß haben das verstärkte innere Längsgewölbe gemeinsam, sie unterscheiden sich aber sowohl in der Stellung der beteiligten Knochen zueinander als auch in der Art der begleitenden Fehlformen. Eine besonders komplexe Deformität ist der Klumpfuß (Pes equinovarus adductus excavatus supinatus). Der Klumpfuß hat als angeborene Deformität deshalb ganz besondere Bedeutung, weil seine Frühbehandlung zu ausgezeichneten Ergebnissen führt, während die verspätet einsetzende Therapie aufwendige operative Korrekturen beinhaltet.

Bei der Beweglichkeitsprüfung unterscheide man grundsätzlich die Bewegungen im Rückfuß und im Vor- und Mittelfuß. Plantarflektierende Bewegungen beschränken sich nicht auf das obere Sprunggelenk, sondern beziehen auch die Fußwurzelgelenke ein. Das ist bei der Untersuchung des oberen Sprunggelenks zu beachten. In ähnlicher Weise sind Pro- und Supination Kombinationsbewegungen, die ausschließlich die Bewegungen im Vor- und Mittelfuß bezeichnen und von der In- und Eversion des Rückfußes zu trennen sind. Man tut deshalb gut daran, die Pro- und Supinationsfähigkeit des Fußes unter Fixation der Ferse mit der Hand zu prüfen (Abb. 13.26a, b).

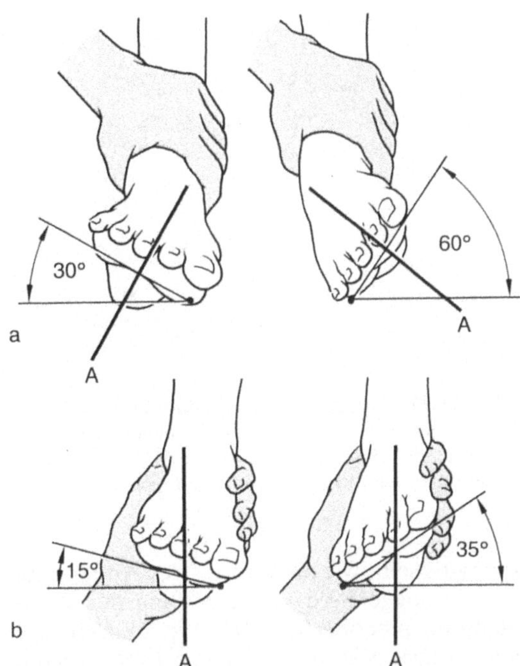

Abb. 13.26a, b. Beweglichkeitsprüfung der unteren Sprunggelenke. **a** *Links* Eversion, *rechts* Inversion. Die Kalkaneusachse *(A)* wandert mit und kennzeichnet die Bewegungen des Rückfußes. Die Lagebeziehung von Vor- und Rückfuß bleibt bei dieser Prüfung unverändert. **b** *Links* Pronation, *rechts* Supination. Die Ferse wird mit der untersuchenden Hand fixiert. Der Bewegungsausschlag wird ausschließlich in den Mittelfußgelenken erreicht, die Kalkaneusachse *(A)* bleibt unverändert

Die Palpation der Sprunggelenk- und Fußregion kann schwierig sein; sie hat aber aufgrund der Häufigkeit von Fußbeschwerden große praktische Bedeutung. Zur palpatorischen Untersuchung des Fußes sitzt der Patient am besten mit frei herabhängenden Beinen. Als Orientierungspunkte dienen die Achillessehne und die Malleolen.

Die Achillessehne und ihr Gleitgewebe wird vom kalkanearen Ansatz bis zum Übergang in den Triceps surae geprüft. Druck am Sehnenansatz löst bei Insertionstendopathien Schmerzen aus, die sich bei isometrischer Plantarflexion verstärken. Ähnliche Symptome können sich z.B. im Verlauf eines Morbus Bechterew einstellen, oft gleichzeitig mit Schmerzpunkten ventral des Sehnenansatzes (Bursitis tendinis calcanei) und an den seitlichen Fersenbeinpartien (Periostitis). Bei der Paratenonitis läßt sich im Gleitgewebe, also neben der Sehne, ein Schmerz provozieren, der in ausgeprägten Fällen mit bewegungsabhängigen Krepitationen einhergeht. Tastbare Sehnenverdickungen, meist im unteren Drittel gelegen, sollten stets den Verdacht einer drohenden Sehnenruptur aufgrund lokaler Sehnenerweichungen erwecken. Ist die Sehne rupturiert, tastet man die entstandene Lücke nur dann, wenn sie nicht bereits durch Ödem und Blutung vollständig verdeckt wird. Eine kräftige Plantarflexion, am besten auf der Bettkante kniend zu testen, gelingt nicht; die erhaltene Sehne des M. plantaris vermittelt Wackelbewegungen.

Dorsal des Innenknöchels verläuft die Sehne des M. tibialis posterior. Umschriebene Schwellungen im Sehnenverlauf, begleitet von Druckschmerz und tastbaren Krepitationen bei Bewegung, können Ausdruck einer Teno-

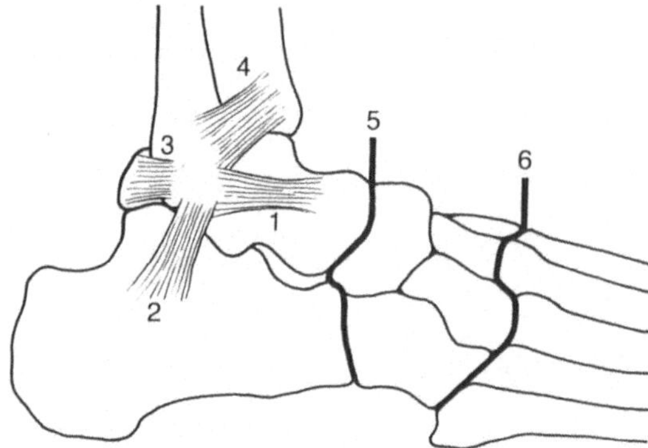

Abb. 13.27. Topographie der Fußaußenseite. *1* Lig. fibulotalare anterius, *2* Lig. fibulocalcaneare, *3* Lig. fibulotalare posterius, *4* vordere Syndesmose, *5* Chopart-Gelenklinie, *6* Lisfranc-Gelenklinie

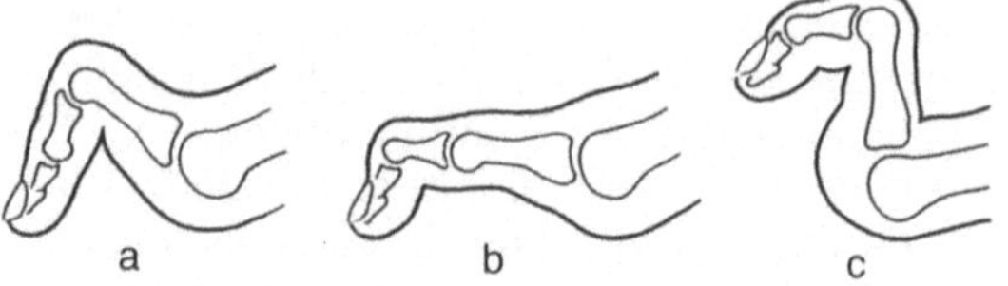

Abb. 13.28a–c. Zehendeformitäten. **a, b** Hammerzehen. **c** Krallenzeh

synovitis sein, wie man sie auf der Außenseite des Sprunggelenkes auch entlang der Peronäalsehnen beobachtet. Das Lig. deltoideum, verletzungsgefährdet bei Eversionstraumata, ist durch seine Lage unter den Sehnen und dem Retinakulum der direkten Palpation nicht zugänglich.

Die Sehne des M. tibialis anterior springt beim kräftigen Anheben des inneren Fußrandes in einer Hautfalte vor. Die Sehne des M. extensor hallucis liegt lateral davon und gibt sich bei Dorsalextension der Großzehe zu erkennen. Verfolgt man die Tibialissehne nach distal, erreicht man die Articulatio tarsometatarsea I. Sie ist der Eingang in die Lisfranc-Gelenklinie (Abb. 13.27). Auf gleicher Höhe, aber fußrückenwärts ist der typische Fußrückenhöcker lokalisiert, über dem sich u.a. durch Schuhdruck lästige Bursitiden ausbilden können. Proximal des Sehnenansatzes liegt das Talonavikulargelenk, das Teil der Chopart-Gelenklinie ist. Es läßt sich durch abwechselnde In- und Eversion des Rückfußes identifizieren.

Auf der Außenseite orientiert man sich am Knöchel und an der gut tastbaren Basis des 5. Metatarsale, dem Ansatzpunkt des kurzen Peronäusmuskels. Am Außenknöchel gibt es vier klinisch wichtige Ligamente. Obgleich sie nicht deutlich tastbar sind, ist die Kenntnis ihrer Topographie wichtig, ihrer häufigen Beteiligung bei Sprunggelenkdistorsionen wegen.

Der untere Fersensporn verrät sich meist schon durch die belastungsabhängigen Schmerzen an der plantaren Ferse. Typisch ist ein relativ eng umschriebener Druckschmerz im medialen Bereich des Fersenpolsters.

Als Hallux valgus bezeichnet man die Abwinkelung der Großzehe im Grundgelenk nach lateral hin. Meist ist er Folge eines Spreizfußes: die Vorfußverbreiterung führt zu einer Verlagerung der Flexor- und Extensorsehnen nach lateral und zieht die Großzeh in die Deformität. Beschwerden bereitet oft das medial stark vorstehende erste Mittelfußköpfchen (sog. „Ballen"), über dem sich durch Schuhdruck Bursitiden entwickeln können. Dem Hallux rigidus liegt eine Arthrose des Großzehgrundgelenks zugrunde. Insbesondere die eingeschränkte Dorsalextension führt zu Beschwerden während des Abrollvorgangs. Äußerlich besteht eine schmerzhafte, höckrige Auftreibung des Gelenks ohne Fehlstellung wie beim Hallux valgus.

Krallenzehen sind durch eine Überstreckung der Grundgelenke und Beugung beider Intraphalangealgelenke gekennzeichnet. Dieser Zustand trifft gewöhnlich alle Zehen gleichzeitig und ist häufig mit einem Hohlfuß kombiniert. Bei der Hammerzehe dagegen fehlt die Überstreckung im Grundgelenk, während zumindest das proximale Interphalangealgelenk in Beugung steht. In den meisten Fällen ist nur eine Zehe betroffen (Abb. 13.28a–c).

Literatur

Debrunner HU (1978) Orthopädisches Diagnostikum. Thieme, Stuttgart

Dvorak J, Dvorak V (1983) Manuelle Medizin – Diagnostik. Thieme, Stuttgart New York

Hoppenfeld S (1982) Klinische Untersuchung der Wirbelsäule und der Extremitäten. Fischer, Stuttgart New York

Hoppenfeld S (1980) Orthopädische Neurologie. Enke, Stuttgart

Münzenberg K (1990) Orthopädie in der Praxis. Edition Medizin, Weinheim

Pitzen P, Rössler H (1983) Kurzgefaßtes Lehrbuch der Orthopädie. Urban & Schwarzenberg, München

McRae R (1982) Klinisch-orthopädische Untersuchung. Fischer, Stuttgart New York

14 Neurologie

K. Dieckhöfer

Angesichts der Vielfalt von Details, die bei einer gründlichen neurologischen Untersuchung erforderlich sind, ist es zweckmäßig, sich einen systematischen stringenten Untersuchungsgang anzugewöhnen. Es bietet sich an, die Untersuchungstechnik funktionell, systemisch (Trophik, Reflexe in toto etc.) oder nach einzelnen Körperregionen zu gestalten, um wichtige Einzelheiten nicht zu übersehen. Bewährt hat sich aufgrund eigener Erfahrung die Untersuchungsmethode nach Körperregionen.

14.1 Kopf

14.1.1 Inspektion und Palpation

Bei Inspektion und Palpation des Schädels sind besonders zu berücksichtigen:

- Größe und Deformitäten,
- Verletzungen.

Größe und Deformitäten des Schädels

Der größte Horizontalumfang des Erwachsenenschädels beträgt zwischen 53 cm (bzw. 51 cm bei Frauen) und 60 cm. Der Regelumfang liegt bei 55–57 cm. Der größte Längsdurchmesser beträgt im Durchschnitt ca. 17–21 cm, der größte Breitendurchmesser 14–18 cm. Bei diesen Maßen ist das Verhältnis zur Größe und Masse des gesamten Körpers in Rechnung zu ziehen (s. Kap. 4 und 17).

Mikrozephalie (Mikrokranie): besteht bei einem Schädelumfang unter 49 cm, wobei das Gesicht überbetont ist. Dabei sind von besonderer Bedeutung die Prognathie (das Vortreten des Ober- bzw. Unterkiefers) und der geringe Abstand zwischen beiden Augen (vor allem bei Idiotie).

Hydrozephalie (oder Makrozephalie): abnorm großer Schädel (über 60 cm) mit breiter Stirn, kleinem Gesicht und nach unten gerichteten Augen („Sonnenuntergangsphänomen“). Bei ausgeprägtem Hydrozephalus, der in Makrozephalie zum Ausdruck kommen kann, liegt geistige Schwäche vor.

Der *Aztekenkopf* zeichnet sich dadurch aus, daß die flache Stirn und die Nase nahezu in einer Linie liegen.

Beim *Vogelgesicht (Opisthognathie)* springt das Kinn stark zurück.

Hpyertelorismus bezeichnet einen Schädel mit vergrößerter Augendistanz, verkürztem Schädellängsdurchmesser und breiter eingesunkener Nasenwurzel (vornehmlich bei Kretinismus).

Beim *Turmschädel (Turrizephalus)* liegt eine Verkürzung des Längsdurchmessers vor; der Schädel ist auffallend hoch, Stirn und Hinterkopf fallen steil ab (z.B. bei familiärem hämolytischem Ikterus). Stirn- und Scheitelpartie springen bei rachitischen Schädeln stark vor, das Hinterhaupt ist abgeflacht.

Die *Dysostosis craniofacialis (Crouzon)* ist eine angeborene prämature Synostose der Schädelnähte mit Akrozephalus (Spitzschädel), verbunden mit Hypoplasie des Oberkiefers, nicht selten auch mit Schwachsinn einhergehend. Doch hüte man sich, allein von einer auffälligen ungewöhnlichen Schädelform auf psychopathologische Besonderheiten zu schließen. So haben Imbezile vielfach, doch nicht immer, eine kleine Kopfform. Nicht selten sind gewisse Schiefheiten des Schädels, Schädelasymmetrien, Folge zerebraler Entwicklungsstörungen oder perinataler Hirnschädigungen (mütterliches Becken und Geburtsvorgang beeinflussen weitgehend die Schädelkonfiguration – und in deren Folge auch eine mögliche Gesichtsasymmetrie).

Verletzungen des Schädels

Bei der Inspektion des Schädels ist auf äußere Verletzungen, Schwellungen oder Beulen zu achten.

Narben sind nach Lage, Form und Länge sowie hinsichtlich ihrer Verschieblichkeit über

den Schädelknochen anzugeben. Narben, über deren Herkunft der Patient keine sicheren Angaben erteilen kann, legen den Gedanken an Epilepsie nahe.
Nicht zuletzt mit Rücksicht auf eine spätere EEG-Ableitung muß nach alten Knochenlükken oder gar frischen Impressionsfrakturen getastet werden. Bei Knochenlücken ist die Kopfhaut in diesem Abschnitt eingesunken, die Hirnpulsation darüber palpabel, ggf. beim Bücken, Husten und Pressen bei straffgespannter Kopfschwarte in Erscheinung tretend und dann leichter prüfbar. Prominent tritt der Bereich über eine Knochenlücke allenfalls bei intrakranieller Raumforderung hervor, dann ist auch die Pulsation nicht zu tasten. Brillen- oder Monokelhämatom, Blutungen aus dem Ohr, Hämatotympanon, Auslaufen von Flüssigkeit aus dem Nasengang (Liquorrhöe) weisen auf einen Schädelbasisbruch hin, der nicht selten ohne erkennbare Frakturlinie im Röntgenbild rein klinisch diagnostiziert werden muß. Allerdings sprechen Blutungen aus dem Nasenraum ebenso wie Brillen- oder Monokelhämatom nur dann für einen Basisbruch, wenn Traumen auf Nase oder Augen nicht unmittelbar erfolgten.

14.1.2 Perkussion des Schädels

Normalbefund: „Schädel nicht klopfempfindlich".
Kranzförmig erfolgt an der oberen Zirkumferenz die Perkussion der Schädekalotte. Wichtig ist diese Untersuchung besonders bei Kopfunfällen. „Scheppern" (Geräusch des gesprungenen Topfes) ist bei der Perkussion in Fällen zu hören, wo Tumor oder Hydrozephalus zu einer Sprengung der Nähte geführt haben, ferner auch bei Schädelfrakturen. Bei der Schädelperkussion ist gelegentlich auch – z.B. bei einem subduralen Hämatom oder über einem Meningeom – eine unilaterale Schallverkürzung zu konstatieren. Umschriebener Druck- und Klopfschmerz findet sich manchmal bei Hirntumoren, häufiger noch bei Hirnabszeß, ferner bei Knochenprozessen. Diffuser Klopfschmerz läßt an eine Meningitis denken, wird andererseits aber auch von empfindlichen und hypochondrischen Kranken gerne angegeben. Die Perkussion von Stirn- und Kieferhöhle gibt die Möglichkeit zu weiterer, oft zuverlässiger Lokalisation eines bislang nur diffus angegebenen Kopfschmerzes.

14.1.3 Aktive und passive Beweglichkeit des Kopfes

Normalbefund: „Kopf aktiv und passiv frei beweglich, kein Meningismus".
Neigung des Kopfes nach vorn und rückwärts sowie Drehung nach rechts und links werden beim entspannten Patienten geprüft. Degenerationserscheinungen der HWS lassen dabei oft zuweilen schmerzhafte Reibegeräusche in Erscheinung treten. Muskelverspannungen der Nackenbeuger, die oft eine Einschränkung der Beweglichkeit des Kopfes mit sich bringen, sind nicht selten von Schmerzen begleitet (z.B. bei akuter zervikaler Diskushernie oder zervikalen Spondylose), besonders bei der Funktionsprüfung der HWS. Ein sich hinlegender Parkinson-Patient läßt oft den Kopf vor dem allmählichen Absinken auf die Unterlage noch eine Weile „in der Luft stehen", man spricht dann vom „psychischen Kopfkissen".
Die Blockwirbelbildung beim Klippel-Feil-Syndrom verursacht ebenso eine eingeschränkte Beweglichkeit. Neben einer Parese der Hals- und Nackenmuskeln kann sich aber auch bei der Funktionsprüfung der Beweglichkeit der HWS psychogenes Fehlverhalten zeigen: Aktive Bewegungen werden unvollständig oder überhaupt nicht ausgeführt, andererseits wird passiven Bewegungen aktiver Widerstand entgegengesetzt.
Streng davon abzugrenzen ist die Nackensteife als schmerzreflektorische Muskelanspannung bei Befall der Meningen oder bei Vorliegen von Tumoren im Bereich der hinteren Schädelgrube. Die Nackensteife – vor allem im Rahmen des Opisthotonus (tonischer Krampf der Rückenmuskulatur mit Rückwärtsbeugung des Kopfes) – dient dem Körper als Schonhaltung zur Entlastung betroffener Nervenwurzeln und Meningen. Bei echtem Meningismus findet sich meist auch ein positives Lasègue-Zeichen oder Kernig-Phänomen (Unfähigkeit, die Unterschenkel in sitzender Stellung zu strecken). Bei Prüfung des Zeichens nach Brudzinski (Versuch, den Kopf des Patienten nach vorne zu beugen) werden die Beine reflektorisch angezogen.
Das Nackenbeugezeichen nach Lhermitte beim Multiple-Sklerose-Kranken (kräftiges

Beugen des Nackens nach vorne) ruft beim Patienten ein Gefühl wie eine elektrische Entladung entlang der Wirbelsäule, ggf. auch in die Extremitäten hineinrührend, hervor (nicht pathognomonisch).
Hinter dem Symptom einer Nackensteife verbergen sich am ehesten Meningitiden, Subarachnoidalblutung, Radikulitiden und Tumoren der hinteren Schädelgrube.

14.1.4 Prüfung der Nervenaustrittspunkte

Normalbefund: Nervenaustrittspunkte (NAP) frei, Subokzipitalpunkte indolent".
Die Druckschmerzhaftigkeit der 3 Austrittspunkte des Trigeminus und der Okzipitalnerven muß einzeln geprüft werden. Wird bei leichtem Daumendruck auf die Foramina supraorbitalia, infraorbitalia und mentalia Schmerz angegeben (Schmerzhaftigkeit der weiteren Umgebung der Foramina zählt nicht dazu), so ist vor allem an Trigeminusneuralgie oder entzündliche Prozesse in den Nasennebenhöhlen zu denken. Isolierter Druckschmerz ist auch bei Meningitis und intrakranieller Drucksteigerung zu finden. Ein schmerzhaftes Verziehen des Gesichtes auf der Prozeßseite tritt bei Druck auf die Austrittspunkte des Trigeminus auch beim bewußtseinsgestörten Patienten auf, so daß sich daraus Hinweise auf die Seitenlokalisation ergeben können.

14.1.5 Pathologische Gefäßgeräusche im Schädel-Hals-Bereich

Normalbefund: „Karotiden beidseits gut pulsierend, auskultierbare Kopfgefäße ohne pathologische Geräusche".
Über der temporalen oder parietalen Region läßt sich manchmal ein pulssynchrones schabendes Geräusch hören, das nach Kompression der gleichseitigen Karotis schwächer wird oder ganz sistiert. In diesem Falle ist die Diagnose eines arteriovenösen Aneurysmas bereits auskultatorisch gesichert. Eventuelle Gefäßgeräusche im Bereich des Karotissiphons lassen sich auskultieren, wenn das Stethoskop auf das geschlossene Auge aufgesetzt wird. Bedeutungsvoll ist die Auskultation der A. carotis. Die Karotisgabel wird unterhalb des Kieferwinkels auskultiert (Frühdiagnose von Stenosen durch atherosklerotische Plaques). Das bei Stenosen gelegentlich hörbare pulssynchrone Geräusch der Karotis kann dabei durch vorsichtige Kompression der gegenseitigen Halsschlagader verstärkt werden (s. Kap. 9).

14.1.6 Mimik

Normalbefund: „Mimik natürlich, unauffällig".
Die Beobachtung von Mimik (und Gestik) ist für die Beurteilung neurologischer wie auch psychiatrischer Krankheitsbilder gleichermaßen wichtig.

Besondere Befunde auf neurologischem Gebiet

Im Rahmen von Parkinson-Syndromen findet man oft einen ausgesprochenen Mangel an Mimik (Hypo-, Amimie), das Gesicht erscheint starr und maskenhaft.
Eine Unruhe der mimischen Muskulatur, vor allem im perioralen Bereich, wird bei Verlaufsformen der progressiven Paralyse angetroffen; die Gesichtszüge solcher Patienten sind auffallend fahl und schlaff.
Der Ausdruck angespannter Oberlider eines Patienten mit Hyperthyreoidismus kann einem Entsetzen ähnlich sehen.
Kieferklemme (Trismus) und Dauerspannung der mimischen Muskulatur sind wegweisend für die Diagnose einer Tetanusinfektion, der verkrampfe Gesichtsausdruck solcher Kranken wird als Risus sardonicus oder Facies tetanica bezeichnet.
Bei Hirnprozessen kann als Enthemmungsphänomen angeborener Ausdrucksbewegungen (Poeck) pathologisches Lachen und Weinen auftreten. Ein adäquater Anlaß ist bei diesem stereotyp auftretenden und automatenhaft ablaufenden Phänomen nicht gegeben, auch ist dabei echte affektive Beurteilung im Gesichtsausdruck nicht abzulesen. Diese mimischen Enthemmungsphänomene treten z.B. bei Bulbärparalyse, Pseudobulbärparalyse, Chorea und Athetose auf.

Besondere Befunde auf psychiatrischem Gebiet

Hier ist z.B. neben natürlicher Mimik zu unterscheiden zwischen gezierter, manierierter und bizarrer Mimik, zwischen lebhaften, spärlichen oder übertriebenen Ausdrucksbewegungen. Pathognomonische Bedeutung haben diese mimische Formen zwar nicht, doch finden sich bei einer endogenen Psychose aus dem schizophrenen Formenkreis nicht selten Grimassieren sowie manierierte und bizarre Mimik. Lebhafte Mimik begleitet häufig das Verhalten eines Manikers, gezierte Mimik auch das Erscheinungsbild eines geltungssüchtigen Psychopathen, hier nicht selten in übertriebener Weise. Spärliche Mimik mit herabgezogenem Mundwinkel (gelegentlich verbunden mit einer Veraguth-Falte: von außen unten nach innen oben verlaufende Hautfalte am Oberlid) sieht man vornehmlich bei chronisch Depressiven.

Der Gesichtsausdruck kann ruhig, heiter, traurig, moros, zornig-geladen, gespannt oder verzückt sein. Auch Stumpfheit, Leere, Starre, Maskenhaftigkeit oder Gleichgültigkeit können dem aufmerksamen Untersucher nicht entgehen: „Das Gesicht ist der Spiegel der Seele". Ein leerer, versonnener Gesichtsausdruck findet sich häufig bei Oligophrenen, deren Extremform mit heraushängender Zunge und herabfließendem Speichel – meist Anstaltsinsassen –, den Blödsinn, sei er nun angeboren oder erworben, seit altersher versinnbildlichen.

Zwangslachen und Zwangsweinen sind unfreiwillige affektive Entäußerungen, die sich nicht unterdrücken lassen und bei postenzephalitischem Parkinsonismus, Bulbärparalyse und – im klinischen Alltag besonders – als Ausdruck einer Zerebralsklerose imponieren.

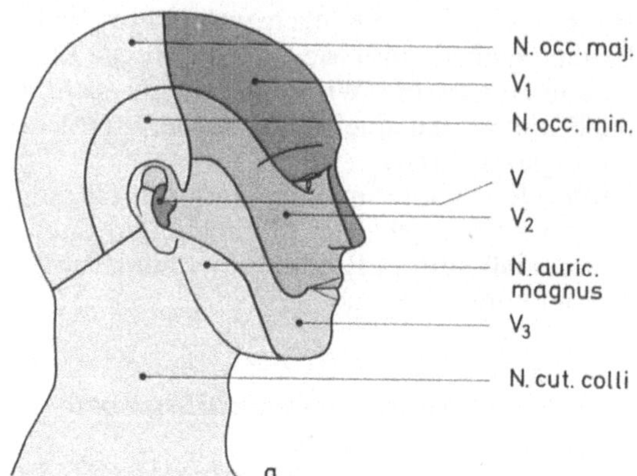

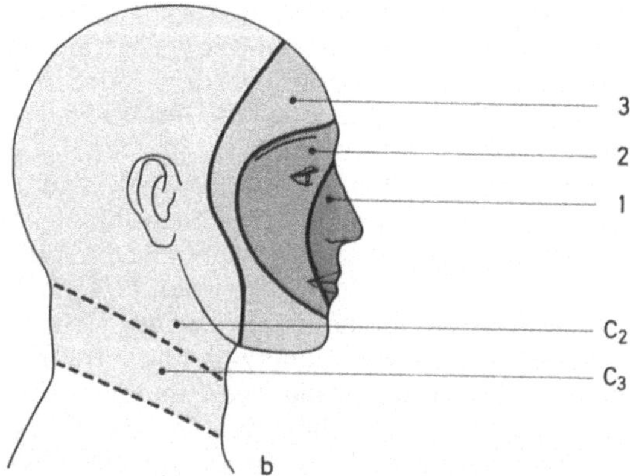

Abb. 14.1. **a** Periphere sensible Innervation des Kopfes (in Anlehnung an Poeck nach Bing). V_1 N. ophthalmicus, *V* N. auricularis vagi, V_2 N. maxillaris, V_3 N. mandibularis. **b** Sogenannte Sölder-Linien. Zentrale sensible Innervation des Kopfes (in Anlehnung an Poeck nach Bing). Zwiebelschalfenförmige Anreihung der Segmentareale des oberen *(1)*, mittleren *(2)* und unteren *(3)* Abschnitts des Nucleus tractus spinalis V in der Medulla oblongata. Sensible Ausfallserscheinungen bei Läsionen im Bereich des Nucleus tractus spinalis V zeigen in den 3 Segmentarealen dissoziierte Empfindungsstörungen, vorwiegend mit Herabsetzung des Schmerz- und Temperaturempfindens

14.2 Hirnnerven

14.2.1 Nervus trigeminus

Normalbefund: „Sensibilität im Gesicht intakt, Kornealreflex beidseits lebhaft. Masseterreflex beidseits normal auslösbar".

Sensibilität im Bereich des Nervus trigeminus

Mit Ausnahme des Kieferwinkels (N. auricularis magnus aus dem Plexus cervicalis) versorgt der sensible Anteil des N. trigeminus das Gesicht von der Scheitelhöhe bis zum Mandibularrand einschließlich des Tragus und des ventralen Teils des äußeren Gehörgangs, ferner die Schleimhäute des Mundes, des Auges und der Nase. Die Sensibilität des Gesichts wird im Seitenvergleich mittels eines Wattebausches bei geschlossenen Augen untersucht (s.S. 290f.). Zu unterscheiden hinsichtlich der Lokaldiagnose sind Gefühlsstörungen, die auf eine Läsion der peripheren Trigeminusäste oder des Ganglion semilunare (Gasseri) hinweisen (Abb. 14.1a), von solchen Irritationen, die auf einer zentralen Innervationsstörung des N. trigeminus beruhen (Abb. 14.1b).

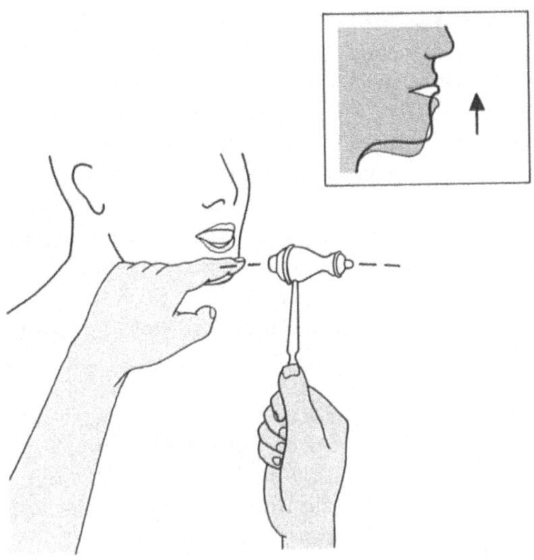

Abb. 14.2. Masseterreflex

Während die peripheren Trigeminusäste durch Schädelfrakturen, Tumoren oder Aneurysmen wie auch Meningitiden lädiert werden können, finden sich Störungen im Bereich der Trigeminuskerngebiete und zentralen Trigeminusbahnen bei vaskulären Prozessen, aber auch bei Tumoren, Enzephalitiden, Encephalomyelitis disseminata oder Syringobulbie.

Trigeminofaziale Reflexe

Kornealreflex: s.S. 327.

Masseterreflex (Abb. 14.2). Auslösung erfolgt bei entspanntem, locker gehaltenem Unterkiefer, indem man mit dem Reflexhammer auf den der Mandibel fest aufliegenden Zeigefinger schlägt. Normaler Reflexerfolg: Meist kurzes Hochziehen des Unterkiefers bei Zukkung in den Massetermuskeln; mitunter ist der Reflex aber auch nicht auslösbar.
Dieser physiologische Eigenreflex des M. masseter fehlt auch bei beidseitiger Parese. Er ist (im Vergleich zu der Auslösbarkeit der übrigen Eigenreflexe) abgeschwächt oder aufgehoben bei peripheren Läsionen, z.B. progressiver Bulbärparalyse, häufig gesteigert bei beidseitigen Schädigungen des Pyramidenbahnsystems oberhalb des motorischen Trigeminuskerns, z.B. auch bei Pseudobulbärparalyse, so daß es dann zu einer heftigen Schnappbewegung des Mundes kommen kann.

Motorische Funktionen im Bereich des Nervus trigeminus

Wichtig ist hier vor allem die Prüfung der Kaumuskulatur (Mm. temporales, masseteres, pterygoidei). Die Masseterenfunktion wird geprüft, indem man die Finger beidseits auf diese Muskelwülste legt und den Kranken auffordert, fest aufzubeißen. Eine leichte Parese der Kaumuskeln wird gelegentlich insofern schon spontan angegeben, als über mangelnden Kaudruck geklagt wird. Muskelschwund im Masseterenbereich weist auf Schädigung der Portio minor hin. Beiseitige Lähmungen beeinträchtigen den Kauakt erheblich, in Extremfällen kommt es zum schlaffen Herabhängen des Unterkiefers. Ein Abweichen des Unterkiefers beim Mundöffnen zur paretischen Seite hin zeigt sich bei Ausfall der Mm. pterygoidei (Pars medialis und lateralis). Molarbewegungen zur gesunden Seite hin sind in diesem Fall ebenfalls eingeschränkt.

14.2.2 Nervus facialis

Normalbefund: „Gesichtsmimik im Bereich von Stirn, Wangen und Lippen seitengleich. Bell-Phänomen negativ. Kräftige Innervation der Mm. orbiculares oculi et oris beidseits, Chvostek negativ. Geschmack der vorderen ⅔ der Zunge beidseits normal" (Prüfung s.S. 68).

Inspektion der Gesichtsnerven

Schon beim ärztlichen Gespräch sollte der Untersucher auf das Mienenspiel des Patienten achten und bei der anschließenden gezielten Inspektion in Ruhe etwaige Gesichtsasymmetrien oder Unterschiede in der Weite der Lidspalten und der Nasolabialfalten zu registrieren suchen. Nicht jede Seitendifferenz wird als neurologische Anomalie zu werten sein; man wird eine habituelle asymmetrische Knochen- und Muskelentwicklung sowie Narbenschmerz im Gesicht und einseitigen Zahnverlust zu berücksichtigen haben. In Zweifelsfällen können Angehörige Auskunft erteilen, nicht selten auch Fotografien aus früherer Zeit dienlich sein.

Funktionsprüfung des Nervus facialis

Zur Prüfung des VII. Hirnnerven läßt man den Patienten folgende Willkürinnervationen des Stirn-Augenastes sowie des Mundastes durchführen:

Stirnrunzeln. Das Stirnrunzeln wird mit den auf die Patientenstirn aufgelegten Fingern des Untersuchers im Seitenvergleich geprüft. Sollte dies, wie es gelegentlich bei einigen Menschen vorkommt, nicht auf Anhieb willkürlich gelingen, läßt man den Patienten bei nicht zurückgeneigtem Kopf extrem nach oben blicken. Dann kommt es automatisch zu Stirnrunzeln. Bei kompletter Lähmung einer Gesichtshälfte ist eine Stirnseite verstrichen, glatt.

Lidschluß. Dieser wird geprüft, indem der Patient versucht, die zuvor kräftig geschlossenen Augenlider gegen den Widerstand der auf die Oberlider aufgelegten Finger des Untersuchers anzuheben. Die hier entwickelte Kraft im M.-orbicularis-oculi-Bereich ist im Seitenvergleich zu prüfen. Oft fällt schon im Gespräch seltener Lidschlag auf einer Seite auf, oder der Bulbus wendet sich nach oben und gering nach außen (physiologische Bewegung der Augen zur Abkehr von Lichtreizen der Außenwelt bei Augenschluß auch beim Gesunden, läßt im leichten Schlaf nach), ohne daß es zum Lidschluß kommt. Unmöglichkeit des Lidschlusses wird als Bell-Phänomen bezeichnet, unvollkommener Lidschluß als Lagophthalmus. Beim Aufsetzen der Finger auf die geschlossenen Lider spürt man auf der paretischen Seite – dies gilt vor allem als Kriterium für leichte Paresen in diesem Bereich – ein geringeres Schwirren als auf der gesunden Seite. Auch macht sich oft eine einseitige geringe Schwäche bei dem Versuch bemerkbar, jedes Auge einzeln zu schließen. Bei Bewußtlosen mit einer akuten Halbseitenlähmung sinkt das passiv gehobene Oberlid auf der betroffenen Seite langsamer ab, das Augenlid bleibt oft noch etwas geöffnet.

Naserümpfen. Die dabei angehobenen Nasenflügel lassen ggf. ein weiteres Ausmaß der Gesichtslähmung erkennen. Die verstrichene Nasolabialfalte auf der betroffenen Seite weist schon auf die Störung hin.

Mundinnervation. Die hier zu prüfenden Funktionen sind „Zähne zeigen" (dabei ist beidseits nach der Kontraktion der Masseteren und der Mm. temporales zu tasten), Mundspitzen und -vorstülpen, Pfeifen, wechselseitiges Backenaufblasen. Bei Lähmung des M. orbicularis oris ist der Mund nach der gesunden Seite hin verzogen. Die Atmung gleicht derjenigen von Bewußtlosigkeit mit akuter Halbseitenparese: „Tabakblasen" bei schlaffer Wange und leicht geöffnetem Mundwinkel.

Platysmainnervation. Das Platysma wird angespannt, wenn der Kranke Unterlippe und Mundwinkel maximal nach unten zieht. Gelegentlich weist Einziehung des Lippenrots auf eine einseitige Platysmaschwäche hin.

Periphere und zentrale Fazialisstörung

Periphere Fazialisparesen. Vollständige Paresen einer Gesichtshälfte zeigen sich nach totaler Leistungsunterbrechung des peripheren Nervenanteils zwischen Foramen stylomastoideum und Abgang der Chorda tympani. Im Stadium der frischen Lähmung ist eine verstrichene Stirnpartie und eine erweiterte Lidspalte mit tränendem Auge und Lagophthalmus („Hasenauge": Das Auge läßt sich nicht vollständig schließen) zu registrieren. Beim Versuch, das Auge zu schließen, kommt es zum Bell-Phänomen: Abgesehen von einem halbmondförmigen unteren noch sichtbaren Rand des nach oben rotierten Auges sieht der Untersucher nur noch das Weiß der Sklera (diese physiologische Vertikalrotation als Ausdruck einer Schutzfunktion des Auges ermöglichte dem Delinquenten in der römischen Republik den Schlaf, wenn ihm als Strafe beide Oberlider entfernt worden waren).

Die Falten der Wangengegend sind verstrichen, der Mund steht schief.

Oft beschränken sich aber solche Gesichtslähmungen auf die unteren Fazialisanteile (bei Nervenläsion unter der Parotis oder noch weiter distal), so daß die Störung im wesentlichen perioral imponiert (Schiefstand des Mundwinkels, verstrichene Nasolabialfalte, mangelnde Kraft beim Aufblasen der Wangen).

Paresen vom peripheren Typ zeigen sich bei Schädelbasisfrakturen, Tumoren, vor allem der „rheumatischen" Fazialisparese, Polyneuropathie oder dem Melkersson-Rosenthal-Syndrom.

Liegt eine Ageusie bei einer peripheren Fazialisparese vor (Läsion der Chorda tympani), so beweist sie die periphere Natur der Lähmung. Elektrophysiologisch kommt es bei peripherer Fazialisparese zur Entartungsreaktion (träger, evtl. wurmförmiger Zuckungsablauf bei galvanischer Reizung).
Bei totaler beidseitiger peripherer Fazialislähmung fehlt jegliches Mienenspiel, das Gesicht erscheint maskenhaft.

Zentrale Fazialisparesen. Weniger eindrucksvoll manifestieren sich meist die zentralen Gesichtslähmungen. Ein Teil der zentralen Fasern zieht nicht nur gekreuzt zum gegenseitigen, sondern auch ungekreuzt zum gleichseitigen Fazialiskern in der Brückenhaube, so daß bei zentraler Fazialisparese die Innervation der Stirn auf der betroffenen Seite erhalten bleibt.
Da die mimische Muskulatur, besonders die periorale, eine vorwiegend einseitige kontralaterale Versorgung besitzt, treten hier zentrale Fazialisparesen am stärksten in Erscheinung, während der Stirn-Auge-Ast meist nicht oder kaum in Mitleidenschaft gezogen ist. Bei zentraler Fazialisparese tritt niemals unvollständiger, allenfalls schwächerer Lidschluß auf. Zentrale Fazialisparesen kommen als Ausdruck supranukleärer Herde bei Gefäßprozessen, multipler Sklerose, Tumoren und Traumen vor.

Kontrakturen und Mitbewegungen im Fazialisversorgungsgebiet

Kontrakturen der mimischen Muskulatur bilden sich nach einer längeren andauernden Leistungsunterbrechung nach unvollkommen zurückgebildeter Lähmung der Nerven aus. Der tieferstehende Mundwinkel verrät hier bei näherer Prüfung – im Gegensatz zur frischen peripheren Fazialisparese – die gesunde Seite; auf der kranken Seite findet sich demnach der höher stehende Mundwinkel (wahrscheinlich bindegewebige Schrumpfungsvorgänge).
In Spätstadien einer peripheren Fazialisparese kommt es nicht selten zu sog. „Krokodilstränen" als Ausdruck einer Defektheilung, d.h. beim Essen tritt neben vermehrtem Speichelfluß auf der betroffenen Seite auch eine akzidentelle Tränensekretion auf. Mitbewegungen, sog. Synkinesien, als Residuum und Symptom einer Defektheilung nach einer Gesichtslähmung sind durch mangelnde willkürliche Einzelinnervation der mimischen Muskulatur gekennzeichnet.

Sensorische und vegetative Funktionseinbußen des Nervus facialis

Hinsichtlich der Geschmacksprüfung in den vorderen ⅔ der Zunge, die vom N. facialis versorgt werden, wird auf Kap. 4 verwiesen. Verminderte Speichelsekretion findet sich bei Ausfall der salivatorischen Fasern der Chorda tympani. Ein Ausfall des zum M. stapedius ziehenden N. stapedius (in Höhe der Paukenhöhle verlaufend) kann eine Hyperakusis bewirken, was auf eine Läsion oberhalb der Stapedisabzweigung hindeutet. Gegebenenfalls, jedoch nicht obligat, kann es zu verminderter Tränensekretion kommen, wenn die Störung infolge Ausfalls lakrimatorischer Fasern oberhalb des Ganglion geniculi auftritt.

Reflexe im Versorgungsgebiet des Nervus facialis

Orbiculars-oculi-Reflex. Bei einem Schlag mit dem Reflexhammer auf die Glabella kommt es zu einer reflektorischen Zuckung der beiden Orbiscularis-oculi-Muskeln. Um ein optisch ausgelöstes Zwinkern der Augen zu vermeiden (Lidreflex), wird die Auslösung des Reflexes bei geschlossenen Augen durchgeführt. Beim Parkinson-Syndrom ist dieser Reflex oft sehr lebhaft und wiederholbar, während normalerweise bei wiederholtem Versuch durch Habituierung eine Abschwächung eintritt.

Orbicularis-oris-Reflex. Dieser periorale Reflex wird durch Beklopfen des mittleren Teiles von Ober- und Unterlippe mit dem Finger ausgelöst. Beim Gesunden fehlt er meist völlig, ist allenfalls schwach vorhanden. In diesen Fällen kommt es zu einer Zuspitzung des Mundes. Als pathologisch lebhafter oder gesteigerter Reflex kommt er gelegentlich beim Parkinson-Syndrom oder bei degenerativen Erkrankungen des Gehirns vor.

Chvostek-Zeichen (Abb. 14.3). Hier kommt es bei Beklopfen des Fazialisstammes vor dem Ohr und unterhalb des Jochbogens – oft schon bei Bestreichen der Gesichtshaut – zu einer gesteigerten mechanischen Erregbarkeit des Fazialis in Form von Zucken der von ihm

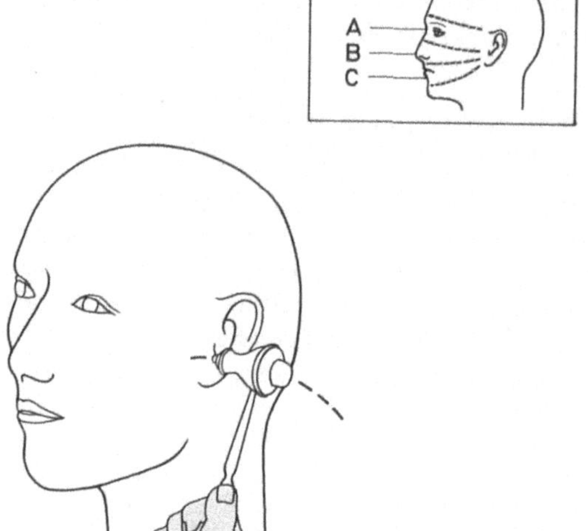

Abb. 14.3 Chvostek-Zeichen

versorgten Gesichtsmuskeln. Zucken im Bereich des Mundwinkels und/oder der Nasolabialfalte können noch nicht als sicher pathologisch gelten, Überregbarkeit ist hier oft Ausdruck einer vegetativen Labilität. Pathologische Bedeutung kommt diesem Zeichen zu (z.B. bei Tetanie), wenn außerdem noch die Stirnmuskulatur beteiligt ist.

14.2.3 Nervus glossopharyngeus und Nervus vagus

Normalbefund: „Gaumensegel symmetrisch und beidseitig gleich innerviert. Würgreflex normal auslösbar. Schuckakt frei. Normaler Geschmack im hinteren Drittel der Zunge".
Aufgrund der engen Nachbarschaft ihrer Leistungen werden die beiden Nerven gemeinsam geprüft. Bei Inspektion der Rachenhinterwand ist zu berücksichtigen, daß tonsillektomierte Patienten oft eine geringfügige Asymmetrie des Gaumenbogens aufweisen, der keinerlei Bedeutung zukommt. Bei beidseitigen Paresen des Gaumensegels kann das Zäpfchen beim Versuch der Phonation nicht mehr gehoben werden. Einseitige Paresen behindern Sprechen und Schlucken meist nicht. Bei Prüfung („A"-Sagen) verziehen sich dann Gaumensegel und Zäpfchen zur gesunden Seite hin (sog. Kulissenphänomen). Ein ähnlicher Befund zeigt sich aber auch infolge Narbenzugs gelegentlich als Spätfolge nach Tonsillektomie.

Würgreflex. Neben der Anhebung des Gaumensegels bei Berührung der Rachenhinterwand durch den Spatel kommt es auch zum sog. Würgreflex. Bei Alkoholikern ist der Würgreflex oft gesteigert („Vomitus matutinus"). Sein wohl vermehrtes beidseitiges Fehlen bei Hysterikern rechtfertigt nicht die Annahme einer besonderen pathognomonischen Bedeutung, wenn dieser Rachenreflex etwa bei Gesunden einmal fehlt (gleichzeitige Funktionsprüfung der sensiblen Fasern des N. glossopharyngeus, die den Rachen, die Tonsillenregion, das hintere Zungendrittel und die Paukenhöhle versorgen). Seitendifferente Empfindungen wiesen jedoch auf eine Störung des N. vagus (und des N. glossopharyngeus) hin.

Schluckakt. Der Schluckakt wird geprüft, indem man den Patienten auffordert, Wasser zu trinken. Bei Lähmung des Gaumensegels wird oft Hochsteigen des Getränkes in die Nase angegeben.
Da der N. vagus vorwiegend an der motorischen Innervation des Gaumensegels und der Pharynxmuskulatur beteiligt ist, können Läsionen des Nerven zu Schluckstörungen führen, besonders beim Versuch, feste Bissen hinunterzuschlucken (Anamnese!). Hinweise auf eine Parese ergeben sich auch bei vermehrter Schleimansammlung im Rachen.
Glossopharyngeus- und Vagusausfälle zeigen sich vorwiegend bei progressiver Bulbärparalyse und Gefäßprozessen im Hirnstammgebiet.

14.2.4 Nervus accessorius

Normalbefund: „Kraft im M. sternocleidomastoideus beidseits nicht eingeschränkt. Beide Arme können über die Horizontale auch gegen Widerstand gehoben werden."

Inspektion und Prüfung

Kräftiges Drehen des Kopfes gegen Widerstand zur Seite läßt die Mm. sternocleidomastoidei deutlich hervorspringen, die Muskel-

wülste können mit dem Finger im Seitenvergleich palpiert werden. Bei Läsion des N. accessorius fehlt die Anspannung auf der betroffenen Seite.
Bei der Inspektion des Schultergürtels und der seitlichen Halspartien wird auf die Konturen des Muskelreliefs geachtet. Bei gelähmtem M. trapezius zeigt sich eine Abflachung der Kontur; ferner steht in diesen Fällen die Schulter tiefer (Scapula alata), das Schlüsselbein verläuft nahezu horizontal und springt stärker hervor. Die Hebung des Armes auf der betroffenen Seite ist beeinträchtigt. Ältere Akzessoriusläsionen führen darüber hinaus zu deutlichen Muskelatrophien.
Akzessoriuslähmungen kommen fast ausnahmslos nach extrakraniellen Irritationen des Nerven (vorwiegend Traumen) vor. Intrakranielle Schädigungen (z.B. Hirnstammgefäßprozesse) können im Rahmen benachbarter Hirnnervenstörungen die Nervenfunktion beeinträchtigen.

14.2.5 Nervus hypoglossus

Normalbefund: „Zunge symmetrisch, gerade herausgestreckt, Bewegungen frei".

Inspektion der Zunge

Bei geöffnetem Mund wird die in Medianlage in der Mundhöhle befindliche Zunge betrachtet. Einseitige Atrophien zeigen sich in Runzelung und Verkleinerung einer Zungenhälfte. Durch Zugwirkung weicht die Zunge in der Mundhöhle in solchen Fällen oft zur gesunden Seite hin ab. Leichtes Abweichen ohne Atrophie der Zunge kann unter Umständen auch physiologische Variante analog einer Gesichtsasymmetrie sein. Eventuelles Fibrillieren (kurze regellose Kontraktionen verschiedenster Muskelfasergruppen, gelegentlich als „Sack voll Würmer" imponierend) deutet auf amyotrophische Lateralsklerose hin.
Man achte auf Bißwunden und alte Narben am Zungenrand (auch an Wangenschleimhaut und Lippen), die auf überstandene epileptische Anfälle hinweisen.

Prüfung der Zungenfunktion

Der Patient wird aufgefordert, die Zunge gerade herauszustrecken und rasch nacheinander über die Ober- und Unterlippe leckend zu bewegen (langsam-schleppende Exkursionen zur paretischen Seite hin!). Schnalzen und Schmatzen mit der Zunge soll geprüft werden. Eine einseitig gelähmte Zunge weicht beim Herausstrecken zur kranken Seite ab. Das Aussprechen von labialen (b, p) und dentalen Lauten (d, t, n, s) fällt dann schwer.
Eine doppelseitige Zungenlähmung peripherer Genese läßt keine Bewegung mehr zu. Einseitige zentrale Lähmungen erlauben infolge der bilateralen kortikalen Innervation der kaudalen Hirnnerven meist eine weitgehende Kompensation der Funktion. Zungenlähmungen kommen (meist mit anderen Lähmungen kaudaler Hirnnerven) vorwiegend bei degenerativen und tumorösen Prozessen vor, ferner bei Schädigungen an der Schädelbasis. Periphere Paresen treten gelegentlich bei schweren eitrigen Anginen auf.
Wichtig ist auch die Prüfung der Stimme. Neben Heiserkeit (Erkrankungen der sprachformenden Organe) müssen *dysarthrische Störungen* (Bulbär- und Pseudobulbärparalyse) berücksichtigt werden: Man spricht dann von einer „bulbären Sprache", die verwaschen und undeutlich klingt, als hätte der Patient einen Kloß im Mund. Unverständliches Lallen bezeichnet man als *Anarthrie* (etwa nach Schlaganfällen). Die multiple Sklerose kann zu einer *skandierenden Sprache* führen, die Worte wirken wie abgehackt. *Stottern* liegt vor, wenn Anlaute oder Anfangssilben eines Wortes wiederholt werden. Diese auch Balbuties genannte Störung ist als „Phonophobie" seelischen Ursprungs. *Stammeln* (literale Dysarthrie) äußert sich in der Fehlartikulation einzelner Laute und kommt bei Kleinkindern im Übergangsstadium der Sprachentwicklung, aber auch bei Oligophrenie vor (sog. Gammazismus, z.B. „dut" statt „gut"). *Logoklonien* äußern sich als krampfhafte Wiederholungen von Endsilben, z.B. bei apoplektischen Insulten. Schließlich weist auch der Psychotiker oft Besonderheiten seiner Sprachweise auf: Der Depressive neigt gerne zu monotonem leisen Sprechen. Zu Mutismus, einem „gesperrten Sprechen", kommt es gelegentlich bei Schizophrenie. Zu den verschiedenen Aphasieformen s.S. 293f.

14.3 Motorik

14.3.1 Peripher bedingte Störungen

Eine Läsion im peripheren motorischen Neuron führt zu einer peripheren oder schlaffen Lähmung. Diese ist gekennzeichnet durch:

- herabgesetzten Muskeltonus (Hypotonie);
- Verminderung (Parese) oder gar völligen Ausfall (Paralyse) der groben Kraft und Beeinträchtigung der Feinmotorik (dabei bestimmt die Irritation der jeweiligen peripheren Nerven auch die Verteilung der zugehörigen, von der Lähmung betroffenen Muskelgruppen);
- Atrophie der Muskulatur;
- Abschwächung beziehungsweise Ausfall der Eigenreflexe (Areflexie).

Bei der elektrischen Untersuchung treten Zeichen einer Funktionsstörung in peripheren Nerven auf (erhöhte Chronaxie, Entartungsreaktion).
Die Elektromyographie (EMG) läßt darüber hinaus die Früh- und Differentialdiagnose peripherer Paresen unterschiedlicher Genese zu.

14.3.2 Zentral bedingte Störungen

Eine Schädigung der Pyramidenbahn sowie parapyramidaler und extrapyramidaler Apparate führt zu folgenden klinischen Phänomenen:

- spastischer Tonuserhöhung;
- bedingt einer Minderung der groben Kraft. Gelegentlich kann eine Spastik jedoch auch Stütz- und Haltefunktionen übernehmen, ohne daß sich eine Schwäche ausbildet;
- Massenbewegungen, Verlust der Feinmotorik;
- Steigerung der Eigenreflexe, Abschwächung der Fremdreflexe, Auslösbarkeit pathologischer Reflexe (Finger- und Zehenreflexe);
- neurophysiologisch: unveränderte elektrische Erregbarkeit, da das periphere Neuron nicht geschädigt ist. Durch das EMG, dessen Domäne die Differenzierung peripherer Paresen und Myopathien ist, lassen sich allerdings auch mit Hilfe komplizierter Verfahren (Messung der „silent period", Überdauerungsaktivität etc.) Indizien für den Grad einer Spastik bzw. einer Störung der zentralen Motorik schlechthin gewinnen.

14.3.3 Prüfung

Prüfung auf grobe Kraft

Die grobe Kraft der Arme und Beine wird dadurch geprüft, daß der Kranke aufgefordert wird, Funktionen der Extremitäten (Streckung/Beugung) jeweils gegen die Kraft des Untersuchers (der die Extremität folglich festhält) durchzuführen. Prüfung der groben Kraft der Kopfnickermuskulatur s.S. 276f.

Prüfung auf latente Paresen

Es handelt sich um Lähmungen, die im Alltag vom Patienten unbemerkt bleiben. Während bei Verdacht auf periphere Paresen alle Funktionen von Muskeln, die von einem oder mehreren betroffenen Nerven versorgt werden, isoliert geprüft werden, ist bei Verdacht auf latente zentrale Paresen eine Prüfung der beiden Positionsversuche (Arm- und Beinhalteversuch) vorzunehmen:

Armhalteversuch. Der Patient hält beide Arme gestreckt in Supinationsposition vor sich hin – bei geschlossenen Augen. Bei latenter zentraler Parese kommt es nach 1–2 min zu Schweregefühl, Pronationstendenz und allmählichem Absinken des Armes.

Beinhalteversuch. Dabei werden die Beine bei rechtwinklig gebeugtem Hüft- und Kniegelenk in Rückenlage hochgehalten (Mingazzini-Stellung) oder es werden in Bauchlage (Barré-Stellung) die Unterschenkel durch Kniebeugung in einen stumpfen Winkel gebracht. Bei beiden Positionen läßt sich leicht durch allmähliches Absinken des Beines (der Beine) nach voraufgegangenem Schweregefühl eine zentrale Parese (Hemiparese bzw. Paraparese) aufdecken.

Prüfung der Atemmuskelfunktion

Dabei muß eine genaue Inspektion von Abdomen, Thorax und Hals bei entsprechend entkleidetem Patienten erfolgen. Thorakale und abdominale Atembewegungen sollen mit etwa gleicher Stärke erfolgen. Kommt es bei der Einatmung zu einem Einsinken des Thorax, so ist eine thorakale Atmungslähmung anzunehmen (s.S. 101ff.). Auf Atemfunktionsstörungen ist besonders bei Querschnittsbildern und Poliomyelitis zu achten.

Prüfung der Bauchmuskelfunktion

Zur Prüfung der Mm. rectus abdominis und iliopsoas sowie der schrägen Bauchmuskeln soll sich der Patient aus der Rückenlage aufrichten – ohne Zuhilfenahme der Arme. Hemiparesen der Bauchmuskulatur lassen sich dann leicht durch seitliche Vorwölbung des Abdomens erkennen.

14.3.4 Prüfung der Muskulatur

Der Muskeltonus an den oberen Extremitäten wird geprüft, indem man am entspannten Patienten die Hand- und Ellbogengelenke in schneller Folge arrhythmisch passiv durchbewegt. Auch durch rasches Auf- und Abschütteln des Unterarmes und des Handgelenkes im Seitenvergleich lassen sich Tonusanomalien oft gut eruieren. Sollte die Entspannung der Muskulatur infolge Mitinnervation nicht sofort gelingen, wird man versuchen, den Patienten abzulenken. Normalerweise ergibt sich beim Durchbewegen dann praktisch kein Widerstand, Tonuserhöhungen lassen sich so andererseits gut fassen. Diese können als Spastizität oder Rigor imponieren. Bei spastischer Tonuserhöhung läßt der anfängliche Widerstand nach einigen passiven Bewegungen nach (Taschenmesserphänomen, Ausdruck einer Pyramidenbahnläsion). Bietet sich bei Prüfung ein mehr oder weniger gleichbleibender Widerstand, liegt Rigor („zähflüssige Starre") vor. Läßt der Widerstand ruckweise immer wieder nach, spricht man vom „Zahnradphänomen", das meist mit Tremor verbunden ist (Tremorformen s.S. 280f.). Rigor und Zahnradphänomen finden sich als Ausdruck extrapyramidaler Schädigung vorzugsweise beim Parkinson-Syndrom.
Durch rasche passive Bewegungen im Kniegelenk sowie durch Hin- und Herschwingen des Fußes wird die Tonusprüfung entsprechend an den unteren Extremitäten vorgenommen. Hier ist zu berücksichtigen, daß die größere Muskelmasse im Vergleich zu den Armen eine leichte Tonuserhöhung oft vortäuschen kann. Stärkeres Schlottern des Fußes verrät eine Tonusverminderung. Tonusverlust einer Extremität liegt vor, wenn eine gelähmte Extremität bei Fallenlassen auf die Unterlage rascher fällt; so zeigt sich nach Aufschlagen eines gelähmten Beines eine stärkere Außenrotation desselben als auf der gesunden Seite: „breites Bein".

14.3.5 Trophik der Muskulatur

Es erfolgt eingehende Inspektion des Muskelreliefs in entspanntem und angespanntem Zustand. Aufsicht in schräger Beleuchtung ist manchmal aufschlußreich, anschließend sind die Umfangsmaße zu prüfen. Markierungen für die Arme: 12cm oberhalb des Olekranon, für die Beine: 10cm vom oberen Patellarand hinsichtlich des Oberschenkels, zur Umfangsmessung des Unterschenkels 15cm unterhalb vom unteren Patellarrand markieren. Anschließend Bandmaß exakt jeweils oberhalb oder unterhalb der Markierungspunkte straff, jedoch ohne einzuschnüren, um die Extremität führen. Meßwerte und Markierungsabstände im Befund zwecks späterer Kontrolle notieren! Seitendifferenzen bis zu einem Zentimeter sind ohne pathologische Bedeutung, oberhalb dieser Grenze jedoch verdächtig, ggf. Messung wiederholen, um eventuelle Meßfehler auszuschalten.

14.3.6 Phänomene im Bereich der Muskulatur

Faszikulieren

Blitzartige Kontraktionen von Muskelfaserbündeln treten nicht nur an atrophischer, sondern auch an der unauffällig wirkenden Muskulatur auf. Vorangegange Muskelkontraktionen begünstigen ihr Auftreten, ebenso Beklopfen von Muskelpartien. Gehäuftes Vorkommen z.B. bei myatrophischer Lateralsklerose. Zu unterscheiden von benignen Faszikulationen, vor allem bei Kälteeinwirkung auf die betroffene Muskulatur.

Muskelkrämpfe (Crampi)

Schmerzhafte, besonders an Waden und Fußsohlen auftretende tonische Muskelkontraktionen, vornehmlich nachts und bei Kälteeinwirkung; passagerer Funktionsausfall der befallenen Muskelgruppen. Vorkommen oft ohne erkennbare Ursache, gelegentlich bei Elektrolyt- oder Durchblutungsstörungen.

Tetanische Muskelkrämpfe

Im Rahmen der echten und Hyperventilationstetanie kann es zu tonischen Krämpfen mit volarer Flexion der Hand kommen (Pfötchenstellung). An den Füßen kommt es analog zur Plantarflexion und Supination, oft mit Zehenflexion. Gemeinsamer Oberbegriff für die beschriebenen Kontraktionen an Händen und Füßen: Karpopedalspasmen. Provokation am besten durch Hyperventilationsversuch.

Myoklonien

Schnelle, plötzliche Kontraktion eines Muskels oder von Muskelgruppen im Wechsel und asymmetrisch, mit (bei Faszikulieren ohne) Bewegungseffekt auf das Skelett, einzeln oder in rhythmischer Wiederholung. Vorkommen z.B. bei Myoklonusepilepsien (psychogene Zuckungen ausschließen!) und degenerativen Leiden.

Singultus

Im Volksmund als Schluckauf bezeichnet. Bei der plötzlichen Inspiration und gebremsten Exkursion (bei reflektorischem Verschluß der Glottis) kontrahiert sich besonders das Zwerchfell. Abgesehen von der harmlosen physiologischen Form ist anhaltender Singultus verdächtig auf einen pathologischen Prozeß (z.B. Hirntumor).

Ischämische Muskelkontraktur

Meist Komplikation suprakondylärer Humerusfrakturen. Die A. cubitalis ist oft lädiert. Sekundäre neurologische Ausfälle machen sich nicht selten im Medianusgebiet bemerkbar. Sämtliche Beugesehnen erleiden durch die Muskelkontraktion eine Verkürzung, das Handgelenk ist volar flektiert, die Fingergrundgelenke extendiert, die Interphalangealgelenke gebeugt.

Bewegungsstörungen

Akinese/Hypokinese, Amimie/Hypomimie. Neben dem Rigor besteht, vornehmlich beim Parkinson-Syndrom, oft ein Minus an Bewegungsimpulsen, was sich beim Gang besonders in mangelnden Mitbewegungen der Arme zeigt. Die Ausdrucksbewegungen des Gesichts sind dabei ebenfalls nicht selten spärlich (Amimie oder Hypomimie).

Hyperkinesen. Bewegungsunruhe mit abrupter hyperkinetischer Aktivität wird bei Chorea minor (Bewegungssturm) und Chorea Huntington beobachtet. Zu beachten ist, daß diese Bewegungen zu Anfang oft in mimische und gestische Verlegenheitsbewegungen einbezogen werden und sich andererseits bei psychischer Erregung wie alle extrapyramidalen Hyperkinesen verstärken.

Tremor. Zitterbewegung, durch rhythmisch alternierende Innervation von Agonisten und Antagonisten hervorgerufen, besonders distal. Im Kopfbereich: „Ja-Tremor", „Nein-Tremor", je nach Richtung des Tremors (bei Parkinson-Syndrom), aber auch als essentieller, benigner Tremor sporadisch oder familiär vorkommend).

Ruhetremor: bevorzugt an den Händen, beim liegenden entspannten Patienten zu beobachten (Frequenz ungefähr 4–7 Schläge/s). Besondere Form an den Händen mit komplexen Bewegungssynergien: „Pillendreh"-, „Münzenzähltremor" (bei Parkinson-Kranken).

Haltungstremor: beim Vorstrecken der Hände, also bei tonischer Innervation auftretende, z.B. als Ermüdungs- oder Kältezittern (physiologisch). Sehr feinschlägiger Tremor z.B. bei Hyperthyreose und vegetativer Labilität.

Intentionstremor: bei Zielbewegungen (FNV, KHV) mit ruckartigen Bewegungen einhergehend. Diese unregelmäßige Wackelbewegung ist jedoch kein eigentlicher Tremor, sondern Ausdruck einer Koordinationsstörung, besonders bei zerebellaren Erkrankungen.

Grobschlägiger Tremor: tritt bevorzugt bei Alkoholismus und Morbus Wilson auf (Flapping-Tremor), zu unterscheiden von psychogenem Tremor (glaubt der Patient sich unbeobachtet oder soll er Kopfrechenaufgaben lösen, verschwindet das Phänomen).

Flapping-Tremor: „Flügelschlagen", auch Asterixis genannt, tritt vor allem bei Leber-

und Niereninsuffizienz auf. Beim Versuch, die Hand mit gestreckten Fingern geradezuhalten, kommt es infolge intermittierenden Tonusverlustes zu einem groben, ausfahrenden Wackeln, das immer wieder korrigiert wird, bei länger andauernder Haltungsinnervation aber an Frequenz zunimmt.

Tic. Blitzartige Zuckung eines Muskels oder einer Muskelgruppe, bevorzugt im Gesichts- oder Halsbereich, z.B. als Blepharospasmus, eine stereotyp sich wiederholende, aber nicht rhythmische Bewegung, andererseits auch als Fazialistic vorkommend. – Im Rahmen postenzephalitischer Bilder treten Blinzelkrämpfe auf, die als Myoklonien bezeichnet werden.

Chorea. Dauernde, rasche Kontraktionen in unterschiedlichen, wechselnden Muskeln und Muskelgruppen werden als Chorea bzw. choreatische Bewegungsunruhe bezeichnet. Diese meist mit Tonusverminderung verbundenen Bewegungsstörungen treten an der gesamten Gesichts- und Extremitätenmuskulatur auf. In Anfangsstadien der Erkrankung (Chorea der Erwachsenen, Hemichorea) imponieren diese später lebhaft wechselnden ungeordneten Bewegungen gelegentlich scheinbar als „Verlegenheitsgesten".

Ballismus. Beim Ballismus handelt es sich um blitzartig und mit geballter Kraft ablaufende Schleuderbewegungen mit schnellen Kontraktionen wechselnder Muskelgruppen der Arme oder Beine, meist einseitig, als sog. Hemiballismus. Oft stürzt der Patient zu Boden, wenn eine solche ballistische Hyperkinese (als Form einer extrapyramidalen Bewegungsstörung) auftritt.

Athetose. Langsame, schraubend verlaufende, unwillkürliche, unregelmäßige, besonders distal, unilateral (Hemiathetose) in Erscheinung tretende Bewegung, wie verkrampft-gequält aussehend infolge starker Antagonistenanspannung. Im Spätstadium bilden sich Subluxationen der Finger aus („Bajonettfinger"). Vorkommen z.B. bei Hirnstammprozessen.

„Athétose double": meist als Folge frühkindlicher Hirnschädigung, doppelseitig.

14.4 Reflexe

Es werden 2 Arten von Reflexen unterschieden: Eigen- (propriozeptive) und Fremdreflexe (exterozeptive Reflexe).

14.4.1 Fremdreflexe

Charakteristika der Fremdreflexe

Im Gegensatz zu den Eigenreflexen liegen bei den Fremdreflexen die sensiblen Rezeptoren nicht im Erfolgsorgan, sondern an der Haut („Hautreflexe") und den hautnahen Schleimhäuten, ferner an Kornea und Sinnesorganen. Fremdreflexe haben einen polysynaptischen Reflexbogen. Fremdreflexe sind erschöpfbar, zeichnen sich andererseits aber durch die Fähigkeit zur zeitlichen und örtlichen Summation der Reize aus.

Bauchhautreflexe (BHR) (Abb. 14.4). Physiologischerweise auslösbare Fremdreflexe. Prüfung erfolgt in Rückenlage des entspannten Patienten mittels Nadelrad, das von lateral nach medial in verschiedenen Etagen des Abdomens zügig gerollt wird.

Obere BHR: Reizort unter Rippenbogen; spinale motorische Lokalisation bei TH_7, sensibel bis Th_9.

Mittlere BHR: Reizort in Nabelhöhe. Spinale motorische Lokalisation Th_8 und Th_9, sensibel bis Th_{10}.

Untere BHR: Reizort oberhalb des Leistenbandes. Spinale motorische Lokalisation $Th_{10}-Th_{12}$, sensibel ebenso. Bei schlaffen Bauchdecken versucht man mit der Hand

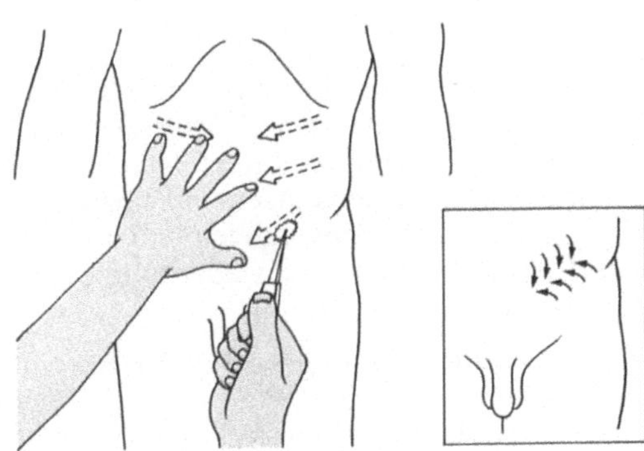

Abb. 14.4. Bauchhautreflexe

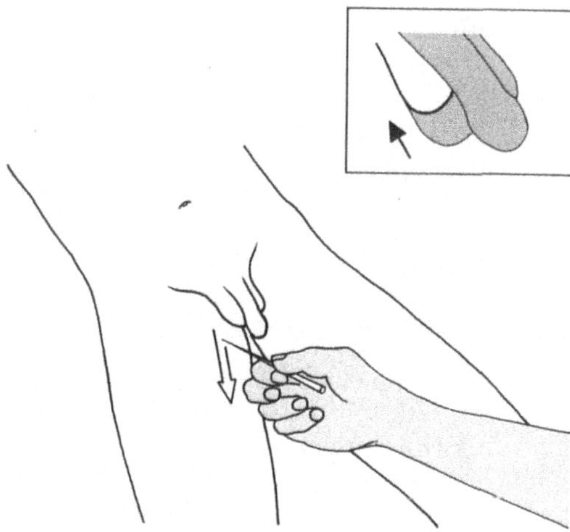

Abb. 14.5. Kremasterreflex

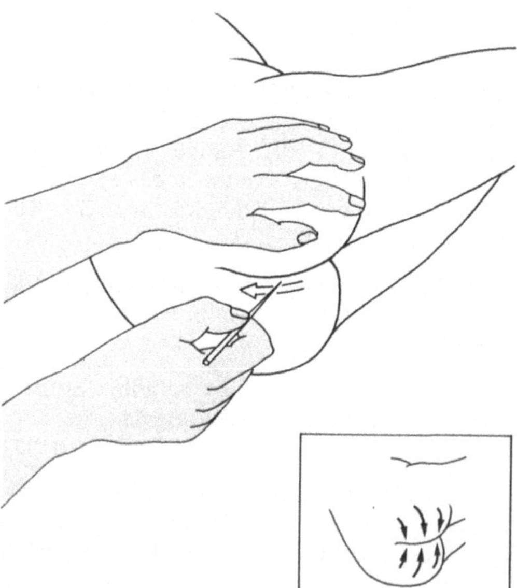

Abb. 14.6. Analreflex

nach der Gegenseite zu eine leichte Straffung zu erreichen. Es soll eine reflektorische Kontraktion der Bauchmuskeln erfolgen. Dabei ist auf Intensität in den einzelnen Etagen, besonders aber auf Seitenvergleich und evtl. rasche Erschöpfbarkeit (bei wiederholten Versuchen) zu achten.

Abgeschwächte oder aufgehobene BHR kommen vor bei:

– schlaffen Bauchdecken (Multipara),
– zu straffen Bauchdecken (Gravidität),
– Narben am Reizortgebiet, ferner in pathologischen Fällen bei direkter Schädigung im Reflexbogen der entsprechenden Segmenthöhe („Höhendiagnostik") und bei Pyramidenbahnläsionen. Besonders häufig fehlen die BHR bei multipler Sklerose.

Steigerung der BHR (z.B. bei vegetativer Labilität) ist ohne klinische Bedeutung.

Kremasterreflex (Abb. 14.5). Physiologischer Hautreflex beim Mann. Fortsetzung des Bauchhautreflexes nach unten. Spinale Lokalisation: L_1-L_2. In Rückenlage bei leicht gespreizten Beinen wird der Reflex geprüft, indem man einen Nadelstrich an der oberen Innenseite der Oberschenkel durchführt. Dabei hebt sich unter Kontraktion des M. cremaster der gleichseitige Testis.

Analreflex (Abb. 14.6). Physiologischer Haut- (= Fremd-)reflex. Spinale Lokalisation: S5. In Seitenlage mit an den Leib angezogenen Knien wird die Perianalgegend mit einem Holzstäbchen bestrichen. Effekt ist die Kontraktion des M. sphincter ani externus. Diese Kontraktion kann bei Einführen eines Fingers in den Anus (Handschuh) ebenso palpiert werden, wie sich auf diese Weise auch der Sphinktertonus prüfen läßt.

14.4.2 Eigenreflexe

Charakteristika der Eigenreflexe

Der Ursprung der reflexogenen Zone liegt hier in den Muskelspindeln als den sensiblen Rezeptoren selbst. Eigenreflexe haben einen monosynaptischen Reflexbogen. Jeder Muskel hat seinen Eigenreflex, insofern sind die propriozeptiven Reflexe eigentlich physiologische Reflexe.
Die Eigenreflexe zeichnen sich durch Unermüdbarkeit und Unfähigkeit zur Summation aus.

Allgemeines zur Prüfung der Muskeleigenreflexe

Um die Schwelle zu bestimmen, bei der erstmals eine reflektorische Kontraktion eintritt, muß die Schlagintensität des Reflexhammers allmählich gesteigert werden. Im Seitenvergleich läßt sich ermitteln, welche Schlagintensität ausreicht, um einen Reflex auszulösen.

Tabelle 14.1. Symbole zur Dokumentation der Muskeleigenreflexe

Symbol	Auslösbarkeit	Bewertung
(+)	schwach/untermittel	Grenzbefund
+	mittel	normal
++	lebhaft	normal
++(+)	lebhaft bis gesteigert	Grenzbefund
+++	gesteigert	pathologisch
0	fehlend	pathologisch

Für die Praxis und die Aufzeichnung der gewonnenen Befunde haben sich die in Tabelle 14.1 aufgeführten Symbole bewährt.
Bei der Auslösbarkeit „lebhaft bis gesteigert" findet sich oft eine gering verbreiterte reflexogene Zone (z.B. beim PSR bis zur Tuberositas tibiae reichend). Gesteigerte Reflexe zeigen – vornehmlich demonstrabel am PSR – erheblich verbreiterte reflexogene Zonen. Bei rhythmischen Nachzuckungen kommt es zum Klonusphänomen – speziell prüfbar als Patellar- und Fußklonus (s. dort). Fehlende Reflexauslösbarkeit ist nur anzunehmen, wenn alle Bemühungen zur Reflexauslösung (Jendrassik-Handgriff, Haltungsvarianten, Lockerungsbewegungen in den Gelenken) gescheitert sind.
Zur Auslösung der Eigenreflexe bedient man sich am besten eines langstieligen Metallhammers, wobei ein ausreichendes Eigengewicht des Hammerkopfes entscheidend zur guten Auslösbarkeit des Reflexes beiträgt.

Armeigenreflexe

Zu den wichtigsten Muskeldehnungs(= Eigen)reflexen an den oberen Extremitäten zählen der Brachioradialis- oder Radiusperiostreflex, der Bizeps- sowie der Trizepsreflex. Auch wenn diese Reflexe beim (liegenden) Patienten nicht immer sicher auszulösen sind, läßt sich daraus kein diagnostischer Schluß ziehen. Ausschließlich Seitendifferenzen oder gar eine Steigerung dieser Eigenreflexe sind diagnostisch verwertbar. Reflexsteigerung ist ein Hinweis auf eine Schädigung der Pyramidenbahn. Abschwächung oder Aufhebung dieser Reflexe zeigt sich bei peripheren Nervenläsionen, aber auch bei akuten Pyramidenbahnschädigungen, z.B. bei frischer oberer Querschnittsläsion.
Anmerkung: Die sog. Handreflexe (Trömner- und Knipsreflex) sind zwar auch Eigenreflexe, im Hinblick auf ihre Bedeutung als Pyramidenbahnzeichen bei einseitiger Auslösbarkeit jedoch dort (S. 286f.) aufgeführt.

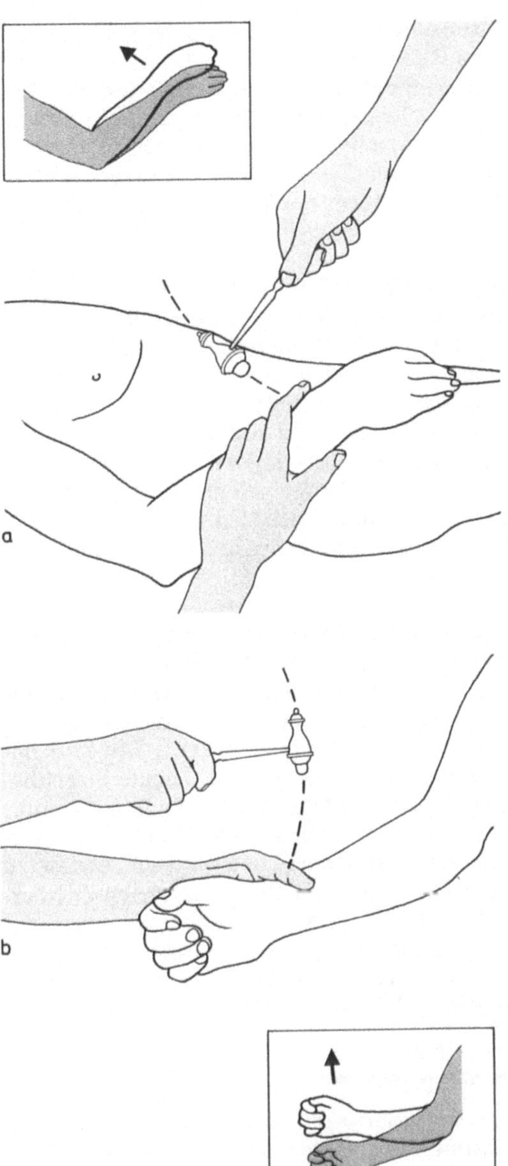

Abb. 14.7a, b. Brachioradialisreflex. **a** Im Liegen, **b** im Sitzen

Brachioradialisreflex, Radiusperiostreflex (RPR) (Abb. 14.7a, b). Der Unterarm liegt locker auf dem Abdomen des liegenden Patienten, wodurch der Ellenbogen leicht gebeugt und der Vorderarm proniert wird. Die

Auslösung geschieht durch Schlag auf das distale Radiusende (der Zeigefinger des Untersuchers liegt dem Radius auf, um Periostschmerz beim Schlag zu vermeiden). Effekt: Leichte Armbeugung im Ellenbogen. Spinale Lokalisation: C_5-C_6. Der RPR ist eine andere Auslösungsform des physiologischen Bizepsreflexes.

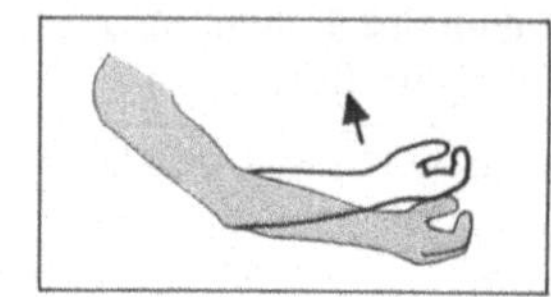

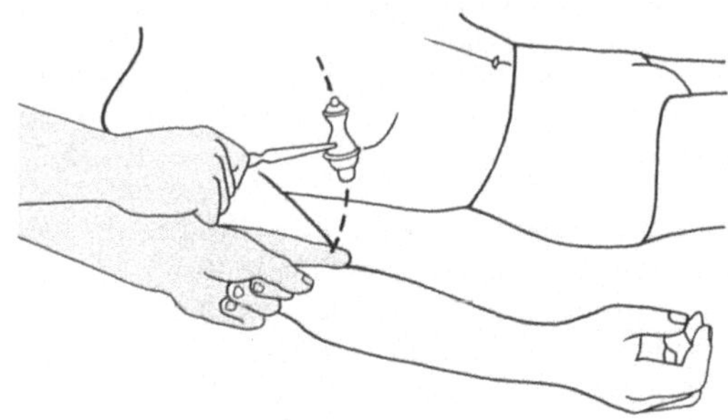

Abb. 14.8. Bizepsreflex

Bizepsreflex (BSR) (Abb. 14.8). Der Unterarm liegt entweder in gleicher Stellung wie bei Prüfung des RPR oder aber in sitzender Stellung locker auf dem Oberschenkel des Patienten. Um die unter Fettpolster liegende Sehne zuverlässig zu treffen und leicht anzuspannen, wird der Zeigefinger des Untersuchers quer über die Ellenbeuge gelegt. Kräftiger Schlag führt Kontraktion des M. biceps sowie leichte Flexion des Unterarmes herbei. Spinale Lokalisation: C_5.

Trizepsreflex (TSR) (Abb. 14.9). Haltung der Arme wie beim RPR. Man zieht den zu untersuchenden Arm jeweils an der Hand leicht zur anderen Seite herüber. Schlag dicht über dem Olekranon auf die Trizepssehne. Effekt: Kontraktion des M. triceps, ggf. leichte Streckbewegung des Unterarms. Im Stehen ist unter Umfassen des Handgelenkes bei angewinkeltem Unterarm der Trizepsmuskel besser zu beobachten und der Reflex ggf. leichter zu erhalten (u.U. geringe Drehbewegungen des Unterarmes durch den Untersucher vom Handgelenk aus durchführen). Spinale Lokalisation: C_6-C_8.

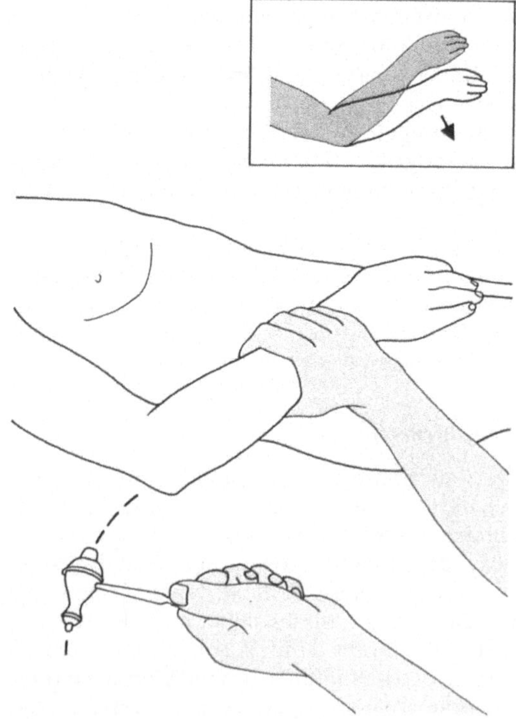

Abb. 14.9. Trizepsreflex

Beineigenreflexe

Zu den propriozeptiven Reflexen der unteren Extremitäten zählen der Quadriceps-femoris-Reflex (sog. Patellarsehnenreflex) sowie der Triceps-surae-Reflex (sog. Achillessehnenreflex).
Der Rossolimo-Reflex als physiologischer Eigenreflex wird bei den Pyramidenbahnzeichen (S. 287) behandelt.

Quadrizepsreflex, Patellarsehnenreflex (PSR) (Abb. 14.10). Prüfung in Rückenlage mit Hilfe einer unter die Knie geschobenen Rolle, um durch leichte Flexion im Kniegelenk eine bessere Entspannung zu bewirken. Schlag auf die Patellarsehne bewirkt Kontraktion des M. quadriceps (leichte Streckbewegung im Kniegelenk).

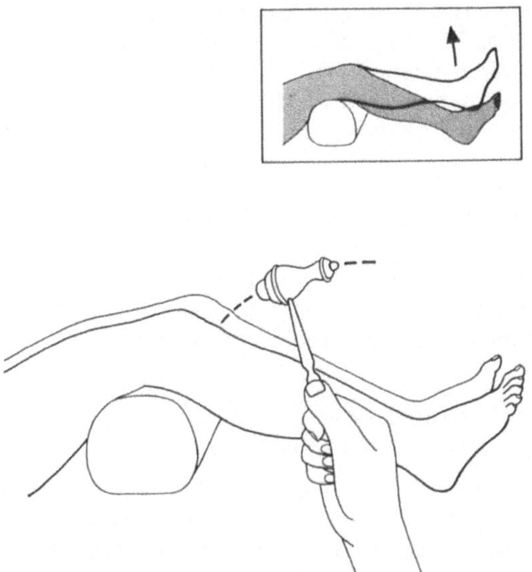

Abb. 14.10. Quadrizepsreflex

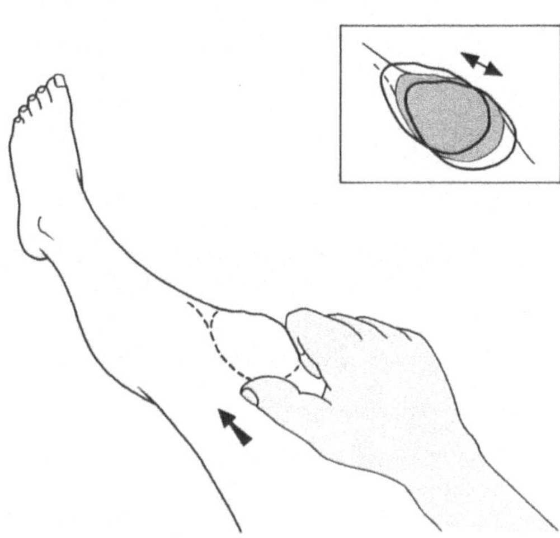

Abb. 14.11. Patellarklonus

Patellarklonus (Abb. 14.11): Mit Daumen und Zeigefinger wird die Patella umfaßt und mit kräftigem Ruck nach kaudal gestoßen. In dieser Stellung versucht man die Patella zu halten. Bei anhaltendem Druck kommt es in pathologischen Fällen dabei zu rhythmischen Auf- und Abbewegungen der Patella (unerschöpfbarer Klonus). Klingen die Erscheinungen nach 2–3 Zuckungen ab, spricht man von erschöpfbarem Klonus. Spinale Lokalisation: L_2–L_4.

Triceps-surae-Reflex, Achillessehnenreflex (ASR). Prüfung in Rückenlage bei entspanntem Patienten. Das Bein wird leicht auswärts rotiert und am Vorfuß erfaßt, dabei werden lockernde Bewegungen durchgeführt. Der äußere Fußrand wird bei festgehaltenem, leicht dorsalflektiertem Fuß auf die Unterlage aufgelegt. Anschließend Schlag auf die Achillessehne, was eine reflektorische Plantarflexion zur Folge hat. Läßt sich der ASR mit dieser Methode nicht auslösen, empfiehlt sich folgendes Vorgehen:

1. Das Bein des liegenden Patienten wird zwischen Oberarm und Thorax des Untersuchers fixiert, es werden wieder lockernde Bewegungen des festgehaltenen Vorfußes durchgeführt, anschließend Schlag auf die Achillessehne (Abb. 14.12).
2. Der Patient kniet auf einer weichen Unterlage, wobei die Füße frei von der Unterlage in

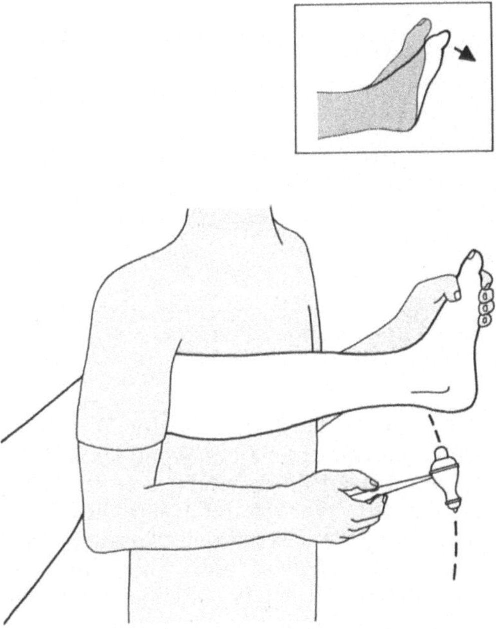

Abb. 14.12. Triceps-surae-Reflex (ASR)

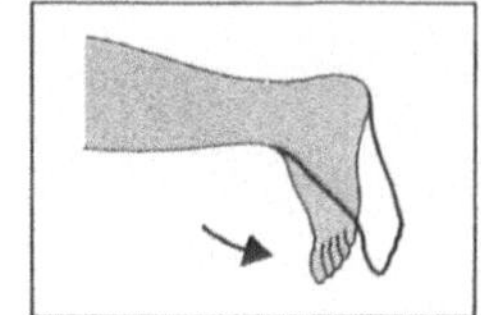

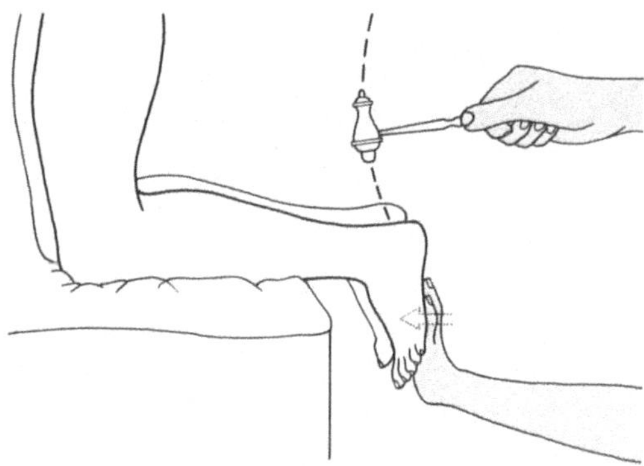

Abb. 14.13. Triceps-surae-Reflex (ASR)

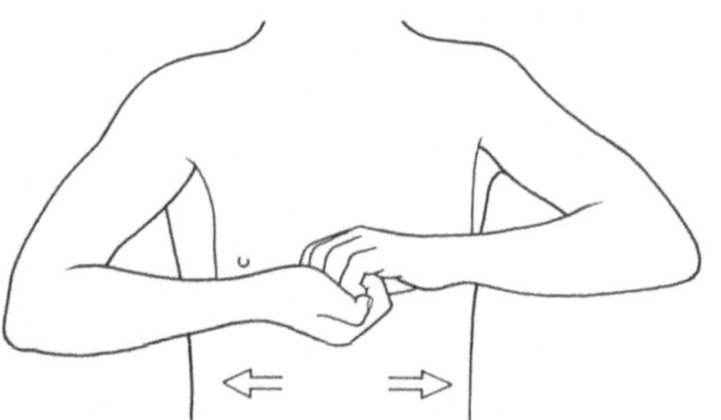

Abb. 14.14. Jendrassik-Handgriff

den Raum ragen (Abb. 14.13). Der Patient stützt die Hände an einer Wand ab und führt während der Reflexprüfung den Jendrassik-Handgriff (Verhaken der Hände des Patienten, anschließendes kräftiges Auseinanderziehen auf Zuruf des Untersuchers hin, Abb. 14.14) durch. Ergibt der anschließende Schlag auf die Achillessehne bei festgehaltenem Vorfuß immer noch keinen Reflex, kann man von einem Fehlen des ASR sprechen.

Fußklonus: Umfassen des Vorfußes und kräftiger Ruck dorsalwärts, wobei das Bein des liegenden Patienten wieder fest zwischen Oberarm und Thorax des Untersuchers fixiert wird. Anhaltender Druck in extremer Dorsalflexion läßt in pathologischen Fällen rhythmische Bewegungen des Fußes aufkommen (unerschöpfbarer Fußklonus). Klingen die Erscheinungen nach 2 bis 3 Zuckungen wieder ab, spricht man von erschöpfbarem Fußklonus. Spinale Lokalisation S_1-S_2.

14.4.3 *Pyramidenbahnzeichen*

Definition: Pyramidenbahnzeichen sind alle durch eine Pyramidenbahnläsion in Erscheinung tretenden pathologischen Reflexe.

Fingerbeugereflexe (physiologische Eigenreflexe)

Trömner-Zeichen (Abb. 14.15). Der Untersucher schlägt locker mit seinen eigenen Fingerkuppen gegen die Fingerspitzen des Patienten, wobei dessen Hand entspannt an seinen Fingergrundgelenken seitlich von Daumen und 3. Finger des Untersuchers gehalten wird. Auf die rasche passive Dehnung der Fingerbeuger erfolgt eine Kontraktion aller Finger einschließlich des Daumens.

Knipsreflex. Modifikation des Trömner-Reflexes. Der Untersucher führt mit seinem Daumen und Mittelfinger (Stützfunktion) bei gleicher Handstellung des Patienten an dessen Mittelfingernagel eine knipsende Bewegung durch. Daraufhin kommt es zur reflektorischen Flexion aller 5 Finger.
Pathologisch verwertbar sind diese Fingerbeugezeichen nur bei seitendifferenter Auslösbar-

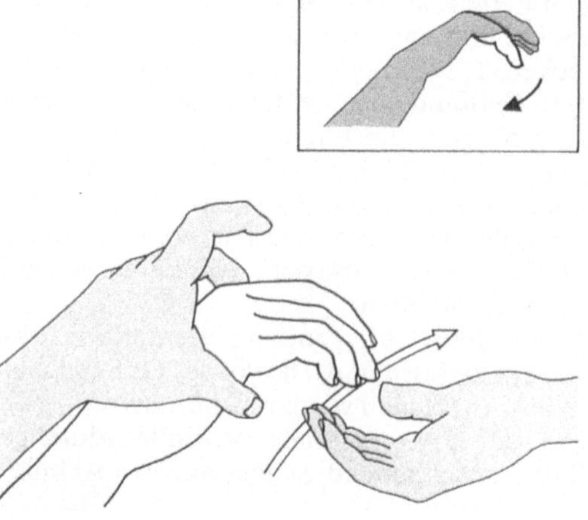

Abb. 14.15. Trömner-Zeichen

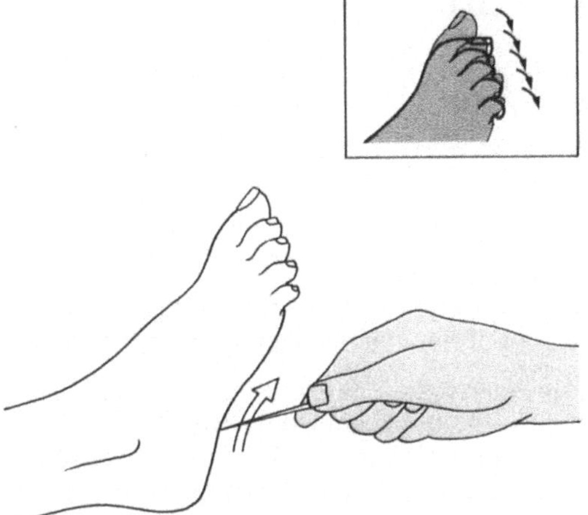
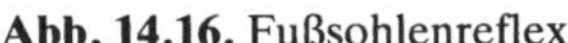

Abb. 14.16. Fußsohlenreflex

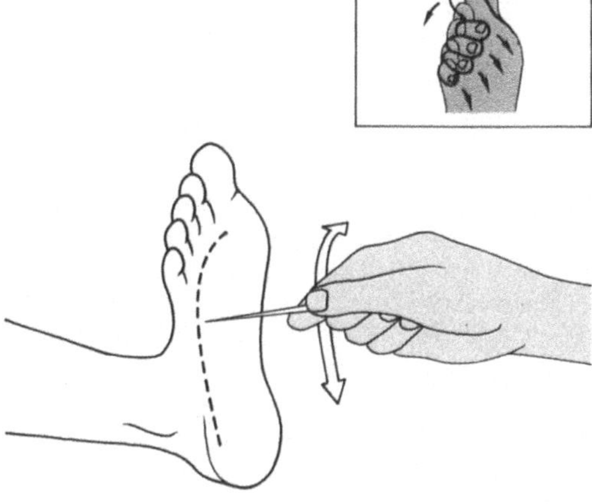

Abb. 14.17. Babinski-Reflex

keit und außergewöhnlich starker Kontraktion der Fingerbeuger. Die Fingerbeugezeichen können nur im Rahmen des übrigen neurologischen Befundes bewertet werden.

Zehenzeichen

Fußsohlenreflex (physiologischer Fremdreflex) (Abb. 14.16). Bei Bestreichen des lateralen Teils der Fußsohle mit dem Stielende des Reflexhammers läßt sich normalerweise eine Plantarflexion der Zehen erzielen. Fehlt diese Reflexantwort, spricht man von „stummer Sohle beidseits". Sicher pathologische Bedeutung kommt diesem Befund nicht zu – im Gegensatz zur einseitig stummen Sohle, die als Vorstadium eines Pyramidenbahnzeichens gewertet werden kann.

Rossolimo-Reflex (physiologischer Eigenreflex). Die Prüfung erfolgt, analog wie beim Trömner-Reflex, durch leichtes Schlagen der Fingerkuppe des Untersuchers gegen die Beugeseite der Zehenendglieder. Aussagewert und -kriterien ähnlich wie beim Trömner-Zeichen.

Babinski-Reflex (pathologischer Fremdreflex) (Abb. 14.17). Bei mehrfachem langsamem Bestreichen des lateralen Fußsohlenteils kommt es in pathologischen Fällen zu einer tonischen Dorsalflexion der Großzehe sowie einer Flexion und Spreizung der übrigen Zehen. Modifiziert läßt sich dieser Reflex – besonders bei empfindlichen Patienten – als Chaddock-Variante auslösen, indem man langsam und tonisch dicht oberhalb der lateralen Fußkante mit dem Stielende des Reflexhammers entlangstreicht.
Ein pathologisches Vorstadium, quasi ein inkomplettes Babinski-Zeichen, ist das Spreizphänomen, also ohne Dorsalflexion der Großzehe.

Gekreuztes Babinski-Zeichen: Auslösbarkeit bei Reizung auf der Gegenseite.

Spontan-Babinski: Auslösung erfolgt ohne Bestreichen der Fußsohle, meist jedoch durch taktile Reize bedingt, disloziert von der Fußsohle.

Gordon-Reflex (Abb. 14.18). Durch Kneten der unteren Wadenmuskulatur lassen sich gleiche Zehenbewegungen wie beim Babinski-Reflex erzeugen, auch Spreizphänomen und „gekreuzter Gordon" kommen bei dieser Methode vor.

Oppenheim-Reflex (Abb. 14.19). Mit Daumen und Zeigefinger streicht der Untersucher von proximal nach distal kräftig, langsam und tonisch an der Tibiakante entlang. Zehenbewegungen als Reflexantwort entsprechen dem Babinski-Phänomen und kommen auch als Spreizphänomen und „gekreuzter Oppenheim" vor.

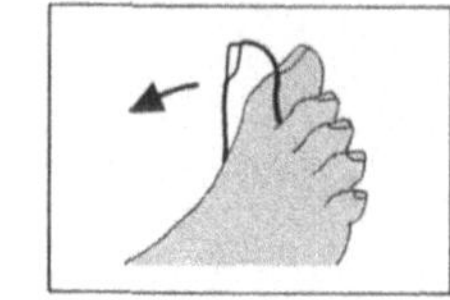

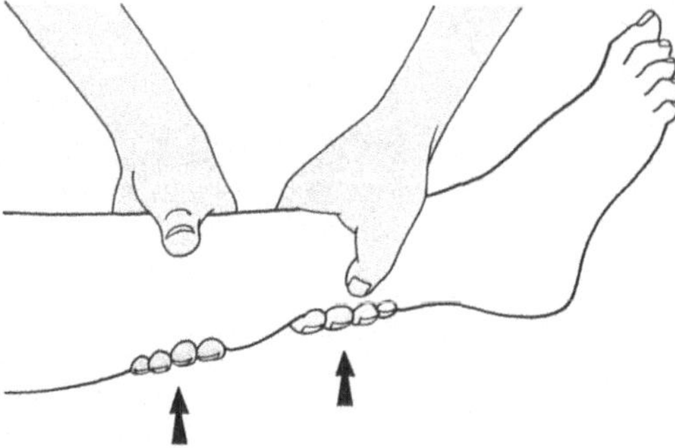

Abb. 14.18. Gordon-Reflex

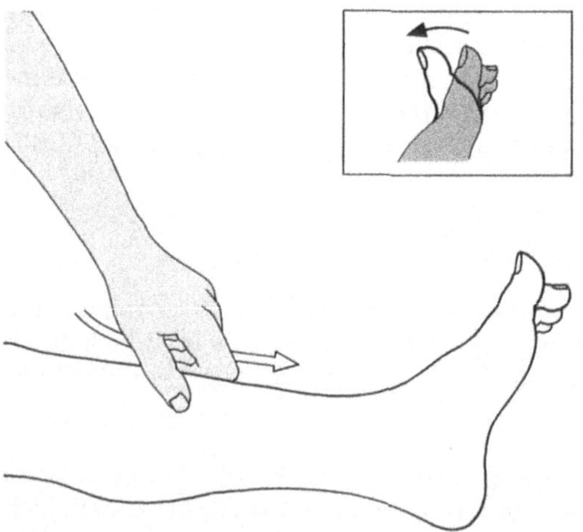

Abb. 14.19. Oppenheim-Reflex

14.5 Koordination

Definition: Unter Koordination versteht man das harmonische Zusammenwirken mehrerer Muskelgruppen zu zielgerichteten Bewegungen. Die Koordination kann durch Paresen, zerebrale und extrapyramidale Bewegungsstörungen sowie Ausfall der Tiefensensibilität und des Gleichgewichtsorgans beeinträchtigt oder aufgehoben sein.

14.5.1 Ataxien

Störungen der Koordination werden Ataxie genannt. Je nach Sitz der Störung unterscheidet man insgesamt 3 verschiedene Arten der Ataxie:

Zerebellare Ataxie

Diese beruht auf einer Erkrankung des Kleinhirns oder der zugehörigen Leitungsbahnen.

Charakteristika: gestörte Gemeinschaftsbewegungen, besonders des Rumpfes und der Beine. Patient schwankt im Stehen, selbst bei offenen Augen, sein Gang ist torkelnd, besonders bei Kehrtwendungen. Gangabweichung zur betroffenen (Herd-)Seite hin, sofern eine Kleinhirnseite befallen ist. Vorbeizeigen beim Barany-Versuch zur Herdseite hin. Hypermetrische (überschießende) Zeigeversuche. Bei Durchführung der Zeigeversuche Intentionstremor (s.S. 280).
Ferner Adiadochokinese, also Unfähigkeit, schnell aufeinanderfolgende Bewegungen durchzuführen (z.B. „elektrische Birnen ein- und ausschrauben").

Zerebrale Ataxie

Diese gleicht der zerebellaren Ataxie, tritt jedoch nicht so deutlich in Erscheinung. Vorkommen bei Frontal- und Temporalhirntumoren sowie Tumoren im Thalamus und im Bereich der Vierhügelgegend.

Charakteristika: Fallneigung und Vorbeizeigen im Gegensatz zur zerebellaren Ataxie, hier jedoch zur Herdgegenseite hin.

Spinale Ataxie

Diese entsteht infolge Schädigung der Leitungsbahnen für Tiefensensibilität (z.B. bei Erkrankung der peripheren Nerven, so bei Polyneuropathie, vor allem aber bei Störungen der hinteren Wurzeln und der Hinterstränge, wie Tabes und Friedreich-Ataxie).

Charakteristika: Zielbewegungen (FNV, FFV, KHV; s. unten) können nicht sicher ausgeführt werden. Der Gang ist breitbeinig, die Beine werden schleudernd und stampfend aufgesetzt. Seiltänzergang gelingt nicht, desgleichen besteht statische Ataxie (Romberg-Versuch positiv).

14.5.2 Prüfung der Koordination

Zeigeversuche (Durchführung ohne optische Kontrolle)

Finger-Nase-Versuch (FNV). In weit ausholender Bewegung führt der Patient die Zeigefingerspitze exakt auf die Nasenspitze. Der Arm darf dabei jedoch nicht aufgestützt werden. Falsches Aufsetzen wird als hypermetrisch, hypometrisch oder parametrisch bezeichnet.

Finger-Finger-Versuch (FFV). Weit ausholend sollen die Zeigefinger beider Hände mit ihren Fingerkuppen einander in Berührung gebracht werden.

Knie-Hacken-Versuch (KHV). In weitem Bogen führt der Patient die Ferse des senkrecht hochgehobenen Beines auf das Knie des anderen Beines; anschließend soll die Ferse zügig auf dem Schienbein des gestreckten Beines nach distal geführt werden.

Barany-Zeigeversuch (Abb. 14.20). Der Patient wird aufgefordert, den waagerecht hingehaltenen Zeigefinger des Untersuchers mit seinem eigenen Zeigefinger bei vorgestrecktem Arm zu berühren, indem er den Arm entweder von unten nach oben oder von oben nach unten heranführt. Der Versuch wird zunächst mehrfach bei offenen, später bei geschlossenen Augen durchgeführt.

Diadochokinese

Der Patient soll alternierende Bewegungen wie beim Einschrauben einer elektrischen Birne ausführen, oder die Finger wie beim Klavierspiel oder beim Schreibmaschinenschreiben rasch bewegen. Ein Finger nach dem anderen sollte auf den Daumen aufgesetzt werden können. Einschränkung oder Fehlen dieser Fähigkeit wird Dys- bzw. Adiadochokinese genannt.

Rebound-Phänomen

Beugt der Patient gegen den Widerstand des Untersuchers kräftig den Ellenbogen, so kommt es beim Gesunden, wenn der Untersucher plötzlich den Unterarm des Patienten losläßt, sofort zu einer Abbremsung der Beugebewegung. Bei Kleinhirnaffektionen ist diese rasche Abbremsung jedoch nicht möglich, so daß dem Kranken u.U. die Hand an den Kopf schleudern kann, was der vorsichtige Untersucher allerdings durch entsprechendes Gegenhalten zu vermeiden versucht.

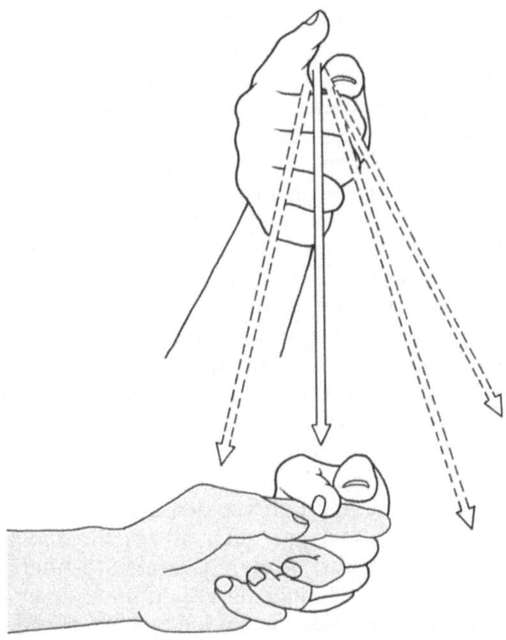

Abb. 14.20. Barany-Zeigeversuch

Geh- und Stehprüfungen

Bei der Untersuchung des Gehens lassen sich wertvolle Hinweise nicht nur auf die Koordination, sondern auch auf periphere und zentrale Paresen gewinnen, ferner auf extrapyramidale Störungen und psychogene Fehlhaltungen. Bei der Wegstrecke (mindestens 10–15 Schritt lang), die der Patient barfuß zurücklegen soll, achtet man auf Flüssigkeit der Bewegungen, Mitbewegungen der Arme und Führung der Beine, z.B. breitbeiniger Gang sowie Seitenabweichungen oder Torkeln. Stehunfähigkeit wird als Astasie, Gangunfähigkeit als Abasie bezeichnet. Astasie tritt bei Störungen der Tiefensensibilität sowie bei Vestibularisläsionen auf; Abasie, d.h. totale Gangataxie, zeigt sich bei schweren Beinparesen. Psychogene Mechanismen sind jedoch scharf davon zu trennen: Grobes Vorbeizeigen bei FNV und KHV, heftiges Schwanken beim Romberg-Stehversuch sowie gelegentlich im Zusammenhang damit ein Stottern sind ggf. auch auf eine solche Zweckreaktion verdächtig.

Blindgang. Beim Blindgang wird der Kranke aufgefordert, von einem entfernt gelegenen Punkt des Untersuchungszimmers mit geschlossenen Augen auf den Untersucher zuzukommen, nachdem er zuvor diesen Weg unter optischer Kontrolle zurückgelegt hat. Beim Blindgang treten diadochokinetische Störungen ggf. besonders hervor, vor allem Tiefensensibilitäts- und Kleinhirnataxie sowie Gleichgewichtsstörungen. Beim psychogenen Schwanken fängt sich der Patient im letzten Augenblick selbst, indem er sich auf eine nahegelegene Sitzgelegenheit fallen läßt oder indem seine Antagonisten rechtzeitig einen Sturz verhindern.

Seiltänzergang. Der Seiltänzergang, bei dem der Patient einen Fuß vor den anderen setzt, kann mit offenen, ggf. auch mit geschlossenen Augen ausgeführt werden. Latente Störungen werden hier besonders deutlich; andererseits liegen auch für den Gesunden erschwerte Bedingungen vor, so daß bei der Prüfung Zurückhaltung geboten ist.

Einbeinhüpfen. Dieses deckt nicht selten latente Paresen auf, die beim gewöhnlichen Gang kompensatorisch abgefangen werden.

Romberg-Stehversuch. Der Patient stellt sich frei in den Raum, ohne sich irgendwo anzulehnen. Die Füße (ohne Schuhwerk!) werden dicht aneinandergestellt, die Arme vorgestreckt. Der Untersucher hält seine Hände in die Nähe des Patienten, um Hinstürzen zu vermeiden. Anschließend wird der Kranke aufgefordert, die Augen zu schließen. Normalbefund: sicheres Stehen; ganz geringfügiges Schwanken ist noch als physiologisch anzusehen. Stärkeres Schwanken (gerichtet oder ungerichtet) und Fallneigung nach Lidschluß sind Ausdruck von Koordinationssstörungen im Bereich der Tiefensensibilität. Für eine Kleinhirnläsion spricht, wenn die Störungen durch Lidschluß praktisch nicht beeinflußt werden. Zu unterscheiden von solchen somatischen Störungen sind psychogene Verhaltensweisen beim Romberg-Stehversuch. Besteht Verdacht darauf, empfiehlt es sich, als Ablenkungsmanöver bei geschlossenen Augen Zahlenschreiben auf der Stirn erkennen zu lassen.

Unterberger-Tretversuch. Mit geschlossenen Augen tritt der Patient etwa 2 min langsam auf der Stelle. Bei unilateraler, vestibulärer oder zerebellarer Störung kommt es zu einer rosettenartigen Drehung zur kranken Seite hin. Es ist darauf zu achten, daß akustische, optische und taktile Reize vermieden werden, die eine etwaige Richtungsabweichung korrigieren könnten. Der Befund ist nur als pathologisch anzusehen, wenn er mehrfach reproduziert werden kann. Geringfügige, inkonstant vorhandene Abweichungen können als physiologisch vernachlässigt werden.

14.6 Sensibilität

Die Anamnese bietet nicht selten Anhaltspunkte für eng umgrenzte Sensibilitätsstörungen (Schmerzen, Parästhesien). Art, Lokalisation und Zeitpunkt des Auftretens der Mißempfindungen sind bei der Anamneseerhebung zu vermerken. Die Sensibilität erstreckt sich auf die Wahrnehmung zweier verschiedener Qualitäten, der Oberflächen- und der Tiefensensibilität.

Der Untersucher benötigt zur Erhebung eines brauchbaren Sensibilitätsbefundes nicht nur Zeit und Geduld, sondern ist vor allem auch auf der Mitarbeit des Patienten angewiesen. Nachlassende Aufmerksamkeit zwingt zum Abbruch der Untersuchung. Eine Sensibilitätsprüfung ist bei Bewußtseinsgetrübten und erregten Psychotikern sinnlos. Rudimentäre Prüfungen sind allenfalls bei Debilen und Kindern angezeigt. Die Prüfung sollte sich auf einige wenige Körperregionen – auf alle Fälle jedoch im Seitenvergleich – beschränken, etwa auf Stirn, Handrücken und Fußrücken, wenn die Anamnese keine anderen Hinweise bietet; eine eingehende Prüfung für alle Qualitäten der gesamten Hautoberfläche wäre völlig zwecklos, zumal sie auch bald an der Kooperation des Patienten scheitern würde. Zügiges Vorgehen ist im Hinblick auf die Ermüdbarkeit des Patienten wichtig.

14.6.1 Oberflächensensibilität

Berührungsempfindung

Die Prüfung erfolgt mit einem Wattebausch, der um ein Holzstäbchen gewickelt ist. Im Seitenvergleich ist dafür Sorge zu tragen, daß stets die gleiche Wattekonsistenz, z.B. einige vorgezogene Fasern, mit der Haut in Berührung gebracht werden, um unterschiedliche Qualitätseindrücke a priori zu vermeiden. Die etwa schon in der Anamnese angesprochenen Hautareale werden zunächst untersucht, wobei mit dem Wattebausch unter gleichbleibendem Druck von kranial nach kaudal über die betreffenden Hautregionen gestrichen wird. Der Patient soll dabei die Augen geschlossen halten und angeben, ob er den Wattebausch – im Seitenvergleich – gleichmäßig oder ggf. stärker bzw. schwächer empfindet. Solche Punkte werden mit Fettstift markiert und durch Einkreisen aus der Umgebung gegen die normal empfindenden Hautareale abgegrenzt, so daß sich ggf. ganze Felder auf der Haut aufzeichnen lassen. Um ein zügiges Vorgehen zu ermöglichen, sollte der Patient bei wahrgenommener bzw. nicht empfundener Berührung mit „ja" oder „nein" antworten. Man mache jedoch den Patienten – um vorzeitige Ermüdung zu verhindern – darauf aufmerksam, daß man trotz der Ankündigung der Berührung („jetzt") zwischendurch keine Berührungen vornimmt. Eine schwächer empfundene Berührung (Antwort: „nur ganz schwach") wird durch eine leichtere Intensität der Berührung mit dem Wattebausch nicht mehr empfunden, so daß ein verwertbares „Nein" als Antwort resultiert. Es empfiehlt sich, dieses Prozedere zunächst an einem vermutlich gesunden Hautareal zu testen, um spätere Mißverständnisse auszuschließen. Beeinträchtigungen der Oberflächensensibilität oder Ausfallserscheinungen werden taktile Hyp- bzw. Anästhesie genannt.

Berührungs- und Temperaturempfindung

Die Prüfung auf Schmerzwahrnehmung wird entweder mit einer spitzen Nadel vorgenommen, die einen stumpfen, jedoch nicht zu breiten Kopf hat, oder mit dem Nadelrad, das den Vorteil einer gleichmäßigen Druckausübung gewährleistet. Nimmt der Patient – bei geschlossenen Augen – den Nadelstich (oder das Nadelrad) nicht oder nur geringfügig wahr, so beantwortet er das gesetzte Reizmerkmal meist mit „stumpf". Zur Wachhaltung der Aufmerksamkeit drehe man die Nadel öfter um und setze „stumpfe Reize". Jedenfalls muß im Fortgang der Untersuchung auf Schmerzreize mit der Nadelspitze immer wieder nach Schmerzempfindung („spitz") gefragt werden. Achtung: Nadelstiche nicht zu eng setzen, sonst ggf. zwischen zwei Schmerzpunkten liegend! Bei intakter Schmerzwahrnehmung erübrigt sich meist eine Prüfung auf Temperaturempfindlichkeit. Sonst – oder bei entsprechender Anamnese – wird die Temperaturwahrnehmung folgendermaßen geprüft: Zwei kleine Reagenzgläser werden mit warmen bzw. kaltem Wasser gefüllt – es muß ein deutlicher Temperaturunterschied zu fühlen sein. Anschließend erfolgt Prüfung bei geschlossenen Augen durch Berührung mit den Gläsern in raschem Wechsel auf der Haut. Temperatursinnstörungen durch Vergleich mit normalen Regionen auf Signifikanz hin prüfen! Bei aufgehobenem Temperatursinn wird nach Berührung mit dem jeweiligen Glaskolben meist rasch geantwortet, daß eine Untersuchung nicht möglich sei. Verzögerte Antworten sind verdächtig auf herabgesetzte Temperaturempfindung. Sind bei erhaltener Berührungsempfindung Schmerz- und Temperaturwahrnehmung gestört, so spricht man von „dissoziierter Empfindungsstörung". Je nach Schweregrad bezeichnet man Störungen auf dem Gebiet der Schmerz- und Temperaturwahrnehmung als Hyp- bzw. Analgesie und Thermhyp- bzw. Thermanästhesie.

Reizerscheinungen

Solche von kribbelndem oder elektrisierendem Charakter („Ameisenlaufen") werden als Parästhesien bezeichnet. Hyperpathie liegt vor, wenn nach Berührung mit einem Wattebausch heftiger unangenehmer Schmerz angegeben wird, der über den Reizpunkt hinaus ausstrahlt und den gesetzten Reiz überdauert.

Kausalgie: besonders heftiger, dumpf brennender Schmerz, fast stets an den Extremitäten auftretend. Nach leichten sensiblen, aber auch sensorischen (Lichteinfall) Reizen auftretend, vor allem im Versorgungsgebiet des N. mediamus und N. tibialis, mithin Nerven, die viele vegetative Fasern enthalten. Hinweisend sind trophische Störungen im betroffenen Gebiet.

Dysästhesie: qualitative Empfindungsveränderung von gesetzten sensiblen Reizen. Berührung wird z.B. als Kribbeln empfunden, oft auch als ringförmige Ausbreitung um einen Berührungspunkt herum geschilderte Mißempfindung.

Taktiles Zahlenerkennen

Mit dem stumpfen Nadelende schreibt man Zahlen auf die Haut des Rumpfes und der Gliedmaßen, die der Patient ohne optische Kontrolle erkennen soll, wobei es gleichgültig ist, ob die Zahlen (bei geschlossenen Augen des Patienten) von kranial zu „lesen" sind. Zumindest sollte der Patient in der Lage sein, runde (3, 5, 8, 9) und eckige (1, 4, 7) Zahlen zu unterscheiden. Wenn auch diese Methode der Graphästhesie keine lokalisatorische Bedeutung hat, so stellt sie doch einen empfindlichen Indikator bei der Prüfung des sensiblen Systems schlechthin dar.

Stereognosie

Dabei sollen vorgehaltene Gegenstände ohne optische Kontrolle (z.B. Wolle, Samt, Leder oder Münzen) durch Betasten erkannt werden. Intakte Feinmotorik ist hier Voraussetzung. An dieser komplexen Leistung sind Oberflächen- und Tiefensensibilität beteiligt.

Räumliches Unterscheidungsvermögen, Raumsinn, Zweipunktdiskrimination

Man setzt die beiden stumpfen Enden eines Tastzirkels auf die Haut; dabei muß der Patient angeben, ob er einen oder zwei Berührungspunkte wahrnimmt. Die Prüfung wird durch allmähliche Einengung des Zirkelabstandes fortgesetzt. Das Auflösungsvermögen beträgt z.B. an der Zunge ungefähr 1 mm, am Unterarm ungefähr 40 mm, an den Fingerspitzen ungefähr 2 mm optimal. Pathologische Werte: an Fingerspitzen über 1 cm, and Handflächen und Fußsohlen über 2 cm, an Hand- und Fußrücken über 3 cm.

Störungen der Oberflächensensibilität

Je nach Lokalisation lassen sich diese den Arealen eines peripheren Nerven zuordnen oder bei segmentaler Anordnung der Sensibilitätsstörungen den Wurzeln. Bei Polyneuropathie oder anderern polytopen Erkrankungen des Nervensystems (Erbslöh) finden sich in der Regel distal betonte Störungen. Bei Schädigung aller sensiblen Bahnen des Rükkenmarks im Rahmen eines Querschnittsyndroms kommt es von dem jeweiligen betroffenen Segment abwärts zu Störungen der Oberflächen- und Tiefensensibilität. Auch bei Läsionen in der Umgebung des Zentralkanals (Syringomyelie z.B.) kommt es zu einem Ausfall der jeweils segmental kreuzenden Fasern des Tractus spinothalamicus, was eine dissozierte Empfindungsstörung zur Folge hat. Prozesse im Bereich von Brücke und Medulla führen oft zu einer taktilen Hemihpypästhesie auf der Herdgegenseite. Sind schließlich Thalamus oder Gyrus postcentralis betroffen, kommt es zu einer Sensibilitätsstörung meist für alle Qualitäten einschließlich Tiefensensibilität.

14.6.2 Tiefensensibilität

Erkennen geführter Bewegungen

Die Prüfung erfolgt ohne optische Kontrolle an den Interphalangealgelenken der Finger und Zehen; diese werden seitlich umfaßt (nicht etwa volar-palmar bzw. dorsal-plantar, da der Patient dann aus dem jeweiligen Druck die Bewegungsrichtung leicht erraten könnte). Zunächst werden größere Bewegungen (aufwärts und abwärts bis zur Endstellung) durchgeführt, deren Richtung der Patient angeben soll, schließlich immer kleinere Exkursionen mit laufender Richtungsänderung.
Kleinere, aber auch grobe Exkursionen werden bei Störungen der Tiefensensibilität nicht mehr richtig erkannt, was sich nicht nur leicht an zögernden Antworten, sondern auch an den Versuchen des Patienten ablesen läßt, durch aktive Eigenbewegungen der geprüften Gelenke einen Vergleich mit der geführten Bewegung zu erzielen.

Prüfung auf Lageempfinden

Der Patient wird aufgefordert, eine bestimmte vorgegebene Beugestellung, z.B. des linken Beines (unter Ausschluß optischer Kontrolle) mit dem rechten Bein, symmetrisch zu imitieren. Der gleiche Versuch wird unter Vertauschung der Seiten dann erneut durchgeführt. Normalerweise gelingt diese Prüfung recht genau. Der Verdacht auf eine Störung der Tiefensensibilität ist jedoch erst dann gegeben, wenn nicht gleichzeitig beispielsweise motorische Paresen oder eine zerebrale Ataxie bestehen.

Pallästhesieprüfung

Die Prüfung auf Vibrationsempfinden wird mit einer Stimmgabel durchgeführt, die in Schwingungen versetzt wird. Anschließend wird sie mit ihrem Griff auf prominente Knochenstrukturen wie distalen Radiusabschnitt, Ellenbogen, Darmbeinkamm, Patella und Knöchel im Seitenvergleich aufgesetzt. Der Patient soll angeben, bis zu welchem Zeitpunkt er das Schwirren der Stimmgabel empfindet. Diese Angaben können verfeinert werden, wenn man sich einer Stimmgabel mit schwarzweißen Meßfeldern zur Amplitudenbestimmung bedient.
Eine *Pallhyp-* bzw. *Pallanästhesie* findet sich z.B. bei Läsion der Hinterwurzeln oder der peripheren Nerven (z.B. Polyneuropathie).

Orientierende Prüfung der vegetativen Funktionen

Neben der anamnestischen Erhebung der Blasen- und Mastdarmfunktionen sowie einer kurzen Untersuchung des Kreislaufs (RR, Pulsfrequenz) kann auch die Prüfung anderer vegetativer Funktionen der Haut für die neurologische Untersuchung wichtig sein.
Fleckige Rötung an Gesicht, Hals und Brust, leichtes Erröten und Erblassen sowie verlängerte Dauer der Rötung des Gesichts nach Aufrichten aus gebückter Haltung sind Hinweise auf Vasolabilität, ebenso verstärkter Dermographismus [starke Rötung bei Bestreichen der Haut (Rücken) mit dem Reflexhammergriff].
Die Prüfung einer Schweißsekretionsstörung erweist sich dann als wichtig, wenn an den oberen und unteren Extremitäten eine Plexusschädigung bzw. Läsion peripherer Nerven von einer Wurzelschädigung abzugrenzen ist. Bei Wurzelläsionen findet sich nämlich *keine* Störung der Schweißsekretion. Solche Ausfallserscheinungen der sog. Sudorimotorik lassen sich an Kopf, Rumpf und proximalen Extremitäten mit dem Minor-Schweißversuch (Jod-Stärke-Reaktion), an Handflächen und Fußsohlen vornehmlich mit dem Ninhydrintest nach Moberg nachweisen. Anhidrotische Hautareale bleiben nach Anwendung dieser beiden Schweißtests dann jeweils ungefärbt.

14.7 Sprache und neuropsychologische Störungen

Bei Differenzierung von Störungen der Sprache muß unterschieden werden zwischen den Begriffen Dysarthrie und Aphasie. Dysarthrie bezeichnet eine sprachliche Beeinträchtigung z.B. infolge peripherer Lähmung der Sprechmuskulatur. Eine andere artikulatorische Sprechstörung findet sich z.B. in der skandierenden Sprechweise des Multiple-Sklerose-Kranken. Unter Aphasien hingegen versteht man zentrale Sprachstörungen, die drei Viertel aller neuropsychologischen Syndrome darstellen.

Wichtigste Formen der Aphasien

Es handelt sich um Störungen der höheren integrativen Funktion der Sprache und Störungen des Umgangs mit ihr. Diese Störungen lassen sich bei der neuropsychologischen Untersuchung in verschiedenen Phänomenen differenzieren. Wichtig zu dieser Beurteilung ist die Beobachtung des spontanen, ungezwungenen, freien Sprachverhaltens, das sich meist bei Wiedergabe der eigenen Krankheits- und Lebensgeschichte unschwer prüfen läßt.

Motorische Aphasie. Spontanes Sprechen gelingt kaum, allenfalls wird Substantiv an Substantiv gefügt, so daß ein „Telegrammstil" resultiert. Besonderes Merkmal innerhalb dieser Störung: literale (Beilstift statt Bleistift) Paraphasien. Schreiben (sofern bei rechtsseitiger Lähmung linkshändig prüfbar) gelingt ähnlich schlecht wie das Sprechen (Agraphie); hier treten analog zur Paraphasie Paragraphien auf, Lesen und Rechnen sind ebenfalls beeinträchtigt (Dys-, Alexie, Dys-, Akalkulie).

Sensorische (Wernicke-)Aphasie. Erhebliche Sprachverständnisstörung, d.h. die Rede des Gesprächspartners wird nur ungefähr erfaßt. Besonderes Merkmal: Semantische Paraphasien (z.B. „Messer" wird als „Löffel" bezeichnet), ferner Paragrammatismus durch falsche Syntax.

Amnestische Aphasie. Auffällig ist hier die ungenaue Ausdrucksweise des Patienten. Gelegentlich zögernde Sprechweise. Besonderes Merkmal: Bei vorgehaltenen Gegenständen zeigt sich eine Wortfindungsstörung, ersatzweise Füllwortbildung oder Neigung zur Umschreibung des Gegenstandes (z.B. für „Lampe": „zum Licht machen"). Bei dieser aphasischen Störung ist das Sprachverständnis nur gering gestört.

Agnosie und ihre wichtigsten Syndromtypen

Unter Agnosie versteht man das Unvermögen, verschiedene sensorische Reize in ihrer Bedeutung zu erfassen.

Astereognosie s. Stereognosie, S. 292.

Anosognosie. Verkennen von Krankheit, beispielsweise einer Hemiplegie. Das Symptom entspricht einer Störung im Bereich der unteren Parietalregion/Nähe Gyrus supramarginalis der Gegenseite.

Gerstmann-Syndrom. Körperschemastörung mit Fingeragnosie, Akalkulie und Rechts-links-Störungen. Fraglich existente Lokalisation zwischen Gyrus angularis und Okzipitalregion der dominanten Hemisphäre.

Apraxie, konstruktive Apraxie

Darunter versteht man die Unfähigkeit zur Ausführung geschickter zweckgerichteter Bewegungen, z.B. des Ankleidens, Störung der visuellen Orientierung und der optisch räumlichen Vorstellung. Lokalisation: Rechte Parietalregion.

Literatur

Delank HW (1991) Neurologie, 6. Aufl. Enke, Stuttgart

Mumenthaler M (1990) Neurologie, 9. Aufl. Thieme, Stuttgart

Poeck (1990) Neurologie, 7. Aufl. Springer, Berlin Heidelberg New York Tokyo

Scheid W (1982) Lehrbuch der Neurologie, 5. überarb. Aufl. Thieme, Stuttgart

15 Psychiatrie

K. Dieckhöfer

Psychiatrische Krankheitsbilder zu diagnostizieren, erfordert nicht nur Wissen um die psychopathologische Symptomatik, sondern auch gute Kenntnis psychiatrischer Methodik und ihre Umsetzung in die Praxis. Im Gegensatz zur neurologischen Diagnostik, wo sich der Gang der Untersuchung nach topographischen Aspekten oder anatomisch-pathologischen Schwerpunkten wie an einem „roten Faden" bestimmen läßt, ist ein Untersuchungsgerüst in der Psychiatrie nur hilfsweise und begrenzt aufzustellen. Gerade der Anfänger in der psychiatrischen Diagnostik ist bei den seelischen Störungen, die gar keine oder nur geringfügige körperliche Erscheinungen bedingen, auf einige feste Regeln eines planmäßigen Prozedere mit dem Ziel der Erlangung eines psychischen Befundes und einer möglichst genauen Diagnose angewiesen. Entsprechend gefundene Leitsymptome können zwar eine ätiologische Mehrdeutigkeit ergeben, diagnostische Vermutungen können aber bereits therapeutisch in richtige Bahnen lenken.
Darüber hinaus ist zu beobachten, daß der junge Student, aber auch der Arzt im Praktikum schon über ein beachtliches theoretisches Wissen in der Psychiatrie verfügt, oft jedoch ein ausgesprochenes Ungeschick und nicht selten eine erschreckende Unfähigkeit bei der Untersuchung eines psychisch Kranken erkennen läßt. Ähnliches erlebt man gelegentlich in analoger Weise beim angehenden, mehr somatisch-neurologisch-orientierten Facharzt, der sich bei der richtigen Beurteilung psychiatrischer Gutachten ausgesprochen schwertut. Vielleicht hat es etwas mit dem saloppen Wort auf sich, daß der eine oder andere „einen Nerv für die Nerven" hat, wenn also ein Arzt in bestimmter Weise ein sicheres Gespür, vielleicht gar eine gewisse „Begnadung" für die sofortige Erfassung eines psychischen Zustandsbildes mit in die Aus- und Weiterbildung einbringen kann.
Immerhin gibt es Fälle, wo auch der Nicht-Geübte schon beim ersten Anblick oder bei den ersten Worten des Kranken anhand bestimmter Symptome sofort zur richtigen Krankheitsdiagnose finden kann. Doch sind diese Fälle nicht die Regel; meistens wird eine eingehende, sachgemäße Untersuchung unabdingbar erforderlich sein. Neben diesen sachlichen Kriterien ist aber auch ein gewisses Maß an Einfühlungsvermögen gegenüber dem Kranken als Mittel der Untersuchung notwendig. Der zergliedernden, deskriptiven Betrachtungsweise muß sich ein psychoanalytischer Aspekt hinzugesellen, der insofern als Motor bzw., wie Michael und Enid Balint (1962) es nannten, eine „Zwei-Personen-Situation" herbeiführen muß, um initial psychotherapeutisch wirken zu können. Durch ein solches persönliches Engagement des Untersuchers, dem dieser über die Rolle des reinen Beobachters und Faktensammlers hinauswächst, offenbart sich, wie der Psychoanalytiker Argelander (1970) es nannte, eine subjektive Information. Damit wird der Psychiater selbst zum Angelpunkt des Untersuchungsinstrumentariums im Sinne Sullivans (1955). Die aktive Rolle der Persönlichkeit des Nervenarztes (d.h. des Psychiaters und Neurologen), dessen wachem Sinn sich die „szenische Information" (Argelander) nicht nur mit den offen vorgetragenen, sondern auch mit den unbewußten Ängsten, Nöten und Sorgen, den Gefühlsregungen, gedanklichen Vorstellungen und Verhaltensweisen des Untersuchten erschließt, prägt und beeinflußt den Untersuchungsgang entscheidend.

15.1 Allgemeines

Vor der eigentlichen Exploration, dem ärztlichen Gespräch oder dem Interview zwischen psychisch Krankem und Arzt ist die Tragfähigkeit des ersten Kontaktes wichtig, ja oftmals entscheidend. Nicht selten geht der psychisch Kranke nur unter Zurückstellung größter Bedenken zum Nervenarzt. Ängste und Vorur-

teile gegenüber einer psychiatrischen Untersuchung hat oft die Umgebung des Patienten, ja zeigen weite Teile der Gesellschaft. Ist es nicht das Gefühl der Verschämtheit, das den Kranken auf dem Weg zum Nervenarzt begleitet, so sind es häufig die Angehörigen, Freunde, Fremde oder gar die Polizei, die ihn gegen seinen Willen zu einer psychiatrischen Untersuchung bringen.
Mit diesen ungewöhnlichen Gefühlen und Sensationen hat der körperlich Kranke kaum zu kämpfen.
Ganz entscheidend ist also der erste Kontakt zwischen Psychiater und psychisch Krankem, wenn der Psychiater dem Patienten trotz aller dieser Schwierigkeiten die enorme Schwellenangst zu nehmen vermag, um dann in die Lage versetzt zu werden, einen eingehenden Befund zu erheben. Die Notwendigkeit einer solchen Untersuchung wird häufig seitens des Kranken in Frage gestellt, wenn nicht sogar ganz und gar für abwegig gehalten. Viele Kranken erheben gerade beim Psychiater den Anspurch, für gesund gehalten zu werden. Das persuasive Geschick des besonnenen, einfühlenden Arztes wird hier in besonderer Weise gefordert, damit eine vertrauensvolle Atmosphäre gegenüber dem Patienten geschaffen werden kann.

15.2 Aufbau und Gliederung der psychiatrischen Untersuchung

15.2.1 Anamnese/Vorgeschichte

Bei der Erhebung der Vorgeschichte des Kranken sollte man versuchen, ein möglichst umfassendes Bild des Patienten zu erlangen. Hier geht es nicht nur um die eigentliche Darlegung der derzeitigen Beschwerden; Lebenslauf und Familienbild müssen ebenso berücksichtigt werden.
Dabei erweist es sich als zweckmäßig, den Gang der Untersuchung mit der Frage nach den *gegenwärtigen Beschwerden* zu beginnen. Die anschließende psychiatrische Untersuchung kann als Interview gestaltet werden, wobei dem Patienten die Möglichkeit gegeben ist, sich mit seinen Problemen weitgehend selbst vorzustellen. Demgegenüber legt eine „Exploration", wie die Wortbedeutung bereits sagt, das Schwergewicht auf das mehr aktive, gezielt nachfragende Eingreifen des Arztes bei Erhebung der Vorgeschichte. Unstrukturierte und strukturierende Gesprächselemente werden sich in der Technik der Erhebung der Vorgeschichte jedoch ergänzen müssen, will man zu einem verwertbaren und guten Ergebnis in der Praxis kommen.
Für einen neuen Patienten wird man in einer poliklinischen Sprechstunde grundsätzlich etwa 40–50 min Zeit ansetzen. Dabei sollte die Eigenschaft des „Zuhörenkönnens" den Arzt besonders in der ersten Phase des Gesprächs auszeichnen. Sehr genau achte man dabei auf die ersten Worte eines psychisch Kranken zu Beginn des Gesprächs: Darin liegt meist schon der Schlüssel für die gesamte Problematik bzw. das weitere Vorgehen.
Es empfiehlt sich überdies, die wichtigsten Äußerungen des Patienten möglichst wörtlich aufzunehmen. In manchen Situationen ist es allerdings angezeigt, das Gespräch im nachhinein schriftlich zu fixieren, um den Patienten dadurch nicht zu verunsichern. Ganz und gar abwegig und geschmacklos wäre es, ein Gespräch in Gegenwart des Patienten auf Band zu diktieren, geschweige denn, heimlich ein Mikrofon zu installieren, was überdies eine strafbare Handlung wäre.
Der mehr unstrukturierten Initialphase eines Interviews sollten, soweit der Patient dies nicht schon mitgeteilt hat, „diagnosezentriert" einzelne gezielte Ergänzungsfragen zur Erhellung der jetzigen Beschwerden und Störungen folgen, insbesondere etwa, wie und wann die Beschwerden eingesetzt haben, ob sie plötzlich oder allmählich aufgetreten sind, ob sie zeitweilig oder dauernd vorhanden sind, ob die Anforderungen im Alltag dabei noch bewerkstelligt werden können usw. So wird sich beim Untersucher allmählich ein Bild von der Entwicklung der Störung abzeichnen, das durch weitere Detailfragen noch konkretisiert werden sollte: Wie waren die Gefühle, Einstellungen und Bewertungen anläßlich dieser sich manifestierenden Störung? Wie ging der Patient damit um? Welche Sorgen, Wünsche, Hoffnungen und Befürchtungen stellten sich im Zusammenhang damit ein? Wie reagierte die Umgebung?
Hat sich aufgrund der sich abzeichnenden Umstände schon ergeben, daß eine Psychogenese der Störung vorliegt, d.h. daß sich durch neuere oder frühere Erlebnisse psychische und/oder körperliche Bedingtheit der Klagen gegeben ist und keine körperlich begründbare oder endogene Psychose vorliegt, so ist es zweckmäßig, das Umfeld des Konfliktes im

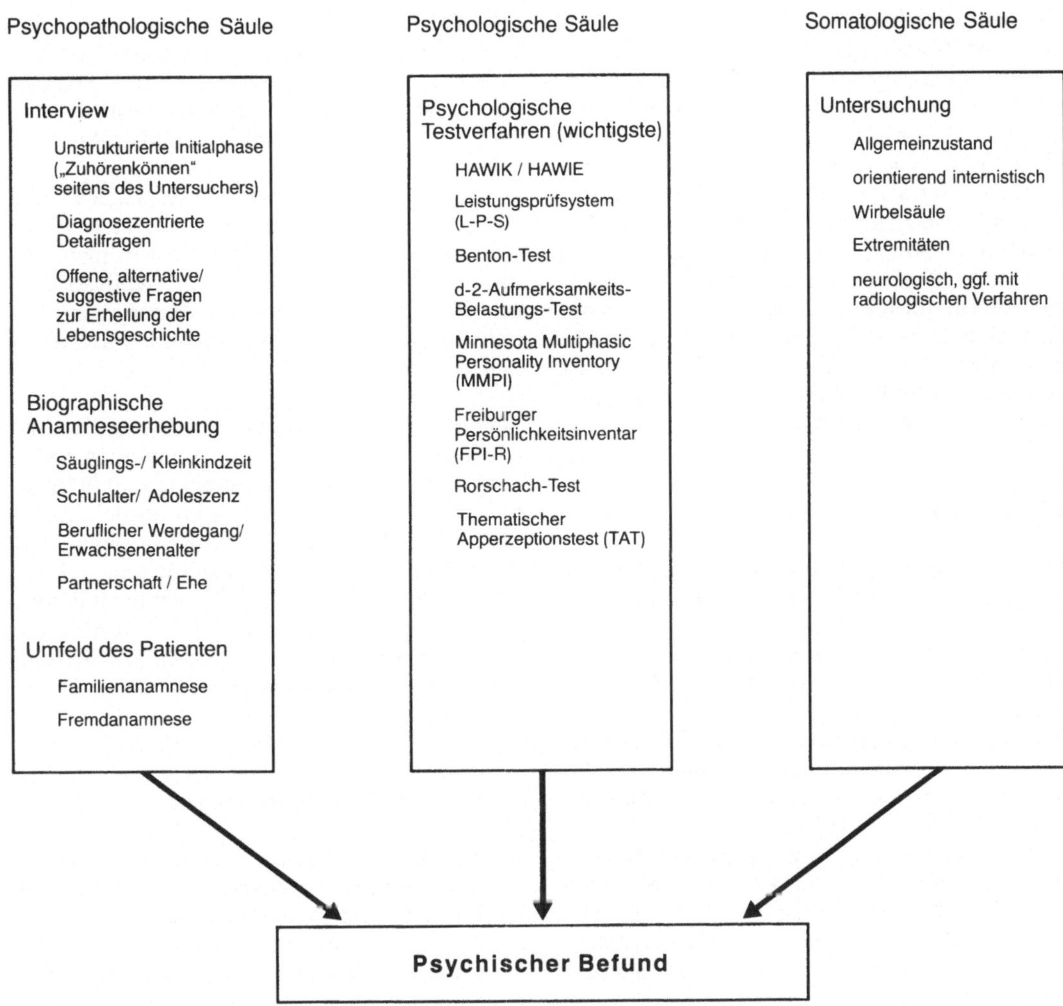

Abb. 15.1. Die 3 Säulen der psychiatrischen Untersuchung

Leben des Patienten nun in den Mittelpunkt des Gespräches zu stellen, bevor die eigentliche Biographie, die Lebensgeschichte, durchgearbeitet wird.
Die Gesprächsführung des Untersuchers bei der Vorgeschichte der geklagten Beschwerden wird stufenweise allmählich immer weiter in die Vergangenheit vorzustoßen versuchen. Inwieweit dies dem Patienten zumutbar ist, ist natürlich von Fall zu Fall verschieden. Soweit hier wie auch in anderen Zusammenhängen eine spezifische Befragungstechnik von Bedeutung ist, können wir offene, alternative und suggestive (aktive/passive) Fragen unterscheiden.
Als Beispiele für eine „offene“ Frage wären zu nennen: „Was haben Sie dabei erlebt?“, „Haben Sie noch Erinnerungen an Ihren jüngsten Bruder aus der gemeinsamen Kindheit?“ Sogenannte „alternative“ Fragen können auf die mögliche Antwort des Patienten schon einengend wirken. Dieser wird hier mit zwei diametral entgegengesetzten Verhaltensmustern konfrontiert, differenzierende Schattierungen könnten dabei vom Untersucher übersehen werden. Beispiel: „War die elterliche Erziehung streng oder freiheitlich?“
„Aktiv-suggestive“ Fragen wären z.B. folgende: „Sie hören doch Stimmen?“, „Sie hatten doch ein schlechtes Verhältnis zu Ihrem Vater?“
‚Passive“ Suggestivfragen unterstellen in abgemilderter Form den vermuteten Sachverhalt beim Untersucher: „Hatten Sie ein

schlechtes Verhältnis zu Ihrem Vater?" Aber auch die Frage: „Hören sie Stimmen?" ist schon sehr weitgehend formuliert und unterstellt nahezu ein psychiatrisches Geschehen bei dem Patienten. Dennoch sind solche direkte Fragen nach Sinnestäuschungen und abnormen Erlebnisweisen bei Verdacht auf eine schizophrene Erkrankung unumgänglich. Bei bejahender Antwort wird es notwendig sein, den Echtheitsgehalt eines solchen Phänomens zu prüfen; ferner muß man sich unbedingt nach den Umständen im einzelnen erkundigen. Die besondere Einfühlung des Arztes ist gerade bei wahnhaften und halluzinatorischen Phänomenen angezeigt.

15.2.2 Biographische Daten

Die für die biographische Anamneseerhebung wichtigsten Problemkreise sind folgende:

Säuglings- und Kleinkindzeit. Hier ist zunächst nach Schwangerschafts- und Geburtsverlauf zu fragen, ferner nach eventuellen Komplikationen (perinatale Hirnschädigung; erworbener, exogener Schwachsinn; neurologische Störungen, wie Reflexdifferenzen, latente Paresen, Athetosen, Bajonettfinger: überstrecktes Mittelgelenk, gebeugtes Endgelenk; Strabismus; Morbus Little; Entwicklung einer Pseudopsychopathie). War der Kranke Erstgeborener (größere Gefährdung als Nachgeborene)? Laufen-, Sprechenlernen, Sauberkeit? Stellung in der Geschwisterreihe? Bettnässen, Schlafwandeln? Beziehung zu den Eltern: Ganztagsberuf der Mutter (Sinnentleerung des Wortes „Mutterglück")? Intrafamiliäre Spannungen, Familienkonstellation (Teil-, Ganzfamilie)? Einstellung zu Spielkameraden im Kindergarten?

Schulalter und Adoleszenz. Einschulung und Fortkommen in der Schule, Lernstörungen, Wiederholung von Schuljahren, Umschulung in Sonderschule für Lernbehinderte oder geistig Behinderte? Grundlose Verstimmbarkeiten, Fortlaufen von zu Hause, Schulschwänzen, Lügen, kleine Diebereien, Auseinandersetzungen mit den Geschwistern? Prüfungsängste, Diskrepanz zwischen schulischem Wollen und Können? Anspruchsdenken der Eltern („mein Kind muß Abitur machen"), falsch betonter Ehrgeiz, Perfektionismus oder Dominanzstreben, Tagträumereien, präpuberale Erregungsphase? Hervortreten der Sexualität aus der Latenz in die Aktualität des Pubertierenden, Sexualskrupel mit Schuldideen, Entwicklung einer Pubertätsmagersucht (Anorexia nervosa)? Jugendstrafen?

Beruflicher Werdegang/Erwachsenenalter. Berufsfindung, Weiterbildung, fachliche Qualifikation, Prüfungen, Kontaktstörungen im beruflichen Umfeld, mangelnde Anpassungs- und Einordnungsfähigkeit, Zeiten von Arbeitslosigkeit, Umschulungen, berufliches Scheitern?

Sexualität, Partnerschaft, Ehe. Sexuelle Entwicklung in Kindheit und Jugend, Aufklärung, Pollutionen, Onaniebeginn und -häufigkeit, sexuelle Phantasien, Stimmbruch, Bartwachstum, Menarche, Zyklusstörungen und -beschwerden, Partnerbeziehungen, Eheschließung, Potenz, Orgasmusfähigkeit, Schwangerschaften/Geburten, Kontrazeptiva, Trennungen, Scheidungen, Einstellung zur Sexualität im allgemeinen, deviante Triebneigungen?

15.2.3 Familienanamnese

Interview bzw. Explorationsführung müssen aus elementarpsychologischen Gründen der Schilderung des aktuellen Beschwerdebildes seitens des Patienten Vorrang einräumen. Erst nach Erhebung auch der biograhpischen Einzelheiten sollten Fragen zur Familienvorgeschichte gestellt werden. Hier wird man sich neben somatischen Krankheiten (insbesondere Nervenleiden, Lähmungen, Krampfanfällen, Schlaganfällen, Stoffwechselstörungen) vor allem nach den sog. Nerven- und Gemütskrankheiten bei den engsten Verwandten, aber auch in den Seitenlinien und in der Aszendenz erkundigen müssen. Gerne wird gelegentlich solches von Angehörigenseite (Fremdanamnese, s.S. 299) verschwiegen bzw. verdrängt. Nicht nur nach endogenen manisch-depressiven („Gemütskrankheiten") oder schizophrenen („Geisteskrankheiten") Psychosen muß gefragt werden; auch Suizidversuche, Suchten, auffällige Persönlichkeiten (Sonderlinge), Jähzornige, Überempfindliche, Lebensversager), Verwandtenehen („Inzucht") sowie strafrechtliche Verfahren in der Verwandtschaft bzw. Kriminalität sind von Wichtigkeit zur Erhellung des Gesamtbildes der Persönlichkeit und jetzigen Erkrankung des Patienten. Weiter wird eine Schilderung des sozialen familiären bzw. weiteren verwandtschaftlichen Umfeldes des Kranken oft nützliche Aufschlüsse geben.

15.2.4 Fremdanamnese

Diese wird im Gegensatz zur Eigenanamnese aus den Angaben der familiären oder persönlichen Umgebung des Kranken gewonnen. Dafür kommen vornehmlich Ehepartner, Familienmitglieder, Freunde oder Berufskollegen in Frage. Diese werden aus ihrer Sicht das Bild des Kranken ergänzen, gelegentlich aber erst auch ermöglichen, so daß auf solche Angaben keineswegs verzichtet werden darf.
Der Aufbau einer solchen Fremdanamnese wird im wesentlichen die gleichen Abschnitte berücksichtigen wie die Eigenanamnese: Krankheitsgeschehen, lebensgeschichtliche Entwicklung und Familienanamnese. Solche Angaben sind freilich auch nicht stets objektiv, im Gegenteil: Es kann vorkommen, daß die „Fremd"-Anamnese (die ja nicht von eigentlich „Fremden" im landläufigen Sinne beigesteuert wird, sondern von bestimmten Bezugspersonen des Kranken) Deutungen, Umdeutungen oder Interpretationen des Krankheitsbildes oder der Entwicklung enthält, die beim Untersucher ein verzerrtes Bild entstehen lassen können. Hier sind also stets gezielte Fragen und konzises Vorgehen erforderlich, um zu einer möglichst einwandfreien Beurteilung des Zustandsbildes zu gelangen.
Fragen zur „prämorbiden" oder „Primär"-Persönlichkeit, wie sie vor einer psychischen Störung bzw. Krankheit bestanden hat, müssen den Bezugspersonen gestellt werden, auch über deren Glaubwürdigkeit sollte sich der Untersucher freilich ein eigenes Urteil bilden.

15.3 Befund

15.3.1 Orientierend-internistischer Befund

Es folgt lediglich eine summarische Übersicht über psychiatrisch relevante Kriterien eines allgemeinkörperlichen Befundes.

Allgemeinzustand. Größe, Gewicht, Temperatur, Körperbautypus (leptosom, pyknisch, athletisch, dysplastisch, Mischformen dieser 4 Körperbautypen), Mißbildungen/degenerative Zeichen (Beispiel: Turmschädel, Hasenscharte, Trichterbrust, Spina bifida occulta, hoher Gaumen, Hohlfüße), Epikanthus, Hautturgor, Behaarung, Lymphdrüsenvergrößerungen, Ödeme, Narben, Pigmentationen, Exantheme, Brillenträger).

Innere Organe. Zunge (Furchenzunge, Bißnarben, Atrophie), Schilddrüse, Lungen, Herz, tastbare Gefäße (Pulsverlangsamung bei Drucksteigerung im Schädelinneren), Leber, Milz, Nierenlager, Bruchpforten.

Wirbelsäule. Klopf-, Stauchungsschmerz, Kyphose, Skoliose, Spina bifida.

Extremitäten. Anomalien, Amputationen, Varizen etc.

Neurologischer Befund und Zusatzuntersuchungen s. Kap. 14 bzw. Kap. 16.

15.3.2 Psychischer Befund

Während bei Störungen der peripheren Nerven und des Rückenmarks im wesentlichen keine psychischen Auffälligkeiten zu eruieren sind und hier der Hinweis „psychisch unauffällig" meist genügen kann, ist der psychische Befund bei den organisch faßbaren Krankheiten des Gehirns und seiner Hüllen sowie bei psychischen Störungen, die praktisch keine körperlichen Veränderungen hervorrufen, von entscheidender Bedeutung für die Diagnose in der Psychiatrie. Insofern ist bei Kranken mit symptomatischen oder endogenen (manisch-depressive, schizoaffektive sowie schizophrene) Psychosen, ferner Persönlichkeitsstörungen und neurotischen Entwicklungen ein besonders eingehender psychischer Befund zu erheben. Dieser Befund resultiert aus dem Ergebnis des Interviews, der Exploration (bei dem Kranken und seiner Umgebung) sowie der genauen Beobachtung des Patienten während der gesamten Anamneseerhebung, aber auch während der sich anschließenden körperlichen Untersuchung.
Das auf diese Weise gesammelte Material darf niemals Ergebnis eines „Verhörs" oder einer „Examinierung" sein, sondern soll vielmehr über weite Strecken im Rahmen einer lockeren, zwanglosen Unterhaltung erhalten werden und muß nun auf bestimmte psychopatho-

logische Einzelsymptome überprüft und in eine angemessene sprachliche Form gebracht werden. Die Darstellung eines solchen Funktionsganzen verlangt – in Würdigung der Gesamtpersönlichkeit und der mit ihr verknüpften Individualität des Menschen – Aspekte von verschiedenen Seiten.
Angesichts der Tatsache, daß es der Sprache an Gleichzeitigkeit der in Erscheinung tretenden Sequenzen und einer photographisch scheinbar genauen Totalität der Erfassung eines Menschenbildes fehlt, müssen wir die seelischen Einzelerscheinungen und -funktionen nach bestimmten Gesichtspunkten aufgliedern, um vergleichsweise annähernd die unteilbare Gänze auch des psychisch gestörten Seelenlebens sprachlich angemessen umzusetzen.
Unter dem Vorbehalt, daß jede Klassifizierung in seelische Einzelbereiche unzulänglich bleiben muß, kann indes für den Anfänger im Fach ein Schema mit den passenden begrifflichen Attributen (die psychiatrische Fachsprache hat sich im Gegensatz zu der mit Fremdwörtern überfrachteten übrigen medizinischen Terminologie bis heute nahezu ausschließlich den deutschen Sprachschatz bewahrt!) zum Aufbau des psychischen Befundes in seinen Einzelphänomenen recht nützlich sein.

Kriterium: Äußeres Erscheinungsbild

Aspekt Kleidung: Korrekt, sauber, schlicht, auffällig modisch, verschroben, unordentlich, geschmacklos, zerlumpt, verschmutzt.

Aspekt Körperpflege: gepflegt, zurechtgemacht, vernachlässigt, schmutzig.

Aspekt Haartracht: gepflegt, schlicht, gekünstelt, wirr.

Aspekt Körperhaltung: ungezwungen, steif, bizarr, hoheitsvoll, straff, schlaff, gebeugt.

Aspekt Gesichtsausdruck: ruhig, sorgenvoll, heiter, gequält, ängstlich, ratlos, zornig, geladen, gespannt, besonnen, gleichgültig, leer, maskenhaft, lauernd, stumpf, starr, mürrisch (moros).

Kriterium Gesamtverhalten

Aspekt Benehmen: situationsgemäß, höflich, unhöflich, aufdringlich, plump-vertraulich, abweisend, zugeknöpft, zurückhaltend, respektlos, scheu, schüchtern, mißtrauisch.

Aspekt Mimik und Gestik: natürlich, übertrieben, spärlich, lebhaft, gekünstelt, bizarr, manieriert, geziert; ferner: Grimassieren, Tics, Zwangslachen sowie Zwangsweinen.

Aspekt Sprechweise: normal-fließend, zögernd, stockend, schnell, langsam, hastig.

Aspekt Stimme: normal-unauffällig, laut, leise, matt, eintönig.

Aspekt Händedruck: kräftig, schlaff, haftend, flüchtig.

Aspekt Gangart: normal-flott, langsam, schleppend, müde, elastisch, eckig.

Aspekt Handschrift: sauber, ordentlich, verschmiert, groß, klein, gleichmäßig, ungleichmäßig, druckstark, druckschwach, verschnörkelt, verziert, manieriert, ungelenk, schülerhaft, gewandt, schlicht, primitiv.
Die Handschrift kann im übrigen zweckmäßig im Rahmen eines handgeschriebenen Lebenslaufs überprüft werden. Spezielle Schreibbzw. Leseprüfungen sind bei Verdacht auf Agraphie bzw. Alexie vorzunehmen. Zur Prüfung der Agnosie (optisch, akustisch, taktil) sollten charakteristische Gegenstände zum Erkennenlassen herangezogen werden (Rascheln von Papier, Betasten eines Schüssels etc.). Weiter hierzu s. auch S. 293f.

Kriterium Stimmung und Affektivität

Aspekt Stimmung: ausgeglichen, zufrieden, ernst, gedrückt, heiter, gleichgültig, gereizt, gespannt, geladen, besorgt, verzweifelt, zornig, labil.

Aspekt Affektivität: affektiv unauffällig, reizbar, flüchtig, oberflächlich, läppisch, inadäquat, affektinkontinent, ungezügelt, empfindlich, teilnahmslos, stumpf.

Kriterium Psychomotorik

Ruhig, antriebsarm, lahm, still, gehemmt, schwunglos, gesperrt (= stuporös), erregt, enthemmt, getrieben, drangvoll, redselig, geschwätzig, zappelig, sexuell zudringlich, lenkbar, widerspenstig, negativistisch.
Ferner: Bewegungsstereotypien (rhythmisiertes Schaukeln, Wippbewegungen am Körper etc.); Haften an einem angeschlagenen Thema, Verbigerationen (Wiederholen von isolierten Wörtern oder Wortbruchstücken), Perseverieren/Iterieren (Wiederholen gleicher Gedanken bzw. Redewendungen), Katalepsie mit „flexibilitas cerea" (Verharren in einmal eingenommener Körperhaltung mit „wächserner Biegsamkeit" der Gliedmaßen), Negativismus (z.B. preßt der Kranke bei dem Versuch der Mundinspektion die Zähne zusammen), Echopraxie oder Echokinese (echoförmiges Nachahmen von Bewegungen anderer), Echolalie (echoförmiges Nachsprechen von Sätzen oder Worten anderer), Zwangshandlungen (Waschzwang, Zwangszeremoniell), Dranghandlungen [Fortlaufen, Wandertrieb (Poriomanie), sexuelle Dranghaftigkeit, kriminelle Attacken], Impulshandlungen (Triebdurchbrüche bei verführerischen Reizen ohne abwägendes Überlegen). Darüber hinaus scheinbar motivlose Gewalttaten (Heteroaggressivität), Selbstbeschädigungen, Selbsttotungsgedanken, -absichten (Autoaggressivität, Suizidalität).

Kriterium Bewußtseinslage

Die Begriffe dieses für die Erhebung des psychischen Befundes äußerst wichtigen Abschnittes werden eingehender erläutert. Nach Karl Jaspers bedeutet Bewußtsein das „Ganze des augenblicklichen Seelenlebens". Bewußtsein ist der Gesamtkomplex der Seins-Inhalte des Menschen (Erleben, Erinnerung, Vorstellung, Denken).

Formen der Bewußtseinshelligkeit. Folgende werden unterschieden:

Besonnenheit: höchster Grad des intakten Bewußtseins (Störring), Zustand der Besinnungsfähigkeit, Neigung zum kritischen Überlegen, Denken; Zustand, aus dem die abgewogenen Wahlhandlungen hervorgehen; Zustand der Aufmerksamkeit mit gelenktem, gerichtetem, konzentriertem Bewußtsein. Leichte Schwankungen der Besonnenheit (Aufmerksamkeit) sind physiologisch. Abnorme Steigerung, überhelle Bewußtseinsklarheit entsteht toxisch, z.B. nach Pervitin oder bei Epilepsie (als Aurasymptom).

Bewußtseinsklarheit: kein eingestelltes intendiertes Bewußtsein, aber doch ein Wachsein, bei dem die Besinnung vermindert ist. Schwankungen: Labilität (Hypotonie) der Bewußtseinslage in der Ermüdung, bei konstitutioneller Asthenie, pathologisch bei Epilepsie und organischer Hirnkrankheit.

Bewußtseinstrübung in allen Abstufungen. Man unterscheidet:

Somnolenz: Zustand der Schwerbesinnlichkeit, Teilnahmslosigkeit, Schläfrigkeit (Apathie), erschwerte Wortfindung, Verlangsamung des Denkablaufes, dabei oft Haften, Perseveration (der Gedankengang kommt immer wieder in die alte Bahn, kann sich nicht umstellen). Auffassung, Merkfähigkeit und Gedächtnis sind herabgesetzt. Orientierung über Zeit und Ort ist mühevoll oder unzureichend. Versagen bei höherer Denkleistung (Intelligenzprüfung), abnorme Ermüdbarkeit. Dabei auch affektive Störungen, erhöhte Reizbarkeit, Inkontinenz der Stimmung oder weinerlich-ängstliche, seltener euphorische (hypomanische) Stimmung.

Sopor: schlafähnlicher Zustand, aus dem der Kranke durch stärkere Reize vorübergehend erweckbar ist.

Koma: stärkster Grad der Bewußtseinstrübung, aus dem der Kranke auch durch starke Reize nicht mehr erweckbar ist. Eigen- und Fremdreflexe, auch Pupillenreflexe können erloschen sein, die vegetativen Reflexe werden nicht mehr beherrscht; der Kranke läßt unter sich. Im Koma versagt die autonome Steuerung der lebenswichtigen Funktionen von Kreislauf und Atmung (s.S. 354f.).

Delirantes Syndrom. Dieses besteht in traumhafter Bewußtseinstrübung (bei erhaltener Ansprechbarkeit) mit Verwirrtheit, Desorientierung, ungenügender Auffassung, illusionärer Umdeutung der Sinneseindrücke, wahnhafter Verkennung der Umwelt und der umgebenden Personen sowie der Situation (zeigt sich im Beginn besonders abends oder nachts). Dabei auch Halluzinationen (optisch, haptisch oder akustisch); ängstlich-gereizte (auch heitere) Stimmung; motorische Unruhe als „Flockenlesen" (Zupfen an der Bettdecke, Hervortreten phylogenetisch alter Greif- und Wischreflexe), als „Beschäftigungsdelir" oder als katatone Erregung, Tobsucht oder stuporöser Zustand. Der Gedankengang ist abgehackt, unzusammenhängend, in Bruchstücke gerissen, „inkohärent". Manche Kranke sind für kurze Zeit ansprechbar und gedanklich zu fixieren (vorübergehende Bewußtseinsaufhellung, luzide Momente); körperlich: vegetative Symptomatik (gerötetes, schweißbedecktes Gesicht), undeutliche Sprache, unsichere Motorik, ataktischer Gang.

Pathologische Bewußtseinstrübung. Bei organischer Hirnkrankheit, Hirnschädigung, Entzündung, Blutung, Trauma, Intoxikation, Tumor; anfallsweise bei Epilepsie (epileptischer Anfall, Absence, Petit mal, Dämmerattacke, Dämmerzustand); „alternierendes Bewußtsein" im Dämmerzustand, meist mit Bewußtseinstrübung verbunden. Im Dämmerzustand besteht die Gefahr der Gewalttat. Dämmerzustände und Dämmerattacken finden sich bei Intoxikationen, vor allem aber bei der Schläfenlappenepilepsie. Psychogene Bewußtseinstrübung als Form der abnormen Erlebnisreaktion, „Flucht" aus einer Konfliktsituation. Bei psychogenen Dämmerzuständen ist hoher Affektdruck vorhanden. Das Bewußtsein solcher Patienten ist beispielsweise auf eine Entsetzen erregende Unfallszene eingeengt, die immer wieder erlebt wird. Im nachhinein wird für diesen Zeitraum gerne eine komplette Amnesie angegeben, die jedoch meist zweifelhaft ist.
Als prägnante Attribute der Bewußtseinslage kommen in Betracht: klar, dösig, schwer besinnlich, benommen (somnolent), bewußtseinsgetrübt (soporös/komatös), delirant, amentiell.

Einzelmerkmale der Bewußtseinslage. Dabei handelt es sich um folgende:

Aspekt Orientierung: zur Person, zur Zeit, zum Ort, zur Situation orientiert bzw. desorientiert oder unscharf (wechselnd) orientiert.

Aspekt Aufmerksamkeit: aktive Zuwendung zur Umwelt; bewußte Einengung des Wahrnehmungsfeldes auf einen oder mehrere bestimmte Gegenstände, „Auffassung"; evtl. in gesteigerter Form als fluktuierende Aufmerksamkeit (Fähigkeit, mehreren Gegenständen gleichzeitig Aufmerksamkeit zu widmen).

Kriterium Wahrnehmung

Aspekt Personenverkennung: Personenverkennung im Sinne eines Wahneinfalls (unbekannte Personen werden für bekannte gehalten).

Illusionen: Illusionen bzw. illusionäre Verkennungen (verfälschte Wahrnehmungen wirklicher Gegebenheiten, z.B. in Goethes *Erlkönig*).

Aspekt Halluzinationen: Halluzinationen sind Sinnestäuschungen oder Trugwahrnehmungen. Trugwahrnehmungen sind solche Phänomene, die ohne Reiz des jeweiligen Sinnesorgans von außen zustande kommen. Als wichtigste Einzelformen gelten:

- akustische Halluzinationen [Wahrnehmung nicht vorhandener Laute in Form von „Stimmen" (Phoneme) oder elementarer Gehörtäuschungen wie Knallen, Zischen, Bellen etc. (Akoasmen)];
- optische Gesichtstäuschung als Photopsie (Lichtblitze, Farben, Flammen, Funken) oder szenische Halluzinationen („Film");
- haptische (taktile) Halluzinationen (Tasthalluzinationen, Gefühl von Bestrahlung oder Gefühl des Berührtwerdens);
- zönästetische Halluzinationen [Leibhalluzinationen, Überzeugung des Kranken, daß die Empfindungen (zentral-vegetativ, motorisch, sensorisch) von außen „gemacht" werden].

Kriterium Denken

Aspekt formale Denkstörungen: Gedankenabreißen, Gedankenentzug, Faden verlieren, Ideenflucht, Denkhemmung, Haften, Umständlichkeit, Zerfahrenheit (bei Schizophrenie), Inkohärenz (bei symptomatischen Psychosen).

Aspekt inhaltliche Denkstörungen: „überwertige Ideen", Wahnideen, Wahneinfälle, Zwangsideen, Skrupelhaftigkeit.

Aspekt Selbstkritik: Krankheitseinsicht, Krankheitsuneinsichtigkeit (Anosognosie).

Aspekt sprachlicher Ausdruck: entsprechend Herkommen und Bildung, schlicht, primitiv, verschroben, gezielt, klar, knapp, verschwommen, schwerfällig. Wortneublidungen (Neologismen), ferner „Wortsalat“.
Eine Aphasieprüfung muß sich klinisch auf das Sprachverständnis (Benennen von Gegenständen, Verstehen von Anforderungen) erstrecken, ferner auf Spontansprache, Reihensprechen, Nachsprechen sowie Wortfindung (Vorhalten von Gegenständen des täglichen Gebrauchs).

Aspekt Erinnerungs- und Merkfähigkeit: Merkschwäche (bei ausgedehnten organischen Hirnschädigungen), bei Hochgradigkeit: Merkunfähigkeit mit der Folge von Desorientiertheit zu Ort und Zeit, Erinnerungseinbußen für kürzlich erlebte Begebenheiten (Neugedächtnis). Weiter Zurückliegendes wird gut erinnert (Altgedächtnis). Neigung zu Konfubulation bei entsprechender Prüfung (Erinnerungslücken werden durch frei erfundene, vermeintlich erlebte Vorgänge ersetzt). Amnestisches oder Korsakow-Syndrom: Kombination von Desorientiertheit zu Raum und Zeit, Merkfähigkeitsschwäche, Konfabulationen. Zu beachten ist, daß die Prüfung des Gedächtnismaterials sehr von Gefühlen und Affekten abhängig ist. Verdrängen und Vergessen von Tatbeständen liegen hier in enger Nachbarschaft.

Aspekt Intelligenz: Soweit man nicht eingehendere testpsychologische Verfahren anwendet (s. unten), haben sich zur klinischen Prüfung der Intelligenz Fragenkomplexe bewährt, die möglichst vielseitig und auf die vertraute Umwelt des Probanden zugeschnitten sind. Schulfertigkeiten, wie Lesen, Schreiben, Rechnen, allgemeines Schulwissen (deutsche Hafenstädte?), Lebenswissen („Woher kommt das Salz?“), Berufswissen, werden allerdings allein nicht immer zur klinischen Erforschung der Intelligenz genügen.
Vielmehr wird für die Beurteilung der Begabung oft das Denkvermögen entscheidend sein. So wird man Fragen nach Oberbegriffen (Rosen, Nelken, Tulpen) und Unterbegriffen (Getreidesorten) stellen, ferner nach begrifflichen Unterschieden (Korb/Kiste, Treppe/Leiter, Wissen/Glauben), aber auch die sprachliche Kombinationsfähigkeit (Satzbildung mit 3 vorgegebenen Wörtern/Ergänzung von Lückentexten/Ordnen von durcheinandergewürfelten Worten zu Sätzen) prüfen. Die Urteilsfähigkeit eines Probanden wird sich anhand der Erkenntnis von Sinnwidrigkeiten oder von „Fangfragen“ leicht messen lassen. Die praktischen Leistungen ergeben sich anamnestisch meist durch Berichte des Arbeitgebers, durch die Werkstattarbeit in der Klinik etc.

15.3.3 Psychologische Testverfahren

Testpsychologische Untersuchungen nimmt zwar meist der klinische Psychologe vor, doch sollte auch der Arzt zumindest Grundkenntnisse in einzelnen Leistungs- und Persönlichkeitstests besitzen. Im folgenden wird eine kleine Auswahl der wichtigsten Verfahren vorgestellt.

Leistungstests

Hamburg-Wechsler-Intelligenztest für Erwachsene (HAWIE) bzw. für Kinder (HAWIK). Der Hamburg-Wechsler-Intelligenztest besteht aus einem Verbalteil mit allgemeinem Wissen und allgemeinem Verständnis, rechnerischem Denken, Zahlen nachsprechen (vor- und rückwärts), Gemeinsamkeiten finden, Wortschatzüberprüfung sowie einem Handlungsteil (Zahlensymboltest, Bilderordnen, Bilderergänzen, Mosaiktest, Figurenlegen). Neben den qualifizierenden Lösungen wird auch die für die Bewältigung der Testaufgaben benötigte Test berücksichtigt. Diese Faktoren werden in ein Punktesystem eingebracht. Der so ermittelte Intelligenzquotient stellt das Verhältnis von Intelligenzalter zu Lebensalter mal 100 dar.
Die durchschnittliche Intelligenz entspricht einem Mittelwert von 100. Demnach ist Debilität bei einem IQ von ca. 70–80 (Unfähigkeit zu erlerntem Beruf) anzusiedeln, Imbezillität bei ca. 50 (Unfähigkeit zur selbständigen Lebensführung), Idiotie bei ca. 20–25% (völlige Bildungsunfähigkeit). Der Begriff „Oligophrenie“ ist eine Sammelbezeichnung für angeborenen (erblichen, endogenen) oder früh erworbenen (Geburtstrauma, Meningitis, Enzephalitis) Intelligenztiefstand aller Schweregrade und unabhängig von der Genese. Leich-

tere Formen der Debilität gelten als Minderbegabung (Beschränktheit, „Dummheit").
Bei der Demenz (Verblödung) liegt ein im späteren Leben erworbener Intelligenzmangel vor. Es handelt sich also um einen Verlust früher vorhandener geistiger Fähigkeiten durch organische Hirnkrankheiten.

Leistungsprüfsystem (LPS). Dieses ökonomische Testsystem (600 Aufgaben für 90 Minuten) von Horn vermittelt einen ausgezeichneten Einblick in Intelligenzartung, Leistungsfähigkeit, Willensstärke und Arbeitsweise eines Probanden. Neben der Möglichkeit einer Überprüfung der Eignung des Probanden für weiterführende Schulen bietet dieser Test gleichzeitig eine gute Entscheidungshilfe u.a. für die Auswahl unter Bewerbern und die Beurteilung von Problemfällen.

Benton-Test. Hier werden der Versuchsperson für kurze Zeit Tafeln mit geometrischen Figuren in zunehmender Differenzierung vorgelegt. Diese Figuren sollen anschließend aus dem Gedächtnis nachgezeichnet werden. Dabei ist die richtige Zuordnung der Figuren entscheidend, nicht die zeichnerische Wiedergabe. Geprüft werden Auffassung und Merkfähigkeit. Der Test kann zur Feststellung eines organisch bedingten Intelligenzabbaus eingesetzt werden.

d-2-Aufmerksamkeitsbelastungstest. Der d-2-Aufmerksamkeitsbelastungstest prüft die Konzentrationsfähigkeit unter zeitlicher Belastung. Die Versuchsperson muß unter Zeitdruck Zeichen durchstreichen, wobei für die Auswertung die Gesamtzahl der bearbeiteten Zeichen und die Fehlerquote berücksichtigt werden. Der Test kommt nur im Rahmen zusätzlicher Befunde zur Interpretation und eignet sich vorwiegend zur Feststellung von Konzentrationseinbußen bei hirnorganischen Krankheitsbildern.

Persönlichkeitstests/projektive Verfahren

Minnesota Multiphasic Personality Inventory (MMPI). Das Minnesota Multiphasic Personality Inventory (1951), in deutscher Fassung als MMPI-Saarbrücken bekannt, enthält ca. 600 Aussagen, auf die mit „ja", „nein", „weiß nicht" geantwortet werden soll. Der Fragebogen, der sich in einzelne Skalen (Depression, Hysterie, Schizophrenie, Psychopathie u.a.) gliedert, dient der Erfassung hervorstechender Persönlichkeitsmerkmale.

Freiburger Persönlichkeitsinventar (FPI-R). Das von Fahrenberg et al. geschaffene und 1989 fortentwickelte Testprogramm (ursprüngliche Fassung 1970) enthält – ähnlich dem MMPI – einen Fragebogen, der 10 Skalen mit folgenden Dimensionen aufweist: Lebenszufriedenheit, Gehemmtheit, soziale Orientierung, Leistungsorientierung, Erregbarkeit, Aggressivität, Beanspruchung, körperliche Beschwerden, Gesundheitssorgen, Offenheit; ferner die Testwerte zu Extraversion und emotionaler Labilität. Die zutreffenden Items (insgesamt 137 Feststellungen) werden durch Schablonen ausgewertet, wodurch man ein Profil erhält, dessen Werte innerhalb der Dimensionen unmittelbar abgelesen werden können. Dieses für europäische Probanden (der MMPI wurde immerhin aus dem Amerikanischen übersetzt und adaptiert) zugeschnittene deutsche mehrdimensionale Testverfahren ist für Versuchspersonen und Versuchsleiter gleichermaßen ökonomisch aufgebaut.

Rorschach-Test. Der Rorschach-Test („Formdeuteversuch") ist der älteste (1921) und am häufigsten eingesetzte Test zum Deutenlassen von Zufallsfiguren (10 ein- und mehrfarbige Klecksbilder). Der zeitlich aufwendige Versuch (Durchführung bis 1 h, Auswertung mehrere Stunden) setzt längere einschlägige Erfahrung voraus. Maßgeblich für die Beurteilung ist u.a. der Umstand, ob der Proband die ganze Figur oder nur Detailformen deutet. Die Deutungen selbst erlauben Schlüsse auf Intelligenz, Denkabläufe, affektive Störungen, ferner auf Angst- oder Schuldgefühle bzw. neurotische Konflikte.
Eine Auswertung des Rorschach-Tests kann nur im Kontext des gesamten Befundes interpretiert werden. Ein Anspruch auf Beweiskraft kann indes nicht verlangt werden, da es durchaus möglich ist, daß – in seltenen Fällen – auch klinisch Gesunde schizophren anmutende Testergebnisse liefern.

Thematischer Apperzeptionstest (TAT). Der thematische Apperzeptionstest von Murray (1935) besteht aus einer Serie von 30 Bildern, die dramatische Situationen von einzelnen oder mehreren Menschen mit emotional oder konflikthaft getönten Inhalten nahelegen, wozu der Proband jeweils eine Geschichte erfinden soll. Man überläßt der Versuchsperson dabei selbst die Auswahl aus der Fülle der sehr expressiv dargestellten Szenen, deren bewußt unscharf gehaltene Standfotos auf dem Wege der Identifikation mit der dargestellten Person eigenes zurückgehaltenes Konfliktmaterial zur Darstellung bringen können und so mitunter tiefe Einblicke in persönliche Probleme geben.

15.3.4 Abschließende Bemerkungen

Nach Erhebung des psychischen und ggf. des testpsychologischen Befundes wird man eine *vorläufige Diagnose* mit kritischen differentialdiagnostischen Überlegungen stellen und im Krankenblatt fixieren.

Maßgebend für eine diagnostische Abklärung wird das psychopathologische Gesamtbild des Kranken sein, innerhalb dessen die psychopathologischen Einzelphänomene den angemessenen diagnostischen Stellenwert repräsentieren.

Die klinische *Verlaufsbeobachtung* – mit etwa wöchentlichen Eintragungen – dient nicht nur der Beschreibung der eingeschlagenen Therapie, sondern insbesondere der Eintragung weiterer Beobachtungen bei Modifizierung des psychischen Befundes; schließlich werden hier auch Nachträge zur Anamnese zu finden sein.

Die *Epikrise* mit abschließender Diagnose wird u.a. noch einmal die Entwicklung des psychiatrischen Zustandsbildes eingehend darstellen, wobei möglichst stets die Formulierungen des Kranken benutzt werden sollten.

Literatur

Argelander H (1970) Das Erstinterview in der Psychotherapie. Wissenschaftliche Buchgesellschaft, Darmstadt

Balint M, Balint E (1962) Psychotherapeutische Techniken in der Medizin. Huber, Bern/Klett, Stuttgart

Fahrenberg J, Hampel R, Selg H (1989) Das Freiburger Persönlichkeitsinventar (FPI). Revidierte Fassung FPI R und teilweise geänderte Fassung FPI-A1, 5. Aufl. Hogrefe, Göttingen Toronto Zürich

Horn W (1983) Leistungsprüfsystem L-P-S, 2. Aufl. Hogrefe, Göttingen Toronto Zürich

Kind H (1990) Psychiatrische Untersuchung, 4. Aufl. Springer, Berlin Heidelberg New York

Kloos G (1951) Grundriß der Psychiatrie und Neurologie, 2. Aufl. Müller & Steinicke, München

Peters UH (1990) Wörterbuch der Psychiatrie und medizinischen Psychologie, 4. Aufl. Urban & Schwarzenberg, München Wien Baltimore

Sullivan HS (1955) The psychiatric interview. Tavistock, London

Weitbrecht HJ (1973) Psychiatrie im Grundriß, 3. neubearb. Aufl. Springer, Berlin Heidelberg New York

16 Radiologische Verfahren und andere wichtige Untersuchungsmethoden in Neurologie und Psychiatrie

K. Dieckhöfer

16.1 Nativaufnahmen des Schädels und der Wirbelsäule

Röntgenuntersuchungen des Schädels

Durch Röntgenaufnahmen des Schädels können knöcherne Verletzungsfolgen, Knochendestruktionen sowie Mißbildungen (Kraniostenosen, Kranioschisis) erkannt werden, aber auch Hirndruckzeichen (vermehrte Impressiones digitatae, klaffende Nähte, verstärkte Gefäßfurchen, Drucksella) sowie intrazerebrale Verkalkungen (Verkalkungen an der A. carotis interna, Falx- und Plexusverkalkungen) und andere Auffälligkeiten (z.B. erweiterter Porus acusticus internus, nicht streng mittelständig verkalkte Epiphyse) lassen sich durch seitliche und sagittale Übersichtsaufnahmen erkennen.
Intra- oder extraselläre Prozesse können durch Sellazielaufnahmen dargestellt werden. Die Canales fasciculi optici werden durch Spezialaufnahmen nach Rhese herausgehoben.
Aufnahmen nach Stenvers sind angezeigt, wenn ein Verdacht auf Veränderungen im Bereich der Pyramidenkanten, vor allem aber im Bereich von Porus und Meatus acusticus internus besteht (z.B. bei Kleinhirnbrückenwinkeltumoren).
Röntgenaufnahmen nach Schüller werden erforderlich, wenn die Temporalschuppen und die Processus mastoidei zur Darstellung kommen sollen.
Spezialaufnahmen der Schädelbasis sind bei Verdacht auf basale Frakturen oder destruierende Prozesse erforderlich.

Röntgenuntersuchungen der Wirbelsäule

Im Bereich der Wirbelsäule zielen die sagittal und seitlich angefertigten Aufnahmen auf die entsprechenden Abstände der Hals-, Brust- und Lendenwirbelsäule ab. Schrägaufnahmen der Hals- und Brustwirbelsäule gestatten eine gute Übersicht über die Foramina intervertebralia. Bogenwurzelabstände und Zwischenwirbelräume sind neben Haltungsanomalien der Wirbelsäule (Kyphose, Skoliose, Streckhaltung, Torsion) besonders zu berücksichtigen, darüber hinaus natürlich Knochenveränderungen, wie Frakturen, Osteochondrosen, Knochentumoren etc.

16.2 Computertomographie des Schädels (kraniale Computertomographie, CCT)

Die vor allem dem englischen Physiker Hounsfield zu verdankende computertomographische Methode ist als Transversalschichtverfahren auch in der neuroradiologischen Diagnostik heutzutage unentbehrlich geworden. Besonders im Hinblick auf die Hirntumordiagnostik (Frühdiagnostik!), die Erfassung zerebraler Gefäßprozesse (Blutungen, Enzephalomalazien), Hirntraumen (intrakranielle Hämatome, Kontusionsherde, Hirnödeme) lassen sich schon durch Nativuntersuchung hervorragende Ergebnisse erzielen. Ein darüber hinaus i.v. verabreichtes Kontrastmittel läßt die CCT außerordentlich treffsicher werden (96–98%).
Als diagnostische Merkmale im CCT gelten *bei Tumoren* hypo- und hyperdense Bezirke, Verlagerung der Mittellinienstrukturen sowie Deformierung der Seitenventrikel.

Gefäßprozesse: Hirninfarkte zeigen sich nach einigen Stunden bis hin zu 4 Tagen als hypodense Zonen, wobei ein initiales Ödem den Bereich zunächst größer erscheinen läßt.
Subarachnoidalblutungen lassen bei größeren Blutaustritten einen ausgedehnten hyperdensen Bezirk im Subarachnoidalraum erkennen.
Bei *Schädel-Hirn-Traumen* zeigen sich hyperdense Areale bei frischen epi-, sub- und intrazerebralen Hämatomen. Ältere sub- oder intrazerebrale Hämatome weisen hingegen isodense oder hypodense Zonen auf (Massenverschiebung beachten!).

Hirnabszesse zeigen (bei Kontrastmittelgabe) ringförmige hypodense Bezirke, darüber hinaus meist ein erhebliches Hirnödem.

16.3 Kernspintomographie („nuclear magnetic resonance imaging“, NMR)

Dieses erstmals 1973 von Lauterbour beschriebene diagnostische Verfahren läßt ein Schichtbild aus Kernresonanzmessungen (d.h. ohne Strahlenrisiko) entstehen; die Messungen werden durch rasterförmiges Abtasten eines Körperquerschnitts gewonnen.
Die NMR-Tomographie hat ihre Hauptindikationen in der Neurologie mit multipler Sklerose (schon kleinere Entmarkungsherde sind hier gut abgrenzbar), ferner bei ungeklärten spinalen Prozessen sowie bei spezifischem Tumorverdacht (Cholesteatom, Kraniopharyngeom, Akustikusneurinom). Ferner kommt die Methode als Frühdiagnostik der Herpes-simplex-Enzephalitis zum Einsatz.

16.4 Pneumenzephalographie

Bei diesem 1919 von Dandy entwickelten Verfahren nach Lumbal- oder Subokzipitalpunktion wird Liquor gegen Luft ausgetauscht. Dadurch werden die inneren und äußeren Liquorräume (Ventrikelsystem, Subarachnoidalraum sowie Zisternen) dargestellt.
Das den Patienten meist sehr belastende Verfahren war früher zum Nachweis hirnatrophischer Prozesse und frühkindlicher Hirnschädigungen verbreitet; seit Einführung der CCT kann jedoch praktisch ganz darauf verzichtet werden. Es wird in seltenen Fällen bei Verdacht auf einen raumfordernden Prozeß als ergänzende Maßnahme durchgeführt.

16.5 Zerebrale Angiographie

Die zerebrale Angiographie, 1927 von Egas Moniz entwickelt, läßt nach Injektion eines positiven Kontrastmittels (Solutrast, Telebrix, Ultravist) den Kontrastmitteldurchfluß in der arteriellen, kapillären und venösen Phase (Röntgenbildserien) beobachten.
Die Kontrastmittelapplikation erfolgt durch unmittelbare perkutane Arterienpunktion am Halse oder mit Hilfe der Seldinger-Methode (retrograde Katheterisierung) über den Aortenbogen.
Indikationen für die Durchführung einer Karotisserienangiographie sind Gefäßmißbildungen, insbesondere stenosierende Gefäßprozesse, Verdacht auf Sinusthrombose, intrakranielle Hämatome sowie Hirntumoren. Bei letzteren kommt es häufig zu Gefäßverlagerung bzw. zu pathologischen Gefäßzeichnungen („Tumorgefäße“), die sich in der Angiographie gut erkennen lassen.
Eine Karotisangiographie sollte nur durchgeführt werden, wenn die CCT keine ausreichend verwertbaren Befunde geliefert hat (Komplikationsrate bei der Angiographie immerhin bis zu 5% infolge Kontrastmittelallergie oder Lumeneinengung durch intramurale Kontrastmittelinjektion).

16.6 Myelographie

Die Kontrastdarstellung des Spinalkanals kann sich bei Verdacht auf raumfordernde spinale Prozesse, vor allem aber bei dysraphischen Störungen als notwendig erweisen.
Als Kontrastmittel sind heutzutage Luft (Zufuhr von Luft im Überschuß im Austausch gegen Liquor, Einstichstelle je nach Lokalisation des Prozesses, Queckenstedt-Versuch, s.S. 309!) bzw. – in unteren Spinalkanal – auch wasserlösliche, schnell resorbierbare Substanzen üblich. Die Anwendung öliger Lösungen wurde wegen der Schwierigkeit der restlosen späteren Entfernung nach Durchführung des Eingriffs (Nichtresorbierbarkeit mit Gefahr intrathekaler Verklebungen mit schmerzhaften Arachnopathien) praktisch ganz verlassen.
Eine Myelographie sollte bei vegetativ labilen Patienten möglichst nicht durchgeführt werden (Kollapsgefahr).
Analog der CCT wird man indes in Zukunft bei Fortschreiten der Erfahrung in der CT des Spinalkanals (Nativ-Scan, ggf. nach intrathekaler Kontrastmittelzufuhr) auch auf die herkömmliche Myelographie verzichten können.

16.7 Dopplerultraschallsonographie

Dies nichtinvasive, völlig ungefährliche Methode beruht auf der Ausnutzung des sog. Dopplereffektes in der Angiologie. Damit lassen sich die Blutbewegungen in Arterien

(Pulsform, Pulsrichtung) akustisch und visuell darstellen und Aussagen über Strömungsrichtung und Strömungsgeschwindigkeit in Gefäßen machen.
Die in der Praxis einfache Untersuchungsmethode liefert als Vorfelddiagnostikum gute Ergebnisse zur Erkennung von Gefäßstenosen und -verschlüssen (vorwiegend) im exkraniellen Bereich. 50%ige Gefäßlumenverengungen lassen sich einwandfrei erkennen. Auch im Bereich des Ophthalmikakollateralkreislaufs (Sonographie der A. supratrochlearis am medialen Augenwinkel) lassen sich wichtige Feststellungen treffen.

16.8 Elektroenzephalographie (EEG)

Diese von Hans Berger 1929 eingeführte labortechnische Hilfsuntersuchung (Ableitung und Registrierung von Potentialschwankungen bei der bioelektrischen Tätigkeit des Gehirns) kann hier nur gestreift werden. Das physiologische EEG des wachen Erwachsenen kann in der von Jung (1953) getroffenen Einteilung – unter Berücksichtigung des Gesamteindrucks des Kurvenbildes – verschiedene Typen (Normvarianten) aufweisen: α-EEG (häufigste Form, 8–12 Hz), β-EEG (14–30 Hz), das flache oder Niederspannungs-EEG sowie das unregelmäßige EEG. Das β-EEG zeigt sich als Dauerbefund bei etwa 8%, das flache EEG bei etwa 7–10% und das unregelmäßige EEG bei ca. 15% der Durchschnittsbevölkerung.
Eine Blockierung der α-Wellen oder das sog. Arousal-Reaktions-EEG wird erreicht bei Augenöffnen, nach Sinnesreizen oder bei geistiger Tätigkeit: Anstelle der gleichmäßigen α-Wellen treten dann unregelmäßige β-Wellen in Erscheinung.
Das normale EEG verlangsamt sich im Schlaf; während der Nacht werden Schlafstadien (A–E) unterschiedlicher Tiefe 3- bis 5mal zyklisch durchlaufen, die sich im EEG widerspiegeln. Im Schlaf kommt es zu einer erheblichen Verlangsamung der Wellenfrequenz, zu sog. δ-Wellen (0,5–3,5 Hz). In der Einschlafphase zeigen sich u.a. T- oder Zwischenwellen (4–7 Hz).
Wichtigste pathologische Veränderungen des EEG sind u.a. Allgemeinveränderungen, Herdbefunde (umschriebene Veränderungen des Grundrhythmus bis hin zu fokalen δ-Wellen) und Krampfpotentiale, die generalisiert oder fokal auftreten können.
Größte diagnostische Bedeutung hat das EEG für das Krankheitsbild der Epilepsie. Allerdings muß darauf hingewiesen werden, daß das EEG bei ca. 30% der Epilepsiepatienten nicht pathologisch verändert ist.
Auch Geschwülste der Großhirnhemisphäre weisen zu ca. 85% pathologische Veränderungen im EEG auf. Zur Differentialdiagnose einer Commotio bzw. Contusio cerebri kann das EEG erheblich beitragen. Auch diffuse Hirnschädigungen wie Enzephalitis, Intoxikationen oder Stoffwechselkrankheiten haben ein elektropathophysiologisches Korrelat. Bewußtseinsstörungen bis hin zum Koma können differentialdiagnostisch erfaßt werden.

16.9 Evozierte kortikale Potentiale

In letzter Zeit haben für die neurophysiologische Diagnostik *visuelle, somatosensible* und *akustische* evozierte Hirnpotentiale zunehmend an Bedeutung gewonnen.
Zur Untersuchung visuell evozierter Potentiale (VEP) werden Lichtblitze als visuelle Reize (Latenzzeit ca. 100 ms) eingesetzt; diese Methode dient vorwiegend der (unspezifischen) Diagnostik von retrobulbär abgelaufenen Neuritiden.
Die klinische Bedeutung somatosensibler evozierter Potentiale (SSEP, Latenzzeit ca. 20 ms, Ableitung an Kopf, Plexus brachialis, Wirbelsäule oder Mastoid) liegt in der Möglichkeit begründet, Leitungsfunktionsstörungen im Bereich der peripheren Nerven, der Rückenmarksbahnen, der peripheren Schleife des Hirnstamms und der thalamokortikalen Projektionsbahnen zu diagnostizieren. Akustisch evozierte Potentiale (AEP, Latenzzeit ca. 9 ms) dienen neben der klinischen Erfassung einer geschädigten Hörbahn bei Multipler Sklerose auch der Diagnostik eines Akustikusneurinoms oder anderer Hirnstammprozesse.

16.10 Liquoruntersuchung

Die Prüfung des Liquor cerebrospinalis ist trotz aller technischen Fortschritte heute noch für eine große Zahl neuropsychiatrischer Krankheitsbilder unentbehrlich. Hirndrucksteigerung (bei Liquorentnahme Gefahr der Einklemmung von Hirnanteilen bei plötzlichem Liquordruckabfall) und Gerinnungsstörungen sind aber eine grundsätzliche Kon-

traindikation für die Gewinnung von Liquor, den der Nervenarzt meist lumbal (bei streng aseptischen Kautelen gefahrloser Einstich zwischen L3 und L4 im Sitzen oder in Seitenlage bei maximaler unterer Rückenkrümmung, daß sich die Dornfortsätze leicht spreizen) entnimmt. Anschließend soll der Patient 24h flach liegen, die ersten 2h in Bauchlage.
Der physiologische Liquor ist farblos klar. Es finden sich normalerweise ⅓ bis 1⅔ Zellen (Lymphozyten, Messung in der Fuchs-Rosenthal-Zellkammer (Rauminhalt 3,2 µl, daher Angabe in Drittelzellen) mit 1%igem Eisessig und Gentianaviolett). Eiweißvermehrung zeigt sich in Form weißlicher Trübung, wenn man 3–4 Tropfen eines pathologisch veränderten Liquors sofort nach der Punktion in ein Uhrglasschälchen mit 2–3 ml Pandy-Reagens (1%-Karbolsäure) tropfen läßt. Stärkeeiweißvermehrung läßt den Liquor schon in der Nadel oder im Reagenzglas gerinnen. Liquorzuckeruntersuchungen (Liquorzucker normalerweise 10–30% des Blutzuckerwertes) erweisen sich beispielsweise bei Meningitis tuberculosa als zweckmäßig, hier ist der Liquorzucker meist vermindert.
Der Queckenstedt-Versuch (am liegenden Patienten, um den hydrostatischen Druck auszuschließen) dient der Feststellung, ob die Liquorpassage im Spinalkanal behindert ist. Zur Durchführung des Versuchs wird – bei gleichzeitiger subokzipitaler und lumbaler Punktion – jeweils ein Steigrohr angeschlossen. Daraufhin komprimiert man die Vv. jugulares; bei freier Liquorpassage muß an beiden Punktionsstellen der Liquordruck schnell und gleichmäßig ansteigen.
Entzündliche Erkrankungen sowie Subarachnoidalblutungen (SAB) (im Unterschied zur artifiziellen Blutbeimengung nimmt die Rotfärbung des Liquors beim Abtropfen hier *nicht* ab; ferner zeigt sich 6h nach der SAB eine Xanthochromie) machen eine Liquorentnahme unbedingt erforderlich. Aber auch bei raumfordernden Prozessen (Passagebehinderung) erweist sich die Liquoruntersuchung als wertvolles Zusatzdiagnostikum.

16.11 Bestimmung der Nervenleitgeschwindigkeit (NLG) und Elektromyographie (EMG)

Die Messung der motorischen oder sensiblen Nervenleitgeschwindigkeit (NLG) im peripheren Nerven wird auch Elektroneurographie genannt. Unter physiologischen Verhältnissen beträgt die NLG an den großen Armnerven ungefähr 50 m/s, an den Beinnerven 40 m/s. Man führt dabei eine supramaximale Elektrostimulation eines Nerven an einem distalen und proximalen Ende durch, ferner eine elektromyographische Ableitung der jeweiligen Summenantwortpotentiale im innervierten Muskel. Nach der Formel Distanz zwischen proximalem und distalem Zeitpunkt (mm): Differenz der proximalen und distalen Latenzzeiten (ms) läßt sich dann die NLG berechnen. Wichtig ist die Bestimmung der NLG zur Lokalisation bei Kompressionen peripherer Nerven. Auch lassen sich so primär axonale und primär markscheidenverursachte Nervenläsionen unterscheiden.
Mit dem Elektromyogramm (EMG) werden Erregungen der motorischen Einheit aufgezeichnet. Verwendet werden Haut- oder Muskeleinstichelektroden. Spontanaktivitäten – meist pathologisch – und Willkürinnervationsaktivitätsmuster lassen sich im EMG visuell gut abgrenzen. Aber auch das Einzelpotential (normal bzw. verlängert, polyphasisch, ggf. amplitudenerhöht) kann elektromyographisch gut erfaßt werden.
Die klinische Bedeutung des EMG liegt in der differentialdiagnostischen Erfassung neurogener und myogener Paresen bzw. Muskelatrophien. Für die Verlaufsbeobachtungen der Läsionen peripherer Nerven erweist sich dieses Verfahren ebenfalls als günstige zusätzliche Untersuchungsmethode.

Literatur

Christian W (1968) Klinische Elektronenzephalographie. Thieme, Stuttgart

Delank H (1988) Neurologie, 5. neubearb. Aufl. Enke, Stuttgart

Poeck K (1990) Neurologie, 7. Aufl. Springer, Berlin Heidelberg New York Tokyo

Vogel F (1962) Untersuchungen zur Genetik der Beta-Wellen im EEG des Menschen. Dtsch Z Nervenheilkd 184:137

Vogel F (1962) Ergänzende Untersuchungen zur Genetik des menschlichen Niederspannungs-EEG. Dtsch Z Nervenheilkd 184:105

Scheid W (1983) Lehrbuch der Neurologie, 5. Aufl. Thieme, Stuttgart

17 Das Kind

D. Berdel und H. Fichsel

17.1 Besonderheiten der Anamneseerhebung im Säuglings- und Kindesalter

17.1.1 Allgemeine Gesichtspunkte

Ebenso wie im späteren Lebensalter kommt der Anamneseerhebung im Neugeborenen-, Säuglings- und Kindesalter entscheidende Bedeutung für die Beurteilung von Krankheitsprozessen zu. Die besondere Problematik der pädiatrischen Anamneseerhebung besteht darin, daß verständlicherweise im Neugeborenen- und Säuglingsalter, aber auch noch im Kindes- und Schulalter die Angaben zur Vorgeschichte vom Patienten selbst nicht oder nur sehr unvollständig zu erhalten sind.

Säuglinge und Kleinkinder können überhaupt keine Angaben machen, aber auch die Angaben der Schulkinder sind nur bedingt zu verwerten. Die Glaubwürdigkeit anamnestischer Angaben von Kindern ist gewiß individuell recht unterschiedlich, ist aber in jedem Falle von der Entwicklungsstufe des Kindes abhängig. Auffallend ist bei Schulkindern das ausgesprochene Unvermögen, zeitliche Zusammenhänge in der Vergangenheit, auch wenn sie erst kurz zurückliegen, verläßlich zu rekonstruieren. Augenblicklich bestehende Beschwerden können von Schulkindern in der Regel einigermaßen glaubhaft geschildert werden, wenn man auch die große Suggestibilität der Kinder in bestimmten Entwicklungsphasen berücksichtigen muß. Selbst noch in der Pubertät ist bekanntlich die Glaubwürdigkeit bestimmter Aussagen von Kindern durch sexuelle Phantasien beeinträchtigt. Außerdem muß bedacht werden, daß ältere Schulkinder nicht selten Beschwerden simulieren oder aber auch dissimulieren, wenn sie damit bestimmte Ziele erreichen können, z.B. die Schule nicht zu besuchen oder aber sich einer unangenehmen Untersuchungsprozedur zu entziehen.

Die anamnestischen Angaben sind also in der Regel im Kindesalter nur von den Angehörigen oder betreuenden Personen zu erhalten. Nicht selten sind bei der Erhebung der Anamnese die Eltern nicht zugegen, so daß sich die anamnestischen Angaben der Begleitpersonen nur auf die augenblicklichen Ereignisse beschränken und den Arzt vor große Probleme stellen.

Die kindliche Anamnese stützt sich fast ausschließlich auf die Beobachtung und die Angaben der die Kinder betreuenden Personen. Gewöhnlich ist das die Mutter, die auch meist die detailliertesten Angaben machen kann. In der Bedeutung für eine sinnvolle Anamnese folgen denn erfahrungsgemäß die Angaben der Großmutter, von Pflegemüttern und dann erst die der Väter. Zu den die Schwangerschaft und die Geburt betreffenden anamnestischen Angaben, sind natürlich die Angaben des vorbehandelnden Arztes oder Hausarztes und des Geburtshelfers von entscheidender Bedeutung.

Die Anamneseerhebung sollte durch *freies Schildern* der bestehenden Probleme durch die Mutter eingeleitet werden und schließlich durch *gezielte Fragen* ergänzt werden. Wenn die zur Verfügung stehende Zeit knapp ist, sollten sofort gezielte anamnestische Fragen gestellt werden, die alle wichtigen Punkte berühren müssen.

Manchmal ist die *Anwesenheit* des Kindes während der Anamneseerhebung nicht wünschenswert. Es wird aber dem Geschick des Arztes und den Gegebenheiten des individuellen Falles überlassen bleiben müssen, ob man im Beisein des Kindes oder in seiner Abwesenheit seine Vorgeschichte erhebt. Art und Umfang der Anamneseerhebung müssen den jeweiligen Erfordernissen angepaßt werden. Die Erhebung der anamnestischen Angaben berücksichtigt bei Neugeborenen ganz andere Aspekte als bei Schulkindern oder Jugendlichen. Besondere Anlässe – wie z.B. vor Jah-

ren die Thalidomidkatastrophe – erfordern ganz spezielle Anamneseerhebungen.
Ganz allgemein soll noch einmal auf die außerordentliche Bedeutung einer ausführlichen und sorgfältigen Anamneseerhebung hingewiesen werden, die auch im Kindesalter noch vor der Befunderhebung zu rangieren hat.

17.1.2 Spezielles Vorgehen bei der Anamneseerhebung im Kindesalter

Wie bereits erwähnt, erfordern die verschiedenen Entwicklungsstufen der Kindheit spezielle Anamneseerhebungen.

Anamneseerhebung bei Früh- und Neugeborenen

Die Erhebung der wichtigsten Daten und Fakten bei Früh- und Neugeborenen stützt sich auf die Angaben der Mutter und die der vorbehandelnden Ärzte. Die *persönliche Vorgeschichte* der Mutter ist von besonderer Bedeutung im Hinblick auf vorausgegangene Geburten, ausgetragene Mehrlingsschwangerschaften, Früh- und Mangelgeburten, Aborte, Totgeburten, durchgemachte Infektionen u.ä., aber auch auf das Vorkommen erblicher Erkrankungen in der Familie, z.B. Mukoviszidose oder Phenylketonurie.
Die *Schwangerschaftsanamnese*, und hier ganz besonders die des letzten Drittels der Schwangerschaft, muß besonders sorgfältig erhoben werden. Konzeptionstermin, letzte Regel, errechneter Geburtstermin, das Auftreten und die Stärke der Kindsbewegungen sind von großer Bedeutung für die Beurteilung der Dauer der Schwangerschaft wie auch des Konzeptionsalters – also der „Reife" des Neugeborenen. Beschwerden und auffällige Symptome der Mutter während der Gravidität, wie Erbrechen, Ödeme und Blutungen, sowie Erkrankungen (Nephropathie, Hypertonie, Proteinurie, Bakteriurie, latenter oder manifester Diabetes; während der Schwangerschaft durchgemachte Infektionskrankheiten, wie Tuberkulose, Röteln, Lues, Toxoplasmose, Listeriose oder Zytomegalie und andere Virusinfektionen) müssen genau erfragt werden, da sie für Erkrankungen des Neugeborenen verantwortlich sein können (wie Small-for-date-Kinder, Rötelembryopathie, konnatale Lues u.ä.) Wichtig ist auch die Frage nach Alkohol- und Nikotinabusus, Drogengebrauch oder Tabletteneinnahme während der Gravidität, wie uns u.a. die Thalidomidembryopathie gelehrt hat.
Untersuchungsbefunde aus der Schwangerschaft sollten vorliegen: Stand die Mutter in regelmäßiger ärztlicher Überwachung, durch welchen Arzt, wann erfolgte die letzte Untersuchung, dabei erhobene Befunde – Harn: Eiweiß, Glukose, Sediment; die Blutgruppe und Rh-Faktor der Mutter und auch des Vaters, der Coombs-Test, Antikörper-Titer (Hepatitis-Serologie, HIV-Nachweis; Hormonbestimmung; interne Befunde: Blutdruck, Blutzucker, serologische Untersuchungsergebnisse)? Wurden Ultraschalluntersuchungen zur Beurteilung des intrauterinen Wachstums und zum Ausschluß von Mißbildungen (z.B. Herzfehler) vorgenommen, erfolgten kardiotokographische Untersuchungen des Kindes, wurde eine Amniozentese mit Untersuchungen des Fruchtwassers durchgeführt?
Wichtig ist die Frage nach erfolgten *Röntgenuntersuchungen,* und ob während der Gravidität Bluttransfusionen vorgenommen wurden.

Geburtsanamnese. Für Früh- und Neugeborene ist die Erhebung der Einzelheiten der mit der Geburt verknüpften Vorgänge von ganz entscheidender Bedeutung, aber auch bei älteren Kindern sollte die Geburtsanamnese so sorgfältig wie möglich erhoben werden. Wichtige Gesichtspunkte sind der Zeitpunkt des Blasensprungs, Hausgeburt oder Klinikentbindung, Dauer der Geburt, Lage des Kindes, Spontangeburt oder nicht, Sectio caesarea, Forzeps, erforderliche Vakuumextraktion oder Extraktion bei Beckenendlage. Für das Schicksal eines Früh- oder Neugeborenen ist oft von Bedeutung, ob es sich um Zwillinge handelt und ob der Patient der erste oder zweite Zwilling war. Farbe und Menge des Fruchtwassers sind wichtig (grünes Fruchtwasser spricht für intrauterine Asphyxie). Die Beschaffenheit der Nabelschnur, vorhandene Knoten, ihre Länge und die Anzahl der Gefäße sowie Angaben über die Plazenta, wie Gewicht, Durchmesser, Dicke und das Vorliegen von Infarkten, sind bedeutsame Befunde. Da sie das Neugeborene oft erheblich beeinträchtigen, muß nach den während der Geburt verabreichten *Medikamenten* gefragt werden, wie Wehenmittel, Narkotika, Art der Anästhesie u.ä.
Wichtig sind die *Daten des Kindes:* Geburtsgewicht, Länge, Kopfumfang, Hautfarbe, das

Tabelle 17.1. Vitalzeichen nach Apgar

Bewertung	0	1	2	1 min 5 min 10 min nach der Geburt
Herzschläge	keine	<100	>100	
Atmung	keine	unregelmäßig, Schnappatmung	regelmäßig, kräftiges Schreien	
Muskeltonus	schlaff	mittel	ausgiebige Spontanbewegungen	
Reflexe beim Absaugen	keine	träge Reflexionsbewegungen, Grimassieren	Husten, Niesen, Schrei	
Hautfarbe	blau/weiß	Stamm rosig, Extremitäten blau	rosig	
			Asphyxieindex (maximal 10)	

Vorliegen eines Ikterus, das Bestehen von Ödemen, vorhandene Vernix caseosa, sowie eine genaue Beschreibung der Reifezeichen (s. S. 313ff.).
Zur Beurteilung des Zustandes eines Neugeborenen ist es wichtig, anstelle der sehr subjektiven Beurteilung, wie „lebensfrisch" oder „asphyktisch", die von den Geburtshelfern vorgenommene Benotung der Vitalzeichen nach Apgar zu kennen. Diese wird 1,5 und 10min post partum durchgeführt (Tabelle 17.1).
Zu der Geburtsanamnese gehören auch Angaben über erfolgte Behandlungsmaßnahmen, wie Absaugen, erforderliche Beatmung oder Intubation.
Für die *Weiterbehandlung* durch den Kinderarzt ist von Bedeutung zu wissen, welche Medikamente das Neugeborene erhielt (Analeptika, Vitamin K, Antibiotika oder andere Medikamente).
Das *weitere Verhalten* des Neugeborenen nach der Geburt erlaubt dem Kinderarzt oft wichtige Rückschlüsse auf sich entwickelnde Krankheitssymptome.
Wichtig ist es auch, Zeitpunkt, Art und Menge der ersten Nahrungsgabe zu vermerken.
Viele der anamnestisch zu erhebenden Angaben und Befunde sind als *Risikofaktoren* für die spätere extrauterine Entwicklung des Kindes anzusehen und müssen daher eingehend erfragt werden.

Anamneseerhebung im Säuglings- und Kleinkindalter

Auch bei älteren Säuglingen und Kleinkindern ist die Erhebung der Schwangerschafts- und Geburtsanamnese von großer Bedeutung.

Entwicklungsverlauf. In diesem Alter sollte großer Wert auf den Verlauf der Entwicklung des Kindes gelegt werden (Zeitpunkt des Kopfhebens, der Kopfkontrolle, des Greifens, Lachens, Sitzens, Vierfüßlerstandes, Zeitpunkt des Krabbelns, Stehens, Laufens; erster affektiver Kontakt, Erkennen der Bezugsperson, Reaktion auf fremde Personen, auffällige Objekte der Umgebung, Spielzeug; Fixieren, auffällige Augenstellungen: Schielen; Zuwendungsreaktion auf Geräusche; das Durchbrechen des ersten Zahnes u.ä.). Die Entwicklung der Sprache sollte eingehend exploriert werden: Wann wurden einzelne Worte, Zweiwort- und Mehrwortsätze gesprochen? Liegen Ergebnisse des Denver-Developments-Tests vor, die u.a. auch Hinweise auf die Entwicklung des sozialen Kontaktes, aber auch der Fein- und Grobmotorik geben können? Wichtig ist auch die Erfragung des Spielverhaltens des Kindes sowie seine Fähigkeit, sich Freunde zu schaffen und mit diesen Freunden zu spielen.
Auch die Ergebnisse der Vorsorgeuntersuchungen sollten erfragt werden.

Ernährungsanamnese. Im Säuglingsalter ist eine präzise Ernährungsanamnese von ausschlaggebender Bedeutung (wurde gestillt, wie lange, welche künstliche Nahrungen und welche Mengen wurden verabreicht?). Erfolgte eine Vitamin-D-Prophylaxe? Welche Erkrankungen hat das Kind schon durchgemacht? Es sollte auch genau nach den bereits vorgenommenen Schutzimpfungen (BCG-, Diphtherie-, Tetanus-, Pertussis-, Polio-, Haemophilusinfluenzae-, Masern-, Mumps- und Rötelnimpfung) gefragt werden, da das Auftreten bestimmter Erkrankungen dann sehr unwahrscheinlich wird.

Anamneseerhebung im Schul- und Jugendlichenalter

Neben der Familien- und Geburtsanamnese ist auch in diesem Alter die Kenntnis der frühkindlichen Entwicklung von großer Bedeutung. Es sollte nicht nur die körperliche Entwicklung erfragt werden, sondern auch *geistig-intellektuelle* und *psychosoziale Entwicklung* müssen berücksichtigt werden. Wie verhält sich das Kind im Kindergarten, in der Schule? Auch die schulischen Leistungen in den einzelnen Teilbereichen erlauben wichtige diagnostische Rückschlüsse (Legasthenie, Rechenschwäche u.ä.).
Auch auf die *sozialen Verhältnisse* und speziell die Wohnverhältnisse sollte eingegangen werden.
Die durchgemachten *Infektionskrankheiten* sollten genau erfragt werden (Masern, Scharlach, Windpocken, Röteln, Keuchhusten, Diphtherie, Tuberkulose), wie natürlich auch andere Erkrankungen (wie z.B. rezidivierende Bronchitiden, Asthma, Diabetes mellitus u.ä.) und nötig gewordene Operationen.
Auch in diesem Alter ist die Kenntnis der erfolgten Schutzimpfungen von besonderer Bedeutung; neben den erwähnten auch die Rötelnimpfung junger Mädchen.
Das Auftreten der ersten Pubertätsmerkmale und speziell der ersten Menses sollte festgehalten werden.

17.2 Pädologische Vorbemerkungen

Für die pädiatrische Untersuchung ist eine genaue Kenntnis der Morphologie und der Physiologie des Kindes erforderlich. Bei der Beurteilung eines Befundes ist insbesondere zu beachten, daß die Sollwerte während des Wachstums großen Veränderungen unterliegen. Der mit der Befruchtung beginnende Entwicklungsprozeß wird durch viele Faktoren beeinflußt. Sowohl die morphologische als auch die funktionelle Entwicklung lassen sich in einen pränatalen und einen postnatalen Abschnitt unterteilen, wobei Funktion und Morphe voneinander abhängig sind.

17.2.1 Pränatale Entwicklung

Die normale Schwangerschaft dauert 280 ± 14 Tage, das sind 40 Wochen oder 10 Lunarmonate ± 2 Wochen. Für die Berechnung der Schwangerschaftsdauer wird die Zeitspanne zwischen dem 1. Tag der letzten Menses und der Geburt des Kindes herangezogen und als Gestations- oder postmenstruelles Alter bezeichnet. Die Konzeption erfolgt aber erst in der Mitte des folgenden Zyklus. Da aus verschiedenen Gründen der Beginn der letzten Menstruation von der Mutter oft nicht angegeben werden kann und die Abhängigkeit des Geburtsgewichtes und auch anderer Körpermeßdaten von der Schwangerschaftsdauer bekannt ist wurde zur Einteilung der Neugeborenen in zu früh oder termingerecht Geborene früher allein das Geburtsgewicht und nicht die Schwangerschaftsdauer herangezogen. Neugeborene mit einem Geburtsgewicht von 2500 g und darunter wurden danach als Frühgeborene bezeichnet. Bei diesem Vorgehen wurden aber rassische, geographische und sozioökonomische Faktoren ebenso wie intrauterine Mangelernährung durch Plazentadysfunktion, intrauterine Infektionen und kongenitale Fehlbildungen zu wenig berücksichtigt. So hat die Festsetzung des Gestationsalters durch die Bestimmung der postnatalen Reife wieder mehr Bedeutung bekommen. In letzter Zeit hat sich daher weitgehend eine Klassifizierung der Neugeborenen nach der Schwangerschaftsdauer in frühgeboren, reifgeboren, übertragen sowie nach dem Geburtsgewicht bezogen auf die Schwangerschaftsdauer und im Vergleich mit der intrauterinen Gewichtssollkurve, in untergewichtig, normalgewichtig und übergewichtig durchgesetzt (Abb. 17.1). Als Frühgeborene gelten demnach alle Kinder mit einem postmenstruellen Alter von weniger als 37 vollen Schwangerschaftswochen. Zur Festsetzung des Gestationsalters hat man verschiedene Reifescores entwickelt, bei de-

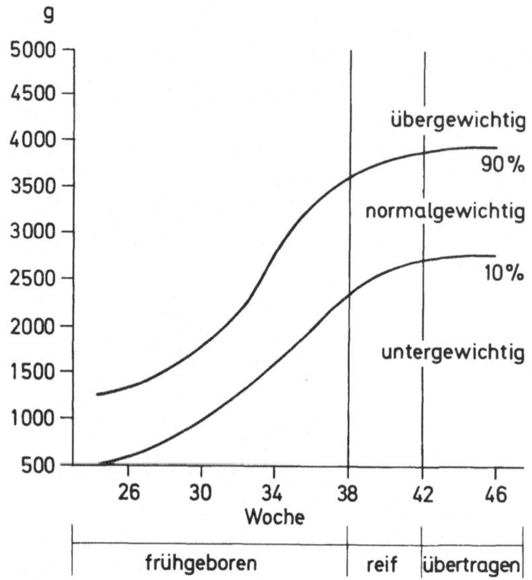

Abb. 17.1. Klassifizierung der Neugeborenen nach Schwangerschaftsdauer in frühgeboren, reif und übertragen und nach dem Geburtsgewicht in unter-, normal- und übergewichtig

nen einzelne Merkmale im Zusammenhang betrachtet und semiquantitativ ausgewertet werden. Da eine enge Beziehung zwischen der Haut mit ihren Anhangsgebilden und der Reife des Neugeborenen besteht, werden in dem Reifescore von Farr Hautbeschaffenheit, Hautfarbe, Hautdurchsichtigkeit, Lanugobehaarung, Ödembildung, Ohrform, Festigkeit der Ohrmuschel, Genitale und Größe der Brustwarzen sowie Größe der Brustdrüse und plantare Hautfältelung beurteilt. Zusätzlich wird bei dem Score nach Dubowitz noch die neurologische Reife beurteilt.

In dem einfacher zu erhebenden Reifescore von Petrussa werden nur Ohrform, Brustwarze, Haut, äußere Genitale und Plantarfalten bewertet (Tabelle 17.2). Aus der Summe der erzielten Reifepunkte läßt sich bei gleichzeitiger Bewertung der neurologischen Untersuchung und unter Berücksichtigung der Körpermaße die Schwangerschaftsdauer postnatal ziemlich genau festlegen. Weitere Parameter, wie z.B. die Knochenkernentwicklung, die Schmelzeinlagerung in die Backenzähne, die Nervenleitgeschwindigkeit, das Elektroenzephalogramm und die Messung der Latenzzeit evozierter Potentiale der Hirnrinde, erlauben eine noch genauere Bestimmung des Gestationsalters. Die Festlegung der Schwangerschaftsdauer mit Hilfe der Reifescores reicht jedoch für die Routine vollkommen aus. Man unterteilt die Entwicklung während der Schwangerschaft in 2 Phasen, Embryonal- und Fetalphase. Während der Embryonalphase kommt es nach einem genauen Zeitplan zur Bildung der einzelnen Organe aus den 3 Keimblättern (Organogenese). Mit dem Ende der 10. Entwicklungswoche, die wegen der menstruationsabhängigen Berechnung der 12. Schwangerschaftswoche entspricht, ist die Organogenese beendet, die Organe sind erkennbar. Das Gewicht des Keimes nimmt anfangs nur langsam zu. Er wiegt ungefähr 1 g am Ende des 2. und 14 g am Ende des 3. Schwangerschaftsmonats. Die weitere Gewichtszunahme erfolgt schneller. Am Ende des 7. Schwangerschaftsmonats beträgt das Gewicht durchschnittlich 1000 g. In den nächsten 2 Mo-

Tabelle 17.2. Bestimmung des Gestationsalters nach Petrussa

	0	1	2
Ohr	dürftig modelliert	teilweise ungebogene Enden	*gut modelliert und fest*
Brustwarze	roter Fleck	Areola und Warze bestimmbar	*Areola mindestens 0,5 cm*
Haut	rot und ödematös	*rot oder ödematös*	rosig und nicht ödematös
Genitalien			
Testes	im Inguinalkanal	hoch im Skrotum	unten im Skrotum
Labia majora	flach	*auf dem Niveau der Labia minora*	die Labia minora bedeckend
Plantarfalten	eine	*einige, auf der distalen Hälfte*	bis zur Ferse

Gestationsalter:
(Gesamtscore + 30 z.B. 7 + 30 = 37 SSW *(Schwangerschaftswoche)*

naten steigt das Gewicht etwa auf 3200 g. Da die Plazenta schon von der 36. bis zur 37. Schwangerschaftswoche nicht mehr an Gewicht zunimmt und auch ihre Leistungsfähigkeit sich nicht mehr steigert – die transplazentare Zufuhr von Aufbaustoffen sistiert –, kommt es in den letzten 2 Wochen der Schwangerschaft zur Verlangsamung der Gewichtszunahme des Feten. Bei verlängerter Schwangerschaft (Übertragung) tritt ein Gewichtsstillstand, evtl. sogar eine Gewichtsreduzierung ein. Auch die einzelnen Organe nehmen, wenn auch unterschiedlich, an Gewicht und Leistungsfähigkeit zu. Die Herztätigkeit ist oft mit Hilfe der Ultraschalluntersuchung schon ab der 6. Schwangerschaftswoche nachweisbar, die Herzmorphologie ist echokardiographisch ab der 18. Schwangerschaftswoche vollständig darstellbar.

Die Lungenentwicklung beginnt in der 4. Schwangerschaftswoche mit einer ventral vom Darmrohr sich entwickelnden Gewebeknospe. Es bildet sich ein rudimentärer Bronchialbaum aus der sogenannten Laryngotrachealrinne. Diese Rinne wird zu einer Laryngotrachealröhre umgebildet, die zunächst noch eine Verbindung zum Ösophagus hat. Bleibt sie bestehen, resultiert daraus die relativ häufige Mißbildung der ösophagotrachealen Fistel. Durch Dichotomieteilung entsteht aus dieser zunächst mit Endoderm ausgelegten Röhre der Bronchialbaum. Nach weiterer Teilung, Bildung der Sakkuli und Kapillareinsprossung ist die Lunge ungefähr in der 26.–27. Schwangerschaftswoche so weit entwickelt, daß ein Überleben im extrauterinen Milieu möglich ist.

Bei der Geburt ist die Lungenentwicklung jedoch noch nicht abgeschlossen. Die Alveolisierung setzt sich bis zum 8. Lebensjahr fort. In diesem Alter gibt es 3 Generationen respiratorischer Bronchiolen und 6 Generationen von Alveolargängen. Die Zahl der Alveolen hat in dieser Zeit von 24 auf 300 Mio., die gesamte alveoläre Oberfläche von 2,8 auf 32 m^2 zugenommen.

In den Monaten vor und nach der Geburt wächst das *Gehirn* besonders schnell, was eine deutliche Zunahme des Kopfumfanges in dieser Zeit zur Folge hat (Abb. 17.2). Ein Nährstoffmangel in dieser Phase stört Wachstum und Differenzierung des Gehirns empfindlich. Während der ersten 3 Lebensmonate erreicht das Gehirngewicht bereits 80%, das Körpergewicht jedoch nur 20% des Erwachsenengewichtes. Die Verschiebung dieser Proportionen geht auch aus Abb. 17.3 hervor. Die wichtigste extramedulläre Blutbildungsstätte ist intrauterin die *Leber*. Außerdem spielt sie als Glykogenspeicher vor allem in der 2. Hälfte der Schwangerschaft eine große Rolle. Während der Perinatalperiode kommen diese Glykogenreserven, die wir auch noch im Herzmuskel und in der quergestreiften Muskulatur finden, zum Einsatz und halten den Energiestoffwechsel mit aufrecht. Fehlende Glyko-

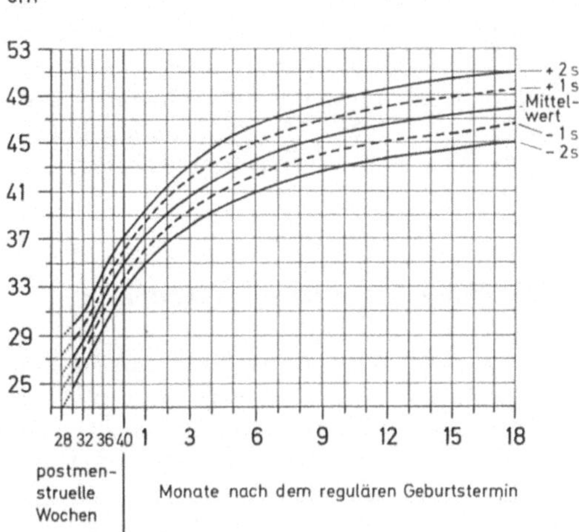

Abb. 17.2. Normkurve für das Kopfwachstum von der 28. SSW bis zum 18. Lebensmonat. (Nach Brandt 1976)

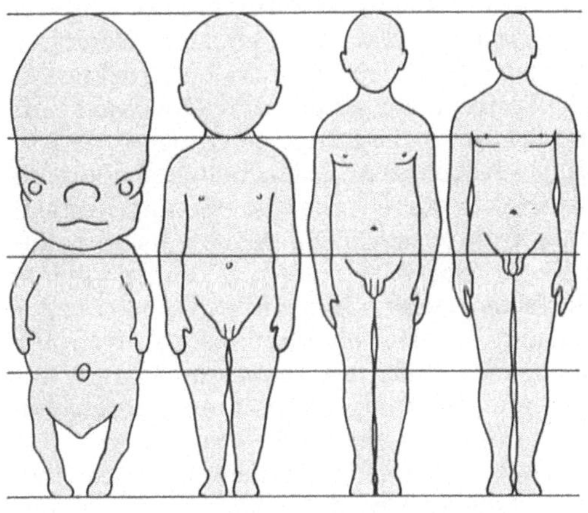

Abb. 17.3. Die Verschiebung der Körperproportionen von der Fetalzeit bis zum Erwachsenenalter

genreserven bei Mangelgeborenen oder ihr vorzeitiger Verbrauch stören den Kohlenhydratstoffwechsel des Neugeborenen und erschweren so die an sich schon schwierige Anpassung an die extrauterinen Lebensbedingungen. Weitere Energiereserven finden sich in den Fettdepots.

17.2.2 Phase der postnatalen Adaption

Mit der Geburt müssen innerhalb kurzer Zeit alle metabolischen Funktionen, wie Wärmehaushalt und Kohlehydratstoffwechsel, vom Neugeborenen allein übernommen werden. Vor allem aber muß der Gasaustausch in der Lunge beginnen. Während der Geburt kommt es zu folgenden Veränderungen in diesem Organ: Durch äußere Reize taktiler oder thermischer Natur und durch Stimulation von Chemorezeptoren infolge Hyperkapnie und Hypoxämie wird das Atemzentrum enthemmt bzw. angeregt, und das Zwerchfell kontrahiert sich erstmals; die Atmung setzt ein. Durch die so entstandenen transthorakalen Druckunterschiede von mehr als 80 cm H_2O werden Luft und Sekrete in die Lunge eingesogen. Gleichzeitig werden die Alveolarflüssigkeit und auch die Sekrete durch Lymphgefäße und Kapillaren abtransportiert. Die Alveolen sind belüftet, die oberflächenaktiven Phospholipide (Surfactant) verhindern ein Verkleben der Alveolarwände. Der die pulmonalen Arteriolen einengend aktive Vasomotorenspasmus löst sich, und die Lungenkapillaren werden von großen Blutmengen durchströmt.

Durch diese Vorgänge und durch die Abnabelung des Kindes wird die *Blutzirkulation* umgestellt. Das Foramen ovale verschließt sich infolge der Druckumkehr zwischen rechtem und linkem Vorhof.

Der Ductus arteriosus wird während der Schwangerschaft durch mütterliche Prostaglandine offen gehalten, die dem Kind nach der Geburt nicht mehr zur Verfügung stehen. Außerdem nimmt die Empfindlichkeit der glatten Gefäßmuskulatur des Ductus durch die erhöhte Sauerstoffspannung nach der Geburt zu. Es kommt zur Kontraktion. Das Ausbleiben der Plazentazirkulation führt zum Verschluß des Ductus venosus.

Da die anatomische Festigung eine gewisse Zeit braucht, werden die fetalen Kurzschlußverbindungen zunächst lediglich funktionell geschlossen. Die neuen Kreislaufverhältnisse sind daher nicht stabil. So kann ein Vasomotorenspasmus der Arteriolen durch Hypoxämie oder Azidose erneut auftreten und so die Kurzschlußverbindungen wieder öffnen.

Ein weiterer wichtiger Adaptionsvorgang ist die Regelung der *Körpertemperatur* nach der Geburt. Der Temperaturausgleich erfolgt nunmehr über die Körperoberfläche und nicht mehr durch den plazentaren Kreislauf. Dabei ist das Verhältnis von Körperoberfläche zur Zellmasse beim Neugeborenen besonders ungünstig (0,12 m^2 Körperoberfläche beim Neugeborenen entsprechen 1 kg Zellmasse, während 0,04 m^2 Körperoberfläche 1 kg Zellmasse beim Erwachsenen entsprechen). Daher liegt die neutrale Umgebungstemperatur, bei der der Grundstoffwechsel am geringsten ist, für das reife Neugeborene am 1. Tag auch bei 33–34 °C, später bei 31–32 °C. Beim Erwachsenen beträgt sie nur 24 °C. Beim Frühgeborenen kann die neutrale Temperatur sogar bis 35 °C betragen, da hier zusätzlich die isolierende Fettschicht fehlt. Die Temperaturregelung ist ein energie- und damit O_2-verbrauchender Vorgang. Sie wird daher durch jede Krankheit mit verminderter O_2-Zufuhr (Asphyxie, Atemnotsyndrom oder Herzinsuffizienz) gestört. Die Körpertemperatur sinkt, wenn nicht von außen Wärme zugeführt wird. In der Neugeborenenperiode sollte daher für eine konstante Körpertemperatur gesorgt werden. Auch die Leber übernimmt nach der Geburt zusätzlich zahlreiche Funktionen. Dazu müssen viele Enzyme erst aktiviert werden, so z.B. auch die Glukuronyltransferase. Infolge mangelnder Aktivität dieses Enzyms kommt es zum Anstieg des durch das beim Hämoglobinabbau im retikuloendothelialen System freigewordenen indirekten Bilirubins. Beim reifen Neugeborenen beträgt der Bilirubinspiegel bei der Geburt 1–2 mg%, steigt dann aber weiter an und kann zwischen dem 3. und 5. Tag einen Wert von 10 mg% erreichen, um dann bis zum 14. Lebenstag wieder auf Normalwerte abzusinken. Bei Frühgeborenen ist das Enzymsystem noch weniger ausgereift, das Bilirubin kann daher höher ansteigen und sein Abfall langsamer erfolgen. Neugeborene haben wegen dieser vorübergehenden Bilirubinerhöhung eine organge-gelbe Verfärbung der Haut, den sog. *Icterus neonatorum simplex sive physiologicus*. Weitere Aufgaben der Leber sind Abbau und Ausscheidung von Pharmaka. Da deren Metabolisierung ebenfalls durch noch nicht voll ausgereifte Enyzme (Zytochrom P450, Glukuronyltransferase) erfolgt, ist auf eine adäquate Dosierung von Medikamenten in der peri- und postnatalen Periode zu achten. Desgleichen kommt die Prothrombinbildung nur verzögert in Gang, was von einigen Autoren auf ein Fehlen von Vitamin K zurückgeführt wird. Die Folge können Blutungen in verschiedene Organe sein. Wir sprechen vom Morbus haemorrhagicus neonatorum, zu dessen Hauptsymptomen die Melaena neonatorum zählt, bei der es zu Blutungen in den Magen-Darm-Trakt kommt.

Adaptionsprobleme des *Magen-Darm-Traktes* sind relativ gering. Kann jedoch pränatal die Amnionflüssigkeit nicht geschluckt und resorbiert werden, wie dies bei Atresien des Ösophagus und des Duodenoums der Fall ist, so entwickelt sich ein Hydramnion, das ein wesentlicher differentialdiagnostischer Hinweis für diese angeborene Mißbildung ist. Am Ende der 1. Lebenswoche, im Anschluß an die Mekoniumentleerung – die erste erfolgt am 1. Lebenstag –, wird oft durch die Keimbesiedelung des bis zur Geburt sterilen Darms ein vorübergehend dünner Stuhl, der sog. Übergangsstuhl, abgesetzt. Das Mekonium besteht aus nichtresorbierbaren Substanzen der Amnionflüssigkeit und aus verdickter Galle. Die Entleerung kann durch Eindickung des Mekoniums verzögert werden. Bei der zystischen Fibrose, auch Mukoviszidose genannt, ist die Konsistenzvermehrung des Mekoniums so stark, daß es zu einem Mekoniumileus kommen kann.

Kalorien sollten dem Neugeborenen wegen der geringen Glykogenreserven möglichst rasch zugeführt werden, besonders wenn es sich um Früh- und Mangelgeborene handelt.

Die Nieren sind bei der Geburt recht gut an die neuen Bedingungen adaptiert, weil die Urinproduktion schon zwischen der 16. und 18. Schwangerschaftswoche einsetzt. Verzögert kann die Wasserstoffionenausscheidung sein, auch das Konzentrierungsvermögen ist noch nicht voll entwickelt.

Die von einer grauweißen, fettigen Masse, der Käseschmiere oder Vernix caseosa bedeckte *Haut* muß nach der Geburt neue Funktionen übernehmen. Es kommt schnell zur Keimbesiedelung, im Bereich des Mundes schon in den ersten 2h, im Nabelbereich nach 4 bis 8h. Zuletzt wird die Inguinalgegend besiedelt, etwa nach 10 bis 14h. Ist die Haut unterbrochen, wie am Nabel oder durch Geburtswunden, können Keime ungehindert in die Blut- und Lymphbahnen eindringen und zur Sepsis führen. Exogene Reize, die plötzlich auf das Neugeborene einwirken, können in den ersten Tagen eine Hautrötung hervorrufen, das Erythema neonatorum. Dieser folgt oft eine lamelläre Schuppung, die Desquamatio neonatorum. Ist sie nur an Händen und Füßen lokalisiert kann sie als Zeichen einer Dysmaturität gewertet werden. Weiter kommt es frühestens nach 12h bei ca. 50% der Neugeborenen zur Ausbildung urtikarieller Effloreszenzen, dem Exanthema allergicum oder toxicum, auch Urticaria neonatorum genannt. Mit der Abnabelung, die nicht zu früh erfolgen sollte, um dem Kind noch möglichst viel Plazentablut zukommen zu lassen, ist das Neugeborene auf sich gestellt.

17.2.3 Postnatale Entwicklung

Morphologie

Knaben haben ein Geburtsgewicht von durchschnittlich 3500g und eine Körperlänge von 50,9cm. Mädchen wiegen durchschnittlich 3350g und messen 50,2cm. Genetische Faktoren und Umweltbedingungen (Schwangerschaftsdauer, Plazentagröße etc.) bedingen Abweichungen von diesen Zahlen. In der ersten Lebenswoche kann das Körpergewicht um 5–10% des Geburtsgewichtes abfallen. Am Ende der 2. Lebenswoche sollte das Geburtsgewicht jedoch wieder erreicht sein. Der Gewichtsverlust kann deutlich geringer sein oder sogar ausbleiben, wenn mit einer frühzeitigen ausreichenden Ernährung begonnen wird und die Pflege des Kindes optimal ist, d.h. es weder zur Unterkühlung noch anderen Bedingungen kommt, die einen erhöhten Energieverbrauch zur Folge haben. Die Zahlen über die Gewichts- und Längenzunahmen im Kindesalter differieren in Abhängigkeit von Rasse, Lebensgewohnheiten und während der Stillperiode auch von der Ernährung der Mütter. Durchschnittswerte und Variationsbreiten von Körpergröße und -gewicht unserer Bevölkerung sind in Abb. 17.4a, b dargestellt.

Das Wachstum erfolgt jedoch in den verschiedenen Altersstufen nicht gleichmäßig, sondern die Wachstumsgeschwindigkeit fällt von der Geburt bis zum Erwachsenenalter stetig ab, erfährt aber während der Pubertät nochmals eine ausgeprägte Steigerung (Abb. 17.4c, d).

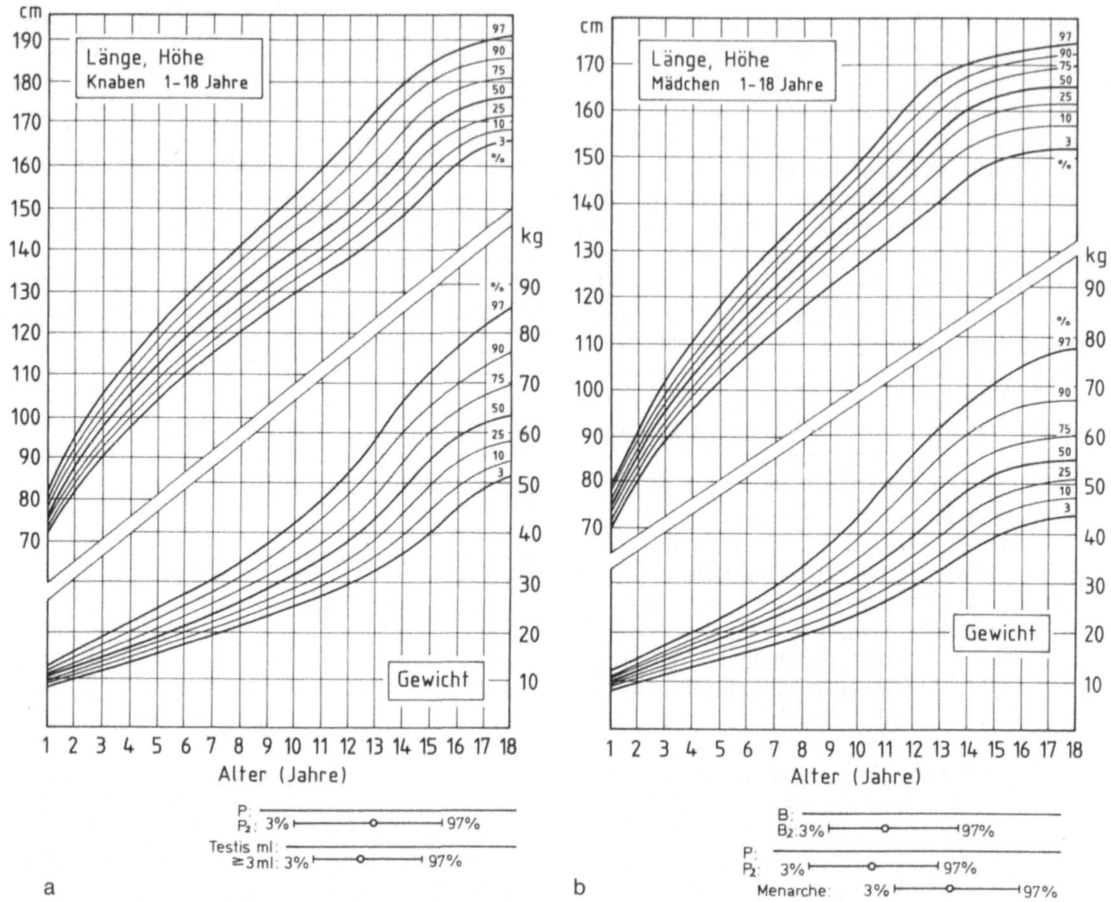

Abb. 17.4a, b. Variationsbreiten der Größen- und Gewichtsentwicklung bei Jungen **(a)** und Mädchen **(b)** sowie deren Pubertätsentwicklung (P_2 beginnende Schambehaarung, B_2 beginnende Brustentwicklung). Angabe der Perzentilwerte

Der Säugling soll sein Gewicht im 1. Lebenshalbjahr verdoppeln und am Ende des 1. Lebensjahres verdreifacht haben. Abweichungen von Gewicht und Körperlänge oberhalb der Perzentile 97 und unterhalb der Perzentile 3 sollten Anlaß zu eingehender Untersuchung dieser Patienten sein. Die Gewichtszunahme der inneren Organe verläuft ebenso unterschiedlich wie ihre funktionelle Differenzierung. Thymus und Gehirn wachsen im ersten Lebensjahr am stärksten.

Funktionelle Differenzierung

Aus Tabelle 17.3 sind die durchschnittlichen Werte der Pulsfrequenz in den verschiedenen Altersstufen zu ersehen. Mit abnehmender Herzfrequenz steigt der Blutdruck, dessen Höhe auch altersabhängig ist.

Von den Kreislaufgrößen ist das Schlagvolumen zur Deutung der altersphysiologischen Veränderungen am aussagekräftigsten.

Im Säuglingsalter nimmt die physiologische Zentralisation, die durch das kleine Schlagvolumen und den großen elastischen arteriellen Gefäßwiderstand bedingt ist, ab. Wegen des erhöhten Sauerstoffbedarfs bei geringer Vitalkapazität ist die *Atemfrequenz* anfangs hoch (s. Tabelle 17.3).

Aufgrund der postnatal noch bestehenden Unreife der Hirnrinde wird die Funktion des *Zentralnervensystems* anfangs durch tiefergelegene und im weiteren Verlauf immer mehr durch höhere Hirnanteile bestimmt. Das reife Neugeborene zeigt daher keine gezielten Einzel-, sondern lediglich von tiefergelegenen Hirnanteilen gesteuerte Massenbewegungen. Durch die im Laufe des 1. Lebensjahres ein-

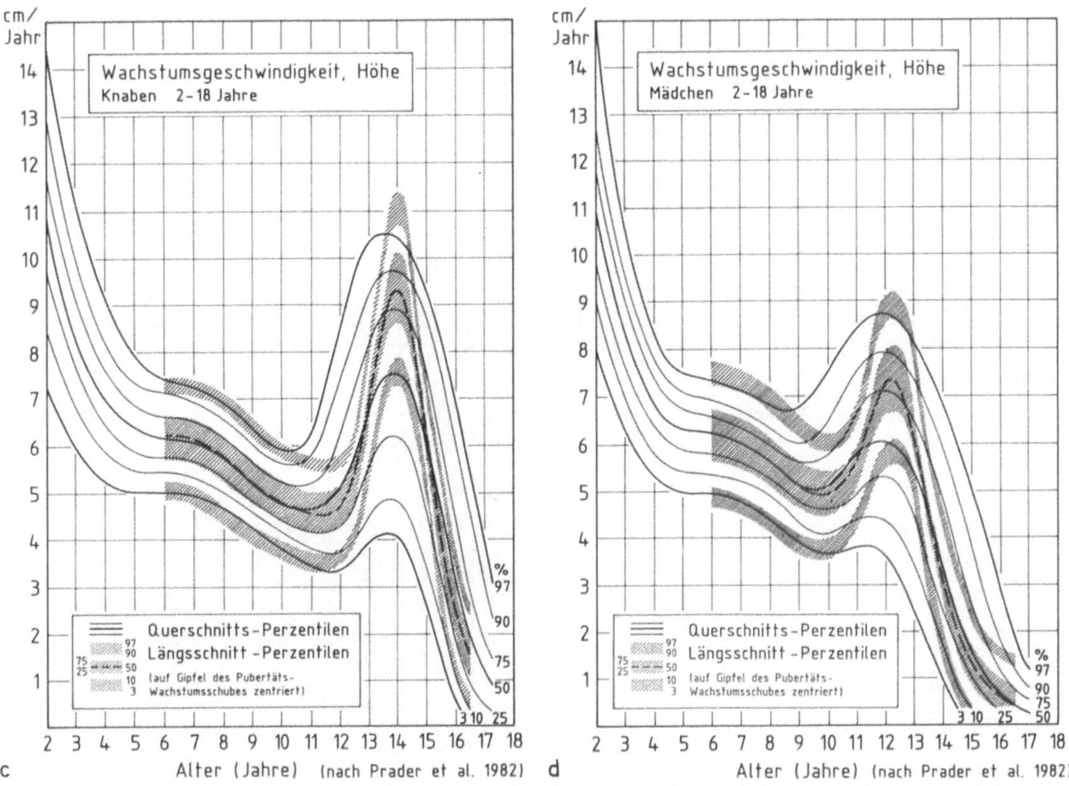

Abb. 17.4c, d. Wachstumsgeschwindigkeit in cm/Jahr für Knaben **(c)** und Mädchen **(d)**

Tabelle 17.3. Altersabhängige Normalwerte

	Blutdruck	Pulsfrequenz		Atmung	Kreislaufgrößen
Alter	Mittelwerte systolisch/ diastolisch	Untere/obere Normgrenzen (in Ruhe)	Norm- durchschnitt (in Ruhe)	Atemfrequenz (in Ruhe/min)	Herzschlag- volumen (ml)
0– 3 Monate	75/50	70–170	120	43–48	2,5
3– 6 Monate	85/65			35–23	2,7–6,3
6– 9 Monate	85/65				
9–12 Monate	90/70				
1– 3 Jahre	90/65	80–160	120	24–18	
3– 5 Jahre	95/60	80–120	100		
5– 7 Jahre	95/60	75–115	100		
7– 9 Jahre	95/60	70–110	90	20–16	21,0–10,5
9–11 Jahre	100/60	70–110	90		
11–13 Jahre	105/65		70		
13–14 Jahre	110/70		65	12–15	40–70

setzende Aktivität höherer Hirnzentren ist auch die Auslösbarkeit einiger physiologischer Reflexe einem Wandel unterworfen (Abb. 17.5). So sind z.B. der Saug-, Greif- und Moro-Reflex nur für eine bestimmte Zeit auslösbar, ebenso die tonischen und die Stellreflexe. Andere Reflexmechanismen entwickeln sich erst später, so z.B. die Gleichgewichtsreaktionen.

An Muskeleigenreflexen sind beim Neugebo-

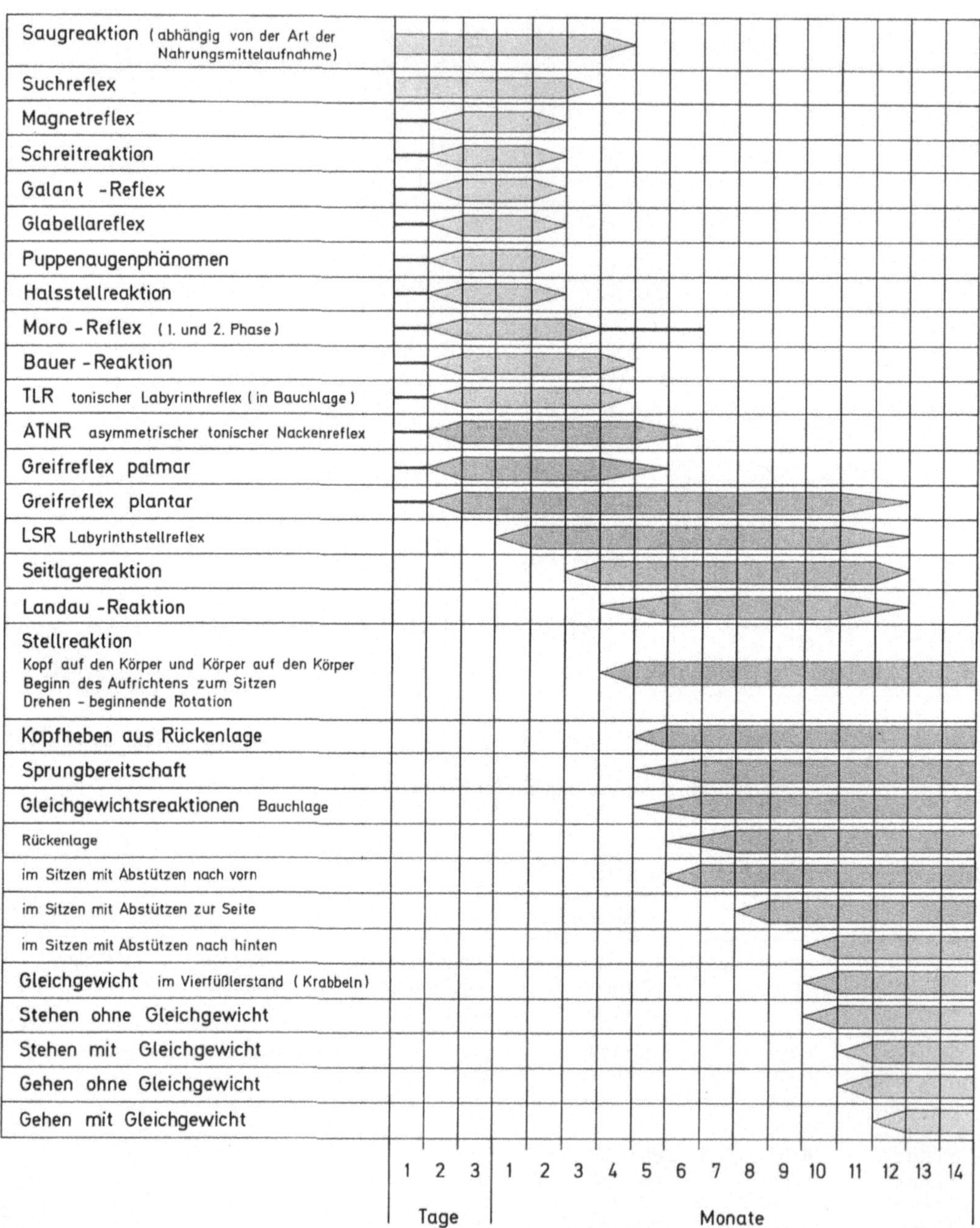

Abb. 17.5. Reflexe und motorisches Verhalten von der Geburt bis Anfang des 2. Lebensjahres. (Nach Flehmig 1979)

renen der Patellarsehnenreflex und der Bizepssehnenreflex, an Fremdreflexen der Korneal- und der Konjuktivalreflex prompt auszulösen, weniger gut der Bauchdeckenreflex.

Um die statomotorische und geistige Entwicklung des Kindes besser erfassen zu können, werden einzelne Funktionen getrennt voneinander beurteilt. Von den zur Entwicklungsdiagnostik bevorzugt herangezogenen Einzelfunktionen sind folgende zu nennen: Die Entwicklung der Kopfkontrolle, der Körperdrehung und des Kriechens, des Sitzens, des Ste-

hens und Gehens, des Greifens und der Handbewegungen, der Sinnesorgane und des Spielverhaltens, des Sprachverständnisses und der Sprachäußerungen und schließlich die Sozialentwicklung.
Zusammenfassend können bei der Entwicklung der Funktionen des Zentralnervensystems in den ersten 2 Lebensjahren folgende Durchschnittsleistungen zugrundegelegt werden (vgl. Abb. 17.5):

Das Neugeborene hat einen guten Geruchs- und Geschmackssinn, die Hörfunktion ist auch entwickelt: es erschrickt bei lauten Geräuschen. Auch die Sehfunktion ist ausgebildet, koordinierte Augenbewegungen zeigen sich erst mit 14 Tagen. Schlaf und Wachen sind schon zu trennen. Auch die beim Erwachsenen vorkommenden 2 Schlaftypen des aktiven und ruhigen Schlafes finden wir schon beim Neugeborenen. Gegenstände werden umklammert (Greifreflex).
Im 2. Monat entwickelt sich das sog. Kontaktlächeln auf Reize wie Zunicken, Lächeln, Ansprechen und Streicheln. Zuspruch wirkt beruhigend. Der Säugling hört auf Geräusche einer Klingel. Die nächtliche Nahrungspause wird in der Regel durchgehalten.
Im 3. Monat wird der Kopf willkürlich bewegt. Personen im Raum werden mit dem Auge verfolgt, Gegenstände fixiert. Der Säugling bildet die ersten Laute.
Im 4. Monat beginnt der Säugling in der Nähe zu greifen, kann den Kopf in Bauchlage halten und erkennt die Stimmen der Eltern.
Im 6. Lebensmonat beginnt er frei zu sitzen, wird sicherer beim Greifen und erkennt mehrere Personen wieder. Mit einem Dreivierteljahr beginnt der Säugling zu riechen. Er sucht sich Gegenstände, die ersten Worte werden gesprochen. Mit einem Jahr beginnt er, unter Hilfe, mit den ersten Steh- und Schreitversuchen, einfache Verbote werden befolgt. Das Kleinkind bewegt sich gezielt auf Gegenstände zu. Die produzierten Laute und Wörter werden mit einem Sinn verbunden, auch Worte werden verstanden. Am Ende des 1. und zu Beginn des 2. Lebensjahres kommt es zum freien Stehen und Gehen. Einwortsätze werden durch Eigenschaftswörter erweitert, kleine Aufträge werden ausgeführt.
Die weitere geistige Entwicklung läuft in groben Zügen folgendermaßen ab: Im frühen Kleinkindesalter ist der Wissens- und Tatendrang groß.
Schnell wird gelernt. Die Erziehung ist nicht schwierig. In diesem Alter sollte das Kind auch bettrein werden. Wie die Entwicklung der Sprache unterliegt auch diese Fähigkeit großen individuellen Schwankungen. Im Alter von 2 bis 2½ Jahren entdeckt das Kind seinen eigenen Willen. Ist diese *erste Trotzphase* vorüber, läßt sich das Kleinkind wieder leichter führen.
Es folgt um das 6. Lebensjahr der erste Gestaltwandel vom Kleinkind- zum Schulkindtyp. Es ändern sich nicht nur die körperlichen Proportionen (Streckung der Extremitäten, Gesichtszüge), sondern auch die intellektuellen Fähigkeiten. Das Kind läßt nicht mehr alle Reize kritiklos auf sich einwirken, sondern wählt aus. Die Voraussetzung für konsequenteres und andauernderes Arbeiten ist geschaffen.
Der zweite Gestaltwandel mit erneutem Wachstumsschub, an dessen Ende die endgültige Körperhöhe erreicht wird, beginnt mit der Pubertät. In dieser Zeit folgt eine zentral gesteuerte Aktivierung der innersekretorischen Drüsen. Dadurch bekommt aber nicht nur der Körper neue Formen, auch die Persönlichkeitsstruktur ist tiefgreifenden Veränderungen unterworfen. Durch diesen globalen Wandel entwickeln sich Gegensätze auf allen Gebieten. Der Versuch, diese Disharmonien auszugleichen, fällt oft schwer. Der Pubertierende muß sich nicht nur an seine neuen Proportionen gewöhnen (Abb. 17.3), er muß auch die dadurch geänderten, anfangs unbeholfen wirkenden Bewegungsabläufe wieder unter Kontrolle bringen. Viel schwieriger für ihn ist aber die Überwindung der Gegensätze in seinen Gefühlen und Regungen, was sich auch an der hohen Suizidrate in diesem Alter zeigt. Die Erziehung ist in dieser Zeit besonders schwer. Man spricht auch von einer *zweiten Trotzphase*. Nur das Wissen der Eltern um diese Vorgänge hilft, diese Zeit ohne Schaden zu meistern.
Aber nicht nur über die Probleme in dieser Zeit müssen die Erwachsenen informiert sein. Ihr Wissen muß auch auf anderen für die Entwicklung des Kindes wichtigen Gebieten erweitert werden. So sind sie immer wieder auf die Bedeutung der Schwangerschaftsbetreuung und der Vorsorgeuntersuchung im Kindesalter hinzuweisen, da diese wichtige Voraussetzungen für einen hohen Gesundheitsstandard der Bevölkerung sind. Leider wird von der Möglichkeit, die Vorsorgeuntersu-

Tabelle 17.4. Risikofaktoren

Familie (Erbkrankheiten)

1. *Genetisch bedingte Taubheit und Blindheit*
2. *Erbliche neurologische Krankheiten, wie spinale Muskelatrophie, Muskeldystrophie etc.*
3. *Genetische Stoffwechseldefekte, wie Phenylketonurie, Galactosämie, Vitamin B_6-Abhängigkeit etc.*

Schwangerschaft

1. Schlechte soziale Stellung der Mutter und mangelhafte Schwangerschaftsfürsorge
2. Sehr junge oder alte Mütter
3. Infektionskrankheiten während der Schwangerschaft
4. Andere Krankheiten der Mutter, insbesondere Diabetes, Hyperthyreose, Nephropathie, kardiopulmonale Insuffizienz
5. Chemotherapeutika und andere differente Pharmaka, radioaktive Bestrahlung und große Chirurgie während der Schwangerschaft
6. Blutgruppenunverträglichkeit
7. Uterusblutungen während der Schwangerschaft
8. Hydramnion
9. Anhalt für rezidivierende Gestationsstörungen („reproductive failure")
10. Mehrlingsschwangerschaft
11. Abnorm kurze (<37 Wochen) und abnorm lange (>42 Wochen) Schwangerschaft
12. Intrauterine Mangelernährung und Plazentainsuffizienz (Hypotrophie oder „small for dates infants")

Geburt

1. Mangelhafte Geburtsleitung; unsachgemäße Anästhesie; Hypo- und Hyperventilation der Mutter
2. Plazenta- und Nabelschnuranomalien: Placenta praevia, circumvallata, vorzeitige Lösung, feste Nabelschnurumschlingung, Nabelschnurvorfall, Knoten und Tumoren der Nabelschnur
3. Abnorme Wehentätigkeit, Wehenschwäche und Verlängerung der Geburt, insbesondere des 2. Stadiums, Sturzgeburt
4. Verengungen des Geburtskanals, insbesondere des Beckens
5. Lageanomalien
6. Instrumentell und operative Entbindungen, vielleicht mit Ausnahme der unkomplizierten Beckenausgangszange
7. Mehrlingsgeburt

Neugeborenenperiode

1. Asphyxie, mehr als 2 min Dauer bis zum ersten Atemzug oder mehr als 10 min Dauer bis zur normalen Atemtätigkeit und niedrige Apgarnoten (<7)
2. Abnormer neurologischer Befund und abnormes Verhalten in der Neugeborenenperiode
3. Icterus gravis, Hypoglykämie, schwere oder chronische Azidose
4. Jede ernsthafte Erkrankung oder Infektion in der Neugeborenenperiode, insbesondere Meningoenzephalitiden

chungen bei jedem Kind durchführen zu lassen, noch zu wenig Gebrauch gemacht (s.u.). Aber nur so können z.B. Risikofaktoren (Tabelle 17.4) – d.h. nicht optimale Einflüsse, die in der prä- und postnatalen Zeit auf das Kind einwirken – erkannt werden. Hat einer dieser Faktoren das Kind geschädigt, wird es zu einem Risikokind und muß sorgfältig betreut werden, um irreversible Schäden abzuwenden. Besonders bewährt hat sich die Frühbehandlung von Kindern mit zerebralen Bewegungsstörungen durch eine spezielle Krankengymnastik, z.B. nach den Methoden von Bobath oder Vojta.

Ob einer dieser Faktoren zu einer Schädigung geführt hat, kann nur durch genaue und regelmäßige Kontrolluntersuchungen im Neugeborenen- und späteren Säuglingsalter geklärt werden. Nicht immer hat diese Diagnostik auch unmittelbare therapeutische Konsequenzen, doch macht sie auf Patienten aufmerksam, die einer weiteren Nachsorge bedürfen. Wegen der großen Kompensationsfähigkeit des jugendlichen Nervensystems muß nicht jede Störung zu einer Schädigung führen. Zum andern ist aber gar nicht sicher, ob ein in der Neugeborenenperiode erhobener pathologischer Befund nach einigen Wochen noch nachzuweisen ist. Der Sinn der Neugeborenenuntersuchung liegt aber in der genauen Dokumentation. Jede Untersuchung sollte daher schriftlich fixiert werden.

Vorsorgeuntersuchungen

Um Fehlentwicklungen oder Erkrankungen mit anfänglich geringer Symptomatik frühzeitig zu erkennen und rechtzeitig kurativ angehen zu können, sollten unbedingt die von den Krankenkassen vergüteten Vorsorgeuntersuchungen durchgeführt werden. Diese verschaffen einen Überblick über den Entwicklungsverlauf und sind eingebettet in einen festen Untersuchungsplan. Bis zum 5. Lebens-

jahr werden in definierten Abständen Daten erhoben, die einen Überblick über den Entwicklungsstand verschaffen. Neben einer ausführlichen Anamnese, die Befunde z.B. zur Ernährung, Entwicklung oder Auffälligkeiten erheben soll, steht die körperliche Untersuchung mit Registrierung der Körpermaße und der Einsatz von Testverfahren zur Entwicklungsdiagnostik (z.B. Denver-Entwicklungstest, s. unten).
Außerdem werden mit zunehmendem Alter technisch aufwendigere Testverfahren eingesetzt, um die Funktion der Sinnesorgane zu überprüfen. Weiter werden Laboruntersuchungen und Impfungen durchgeführt sowie prophylaktische Maßnahmen kontrolliert und protokolliert.
Die Vorsorgeuntersuchungen haben je nach Alter unterschiedliche Schwerpunkte:
U1 (Neugeborenenerstuntersuchung), U2 (3.–10. Lebenstag) und U3 (4.–6. Lebenswoche) sollen Geburtsschäden (z.B. Asphyxie, Klavikulafraktur), Risikofaktoren, körperliche Fehlbildungen (z.B. Hüftluxation, Herzfehler, fehlender Descencus testis, Hydrozephalus, Spaltbildungen) und neurologische Defizite, die eine spätere Entwicklung beeinflussen können, aufdecken. Dabei ist der physiologische Wandel im Spektrum der Neugeborenenreflexe zu berücksichtigen. Auch die Durchführung des Neugeborenenscreenings, das zumindest die Untersuchung der Schilddrusenparameter, die Durchführung des Guthrie-Tests, die Bestimmung der Galaktosekonzentration und der Biotinasekaktivität beinhalten sollte, wird jetzt vorgenommen. Außerdem wird mit der Rachitisprophylaxe begonnen.
U4 (3.–4. Lebensmonat), U5 (6.–7. Lebensmonat), U6 (10.–12. Lebensmonat) und U7 (21.–24. Lebensmonat) dienen der Kontrolle der regelrechten körperlichen (z.B. Gewichtszunahme), neurologischen (z.B. Reflexmuster), sozialen (z.B. Kontaktverhalten) und sprachlichen Entwicklung (z.B. Wort- und Satzbildung) und der Durchführung der Schutzimpfungen (z.B. Diphtherie, Tetanus und Pertussis).
Neben der Weiterführung der Entwicklungskontrolle dienen U8 (43.–48. Lebensmonat) und U9 (60.–64. Lebensmonat) der Durchführung von Hör- und Sehtest (orientierend bereits U7) und zunehmend der Beschreibung der sozialen und praktischen Fähigkeiten des Kindes.

17.3 Untersuchung des reifen Neugeborenen

Beim normalen Neugeborenen beginnt man am besten mit der neurologischen und kombiniert sie soweit als möglich mit der körperlichen Untersuchung. Anders wird bei der Kurzuntersuchung direkt nach der Geburt verfahren. Sie soll dem Untersucher einen ersten Eindruck des Neugeborenen vermitteln. Wichtig ist hier eine schnelle Orientierung über die vitalen Funktionen des Neugeborenen. Es werden verschiedene vitale Leistungen notiert und Wertpunkte vergeben, die in einem Schema eingeordnet werden. Im *Apgar-Schema* z.B. werden die Herzfrequenz, die Atmung, die Reaktion auf den Nasenkatheter, die Hautfarbe und der Muskeltonus bewertet. Aus der erreichten Punktzahl ergibt sich dann, ob sich das Neugeborene, in einem guten (Zone I: 8–10 Punkte), hinreichenden (Zone II: 5–7 Punkte) oder schlechten (Zone III: 0–4 Punkte) Zustand befindet. In Zone I sind keine weiteren Maßnahmen, in Zone II ist eine weitere Beobachtung und in Zone III eine sorgfältige Intensivbehandlung notwendig. Auch die ausführliche neurologische Untersuchung des Neugeborenen zu einem späteren Zeitpunkt sollte nach einem Schema ablaufen. Eine genaue Standardisierung der Umweltbedingungen, des Verhaltenszustandes des Kindes und der Handgriffe des Untersuchers ist nicht zu umgehen, da jede Mitarbeit von seiten des Patienten im Neugeborenen-, Säuglings- und auch noch im Kleinkindesalter fehlt. Zu den Umweltbedingungen gehört als erstes der Untersuchungsraum, in dem eine gleichmäßige Raumtemperatur von 26–28°C herrschen sollte. Dadurch werden störende Reaktionen der Temperaturregulation verhindert. Es sollten keine Heizstrahler mit unkontrollierbarer Wärmeabgabe verwandt werden. Der Untersuchungsraum muß mit Tageslicht erleuchtet sein. Der Untersuchungsgang besteht aus der Beobachtungsperiode, bei der das Kind ungestört im Bett liegt, und aus der aktiven Untersuchungsperiode, bei der das Kind entkleidet auf dem Untersuchungstisch liegt.

17.3.1 Beobachtungsphase

Die Untersuchung sollte 2–3h nach der Mahlzeit erfolgen, da das Neugeborene in dieser

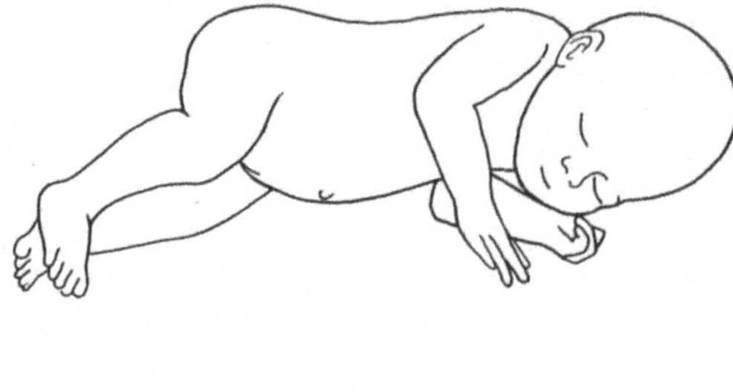

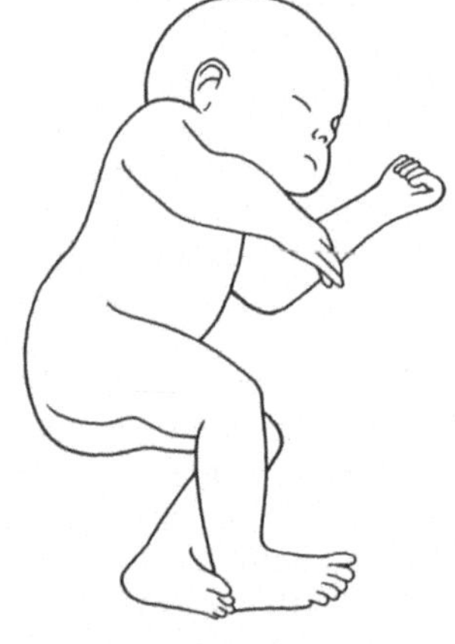

Abb. 17.6. Ruhehaltung bei schlafendem Kind, Zustand 1 und 2

Zeit am ehesten wach bleibt. Der Verhaltenszustand des Neugeborenen wird in der Beobachtungsperiode das erste Mal bestimmt, um dann bei *jedem* Test erneut festgelegt zu werden. Sechs verschiedene Zustände werden unterschieden:

- Zustand I entspricht dem ruhigen Schlaf: Die Augen sind dabei geschlossen, die Atmung ist regelmäßig, Bewegungen werden kaum beobachtet. Manchmal können allerdings ruckartige Bewegungen auftreten (Abb. 17.6).
- Zustand 2 entspricht dem REM-Schlaf: Die Augen sind geschlossen, die Atmung ist unregelmäßig, selten treten starke Bewegungen auf. Es sind Zuckungen im Gesicht und in den Gliedern zu beobachten. Die Bulbi oculi führen bei geschlossenen Lidern sowohl schnelle wie langsame Bewegungen aus („rapid eye movement sleep“: REM-Schlaf).
- Zustand 3 entspricht dem ruhigen Wachzustand. Die Augen sind offen, es sind keine groben Bewegungen wahrzunehmen, das Kind blickt umher.
- Zustand 4 entspricht dem aktiven Wachsein, die Augen sind offen, die Bewegungen grob.
- Zustand 5: Die Augen sind offen oder geschlossen, das Kind weint.
- Zustand 6: andere Zustände, wie etwa Koma oder Krampfzustände.

Nach Festlegung des Verhaltenszustandes wird die Decke weggezogen und die Lage des Neugeborenen notiert.

Wie bei allen folgenden Untersuchungsvorgängen kommt es auf die genaue Feststellung abnormer oder asymmetrischer *Haltungen* sowie auf die Beobachtung jeder zu starken, zu schwachen oder asymmetrischen *Reaktion* an. Nach Gesichtslagen wird der Kopf oft leicht retroflektiert und täuscht einen Opisthotonus vor. Weiter ist auf eine Zwangshaltung des Kopfes nach einer Seite zu achten, die beim Kopfnickerhämatom und auch bei Skelettmißbildungen gefunden wird. Außenrotation eines Armes oder Beines läßt an eine periphere Lähmung denken.

Ist die Haltung registriert, wird die je nach dem Zustand unterschiedliche *Spontanmotorik* beobachtet. Kommen athetoide Haltungen oder Bewegungen vor? Bei ersterer findet man extrem gegensätzliche Einstellungen der Gelenke an einem Glied. So sind z.B. mehrere Finger stark gebeugt, andere gestreckt oder das Handgelenk ist gebeugt, das Ellenbogengelenk dagegen gestreckt. Athetoide Bewegungen sind langsam und werden häufig für einige Sekunden von bizarren Haltungen unterbrochen. Sowohl bei Früh- und Neugeborenen sind athetoide Zustände zu finden, bei apathischen Kindern sind sie selten, bei hypoxisch geschädigten treten sie vermehrt auf. Weiter wird auf zitternde Bewegungen der Arme und Beine und auch des ganzen Körpers geachtet, wobei es auf die Frequenz, die Amplitude und auf die Zeit, während der das Zittern die spontane Motorik überlagert, ankommt. In den ersten 2 Lebenstagen ist hochfrequentes Zittern mit mittlerer Amplitude physiologisch. Später ab dem 3.–4. Lebenstag ist ein langsamer hochamplituder Tremor, der neurophysiologisch als Klonus anzusehen ist und oft mit anderen Symptomen der Hypermotilität wie Hyperreflexie und niedriger Moro-Schwelle vergesellschaftet ist, ein pathologisches Zeichen.

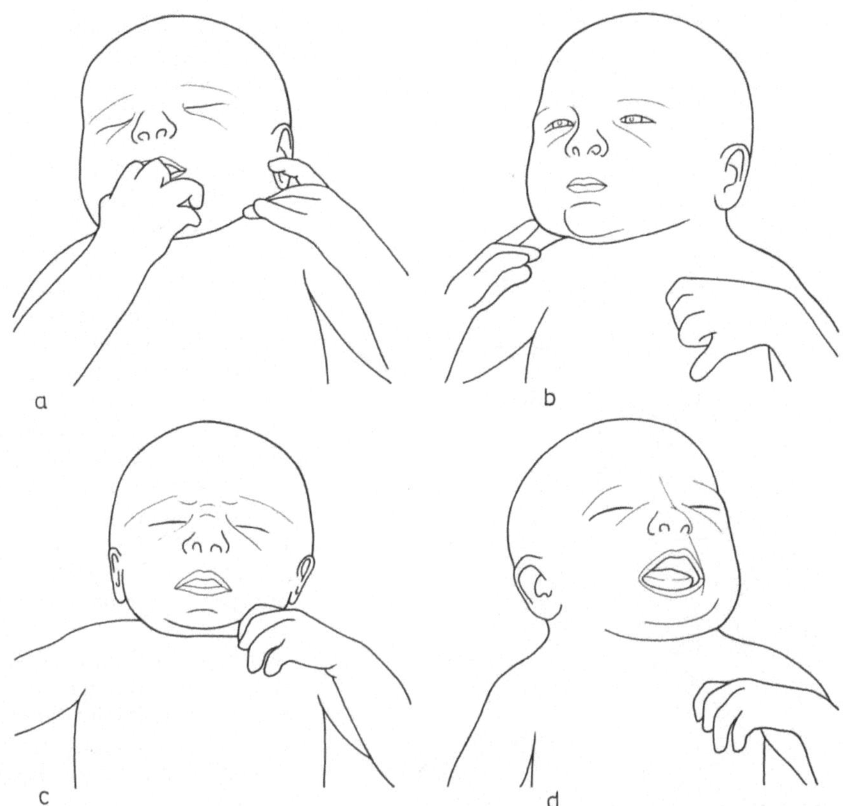

Abb. 17.7a–d. Gesichtsausdruck eines Neugeborenen. **a** Zufrieden, **b** aufmerksam, **c** irritiert und **d** weinend

17.3.2 Untersuchungsphase in Rückenlage

Nun wird das Kind aus dem Bett gehoben und auf einen Untersuchungstisch gelegt. Man inspiziert und palpiert den Schädel, dabei achtet man auf Zephalhämatome, ein Caput succedaneum, Asymmetrien anderer Ursache, Mikro- und Hydrozephalie. Man bestimmt den Kopfumfang: Es besteht eine Beziehung zwischen Kopfumfangszunahme und Hirnentwicklung. Auf Größe und Füllung (Spannung) der Fontanellen wird geachtet. Eine Vorwölbung deutet auf einen beginnenden Hydrozephalus hin, eine eingesunkene Fontanelle findet man bei Dehydratation. Weiter wird nach dehiszenten Schädelnähten gesucht.

Die Beobachtung der Mimik kann eine Fazialisparese aufdecken. Auffällig sind dabei weite Lidspalten, Asymmetrien des Mundes und der Nasolabialfalte. Weiter wird nach Ödemen, Mißbildungen und Zeichen für ein Dysmorphiesyndrom, wie tiefsitzende Ohren, breiter Nasenrücken, Epikanthus, auffällige Augenstellung etc. gesucht.

Vom *Gesichtsausdruck* (Abb. 17.7a–d) – sei er zufrieden, entspannt, aufmerksam oder irritiert – wird auf die Grundstimmung geschlossen.

Reflexe. Mit einem kurzen Schlag auf die Parotisgegend versucht man, den *Chvostek-Reflex* auszulösen, der bei kalziopriver Tetanie, Hypoglykämie oder bei Kindern diabetischer Mütter positiv sein kann. Weitere zu prüfende Reflexe sind der *Lippenreflex,* bei dem mit dem Zeigefinger das Lippenrot berührt wird, was zu einer rüsselartigen Verformung der Lippen führt. Bei apathischen und komatösen Kindern ist die Reizschwelle erhöht.

Weiter ist der *Masseterreflex* zu nennen. Nach einem leichten Schlag auf das Kinn hebt sich dieses durch Kontraktion des Masseters. Diese Reaktion fehlt bei Stammhirnläsionen und Lähmungen des N. trigeminus. Schwach

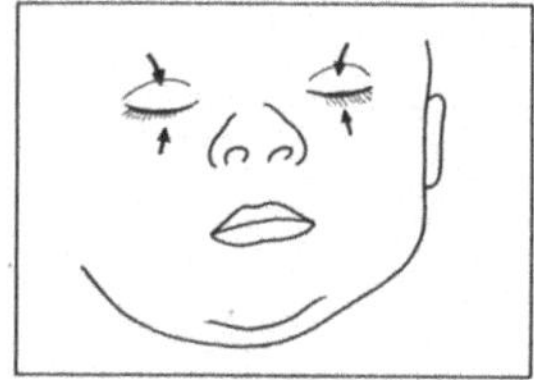

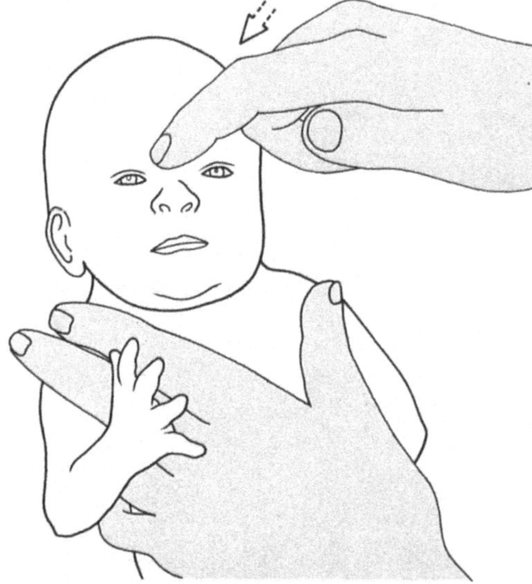

Abb. 17.8. Glabellareflex

ist sie bei apathischen, gesteigert bei hyperexzitablen Kindern. Zum Nachweis von zentralen N.-facialis-Paresen wird zur Auslösung des gleichnamigen Reflexes mit dem Zeigefinger auf die Glabella (Abb. 17.8) geschlagen. Bei Fazialisparesen folgt ein asymmetrisches, bei apathischen ein schwaches und bei übererregbaren Kindern ein starkes Zukneifen der Augen.

Nun entkleidet der Untersucher das Kind selbst. Dabei wird auf *Muskeltonus, Reaktionsbereitschaft* und auf einen Wandel des *Verhaltenszustandes* geachtet. Weiter wird auf das *Hautkolorit* – blaß, rosa, plethorisch oder ikterisch – geachtet. Auch Änderungen der Hautfarbe – Kinder mit angeborenen Herzfehlern oder respiratorischer Insuffizienz werden leicht zyanotisch – werden beobachtet. Der *Turgor* wird geprüft, indem man eine Hautfalte des Bauches oder des Oberschenkels zwischen Zeigefinger und Daumen nimmt und plötzlich losläßt. Bei normaler Elastizität, d.h. bei guter Hydratation, verstreicht die Falte sofort wieder. Bei Dehydratation bleibt sie kurze Zeit stehen. *Pigmentationen,* wie Milchkaffeeflecken, Mongolenflecken und Nävi, aber auch Depigmentationen (Vitiligoflecken) sind zu notieren.

Hautreflexe. Beim *Bauchhautreflex* wird die Bauchhaut in Rückenlage mit einer Nadel in allen 4 Quadranten von lateral nach medial bestrichen. Es kommt zu kurzen Kontraktionen der gleichseitigen, manchmal auch der gegenseitigen Bauchmuskulatur, wobei man wieder auf Asymmetrien zu achten hat. Beim *Kremasterreflex* kommt es nach Bestreichen der Innenseite des Oberschenkels bis zur Leistenbeuge hinauf zu einer Hebung des Hodens derselben Seite. Er fehlt bei Rückenmarksläsionen der Segmente (L_1 und L_2). Der *Analreflex* (Abb. 14.6, s.S. 282), bei dem sich nach Bestreichen der perinalen Haut der Sphincter ani externus kontrahiert, fehlt bei Läsionen der spinalen Segmente L_4–L_5.

Atmung. Auch auf die Atmung, ihren Typus (meist abdominal), ihre Frequenz, ihren Rhythmus (oft leicht unregelmäßig) ist zu achten. Vor allem Apnoen und der Gebrauch der Atemhilfsmuskulatur bei Dyspnoe sind zu registrieren.

Die **Gelenke** eines Neugeborenen befinden sich in Ruhe in Mittellage, d.h. sie sind leichtflektiert, die Beine in den Hüften leicht adduziert, vor allem aber ist die Haltung *symmetrisch.* Abweichungen von dieser normalen Körperhaltung, wie gestreckt auf der Unterlage liegende Extremitäten, ein Opisthotonus bei gestreckten Beinen, dauernde einseitige Drehung des Kopfes bei asymmetrisch gehaltenen Extremitäten, zu starke Beugung in den Gelenken der Extremitäten und schließlich starke Haltungsasymmetrien der Beine und Arme, sind pathologische Zeichen. Durch seltene Lagen in utero bedingte *Zwangshaltungen* werden allerdings manchmal über die ganze Neugeborenenperiode beibehalten. So kommt es nach Fuß-Steiß-Lagen zu einer starken Flexionshaltung der Beine. Die Opisthotonushaltung bei Gesichtslagen wurde bereits erwähnt.

Augen. Bei der Untersuchung der Augen wird als erstes deren Stellung beurteilt. Sind sie zentriert oder finden sich Blickabweichungen nach oben oder nach unten wie beim Sonnenuntergangsphänomen (Abb. 17.9), bei dem zwischen Oberlid und Iris die Skleren zu sehen

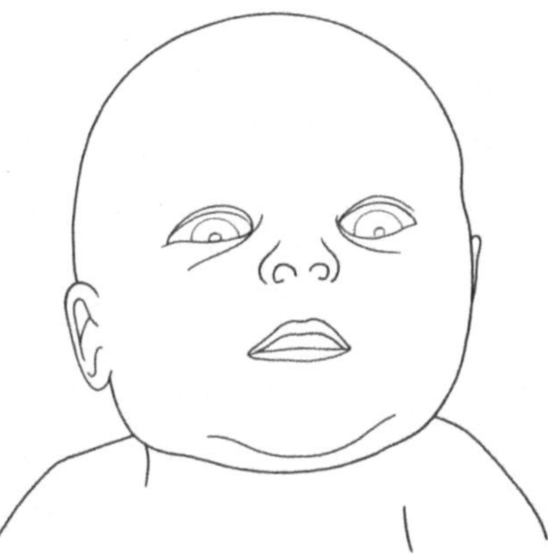

Abb. 17.9. Sonnenuntergangsphänomen

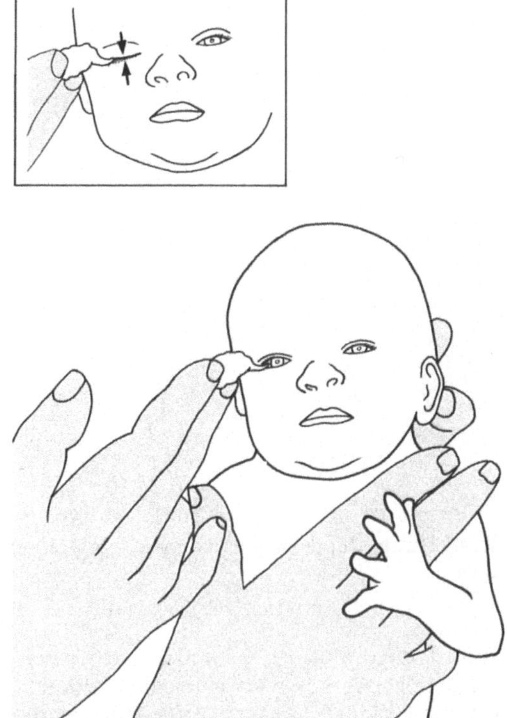

Abb. 17.10. Kornealreflex

sind (z.B. beim Hydrocephalus internus). Auf das Vorliegen eines Strabismus sollte ebenso wie auf Zwangsabweichungen oder das Unvermögen, nach einer Seite zu schauen, geachtet werden. Ebenfalls pathologisch ist ein langdauernder *Nystagmus*. Hält er nur kurze Zeit an, so ist seine Bedeutung zweifelhaft, sollte aber zur weiteren Beobachtung veranlassen. Weiter sind Form und Größe der Pupillen und ihre Reaktion auf Licht zu prüfen. Unterschiede zwischen beiden Pupillen sind pathologisch und weisen auf schwere Störungen, wie etwa Lähmungen des sympathischen Systems in seinem zervikalen Verlauf (Horner-Syndrom) hin. Verwendet man bei dieser Untersuchung eine starke Lichtquelle, löst man leicht den optischen Blinzelreflex aus, bei dem es bei plötzlichem Lichteinfall zum raschen Lidschluß kommt. Fehlt die Lichtperzeption, erfolgt keine Reaktion.

Auch bei akustischer Reizung, etwa durch lautes Händeklatschen in 30cm Abstand zum Kind, bei dem jeder Luftstrom in Richtung des Auges zu vermeiden ist, kommt es zum Zukneifen der Augenlider (Auropalpebralreflex). Bei hörgestörten und manchmal auch bei apathischen Kindern fehlt diese Reaktion. Ein weiterer Reflex am Auge ist der *Kornealreflex* (Abb. 17.10), bei dem es durch Bestreichen der Kornea zum raschen Schließen des Auges kommt. Diese Reaktion fehlt bei Trigeminusläsion. Schließlich wird das Puppenaugenphänomen (Abb. 17.11a, b) ausgelöst, dabei dreht man den Kopf langsam nach links und nach rechts, die Blickrichtung der Augen sollte der Bewegung des Kopfes nicht folgen.

Für die Bewertung des *Funktionszustandes des Nervensystems* eines Neugeborenen ist die Überprüfung des Bewegungsapparates wenig zuverlässig, da hier am häufigsten unterschiedliche Ergebnisse erhalten werden. Zur Messung des Widerstandes gegen passive Bewegungen werden Nacken, Rumpf, beide Arme und Beine mehrmals langsam durch den ganzen Bewegungsbereich der Gelenke bewegt. Dabei darf es nicht zur aktiven Bewegung kommen. Deren Kraft wird gemessen, indem man den Bewegungsablauf durch Festhalten unterbricht. Asymmetrien bei der Prüfung der passiven Beweglichkeit der groben Kraft und des Muskeltonus sind wieder zu registrieren. Eine Steigerung des Widerstandes gegen passive Bewegungen, also ein konstanter Hypertonus der Muskeln, ist fast immer als Zeichen einer neurologischen Schädigung anzusehen. Dabei ist aber zu berücksichtigen, daß der Tonus der Beugemuskulatur beim gesunden Neugeborenen stärker ist als der Tonus der Streckmuskulatur. Ein leicht verminderter Widerstand gegen passive Bewegungen in der Neugeborenenperiode ist häufiger zu finden, z.B. beim Icterus neonatorum und bei

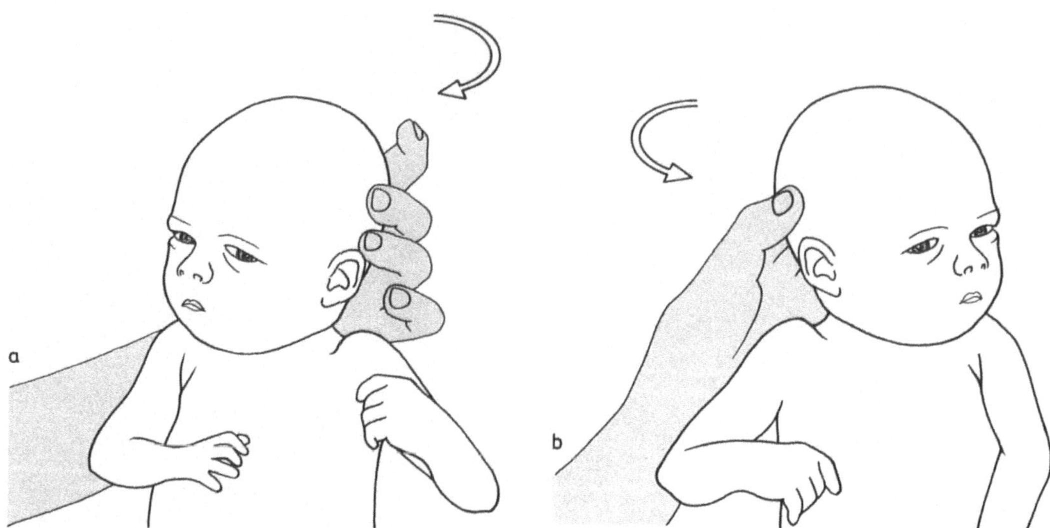

Abb. 17.11a, b. Puppenaugenphänomen. **a** Drehung im Uhrzeigersinn. **b** Entgegengesetzte Drehung des Kopfes

leichter Dehydratation. Schließlich wird noch der Bereich der passiven Beweglichkeit der einzelnen Gelenke überprüft. Im Hüftgelenk kann bei kongenitaler Luxation die Abduktion und bei Beckenendlage mit gestreckten Beinen die Retroflexion eingeschränkt sein.

Neben den üblicherweise beim Erwachsenen auslösbaren Muskeleigen- und Fremdreflexen werden beim Neugeborenen, wie schon am Lippen-, Masseter-, Glabella-, dem Haut- und dem Kornealreflex gezeigt, noch weitere physiologische Reflexe und Verhaltensweisen geprüft. Zum Teil werden sie in der weiteren Entwicklung wieder gehemmt (s. Abb. 17.5). Instrumente wie Hammer, Pinsel, Nadel und dergleichen sind zu ihrer Auslösung nicht unbedingt erforderlich. So wird der Bizeps- und der Patellarsehnenreflex durch einen leichten Schlag mit dem Mittel- oder Zeigefinger auf die Sehne ausgelöst. Weiter werden in Rükkenlage – in der ja die bisherige Untersuchung erfolgte – noch der Handgreif- und der Fußgreif-, der Magnet-, der Flucht-, der orale Such- und der Saug- und schließlich der Babinski-Reflex geprüft. Beim Handgreifreflex (Abb. 17.12) legt der Untersucher seinen Finger von ulnar her, ohne die Streckseite zu berühren, in die Handinnenfläche und übt einen leichten Druck aus. Das Kind umgreift die Finger und hält sie einige Zeit fest. Bei Plexusparesen und Klavikulafrakturen kommt es zu Asymmetrien. Beim Fußgreifreflex (Abb. 17.13) reagiert der Säugling auf Daumendruck gegen die Fußballen mit der Plantarflexion aller Zehen. Die Prüfung des Magnetreflexes (Abb. 17.14) führt durch Ausübung eines leichten Druckes auf die Fußsohlen und blei-

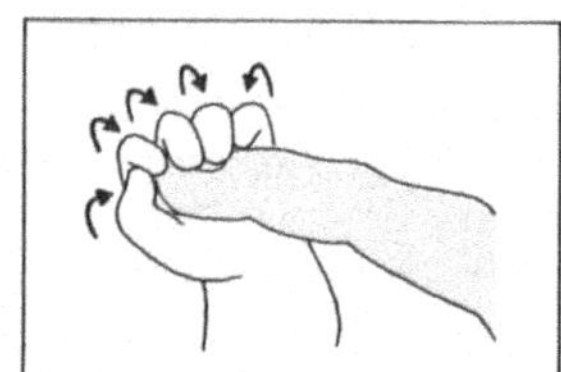

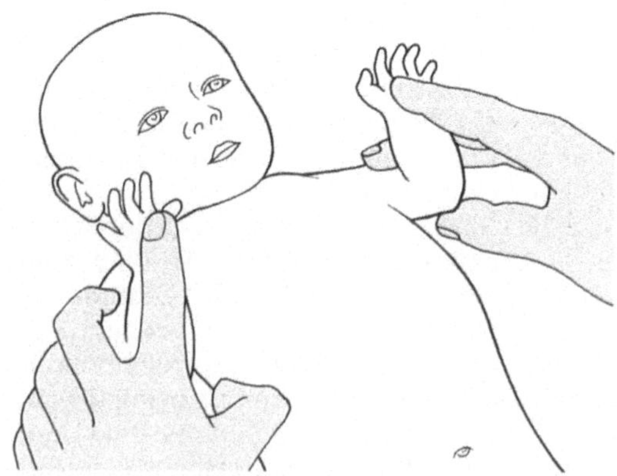

Abb. 17.12. Handgreifreflex

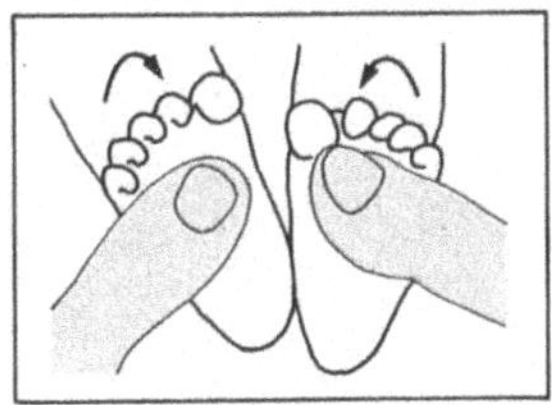

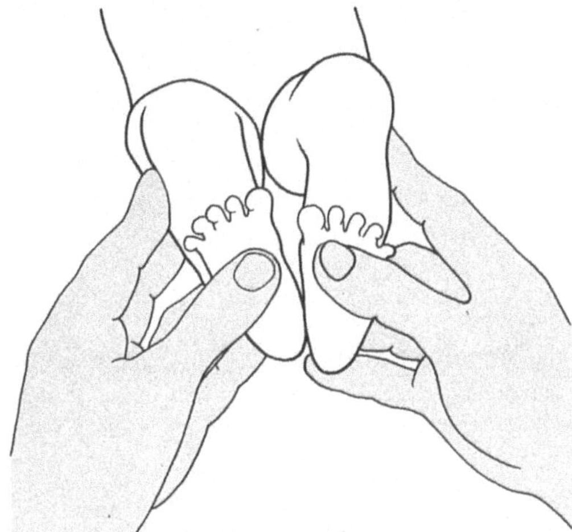

Abb. 17.13. Fußgreifreflex

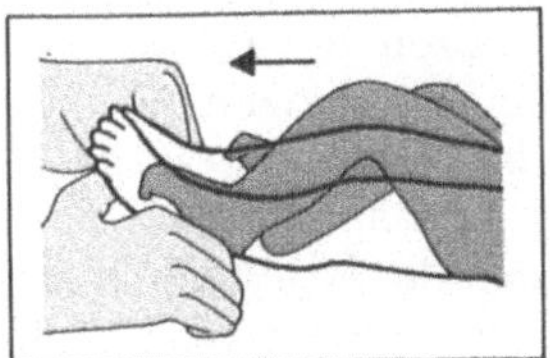

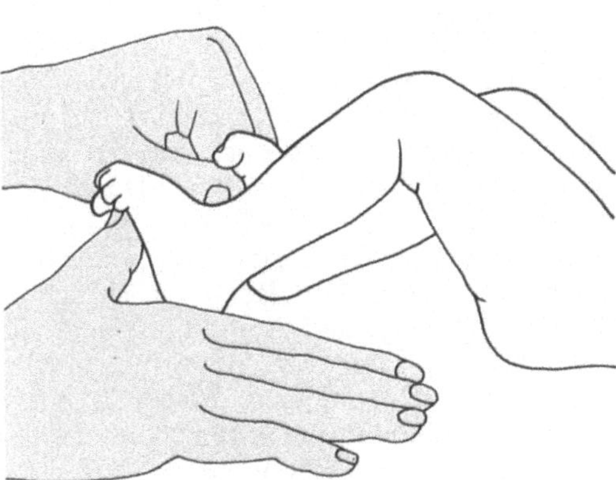

Abb. 17.14. Magnetreflex

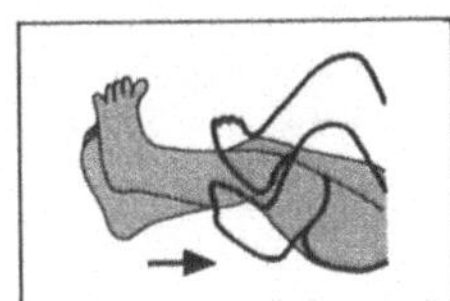

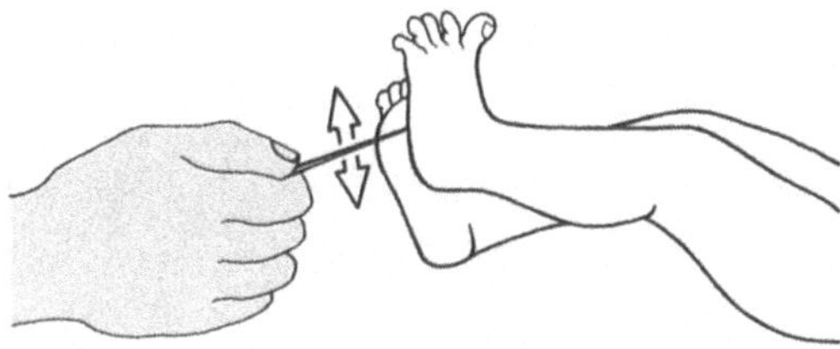

Abb. 17.15. Fluchtreflex

bendem Kontakt des Untersuchungsfingers zu einer Streckung der Beine. Der Fluchtreflex (Abb. 17.15) wird durch Kratzen mit der Untersuchungsnadel an der Fußsohle ausgelöst, was ein rasches Zurückziehen des Beines durch Flexion in der Hüfte, im Knie- und im Fußgelenk zur Folge hat. Beidseitig verminderte Reaktionen dieser Reflexe finden sich vor allem bei Rückenmarkläsionen, wie z.B. der Spina bifida. Beim oralen Suchreflex (Abb. 17.16) wird die periorale Hautregion mit der Fingerspitze leicht berührt, darauf wird der Mund verzogen, dann wendet das Kind den Kopf in die Richtung, aus der die Reizung erfolgte, öffnet den Mund, ergreift den Finger mit den Lippen und beginnt zu saugen. Versucht man, diesen Reflex nach einer Mahlzeit auszulösen, kann er fehlen, oder das Kind reagiert sogar paradox, indem es sich von dem Finger abwendet. Zur Auslösung des Saugreflexes legt der Untersucher den Zeigefinger gleich 2 bis 3 cm tief in den Mund, worauf das Neugeborene mit rhythmischen Saugbewegungen reagiert. Beide Reflexe sind bei apathischen Kindern und bei Neugeborenen, die von Müttern gestillt werden, die unter Sedativa stehen, abgeschwächt. Bei übererregbaren Neugeborenen sind sie verstärkt auslösbar. Der Babinski-Reflex wird durch Bestreichen der Fußsohle ausgelöst, der Großzeh wird dorsalflektiert, die übrigen Zehen fächerförmig gespreizt (bis zum 2. Lebensjahr nicht pathologisch).

Zur Überprüfung des muskulären Tonus kann das Neugeborene auch an den Armen hochgezogen werden, dabei wird außerdem seine Fähigkeit, den Kopf im Sitzen zu halten, notiert.

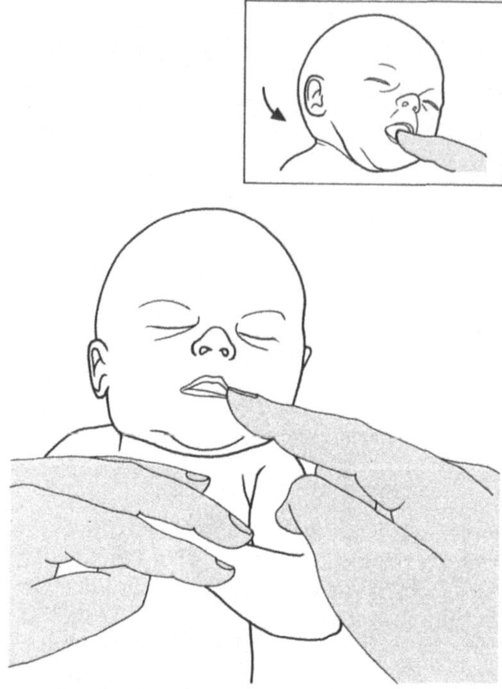

Abb. 17.16. Oraler Suchreflex

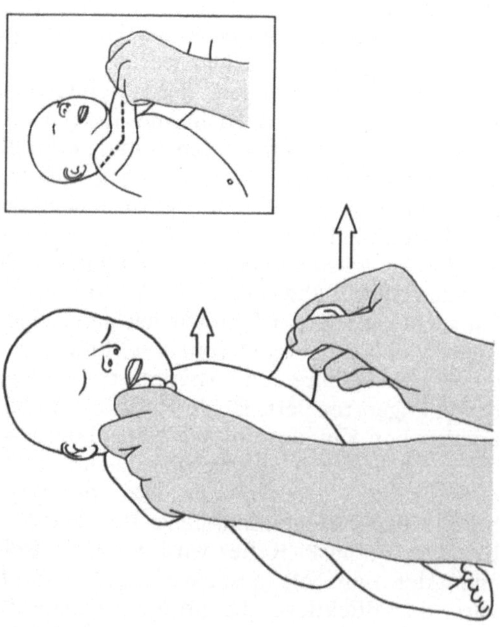

Abb. 17.17. Hochziehen an den Armen

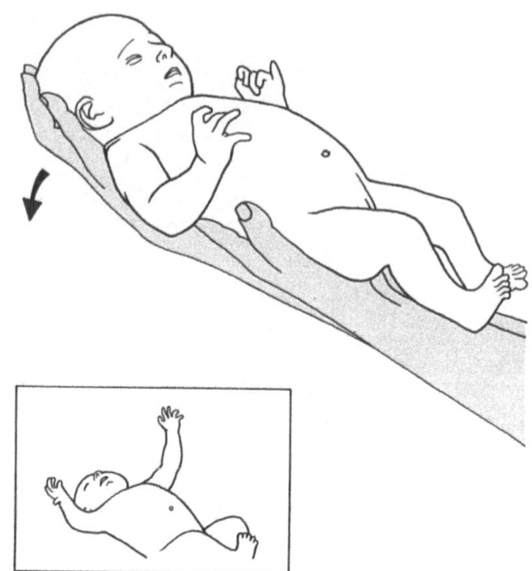

Abb. 17.18. Moro-Reflex, Ausgangshaltung und Ende der 1. Phase

Zum Hochziehen (Abb. 17.17) wird das Neugeborene aus symmetrischer Rückenlage an den Handgelenken langsam zum Sitzen hochgezogen. Der Widerstand gegen die Streckung in den Ellenbeugen und die Fähigkeit, den Kopf zu balancieren, die außer von der Stärke der Nackenmuskulatur auch von der Aktivität der Labyrinthe abhängig ist, wird registriert. Beim gesunden Neugeborenen wird die mittlere Beugehaltung in den Ellenbogengelenken beim Hochziehen nicht vollständig ausgeglichen. Bei hypotonen und apathischen Kindern dagegen lassen sich die Arme in der Ellenbeuge passiv vollkommen strecken, und diese Kinder haben keine Kopfkontrolle. Hypertone Kinder setzen der Streckung in den Ellenbeugen einen beträchtlichen Widerstand entgegen. Bei der Prüfung der Moro-Reaktion (Abb. 17.18) hält der Untersucher den Körper des Kindes mit der einen Hand und achtet auf symmetrische Lage, mit der anderen Hand hält er den Hinterkopf. Durch eine leichte aber rasche Abwärtsbewegung der Kopfhand um 3–4 cm wird der Kopf des Kindes retroflektiert. Die Reaktion in der 1. Phase besteht aus einer Abduktion der Arme in den Schultern und aus einer Streckung der Arme in den Ellenbeugen. In der 2. Phase kommt es zur Adduktion in den Schultern und zur Beugung in den Ellenbeugen, so daß die Arme dadurch im Bogen wieder in ihre Ausgangsstellung geführt werden. Eine andere, schonendere Art der Auslösung des Moro-Reflexes besteht in der raschen Senkung des ganzen Kindes um 10–20 cm. Dadurch kann die Retroflexion des Kopfes umgangen werden. Schließlich wird der Moro-Reflex auch ausgelöst, indem man mit der flachen Hand kräftig auf die Unterlage des Kindes schlägt. Es kommt neben der üblichen Beobachtung von Asymmetrien auf die Reizschwelle der Auslösbarkeit an.

17.3.4 Untersuchungsphase in Bauchlage

Auch bei der Untersuchung in Bauchlage erfolgen erst Inspektion und Palpation, wobei besonders auf Mißbildungen der Wirbelsäule und Veränderungen an der Haut zu achten ist. Dann beobachtet man die spontanen Kopfbewegungen, insbesondere die Fähigkeit, kurz den Kopf zu heben und zur Seite zu drehen. Bei hypertonen Kindern wird der Kopf stark retroflektiert, während bei hypotonen oder apathischen Kindern der Kopf nicht oder nur wenig angehoben werden kann. Kriechbewegungen werden, wenn sie nicht spontan auftreten, durch leichten Druck mit der flachen Hand gegen die Fußsohle ausgelöst (Bauer-Reaktion). Zur Feststellung von Querschnittsläsionen oder Mißbildungen eignet sich entsprechend dem Bauchhautreflex in Rückenlage der Rückgratreflex (Galant-Reflex, Abb. 17.19): Nach Bestreichen mit einer Nadel entlang der Wirbelsäule erst der einen, dann der anderen Seite in 3 cm Abstand, kommt es zur Seitwärtsabbiegung der Wirbelsäule mit der Konkavität zur gereizten Seite. Auch der Kopf wird oft in diese Richtung gedreht.

Abschließend wird das Neugeborene hochgehoben und in Schwebelage (Abb. 17.20) gehalten. Das mit beiden Händen an der Brust gefaßte Kind versucht mit Kopf und Gliedern, der Schwerkraft entgegenzuwirken, was je nach Muskeltonus mehr oder weniger gelingt. Dann bringt man das Neugeborene aus der Horizontalen in die Vertikale, wobei man den Kopf abstützt. Danach wird in aufrechter Haltung die Stehbereitschaft (Abb. 17.21) geprüft und schließlich wird versucht, Schreitbewegungen (Abb. 17.22) auszulösen. Dazu hält man das Kind an den Rand einer Tischplatte, so daß die Kante den Fußrücken berührt, worauf die Beine angezogen werden und der Fuß dann flach auf die Tischplatte aufgesetzt wird (Stehbereitschaft). Nun werden beide Füße auf die Unterlage gesetzt, das Neugeborene macht einige alternierende Schritte (Schreitbewegungen). Auch diese Reaktionen sind bei hypotonen Kindern schwächer auslösbar. Die Schreitbewegung fehlt regelmäßig bei Beckenendlagen. Auch hier ist wieder, wie schon bei allen vorausgegangenen Untersuchungsvorgängen, auf Asymmetrien zu achten.

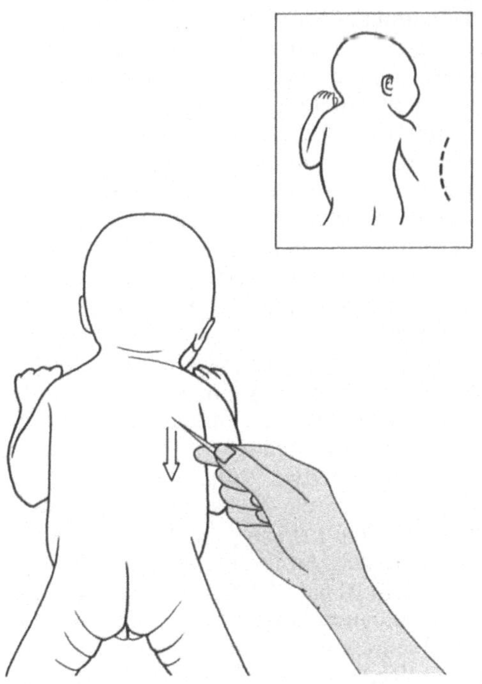

Abb. 17.19. Galant-Reflex

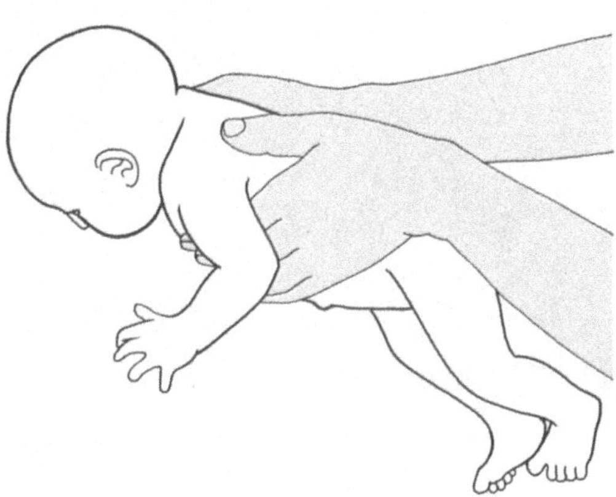

Abb. 17.20. Schwebehaltung

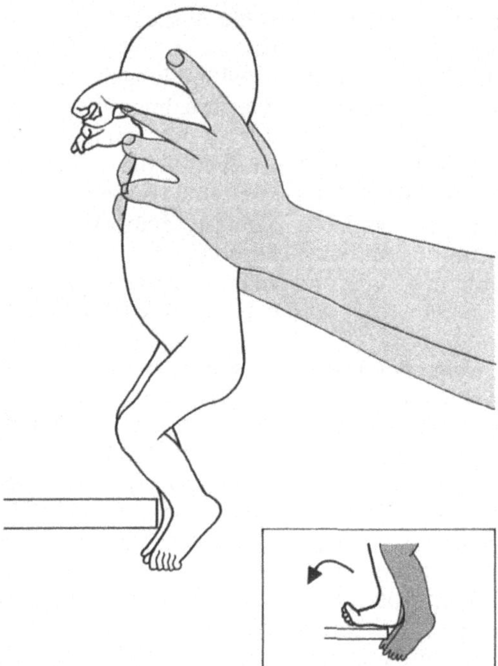

Abb. 17.21. Taktile Stehbereitschaft

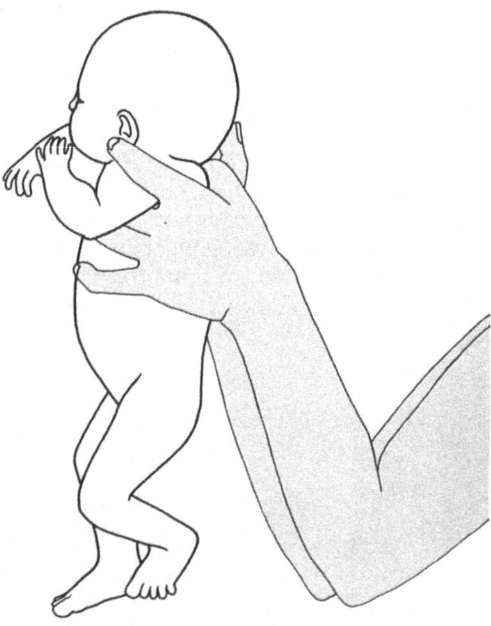

Abb. 17.22. Schreitbewegung

Die nicht schon bei der neurologischen Untersuchung durchgeführten körperlichen Untersuchungsgänge schließen sich an. Sie unterscheiden sich nicht wesentlich von denen bei der Untersuchung des Säuglings und Kleinkindes und werden dort abgehandelt.

17.4 Untersuchung des unreifen Neugeborenen

Bei der körperlichen Untersuchung untergewichtiger Neugeborener ist im besonderen Maße auf die Vitalfunktionen, wie Herztätigkeit, Atmung und Hautfarbe, zu achten. Auch hier hat sich das Schema nach Apgar bewährt. Da die ausführende neurologische Untersuchung 20–30 min dauert, ist sie für untergewichtige Neugeborene in den ersten Tagen zu strapaziös. Man ist daher zur Abklärung einer nervösen Schädigung auf eine Kurzuntersuchung (Screening) angewiesen. Dazu werden Tests herangezogen, bei denen zwischen optimalen und weniger optimal angepaßten Neugeborenen bzw. Frühgeborenen die größten Unterschiede zu erwarten sind. Dazu gehört die Überprüfung der Körperhaltung, der Spontanbewegung der Augen, die spontane Motalität, der Widerstand gegen passive Bewegung, das Aufziehen an den Armen, das Saugen und der Moro-Reflex.
Hat sich der Zustand des Frühgeborenen stabilisiert, kann dann die ausführliche neurologische Untersuchung erfolgen. Dabei zeigt sich immer wieder, daß sich das Reflexmuster des Frühgeborenen um so mehr von dem des reifen Neugeborenen unterscheidet, je früher die Geburt erfolgt ist. Zahlreiche Reflexe sind beim Frühgeborenen noch nicht auszulösen oder nur bei einem geringen Prozentsatz zu finden. Die Erklärung liegt in der raschen Differenzierung und dem schnellen Wachstum des ZNS in den letzten Wochen vor der Geburt. Die Entwicklung einiger wichtiger Reflexe vor dem normalen Geburtstermin ist aus Abb. 17.23 zu ersehen.
Wesentlich für die Frühgeborenenuntersuchung ist daher die Feststellung des Gestationsalters. Schon in der pränatalen Phase versucht man, sich durch eine ausführliche Diagnostik (Ultraschall, EKG, Fruchtwasserzytologie, Pregnandiolausscheidung im Harn der Mutter) einen möglichst genauen Eindruck von dem Reifegrad der Frucht zu verschaffen. Da aber die perinatale Mortalität und Morbi-

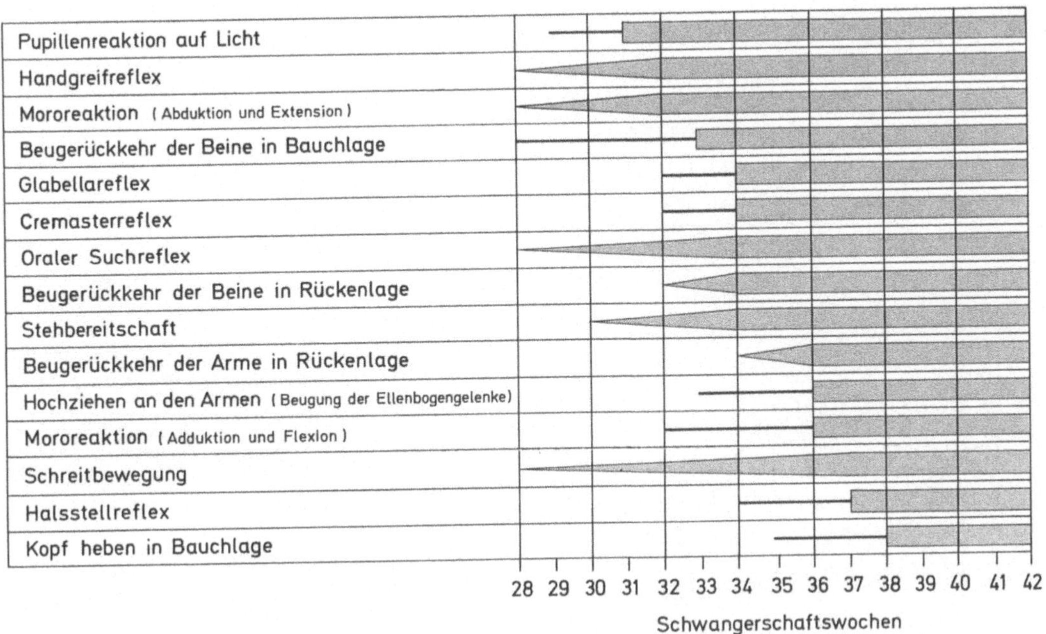

Abb. 17.23. Entwicklungsverlauf verschiedener Reflexe und motorische Automatismen

dität sowie auch die Prognose zahlreicher Erkrankungen des Neugeborenen von der Dauer der Schwangerschaft und vom Geburtsgewicht abhängig sind, hat auch die postnatale Reifebestimmung eine Bedeutung erhalten. Neben der Entwicklung des motorischen Verhaltens (s. Abb. 17.5, 17.23) spielt die Auswertung der Körpermeßdaten eine Rolle. Die Abhängigkeit des Geburtsgewichtes, der Körperlänge und des Kopfumfanges von der Schwangerschaftsdauer ist bekannt, wird aber oft überbewertet, da rassische, geographische und sozioökonomische Faktoren bei der Schätzung des Gestationsalters genauso zu berücksichtigen sind, wie intrauterine Mangelernährung durch Plazentadysfunktionen, intrauterine Infektionen und kongenitale Fehlbildungen. Letztere Faktoren sind häufig Grund für die Retardierung der Maße und führen zur Unterschätzung des Gestationsalters. Die von Lubchenco aufgestellten Normtabellen werden am häufigsten herangezogen. Eine enge Beziehung besteht weiter zwischen der Haut und ihren Anhangsgebilden und der Reife des Neugeborenen. Doch sind die bekanntesten Kriterien, wie die Länge der Finger- und Zehennägel, die Hautfaltendicke, und die Ausprägung der Lanugobehaarung, sehr variabel. Deshalb wurde von Farr ein Reifescore entwickelt, bei dem 11 Einzelsymptome im Zusammenhang betrachtet und semiquantitativ ausgewertet werden. Weitere Parameter für die Festsetzung des Reifegrades sind die Knochenkernentwicklung und die Schmelzeinlagerung in die Bakkenzähne. Die Knochenkernentwicklung ist allerdings anfällig für intrauterine Mangelernährung. Unabhängig von solchen Störungen und auch vom Geburtsgewicht ist wohl die Nervenleitgeschwindigkeit, die am engsten mit dem Gestationsalter korreliert. Auch das EEG und die Messung der Latenzzeiten evozierter Potentiale der Hirnrinde können zur Bestimmung des Gestationsalters herangezogen werden (s.o.).

17.5 Untersuchung von Säugling und Kleinkind

Auch im Säuglings- und Kleinkindalter ist zur Kontrolle der altersgemäßen Entwicklung die Feststellung der Körpermeßdaten unumgänglich. Körperlänge und Sitzlänge werden bis

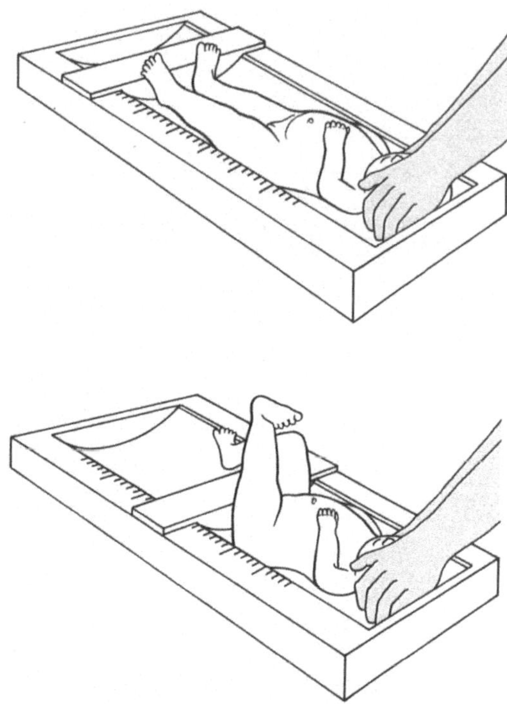

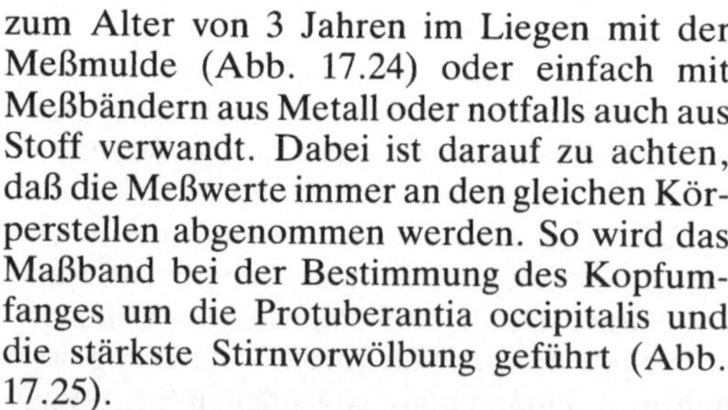

Abb. 17.24. Längenmessung in der Meßmulde

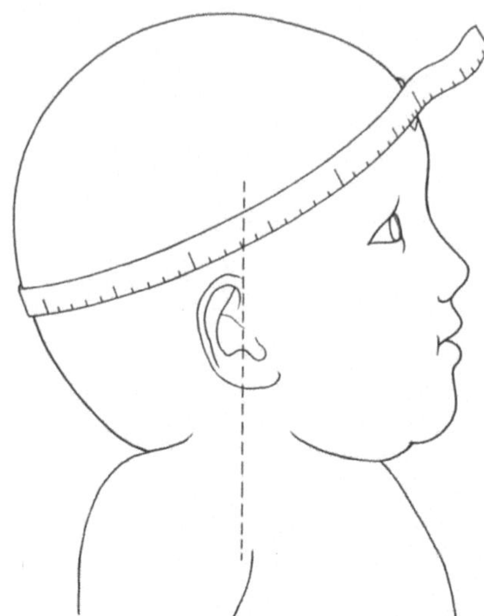

Abb. 17.25. Messung des Kopfumfanges

zum Alter von 3 Jahren im Liegen mit der Meßmulde (Abb. 17.24) oder einfach mit Meßbändern aus Metall oder notfalls auch aus Stoff verwandt. Dabei ist darauf zu achten, daß die Meßwerte immer an den gleichen Körperstellen abgenommen werden. So wird das Maßband bei der Bestimmung des Kopfumfanges um die Protuberantia occipitalis und die stärkste Stirnvorwölbung geführt (Abb. 17.25).
Das *Körpergewicht* wird beim Säugling mit der einfachen Babywaage, bei älteren Kindern mit der Sitz- oder Stehwaage gemessen. Unruhige Kinder werden am besten von einer Pflegeperson auf den Arm genommen. Vom Gesamtgewicht wird dann das durch gesondertes Nachwiegen der Pflegeperson ermittelte Gewicht abgezogen.
Auch die genaue Messung der *Körpertemperatur* gehört zu der Untersuchung eines jeden Kindes. Bis zum 6. Lebensjahr ist die rektale Messung obligat. Dazu wird das Thermometer mit Desinfektionslösung gesäubert und vor Einführung an seinem Ende mit einer Gleitsalbe benetzt. Erst nach dem 6. Lebensjahr kann auch axillär oder oral gemessen werden. Die rektale Messung ist aber immer vorzuziehen.
Bei der allgemeinen Inspektion ist auf Zeichen der Mißhandlung zu achten, z.B. Hämatome und Narben verschiedenen Alters.

Untersuchung des Abdomens

Die erste Annäherung des Arztes sollte behutsam durch einige beruhigende Worte eingeleitet werden, da Thorax- und Bauchorgane bei einem schreienden Kind nicht zu beurteilen sind. Der Untersucher beginnt dann mit der vorsichtigen Palpation. Zuerst wird das Abdomen in horizontalen Segmentebenen beiderseits von den Rippenbogen abwärts untersucht. Bei flach aufliegender Hand werden unter zunehmendem Druck der Fingerspitzen die Form, Größe und Konsistenz der Bauchorgane beurteilt. Weiter ist auf Druckempfindlichkeiten und infiltrativ-indurative Veränderungen zu achten. Der Turgor der Haut ist außer vom Flüssigkeitsgehalt, von der Hautdicke, dem Verhornungsgrad des Epithels, dem Fasergehalt und der Elastizität des Bindegewebes, der Fettdurchsetzung und dem Durchblutungsgrad abhängig. In einem zwischen den Fingern zusammengeschobenen Hautareal wird, wie bereits beschrieben, die Faltenbildung beobachtet. Ist der Turgor gut, bilden sich nur einige gröbere Falten. Beim Loslassen verstreichen sie sofort. Ist er herabgesetzt, treten zusätzlich noch feinere Run-

zeln auf, sie verstreichen langsam. Ist der Turgor schlecht, bleiben die zahlreichen kleinen Fältchen und Runzeln beim Loslassen „stehen“. Beim Ödem, d.h. bei Wassereinlagerungen in die Haut, fehlt die Faltenbildung: Es bleiben Dellen nach Druck auf ein umschriebenes Areal zurück. Während der Palpation werden die Form des Abdomens und intraabdominale Vorgänge beobachtet. Man achtet auf Vorwölbungen des gesamten Abdomens oder seiner verschiedenen Regionen. Zu denken ist bei prallem Abdomen an Meteorismus und Aszites, bei ausladenden schlaffen Bauchdecken an eine muskuläre Hypotonie. Findet sich eine Vorwölbung medial und tritt sie besonders bei Anspannung der Bauchdecken auf, so handelt es sich um eine Rektusdiastase. Werden Vorwölbungen einzelner Regionen beobachtet, so wird es sich um Organvergrößerungen durch übermäßige Füllung bei den Hohlraumorganen oder durch Parenchymvermehrung bei den soliden Organen handeln. Findet sich eine Einsenkung des Abdomens, so liegt eine zu geringe Füllung bzw. fehlendes oder geschwundenes Parenchym der Organe vor. Als Ursache kommen in Frage: Nahrungskarenz, Exsikkose, hypoplastische Organe, Meningitis (kahnförmiges Abdomen) und Stenosen des Duodenums.
An Muskeldefekte ist zu denken, wenn sich umschriebene Niveauunterschiede finden. Sind die Bauchdecken insgesamt oder nur lokal angespannt und bestehen intraabdominale Schmerzen, so handelt es sich um einen Entzündungsvorgang. Sind die Bauchdecken hart, ist eine Peritonitis am wahrscheinlichsten. Einer besonderen Begutachtung bedarf der Nabel und, wenn er abgefallen ist, der Nabelgrund. Letzterer wird mit einem Nasenspekulum auf schmierige Veränderungen oder Blutungen hin untersucht. Bei der Beurteilung der intraabdominalen Bewegungsabläufe kommt zur Inspektion und Palpation noch die Auskultation hinzu. Je dünner die Bauchdekken sind, um so eher kommt man allein mit der Beobachtung aus. Sind peristaltische Bewegungen im linken Oberbauch zu sehen, so ist im späteren Neugeborenen- und frühen Säuglingsalter an eine Hyperperistaltik des Magens bei hypertrophischer Pylorusstenose zu denken. Hier ist häufig auch noch eine walzenförmige Resistenz, die dem hypertrophen Pylorus entspricht, im Mittelbauch zu tasten. Auch entzündliche Darmabschnitte sind wegen ihrer vermehrten Peristaltik häufig zu sehen und auch zu tasten. Wichtig ist weiter das Abhören des Abdomens, wobei es zum einen auf das Vorhandensein von Darmgeräuschen überhaupt, zum anderen aber auf ihre Geräuschqualität ankommt. Eine absolute Darmruhe über dem gesamten Abdomen ist charakteristisch für eine Peritonitis. Hochfrequente, seltene Darmgeräusche, wie Schwirr- und Rasseltöne, insbesondere wenn sie nur im Atemrhythmus oder bei Rumpfbewegungen auskultiert werden, sind verdächtig für einen paralytischen Ileus. Hört man nur während des Inspiriums ziehende und sprudelnde Laute im Epigastrium, so ist an eine Darmperforation zu denken. Sind Herzgeräusche auch im Unterbauch zu hören, so sollte man nach anderen Kriterien für eine Peritonitis suchen. Reibegeräusche über vergrößerten Organen im Atemrhythmus sprechen für Fibrinablagerungen durch Entzündungsvorgänge, etwa bei einer Peritonitis über der Leber oder bei einem Milzinfarkt über der Milz. Niederfrequente, spärliche Geräusche finden sich oft bei längerbestehendem Ileus. Schließlich ist auf Gefäßgeräusche, wie z.B. das Stenosengeräusch bei Verengung der A. renalis, zu achten.
Zur Untersuchung des Abdomens gehört auch die Untersuchung der Leisten- und Genitalregion, wobei auf Skrotumverformung, -vergrößerung oder Hypoplasien zu achten ist (s. Kap. 12). Weiter ist immer zu prüfen, ob die Testikel deszendiert sind bzw. vor oder im Leistenkanal tastbar sind. Bei nicht regulärer Position des Hodens spricht man, wenn der Hoden im Verlauf des physiologischen Deszensusweges verbleibt, von Hodendystopie oder Maldeszensus testis. Die Lage außerhalb dieses Weges wird als Hodenektopie bezeichnet. Findet sich der Hoden am Skrotaleingang und läßt er sich unter Anspannung des Samenstranges noch in das mittlere Skrotum verlagern, so handelt es sich um einen Gleithoden oder Testis mobilis. Hodendystopie, -ektopie und Gleithoden sind behandlungsbedürftig. Altersphysiologisch ist der sog. Pendelhoden, der aufgrund des unterschiedlichen, oft lebhaften Kremasterreflexes sowohl im Skrotum als auch im Leistenkanal zu finden ist. Bei völliger Entspannung im warmen Bad sollte der Pendelhoden immer im Skrotum nachzuweisen sein. Die Größe der Hoden wird mit dem Orchidometer nach Prader und Zachmann bestimmt. Die Zahlen auf den ellipsoiden Holz- oder Plastikkugeln geben das Volumen in ml an (Abb. 17.26a). Die Mittelwerte und die

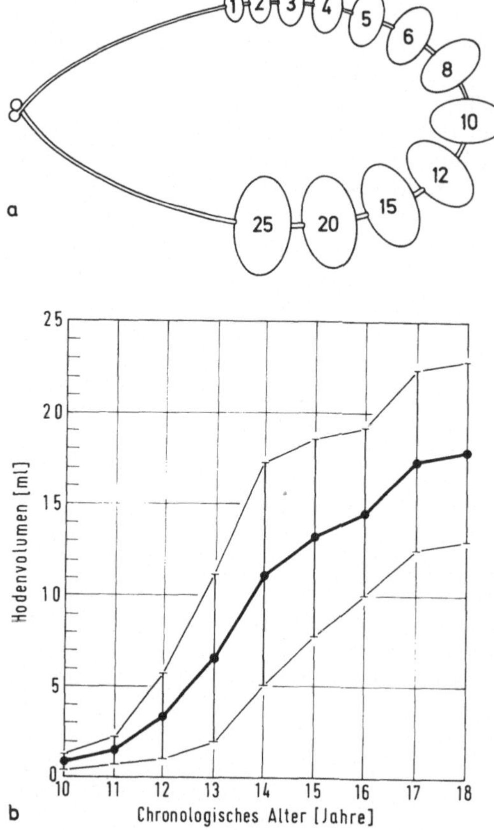

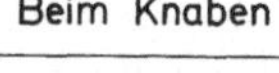

Abb. 17.26. a Orchidometer nach Prader und Zachmann. **b** Hodenvolumina nach Zachmann (Mittelwerte und Streuung)

mittlere Streuung der Hodensollvolumina gehen aus Abb. 17.26b hervor.

Es wird auf Größenunterschiede, Druckschmerzhaftigkeit und Lage des Hodens geachtet (s.S. 239). Im Säuglingsalter liegt der Hoden etwa 4cm unterhalb des oberen Symphysenrandes, im Kleinkindesalter 6cm und im Schulkindesalter 8cm. Bei der Untersuchung des Penis ist auf die Länge, das Präputium (eng, zurückstreifbar, die Glans bedekkend) und auf die Urethralmündung (rund, median, seitlich, geschlitzt) zu achten. Bei Mädchen wird auf Form und Größe der Labien und der Klitoris, auf Schleimhautreizung, Fluor oder andere Sekretionen sowie auf Mißbildungen der Urogenitalregion geachtet. Bei älteren Kindern sind auch Zeichen einer beginnenden Pubertät zu notieren. Insbesondere ist festzuhalten, ob die einzelnen sekundären Geschlechtsmerkmale zeitgerecht aufgetreten sind (Abb. 17.27).

Wegen der ausgeprägten Regelhaftigkeit und der weitgehenden Gleichförmigkeit der sexuellen Entwicklung in den verschiedenen Altersstufen sind von Tanner für die Entwicklung der sekundären Geschlechtsmerkmale die in Tabelle 17.5 und 17.6 wiedergegebenen Stadieneinteilungen getroffen worden. Die Entwicklung der weiblichen Brust gibt Abb. 17.28 wieder: Bis zum 10. Lebensjahr ist die Brust infantil *(B 1),* zwischen dem 10. und 11. Lebensjahr kommt es dann zur Thelarche. Zunächst wird neben der Brustwarze auch der Warzenhof prominent. Es entwickelt sich die

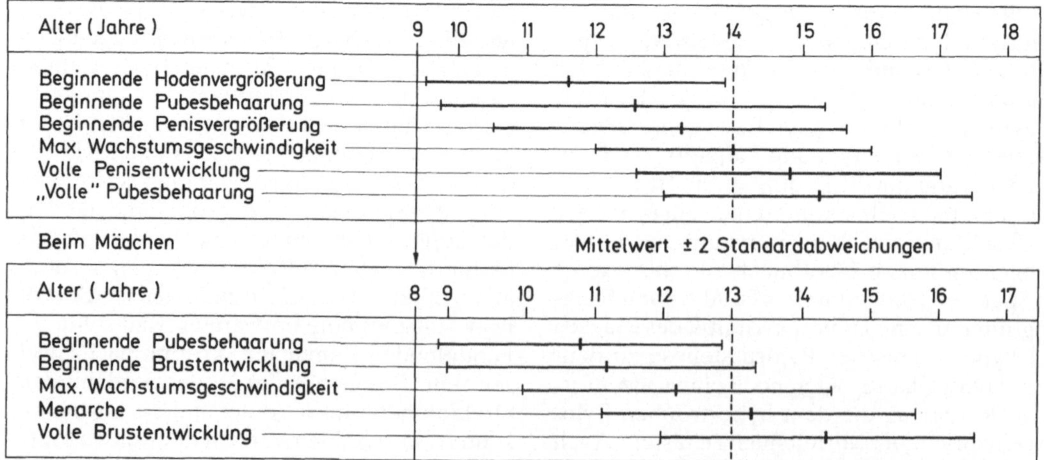

Abb. 17.27. Pubertätsverlauf bei Knaben und Mädchen nach der Longitudinalstudie (Zürich)

Tabelle 17.5. Genitalentwicklung beim Jungen. (Aus Schulte u. Spranger 1988)

G 1	Präpubertäres Stadium; noch keine Hodenvergrößerung
G 2	Beginnende Hodenvergrößerung. Beginnende Rötung der Skrotalhaut
G 3	Weitere Vergrößerung der Hoden. Penis nimmt an Länge, geringer an Umfang zu
G 4	Weitere Vergrößerung von Testes und Skrotum. Dunklere Färbung der Skrotalhaut. Weitere Größenzunahme des Penis, Entwicklung der Glans
G 5	Adulte Form und Größe

sog. Brustknospe *(B 2),* im 12. Lebensjahr kommt es dann zur Entwicklung des Brustkörpers mit erhaltener Brustknospe (Knospenbrust, *B 3*). Im 13. Lebensjahr sitzt die Knospe auf der voll entwickelten Mamma *(B 4)*. Zwischen dem 14. und 15. Lebensjahr verstreicht die Knospe des Warzenhofes, so daß nur noch die Brustwarze selbst prominent auf dem voll entwickelten Brustkörper sitzt.

Bei der Untersuchung des *Anus* ist gleich beim Neugeborenen die Durchgängigkeit am besten mit einem Fieberthermometer zu prüfen. Außerdem ist auf perianale Grübchen, auf den Tonus der Beckenbodenmuskulatur (Rückenmarksläsionen), auf Blutungen, Fissuren, Gewebewucherungen (Hämorrhoiden), auf einen Analprolaps und auf perianale Hautpigmentierungen zu achten. Wie im Nakken, im Kieferwinkelbereich, am Hals und in den Axillen wird auch inguinal nach vergrößerten *Lymphknoten* gesucht. Es wird notiert, ob sie solitär liegen, druckempfindlich oder gar schmerzhaft, hart oder weich und ob sie verschieblich oder mit ihrer Unterlage oder gar untereinander verwachsen sind. Der Eingang des Leistenkanals wird in Ruhe und unter Pressen nach Weite und Vorwölbung ausgetastet.

Tabelle 17.6. Entwicklung der Schambehaarung (PH = pubic hair). (Aus Schulte u. Spranger 1988)

PH 1	Keine Pubes
PH 2	Wenige Pubes um die Peniswurzel bzw. auf den großen Schamlippen, auf Fotos des ganzen Körpers nicht erkennbar
PH 3	Dichtere, dunklere, oft gelockte Behaarung, jetzt auch über der Symphyse
PH 4	Kräftige Behaarung wie beim Erwachsenen, doch geringere Ausdehnung. Obere Begrenzung horizontal, kein Übergreifen auf die Oberschenkel
PH 5	Adulte Schambehaarung, auf die Innenseite der Oberschenkel übergreifend. Bei der Frau nach oben horizontale Begrenzung; beim Mann (beginnende) zeltförmig zum Nabel zulaufende Ausdehnung
PH 6	Bei 80% der Männer und 10% der Frauen kommt es zu einer weiteren Ausbreitung der Behaarung über PH 5 hinaus nach oben

Bei der Inspektion werden Längenunterschiede beider Beine, Asymmetrien von Vulva und Analspalte, unterschiedliche Hüftkonturen, einseitige Bewegungsarmut oder Bewegungsasymmetrie, Beckenschiefstand oder Schiefhaltung der Beine, Skoliose der Wirbelsäule und Thoraxasymmetrien sowie Hautfaltendifferenzen, ungleiche Adduktoren-, Glutäal- oder schwächer ausgeprägte Hilgenreiner(Glutäalfemoral)-Falten der betroffenen Seite registriert. Mehrere dieser Hinweise verstärken den Verdacht auf Bestehen einer Hüftgelenksluxation.

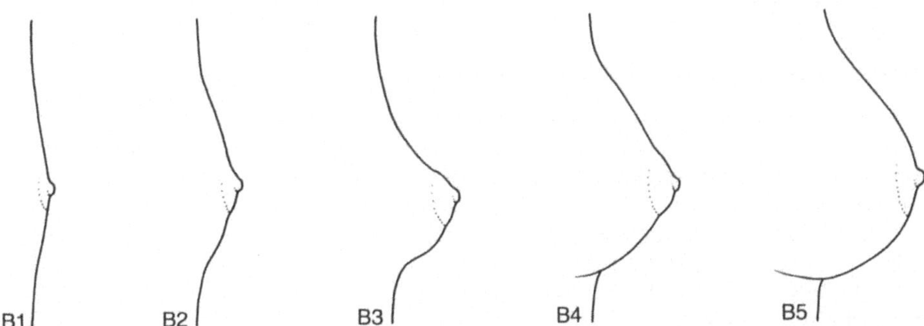

Abb. 17.28. Entwicklung der Brust vom infantilen Stadium B1 bis zur vollen Reife B5. (Aus Schulte u. Spranger 1988)

Bei der Palpation wird auf passive Bewegungsfreiheit beider Hüftgelenke, auf vermehrte Drehfähigkeit, vermehrte Abduktionsfähigkeit, Behinderung der Abduktion und einseitigen Adduktorenspasmus der kranken Seite geachtet. Zu erwähnen ist auch das Roser-Ortolani-Schnapp-Phänomen, das am 1. Lebenstag noch nicht immer deutlich zu beurteilen und nach der 1. bis 2. Lebenswoche bereits schon nicht mehr nachweisbar ist. Obwohl seine Durchführung einfach ist, bedarf die diagnostische Bewertung des Hüftschnappens beim Neugeborenen großer praktischer Erfahrung – mehrere Kontrolluntersuchungen sind angezeigt. Der Untersucher ergreift von lateral hier die in den Knie- und Hüftgelenken angewinkelten Beine in der Weise, daß die Daumen innenseits am Kniegelenk und die übrigen Finger an der Außenseite des Oberschenkels zu liegen kommen (Abb. 17.29a). Bei zunächst ganz adduzierten, im Kniegelenk maximal und in der Hüfte rechtwinklig angebeugten Beinen wird ein dorsalwärts gerichteter Querschub vorgenommen, wodurch eine etwaige Dislozierung verstärkt wird. Dann wird durch langsame Abduktion der Beine – wobei die Fingerspitzen des Mittel- und Ringfingers auf den Trochanter major drücken – das Hüftgelenk optimal zentriert. Dabei kommt es durch Einschnappen des vorher mehr oder weniger stark dislozierten Hüftkopfes in das Pfannenkavum zu einem mit den Fingerspitzen fühlbaren, zuweilen auch sichtbaren Einschnappen oder gar hörbaren Klikken. Bei bestehender Luxation kann das Ortolani-Phänomen nicht ausgelöst werden.
Durch die Möglichkeit, Hüftgelenksdysplasien sonographisch zu erkennen, ist der Stellenwert des Roser-Ortolani-Schnapp-Phänomens stark gesunken und die Indikation einer Röntgenuntersuchung drastisch eingeschränkt worden.

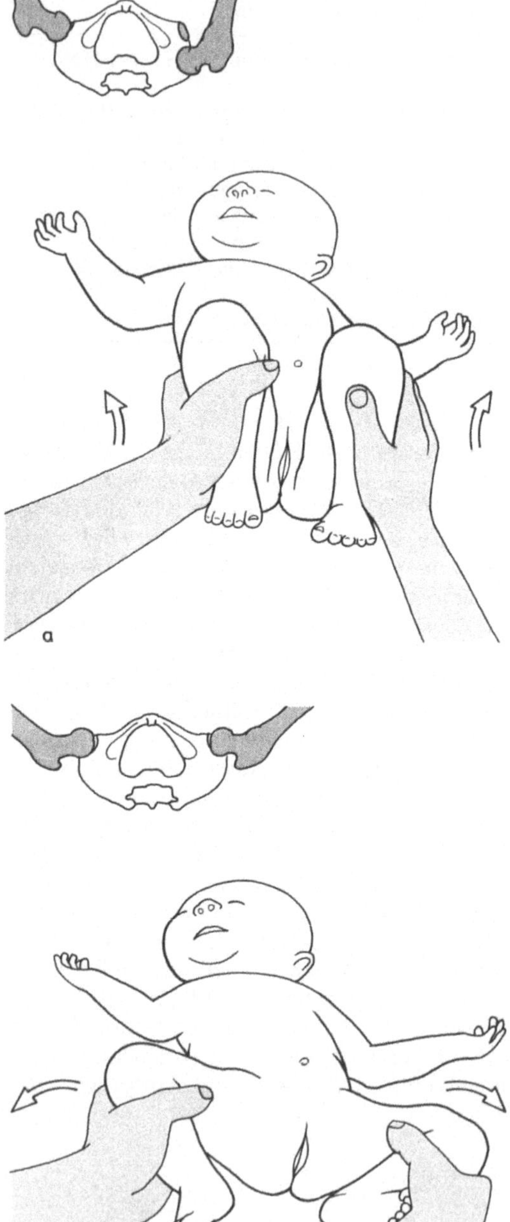

Abb. 17.29a, b. Untersuchung des Roser-Ortolani-Phänomens

Untersuchung der Brust- und Schulterregion

Bei der Untersuchung der Brust- und Schulterregion wird wieder zuerst auf die Form geachtet. Die Deformitäten können primär ossären Ursprungs sein, wie Hühner- oder Trichterbrust, sie können aber auch sekundär durch andere Krankheiten verursacht werden, wie der Herzbuckel. Liegt dieser links parasternal, spricht es für eine Links-, liegt er über dem Sternum oder rechts parasternal, für eine Rechtsherzhypertrophie. Aufwölbungen der unteren Thoraxöffnung und Umformung des gesamten Thorax zu Birnen- oder Faßgestalt weist auf chronisch obstruierende Erkrankungen der Atemwege hin. Der Abstand der beiden Brustwarzen voneinander wird gemessen. Sie liegen medial der Grenzlinie vom äußeren und mittleren Drittel der Klavikula in Höhe des 4. ICR. Auch nach rachitischen Rippenauftreibungen an den Knochenknorpelgrenzen, dem sog. rachitischen Rosenkranz, sollte getastet werden. Außerdem werden die Thoraxbewegungen genau beobachtet. Der Atemtyp wird festgestellt. Beim Säugling finden sich normalerweise Nasen- und abdominale Atmung, eine reine thorakale Atmung ist in diesem Alter selten.

Während des Kleinkindalters findet ein langsamer Übergang zum abdominalthorakalen Mischtyp statt. Der thorakale Atemtyp überwiegt erst nach dem 7. Lebensjahr. Die Frequenz der Atmung ist bei der Untersuchung zu zählen, was mit dem Stethoskop, durch Beobachtung der Thoraxexkursionen oder mit Hilfe von Pendelbewegung eines vor der Nase gehaltenen Wollfadens geschieht. Die genaue Beobachtung der Atemrhythmik ist wichtig, weil diese bei zahlreichen Krankheitsbildern charakteristisch verändert ist (Abb. 17.30a–g). Weiter ist auf inspiratorische Einziehungen, seien sie jugulär, supraklavikulär, interkostal oder epidiaphragmal, zu achten. Sie sind meist Zeichen obstruktiver Ventilationsstörungen (z.B. obstruktive Bronchitis, Asthma bronchiale, Fremdkörper), können aber auch durch Diffusionsstörungen (z.B. Pneumonie) bedingt sein. Auch seitenunterschiedliche Atemexkursionen sind zu notieren, wie sie bei einseitiger Interkostalnervenlähmung, bei entzündungsbedingter Schonhaltung und bei seitenverschiedenem intrathorakalen Druck zu finden sind. Bei der Palpation ist nach supraklavikulär gelegenen vergrößerten Lymphknoten zu tasten. Die Perkussion des Brustkorbes unterscheidet sich nicht von der des Erwachsenen (s.S. 104).

Nun folgt die akustische Beurteilung der Atmung. Es wird auf Vorkommen von Husten (-stößen, -stoßsalven, paroxysmalen Hustenanfällen) geachtet. Auch tags- und nachtzeitliche Häufigkeitsunterschiede – Husten nach körperlicher Belastung spricht für überempfindliche Atemwege, nächtlicher bzw. frühmorgendlicher Husten für Asthma (häufig bedingt durch Hausstaubmilbenallergie) – und der Hustencharakter – sei er bellend, wie bei

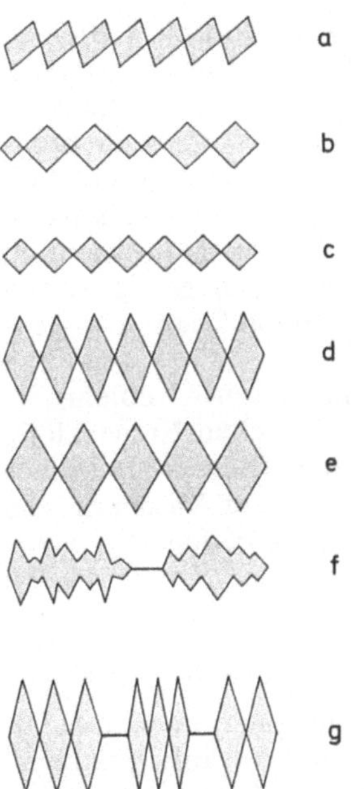

Abb. 17.30a–g. Charaktersitik der Atemtypen. **a** Normale gleichmäßige Atmung, Verhältnis von Inspiration zur Exspiration 2:3. **b** Normale Atmung bei Neugeborenen, Wechsel zwischen tiefen und flachen Atemzügen. **c** Beschleunigte, flache Atmung, Verhältnis von Inspiration und Exspiration 1:1. **d, e** Vertiefte und langsame Atmung (Kußmaul); Verhältnis von Inspiration zur Exspiration 1:1. **f** Atmung mit Frequenzwechsel, Atempausen und unterschiedlicher Atemtiefe (Cheyne-Stokes). **g** Atmung mit Frequenzwechsel, Atempausen und gleicher Atemtiefe (Biot), z.B. bei Frühgeborenen

der akuten stenosierenden Laryngitis oder stakkatoförmig wie beim Keuchhusten – sind von Bedeutung. Beim Neugeborenen mit Atemnotsyndrom kann die Atmung durch die erschwerte Exspiration stöhnend und pressend sein. Bei Luftpassagebehinderung im Pharynx-, Larynx-, Glottis-, Subglottis- und Trachealbereich kann man mit Hilfe akustischer Phänomene die Stenose recht genau lokalisieren. Karcheln weist auf eine Affektion im Pharynxbereich (z.B. Retropharyngealabszeß, Peritonsillarabszeß) hin. Ein hartes scharfes Atemgeräusch (Stridor) während der Inspiration tritt bei Stenosen im Larynxbereich (akute stenosierende Laryngitis, Epiglottis acutissima, Epiglottisödem durch heiße Dämpfe oder giftige Gase, Fremdkörper) auf. Ist der Stridor während beider Atemphasen zu hören, so ist am ehesten die Trachea obstruiert. Läßt sich nur ein exspiratorischer Stridor

hören oder nur ein exspiratorisches Giemen auskultieren, so spricht dieses am ehesten für eine Verlegung im Bereich des Bronchialbaumes (obstruktive Bronchitis, Asthma bronchiale, Fremdkörper). Ist das zu untersuchende Kind sehr unruhig, so daß Perkussion und Auskultation der Thoraxorgane nicht im Liegen bzw. im freien Sitzen gelingt, kann eine Hilfsperson das Kind auf den Arm nehmen.
Bedingt durch den schmaleren Alveolenmantel während der frühkindlichen Entwicklung kommt es durch die der Thoraxwand näher liegenden Bronchien zu einer Mischung von bronchialem und vesikulärem, dem sog. *puerilen* Atemgeräusch.

Untersuchung des Herzens und des Kreislaufs

Auch die Herz-Kreislauf-Funktion wird durch Inspektion, Palpation und Auskultation beurteilt. Die Hautfarbe ist ein Zeichen für die kapilläre periphere Durchblutung. Ist der Stamm rosig, die Extremitäten, vor allem die Hände und Füße livide verfärbt (Akrozyanose), so spricht dieses für eine Kreislaufstörung. Findet sich dagegen eine zentrale Zyanose, so ist diese in der Regel durch eine Sauerstoffuntersättigung des Blutes bedingt. Lebergröße und Venenfüllung, insbesondere der Halsvenen, geben Auskunft über die Funktion des rechten Herzens. Bei Rechtsherzinsuffizienz sind die Venen stärker gefüllt und bleiben ggf. auch in sitzender Position prominent. Seltener der Inspektion, aber häufig der Palpation zugänglich ist der Herzspitzenstoß. Normalerweise ist er unterhalb der linken Brustwarze lokalisiert. Hat er einen kurzen pochenden Charakter, so ist dies normal. Ist er hebend, so muß an eine Herzhypertrophie gedacht werden. Bei Formveränderung und Verlagerung des Herzens infolge von Vitien oder Myokardiopathien ist er an anderer Stelle zu finden. Verbreitert und nach kaudal außen verlagert, tastet man ihn bei einer Hypertrophie des spitzenstoßerzeugenden Herzanteils. Auch die übrigen Herzabschnitte können präkordiale Pulsationen verursachen. Liegen diese links parasternal, so spricht das für eine Linksherz-, liegen sie über dem Sternum oder rechts parasternal, für eine Rechtsherzbelastung. Immer sollte der Puls an mehreren typischen Lokalisationen, insbesondere auch an der unteren Extremität bei Verdacht auf Aortenisthmusstenose, gefühlt werden. Im Säuglingsalter und frühen Kleinkindalter ist bei Vitien an Pulsationen der Fontanelle zu denken. Insbesondere in der Zeit vom Vorschulalter bis zur Pubertät findet sich eine respiratorische Arrhythmie, bei der es während der Inspiration zu einer Frequenzzunahme und während der Exspiration zu einem Frequenzabfall kommt. Häufig sind beim Kind Extrasystolen zu finden, die nur auf eine bestehende Herzerkrankung hinweisen, wenn sie unter Belastung nicht verschwinden, sondern eher zunehmen. Weiter wird die Pulsqualität, ob weich oder hart, kräftig oder wenig gefüllt, träge oder schnell, beurteilt. Bei der Palpation der Karotiden ist auf ein hochfrequentes Vibrieren, das Karotisschwirren, wie es bei Aortenklappenstenosen vorkommt, zu achten. Präkordiales Herzschwirren findet man dagegen beim Ventrikelseptumdefekt und beim persistierenden Ductus arteriosus Botalli. Bei der Herzauskultation gibt es im Kindesalter keine wesentlichen Besonderheiten. Allerdings ist die Abgrenzung der einzelnen Auskultationspunkte bei Kleinkindern schwieriger, da die Herzklappen näher beieinander liegen. Bei Schulkindern entsprechen sie denen im Erwachsenenalter (s. Kap. 7). Neben den beiden Herztönen – dem 1. bedingt durch Spannungsschwingung der Ventrikelmuskulatur, AV-Klappen-Schluß sowie Schwingung der Taschenklappen und Gefäßwandung und dem 2. bedingt durch den Verschluß der Klappentaschen – gibt es noch zwei weitere Herztöne: einer wird durch einen verstärkten Bluteinstrom in die Ventrikel verursacht, der andere durch verstärkte Vorhofaktion. Beide sind auskultatorisch selten zu differenzieren und bei Jugendlichen überwiegend physiologisch. Im Alter von 2–10 Jahren ist der 2. Herzton atemvariabel gespalten. Bei der Einatmung nimmt das Intervall zu und bei der Ausatmung ab. Neben den Herztönen hört man oft noch Herzgeräusche, deren Charakteristik und zeitliche Beziehung zu den Herztönen in Kap. 7 dargestellt sowie in Abb. 7.3 wiedergegeben sind. Ein frühsystolisches spindelförmiges Austreibungsgeräusch mit einer gewissen Distanz zum 1. Herzton ist im Kindesalter meist akzidenteller Natur, ein Geräusch dagegen, das sich direkt an den 1. Herzton anschließt (Sofortgeräusch), ist pathologisch.
Obwohl die Beurteilung der Lautstärke eines Herzgeräusches schwer zu objektivieren ist, sollte man doch versuchen, eine Gradeintei-

lung zu treffen, um verschiedenen Untersuchern die Beurteilung zu erleichtern, insbesondere wenn Verlaufskontrollen über einen längeren Zeitraum notwendig sind. 6 Lautstärkegrade sind zu unterscheiden. Ein Vergleich mit der Lautstärke des Atemgeräusches sowie der Nachweis eines Schwirrens sind dabei hilfreich. Als Schwirren bezeichnet man den fühlbaren Anteil des Geräusches, wenn man die Hand auf das Herz legt:

- Das Geräusch ist sehr leise, man hört es erst nach einigen Sekunden, während der Apnoe in einer geräuschlosen Umgebung. Es ist somit deutlich leiser als das Atemgeräusch.
- Das Geräusch ist leise, wird aber gleich gehört, auch während der Atmung. Es hat somit etwa die gleiche Lautstärke wie das Atemgeräusch.
- Mittellautes Geräusch, nie von einem Schwirren begleitet. Es ist wie auch die restlichen Stärkegrade lauter als das Atemgeräusch.
- Ein lautes Geräusch, meist von Schwirren begleitet.
- Ein sehr lautes Geräusch, um es zu hören ist allerdings noch der Kontakt des Stethoskops mit der Thoraxwand notwendig.
- Ein sehr lautes Geräusch, das auch noch zu hören ist, wenn das Stethoskop 1 cm von der Thoraxwand entfernt gehalten wird.

Die rasche Entwicklung der Echokardiographie bis hin zum Farbdoppler hat die Diagnostik von Herzfehlern in den letzten Jahren deutlich vereinfacht. Sie ermöglicht bereits pränatal die Diagnose von Vitien und hat eine Anzahl invasiver Untersuchungstechniken, wie z.B. die Herzkatheteruntersuchung, deutlich reduziert. Die klinischen Untersuchungsmethoden Inspektion, Palpation, Perkussion und Auskultation sind durch die Einführung neuer Techniken jedoch nicht überflüssig geworden, sondern gehören weiterhin zum Rüstzeug eines jeden Arztes.

Die Bestimmung des Blutdruckes muß genauso wie beim Erwachsenen auch bei jedem Kind vorgenommen werden. Es gibt die Auskultations- und Palpationsmethode am Arm und am Bein (s.S. 147). Diese Methoden sind bei Kindern unter 2 Jahren schwierig durchzuführen. Als Alternative kann die sog. Flush-Methode eingesetzt werden, mit der allerdings nur der systolische Arteriendruck gemessen werden kann. Die Manschette wird in Ober- oder Unterarmmitte bzw. Ober- oder Unterschenkelmitte angelegt. Danach wird die betreffende Extremität hochgehalten und entweder manuell von distal nach proximal ausgestrichen oder mit einer elastischen Binde ausgewickelt. Dann wird die Manschette rasch auf einen Wert aufgepumpt, der über dem geschätzten systolischen Blutdruckwert liegt. Nun erfolgt eine langsame Senkung der blassen Extremität unter die Horizontalebene. Gleichzeitig wird der Druck in der Manschette nachgelassen. Der systolische Blutdruck ist erreicht, wenn sich die ausgestrichene Extremität wieder rot anfärbt. Eleganter und weniger zeitaufwendig, insbesondere bei Neugeborenen und Frühgeborenen, erfolgt die Blutdruckuntersuchung elektrooszillographisch oder nach dem Ultraschalldopplerprinzip.

Untersuchung von Kopf und Halsregion

Bei der Untersuchung des Kopfes und der Halsregion wird auf Asymmetrien und Dysharmonie der *Kopf-* und *Gesichtsform* sowie auf Zwangshaltung des Kopfes, auf Höhe des Haaransatzes an Stirn und Nacken und auf die Achse der Augenlidspalte (mongoloide, antimongoloide Stellung) sowie auf die Form und die Ansatzhöhe der Ohrmuscheln, weiter auf den Verlauf des Profils von Nase und Kinn geachtet, denn Abnormitäten können als Stigmata bei Mißbildung und Dysmorphiesyndromen beobachtet werden. Schließlich sollte auch die Mimik berücksichtigt werden. So ist der *Gesichtsausdruck* vom Vollbild der Hypothyreose stumpf, bei der Hyperthyreose ängstlich, bei der chronisch primären Nebennierenrindeninsuffizienz (Morbus Addison) müde. Eine adenoide Fazies liegt vor, wenn bei offenem Mund die Gesichtszüge leicht hängen, so daß im ganzen der Gesichtsausdruck dümmlich-müde wirkt. Dieser Gesichtsausdruck entwickelt sich, wenn hyperplastische Rachenmandeln die Nasenatmung über längere Zeit behindern. Auch die Frequenz des Lidschlages, die bei der schweren Form der Ernährungsstörung des Säuglings (Toxikose) deutlich herabgesetzt ist, sollte gezählt werden. Wichtig ist auch das häufig nur diskret sichtbare Nasenflügeln, wie es z.B. bei Pneumonien vorkommt. Die Form und die Größe der *Schilddrüse* ist palpatorisch zu untersuchen. Überwiegend bei Mädchen kann es in der Pubertät zu einer euthyreoten Schilddrüsenvergrößerung (blande Struma) kommen.

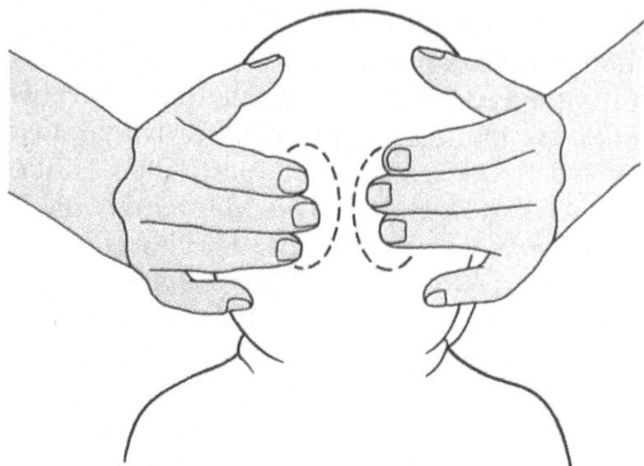

Abb. 17.31. Palpation eines Kraniotabes

Außerdem ist auf Schwellungen und Verhärtungen im Verlauf der Mm. sternocleidomastoidei (muskulärer Schiefhals) zu achten. Der Druck mit dem Finger auf den Tragus führt bei Otitiden zu Schmerzreaktionen, während das Beklopfen der Mastoide bei einer akuten Mastoiditis schmerzhaft ist. Beim Säugling wird durch schalenförmiges Umfassen des Kopfes mit beiden Händen von vorn und durch Druck mit den Mittelfingern auf den Bereich von Hinterhauptschuppe und hinteren Scheitelbein eine *Kraniotabes* ausgeschlossen (Abb. 17.31). Darunter versteht man eine Erweichung der Knochen im umschriebenen Bereich, wie sie im Rahmen der Säuglingsrachitis auftreten kann. Eine schmerzhafte Bewegungseinschränkung der Halswirbelsäule wird ausgeschlossen.

Überhaupt wird die *freie Beweglichkeit aller Gelenke,* sowohl der Wirbelsäule als auch der Extremitäten, genau untersucht. Die Beweglichkeit der Wirbelsäule, aber auch anderer großer Gelenke kann bei Vorliegen einer Meningitis schmerzhaft eingeschränkt sein.

Die Meningismusprüfung gehört zur Untersuchung eines jeden fiebernden Kindes. Man unterscheidet bei der Meningitis Allgemeinsymptome von charakteristischen Meningitissymptomen. Zu den Allgemeinsymptomen gehören hohes Fieber, Kopfschmerzen, Mattigkeit und manchmal Hautembolien. Zu den *charakteristischen Meningitissymptomen* zählen anhaltendes Erbrechen, starke Kopfschmerzen sowie sensorische Übererregbarkeit gegen Licht und Lärm, vegetative Übererregbarkeit in Form von Schwitzen, flüchtigem Erythem, Stellulae palmares und langanhaltendem positiven Dermographismus sowie sensible Übererregbarkeit in Form von Berührungsempfindlichkeit, gesteigerten Reflexen und insbesondere *Nackensteifigkeit* sowie verwandten Phänomen. Diese sind darauf zurückzuführen, daß der Kranke jeder schmerzhaften Formveränderung seines Liquorraumes einen Widerstand entgegensetzt. Man prüft das *Brudzinski-* und das *Kernig-*Zeichen sowie das Kniekußpähomen. Das Brudzinski-Zeichen ist positiv, wenn bei Anheben des Kopfes (passive Beugung im Nacken) die Beine in Knie- und Hüftgelenken gebeugt werden. Ein positives Kernig-Zeichen liegt vor, wenn beim liegenden Patienten das gestreckte Bein nicht zu 90° gehoben werden kann, sondern vorher im Knie gebeugt wird. Das Kernig-Zeichen zeigt damit eine gewisse Ähnlichkeit mit dem Lasègue-Zeichen (s.S. 270). Auch hier wird entlang des N. ischiadicus häufig eine gewisse Schmerzempfindlichkeit angegeben. Bei der Prüfung des *Kniekußphänomens* ist der Patient nicht in der Lage, seine Knie mit dem Mund zu berühren. Weitere Zeichen für eine gesteigerte Empfindlichkeit sind das *Dreifußzeichen* – der Patient sitzt mit gestreckten Beinen und überstreckter Wirbelsäule, wobei er sich mit den Händen nach hinten abstützt – und schließlich die *Opisthotonushaltung.* Beide führen ebenfalls zur Entlastung der sensiblen Nerven und der Hirnhäute. Die Meningitissymptome können um so weniger ausgeprägt sein, je jünger das Kind ist. Sie können beim Säugling sogar fehlen, da die intrakranielle Drucksteigerung durch die offene Fontanelle und die noch offenen Schädelnähte ausgeglichen werden kann. Deshalb ist eine *vorgewölbte und gespannte Fontanelle* bei Säuglingen diagnostisch wichtig. Es kann jedoch bei gleichzeitiger Exsikkose infolge des starken Erbrechens bei einer Meningitis sowie bei gleichzeitiger unzureichender Nahrungsaufnahme fehlen.

Im Rahmen der Beweglichkeitsprüfung der Gelenke sollte abschließend auch auf tast- und manchmal sogar sichtbare Verdickungen der Metaphysen der Hand und Fußgelenke geachtet werden. Bei der Rachitis kann am Malleolus lateralis ein Doppelhöcker (Zwiewuchs, Marfan-Zeichen) entstehen.

Die Untersuchung der *Mund-* und *Nasenhöhle* sowie der *Gehörgänge* sollte am Schluß erfolgen, da sie nur mit instrumenteller Hilfe möglich ist, wogegen sich viele Kinder wehren. Eine solche Untersuchung macht eine gute Lagerung und Fixierung notwendig, um das Kind vor Schmerzen und Verletzungen durch

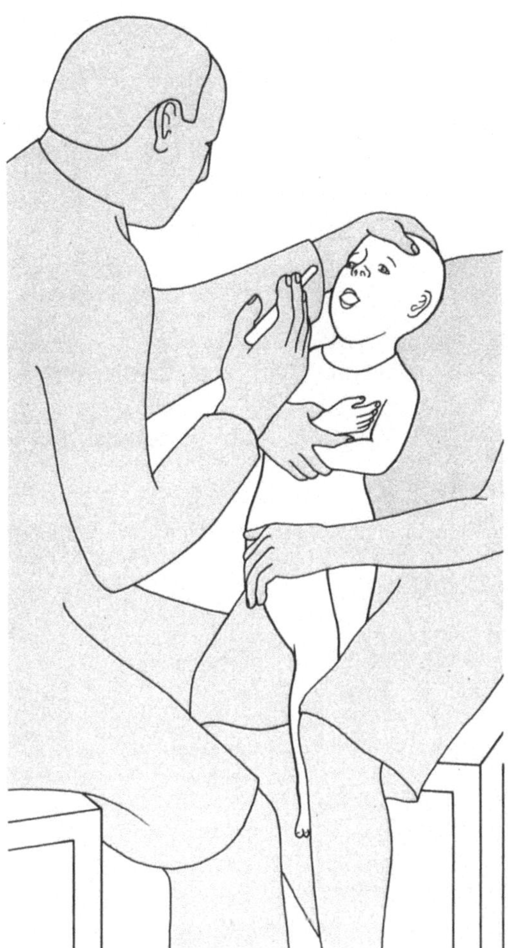

Abb. 17.32. Haltung eines Säuglings oder Kleinkindes zur Racheninspektion

die Instrumente zu schützen. Eine Hilfsperson muß den Kopf fixieren, was im Liegen oder im Sitzen geschehen kann (Abb. 17.32). Die Lippen werden vorher auf ihre Farbe, Durchblutung, Feuchtigkeit, auf Beläge und Entzündungsreaktionen sowie auf Schleimhautdefekte, Blutungen und Narben untersucht. Bei der Gingiva achtet man auf Hyperplasien, die bei Hydantoinmedikation vorkommen können. Der *Gaumen* wird auf Formanomalien (hoher Gaumen, Mißbildungen und Defekte) hin inspiziert. Wichtig ist die Begutachtung der *Zähne*. Man achtet auf Stellungs- und Gebißanomalien, fehlende oder mißgebildete Zähne, Karies, Schmelzdefekte (Lues connata, ektodermale Dysplasie) und Verfärbungen (gelbe Tetrayzklinzähne). Der Zeitpunkt des Durchbruchs der Zähne geht aus Abb. 17.33 hervor. Als erste Milchzähne brechen in der Regel die unteren mittleren Inzisivi (I) durch. Die Zunge wird auf Form, Größe, Verfärbung, Verletzungen und Narben hin untersucht. Bei der Inspektion des Rachenrings hat man vor allem auf entzündliche Veränderungen zu achten. Die Größe der Tonsillen und vor allem ihre Oberfläche ist immer zu untersuchen. Hier kommt es im besonderen auf Beläge, Ulzerationen und Vorwölbungen an. Auch die Schleimhäute der Nasengänge werden nach Veränderungen, wie Schwellungen, eingedicktes Sekret, Blutkrusten, Fremdkörper, Polypen und Tumoren hin untersucht.

Bei der Inspektion der *Ohren* kommt es für den Kinderarzt wiederum vor allem auf die Feststellung entzündlicher Veränderungen im Bereich des Gehörganges und des Mittelohres an, auch auf Blutungen und Sekretablagerungen sollte geachtet werden. Am besten erfolgt die Untersuchung mit dem Lupenotoskop. Dieses wird bei gleichzeitigem Zug an der Ohrmuschel nach oben und hinten unter Sicht langsam etwa bis zur Knochenknorpelgrenze in den äußeren Gehörgang eingeführt. Bei der Inspektion des Trommelfells sind Farbe und Lichtreflex von Bedeutung. Bei weißem, mattem Trommelfell ist an eine Mastoiditis zu denken. Weiter ist auf Vorwölbung durch einen Paukenhöhlenerguß oder auf Einziehungen, wie beim Tubenverschluß, zu achten. Auch eine vermehrte Gefäßzeichnung und Blasenbildung, wie bei der Otitis media oder Blutungen, sollten nicht übersehen werden. Wichtig ist der Ausschluß einer Perforation, sei sie zentral oder randständig mit Beteiligung des Knochens.

Die Beurteilung der *Augen,* vor allen Dingen der Ausschluß von Sehstörungen, Stellungs- und Bewegungsanomalien ist in Kap. 3 eingehend dargestellt.

Neurologische Untersuchung

Bei der neurologischen Entwicklung des Säuglings und Kleinkindes ist zu berücksichtigen, daß das Reflexverhalten, wie bereits oben erwähnt, einem Wandel unterworfen ist. Zahlreiche Reflexe, die in der Neugeborenenperiode sicher auslösbar waren, sind im 2. Lebenshalbjahr nicht mehr nachweisbar. Andere sind meist erst nach der Neugeburtsperiode zu prüfen, so z.B. die fakultativen tonischen Reflexe, die Stellreflexe und die Gleichgewichts-

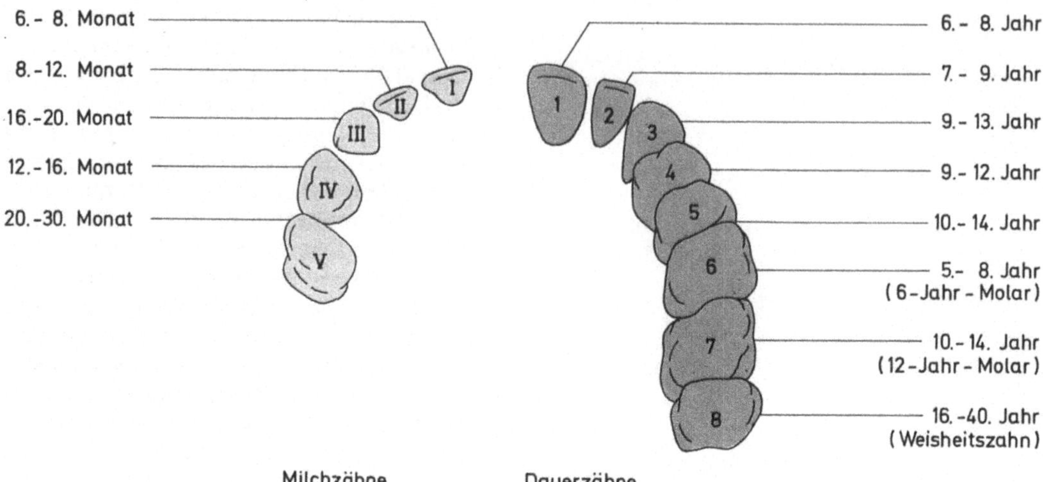

Abb. 17.33. Zahnentwicklung, Zeitpunkt des Druchbruches der einzelnen Zähne. (Aus Fanconi u. Wallgren 1972)

und Schutzreaktionen. Auch sie sind physiologischerweise nur während einer bestimmten Zeit nachweisbar (s. Abb. 17.5). Persistieren sie, so kommt es vor allem bei den tonischen Reflexen zu Störungen von Bewegungsabläufen.

Im Muster des asymmetrisch-tonischen Nakkenreflexes wird der Kopf des auf dem Rükken liegenden Säuglings zur Seite gedreht, es erfolgt eine Streckung der Gliedmaßen der Gesichtsseite bei gleichzeitiger Beugung der Extremitäten auf der entgegengesetzten Seite („Fechterstellung") (Abb. 17.34). Persistiert z.B. dieser Reflex, so kann das Kind seine Hand nicht ans Gesicht führen, es wird am selbständigen Essen gehindert. Ein weiterer tonischer Reflex ist der *symmetrisch-tonische Halsreflex:* durch Anteflexion des Kopfes kommt es zu einer vermehrten Beugung der Arme und einer Streckung der Beine, eine Retroflexion des Kopfes hat eine Streckung der Arme und eine Beugung der Beine zur Folge (Abb. 17.35a, b). Beim *tonischen Labyrinthreflex* steigt in Bauchlagerung der Beugetonus an, der Kopf wird nicht zur Seite gelegt (Abb. 17.36a). In Rückenlage kommt es bei Säuglingen mit positiver Reaktion zu einer verstärkten Streckung des Rumpfes, der Arme, der Hüfte und der Beine (Abb. 17.36b). Die Hände werden meist zur Faust geschlossen, manchmal mit eingeschlagenen Daumen. Die Schultern sind retrahiert, der Kopf befindet sich in Opisthotonushaltung (Abb. 17.36b). In

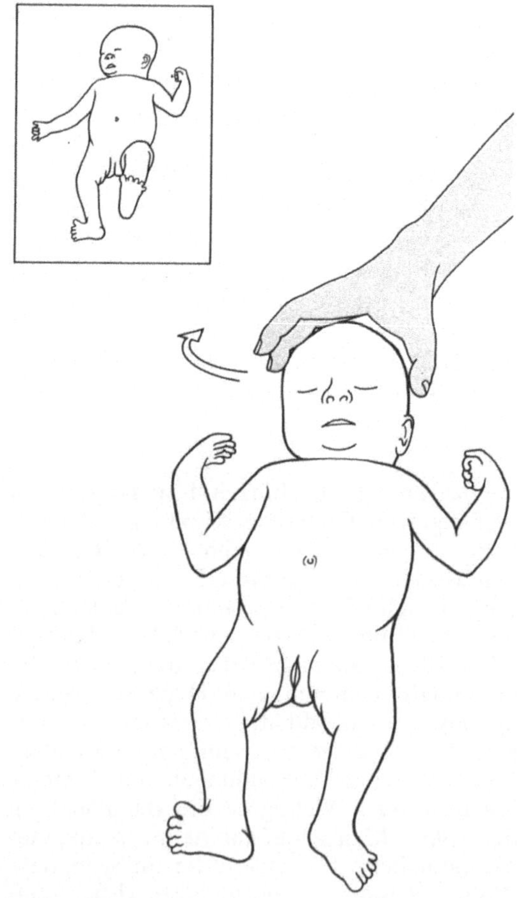

Abb. 17.34. Asymmetrischer tonischer Hals- oder Nackenreflex

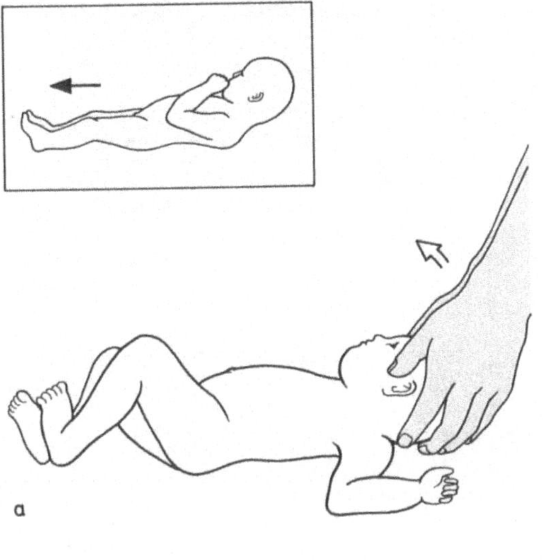

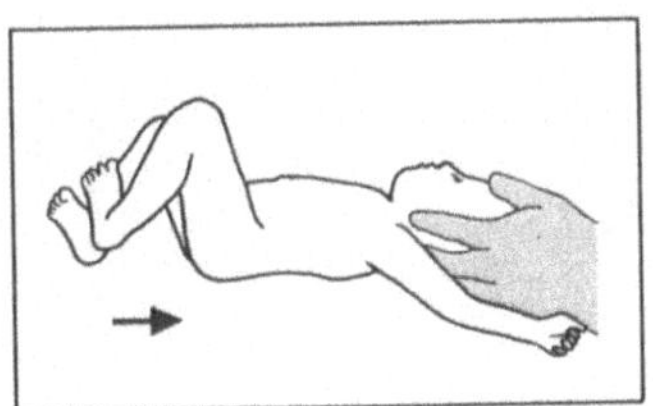

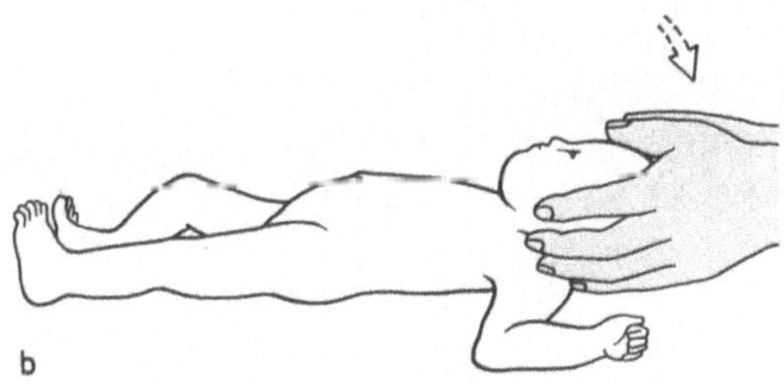

Abb. 17.35a, b. Symmetrisch tonischer Hals- oder Nackenreflex in Rückenlage

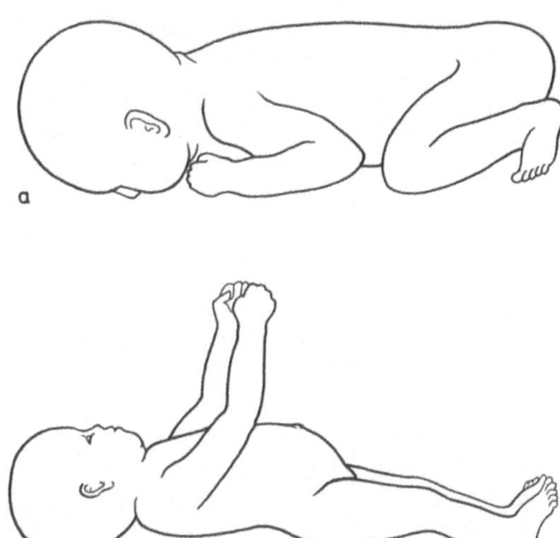

Abb. 17.36a, b. Tonischer Labyrinthreflex. **a** In Bauchlage, **b** in Rückenlage

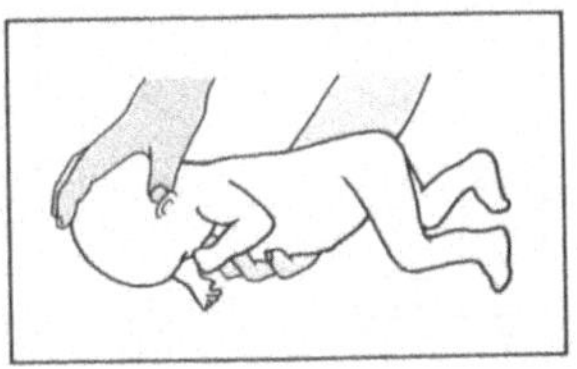

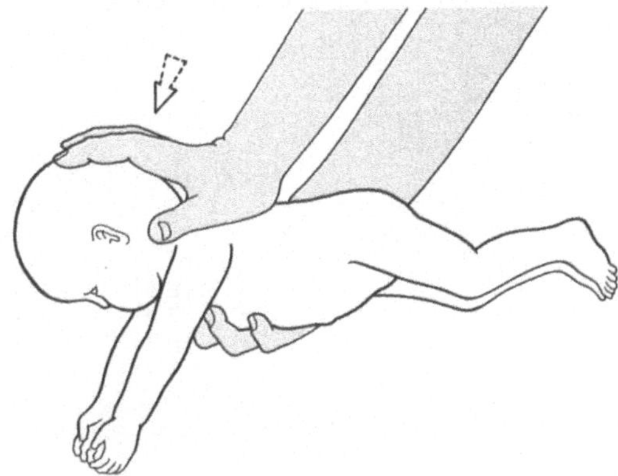

Abb. 17.37. Landau-Reflex

Rückenlage ist dieser Reflex stets pathologisch und ein Zeichen für eine zerebrale Bewegungsstörung. Zu den *Stellreaktionen* gehört zum einen der *Halsstellreflex auf den Körper*. Zu seiner Auslösung wird der Kopf des Säuglings durch eine rasche Bewegung zur Seite gedreht, der ganze Körper folgt dieser Bewegung in den ersten 3 Monaten en bloc und in den folgenden Monaten mehr und mehr als Schraubenbewegung nach. Beim *Körperstellreflex auf den Körper* löst das Drehen um die Körperachse ein schraubenförmiges Nachfolgen des übrigen Körpers aus. Der *Labyrinthstellreflex* sorgt dafür, daß der Kopf stets aufrecht im Raum orientiert ist. Zur Auslösung des *Landau-Reflexes* (Abb. 17.37) wird das Kind in Bauchlage hochgehoben und man läßt es mit Unterstützung vom Thorax aus frei schweben. Dabei geht das Kind in eine Streckstellung.

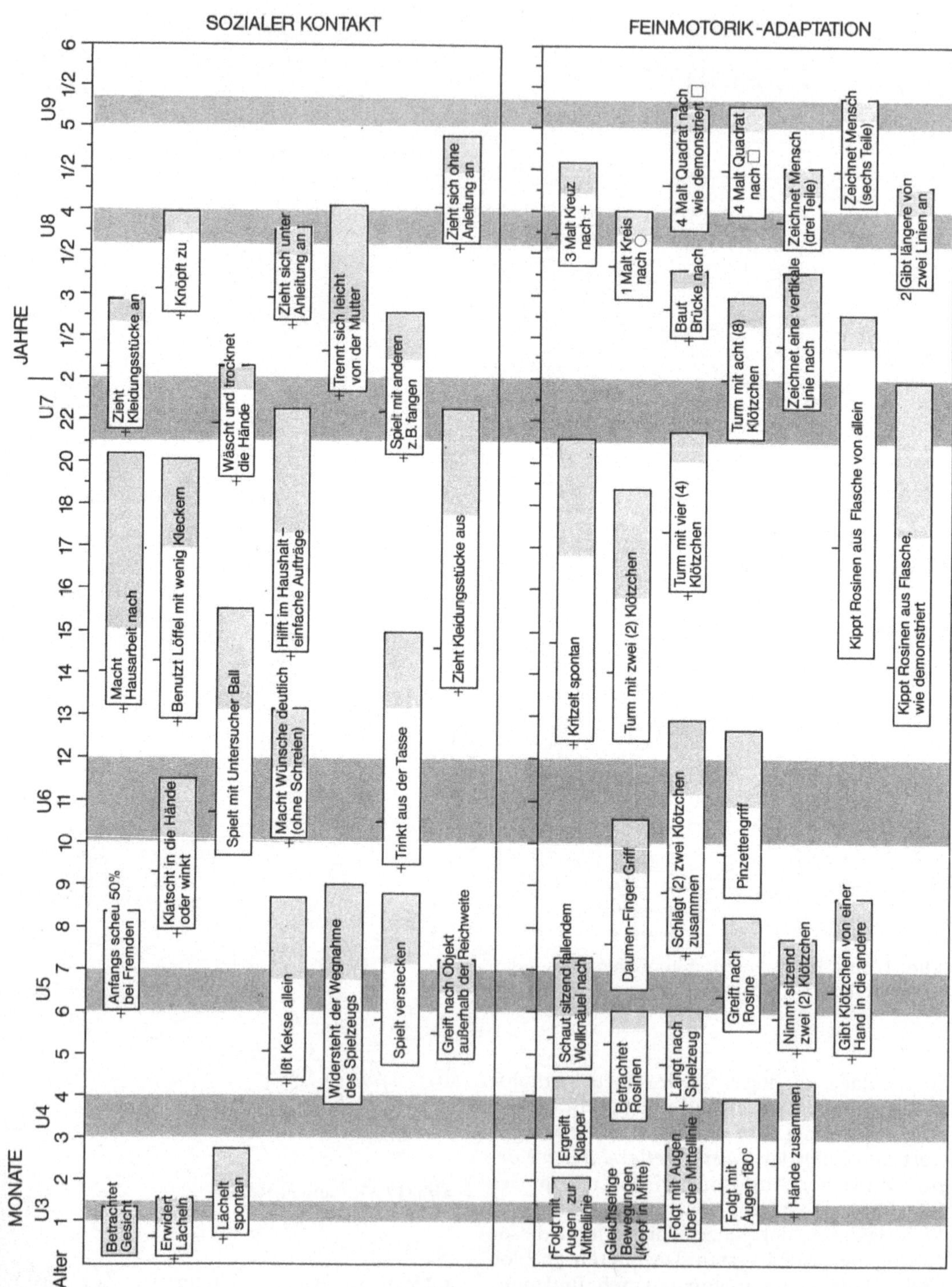

Abb. 17.39 *(S. 346 und 347)*. Denver-Entwicklungsskalen. Suchverfahren, das grobe Entwicklungsstörungen aufzeigt.

Abb. 17.38 s.S. 348

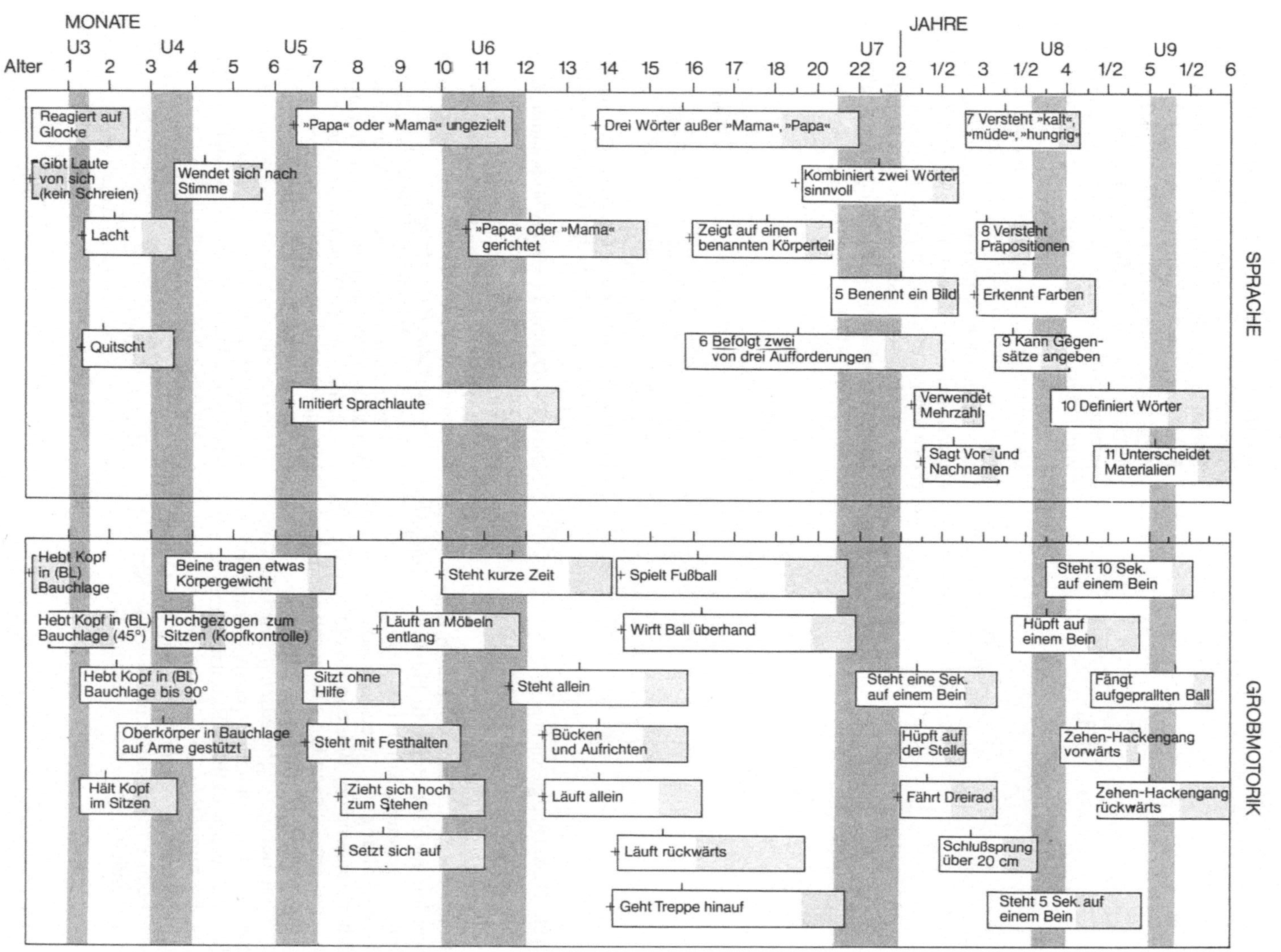

25% 50% 75% 90%

Bericht +
Fußnote 2

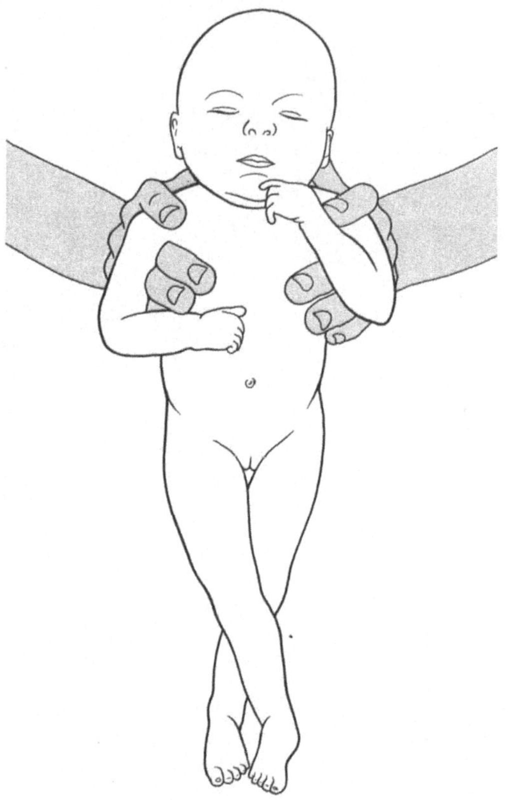

Abb. 17.38. Diplegiehaltung

Beugt man jetzt den Kopf nach unten, dann werden auch die Beine in Hüft- und Kniegelenken gebeugt. Kommt es in der vertikalen Hängehaltung zur Streckung oder sogar zur Überkreuzung der Beine in Innenrotation, so ist dies ein Zeichen für eine zerebrale Bewegungsstörung (Diplegie) (Abb. 17.38). Zur Prüfung der *Sprungbereitschaft* wird die Lage des Säuglings plötzlich passiv verändert, es kommt zu protektiven Extensionsreaktionen der Extremitäten. Die übrige neurologische Untersuchung vollzieht sich im Kindesalter wie beim Erwachsenen und wird in Kap. 14 abgehandelt.

Im *Denver-Entwicklungstest* (Abb. 17.39, s.S. 346 und 347) wird außer der Motorik noch die Entwicklung der Sprache und des sozialen Kontaktes berücksichtigt. Andere Entwicklungstests, wie z.B. die Griffiths-Entwicklungsskalen, die Münchner funktionelle Entwicklungsdiagnostik oder der Frostigs Entwicklungstest, erfordern eine fachkundige Einarbeitung.
Es sollte aber jedem Untersucher bei der Auswertung dieser Testbögen ganz klar sein, daß es sich bei dem Untersuchten um ein Individuum handelt, dessen Entwicklung in einzelnen Bereichen sehr unterschiedlich verlaufen kann. Man sollte sich davor hüten, Entwicklungsverzögerungen auf einzelnen Gebieten überzubewerten.

Literatur

Brandt (1976) Normalwerte für den Kopfumfang vor und nach dem regulären Geburtstermin bis zum Alter von 18 Monaten – Absolutes Wachstum umd Wachstumsgeschwindigkeit. Monatsschr Kinderheilkd 124:141–150

Bernuth H von, Harnack GA von (1971) Die Reifebestimmung beim Neugeborenen. Gynäkologe 4:121–128

Davis JA, Dobbin J (eds) (1974) Scientific foundations of paediatrics. Heinemann, London

Dubowitz LMS, Dubowitz V (1977) Gestational age of the newborn. Addison-Wesley, London

Fanconi G, Wallgren A (1972) Lehrbuch der Pädiatrie. Schwabe, Basel Stuttgart

Flehmig I (1979) Normale Entwicklung des Säuglings und ihre Abweichungen. Thieme, Stuttgart

Gädeke R (1990) Diagnostische und therapeutische Techniken in der Pädiatrie, 4. Aufl. Springer, Berlin Heidelberg New York Tokyo

Griffiths R (1983) Entwicklungsskalen zur Beurteilung der Entwicklung in den ersten beiden Lebensjahren. Belz, Weinheim Basel

Joppich G, Schulte FJ (1968) Neurologie des Neugeborenen. Springer, Berlin Heidelberg New York

Prechtl HFR, Baintema DJ (1976) Die neurologische Untersuchung des reifen Neugeborenen. Thieme, Stuttgart

Schulte FJ, Spranger J (1988) Lehrbuch der Kinderheilkunde, 26. Aufl. Fischer, Stuttgart New York

18 Der Notfallpatient

W. Ruppert und K.-J. Paquet

18.1 Definition

Als Notfallpatient gilt derjenige, bei dem nach einem Trauma oder bei einer Erkrankung eine lebensbedrohliche Störung der vitalen Funktionen entstanden oder zu erwarten ist oder dem schwere gesundheitliche Schäden drohen.
Die Untersuchung des Notfallpatienten muß in die vorklinische und die klinische Untersuchung unterteilt werden. Durch die vorklinische Untersuchung müssen die Art der vorklinischen Notfalltherapie und der Ort der weiteren Behandlung bestimmt werden. Am Notfallort dient die Notfalltherapie der Herstellung der Transportfähigkeit und der Verhütung weiterer Schädigungen. Die vorklinische Untersuchung wird unterteilt in die Untersuchung ohne jegliche Hilfsmittel, wie Blutdruckmeßgerät, EKG-Sichtgerät, Pulsoxymeter usw., und die vorklinische Untersuchung, beispielsweise im Notarztwagen mit entsprechender technischer Ausrüstung. Sowohl bei der vorklinischen als auch bei der klinischen Untersuchung muß die Diagnose oft umgehend in die Therapie umgesetzt werden.

18.2 Vorklinische Untersuchung

Diese findet unmittelbar am Notfallort statt. Unter Verzicht auf aufwendige apparative Diagnostik muß in kürzester Zeit eine Beurteilung der Vitalfunktionen, d.h. der Atmung, des Herz-Kreislauf-Systems und des Bewußtseins erfolgen, damit sofort die Akutbehandlung eingeleitet werden kann.
Zusätzlich zur Untersuchung der Vitalfunktionen sollten außerdem in aller Kürze Informationen über das Notfallgeschehen eingeholt werden, da oft nur so eine richtige Diagnose gestellt werden kann (Tabelle 18.1).
Die vorklinische Untersuchung ohne Hilfsmittel bei *Störungen der Atmung* (Tabelle 18.2) beginnt mit der Inspektion der Hautfarbe, der Farbe der Fingernägel und der Lippen zur Feststellung einer Zyanose. Gleichzeitig achtet man auf eine ausreichend frequente Spontanatmung. Liegen Störungen der Atmung vor, wie Atemstillstand oder Atemwegsverlegung mit Zyanose, muß sofort beatmet werden. Spätestens beim Eintreffen eines Notarztwagens sollte intubiert werden.
Eine weitere Differenzierung der respiratorischen Störungen erhält man aus eigen- oder fremdanamnestischen Informationen über Vorerkrankungen, Vormedikation sowie durch Auskultation, Perkussion und Palpation. Puls- und Blutdruckmessung sowie EKG

Tabelle 18.1. Wichtige Kriterien der Erstuntersuchung beim Notfallpatienten

Inspektion	Palpation, Auskultation, Perkussion	Anamnesen (eigen, fremd, Umgebung)
Farbe	Pulse	Beschwerden, Spontanäußerungen
Turgor	Schmerz	
Feuchte	Temperatur	Vorerkrankungen
Schweiß	Abwehrspannung	Operationen
Exantheme	Töne/Geräusche	Medikation
Schwellungen	Drücke, Rhythmus	Unfallhergang
Haltungen	Seitendifferenzen	Beobachtungen
Pupillen		Entwicklungen

Tabelle 18.2. Atmung

Unauffällig (spontan/frei)	Atemwegsverlegung
Flach	Stridor
Hyperventilation	Spastik
Dyspnoe	Rasseln
Apnoe	Zyanose
Paradox	Beatmeter Patient

können eine kardiale Ursache der respiratorischen Störungen aufzeigen. Beachtet werden muß auch der Geruch der Ausatemluft zum Erkennen pathologischer Atemtypen auf dem Boden z.B. diabetischer, urämischer oder hepatischer Dekompensation. Teststreifen zur Bestimmung von Glukose und Azeton können dann schnell richtungsweisende Informationen zur weiteren vorklinischen Notfalldiagnostik bringen. Auch können Intoxikationen, z.B. durch Alkohol oder E 605 am typischen Geruch erkannt werden. Den Schweregrad der respiratorischen Störung lesen wir sofort am Pulsoxymeter ab. Unter 85% O_2-Sättigung wird der Patient beatmungspflichtig.
Bei den respiratorischen Störungen werden nach Dick u. Klingenbiel (1988) Alarmzeichen, Warnzeichen und Begleitsymptome unterschieden (Tabelle 18.3).
Alarmzeichen der respiratorischen Funktion sind Atemstillstand, Schnappatmung, massive Dyspnoe, massive Hämoptyse und inverse Atmung. Jedes dieser Alarmsymptome muß zur Sofortdiagnose „respiratorischer Notfall mit akuter Lebensgefahr" führen. Weitergehende diagnostische Erwägungen sind fehl am Platz. Es muß umgehend intubiert und beatmet werden (Abb. 181a–d).

Warnzeichen sind Orthopnoe, Zyanose und Stridor. Die spontane Lage eines Patienten kann anzeigen, daß es sich um einen respiratorischen Notfall handelt, wenn der Patient versucht, durch Erhöhung des Oberkörpers und Aufstützen der Arme die Atemhilfsmuskulatur einzusetzen; dadurch wird zugleich die Sauerstoffaufnahme in den gestauten und ödematösen Lungen erleichtert. Diese Orthopnoe kommt bei schwerer Linksherzinsuffizienz (z.B. Lungenödem) und bei akuter bronchialer Obstruktion (z.B. Asthma bronchiale) vor. Stridor kann in- und exspiratorisch auftreten. Er weist inspiratorisch auf akute Verlegungen im Bereich des Kehlkopfes und des subglottischen Raumes, als Stridor in der Exspirationsphase eher auf Hindernisse im Mehrröhrensystem hin, etwa bei Asthma bronchiale. Hustenanfälle kommen vor allem bei Aspiration vor. Im manifesten Lungenödem wird schaumiges oder blutiges Sekret abgehustet. Ein Pneumo- oder Hämatothorax bzw. eine großer Pleuraerguß können perkutorisch durch veränderten Klopfschall oder Klopfschalldifferenzen imponieren (s. Kap. 6). Bei der Auskulation fallen ggf. Giemen, Brummen und Pfeifen sowie abgeschwächtes oder gar fehlendes Atemgeräusch auf. Rasselgeräusche können bei Ansamlmung von Sekret im Tracheobronchialsystem auch schon auf Distanz ohne Stethoskop hörbar sein. Solche Sekretansammlungen können Ausdruck einer massiven Sekretverhaltung im Rahmen einer chronischen Bronchitis oder einer Aspiration sein; sie kommen auch beim schweren Lungenödem vor.

Begleitsymptome respiratorischer Funktionsstörungen sind solche, die auf Folgen des Sauerstoffmangels hindeuten, wie Angst, Unruhe, Bewußtseinsstörungen und Schock. Sie sind im Hinblick auf eine Notfalldiagnose uncharakteristisch. Beseitigung der respiratorischen Störung führt meist auch zur Beseitigung des Sauerstoffmangels. Der Untersuchungsgang ist in Tabelle 18.4 aufgelistet.

Das Schocksyndrom ist eine akute generalisierte Störung der Makro- und Mikrozirkulation mit Abnahme des Strömungsvolumens und daraus resultierendem Mißverhältnis zwischen Transportkapazität und restlichem Fließvolumen; die verminderte Perfusion führt zu einer Gewebehypoxie mit Beeinträchtigung des Zellstoffwechels.

Tabelle 18.3. Alarmzeichen, Warnzeichen und Begleitsymptome bei respiratorischen Störungen

Alarmzeichen	Atemstillstand, inverse Atmung, Schnappatmung, massive Hämoptysis, massive Dyspnoe, Schocksymptome
Warnzeichen	Schmerz, Zyanose, Stridor, Orthopnoe, Hypo-/Hyperpnoe, Hautemphysem, fehlendes Atemgeräusch, Klopfschalldifferenzen, pathologische Atemgeräusche
Begleitsymptome	Unruhe, Angst, Bewußtseinsstörungen etc.

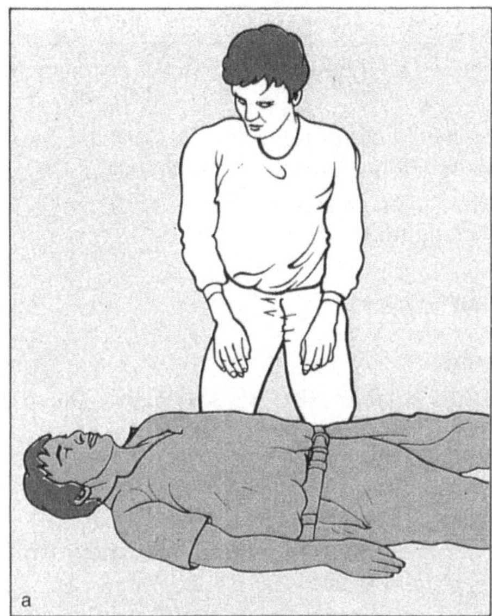

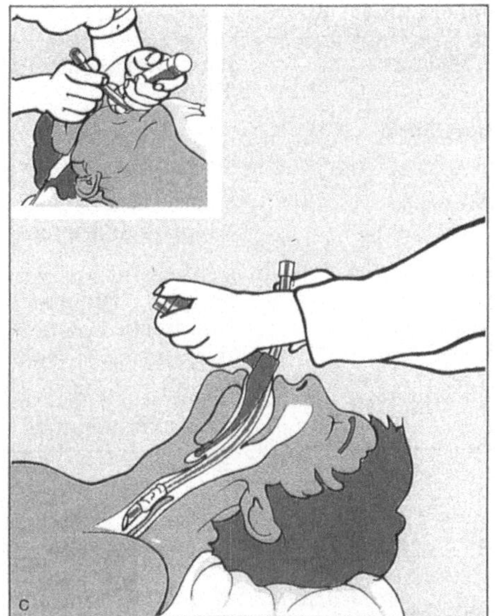

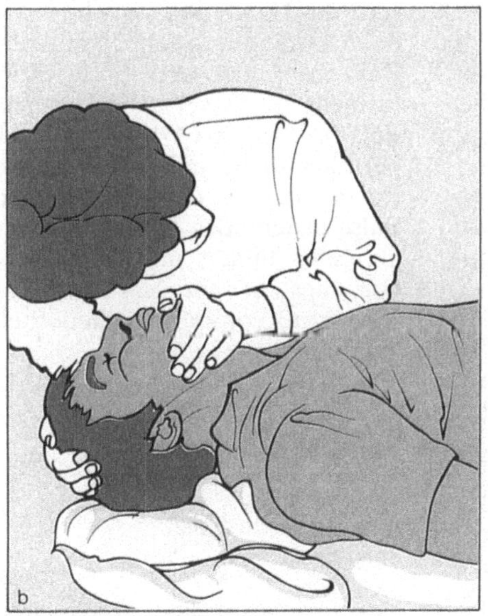

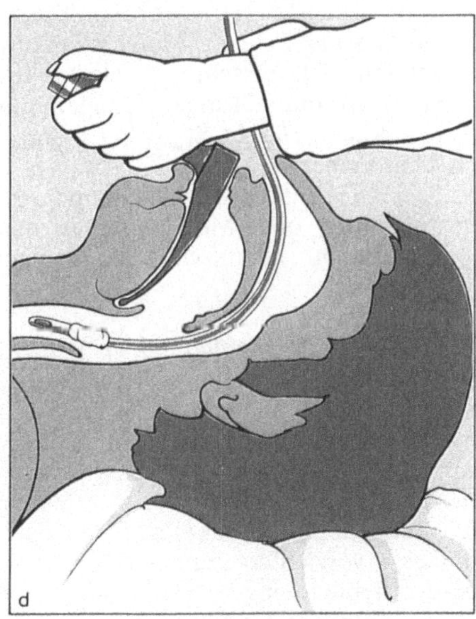

Abb. 18.1a–d. Diagnose und Behandlung des respiratorischen Notfalls. **a** Der Verletzte ist auf dem Rücken gelagert, der Helfer kniet daneben. **b** Diagnose des Atemstillstandes. Aufgehobene Atemexkursionen (Sehen), aufgehobenes Atemgeräusch (Hören). **c** Orotracheale Intubation. Der Helfer kniet hinter dem Kopf des Verletzten. Mit der linken Hand wird die Trachea eingestellt, mit der rechten der Tubus vorgeschoben. **d** Nasotracheale Intubation. Der Tubus wird unter laryngoskopischer Kontrolle transnasal in die Trachea vorgeschoben. (Aus Engelhardt 1991)

Tabelle 18.4. Untersuchungsgang bei der Leitsymptomatik „respiratorische Störungen"

Anamnese	Husten, Auswurf, Hämoptysis, Dyspnoe, Stridor, Fieber, Schmerz, Medikation, Trauma
Inspektion	Atemexkursionen, Atemtypen, Hautfarbe (Zyanose), Dyspnoe, Stridor, Hautemphysem, Nagelbettdurchblutung, Pupillen, Venenstauung
Palpation	Seitendifferente Atemexkursionen, instabiler Thorax
Perkussion	Klopfschalldifferenzen, Krepitation
Auskultation	
Herz	Frequenz, Rhythmus, Töne/Geräusche
Kreislauf	Blutdruckamplitude
Lunge	Atemgeräusch, Nebengeräusche
Zusatzuntersuchungen	Bewußtsein, Herz-Kreislauf-Funktion, EKG, Pulsoxymetrie, Glukosebestimmung, Azetonbestimmung

Schockformen:

- *hypovolämischer Schock:* Volumenmangel durch Blutung, Plasmaverlust, Dehydration;
- *kardiogener Schock:* Herzerkrankung oft bekannt, Thoraxschmerz, akuter Infarkt, Herzrhythmusstörungen, Lungenembolie;
- *septischer Schock:* Sepsisherd und septisches Fieber;
- *anaphylaktischer Schock:* Anamnese, Kontrastmittel- oder Medikamentengabe, Insektenstich, allergische Hauterscheinungen.

Diagnose des hypovolämischen Schocks: Im präklinischen Bereich ist die Diagnose des Schocks ohne besondere Hilfsmittel möglich. Anamnese und klinischer Befund sollten genügen, um den manifesten Schock sicher zu erkennen und den drohenden zu erfassen. Auf zeitraubende Blutdruckmessungen darf man zunächst verzichten, zumal deren Aussagekraft erheblich eingeschränkt sein kann. Bei entsprechendem Unfallhergang, bei Blutungen oder Nachweis von Körperhöhlen- bzw. Knochenverletzungen ist immer mit einem Schock zu rechnen und die Therapie sofort einzuleiten, selbst wenn die Zeichen des manifesten Schocks noch fehlen.

Schockzeichen:

- Haut kühl und feucht (Stirn),
- Haut blaß, zyanotisch, marmoriert,
- motorische Unruhe,
- Dyspnoe,
- verzögerte Füllungszeit des Nagelbetts,
- Tachykardie,
- Hypotonie mit niedriger Blutdruckamplitude.

Beim ausgeprägten Volumenmangelschock sind die Halsvenen stets leer und kollabiert; beim kardiogenen Schock sind sie eher gefüllt. Bei *Störungen des Herz-Kreislauf-Systems* (Tabelle 18.5) versucht man als erstes, den Puls der A. radialis zu tasten. Bei Pulslosigkeit peripher sucht man weiter zentral an der A. carotis oder A. femoralis. Lassen sich weder Pulse tasten noch durch die Brustwand Herzaktionen fühlen und liegt Bewußtlosigkeit vor, besteht ein Herz-Kreislauf-Stillstand. Jetzt muß sofort mit Wiederbelebungsmaß-

Tabelle 18.5. Herz-Kreislauf

Sinusrhythmus
Absolute Arrhythmie
Pulsdefizit
SVES
Monotope ventrikuläre Extrasysten
Polytope ventrikuläre Extrasysten
Salven
Supraventrikuläre Tachykardie
Kammertachykardie
Kammerflattern
Kammerflimmern
Asystolie
Elektromechanische Dissoziation
Schrittmacheraktion
Blutdruck
Herzfrequenz
Pulse
Hauttemperatur
Schweiß
Größere Blutverluste

Tabelle 18.6. Untersuchungsgang bei der Leitsymptomatik „kardiozirkulatorische Störungen"

Anamnese	z.B. Thoraxschmerz, Extremitätenschmerz, Kopfschmerz (Dauer, Ausstrahlung), Dyspnoe, Synkope, Parästhesien, Rhythmusstörungen, synkopenähnliche Zustände
Inspektion	Atmung, Hautzustand, Nagelbettdurchblutung, Halsvenen, periphere Venen, Ödeme, Pupillen, Zustand der Extremitäten
Palpation	Pulse (Radialis, Fußpulse, Karotis), Frequenz
Perkussion	Qualität, Rhythmus
Auskultation	
Herz	Frequenz, Rhythmus, Töne/Geräusche
Kreislauf	Blutdruckmessung
Lunge	Rasselgeräusche
Zusatzuntersuchungen	Bewußtsein, Atemfunktion, EKG, Pulsoxymetrie

Tabelle 18.7. Alarmzeichen, Warnzeichen und Begleitsymptome bei kardiozirkulatorischen Störungen

Alarmzeichen	Herz-Kreislauf-Stillstand, Schock, Lungenödem
Warnzeichen	Thoraxschmerz, Rhythmusstörungen, Tachykardie, Bradykardie, Zyanose, Dyspnoe, Venenstauung, Krämpfe, respiratorische Warnzeichen
Begleitsymptome	Unruhe, Angst, Übelkeit, Bewußtseinsstörungen, Krämpfe, Ödeme, Zeichen einer Thrombose, Strommarken

nahmen begonnen werden, wenn keine sicheren Todeszeichen vorliegen.

Nach Möglichkeit erweitert man die Diagnostik durch Blutdruckmessung sowie Rhythmus-EKG und Pulsoxymetrie.

Größere Blutverluste nach außen oder innen werden geschätzt. Bereits am Notfallort soll mit dem Volumenersatz begonnen werden. Der Untersuchungsgang ist in Tabelle 18.6 zusammengefaßt.

Auch bei Störungen des Herz-Kreislauf-Systems unterscheiden Dick u. Klingebiel (1988) Alarmsymptome, Warnsymptome und Begleitsymtpome (Tabelle 18.7).

Zu dieser Leitsymptomatik gelangt man anhand der einfachen notfallmedizinischen Untersuchungsmethoden: Anamnestisch werden Thoraxschmerz, Kopf- oder Extremitätenschmerz in Dauer und Ausstrahlung angegeben, über Synkopen, Rhythmusstörungen oder Parästhesien berichtet. Die Inspektion des Patienten informiert darüber, ob er dys-, tachy- oder bradypnoisch bzw. zyanotisch ist oder ob seine Halsvenen gestaut sind. Ein Blick auf die Extremitäten kann Hinweise auf eine arterielle Embolie oder eine venöse Thrombose geben.

Palpation, Auskultation und Blutdruckmessung vermitteln Hinweise über Herzfrequenz und -rhythmus (Tachy- oder Bradykardie, Rhythmusstörungen), Hypo- oder Hypertension, Bronchospasmus, Rasselgeräusche, Arrhythmien etc., aber auch über periphere Gefäßverschlüsse (Tabelle 18.8) (Siehe auch Kapitel 9: Blut- und Lymphgefäße, S. 150ff.).

Unter der Notfalldiagnose *„Störung des Bewußtseins"* werden die verschiedensten Syndrome zusammengefaßt. In vielen Fällen ist die Störung des Bewußtseins so ausgeprägt, daß der Patient bei der Erstuntersuchung ohne Spontanaktivität angetroffen wird. Bei anderen ist die Störung des Bewußtseins nicht so auffällig; dennoch können manifeste oder drohende Störungen der vitalen Funktionen mit einer eingeschränkten Bewußtseinslage verbunden sein.

Das Ausmaß der Bewußtseinsstörung wird heute übereinstimmend nach der Glasgow-Koma-Skala eingestuft (Tabelle 18.9).

Der hohe Wert der Glasgow-Koma-Skala besteht darin, daß Verlaufsbeobachtungen von Bewußtseinsstörungen nach standardisierten Kriterien präzise dokumentiert werden können (Tabelle 18.10). Die subjektive Sicht verschiedener Untersucher wird weitgehend objektiviert; das Steigen oder Fallen der Punktzahl spiegelt die Veränderungen im Verlauf der Bewußtseinsstörung wider.

Tabelle 18.8. Symptome bei peripheren arteriellen und venösen Verschlüssen

Periphere Gefäßverschlüsse	Symptome
Akuter peripherer Arterienverschluß	Plötzliche Schmerzen, Schmerzlinderung bei *Tief*lagerung Gefühlsstörungen, Lähmungserscheinungen Blässe, später marmoriert kühle Haut *Fehlen des peripheren Pulses*
Akuter peripherer Venenverschluß	Plötzliche Schmerzen, Schmerzlinderung bei *Hoch*lagerung, Druckschmerzhaftigkeit, Fußsohlendruckschmerz Pulse an den Extremitäten tastbar Pralle Venenfüllung, Schwellung, Druckgefühl, Rötung, warme Haut *Zyanose*

Tabelle 18.9. Glasgow-Koma-Skala

Augenöffnen	spontan	4
	auf Anforderung	3
	auf Schmerzreiz	2
	kein	1
Beste verbale Reaktion	konversationsfähig, orientiert	5
	konversationsfähig, desorientiert	4
	inadäquate Äußerung (Wortsalat)	3
	unverständliche Laute	2
	keine	1
Beste motorische Reaktion	auf Aufforderung	6
	auf Schmerzreiz gezielt	5
	normale Beugeabwehr	4
	Beugesynergismen	3
	Strecksynergismen	2
	keine	1
Extremitätenbewegung (Kraftgrad)	normal	3
	leicht vermindert	2
	stark vermindert	1
Pupillenfunktion	eng	
	mittel	
	weit	
	entrundet	
Lichtreaktion	ja / nein	
Meningismus	ja / nein	

Es gibt vielfältige Ursachen von Bewußtseinsstörungen. Unabhängig von der Ursache muß bei gravierenden Bewußtseinsstörungen (weniger als 8 Punkte auf der Glasgow-Koma-Skala, entsprechend Komastadien III und IV) der Notfallpatient zur Sicherung der Atemwege immer bereits am Notfallort intubiert werden.
Häufige Ursachen von Bewußtseinsstörungen sind:

- Atemstörungen,
- Herz-Kreislauf-Störungen,
- Schädel-Hirn-Trauma,
- Blutung in das Schädelinnere,
- Vergiftungen,
- Stoffwechselstörungen,
- zentrale Störungen, z.B. Apoplexie,
- physikalische Einwirkungen, z.B. Hitze oder Kälte,
- zerebrale Infektionen,

Tabelle 18.10. Standardisierte Kriterien der Glasgow-Koma-Skala zur Beurteilung von Bewußtseinsstörungen und deren Verlauf

Punkte	Bewußtsein	Pupillen (Form, Weite, Reaktion)	Augenbewegung	Motorische Funktion, Reaktion auf Schmerz
16–18	Klar	Normal	Intakt	Normal
12–15	Getrübt	Normal	Intakt	Normal
10/11	Koma I	Normal	Intakt	Gezielte Reaktion
8/9	Koma II	Normal/(leichte) Anisokorie	Intakt	Verlangsamt, Parese, Anfälle
6/7	Koma III	Normal oder Anisokorie	Störung möglich (Divergenz)	Strecksynergismus an mindestens einer Extremität
4/5	Koma IV	Beidseits reaktionslos weit	Fehlend	Fehlt, schlaff

Tabelle 18.11. Untersuchungsgang bei der Leitsymptomatik „Bewußtseinsstörung"

Anamnese	Verletzungen, Erkrankungen, Medikation, Umgang mit Chemikalien, Kopfschmerz, Erbrechen, Lähmungen, Krämpfe
Inspektion	Haut (Farbe, Turgor, Temperatur, Blasen, Exantheme), Geruch, Krämpfe, Lähmungen, Struma
Palpation	Puls, Haut, Pupillen, Bulbi
Perkussion	Lungen (Dämpfung, Klopfschalldifferenzen)
Auskultation	
Herz	Frequenz, Rhythmus, Töne, Geräusche
Lunge	Atemgeräusch
Kreislauf	Drücke, Amplitude
Zusatzuntersuchungen	Atemfunktion, Herz-Kreislauf-Funktion, Reflexe, Meningismus, EKG, Pulsoxymetrie, Glukose- und Azetonbestimmung

Tabelle 18.12. Alarmzeichen, Warnzeichen und Begleitsymptome bei Bewußtseinsstörungen

Alarmzeichen	Koma, Schock, Atemstillstand, Herz-Kreislauf-Stillstand
Warnzeichen	Pupillenveränderungen, Blutungen, Hämatome, Wunden, Frakturen, Krämpfe, Lähmungen, Meningismus, Entwicklung des Notfalls, respiratorische, kardiozirkulatorische Warnzeichen
Begleitsymptome	Kopfschmerz, Übelkeit, Erbrechen, Seh- und Hörstörungen, Muskelschwäche, Apathie, Unruhe, Tetanie, respiratorische und kardiozirkulatorische Begleitsymptome

- Kreislaufkolaps bei Orthostase oder massivem Blutverlust,
- Fieberkrampf,
- transitorische ischämische Attacke (TIA).

Der Untersuchungsgang ist in Tabelle 18.11 dargestellt.

Alarm- und *Warnzeichen* machen auf die Dringlichkeit der Soforttherapie aufmerksam, *Begleitsymptome* helfen die Notfalldiagnose zu erhärten (Tabelle 18.12). Zu den Alarmzeichen zählen die Störungen der Vitalfunktionen, entweder als Ursache oder als Folge der Bewußtseinsstörung. Akute Veränderungen

Datum: ______ Einsatz-Nr.: ______

Name des Patienten	Vorname	geb. am
Wohnort des Patienten		

RETTUNGSTECHNISCHE DATEN

Alarmierungszeit ____
Einsatzort: ______
Ankunft am Einsatzort ____

Standortkrankenhaus: ______
Rettungsmittelbez.: ______
Notarzt: ______
Rettungssanitäter: ______

NOTFALLGESCHEHEN

NEUROLOGISCHER BEFUND

			Uhrzeit:	Uhrzeit:
Bewußtseinslage	orientiert getrübt bewußtlos			
Glasgow-Koma-Skala Augen-öffnen	spontan auf Aufforderung auf Schmerzreiz kein	4 3 2 1		
Beste verbale Reaktion	konversationsfähig, orientiert konversationsfähig, desorientiert inadäquate Äußerung (Wortsalat) unverständliche Laute keine	5 4 3 2 1		
Beste motorische Reaktion	Auf Aufforderung Auf Schmerzreiz gezielt normale Beugeabwehr Beugesynergismen Strecksynergismen keine	6 5 4 3 2 1	R L Arm Bein	R L Arm Bein
Extremitätenbewegung (Kraftgrad)	normal leicht vermindert stark vermindert	3 2 1	R L Arm Bein	R L Arm Bein
Pupillenfunktion	eng mittel weit entrundet		R L	R L
Lichtreaktion	ja ☒ nein ☑			
Meningismus	ja ☒ nein ☑			

Bitte zutreffende Zahlen einsetzen bzw. Zutreffendes ankreuzen.

HERZKREISLAUF

- Sinusrhythmus
- absolute Arrhythmie
- Pulsdefizit
- SVES
- monotope VES
- polytope VES
- Salven
- Supraventrikuläre Tachycardie
- Kammertachycardie
- Kammerflattern
- Kammerflimmern
- Asystolie
- Elektromech. Dissoziation
- Schrittmacheraktion

ATMUNG

- unauffällig (spontan/frei)
- flache Atmung
- Hyperventilation
- Dyspnoe
- Apnoe
- Atemwegsverlegung
- Stridor
- Spastik
- Rasseln
- Zyanose
- beatmeter Patient

MESSWERTE

Blutdruck
syst. ____ diast. ____
Atemfrequenz ____
Herzfrequenz ____
Glucoseschnelltest ____

ERSTDIAGNOSE

keine

ZNS
- TIA/cerebraler Insult
- Krampfleiden
- Psych. Erkrankung
- Andere

HERZ/KREISLAUF
- Orthostase
- Herzinfarkt
- Angina Pectoris
- (akuter) Brustschmerz
- Aorten-Aneurysma
- Rhythmusstörungen (bedrohl.)
- Linksherz-Insuffizienz
- Hypertensive Krise
- Lungenembolie
- art. Embolie
- venöse Thrombose

ATMUNG
- Asthma
- Aspiration
- Pleuraerguß
- Pneumonie
- Pneumothorax

ABDOMEN
- Akutes Abdomen
- Kolik
- Gastrointestinale Blutung

INTOXIKATION
- Medikamente
- Alkohol
- Drogen
- Gas
- Andere

STOFFWECHSEL
- Blutzuckerentgleisung
- Endokrine Krise
- Nierenversagen
- Leberversagen

PÄDIATRISCHE ERKR.
- Fieberkrampf
- Pseudokrupp
- Epiglottitis
- Toxikose
- Andere

GYN. ERKR./GEBURTSHILFE
- Geburt
- Abort
- Eklampsie
- vaginale Blutung
- Andere

SONSTIGES
- Anaphylaxie
- Ertrinken
- Stromunfall
- Hitzeschlag/Insolation
- Unterkühlung
- Andere

VERLETZUNGEN

- Keine
- SHT
- Gesichts-Schädel
- Augen
- Hals
- HWS-Verletzung
- BWS-Verletzung
- LWS-Verletzung
- Thoraxtrauma, offen (re. li.)
- Thoraxtrauma, geschl. (re. li.)
- Spannungspneumothorax (re. li.)

- Stumpfes Bauchtrauma
- penetrierendes Bauchtrauma
- urogenitale Verletzung
- Polytrauma
- Verbrennung/Verbrühung (2. und 3. Grades) bis 15%
- (2. und 3. Grades) bis 40%
- (2. und 3. Grades) mehr
- Verätzung Haut
- Verätzung Schleimhaut
- Erfrierung

Besonderheit ______

	Kontusion/ Prellung		offene Fraktur		geschl. Fraktur		Gefäß-verletz.		Nerven-verletz.		Amputation	
	re.	li.	re.	li.	re.	li.	re.	li.	re.	li.	re.	li.
Schulter												
O. A.												
U. A.												
Hand												
Becken												
O. S.												
Knie												
U. S.												
Fuß												

DIAGNOSE

Abb. 18.2. Einheitliches Notarzteinsatzprotokoll zur Verwendung in der Bundesrepublik Deutschland

der Pupillenmotorik, akute Blutungen, Hämatome, Wunden, Frakturen, Krämpfe, Lähmungen, Meningismus sind Warnsymptome. Als Begleitsymptome verwertet werden können insbesondere anamnestische Angaben über Übelkeit, Kopfschmerz, Erbrechen, Anfälle, Verletzungen etc.

Diagnostik von Verletzungen

Die erste Inspektion des Patienten – in bezug auf Verletzungen – wird jetzt vorgenommen und durch Erfragen des Unfallmechanismus und Schmerzangaben des Patienten ergänzt. Einen vollständigen Gesamteindruck von der körperlichen Verfassung des Patienten erreicht man erst durch gründliches Abtasten und genauere Überprüfung aktiver und passiver Bewegungen (Abb. 18.2).
Offene Wunden sollten steril abgedeckt, Blutungen gestillt und Knochenbrüche stabilisiert gelagert werden (Abb. 18.3a–f). Bei Wirbelsäulenverletzungen wird erst, wenn eine Vakuummatratze vorhanden ist, eine Umlagerung des Patienten – möglichst mit geschulten Helfern – vorgenommen.
Ist der Patient hinsichtlich seiner Vitalfunktionen ausreichend versorgt, muß er sofort zu weiterer Diagnostik und Therapie in das nächste geeignete Krankenhaus transportiert werden. Dies sollte unter ständiger Überwachung des Gesamtzustandes durch den Notarzt erfolgen.

18.3 Klinische Untersuchung

Ist der Notfallpatient im geeigneten Krankenhaus angelangt, wird unverzüglich mit der ausführlichen Diagnostik – ggf. nach Wiederholung der klinischen Untersuchung – mit Hilfe der medizintechnischen Möglichkeiten begonnen. Auch während dieser Untersuchungen müssen Maßnahmen zur Aufrechterhaltung der Vitalfunktionen fortgesetzt und überwacht werden.
Folgende Untersuchungen sind beim Notfallpatienten mit Erkrankung oder Verletzung hinsichtlich Indikation und Reihenfolge exakt festzulegen:

Kopf bzw. Gehirn:

- neurologischer Status,
- Schädelröntgenaufnahme,
- bidirektionale Doppleruntersuchung der hirnversorgenden Arterien,
- Computertomographie des Schädels,
- evtl. Angiographie.

Thoraxbereich:

- Thoraxröntgenaufnahme,
- EKG mit 12 Ableitungen (im Gegensatz zum Notfall-EKG mit 1 Ableitung),
- Echokardiographie,
- Notfallbronchoskopie bei Verdacht auf Atemwegsverlegung oder Verdacht auf Bronchusabriß beim Thoraxtrauma.

Abdominalbereich:

- Sonographie des Abdomens,
- Röntgenabdomenübersichtsaufnahme,
- Endoskopie,
- Peritoneallavage (Abb. 18.4a–h),
- Kontrastmitteluntersuchung des Magendarmkanals,
- Angiographie,
- i.v.- oder retrograde Pyelographie,
- Probepunktion.

Extremitäten:

- Wundrevision,
- Röntgen der Knochenstrukturen,
- Doppleruntersuchung der Arterien und Venen,
- Arteriographie und Phlebographie,
- Arthroskopie.

Laboruntersuchungen:

- Blutbild,
- Blutzucker,
- Urinstatus,
- Blutgruppenbestimmung,
- Blutgasanalyse,
- Elektrolytbestimmung,
- Herzenzyme,
- Leberparameter,
- Amylase, Lipase,
- Nierenparameter.

Leitsymptome: s. Tabelle 18.13.

Verhalten im Umfang mit Notfallpatienten:

- Treten Sie ruhig und höflich, aber bestimmt auf.
- Sprechen Sie den Patienten mit „Sie“ und seinem Namen an.

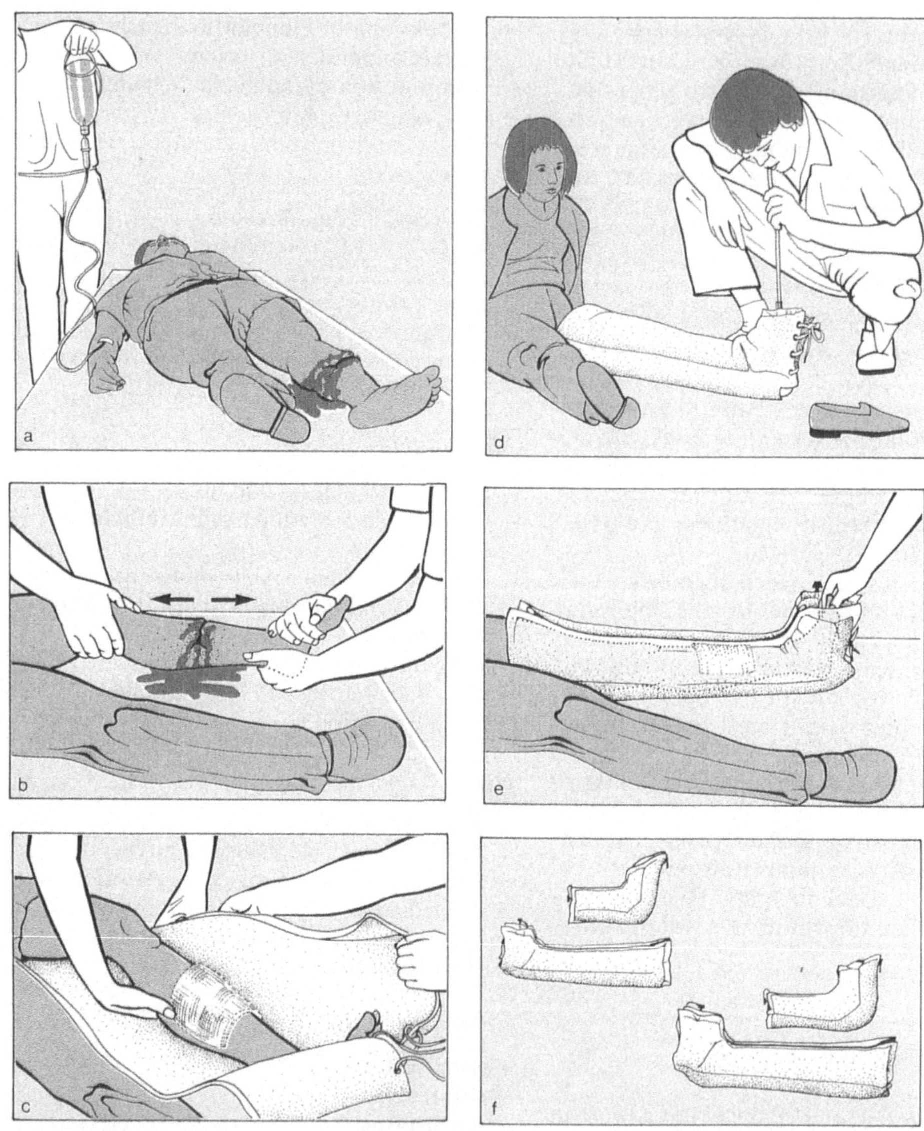

Abb. 18.3a–f. Diagnose und Notfallbehandlung von Verletzungen. **a** Offene Fraktur des linken Unterschenkels. Durchblutung, Sensiblität und Motorik der verletzten Gliedmaßen sind geprüft, der Patient erhält einen primär periphervenösen Zugang zur Volumensubstitution und zur Applikation von Antibiotoka. **b** Behutsame Stellungskorrektur durch Zug am körperfernen Ende der verletzten Gliedmaßen bei Gegenzug am zentralen Ende. **c** Offene Frakturen werden mit einer sterilen Wundauflage abgedeckt. Nach Stellungskorrektur wird die Extremität zur Ruhigstellung in eine Schiene gebracht. **d** Aufblasen der pneumatischen Schiene. **e** Die Schiene reicht über beide der Fraktur benachbarten Gelenke hinaus. Wenn sie durchsichtig ist, läßt sich die Extremität leicht beobachten. **f** Arm- und Beinschienen für Kinder und Erwachsene. (Aus Engelhardt 1991)

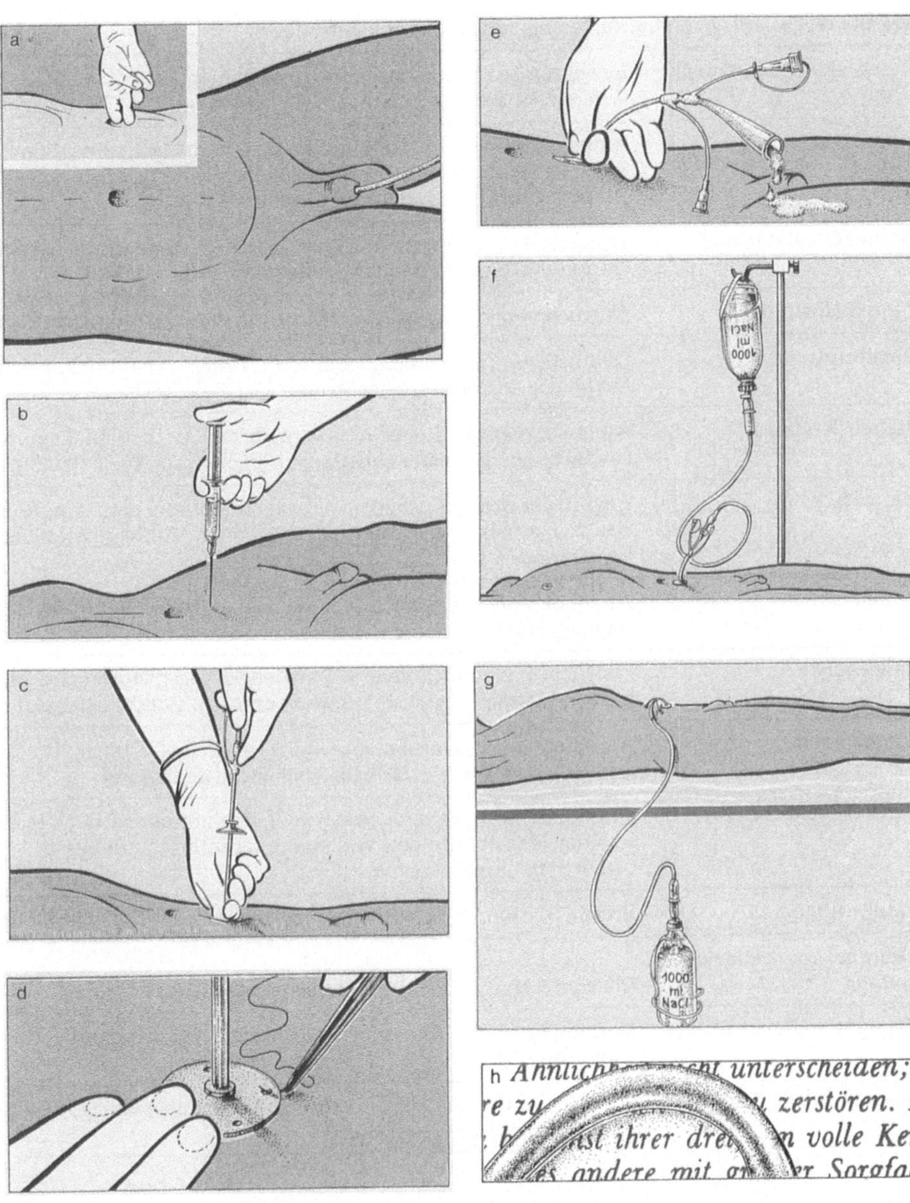

Abb. 18.4a–h. Durchführung der Peritoneallavage. **a** Punktionsstelle 2 Querfinger unterhalb des Nabels in der Mittellinie. **b** Injektion eines Lokalanästhetikums. **c** Der mit einem Mandrin versehene Peritonealkatheter wird mit verhaltenem Druck in Richtung auf den Douglas-Raum vorgeschoben. **d** Der bis zur Markierung vorgeschobene Katheter wird mit einer Hautnaht fixiert. **e** Entleert sich aus dem Katheter spontan Blut, ist die Indikation zur Laparotomie gegeben. **f** Instillation von 1000 ml körperwarmer physiologischer Kochsalzlösung über ein Infusionssystem, wenn keine spontane Blutentleerung erfolgt. **g** Nach vollständigem Einlaufen der Spülflüssigkeit läßt man diese durch Senken der Infusionsflasche ablaufen. **h** „Leseprobe". Die Lavage ist positiv, wenn ein hinter den Infusionsschlauch gehaltener Zeitungstext nicht mehr lesbar ist. (Aus Engelhardt 1991)

Tabelle 18.13. Leitsymptome bei häufigen Notfallkrankheitsbildern

Zerebraler Krampfanfall	Bewußtlosigkeit, generalisierter tonisch-klonischer Krampf, Zyanose, Zungenbiß, Einnässen, Schaum vor dem Mund
Apoplexie	Akuter Kopfschmerz, Halbseitensymptomatik (schlaffe Lähmung), Bewußtseinsstörung, Erbrechen, Inkontinenz, Sprachstörung, Patient „blickt" seinen Herd an
Akuter Glaukomanfall	Schmerz, Sehstörungen, Übelkeit, einseitige Augenrötung, weite, lichtstarre, entrundete Pupille, steinharter Augapfel, Hypertonus
Akuter Hörsturz	Plötzlicher, meist einseitiger Hörverlust, Ohrensausen, kein Schwindel
Epiglottitis	Deutliche Luftnot, hohes Fieber, *kein Husten,* verstärkter Speichelfluß, Dysphagie, inspiratorischer Stridor
Pseudo-Krupp	Atemnot, *mäßiges* Fieber, kein vermehrter Speichelfluß, keine Schluckbeschwerden, *bellender Husten,* Heiserkeit, inspiratorischer Stridor
Herzinfarkt	Enge in der Brust, Schmerzen mit Ausstrahlung in den Arm, Rücken oder Bauch, Hals bis in den Unterkiefer, Atemnot, Angst, Schweißausbruch Erbrechen
Asthmaanfall	Atemnot, Angst, Unruhe, Zyanose, verlängertes Exspirium, Halsvenenstauung, Husten, Giemen, Brummen, Tachykardie
Lungenembolie	Plötzliche Atemnot, Schmerz, Schwindel, Angst, Hustenreiz, evtl. Bluthusten, Unruhe, Zyanose, Schweißausbruch, evtl. Kreislaufstillstand
Lungenödem	Atemnot, Angst, Unruhe, Zyanose, Orthopnoe, Brodeln, Rasselgeräusche, Schweiß, fleischwasserfarbiger Schaum aus dem Mund
Kardiogener Schock	Angst, Atemnot, kalter Schweiß, evtl. Bewußtseinsstörung, Halsvenenstauung, Nagelbettfüllung verlangsamt, Blutdruck erniedrigt, evtl. Rhythmusstörung
Akutes Abdomen	Brettharter Bauch, Schmerzen, Übelkeit, Blässe, Tachykardie, kalter Schweiß
Akute gastrointestinale Blutung	Bluterbrechen, Teerstuhl, Volumenmangelschock
Hypoglykämischer Schock	Unruhe, Bewußtseinsstörung, Schwitzen, Zittern, Krämpfe, Bauchschmerzen, Kopfschmerz, Schwäche, Hunger
Diabetisches Koma	Durst, Polyurie, Bewußtseinsstörung, Kußmaul-Atmung, Exsikose, Azetongeruch der Ausatemluft

- Lassen Sie sich nicht durch aggressives Verhalten und Beleidigungen zu unüberlegten Äußerungen oder Handlungen hinreißen.
- Versuchen Sie störende Einflüsse auszuschalten.
- Vermeiden Sie Diskussionen zwischen den Helfern.
- Der Notfallpatient hat Angst. Erklären Sie ihm Ihre Maßnahmen und das Ziel, das Sie damit erreichen wollen.
- Vermeiden Sie unnötige Äußerungen bei der Versorgung bewußtloser Patienten, da diese auch bei anscheinend tiefer Bewußtlosigkeit wahrgenommen werden können.

Fachspezifische Diagnostik: Nach Beendigung dieser 2. Untersuchungsphase sollte entweder die akute Gefahr für das Leben beseitigt oder die Indikation zur frühzeitigen operativen oder konservativen Therapie gestellt worden sein. Die diagnostichen Vorgänge in dieser Phase sind enger fachbezogen und beinhalten die Anwendung gezielter Methoden; gegebenenfalls erfolgt in dieser Stufe auch die Hinzuziehung des Spezialisten oder Überweisung an die entsprechende Fachabteilung. Es werden die in anderen Kapitel dieses Buches beschriebenen, gezielten klinischen, röntgenologischen oder laborchemischen Methoden, wie Angiographie, spezielle Röntgenaufnahmen, nuklearmedizinische Untersuchungen, Computertomographie etc., angewandt.

Überwachung des Notfallpatienten: Obwohl grundsätzlich eine Sofortdiagnose angestrebt werden muß, läßt sich ein abwartendes Verhalten oft nicht vermeiden, da einige Läsionen erst im weiteren Verlauf zu erkennen sind, z.B. Leberruptur, Gefäßschäden, Herzinfarkt u.ä. Eine solche Situation besteht, wenn ein solcher Verdacht durch alle genannten diagnostischen Maßnahmen nicht auszuschließen ist, wie z.B. eine zweizeitige Milz- oder eine Leberruptur. Daher muß die Notwendigkeit der lückenlosen Informationsübertragung bei Vorliegen eines Notfalls besonders betont werden. Es ist sehr sinnvoll, jeden Befund sowie die durchgeführten Maßnahmen auf einem geeigneten Notfallüberwachungsbogen schriftlich zu fixieren. Da es oft Stunden dauert, bis sich eine organspezifische Symptomatik herausgebildet hat, sollte der Erstuntersucher seinen Primärbefund in möglichst kurzen Zeitabständen kontrollieren und quantitativ festlegen, ob sich Änderungen eingestellt haben, die die Revision der Primärdiagnose notwendig machen. Falls der Zustand des Patienten bedrohlich erscheint, ist eine Befundkontrolle in längstens 15minütigen Abständen erforderlich. Diese Aufgabe sollte nur der Erstuntersucher übernehmen, da sich klinische Befunde nur schlecht in Worte fassen lassen und immer einer subjektiven Deutung unterliegen. Die Forderung, einen derartigen Untersuchungsbefund auch schriftlich zu fixieren, bleibt davon zwar unberührt, doch bietet die schriftliche Festlegung keine sichere Gewähr dafür, daß ein anderer Untersucher zu demselben Ergebnis kommt, so daß eine Verschlimmerung unerkannt bleiben kann, was im Extremfall das Versäumnis einer rechtzeitigen kausalen Versorgung zur Folge hat.
Bei gefährdeten Patienten sollen folgende Meßwerte fortlaufend bestimmt werden:

- Blutdruck,
- Pulsfrequenz,
- Atemfrequenz, Pulsoxymetrie,
- Pupillenweite und Reaktion auf Lichteinfall,
- zentraler Venendruck (ZVD),
- EKG (Monitor),
- stündliche Urinausscheidung,
- Temperatur,
- Gaswerte.

Tabelle 18.14. Laboruntersuchungen bei Notfallpatienten

Primärdiagnostik (Minimalprogramm)

1. Hb und Hämatokrit
2. Leukozyten
3. Kalium, Natrium
4. Blutzucker
5. Urindiastase
6. SGPT
7. Harnstoff-N oder Kreatinin
8. Quickwert

Tägliche Überwachung (Minimalprogramm)

1. Hb und Hämatokrit
2. Leukozyten
3. Kalium, Natrium, Chlor
4. Harnstoff-N, Kreatinin
5. Blutgaswerte
6. SGPT, SGOT
7. Quickwert
8. Thoraxröntgen
9. 24-h-Urinausscheidung
10. Gesamteiweiß
11. Ultraschall

Darüber hinaus ist es sinnvoll, zur Abklärung des augenblicklichen Zustandes und als Ausgangswerte für die Verlaufsbeurteilung sofort die in Tabelle 18.14 aufgeführten Laborwerte zu bestimmen.

Polytrauma

Über das Schicksal eines polytraumatisierten Patienten entscheidet neben der Schwere der Verletzungen und dem Ausmaß der Vitalfunktionsstörungen vor allem die Erstversorgung. In der Klinik ist dazu ein erheblicher personeller und sächlicher Aufwand erforderlich, der meist interdisziplinär erbracht werden muß. Einzelheiten der Aufgabenverteilung sind Abb. 18.5 zu entnehmen. Im folgenden soll deshalb die präklinische Untersuchung des Schwerverletzten zusammengefaßt werden:

Bei allen diagnostischen – und auch therapeutischen – Maßnahmen am Unfallort muß der Arzt weitgehend auf technische Hilfsmittel verzichten und sich auf seine Sinne verlassen

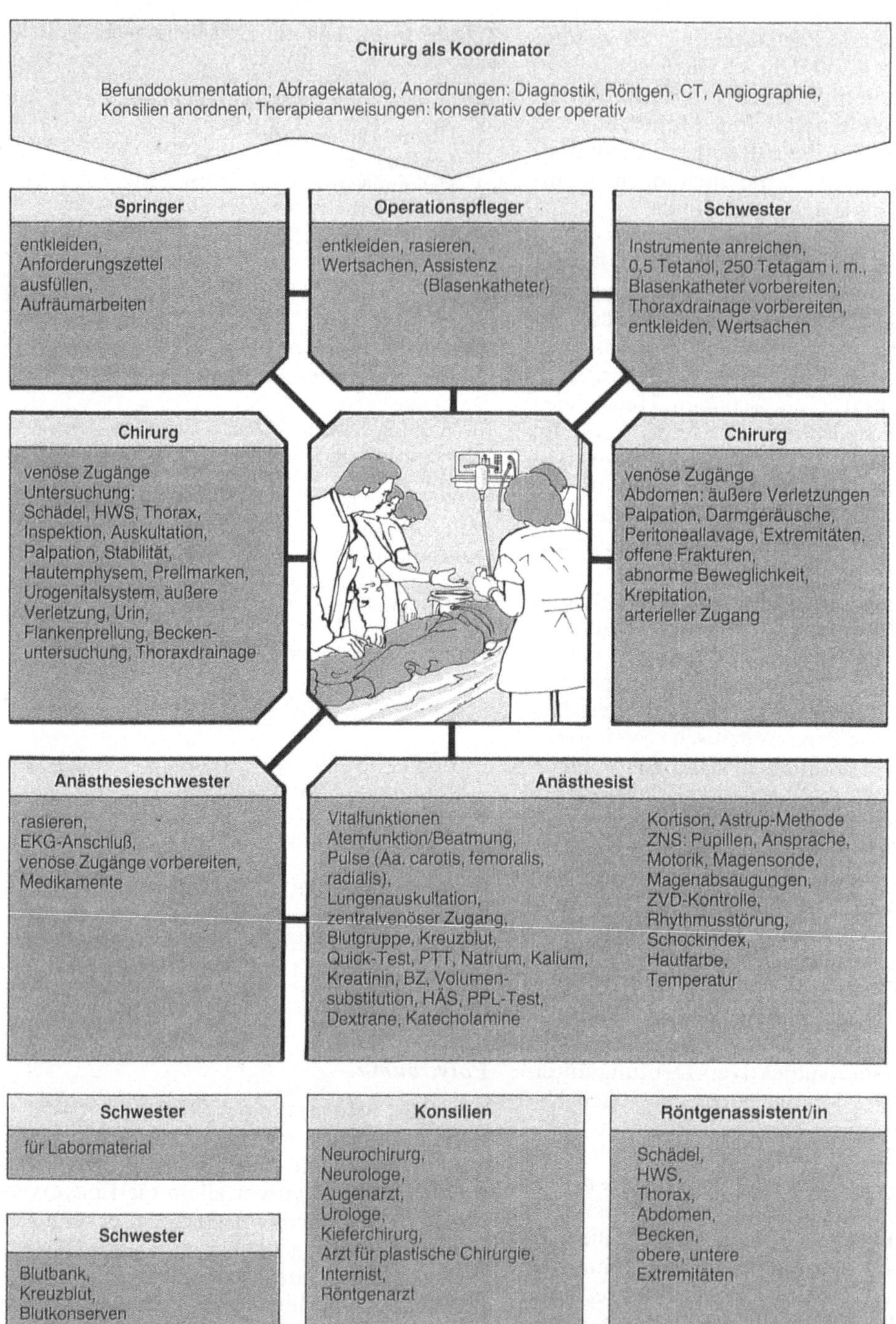

Abb. 18.5. Übersicht über die Aufgabenverteilung bei der Überwachung des Polytraumapatienten. An verschiedenen Krankenhäusern sind jedoch unterschiedliche Organisationsformen eingeführt; vielfach ist als Koordinator ein Anästhesist eingesetzt. (Aus Engelhardt 1991)

können, vor allem auf Inspektion und Palpation. Der Verletzte ist grundsätzlich zu entkleiden. Die Diagnostik beginnt mit der raschen Ermittlung des Unfallhergangs (auch durch Augenzeugen, Polizei und Feuerwehr usw.), um gezielt nach entsprechenden Verletzungen fahnden zu können. Danach gilt die erste Sorge den Vitalfunktionsstörungen (Atmung, Bewußtsein, Zirkulation). Nach Prüfung und erster Sicherung der Vitalfunktionen folgt eine orientierende Organuntersuchung auf Verletzungen des Schädels, der Körperhöhlen, der Wirbelsäule und der Gliedmaßen – schnell, vollständig und stets systematisch von kranial nach kaudal durch Inspektion, Palpation, Perkussion und Auskultation.
Dies alles läßt sich in wenigen Minuten sachgerecht durchführen.

Feststellung des Todes

In der Notfallmedizin stellt sich häufig die Frage, ob ein Notfallpatient bereits gestorben ist, so daß Wiederbelebungsmaßnahmen sinnlos sind.
Zur Feststellung des Todes ist in der Bundesrepublik Deutschland nur ein approbierter Arzt berechtigt. Dazu müssen sichere Todeszeichen festgestellt werden.
Sichere Todeszeichen sind:

- *Totenflecke* (Livores): Beginn ca. 0,5h nach Todeseintritt, zuerst am Hals sichtbar, dann an den abhängigen Körperpartien. Etwa 12h bleiben die Totenflecken wegdrückbar, danach sind sie nicht mehr wegdrückbar. Beim ausgebluteten Organismus können die Totenflecken ausbleiben.
- *Leichenstarre* (Rigor mortis). Beginn temperaturabhängig (je wärmer desto schneller), ca. 3h nach Todeseintritt am Unterkiefer, dann auf den übrigen Körper absteigend. Nach einigen Tagen löst sich die Starre wieder.
- *Fäulniserscheinungen.* Diese beginnen abhängig von der Umgebungstemperatur ca. 2 Tage nach Todeseintritt.

Im Gegensatz dazu berechtigen die unsicheren Todeszeichen nicht zur Feststellung des Todes. Unsichere Todeszeichen sind:

- Atemstillstand,
- Herz-Kreislauf-Stillstand,
- Reflexlosigkeit,
- Leichenkälte,
- Totenblässe,
- Nullinie im EKG.

Hirntod

Unter Hirntod versteht man das Absterben des Hirnstammes und der Großhirnrinde. Trotzdem können einzelne Organfunktionen des Organismus noch vollständig oder partiell intakt sein. Die Deutsche Gesellschaft für Chirurgie und die Deutsche Gesellschaft für Anästhesiologie und Wiederbelebung haben im Jahre 1968 eine Stellungnahme zur Diagnose des Hirntodes abgegeben:
„Da ein zeitlich begrenzter desintegrierter Fortbestand peripherer Organfunktionen vorkommt, ist im Zweifelsfalle die Todeszeitbestimmung vom Organtod des Gehirns abhängig zu machen. Der Gehirntod ist schon vor dem Aussetzen der Herzaktion bewiesen, wenn es im Falle einer direkten Schädigung des Gehirns durch äußere Gewalteinwirkung oder intrakraniellen Druckanstieg zu folgenden gleichzeitigen Ausfallerscheinungen des ZNS über 12 Std. gekommen ist:

- Bewußtlosigkeit
- fehlende Spontanatmung
- beidseitige Mydriasis und fehlende Lichtreaktion
- isoelektrische Linie im EEG unter angemessenen Ableitungsbedingungen während einstündiger kontinuierlicher Beobachtungsdauer
- Fortbestand der Kriterien a) bis c) und nochmaliger Nachweis der isoelektrischen Linie im EEG (wie bei d) nach 12 Stunden oder wenn es aus der gleichen Ursache zu einer angiographisch nachgewiesenen intrakraniellen Zirkulationsuntersuchung über mindestens 30 Minuten kommt“ (Deutsche Gesellschaft für Chirurgie 1968, S. 23).

In diesen Fällen ist (mit Zustimmung der Angehörigen) die Entnahme von Organen zur Transplantation möglich.

Biologischer Tod

Dieser tritt organspezifisch nach längeren oder kürzeren Zeitintervallen auf. So beträgt die Wiederbelebungszeit des Gehirns ca. 5min, die der Niere etwa 30min, wobei alle genannten Werte von der Außentemperatur abhängig sind.

Es steht fest, daß eine Wiederbelebung zur Erhaltung des Patientenlebens nach einem Kreislaufstillstand von 5 min nur geringe Aussichten auf Erfolg bietet. Maßnahmen zur Wiederbelebung können aber angezeigt sein, um die Transplantationsfähigkeit von Organen zu erhalten. Dann unterscheidet man zwischen Wiederbelebungsmaßnahmen quoad vitam und, falls Integrität des persönlichen Lebens nicht mehr erreicht werden kann, was vor der Organentnahme zu beweisen ist, einer Organwiederbelebung quoad transplantationem. Da es in Deutschland kein Transplantationsgesetz gibt, darf die Organentnahme bei eingetretenem Hirntod nur bei Vorliegen eines Organspenderausweises oder mit Einverständnis der nächsten Angehörigen vorgenommen werden.

Literatur

Ahnefeld FW, Bergmann H, Burri C, Dick W, Halmagyi M, Rügheimer E (1976) Notfallmedizin. Klinische Anästhesiologie und Intensivtherapie, Bd 10. Springer, Berlin Heidelberg New York

Deutsche Gesellschaft für Chirurgie (1968) Mitteilungen. Demeter, Gräfelfing

Dick W, Klingebiel H (1988) Der Untersuchungsgang beim Notfallpatienten. Notfallmedizin 14:709–727

Engelhardt GH (1991) Taschenbuch der notfallmedizinischen Techniken. Thieme, Stuttgart New York

Gorgaß B, Ahnefeld FW (1989) Rettungsassistent und Rettungssanitäter. Springer, Berlin Heidelberg New York Tokyo

Hartmann J (1991) Der Standard. Hartmann, Marloffstein-Rathsberg

Rossi R, Dobler G (1987) Notfall-Taschenbuch für den Rettungsdienst. Stumpf & Kossendey, Edewecht

Sefrin P (1985) Notfalltherapie im Rettungsdienst. Urban & Schwarzenberg, München Wien Baltimore

Sachverzeichnis

Springer-Verlag und Umwelt

Als internationaler wissenschaftlicher Verlag sind wir uns unserer besonderen Verpflichtung der Umwelt gegenüber bewußt und beziehen umweltorientierte Grundsätze in Unternehmensentscheidungen mit ein.

Von unseren Geschäftspartnern (Druckereien, Papierfabriken, Verpackungsherstellern usw.) verlangen wir, daß sie sowohl beim Herstellungsprozeß selbst als auch beim Einsatz der zur Verwendung kommenden Materialien ökologische Gesichtspunkte berücksichtigen.

Das für dieses Buch verwendete Papier ist aus chlorfrei bzw. chlorarm hergestelltem Zellstoff gefertigt und im ph-Wert neutral.